国家重大出版工程项目
中国常见癌症丛书

胰腺癌
PANCREAS CANCER

顾　　问	钟守先　邵永孚　陆星华
主　　编	赵　平
副 主 编	周纯武　钱家鸣　陈　杰
编　　委	（按姓氏笔画为序）

王　丽　王兴元　王成锋　王贵齐　田艳涛
石远凯　何瑞仙　吴健雄　张叔人　李晔雄
李　辉　李　槐　杨志英　陈　杰　单　毅
周纯武　季加孚　林洪生　罗　健　金　晶
赵心明　赵　平　钟守先　倪晓光　徐　波
钱家鸣　崔全才

主编助理　田艳涛

北京大学医学出版社

PANCREAS CANCER

图书在版编目（CIP）数据

胰腺癌／赵平主编. —北京：北京大学医学出版社，2006.9
（中国常见癌症丛书）
国家重大出版工程项目
ISBN 7-81071-973-4

Ⅰ. 胰… Ⅱ. 赵… Ⅲ. 胰腺肿瘤－诊疗
Ⅳ. R735.9

中国版本图书馆CIP数据核字（2006）第065920号

胰 腺 癌

主　　编：赵　平
出版发行：北京大学医学出版社（电话：010-82802230）
地　　址：(100083) 北京市海淀区学院路38号　北京大学医学部院内
网　　址：http://www.pumpress.com.cn
E-mail：booksale@bjmu.edu.cn
印　　刷：北京圣彩虹制版印刷技术有限公司
经　　销：新华书店
责任编辑：白　玲　　责任校对：杜　悦　　责任印制：郭桂兰
开　　本：889mm×1194mm　1/16　印张：25.5　字数：733千字
版　　次：2006年12月第1版　2006年12月第1次印刷　印数：1－4000册
书　　号：ISBN 7-81071-973-4／R·973
定　　价：135.00元

版权所有，违者必究
（凡属质量问题请与本社发行部联系退换）

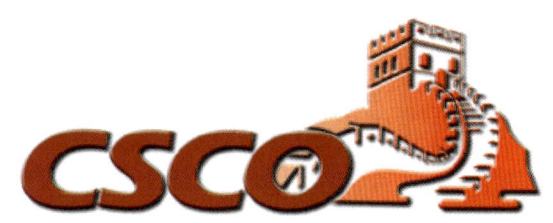

中国常见癌症丛书编委会

名誉主任　孙　燕　吴孟超
主　　任　储大同
副 主 任　秦叔逵　马　军　吴一龙
编　　委　（按姓氏笔画为序）
　　　　　　马　军　于振涛　王建民　王金万
　　　　　　王绿化　余子豪　石远凯　吴一龙
　　　　　　吴令英　吴孟超　张熙增　李　力
　　　　　　李　槐　沈　锋　邵志敏　周纯武
　　　　　　赵　平　赵锡江　徐兵河　高　黎
　　　　　　储大同　蒋国梁　蔡三军

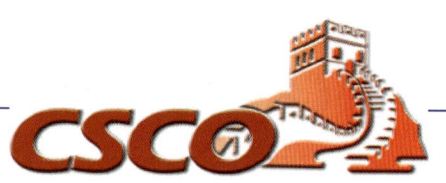

主 编 简 介

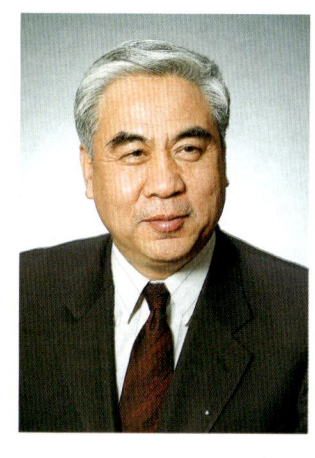

赵平，男，比利时鲁汶大学医学博士，曾师从中国著名胰腺外科专家曾宪九教授。现任中国医学科学院肿瘤医院院长、肿瘤研究所所长、腹部外科主任、教授、博士生导师、中国医学科学院学术委员会执委会副主任委员。兼任中国医院协会常务理事、肿瘤医院分会主任委员、中国癌症基金会副理事长、世界卫生组织合作中心主任、全国肿瘤登记中心主任、北京市第十二届人大代表。《中华肿瘤杂志》主编、《中国肿瘤》主编、《中国肿瘤临床年鉴》主编、《癌症进展》主编、《抗癌之窗》主编，以及多种杂志编委、副主编。

赵平教授从事胰腺疾病研究20余年，在胰腺急慢性炎症、胰腺内分泌肿瘤、胰腺癌及胰腺移植等方面作出了突出的贡献。在国内外胰腺病领域颇有名望。在胰腺癌方面，他主持召开多次胰腺癌研讨会，邀请国际著名的胰腺癌专家讲课，并着手组织胰腺癌多中心协作研究。他提出将胰腺癌早诊的阵线前移，强化胰腺癌多学科综合治疗，建立临床与基础研究相结合的攻关队伍，主持国家"十五"攻关课题及多项有关胰腺癌诊治的重大科研项目。

他已经发表了80多篇学术论文，参编了20余部著作。参与编写了两部《胰腺外科学》，一部《胰腺外科手术学》，主编《临床肿瘤学进展》一书。2003年被中组部等国家六部委授予全国留学回国人员成就奖。2004年荣获中华医院管理学会全国百名"先声杯"优秀院长称号。2004年享受政府特殊津贴。

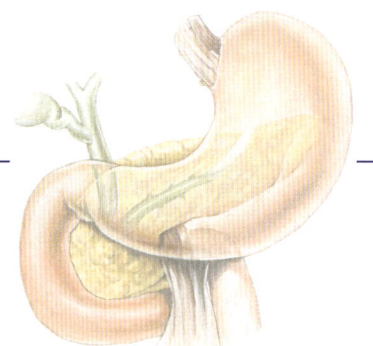

编 者

(按姓氏笔画为序)

王 丽
中国医学科学院基础医学研究所

王兴元
中国医学科学院肿瘤医院内科

王成锋
中国医学科学院肿瘤医院腹部外科

王贵齐
中国医学科学院肿瘤医院腔镜室

车 旭
中国医学科学院肿瘤医院腹部外科

卢雯平
中国中医科学院广安门医院肿瘤科

田艳涛
中国医学科学院肿瘤医院腹部外科

石远凯
中国医学科学院肿瘤医院内科

闫 东
中国医学科学院肿瘤医院影像诊断科

刘 浩
中国中医科学院广安门医院肿瘤科

朱怀宇
中国医学科学院肿瘤医院腹部外科

何瑞仙
中国医学科学院肿瘤医院腹部外科

吴健雄
中国医学科学院肿瘤医院肿瘤研究所腹部外科

张叔人
中国医学科学院肿瘤医院肿瘤研究所免疫室

李 宁
中国医学科学院肿瘤医院肿瘤研究所免疫室

李 辉
中国医学科学院基础医学研究所

李 槐
中国医学科学院肿瘤医院影像诊断科

李洪林
中国医学科学院肿瘤医院影像诊断科

李晔雄
中国医学科学院肿瘤医院放射治疗科

杨志英
中国医学科学院北京协和医院普通外科

杨建良
中国医学科学院肿瘤医院内科

陈 杰
中国医学科学院北京协和医院病理科

陈 雁
中国医学科学院肿瘤医院影像诊断科

单 毅
中国医学科学院肿瘤医院腹部外科

周纯武
中国医学科学院肿瘤医院影像诊断科

季加孚
北京大学肿瘤医院腹部外科

林洪生
中国中医科学院广安门医院肿瘤科

罗 健
中国医学科学院肿瘤医院内科

金　晶
中国医学科学院肿瘤医院放射治疗科

赵　平
中国医学科学院肿瘤医院腹部外科

赵心明
中国医学科学院肿瘤医院影像诊断科

钟守先
中国医学科学院北京协和医院普通外科

倪晓光
中国医学科学院肿瘤医院腔镜室

徐　波
中国医学科学院肿瘤医院护理部

钱家鸣
中国医学科学院北京协和医院消化科

崔全才
中国医学科学院北京协和医院病理科

谭诗生
贵州省人民医院肿瘤科

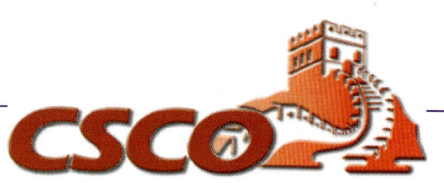

序 言 一

肿瘤是一类古老的疾病，无论西方和东方的医学文献中早有记载，但一直属于罕见疾病。而且动植物也可以有肿瘤生长。近150年来特别是进入20世纪以后先是发达国家，以后是发展中国家，肿瘤的发生率和死亡率迅速增高，目前在全球已经成为一类严重威胁人类健康和生命的疾病。世界卫生组织最近公布2000年全球共有恶性肿瘤患者男性530万，女性470万，死于这一疾病的620万，占总死亡人数的12%，在多数发达国家这一数字可达25%。随着发展中国家城市化的进程，和饮食习惯密切相关的肿瘤均将逐渐转变成经济发达国家的类型。我国目前疾病的特点是发达国家和发展中国家的疾病并存。进入新世纪以来癌症已经占居民死亡原因的首位，接近发达国家的水平。在北京和上海分别为24%和26%，如果这一趋向得不到改善，预计到2020年每年新发生的病人将达1500万，在发展中国家癌症总数将增加73%，发达国家为29%。很大程度上是老年人口增加的结果，因此强调各国应当采取必要的预防措施。我国卫生部统计，2000年我国城市中癌症死亡已经占首位，在农村中占第2位。癌症发病率逐年提高，每年新发癌症病人180万，每年死于癌症的人数超过140万。而且专家预测，由于我国目前环境污染和吸烟问题仍然严重，在2025年前癌症总的发病率不大可能下降，因此癌症已成为一种我们每个人必须面对的多发病、常见病。近50年来，我国癌症的发病率总体来说一直处于上升趋势，只是癌症谱有所变化：原来高发的胃癌、宫颈癌、阴茎癌、食管癌和鼻咽癌等有不同程度的下降；而肺癌、乳腺癌、结肠癌和前列腺癌等发病率有明显上升。尤其是大城市和沿海发达地区有较大幅度增加，这主要是与生活方式和饮食结构等有关。因之，如何开展肿瘤的预防和治疗成为大家十分关注的课题，WHO和我国政府都已经将癌症列为继续解决的重点问题之一。

在医学领域中临床肿瘤学（Clinical Oncology）是一门发展较晚的学科。1965年美国临床肿瘤学会（ASCO）成立标志着美国医学会承认临床肿瘤学为一门独立的专科。目前在世界各地学科发展迅速，欧美国家均有规模较多的肿瘤中心从事肿瘤防治研究和临床防治工作，并有很多专著和刊物，是当前最活跃的医学领域之一，并受到政府和人民的广泛关注。1933年我国在北京协和医院外科学系成立了肿瘤组，1954年在上海镭锭医院的基础上成立了上海肿瘤医院。以后各省逐渐成立肿瘤医院或在综合医院中成立肿瘤中心。从20世纪60年代以来也有不同规模的专著和刊物。

在相当年代里，中外医学都强调肿瘤是一种全身性疾病。近百年来，随着生物化学、免疫学、分子生物学和现代物理学等生命科学的发展，人们对肿瘤的认识越来越深入。目前，很多研究都说明原癌基因控制正常细胞的生长和发展，同时也有生化和免疫学方面的改变。单纯形态学的描述已经远远不能满足临床上制定治疗方案、预测可能的治疗结果、判断有无微量残存肿瘤细胞及监测复发的需要。

当前我们在临床上对肿瘤的认识仍然基本上停留在细胞水平。肿瘤的定义可以概括为：生物机体内的正常细胞在众多内因（包括遗传、内分泌失调和营养不良等状况、过度紧张等）和外因（包括物理性、化学性、生物性等因素）长期作用下发生了质的改变，从而具有过度增殖的能力而形成的。这种异常增殖既不符合正常细胞生长的规律，也不符合生理的需要。现有对肿瘤的认识可以概括为：①绝大多数临床肿瘤是由机体细胞而来的，不是外来的；②80%以上主要是由环境因素引起的。动物实验早已证明，许多物质可以诱发肿瘤。这些物质可以是物理的（如X射线）、化学的（如苯并芘）、生物的（如致瘤病毒），统称为致癌物。这些致癌物引起细胞遗传物质的改变，使细胞出现正常细胞所没有的许多生物学特征。这些特征又通过遗传，传给子代细胞；③在肿瘤的形成中，内因也很重要。2001年北欧研究人员发表了对于44 788对双胞胎和他们的医学档案进行了调研分析。由于双胞胎的遗传基因相同，如果一个患癌另一个未患癌则可认为癌症不是遗传因素所致。结果由于遗传因素导致的病例占30%；而环境因素造成的占70%。这说明了"外因通过内因起作用的"的事实。目前证实与肿瘤发生有关的内因包括遗传、营养和内分泌失调、细胞免疫缺损和长期过度应激反应如精神紧张和其他不良刺激等；④通过长期内外因的作用，细胞发生一定变化，表现为难以治愈的炎性反应、增生或过度增生。一般在这些癌前病变时期在一定程度上是可逆的。但如果恶变已经发展到一定阶段，一般是不可逆的。分子生物学研究正在阐明这种失控的原因。原癌基因大多数是正常细胞生长所必需的生长因子及其受体，由于发生基因突变、扩增、重排，以致细胞的过度生长；此外，还有另一些基因，当缺少、丢失、失活或变异时会导致病人发生肿瘤或促进肿瘤的发展，因之命名为抑癌基因或抗癌基因。在临床上，我们还可以看到各种免疫细胞如巨噬细胞、T淋巴细胞、自然杀伤细胞（NK）功能的失调和抑癌基因（如p53、p16）的丢失。这些，都可理解为祖国医学中"正虚"的范畴；⑤正常细胞的生长受到体内许多因素的严格控制和约束，包括神经、内分泌、遗传和免疫方面的调控。例如组织受到损伤后，细胞生长加快直到损伤完全修复，伤口愈合，细胞生长停止或恢复常态。由于有严格的控制，组织的修复总是恰到好处。肿瘤细胞的过度生长是生长失控的后果，分子生物学研究已经找到肿瘤细胞生长失控的原因，正是这些原癌基因的活化。所以，肿瘤的临床特点是，虽然具有一定阶段性却是不断发展的。

目前，临床肿瘤学正处于一个重大变革时期。新世纪的临床医学需要脱离几千年经验医学的模式发展为循证医学（Evidence Based Medicine，EBM）。可靠的临床试验和从中得出的数据将使我们愈来愈明白在一定情况下何种治疗更好，从而使疗效进一步提高。医生的任务是向病人提供最好的服务，什么是最好就需要拿出数据。这就把科学严谨的临床试验提到更高的地位，在肿瘤临床中就更为重要。循证医学、诊疗规范化和个体化已经成为学术界公认的趋向。因此，肿瘤的预防、诊断和治疗将会发生巨大变革。

进入新世纪以来，各国都在制定供本国参考的诊疗规范。我国人事部、卫生部、医师协会已经开始通过专科考试和继续教育推动医学领域内各个专科的建设，并由中华医学会组织制定了常见肿瘤的诊疗规范。为了适应学科发展的需要，CSCO组织大家编写本丛书的目的是及时向专科医师提供最新和实用的重要参考资料，其中包括病因、预防措施、WHO编写的新分类、AJCC编写的新分期和美国NCCN及我国2003年制定的诊疗规范中的处理原则；并且吸取当前最新的进展和富有成效的新处理方法，从而给广大病人带来裨益。

尽管如此，由于各位编者学识和经验有限，不足之处在所难免，所以需要在实践中不断完善，形成具有我国特色的防治规范，才能真正给病人带来裨益。

孙　燕

中国工程院院士
中国抗癌协会临床肿瘤学协作专业委员会(CSCO)
指导委员会主任委员
2005年5月

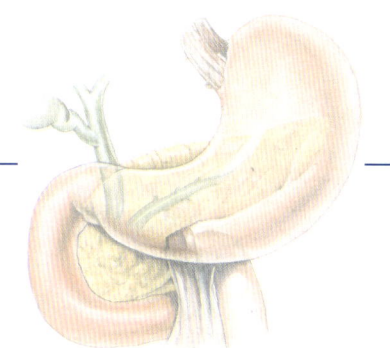

序 言 二

胰腺癌从19世纪20年代起国外文献已有记载。1935年Whipple首先报道1例胰腺癌作胰十二指肠切除术,并取得成功。而在我国则由北京协和医院外科曾宪九教授于1951年完成我国第1例Whipple手术。半个多世纪以来,随着外科技术、影像诊断学以及分子生物学的发展,胰腺癌在病因学、诊断和治疗等方面都取得了一定的进步,但仍有许多问题亟待解决。目前我国全面介绍胰腺癌新观点、新理论、新技术最新进展的专著不多,为了提高胰腺癌的预防、诊断和治疗水平,促进胰腺癌诊治的规范化和推广胰腺癌研究的新成果,需要一本高水平的专著。

本书编者受北京大学医学出版社和中国抗癌协会临床肿瘤学协作中心(CSCO)的委托,以中国医学科学院肿瘤医院相关领域的专家学者为主,与北京协和医院、北京大学肿瘤医院、中国医学科学院基础医学研究所、中国中医科学院广安门医院等单位的专家学者协作,共同编写了这本《胰腺癌》。

本书主编赵平教授是我国著名的中青年胰腺外科专家,师从于我国胰腺外科先驱者曾宪九教授,多年来致力于胰腺疾病的临床和研究工作,积累了较为丰富的临床经验。目前承担和主持国家"十五"攻关课题、国家自然科学基金等多项国家胰腺癌研究课题。该书作者主要由活跃在临床科研一线的专家学者和中青年骨干组成,北京协和医院胰腺外科专家钟守先教授、中国医学科学院肿瘤医院腹部肿瘤外科专家邵永孚、余宏迢教授、北京协和医院著名消化内科专家陆星华、钱家鸣教授、卫生部中日友好医院著名中医肿瘤科专家张代钊教授等国内享有盛名的专家直接参与了本书的编写与审阅,增加了本书的权威性和可读性。

本书较全面介绍了胰腺癌的流行病学、病因学与发病机制、病理学与细胞学、影像诊断、肿瘤标志物检查、临床表现、诊断与鉴别诊断、外科治疗、放射治疗、内科治疗、生物治疗以及中医药治疗,并对胰腺癌病人的疼痛、生活质量及心理评估做了详细的介绍。同时还对其他一些胰腺内分泌和外分泌肿瘤做了描述。作者结合自己的研究成果,引用了大量国内外最新文献,并收集了大量珍贵影像、病理图片,图文并茂,言简意赅,深入浅出,是一本既能反映胰腺肿瘤学现代研究水平与发展方向,又适合实际应用的专著。相信本书的出版将对致力于胰腺肿瘤防治和研究工作的各级医师、研究生以及对胰腺癌感兴趣的人们都会有所裨益。

黄洁夫 教授
中华人民共和国卫生部副部长
2006年5月

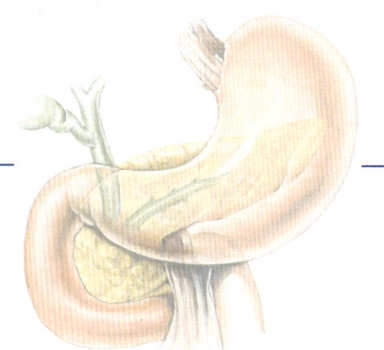

前　言

自从曾宪九教授1951年首次在中国施行了胰十二指肠切除手术，至今已有55年。此后，中国研究胰腺癌的队伍不断壮大，甚至有些县级医院也可以施行胰十二指肠手术。然而胰腺癌诊治的效果却至今不能令人满意。美国是个医学发达的大国，2005年新发胰腺癌31 860例，令人震惊的是他的死亡人数也高达31 270例，几乎与发病人数相等，在全部恶性肿瘤死亡谱中占第4位。过去有人认为胰腺癌在中国不多见而未予以重视，在最近10年中我国胰腺癌的死亡率已经由1991年的2.18/10万上升至2000年的3.26/10万，年发病率也有非常显著的上升。

谈癌变色，谈到胰腺癌时人们更是认为胰腺癌＝死亡。尤其是得知我国有些终生从事胰腺癌研究的高级专家患胰腺癌也未能治愈，人们彻底失望了。

我自1979年从师于中国胰腺外科学泰斗曾宪九教授，有幸得到他最后的教诲，受益终生。曾宪九教授曾对我说想编一本胰腺肿瘤的专著，然而癌症却未能让他如愿以偿。作为他最后一个学生，无论我走到哪里，总想完成老师未尽的事业。去年北京大学医学出版社和中国抗癌协会临床肿瘤学协作专业委员会邀请我主编一本关于胰腺肿瘤的专著，我欣然接受，组织了中国医学科学院肿瘤医院、协和医院、基础医学研究所以及北京大学肿瘤医院、中国中医科学院广安门医院的一些专家们一起编写这本著作。所有的作者对本书的编写都投入了极大的热情，以非常严肃认真的态度完成各自的章节。肿瘤外科资深专家余宏迢教授参与审阅本书，著名中医肿瘤专家张代钊教授审阅了胰腺癌中医治疗部分。国内著名胰腺肿瘤专家钟守先、邵永孚、陆星华教授担任本书的顾问，为本书增加了学术上的权威性。

本书以介绍胰腺癌为重点，同时也对其他胰腺内分泌肿瘤和良性肿瘤做了介绍。作者结合自己的临床经验与研究结果，并努力引入最新的诊治信息以满足读者的要求。

本书收集大量珍贵的影像资料、病理图片、言简意赅、图文并茂，力求反映胰腺肿瘤目前最新的状况和发展方向。希望能够对广大医务人员以及从事胰腺肿瘤专业研究的人员有所帮助。

本人由于公务繁忙且个人水平有限，未能将各个作者的文章统一到相同的风格，作者们尽管很努力，但在学术观点上仍会有一些争议之处。因此，书中错误与不妥之处在所难免，敬请读者不吝赐教，批评指正。

赵　平
2006年8月

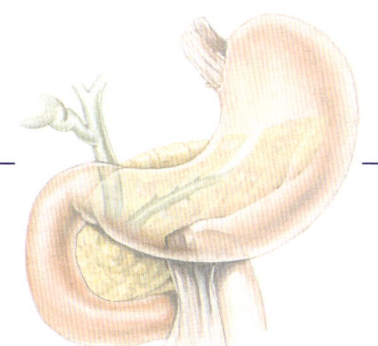

目 录

第一章
胰腺癌流行病学与发病机制 ... 1

第一节　胰腺癌的地区分布特征 ... 1
　　一、发病率的地区差异 ... 1
　　二、死亡率的地区差异 ... 2
第二节　胰腺癌的人群分布特征 ... 4
　　一、年　龄 ... 4
　　二、性　别 ... 5
　　三、种　族 ... 6
　　四、生殖因素 ... 6
　　五、肥胖与胰腺癌 ... 6
第三节　影响胰腺癌分布的因素 ... 6
　　一、相关疾病与胰腺癌的关联 ... 6
　　二、生活方式及行为因素与胰腺癌的关联 ... 7
　　三、遗传因素对胰腺癌风险的影响 ... 9
第四节　胰腺癌高危人群筛查与胰腺癌预防 ... 12
　　一、筛　查 ... 12
　　二、预　防 ... 13
第五节　胰腺癌发病机制——分子病理学基础 ... 14
　　一、基因组的改变 ... 14
　　二、相关基因的改变 ... 14
　　三、过度表达的基因 ... 16
　　四、表遗传学的改变 ... 16
　　五、胰腺导管腺癌癌变进展的可能模式 ... 16
　　六、家族性胰腺癌 ... 17

第二章
胰腺肿瘤病理学与细胞学 ... 27

第一节　WHO 胰腺肿瘤组织病理学分类 ... 27
　　WHO 胰腺外分泌肿瘤组织学分类 ... 27
　　WHO 胰腺内分泌肿瘤组织学分类 ... 27
第二节　胰腺外分泌肿瘤及瘤样病变 ... 28
　　一、上皮性肿瘤 ... 28
　　二、非上皮性肿瘤 ... 39
　　三、瘤样病变 ... 39
　　四、导管上皮改变 ... 40
第三节　胰腺内分泌肿瘤 ... 41
　　一、胰岛素瘤 ... 41
　　二、胃泌素瘤 ... 42
　　三、胰高糖素瘤 ... 43
　　四、生长抑素瘤 ... 43
　　五、血管活性肠肽瘤 ... 45
　　六、引起类癌综合征的 EC 细胞瘤 ... 45
　　七、导致肢端肥大、库欣综合征或高钙血症的胰腺内分泌肿瘤 ... 46
　　八、无功能胰腺内分泌肿瘤 ... 46
　　九、PP 细胞瘤 ... 46
　　十、鉴别诊断 ... 46
第四节　胰腺分子病理学 ... 48
　　一、生长因子及受体 ... 48
　　二、原癌基因 ... 49
　　三、肿瘤抑制基因 ... 49

四、其他基因 50
第五节　胰腺细胞学 50
　　一、正常胰腺细胞学 50
　　二、细胞学在胰腺病变诊断中的局限性 ... 51
　　三、诊断的程序 51
　　四、并发症及禁忌证 52
　　五、细胞病理改变 52

第三章

胰腺肿瘤的影像诊断 59

第一节　胰腺的影像学检查方法及优选 59
　　一、超声成像（US）.. 59
　　二、CT扫描 60
　　三、MRI及磁共振胰胆管成像（MRCP）.... 64
　　四、经内镜逆行胰胆管造影（ERCP）........ 64
　　五、血管造影 65
　　六、上消化道造影 66
　　七、胰腺癌影像检查的优选 66
第二节　胰腺癌 66
　　一、影像表现 66
　　二、血管、周围脏器受侵和影像检查方法
　　　　判断胰腺癌能否切除的价值 76
　　三、淋巴结及肝转移 81
　　四、术后复发 83
　　五、鉴别诊断 83
第三节　胰腺囊性肿瘤 85
　　一、黏液性囊腺瘤 85
　　二、浆液性囊腺瘤 86
　　三、胰腺导管内乳头状黏液性肿瘤 88
　　四、胰腺囊肿 91
第四节　胰腺实性假乳头状肿瘤 93
　　一、肿瘤病理和生物学行为 93
　　二、临床表现 94
　　三、影像表现 94
第五节　胰岛细胞瘤 96
　　一、功能性胰岛细胞瘤 96
　　二、无功能胰岛细胞瘤 98
第六节　胰腺其他少见肿瘤 103
　　一、胰腺转移瘤 103
　　二、胰腺淋巴瘤 104
　　三、胰母细胞瘤 106
　　四、胰腺肉瘤 106

第四章

胰腺癌的肿瘤标志物检查 109

第一节　胰腺癌血清学标志物 110
　　一、CA19-9 110
　　二、CA242 111
　　三、其他血清标志物 112
　　四、血清肿瘤标志物的联合检测 114
第二节　胰腺癌基因标志物 114
　　一、癌基因 114
　　二、抑癌基因 117
　　三、侵袭和转移相关基因 119
第三节　胰腺癌分子标志物表达谱的研究 ... 121
　　一、基因表达谱 122
　　二、蛋白表达谱 124
第四节　问题和展望 126

第五章

胰腺癌临床表现、诊断与鉴别诊断 133

第一节　临床表现 133
　　一、首发症状 133
　　二、病程中常见的临床表现 134
第二节　胰腺癌的诊断 138

一、胰腺癌的高危人群及早期诊断……… 138
　　二、胰腺癌的诊断……………………………… 139
　　三、各种检测技术的组合顺序及成本效用原则……………………………………… 144
第三节　胰腺癌的鉴别诊断……………………… 145
　　一、慢性胰腺炎………………………………… 145
　　二、壶腹癌……………………………………… 145
　　三、胆总管下端癌……………………………… 146
　　四、胆石症、胆囊炎…………………………… 146
　　五、急性黄疸性肝炎…………………………… 146
　　六、胰腺囊腺瘤和囊腺癌……………………… 146
　　七、胰岛素瘤…………………………………… 147
　　八、胃泌素瘤…………………………………… 147
　　九、胰腺假性囊肿……………………………… 147
　　十、胰管结石…………………………………… 148
　　十一、其　他…………………………………… 148

第六章

胰腺癌的 TNM 分类、临床分期及预后 …………………………………………………………… 151

第一节　恶性肿瘤 TNM 分期…………………… 151
　　一、肿瘤 TNM 分期的历史回顾……………… 151
　　二、癌症分期的一般规则……………………… 152
　　三、T、N、M 的定义………………………… 152
　　四、TNM 的分期组合………………………… 153
　　五、分子分期在肿瘤分期中的意义…………… 153
第二节　胰腺癌 TNM 分期……………………… 154
　　一、胰腺癌分期的临床意义…………………… 154
　　二、胰腺癌 TNM 分期的变化………………… 154
附：AJCC 胰腺癌分期（2002 年，第 6 版）.. 156
　　胰腺外分泌部………………………………… 156
　　TNM 定义……………………………………… 157
　　组织病理学类型……………………………… 158
　　组织学分级（G）…………………………… 158
　　预后因素……………………………………… 158
第三节　胰腺癌的预后…………………………… 159
　　一、与胰腺癌预后相关的分子指标…………… 159
　　二、外科治疗方式与预后……………………… 159
　　三、化疗与预后………………………………… 160
　　四、放射治疗与预后…………………………… 161

第七章

胰腺癌的外科治疗 ………………………………………………………………………………………… 165

第一节　胰腺癌外科治疗历史回顾及概述 … 165
第二节　胰头十二指肠切除术及淋巴结廓清术…………………………………………… 168
　　一、应用解剖…………………………………… 168
　　二、胰腺癌的转移特点………………………… 169
　　三、手术指征和禁忌证………………………… 170
　　四、术前是否解除黄疸和解除黄疸的方法…………………………………………… 170
　　五、术前是否行组织细胞学活检和活检的方法……………………………………… 171
　　六、手术切除的范围和根治的程度…………… 171
　　七、麻醉方式、体位和切口…………………… 171
　　八、手术探查的原则和步骤…………………… 171
　　九、手术步骤…………………………………… 172
　　十、消化道重建………………………………… 173
　　十一、胰十二指肠吻合术中淋巴结的廓清…………………………………………… 175
　　十二、术中应注意的问题……………………… 176
　　十三、常见并发症及其防治…………………… 177
第三节　胰腺癌扩大切除术……………………… 180
　　一、区域性胰腺切除术………………………… 181
　　二、区域性胰腺癌根治的腹膜后廓清术.. 183
　　三、全胰切除术………………………………… 183
　　四、治愈性胰切除术（curative pancreatectomy）…………………………………… 185
　　五、胰头癌根治术……………………………… 185
第四节　保留幽门的胰十二指肠切除术…… 190
　　一、切除范围…………………………………… 191
　　二、适应证与禁忌证…………………………… 191
　　三、术前准备与麻醉…………………………… 191

四、手术步骤 191
　　五、保留幽门胰十二指肠切除术的优缺
　　　　点 193
第五节　胰体尾癌切除术及淋巴结廓清术 ... 194
　　一、胰体尾的应用解剖 194
　　二、手术指征和禁忌证 194
　　三、手术切除的范围和切除的程度 194
　　四、麻醉方式、体位和切口 194
　　五、手术探查的原则和步骤 194
　　六、手术步骤 195
　　七、Appleby 手术 195
　　八、手术并发症及其防治 196
第六节　胰腺癌的外科姑息治疗 200
　　一、外科手术对晚期胰腺癌患者诊治的
　　　　主要意义 201
　　二、外科治疗方法 201
第七节　胰腺癌的可切除性预测 203
　　一、胰腺癌可切除性的标准及意义 203
　　二、与胰腺癌可切除性相关的技术
　　　　及应用 204
　　三、与胰腺癌可切除性相关的其他指标 .. 212
　　四、结　语 212
第八节　胰腺癌的围手术期护理 213
　　一、手术前准备及护理 213
　　二、手术后护理 214
　　三、心理护理 216
　　四、出院卫生宣教 218

第八章

胰腺癌放射治疗　　225

第一节　概　述 225
第二节　放射治疗疗效 225
　　一、可手术切除胰腺癌的放射治疗 225
　　二、不能手术切除胰腺癌的放射治疗 228
　　三、术中放射治疗 230
　　四、其他照射方法 232
第三节　放射治疗技术 233
　　一、常规体外照射技术 233
　　二、三维适形照射/适形调强照射
　　　　(3D-CRT/IMRT) 234
第四节　胰腺癌放射治疗今后的研究方向 .. 236
　　一、选择最优的同步放化疗方案 236
　　二、探讨适宜的放射治疗野和适宜的分割
　　　　方式 236

第九章

胰腺癌的内科治疗　　241

第一节　总　论 241
　　一、治疗原则 241
　　二、内科治疗的作用 242
第二节　胰腺癌的化学药物治疗 245
　　一、概　述 245
　　二、胰腺癌的治疗原则 245
　　三、常用化疗方案 245
　　四、肿瘤疫苗 251
　　五、砷　剂 251
　　六、胰腺癌的靶向治疗 251
　　七、晚期胰腺癌病人的治疗策略 252
第三节　胰腺癌的生物治疗 252
　　一、细胞因子治疗 252
　　二、抗体相关的治疗 253
　　三、生物反应调节剂 (BRM) 254
　　四、细胞过激免疫治疗 254
　　五、肿瘤疫苗 255
　　六、基因治疗 256
　　七、抗血管生成 (antiangiogenesis) 258
　　八、选择性增殖病毒 259
　　九、展　望 259

第十章

胰腺癌的中医药治疗 ... 269

- 第一节 概述 ... 269
- 第二节 胰腺癌的病因病机 ... 269
  - 一、脏腑内虚 ... 269
  - 二、气滞血瘀 ... 269
  - 三、痰湿邪毒 ... 269
  - 四、情志内伤 ... 270
  - 五、六淫之邪 ... 270
- 第三节 胰腺癌的中医治疗 ... 270
  - 一、辨证论治 ... 270
  - 二、常见症状的治疗 ... 270
- 第四节 胰腺癌的中西医结合治疗 ... 272
  - 一、配合手术治疗 ... 272
  - 二、配合化学治疗 ... 272
  - 三、配合放射治疗 ... 272
- 第五节 胰腺癌中医药治疗进展 ... 273
  - 一、病因病机 ... 273
  - 二、中医治疗 ... 274
  - 三、中西医结合治疗 ... 274
  - 四、实验研究 ... 275
- 第六节 胰腺癌治疗常用中药 ... 275
  - 一、治疗胰腺癌常用中草药 ... 275
  - 二、治疗胰腺癌常用中成药 ... 279

第十一章

胰腺癌的综合治疗 ... 283

- 第一节 胰腺癌的外科治疗 ... 283
  - 一、标准的根治性手术治疗 ... 283
  - 二、扩大切除术 ... 284
  - 三、姑息性切除术和(或)减瘤术 ... 284
  - 四、减症术和(或)探查活检术 ... 284
  - 五、活组织检查 ... 285
- 第二节 胰腺癌的放射治疗 ... 285
  - 一、可手术切除胰腺癌的术后放射治疗 ... 285
  - 二、不能手术切除、局部晚期胰腺癌的综合治疗 ... 286
- 第三节 胰腺癌的化疗 ... 289
  - 一、胰腺癌化疗概况 ... 289
  - 二、与胰腺癌个体化化疗相关的新技术 ... 290
  - 三、胰腺癌化疗在综合治疗中的争议与展望 ... 291
- 第四节 胰腺癌的介入治疗 ... 292
  - 一、经血管介入治疗 ... 293
  - 二、梗阻性黄疸的介入治疗 ... 295
  - 三、腹腔神经丛阻滞（NCPB） ... 297
- 第五节 其他综合疗法 ... 298
  - 一、放射性粒子组织间植入治疗（interstitial brachytherapy） ... 298
  - 二、间质化疗 ... 299
  - 三、胰腺癌的生物治疗、基因治疗和靶向治疗 ... 299
  - 四、胰腺癌的热疗 ... 300
  - 五、胰腺癌的中医中药治疗 ... 300
  - 六、综合治疗 ... 300

第十二章

胰腺癌内镜诊断 ... 305

- 第一节 内镜在胰腺肿瘤诊治中的应用 ... 305
  - 一、内镜下逆行胰胆管造影术 ... 305
  - 二、经口胰管内镜在胰腺肿瘤诊治中的应用 ... 306
  - 三、内镜下胰管引流术在胰腺肿瘤诊治中的应用 ... 306
  - 四、内镜超声在胰腺肿瘤诊治中的应用 ... 306

五、内镜超声引导下的细针穿刺技术 308
第二节　介入超声在胰腺疾病中的应用 309
　　一、超声引导下的胰腺肿块的针吸细胞
　　　　学检查及组织学活检 309
　　二、超声引导下的胰管穿刺造影 309
　　三、超声引导下的胰腺肿瘤穿刺的临床
　　　　意义 309

第十三章

胰腺癌病人疼痛、生活质量及心理评估 311

第一节　胰腺癌疼痛评估 311
　　一、胰腺癌疼痛的流行病学 311
　　二、胰腺癌疼痛的生理机制 311
　　三、胰腺癌疼痛的心理评估 312

第二节　胰腺癌患者生活质量评估 313
　　一、癌症通用性量表 313
　　二、胰腺癌特异性量表 314

第三节　胰腺癌患者的心理状况 315

第十四章

胰腺内分泌肿瘤 319

第一节　胰腺内分泌肿瘤概论 319
　　一、胰腺内分泌瘤共同的生化特性 320
　　二、胰腺内分泌肿瘤的组织病理学特征
　　　　.. 320
　　三、胰腺内分泌肿瘤的诊断 321
　　四、胰腺内分泌肿瘤的治疗 323
　　五、胰腺内分泌肿瘤的预后 324
　　六、胰腺内分泌肿瘤与 MEN-1 324

第二节　胰岛素瘤 325
　　一、病　理 325
　　二、临床表现 325
　　三、诊　断 326
　　四、鉴别诊断 327
　　五、定位诊断 328
　　六、治　疗 329

第三节　胃泌素瘤 331
　　一、病　理 331
　　二、临床表现 331
　　三、诊　断 332
　　四、治　疗 333

第四节　胰高糖素瘤 335
　　一、临床表现 335
　　二、诊　断 336
　　三、治　疗 336

第五节　血管活性肠肽瘤 337
　　一、临床表现 337
　　二、诊　断 337
　　三、治　疗 338

第六节　生长抑素瘤 338
　　一、临床表现 338
　　二、诊　断 338
　　三、治　疗 339

第七节　生长激素释放因子瘤 339
　　一、临床表现 339
　　二、诊　断 339
　　三、治　疗 339

第八节　无功能胰岛细胞瘤及胰多肽瘤 339
　　一、临床表现 340
　　二、诊　断 340
　　三、治　疗 340

第九节　导致其他少见综合征的内分泌肿瘤
　　　　.. 341
　　一、ACTH 瘤 341
　　二、神经降压素瘤 341

第十五章

胰腺囊腺瘤和囊腺癌 345

第一节 概述 345
第二节 分类与临床病理特点 345
    一、浆液性囊腺瘤 345
    二、黏液性囊腺瘤 346
    三、黏液性囊腺癌 346
第三节 临床表现 346
    一、临床症状 346
    二、体格检查 347
    三、实验室检查 347
    四、影像学检查 348
第四节 诊断与鉴别诊断 348
    一、诊断 348
    二、鉴别诊断 349
第五节 治疗及预防 350
    一、治疗 350
    二、预后 351

第十六章

胰腺肿瘤防治的进展与展望 353

第一节 重视胰腺癌流行病学研究 353
    一、胰腺癌发病的相关高危因素 353
    二、胰腺癌高危人群的确定和合理筛查程序的建立 354
第二节 早期诊断——提高胰腺癌治疗效果的突破点 355
    一、积极开展基础研究,寻找敏感高效的胰腺癌早诊标志物 355
    二、新的胰腺影像及腔镜技术的开发与应用 356
第三节 胰腺癌外科治疗的循证医学准则 ... 358
    一、胰腺癌的手术范围 358
    二、胰腺癌术前减黄的争议 359
    三、微创技术在胰腺肿瘤外科中的应用 .. 360
第四节 胰腺癌诊治的基础研究 360
    一、胰腺癌的分子变化基础 360
    二、基因治疗 361
    三、胰腺癌细胞耐药的分子机制 362
    四、胰腺癌浸润和转移的发生机制 362
    五、胰腺癌的肿瘤血管生成 362
第五节 建立专业队伍,加强科研协作 363
    一、重视胰腺癌的综合治疗 363
    二、建立专业队伍及多中心科研协作网 364
    三、加强多学科协作,提高胰腺癌诊治效果 365
第六节 存在的问题与展望 365

附录1

胰腺癌常用药物的中英文名称和缩写 369

附录2

国际上著名多中心协作组织 371

附录3

常用缩略语表 373

索引 375

第一章 胰腺癌流行病学与发病机制

王丽　李辉　季加孚

胰腺癌是恶性度最高的肿瘤之一，其死亡和发病之比为0.99∶1[1]。虽然近年来外科手术、放疗和化疗方面的进展已在一定程度上提高了胰腺癌患者的生存质量和时间，但在过去的25年中，5年存活率仅从20世纪70年代的3%上升到目前的4%[2]。因此，从环境与遗传的角度探讨胰腺癌的危险因素和病因，并进行有效的预防是降低胰腺癌发生的根本对策及措施。由于胰腺癌相对较低的发病率和极高的病死率使得人们对于胰腺癌的了解进程依然非常缓慢，胰腺癌流行病学研究是探讨其流行规律和危险因素的重要方法及途径。

第一节　胰腺癌的地区分布特征

一、发病率的地区差异

胰腺癌发病率与地域关系不大，目前在发达国家高而在发展中国家胰腺癌的发病率低。据不完全统计，2000年全球胰腺癌发病人数216 367人，其中127 416人发生在发达国家，占总发病人数的60%。按年龄别世界标准人口进行标化后发现，发达国家2000年男、女标化发病率分别为7.81/10万和5.13/10万，而发展中国家为2.82/10万和2.06/10万。发病率较高的地区主要分布在北美、欧洲及澳大利亚和新西兰等地区和国家；发病率低的地区主要分布在非洲、东南亚、中南亚等地区，发病率低于发展中国家的平均水平。而在亚洲的日本，胰腺癌的发病率较高，男、女标化发病率分别为9.61/10万、5.67/10万，甚至高于北美和欧洲。在中国，2000年胰腺癌男、女标化发病率分别为3.64/10万和2.58/10万（未包括台湾及港澳台地区），略高于发展中国家的平均水平（表1-1、1-2）。

世界各国胰腺癌发病率的变化趋势不同。在美国，1930年到1970年期间胰腺癌发病率增加1倍，男性达到10/10万，女性增长到7.2/10万；之后发病率开始缓慢下降，尤其是白人男性，而白人女性和黑人男性和女性基本稳定或略有上升。到2004年，预测美国胰腺癌新发病例31 860人，其中男性15 740人，女性16 120人，分别占男性、女性癌症新发病例的2%[2]。在挪威，自20世纪70年代以来胰腺癌的发病率已趋于稳定；在加拿大，胰腺癌发病率（以1991年加拿大人口作为标准人口）已表现出下降趋势，由1984年的10.66/10万下降到2000年的9.26/10万，其中50～74岁年龄组由1984年的30.20/10万下降到2000年的25.55/10万。但在日本，胰腺癌发病率却表现出上升，由1960年的1.8/10万上升到1985年的5.2/10万，而且还在继续上升[5]。

在中国，1972～1974年上海城区的居民男、女性胰腺癌的发病率分别为4.0/10万、3.1/10万，到1987～1989年分别上升到6.1/10万、4.2/10万，发病率增加了30%～50%[6]。北京地区癌症发病趋势显示，男、女年龄标化发病率（以世界人口为标准人口）分别由1982～1984年的4.8/10万、4.0/10万上升到1995～1997年的6.0/10万、4.4/10万，男性发病上升高于女性[7]。

表1-1 2000年世界范围内男性胰腺癌发病及死亡情况

人群	发病数	粗发病率	年龄标化发病率	死亡数	粗死亡率	年龄标化死亡率
合计	115 697	3.79	4.46	111 966	3.67	4.33
发达国家	66 186	11.46	7.81	65 773	11.38	7.65
发展中国家	49 520	2.00	2.82	46 189	1.87	2.65
东非	1 005	0.82	2.02	987	0.80	1.98
中非	357	0.75	1.46	350	0.74	1.44
北非	868	0.99	1.72	851	0.97	1.69
南非	215	0.93	1.73	206	0.89	1.65
西非	449	0.41	0.81	417	0.38	0.75
加勒比海	796	4.19	4.75	792	4.17	4.72
中美洲	2 494	3.71	6.04	2 921	4.35	7.11
南美洲	6 540	3.82	5.25	6 704	3.92	5.40
北美洲	16 495	10.80	8.08	15 686	10.27	7.53
东亚	35 547	4.68	4.76	31 401	4.13	4.22
东南亚	3 565	1.38	2.03	3 258	1.26	1.90
中南亚	6 853	0.89	1.31	6 634	0.87	1.28
西亚	2 104	2.19	3.37	1 961	2.04	3.15
东欧	15 899	10.94	8.71	14 966	10.30	8.15
北欧	4 991	10.79	6.68	5 502	11.90	7.23
南欧	8 808	11.49	6.92	7 778	11.05	6.59
西欧	9 633	10.73	6.77	11 724	13.06	8.03
澳大利亚/新西兰	1 012	8.98	6.49	955	8.47	6.05
美拉尼西亚	18	0.54	1.00	18	0.52	0.96
密克罗尼西亚	5	1.56	3.16	5	1.50	3.04
玻利尼西亚	11	3.30	5.36	10	3.17	5.15

摘自 GLOBOCAN 2000: Cancer Incidence, Mortality and Prevalence Worldwide, Version 1.0.;IARC CancerBase No.5.Lyon, IARCPress, 2001

二、死亡率的地区差异

胰腺癌是一个与工业化程度密切相关的疾病，1990年全球癌症死亡报告显示，66%的胰腺癌死亡发生在发达国家[8]。到2000年全球报告共计213 462人死于胰腺癌，发生在发达国家的比例约为60%。发达国家的男、女标化死亡率分别为7.65/10万和5.12/10万，而发展中国家分别为2.65/10万和2.12/10万（表1-1、1-2）。死亡率较高的地区主要分布在北美、欧洲及澳大利亚和新西兰等地区和国家；死亡率较低的地区主要分布在东南亚、中南亚、美拉尼西亚等地区，死亡率低于发展中国家的平均水平。而在亚洲的日本，胰腺癌的死亡率也较高，男、女标化死病率分别为8.74/10万、5.45/10万，与北美和欧洲等地区的国家持平。在中国男、女性胰腺癌标化死亡率分别为3.18/10万和2.39/10万，居于发达国家和发展中国家之间。

世界各国胰腺癌死亡率变化趋势也不同。世界卫生组织于2003年6月公布的数据显示[9]，在西方发达国家如美国、英国、澳大利亚、加拿大、法国等国，1991～2000年10年间胰腺癌的年龄标化死亡率水平男性为6～8/10万，女性为4～6/10万，但这些国家男、女胰腺癌死亡率均已基

表 1-2　2000 年世界范围内女性胰腺癌发病及死亡情况

人群	发病数	粗发病率	年龄标化发病率	死亡数	粗死亡率	年龄标化死亡率
合计	100 670	3.35	3.24	101 496	3.38	3.25
发达国家	61 230	10.03	5.13	62 957	10.32	5.12
发展中国家	39 449	1.65	2.06	38 545	1.61	2.02
东非	959	0.77	1.62	942	0.76	1.59
中非	1 102	2.28	3.95	1 080	2.23	3.87
北非	613	0.72	1.08	602	0.70	1.05
南非	178	0.74	1.09	170	0.71	1.05
西非	442	0.40	0.66	415	0.37	0.62
加勒比海	567	2.96	2.98	608	3.17	3.20
中美洲	2 279	3.35	4.80	2 755	4.05	5.81
南美洲	6 384	3.65	4.20	6 567	3.76	4.33
北美洲	16 972	10.81	6.27	16 479	10.50	5.97
东亚	26 608	3.67	3.21	25 057	3.46	3.02
东南亚	3 143	1.21	1.57	3 014	1.16	1.50
中南亚	4 537	0.63	0.84	4 472	0.62	0.82
西亚	1 396	1.52	2.07	1 349	1.47	2.00
东欧	13 732	8.49	4.76	13 085	8.09	4.40
北欧	5 220	10.84	5.18	5 793	12.03	5.60
南欧	7 463	10.12	4.67	7 177	9.73	4.35
西欧	9 223	9.86	4.57	12 069	12.90	5.69
澳大利亚/新西兰	1 060	9.25	5.62	1 003	8.75	5.21
美拉尼西亚	10	0.32	0.49	10	0.31	0.47
密克罗尼西亚	4	1.47	2.63	4	1.39	2.51
玻利尼西亚	1	1.94	2.81	1	1.85	2.68

摘自 GLOBOCAN 2000: Cancer Incidence, Mortality and Prevalence Worldwide, Version 1.0.; IARC CancerBase No. 5. Lyon, IARCPress, 2001

本稳定或开始下降；在亚洲的一些国家如韩国，其男、女胰腺癌死亡率水平分别由 1985 年的 3.2/10 万和 1.3/10 万上升到 1997 年的 7.8/10 万和 3.7/10 万，并仍将继续上升；在日本，自 1955 以来死亡率一直呈上升趋势，男、女胰腺癌死亡率已由 1955 年的 1.8/10 万和 1.2/10 万上升到 90 年代的 8.6/10 万和 5/10 万。在中国，对 1991～2000 年全国疾病监测点监测的 1000 万人口的胰腺癌死亡资料分析结果显示[10]：10 年间胰腺癌报告死亡率、校正死亡率及年龄标化死亡率分别由 1991 年的 1.46/10 万、1.75/10 万及 2.18/10 万增加至 2000 年的 2.38/10 万、3.06/10 万及 3.26/10 万，年平均增长速度分别为 5.53%、6.41% 和 4.57%。胰腺癌在肿瘤死亡中的构成也不断增加，由 1991 年的 1.83% 增加到 2000 年的 2.26%。其在肿瘤死因中的位次一直在第 7～8 位之间波动，其中男性死因顺位为 6～8 位，而女性为 9～10 位（表 1-3）。

表 1-3　1991～2000 年中国疾病监测系统报告的胰腺癌死亡水平

年度	报告死亡率[a]	校正死亡率[a#]	年龄标化死亡率[a@]	占肿瘤死亡构成(%)[b]
1991	1.46	1.75	2.18	1.83
1992	1.39	1.60	1.92	1.66
1993	1.34	1.54	1.80	1.51
1994	1.43	1.63	1.90	1.69
1995	1.60	1.85	2.12	1.79
1996	1.65	1.91	2.14	1.75
1997	1.66	1.92	2.18	1.86
1998	2.06	2.66	2.92	2.10
1999	2.16	2.78	2.96	2.23
2000	2.38	3.06	3.26	2.26

[a] 单位：/10 万；[b] 按报告死亡率计算；[#] 校正死亡率＝报告死亡率/(1-漏报率)；[@] 按年龄别世界标准人口进行调整

在中国胰腺癌死亡率的监测还显示：不同地区胰腺癌死亡率差别明显，东北和华东地区报告死亡率显著高于其他地区（表1-4），考虑到各地区死亡漏报率的差异，按不同地区漏报率进行校正后，东北和华东地区依然显著高于其他地区。城乡差异也很显著，城市报告死亡率为农村的2.42～4.68倍。考虑到城市和农村死亡漏报率的不同，对其进行校正后城市死亡率依然高于农村（表1-5）。胰腺癌死亡率的增加除了可以用诊断水平的提高和报告制度的不断完善来解释外，另一方面也可能与工业化发展而导致的某些与胰腺癌相关的危险因素（如：吸烟及饮食有关的一些因素）的暴露增加有关。

表1-4　1991～2000年不同地区胰腺癌报告死亡率（/10万）

年份	华北	东北	华东	华中	华南	西北	西南
1991	2.22	1.23	2.52	0.85	1.26	1.28	1.14
1992	1.43	2.43	2.10	0.86	0.90	1.93	1.15
1993	2.01	0.70	2.75	0.95	0.74	0.76	0.71
1994	1.27	3.18	2.62	1.13	0.60	0.88	0.92
1995	1.67	3.30	3.33	1.01	0.73	0.91	1.08
1996	1.68	3.37	3.34	1.27	1.07	0.67	0.78
1997	2.08	3.39	3.01	0.96	0.89	1.17	1.37
1998	1.80	4.26	4.04	1.31	0.51	1.61	1.85
1999	1.83	4.72	5.51	1.28	0.89	1.29	1.15
2000	1.55	6.96	4.31	1.26	1.48	0.73	1.79

来源：中国疾病监测系统数据

表1-5　1991～2000年中国疾病监测系统报告的城乡胰腺癌死亡分布特征

年度	报告死亡率（/10万）			校正死亡率（/10万）[a]		
	城市	农村	城市：农村	城市	农村	城市：农村
1991	3.37	0.91	3.70	3.97	1.09	3.64
1992	3.00	0.92	3.26	3.37	1.06	3.18
1993	3.25	0.81	4.01	3.65	0.93	3.93
1994	3.50	0.84	4.17	3.84	0.96	4.00
1995	3.63	0.99	3.67	4.28	1.14	3.75
1996	4.12	0.88	4.68	4.86	1.01	4.81
1997	3.80	1.02	3.73	4.47	1.18	3.79
1998	3.77	1.56	2.42	4.99	2.00	2.50
1999	3.89	1.61	2.42	5.15	2.07	2.49
2000	5.53	1.54	3.59	7.32	1.97	3.72

[a] 校正死亡率＝报告死亡率/（1-漏报率）

第二节　胰腺癌的人群分布特征

一、年　龄

在已知的胰腺癌的预测因子中，年龄为最稳定和最重要的因素。胰腺癌的发病率随年龄增长而稳步增长，40岁以前很少发病，40～44岁人群胰腺癌发病率为2/10万，80～84岁人群发病率达到100/10万，增加了50倍，80%以上的病例发生在60～80岁之间[1]。对我国胰腺癌死亡率的研究中发现69.62%的胰腺癌病例发生在60岁及以上人群，40岁以前死于胰腺癌者仅占3.95%。随着年龄的增长胰腺癌死亡率迅速增加，65～84岁间死亡率为平均水平的5倍以上。

不同年龄段胰腺癌发病和死亡变化趋势也不同。加拿大1984～2000年胰腺癌年龄别发病率资料显示，20～49岁年龄段胰腺癌发病率基本保持不变，在1.11～1.40/10万之间波动；而50～74岁年龄段胰腺癌发病率变化明显，由1984年的30.20/10万下降到2000年的25.55/10万。而1991～2000年中国胰腺癌年龄别报告死亡率监测资料也看出，45～54岁年龄段人群胰腺癌死亡率增长缓慢，10年间一直在2/10万的水平波动；但在65岁以上的人群中，90年代后期死亡率水平较90年代初增长1倍（表1-6）。

表1-6　1991～2000年中国疾病监测系统胰腺癌年龄别报告死亡率（/10万）

年龄段	1991年	1992年	1993年	1994年	1995年	1996年	1997年	1998年	1999年	2000年
0～	0.00	0.00	0.00	0.00	0.00	0.00	0.00	0.00	0.00	0.00
15～	0.19	0.00	0.05	0.00	0.06	0.00	0.05	0.00	0.00	0.00
25～	0.22	0.11	0.00	0.11	0.12	0.06	0.16	0.19	0.26	0.06
35～	0.51	0.14	0.89	0.64	0.46	0.36	0.41	1.15	0.63	0.53
45～	2.70	2.06	2.44	0.95	1.45	1.76	2.38	2.50	2.84	1.65
55～	6.49	6.71	4.01	6.58	6.94	6.73	6.99	6.78	6.37	7.27
65～	9.18	10.74	9.49	9.17	9.98	11.86	11.17	13.11	16.55	18.87
75～	10.53	10.01	11.76	14.23	18.13	13.17	11.03	18.45	16.45	23.36
85+	17.82	7.74	6.89	13.01	6.32	16.36	14.79	15.98	9.08	17.10
合计	1.46	1.39	1.34	1.43	1.60	1.65	1.66	2.06	2.15	2.37

二、性　别

虽然近年来性别差异已趋平衡，但总体来说世界各国男性胰腺癌发病和死亡率依然高于女性。在美国，自20世纪70年代以来，男性胰腺癌死亡率均在持续下降，而女性在继1975～1984年的增长之后，现在已基本持平[2]。在加拿大，1984～2000年间男性胰腺癌死亡率呈逐渐下降趋势，女性依然在7.92～9.04/10万间波动[11]。在我国，1991～2000年间男、女性胰腺癌报告死亡率、校正死亡率和标化死亡率均呈上升趋势，其中男性分别由1991年的1.86/10万、2.23/10万、2.94/10万增加到2000年的2.70/10万、3.48/10万、3.87/10万，年平均增长率分别为4.23%、5.07%和3.10%；女性分别由1.05/10万、1.25/10万、1.49/10万增加到2.04/10万、2.63/10万及2.68/10万，年增长率分别为7.66%、8.61%和6.74%，女性的增长速度明显高于男性。男、女性年龄标化死亡率比已由1991年的1.97下降到2000年的1.41（表1-7）。

表1-7　1991～2000年中国疾病监测系统男、女性胰腺癌死亡水平（/10万）

年度	男性			女性		
	报告死亡率	校正死亡率[a]	标化死亡率[b]	报告死亡率	校正死亡率[a]	标化死亡率[b]
1991	1.86	2.23	2.94	1.05	1.25	1.49
1992	1.90	2.19	2.77	0.86	0.99	1.13
1993	1.66	1.90	2.36	1.02	1.17	1.29
1994	1.56	1.78	2.24	1.29	1.47	1.62
1995	2.04	2.36	2.87	1.15	1.33	1.44
1996	1.82	2.10	2.47	1.48	1.72	1.85
1997	1.89	2.20	2.61	1.41	1.63	1.76
1998	2.34	3.02	3.45	1.77	2.28	2.40
1999	2.44	3.15	3.57	1.83	2.36	2.40
2000	2.70	3.48	3.87	2.04	2.63	2.68

[a] 校正死亡率 = 报告死亡率 / (1-漏报率)；[b] 按年龄别世界标准人口进行调整

除了发病率的差别,有研究者还发现男性胰腺癌更常发生于胰腺头部,而女性则更多见于体部和尾部,这个有趣的结果需要进一步确证,如果证实将对研究胰腺不同位置的肿瘤发生的病因学差别提供一个有价值的线索[11]。

三、种　族

胰腺癌的发生表现出种族差异。具有非洲血统的美国人胰腺癌发病率和死亡率均要高于白人[12]。在美国洛杉矶,具有韩国血统的美国人胰腺癌的发病率最高(16.4/10万),印度裔最低,仅为0.7/10万[11]。在以色列,犹太人较非犹太人胰腺癌的发病率要高[11]。

四、生殖因素

关于生殖因素与胰腺癌的关系,有研究报告孕妇经产次数与胰腺癌的风险之间呈负相关,每增加一次经产数,发生胰腺癌的风险下降10%,但是在另一些研究中没有观察到经产次数与胰腺癌风险之间的关联[13]。孕妇经产次数可能影响胰腺癌风险的机制目前尚不清楚。关于初潮年龄、第一次生产的年龄与胰腺癌风险之间的关联尚无定论,而关于口服避孕药与胰腺癌之间的关联目前也没有一致的结论[13]。虽然关于生殖因素与胰腺癌之间的研究结果不一致,但是以上的这些研究提示某些生殖因素,尤其是经产次数可能在胰腺癌的发展中起一定作用。

五、肥胖与胰腺癌

胰腺癌是否与肥胖有关仍存在争议。一些研究认为体重指数(body mass index,BMI)与胰腺癌风险增加有关,Michsud等进行的多变量分析表明,BMI每增加1个单位,胰腺癌发病危险增加3%~5%[14]。在我国上海的一项研究也观察到了BMI增加与胰腺癌发病危险之间的相关性[15]。而Silverman进行的一项以人群为基础的病例对照研究中显示,仅当BMI与热量摄入均高于平均水平时,胰腺癌发病危险才增加[16]。另有研究者认为既然甾体类激素可能对胰腺癌的产生有一定的作用,而BMI同时反映了脂肪组织和肌肉组织的重量,它在一定程度上更可能是由较重的肌肉组织产生的而不一定是脂肪,因此他们认为需要估计因肌肉组织而产生的BMI值,即LBMI。但在挪威进行的一项前瞻性研究中未发现BMI及LBMI与胰腺癌有关系[17]。

第三节　影响胰腺癌分布的因素

一、相关疾病与胰腺癌的关联

(一)糖尿病

80%的胰腺癌病人在确诊时都伴有糖尿病和葡萄糖耐受缺陷,但糖尿病究竟是胰腺癌的病因还是胰腺癌的早期症状依然存在争议。在探讨二者关系时由于不可能进行随机化前瞻性研究,因此不可能得到全面而又确切的结果。同时由于缺少准确而又可靠的Ⅱ型糖尿病动物模型,因此也很难通过动物实验去确证。目前有关二者关系的研究主要以病例对照研究及以人群为基础的前瞻性队列研究为主。

Fisher对1970~1999年发表的22篇英文文献进行综述后认为,胰腺癌病人较一般人群患糖尿病机会更多[18];Everhart等在对1975~1994年间发表的关于糖尿病和胰腺癌的研究进行评价后发现[19],有1年以上糖尿病病史者发生胰腺癌的危险为无糖尿病病史者的2.1倍(95%CI,1.6-2.8),其中在9个队列研究中获得的RR更高(RR=2.6;95%CI,1.6-4.1);而如果以5年糖尿病病史作为界线,有糖尿病史者发生胰腺癌的风险依然为无此病史者的2倍(95%CI,1.2-3.2),故而认为长期患糖尿病者胰腺癌发生频率增加。最近Coughlin等在对467 922位男性和588 321名女性进行的一项前瞻性队列研究显示,糖尿病与胰腺癌的发生风险增高有关(男性:RR=1.48,95%CI:1.27-1.73;女性:RR=1.44,95%CI:1.21-1.72),认为糖尿病是胰腺癌死亡的一个独立的预测因子[20]。

而另一些研究者则持相反的意见。Frye等的研究结果,如果将糖尿病病史限在5年以上,则发现有糖尿病者其发生胰腺癌的风险并没有增加,提示糖尿病可能只是胰腺癌的一个早期症状[21]。在意大利进行的一个多中心研究结果显示[22],当不考虑糖尿病病史长短时,糖尿病与胰腺癌之间的联系有统计学显著意义,但在将糖尿病病史最低年限定为3年时，糖尿病与胰腺癌之间不再存在显著意义，提示糖尿病可能只是胰腺癌的一个早期症状。另有研究结果显示，有10年以上糖尿病病史者胰腺癌风险增加50%，而只有1年糖尿病史者发生胰腺癌的风险未见显著性增高[16]。

确定糖尿病与胰腺癌因果关系最重要的一点就是界定胰腺癌确诊之前糖尿病病史的长短。然而由于糖尿病本身其发病时间的确定就很困难，非胰岛素依赖性糖尿病可能在早于其诊断前7年就已存在，再加上胰腺癌快速的病程发展使得这个问题很难解决。尽管这样，即使将最小界限值设在早于胰腺癌诊断前5年，大多数研究仍然支持糖尿病为胰腺癌的危险因素这一观点。

（二）慢性胰腺炎

非遗传性慢性胰腺炎与胰腺癌的关系仍存在争论。在对来自6个国家7个中心的2 015个慢性胰腺炎病人进行的回顾性队列研究表明，慢性胰腺炎病人发生胰腺癌的风险为非胰腺炎者的26.3倍。排除了随访期小于5年的病例以后，相对危险度下降到14.4，依然有显著性意义[23]。Talamini等[24]对1971～1995年的715个慢性胰腺炎平均随访10年后（7 287人年）发现，慢性胰腺炎病人中胰腺癌的发病数是预期值的18倍（排除慢性胰腺炎发病后2年内发生胰腺癌的病例），如果排除在随访期前5年发生的胰腺癌病例，则发病危险大约增加到13倍。同时发现，慢性胰腺炎患者中胰腺癌的发病率要显著高于胰腺外其他癌症的发病率。而在瑞士进行的一项前瞻性研究认为慢性胰腺炎患者发生胰腺癌的风险随时间的推移而逐渐下降，故提出慢性胰腺炎可能只是胰腺癌早期症状之一[25]。

（三）其他相关疾病

一项以人群为基础的病例对照研究发现在胰腺癌确诊前1年内是否进行过胆囊切除与胰腺癌的发生风险增加有关系，随着胆囊切除的时间的推移，危险度逐渐下降，但仍然表现出正相关联[16]，Coughlin等也发现胆囊切除与胰腺癌死亡率有关[26]。另有研究认为，由于胰腺和胆管的肿瘤在某些症状方面的界限很模糊，对于这些具有隐蔽性肿瘤的病人很可能在出现临床症状之前因为误诊的胆结石而施行胆囊切除手术，故那些认为胆囊切除与胰腺癌有关的研究需进一步探讨。同时有研究发现，患有胆结石的人因胰腺癌死亡的风险增加[26]，提示胆结石患者可能是胰腺癌的高危人群。

近期有报道称幽门螺旋杆菌感染可能在外分泌胰腺癌发展中起作用，感染幽门螺旋杆菌或CagA+菌株者，胰腺癌风险分别为无幽门螺旋杆菌感染者的1.87（95%CI，1.05-3.14）及2.01（95%CI，1.09-3.70）倍[27]，同时有研究显示胃溃疡患者及施行过胃切除术者胰腺癌发病危险增高，但目前尚无定论。

另外，Holly等人在一项以人群为基础的病例对照研究结果显示，曾经有过敏史者发生胰腺癌的风险下降（RR=0.77，95%CI：0.63-0.95），包括对房间中的灰尘（OR=0.72，95%CI，0.54-0.94）、猫（OR=0.59，95%CI，0.41-0.85）、植物（OR=0.77，95%CI，0.62-0.96）及霉菌（OR=0.49，95%CI，0.32-0.75）等，而且随着过敏源的增加（$P=0.0006$）和过敏症状的严重程度的增加（$P=0.003$）发生胰腺癌的风险随之下降，这些结果提示与过敏有关的免疫机制可能在胰腺癌的发生中起着一定的保护作用[28]。

二、生活方式及行为因素与胰腺癌的关联

（一）吸烟

吸烟是目前唯一取得共识的胰腺癌的危险因素。目前吸烟者较非吸烟者胰腺癌死亡危险增加1.2～3.1倍，且呈剂量-反应关系[17,26]。吸烟对胰腺癌的作用主要发生在目前正在吸烟的人群中，同时研究发现重度吸烟者如果戒烟15年以上则发生胰腺癌的风险与从不吸烟者相当；而轻度吸烟者，如果其发生胰腺癌风险要降到基线水平则需要戒烟5年左右[29]，这些结果提示作为曾经吸烟者而言，其发生胰腺癌的风险并不取决于总的吸烟量。同时，在对吸烟者胰腺尸检发现胰腺导管细胞高度增生，并伴有非典型性核，这些增殖细胞的改变程度与吸烟量呈正相关[30]。动物实验结果表明，在大鼠的饮水中加入不同剂量的N-亚硝胺-4-甲基亚硝胺-1-3-吡啶-1-丁酮（NNK），可不同程度地诱发肺及胰腺的肿瘤[31]，从另一方面证实吸烟对胰腺的损害。

吸烟导致胰腺癌发生的机制目前尚不清楚，可能是烟草中致癌物通过血液或胆汁回流进入胰

腺而导致胰腺的损害。如果胰腺癌与暴露于烟草中的致癌物有关这一假设成立的话，那么从胰腺癌病人应该能检测到因暴露于致癌物而导致的DNA损伤。事实已有研究证实了这一点。目前已有研究者在人类的胰腺组织中检测到芳香胺-DNA加合物，证实人类的胰腺组织可能是烟草中致癌物芳香胺的靶器官。而最近的研究更是提供了一个直接的证据来支持这个假设，那就是在吸烟者的胰液中检测到了较非吸烟者更大量NNK及其代谢产物[32, 33]。

Wang等[33]采用^{32}P后标记法，测量了胰腺癌病人中13块临近肿瘤的正常胰腺组织以及20块肿瘤组织标本的DNA加合物水平；同时以5块非胰腺癌病人的胰腺组织和19块健康器官捐献者的胰腺组织标本作为对照。结果发现：胰腺癌病人总的DNA加合物水平要高于正常对照，肿瘤相邻的组织中DNA加合物水平为$21\sim102/10^8$核苷酸，肿瘤组织为$6\sim39/10^8$核苷酸，而对照组织仅为$1\sim13/10^8$核苷酸。同时在这个研究中发现，一些特异性的加合物水平与吸烟状态有关，吸烟者中DNA加合物水平要高于非吸烟者。这些观察结果提示：一些烟草致癌物，如芳香胺以及多环芳烃，可能通过诱导DNA加合物形成而导致胰腺的癌变。这个假设在胰腺癌的基因突变谱中也得到进一步的支持。研究已发现80%～100%的胰腺癌病人均可发现K-ras突变，其中49%表现为G→A的转换，39%为G→T的颠换，而后为G→C的颠换。而在关于K-ras突变与环境暴露关系的研究中发现，胰腺癌K-ras突变频率与吸烟状态有关，吸烟者K-ras突变频率较不吸烟者高。同时在另一个研究中也发现K-ras突变谱与胰腺肿瘤组织中芳香族DNA加合物水平有关[34]。在31份胰腺癌病人的肿瘤组织标本中81%发生了K-ras基因突变，其中3个为G→A的转换，而22个为G→T的颠换（第12密码子）。采用^{32}P后标记法测量平均芳香族-DNA加合物水平（RAL×10^9）发现，对于那些K-ras为野生型的病人，其平均加合物的水平为4.0 ± 5.0，而那些G→A转化者为6.8 ± 5.8，G→T颠换者为34.9 ± 26.9（$F=4.62, P=0.02$）。在鼠肺癌中，K-ras基因的G→T颠换也更常见于苯并芘诱导的肺癌中，这些结果都提示苯并芘可能与胰腺癌中K-ras基因G→T的颠换有关。而在仓鼠中，K-ras第12密码子的G→A的转换通常见于亚硝胺诱导的胰腺癌中，以上这些结果为我们将来探讨吸烟导致胰腺癌产生的病因机制提供了重要线索。

（二）饮酒

饮酒与胰腺癌的关系尚无定论，一些研究认为饮酒增加了胰腺癌的风险[35]，另一些研究未发现饮酒与胰腺癌的联系[16]。澳大利亚的一项病例对照研究中发现，对吸烟这个混杂因素调整后，饮酒与胰腺癌的危险联系程度下降[36]。

（三）咖啡

曾经有研究者认为咖啡与胰腺癌的发生有关，但另一些研究中并没有得到一致的结论[29]。在研究咖啡与胰腺癌关系的11项前瞻性研究中，仅有两项研究观察到了二者之间的关联。Harnack等[37]在对33 976名美国妇女进行的队列研究中当排除了年龄和吸烟等因素影响后，发现饮用咖啡与胰腺癌发生危险增加有关。每周消费18杯以上咖啡者是少于7杯者发生胰腺癌风险的2倍（RR=2.15, 95%CI, 1.08-4.30），但这个研究的结果是建立在66例胰腺癌基础上的。而Michaud等人在对两个大的队列研究中（共发现288例胰腺癌病例）没有发现饮用咖啡与胰腺癌之间的关联。在该研究中研究者分别使用建立队列时的咖啡消费量的基线值、目前的咖啡消费量以及累计平均咖啡消费量作为分析指标，均没有发现其与胰腺癌之间的关联，同时也没有观察到含咖啡因和去咖啡因咖啡与胰腺癌之间的关联[38]。国际癌症研究机构在对已获得的资料进行评述后，也认为没有证据支持咖啡与胰腺癌之间存在病因关联[38]。

（四）饮食

目前认为大约有35%的胰腺癌可归因于饮食因素，富含蔬菜的膳食可能预防33%～50%的胰腺癌病例[39]。国内外研究结果发现胰腺癌增长模式与乳腺癌、前列腺癌相似，而这些癌症的发生及饮食及吸烟密切相关[3]；移民流行病学研究结果显示，亚洲、非洲本土国家居民胰腺癌发病率低，而对于居住在西方国家并采用西方生活方式尤其是西方饮食的亚洲、非洲人来说，其发病危险与居住在那里的当地人相似甚至要更高[3]，从一个侧面说明生活方式对胰腺癌的影响。

一些研究认为，高热量摄入、高饱和脂肪酸、高胆固醇食品、富含亚硝胺的食品与胰腺癌发病率的增加有关，而食物纤维、维生素C及水果、蔬菜等为胰腺癌的保护因素[12]。在29个国家进行的生态学研究中发现[29]，无论是男性还是女性，胰腺癌的死亡率增加与蛋、奶类和肉类消费量增加有关。同样，在这个研究中还发现热量主要来自于蔬菜者发生胰腺癌的风险下降，而油炸食品的摄入量的增加能导致胰腺癌的风险增加。但Michaud等人进行的一项队列研究结果认为脂肪的摄入，无论是何种形式的脂肪酸以及胆固醇均与胰腺癌的发生风险无关，同样该研究也没有发现肉类和奶类消费量与胰腺癌风险之间的关联，来自18年随访期间的4次膳食调查都得出了相似的结论[40]。尽管蔬菜和水果摄入量的增加目前认为对胰腺癌的发生起保护作用[29]，但Coughlin等在一项前瞻性研究中未发现胰腺癌的死亡率的高低与蔬菜、柑橘类水果/果汁的消费量以及红色肉类的消费量有关[26]。Silver等研究认为，仅十字花科植物（如：花椰菜、椰菜、卷心菜等）表现为胰腺癌的保护因素，水果的保护作用并不明显[41]。

关于饮食中具体营养成分对胰腺癌的影响，目前研究较多集中在对叶酸的研究。叶酸、VitB12、VitB6和甲硫氨酸作为饮食中与甲基化相关的因子，在DNA合成及甲基化中起着重要的作用。饮食中与甲基类物质摄入不足可导致甲基化通用供体S-腺苷甲硫氨酸缺乏，从而影响DNA的甲基化，后者可增加基因突变的敏感性，影响基因的表达[42]。叶酸缺乏导致癌症发生的另一个可能的机制是脱氧尿苷一磷酸（dUTP）转化为脱氧胸苷一磷酸（dTMP）的代谢使得所需5,10-亚甲基四氢叶酸不足，导致尿嘧啶错误地插入到DNA中[43]，从而增加了DNA单链及双链断裂的可能性[44]。研究还发现，叶酸缺乏所致的染色体断裂可通过补充叶酸而逆转[43]。一些研究已提供了支持"叶酸与胰腺癌的发生可能存在关联"的证据。首先，动物实验为叶酸与胰腺癌之间的关联提供了生物可行性。正常胰腺组织对于包括叶酸在内的甲基供体具有高特异性需求,胰腺组织中含有包括5-甲基四氢叶酸在内的高浓度叶酸衍生物，其含量仅次于肝脏，因此，胰腺组织对于叶酸缺乏可能更敏感。给动物饲以细胞甲基化反应抑制剂乙硫氨酸（ethionine）时，可造成胰腺外分泌功能损坏而导致胰腺炎发生[65]，而后者与胰腺癌的发生密切相关。两项前瞻性队列研究中也观察到饮食中叶酸摄入水平及血浆叶酸水平与胰腺癌的发生呈负相关，但是没有发现饮食中VitB12、VitB6和甲硫氨酸以及血浆中VitB12与胰腺癌之间的关联[45, 46]，表明在与甲基供体有关的营养素中，叶酸可能是与胰腺癌发生最密切相关的物质。

一些研究显示不同的食物制备方法可能导致胰腺癌的风险不同，高盐、烟熏肉、脱水食品、煎炸食品以及精炼糖的食用可能与胰腺癌的风险增加有关；而食用不含防腐剂、添加剂的食品、野生食品、通过高压烹调制备的食品以及使用电或微波炉烹调的食品与胰腺癌的发生呈负相关[12]。饮食同样也可作为致癌物的来源。在肉制品高温烹调过程中产生的杂环胺已证实是一种致突变物。来自动物实验和人的研究结果都显示胰腺的外分泌腺为杂环胺的靶器官，同时还发现胰腺癌患者的胰腺组织中杂环胺与DNA形成的加合物水平要高于正常对照的胰腺组织；而在一项关于红肉和胰腺癌风险关系的研究结果也提示暴露于杂环胺可能与胰腺癌的发生有关。这些结果均支持暴露于食品加工过程中形成的杂环胺可能与胰腺癌风险相关的假设[32]。

然而，在研究饮食与胰腺癌之间的关系时，由于食物中的许多营养物质高度共线性的存在，因此很难确定某一个单个营养素对健康结局的影响。以饮食习惯为基础，代表营养素及食物组合的饮食模式将成为一个新的研究热点，后者将比单一的营养素对健康结局影响的预测更有力度。从不同人群复杂饮食习惯和方式的角度研究饮食与胰腺癌关系，必将成为一个新的研究领域。

（五）职业暴露

职业暴露也可能与胰腺癌危险性增加有关。已发现从事化学工业、煤矿和天然气开采、金属工业、皮革、纺织、铝制造业和运输业的工人中胰腺癌的发生率明显增加[32]，但是没有足够确凿的证据证明哪一种职业为胰腺癌确切的病因。

三、遗传因素对胰腺癌风险的影响

流行病学和人类遗传学将以下三种人定义为癌症高危人群：一是严重暴露于致癌物的个体，

如吸烟和暴露于致癌物的工人；二是携带癌症易感胚系突变基因的个体，这些基因由于其高外显率而使得携带这些基因的个体发生癌症的风险增加；此外还有另一组携带易感多态性、低外显基因的人群，如与致癌物代谢和DNA修复相关的基因，这类基因由于人群中携带危险等位基因的频率高而导致癌症的人群归因危险度增加，从而在一定程度上提高了暴露人群尤其是暴露于低剂量致癌物的人群致癌风险。

（一）胰腺癌家族史与胰腺癌易感性

对30个胰腺癌多发的家族进行研究后认为，胰腺癌的发生有3%~5%可归因于遗传因素，但这只是一个不严格的估计，因为不可能准确地排除这些高危家族的日常环境的暴露。在以人群为基础的病例对照研究中发现，病例组中有7.8%的病人报告有胰腺癌家族史，而对照组中仅为0.6%。而另一项前瞻性研究也显示具有胰腺癌家族史的人其胰腺癌死亡的危险性为无家族史的1.7倍。而华盛顿大学进行的胰腺监测计划的原始数据提示，以下人群应该考虑作为监测对象：①一级亲属中有2个或多个胰腺癌患者；②一级亲属中有1个胰腺癌患者，但其发病年龄在50岁以前；③二级亲属中有2个或多个胰腺癌患者，其中1人50岁以前发病。

同时有报道遗传综合征如家族性非典型性多发性黑色素瘤综合征（familial atypical multiple mole melanoma syndrome，FAMMM）、家族性乳腺癌、珀-耶综合征、遗传性非结节性结肠癌、共济失调-毛细血管扩张综合征、遗传性胰腺炎等与胰腺癌风险增加有关，但只占胰腺癌病例发生中的极少部分。目前与以上这些遗传综合征的基因已确定，包括p16、BRCA2、STK11/LKB1、hMSH2、hMLH1等。

（二）外源性致癌物代谢相关基因多态与胰腺癌易感性

虽然环境因素是导致胰腺癌的重要原因，然而，即使在胰腺癌高发的西方国家，环境危险因素暴露者中也仅有极小一部分人发病，提示在相似的暴露条件下，个体的易感性可能是促进胰腺癌发病的关键。环境致癌物进入细胞经过一系列代谢活化后造成DNA损伤，如果这些损伤不能被及时和有效地修复，将导致基因突变和细胞癌变。研究表明，胰腺癌组织中存在着多种癌基因和抑癌基因突变[47]，提示致癌因素引起的DNA损伤可能是导致胰腺癌变的重要事件。人类对致癌物的代谢和对DNA损伤修复的能力存在着种族差异和个体差异（即多态性），可能是决定个体肿瘤易感性不同的重要因素。

致癌物的代谢与I相、II相代谢酶的活性有关，它既可由I相代谢酶催化成为终致癌物，也可由II相代谢酶降解排出，致癌物最终能否引起DNA损伤在很大程度上取决于这两类酶的活性及彼此的平衡关系。如果前致癌物代谢通道上的酶存在导致酶活性改变的基因多态现象，就会影响其在体内的转化结局，从而导致个体肿瘤易感性的差异。目前关于代谢酶的基因多态性与肿瘤关系的研究较多，结果显示I相代谢酶细胞色素P4501A1（CYP1A1）、P4502E1（CYP2E1）和II相代谢酶谷胱甘肽硫转移酶GSTM1、GSTT1基因位点的多态性可能与吸烟有关的多种癌症如肺癌、食管癌、头颈癌、口腔癌、膀胱癌、胃肠道癌、皮肤癌及乳腺癌的发生相关联[48]。而胰腺癌也是一个与吸烟相关的癌症，提示与烟草致癌物代谢相关的基因多态性可能也与胰腺癌的发生有关。

有证据表明，I相、II相代谢酶可能参与胰腺癌变过程，表现在：①大多数致癌物需经过药物代谢酶激活才转化为有致癌活性的终末致癌物，人类的胰腺组织中已发现拥有这些酶[49]。同时，有证据表明胰腺癌病人胰腺组织中细胞色素P450酶的水平（如CYP1A1、CYP2E1）高于无胰腺疾病的个体[50]；②在对实验动物的研究中发现，存在于饮食及烟草中的亚硝胺能够诱导胰腺癌的发生。烟草中的芳香胺和亚硝胺可通过CYP450的代谢激活而导致胰腺癌的发生[48]；③胰腺癌病人的胰腺组织中芳香族DNA的水平要高于非胰腺癌患者[33,34]。但是目前有限的几项关于代谢酶基因多态与胰腺癌关系的研究并没有得到一致的结论[51,52]。在日本人中进行的一项病例对照研究没有发现CYP1A1 m2基因多态、GSTM1、GSTT1缺失型基因与胰腺癌之间存在关联[51]。Duell等在高加索人群中也没有观察到CYP1A1、GSTM1基因多态性与胰腺癌的关系，但发现GSTT1基因缺失型与吸烟对胰腺癌发生风险存在正向交互作用，且此作用在女性中更为明显[52]。即以GSTT1基因非缺失型携带者中的不吸烟人群为参照组，男、女重度吸烟者中携带GSTT1非缺失型者发生胰腺癌的风险分别增加到参照组的2.1（95%CI,1.1-3.9）和2.0（95%CI,1.0-4.0）倍；而男、女重度吸烟者中携带GSTT1基因缺失型者发生胰腺癌的风险分别增加到3.2（95%CI,1.3-8.1）和5.0（95%CI,1.8-14.5）倍。

（三）DNA修复基因相关多态与胰腺癌易感性

实验室和流行病学证据都表明致癌物诱导产生的DNA的损伤和因为炎症而导致的细胞损伤与胰腺癌的发生有关[33, 34]。例如，烟草中的芳香胺和亚硝胺可能通过激活CYP450的代谢而导致胰腺癌的发生。而吸烟除了能导致靶细胞的DNA损伤和突变以外，还能产生自由基和氧化物。虽然细胞代谢致癌物的作用强度可能决定DNA遭受损伤的程度，但细胞内有一系列的DNA修复机制可修复致癌物造成的损伤，维护基因组的稳定性。人体DNA损伤修复机制大致分为三类：直接修复、切除修复（包括碱基切除修复、核苷酸切除修复和碱基错配修复）及重组修复，其中切除修复最为普遍。

最近有研究认为，烟草和膳食中的许多致癌物和促癌物可产生引起DNA损伤的活性氧自由基（如羟基自由基），而氧自由基攻击DNA形成的主要产物8-羟基鸟嘌呤（oh^8Gua）在肿瘤的发生中具有重要作用。oh^8Gua是一种高度致突变性损伤，此种异常碱基不能阻止DNA链延伸，在复制时由于空间构象改变使该碱基优先与腺嘌呤配对，所以oh^8Gua如果不能得到及时和有效的修复，DNA复制时可引起$G:C \to T:A$颠换突变。最近，Radicella等克隆了人OGG1基因（hOGG1），该基因产物hOgg1具有DNA糖苷酶和AP裂解酶活性，可特异切除修复oh^8Gua以及自发碱基丢失，或因DNA糖苷化作用产生阻断DNA复制的脱嘌呤或脱嘧啶(AP)位点[4]。研究发现hOGG1基因具有多态性，其中第7外显子第1245位碱基C/G多态，使326位密码子或编码丝氨酸(Ser)或编码半胱氨酸(Cys)。体外实验表明，hOGG1-Cys326蛋白修复oh^8Gua的活性显著低于hOGG1-Ser326蛋白，提示携带326Cys等位基因的个体可能存在修复能力低下或缺陷。国外的研究发现胰腺癌病人的胰腺组织中oh^8Gua水平显著高于正常人及慢性胰腺炎患者[34]，提示特异切除修复oh^8Gua的hOGG1基因多态可能与胰腺癌的易感性有关。

而XRCC1是碱基切除修复系统中的另一重要成分，体外实验发现XRCC1缺陷的细胞染色体缺失频率增加，对离子辐射、烷化剂等致突变剂异常敏感[53, 54]。XRCC1蛋白主要通过激活多聚核苷酸激酶（PNK）的3'端磷酸酶和5'端磷酸激酶活性，并作为"分子支架"结合PNK、DNA连接酶III（DNA ligase III）、DNA聚合酶β（DNA Polβ）及多腺苷二磷酸核糖聚合酶（PARP），促进DNA单链断裂修复和碱基切除修复，故其在维持基因组稳定方面十分关键。XRCC1基因在进化保守区有单核苷酸多态，即26304 C→T和28152 G→A突变，导致其蛋白质氨基酸的取代改变（$Arg^{194} \to Trp^{194}$和$Arg^{399} \to Gln^{399}$）[55]。这两个位点的多态与口腔癌、咽喉癌、肺癌、结肠癌、胃癌、乳腺癌等肿瘤易感性及某些DNA加合物含量有关。XRCC1的399 Gln等位基因与人类组织中的DNA加合物含量有关[56]，但目前尚未在与胰腺癌关系的研究中获得肯定的结论。一项以人群为基础的病例对照研究中没有发现高加索人群、非洲裔美国人及亚洲人种中XRCC1与胰腺癌之间存在关联，但是发现吸烟与XRCC1存在着交互作用，同时发现女性中XRCC1（Gln/Gln或Arg/Gln）和GSTM1/GSTT1基因缺失型之间也存在着交互作用，此研究证明XRCC1 399 Gln等位基因可能是导致胰腺癌发生的潜在基因[57]。

（四）叶酸代谢相关基因多态与胰腺癌易感性

来自实验动物学和流行病学的证据显示叶酸可能与胰腺癌的发生呈负相关[45, 46]。叶酸进入细胞后，要经过一系列的生物转化才能行使其生理功能，即以5-甲基四氢叶酸的形式提供甲基基团用于DNA甲基化以及以5,10-亚甲基四氢叶酸的形式参与脱氧尿苷一磷酸（dUTP）转化为脱氧胸苷一磷酸（dTMP）的代谢过程，使DNA代谢和基因表达保持正常，叶酸摄入不足或叶酸代谢通路上的酶的活性的改变均可导致DNA低甲基化和（或）影响DNA的合成，从而影响DNA的稳定性以及原癌基因和肿瘤抑制基因的表达，而后者与胰腺癌的发生密切相关。目前已知编码与叶酸代谢相关酶如亚甲基四氢叶酸还原酶（5,10-

methylenetetrahydrofolate reductase，MTHFR）、甲硫氨酸合成酶（methionine synthase，MS）、胸腺嘧啶合成酶（thymidylate synthase，TS）的基因存在着多态性，且其多态性与酶活性的改变有关。

在叶酸的代谢过程中，MTHFR起着关键的作用。它催化5,10-亚甲基四氢叶酸生成5-甲基四氢叶酸，后者为通用甲基供体S-腺苷甲硫氨酸（S-adenosylmethionine，SAM)的合成原料。编码MTHFR的基因位于1p36，其677C→T和1298A→C多态的存在导致酶活性下降。携带677 CT和TT基因型的酶活性分别只有677 CC基因型的65%和30%[58]，而MTHFR 1298变异基因型的酶活性降低程度相对较轻[59]。有研究显示携带MTHFR变异基因型的个体血浆中同型半胱氨酸的水平增高，而生成SAM的能力明显减弱，导致甲基供体不足，使基因组甲基化水平下降，这种状况在叶酸缺乏时表现得尤为明显[60]。已有证据显示MTHFRC 677T多态与食管癌、胃癌、结直肠癌、子宫内膜癌以及白血病等多种癌症的遗传易感性存在关联。

MS对于保持细胞内足够的叶酸水平非常重要，它催化同型半胱氨酸再甲基化生成甲硫氨酸，而后者对于S-腺苷甲硫氨酸非常重要。编码MS的基因位于1q43，其2756A→G多态导致919位氨基酸甘氨酸（Gly）被天冬氨酸（Asp）替代[61]，由于这个多态位于与VitB12辅酶因子的甲基化和再活化有关的结构域，人们预测这个多态的存在可能会导致酶活性的改变。但是关于此基因多态与甲硫氨酸酶活性的关系尚无定论，关于此基因多态与肿瘤易感性的关系也没有得到一致的结论。

TS催化完成细胞内dUMP到dTMP的转化，是胸腺嘧啶再合成的唯一来源，而胸腺嘧啶为DNA合成的四个前体之一。同时TS也是癌症化疗的重要靶点，因此，TS在体内的调节不仅对维持组织的正常生物学功能而且在癌症的化疗方面起着重要作用。编码TS的基因位于染色体18p11.32，其5'非编码区包括了一些顺式作用调控元件，后者存在着一个28bp的串联重复多态，即2个重复的28bp（2R）或3个重复的28bp片段（3R）[62]。体外实验结果显示携带2R/2R纯合基因型的个体其TS表达水平较3R/3R者降低2.6倍[62]。最近，在3R等位基因的第2个重复片段处又发现了一个能影响TS功能表达的G→C多态，而此变异与TS表达水平下降有关[63]。TS酶活性的下降会减少dUMP甲基化生成dTMP，也就是说增加尿嘧啶错误插入到DNA中的机会，而后者是在尿嘧啶切除修复中发生双链断裂的原因。临床实验研究发现，TS的高表达与胰腺癌术后行5-氟尿嘧啶（5-Fu）化疗的预后不良有关[64]。有研究显示TS串联重复多态与结肠癌及恶性淋巴瘤、成人急性淋巴细胞白血病等肿瘤的发生有关。考虑到MTHFR、MS及TS在叶酸代谢中的重要作用，可以设想由于编码它们的基因多态性的存在而导致酶活性下降对DNA合成和甲基化的影响将与叶酸缺乏产生的影响相同，从而在胰腺癌的病因学中扮演着重要的角色。而在我们最近进行的一项研究中发现MTHFRC 677T及TS串联重复多态与胰腺癌发生风险之间存在显著关联[130]。由于叶酸代谢通路中涉及多个酶，关于叶酸及其相关代谢基因多态性与胰腺癌之间的研究需要更深入的探讨。

第四节 胰腺癌高危人群筛查与胰腺癌预防

一、筛 查

虽然胰腺癌是目前所知的预后最差的恶性肿瘤之一，但据最新报道，对局限于胰腺的直径小于2cm的"小胰癌"进行早期确诊后行根治性切除治疗，5年生存率可提高到19%~41%；对于直径小于1cm的肿瘤，术后5年生存率可达到67%，因此，探讨胰腺癌的病因和早期预警指标，确定胰腺癌的危险因素和预警症状极为重要。在中老年人群中进行高危个体筛查，对发现的高危个体实施追踪监测和危险因素干预，达到早期预警指标警戒线者启动无创性胰腺癌临床筛查程序，可能对实现早发现、早诊断、早治疗，降低病死率有重要价值。

对胰腺癌的早期筛查一直是一个难点问题，原因有以下几个方面：①胰腺癌发病率低，即使在胰腺癌高发的国家其发病率也仅达到10/10万左右；②目前临床尚无适宜的筛检手段，血清肿瘤标记物和分子标记物的敏感性和特异性都不高，而影像学检测手段B超、CT、ERCP和EUS等对胰腺癌诊断的特异性也不够，胰腺癌特别是小胰癌的影像学诊断和鉴别诊断仍然是一个难点；③无特异性的临床表现；④成本效益问题等。以上原因导致目前国内外依旧没有能被广泛认同的筛查程序。

对于胰腺癌而言，高危无症状人群的确定是一个复杂的问题，根据现有的研究结果来定义是否暴露于危险因素，包括：①一般人口学资料：如年龄大于50岁、男性、肥胖；②生活方式如既往吸烟史、是否饮酒、饮食习惯；③既往病史如II型糖尿病、慢性胰腺炎病史；④胰腺癌家族史；⑤遗传易感性；⑥是否暴露于致癌物等。而消化系统症状的有无可作为另一个确定高危人群的指标，这些指标之间如何赋予权重需要在临床筛查实验中进一步的证实。

目前各研究者对高危人群的定义仍处于争论之中。有研究者认为对年龄在50岁以上，有较长吸烟史、高脂肪高胆固醇饮食习惯，并具有以下四项特点的人群要进行随访：上腹痛部位不清或影响腰背部，胃肠检查阴性；难以解释的体重减轻；突发糖尿病，无肥胖及糖尿病家族史；难以解释的胰腺炎反复发作。另有研究者认为胰腺癌的高危人群包括以下几个方面：①年龄大于40岁，有上腹部非特异性不适；②有胰腺癌家族史者；③突发糖尿病患者，特别是不典型糖尿病，年龄在60岁以上，缺乏糖尿病家族史，无肥胖，很快形成胰岛素抵抗者；④慢性胰腺炎患者；⑤导管内乳头状黏液瘤亦属癌前病变；⑥患有家族性腺瘤息肉病者；⑦良性病变行远端胃大部切除者，特别是术后20年以上的人群；⑧吸烟、大量饮酒，以及长期接触有害化学物质等。

对临床上怀疑胰腺癌和胰腺癌高危个体，应首选无创性检查手段进行筛查，如B超和血清学肿瘤标记物CA199、大便K-ras基因突变等阳性者再行CT、MRI检查，可疑者再进入胰腺癌诊断检查程序。肿瘤标记物的联合检测并与影像学检查结果相结合，可提高阳性率，有助于胰腺癌的早期诊断。利用ERCP检查收集纯胰液，刷取脱落细胞行细胞学检查、癌基因突变和肿瘤标记物检测，这是近年来胰腺癌早期诊断的一项重要进展，它能显著提高早期胰腺癌的检出率。另外，许多新的影像学检查手段已逐渐开始应用于胰腺癌的早期诊断，如胰管镜、胰管内超声、动态螺旋CT、PET等，可使越来越多的小胰腺癌得以发现。同时，由于胰腺癌是基因与环境共同作用的结果，因此，筛选在胰腺癌发病过程中多个环节上起作用的分子和起关键性调控作用的基因，揭示肿瘤在基因水平的本质，对肿瘤早期诊断及基因治疗将产生深远影响。而蛋白质组学研究的发展为寻找新的肿瘤标志物提供了新的途径，尽管对胰腺癌的血清和基因标志物研究很多，但目前尚未有一个具有高度敏感性、高度特异性和准确性的标志物。目前基因组学和蛋白质组学研究的兴起，为胰腺癌早期诊断带来了希望。

二、预防

目前认为预防是控制癌症的最具成本效益的一项长期战略，其实施所产生的效益是双重的，因为它在预防某一特定癌症的同时也有助于预防具有相同危险因素的其他慢性病。胰腺癌的发生是遗传因素和环境因素共同作用的结果，其中环境因素起着更重要的作用。在与胰腺癌有关的环境危险因素中，吸烟是唯一没有争议的病因。现在认为戒烟可减少27%的胰腺癌病例的发生，而另外30%~50%的胰腺癌可归因于饮食，因此，相当一部分胰腺癌有可能被预防的。降低烟草使用，强调合理膳食，提倡多蔬菜、水果、低脂肪的食谱，避免肥胖，增加体力活动，从而最终改变人们的生活方式和不健康的行为可能是降低胰腺癌发病和死亡的最有效措施。

胰腺癌的发生受环境因素和遗传因素，包括药物代谢酶基因、DNA修复基因、与细胞周期相关的基因多态、原癌基因、肿瘤抑制基因及机体免疫因子等多方面的影响。实现胰腺癌高危个体生物学标志物筛查将是胰腺癌二级预防祈盼的目标。

（王 丽 李 辉）

第五节 胰腺癌发病机制——分子病理学基础

我们探讨了胰腺癌发病的相关因素，其中最为明确的是吸烟与胰腺癌的关系。因此，预防工作的重点应该放在减少吸烟上。饮食方面，水果与蔬菜的摄入与胰腺癌的发病呈负相关。因此应该大力提倡食用富含纤维素、维生素C的健康食品。总体能量摄入、肥胖以及日常活动与胰腺癌的关系尚不明确。虽然没有证据表明增加活动和减少肥胖能减少胰腺癌的发生，但是却能降低II型糖尿病的发病率，而后者与胰腺癌发病的关系密切，因此仍应提倡健康的生活方式。

胰腺导管腺癌是最为常见的胰腺肿瘤，也是其中分子机制最为明确的肿瘤。胰腺导管腺癌是基因的疾病，两方面的证据支持这一观点，一方面的证据显示，尽管在肿瘤发生的过程中，基因突变是随机的，但是积累的主要基因改变基本相同，因此存在一个选择的过程。胰腺癌通常有特定的遗传学改变，其中包括相当特殊的一群基因改变，KRAS2（>90%）、CDKN2A/p16/MTS1（95%）、TP53（50%~75%）以及MADH4/SMAD4/DPC4（55%）[66]。KRAS2基因的突变先于其他基因改变。发生频率相对较低的基因改变有BRCA2、MKK4、EP300、STK11、ALK4/ACVR1B、ACVR2、TGFBR1以及TGFBR2。此外，还存在表遗传的改变以及一些膜受体相关基因，如HER2/NEU/ERBB2、EGF及其受体EGFR、FGF及其受体FGFR、IGF-I及其受体以及VEGF等的过度表达。另一方面的证据来自于研究中发现在某些特定基因改变的人群具有发生胰腺癌的倾向，在家族性胰腺癌的研究中更能反应这一点[67]。

一、基因组的改变

染色体的改变在许多胰腺癌中都可以找到。采用低分辨率技术如丝裂中期核型分析、比较基因组杂交（comparative genomic hybridization，CGH）、等位基因分析等技术均可以显示染色体的异常。细胞遗传学分析就可以显示特异的染色体数量和结构上的变化。整个染色体的缺失较获得更为常见。常见整个染色体的缺失为6、12、13、17、18以及Y，其他的染色体如4、9以及21的缺失也有报道。整个染色体的获得非常少见，一般只涉及少数的染色体如2、7、11以及20[68]。分化较差的导管腺癌较分化好的肿瘤有更多核型改变。

染色体结构上的异常包括转位、断点、缺失以及扩增也常见于胰腺导管腺癌。尽管多数染色体都存在一定程度的缺失，但常见的缺失发生在染色体1p、8p、17p以及19p上[68,69]。根据报道每个胰腺癌病例总的染色体断点数约在117~608个左右[70]。许多缺失的染色体片段上存在有重要的肿瘤抑制基因，如染色体18q21上有MADH4/SMAD4/DPC4基因[71-73]。常见的染色体缺失还包含有BRCA2（13q12）[73-75]、CDKN2A/p16/MTS1（9p21）[73]、RB1（13q14.2）[75]以及TP53（17p13）[73]。

采用细胞遗传学技术、CGH以及荧光原位杂交（fluorescent in situ hybridization，FISH）技术，可以显示染色体的获得区域，这些区域往往含有癌基因的扩增。常见的区域有5p、6q、8q22-ter、12p12-cen、19q12-13.2以及20q[69,76,77]。这些区域上含有的癌基因有KRAS2（12p12）、MYB（6q24）、AKT2（19q12-13.2）、AIB2（20q12）以及MDM（12q14.3-15）。对比转移肿瘤与原发肿瘤发现二者染色体异常基本相同[69,76]，较为细微的差异尚待进一步的证实。少数肿瘤细胞存在错配修复的缺陷，表现为微卫星的不稳定性[78]。

总体上说，研究基因组的改变对于今后在缺失区域寻找潜在的抑癌基因有着重要的意义，例如MADH4/SMAD4/DPC4基因就是通过这种方法找到的[79,80]。部分特异性的染色体变化有可能成为诊断的手段。但是该方法尚存在明显的缺陷，它不能显示基因产物在转录、翻译、修饰等后续方面的变化。

二、相关基因的改变

（一）KRAS2基因的突变

KRAS2基因（位于12号染色体）的突变在胰腺癌中最为常见，各家报道多在90%以上。KRAS2基因发生点突变有3个位点，即12、13和61密码子，其中第12位密码子点突变（G→A或G→T）最多见[81]。KRAS2编码的蛋白介导来自生长激素受体的信号。它通过两种功能形式——活性形式和非活性形式影响信号的传递，这一开关受结合的三磷酸鸟苷酸(GTP)调节，当Ras与GTP结合后转变为活性形式，激活下游的通路。正常情况下，Ras蛋白能够水解GTP使之降解为二磷酸鸟苷酸，使本身转变为失活的形式，最终使信号逐渐减弱。当发生KRAS2基因突变时，常见的12、13和61编码子的突变，会影响到蛋白质的空间结构，从而降低Ras蛋白的GTP水解能力，因而细胞中活性的Ras蛋白成分增加[82]。活化的Ras蛋白通过一系列信号传导激活转录因子，使细胞生长失控。

1988年Almoguera等[81]首次报道了对22例胰腺癌组织标本检测，其中21例存在KRAS2基因点突变，而相应病例正常部位胰腺组织和5例胆囊癌均未见该基因突变，在7例有转移的病例中，KRAS2基因突变同时存在于胰腺原发灶和转移灶。由于KRAS2基因突变率高，许多研究都尝试将其作为分子诊断标志[83]。胰腺癌的发生经历了从非乳头状增生、非典型性乳头状增生到癌的变化，其中KRAS2基因突变是相对早期事件。50%以上的乳头状增生有KRAS2基因突变。而且在慢性胰腺炎等非恶性病变中，采用内镜逆行胰胆管造影(ERCP)刷取液检测KRAS2基因突变，结果发现KRAS2基因突变率亦较高，有10%～25%的慢性胰腺炎病人亦呈阳性，而且随访6个月没有发生癌变。因此将KRAS2基因检测用于胰腺癌早期诊断的特异性不高[84,85]。

（二）CDKN2A/p16/MTS1基因的失活

CDKN2A/p16/MTS1基因位于染色体9p上，是胰腺癌上最常见失活的基因。p16属于周期蛋白依赖性激酶(CDK)抑制因子家族成员。p16/RB1是细胞周期中重要的通路。Rb1作为转录调节因子被认为与抑制某些基因的转录有关。Rb1调节细胞进入合成DNA的S期，而控制S期的开始是控制细胞内复制的关键。Rb1存在两种形式，低磷酸化形式能防止S期的进入，高磷酸化形式允许S期的进入。一个由细胞周期素D以及细胞周期素依赖的激酶Cdk4和Cdk6形成的复合物磷酸化Rb1。p16是Cdk的抑制因子，因此能够通过结合Cdk4和Cdk6抑制Rb1的磷酸化。CDKN2A/p16功能的丧失可以导致Rb1的异常磷酸化，因此促进细胞周期通过G1/S转换。胰腺导管腺癌中CDKN2A/p16功能的丧失有多种途径，包括纯合性缺失(40%)，杂合性缺失伴有另一等位基因的突变(40%)以及启动子区的甲基化(15%)[86]。

（三）TP53基因的失活

TP53基因位于17p上，其功能失活和许多肿瘤有关。50%～75%的胰腺癌中该基因失活[87,88]。失活的机制主要是通过杂合性缺失伴有另一等位基因的突变。p53蛋白主要是结合于特定的DNA位点从而激活特定基因的转录。它有两个方面的功能，一方面p53能发现细胞增殖或分化中DNA损伤，并启动修复系统，诱导癌细胞调亡；另一方面，当DNA受损后p53能使细胞停滞于G1和G2期，从而限制细胞进入S期或进入有丝分裂期。如果p53功能失活，细胞将通过检查点继续增殖从而积累更多的基因改变。因此，p53与人类大多数肿瘤相关。由于目前胰腺癌中很高的TP53突变率，因此目前可以采用多种技术在胰液中、粪便中或外周血中检测这种改变[83,89]。

（四）MADH4/SMAD4/DPC4基因

DPC4位于18q，属于SMAD家族的一个成员。DPC4/TGF-β信号通路介导传递TGF-β受体与配体结合后产生的细胞信号。这一信号通路本身主要是抑制肿瘤的增生。TGF-β受体磷酸化相关的蛋白SMAD1-3，将信号传导到达核内。这一过程中磷酸化的SMAD1-3与DPC4形成复合物后使之从胞浆转移到细胞核。在核内这一复合物识别并结合特异的DNA短序列称——SMAD结合元素(SMAD binding element, SBE)，作为转录活化因子转录特定的基因使细胞停止于G1期并诱导调亡。DPC4在55%的胰腺癌中失活，几乎35%是纯合性缺失，另外20%是基因内突变[79]。这种改变通过影响磷酸化的SMAD1-3与DPC4形成复合物、影响复合物进入核内或影响复合物与特异DNA片断的结合使从上游下传的信号不能发挥作用。这种改变的分子基础是DPC4的突变，常见的突变类型有：① N末断第3个氨基酸的无意义突变取消其结合DNA的能力；② C末端的剪切突变去除其激活基因表达的能力而保留了结合DNA的性质；③ C末端的错义突变干扰了核定位的功能[90]。

(五) 其他基因的改变

除上述较为常见的基因改变外，还有许多基因，如BRCA2、MKK4、PRSS1等基因也被发现在胰腺癌中有改变，它们与胰腺癌的发生发展也有一定的关系。

BRCA2位于13q，约5%~10%胰腺癌发现BRCA2的突变[91]。4%胰腺癌中可见丝裂原活化蛋白激酶激酶4基因(mitogen-activated protein kinase kinase 4，MKK4)突变和纯合性缺失[92]。遗传性LKB1/STK11突变(germline mutation)引起Peutz-Jephers综合征，7%散发型胰腺癌中有LKB1/STK11体细胞突变[93]。KA11是一种影响肿瘤细胞浸润和转移的膜糖蛋白，在许多胰腺癌中过度表达，且表达水平依赖于肿瘤的分期，它的改变与胰腺癌转移有密切的关系[94,96]。此外，胰腺癌还可能与以下抑癌基因有关，如PTEN、SCH、APC、beta-catenin、ALK等。约3%的胰腺癌中发现DNA错配修复功能缺陷，这一改变使个体具有肿瘤的遗传易感性，在胰腺肿瘤中此缺陷与胰腺癌亚型髓样癌的发病有关。

由于近年来分子生物学领域的迅猛发展，利用高通量的技术例如cDNA芯片(microarray)、蛋白质二维电泳结合质谱等，人们对肿瘤的全面认识有了大幅度的提高。新的肿瘤相关分子标记不断被人们发现，这一广阔领域有许多未知的机制有待人们去阐明[97,98]。

三、过度表达的基因

除了上述的基因改变外，有一些与细胞生长密切有关的基因，主要是一些细胞膜上的生长因子受体及其配体，这些基因本身并没有突变的发生，而是表达的量发生了变化。在胰腺癌中HER-2/neu/erbB-2、EGF及其受体EGFR、FGF及其受体FGFR、IGF-I及其受体以及VEGF等都存在有过度表达。

HER-2/neu/erbB-2癌基因是表皮生长因子受体家族的一个成员，表皮生长因子受体家族(EGFR)在胞内具有酪氨酸蛋白激酶活性。HER-2/neu/c-erbB-2在正常胰腺的内分泌细胞和外分泌细胞中均有表达，但正常的导管上皮细胞没有表达，在慢性胰腺炎中表达呈中等程度增加，在胰腺癌中过量表达。HER-2/neu/erbB-2癌基因编码的EGFR两端均缺失，即使未结合配体也处于活化状态，可连续发送生长信号。研究发现部分胰腺癌有c-erbB-2的过度表达，约20%的胰腺癌中发现c-erbB-2表达异常[99]；c-erbB-2的异常表达与患者的生存时间缩短相关[100]。分化较好的胰腺癌中c-erbB-2表达明显升高，c-erbB-2表达的升高还出现于癌前期病变中，并似乎与病灶非典型增生的严重程度有关。研究显示约70%的浸润性导管癌过度表达c-erbB-2，约80%非乳头状增生的胰腺上皮内肿瘤、86%非非典型增生的乳头状上皮内肿瘤和92%非典型增生的乳头状上皮内肿瘤过度表达c-erbB-2[101]。

其他的一些具有酪氨酸激酶活性的生长因子受体及其配体在胰腺癌中也有明显的上调。例如EGF及其受体EGFR、FGF及其受体FGFR、IGF-I及其受体以及VEGF等都存在有过度表达[102]。所有这些基因的表达为肿瘤细胞的生长提供了良好的微环境。

四、表遗传学的改变

抑癌基因的失活可以通过等位基因的纯合性丢失，也可以通过杂合性缺失同时伴有另一等位基因的突变，即所谓Knudson二次打击假说。但是近几年，基因序列上游5'端启动子区的过度甲基化引起的基因沉默越来越引起人们的重视。对胰腺导管腺癌的研究发现在60%的肿瘤组织中存在甲基化导致的多个基因失活[103]。通过甲基化途径失活的基因包括RARB (20%)、CDKN2A/TP16 (18%)、CDCNA1G (16%)、TIMP3 (11%)、CDH1 (7%)、THBS1 (7%)以及MLH1 (4%)。较为明显的是PKEN (preproenkephalin，前脑啡肽原)基因，在90%的导管腺癌中有CpG岛的过度甲基化[104]。从癌前病灶到侵袭病灶的过程中，PKEN和CDKN2A/TP16的CpG岛甲基化的程度与病变的严重性相关[105]。这些表遗传学的改变有望成为早期诊断的重要工具。

五、胰腺导管腺癌癌变进展的可能模式

癌症演变过程中较为经典的是结肠癌的癌变过程模型，目前的研究发现胰腺导管腺癌中也存在类似的过程，即从癌前期病变演变至侵袭性胰腺导管腺癌。这一过程中伴随着特定的基因改变。

胰腺癌前期病变的名称众多，目前常见的名称为胰腺上皮内瘤变 (pancreatic intraepithelial neoplasias, PanINs)[106]。胰腺上皮内瘤变由不同程度的细胞学和组织结构上非典型的黏膜上皮构成，替代了原先沿胰管及胰小管的正常立方上皮。异常的上皮可以是扁平的 (PanIN-ⅠA)，乳头状的不伴有非典型表现 (PanIN-ⅠB)，或者是乳头状的伴有非典型表现 (PanIN-Ⅱ)，最终可以达到组织病理学上原位癌的标准 (PanIN-Ⅲ)。研究认为PanIN-Ⅰ有可能是胰腺最早期的肿瘤，一小部分的PanIN-Ⅰ会逐渐进展到PanIN-Ⅱ和PanIN-Ⅲ。许多PanIN-Ⅲ病变会进展为侵袭性腺癌[107]。

研究癌前期病变到侵袭病变的基因变化为肿瘤的发生、发展提供重要线索。研究显示K-ras第12编码子的突变不仅存在于侵袭性的肿瘤中，同时也存在于早期与晚期的PanIN中。p16基因在各期都存在，但失活主要发生于PanIN-Ⅱ和PanIN-Ⅲ的病灶，DPC4、BRCA2以及p53改变出现较晚，主要出现在PanIN-Ⅲ的病灶。在早期的病灶中，还发现了Her-2/neu的过度表达。将所有这些改变组合在一起形成图1-1所示的胰腺导管腺癌癌变的分子模式[106,108]。在肿瘤发生的早期主要表现为细胞周期相关蛋白的异常以及细胞信号传导蛋白的异常，使得细胞增殖能力有了提高。在以后的发展过程中，随着肿瘤的进一步增大，为了进一步具有肿瘤恶性行为，可能还需要血管形成因子方面的改变使肿瘤能获得更多的血液供应，以及侵袭、转移相关分子的改变以完成对正常机体的入侵。

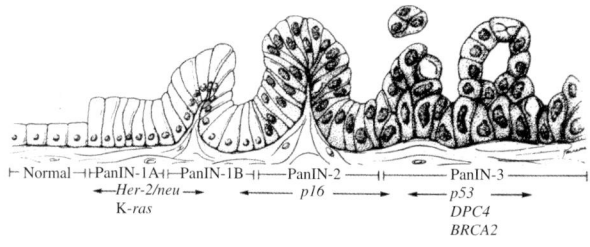

图1-1　从癌前期病变至侵袭性胰腺导管腺癌的演变模型。K-ras突变以及Her-2的过度表达是最早发生的，p16和p53的改变较迟才发生，最后出现DPC4和BRCA2的失活。

六、家族性胰腺癌

既往对于家族性胰腺癌并没有明确的认识，主要原因是家族性胰腺癌不像其他家族性肿瘤综合征，胰腺癌的出现常不伴可识别的临床综合征。近几年由于分子生物学机制逐渐揭示，家族性胰腺癌的存在逐渐被认同。这些家族的患病人群由于遗传特异基因的改变，可以逐步进展到最终出现胰腺癌。研究家族性胰腺癌将进一步加深我们对这一疾病分子机制的认识，并有助于筛查、早期诊断高危的人群，采取措施阻断或治疗病变。

（一）病例报告

家族性胰腺癌的发现来源于早期对家族内多个胰腺癌病例的报告。1973年MacDermott和Kramer[109]报道了一个家系中4人患胰腺癌。1976年Friedman和Fialkow[110]发现来自6个同胞兄妹中的4位兄弟的胰腺癌，诊断时患者年龄在66～75岁之间，患者没有胰腺炎以及其他部位肿瘤的病史。同年，Swift等[111]发现胰腺癌常发生于Hippel-Lindau综合征、遗传性胰腺炎和共济失调-毛细血管扩张症。在一个欧洲犹太人的家族中，Ehrenthal等[112]发现连续三代的女性患有胰腺癌，诊断经病理确认，3个女性病人中最小的在29岁发病，母亲在42岁发病，祖母在76岁发病。Lynch等[113]的研究可能是至今为止病例最多的，他们研究了2个及2个以上一级亲属患有胰腺癌的8个家族。在8个家族中，共发现25例胰腺癌。出现的年龄45～90岁，平均62.8岁。8个家族中的4个为父母与子女同时出现。其中一个家族中，两个兄弟患有胰腺癌，该病例8个孩子中的5人罹患肿瘤——2例为胰腺癌，2例为乳腺癌(其中1人也同时患有胰腺癌)和1例为卵巢癌。在病理检查的7例肿瘤中，6例是典型的导管腺癌。历史上的名人家族中也不乏存在胰腺癌的情况，美国总统吉米卡特家族就是这样的情况，总统的父母、3个同胞兄妹死于胰腺癌。

（二）流行病学研究

针对家族性胰腺癌的流行病学研究发现，有胰腺癌家族史的病例较无胰腺癌家族史的病例发生胰腺癌的几率高3～13倍[114,115]。1991年加拿大的Ghadirian及其同事[116]报道了179例胰腺癌患者和同等数量、年龄/性别匹配对照人群的病例进行对照研究，7.8%的病例报告了阳性家族史，而对照人群仅为0.6%。同样，1995年美国Silverman等[117]的研究也得出类似的结果，5%的病例报告有一级亲属患有胰腺癌，而对照组仅为1.5%。这些都提示胰腺癌有可能与遗传背景有关。

更为肯定的结论来自于前瞻性的研究结果。研究者随访了1998年9月前加入美国家族性胰腺癌登记系统（The National Familial Pancreas Tumor Registry，NFPTR）的180个家系中患者的健康一级亲属，观察他们患胰腺癌的情况，对照为当时美国普通人群中胰腺癌的发病情况。结果在这些随访的家系中发现了6个新发病例，较正常人患胰腺癌的几率高18倍。当家族中既往有3例或3例以上的患者时，患胰腺癌的几率较普通人群高57倍[118]。这一研究结果不仅支持家族性胰腺癌是一个独立的疾病，同时也定量了有家族史人群的潜在患病风险。

（三）相关基因的改变

随着对胰腺癌发病的分子生物学机制的不断研究，研究者越来越确信家族性胰腺癌患者有潜在的遗传易感性。许多散发胰腺癌中常见的基因改变在家族性胰腺癌中也同样有改变。通过对易感人群相关基因的检测，有望达到早期诊断以及治疗的目的。

在2002年Murphy等[119]研究了3个以上成员患胰腺癌的家族，他们检测了4个基因的突变情况——MAP2K4、MADH4、ACVR1B以及BRCA2。前3个基因没有发现突变，但在29名被检查人中有5例有BRCA2的突变。在这5例病人中，2例有乳腺癌的家族史。这一发现提示在BRCA2突变人群中有较高的胰腺癌发病率，表明BRCA2也是家族性胰腺癌常见的遗传学改变。Ozcelik等人估计具有BRCA2突变的人群患胰腺癌的可能性是正常人群发病的10倍[120]。

p16基因产物失活是散发胰腺癌中常见的现象。p16的遗传性突变常导致家族性非典型多发性痣黑色素瘤综合征（familial atypical multiple mole melanoma，FAMMM），而且这些病例有较高的胰腺癌患病风险。Goldstein认为20%的家族性胰腺癌患者有p16突变；黑色素瘤易感家族如果伴有p16的异常，患胰腺癌的风险较正常人群高13~22倍[121]。

遗传突变的LKB1/STK11基因导致Pentz-Jephers综合征。Pentz-Jephers综合征常表现为胃肠道错构瘤，唇、面部以及手指的色斑。患者发展为胰腺癌的几率较正常人高近20倍。对类似家族的研究发现了野生型LKB1/STK11一个等位基因缺失和另一个等位基因的突变与肿瘤形成有关[112]。

胰腺癌的髓样癌亚型与DNA错配修复缺陷有关[123]。遗传性DNA错配修复基因的突变可以引起遗传性非息肉型大肠癌（hereditary nonpolyposis colorectal cancer，HNPCC），Lynch等报道了HNPCC家族人群中同时患有胰腺癌的病例[124]。其中Msh1和Msh2是常见失活的错配修复基因。

家族性复发性急性胰腺炎患者，存在阳离子胰蛋白酶原基因PRSS1突变，而且某些家族发生胰腺癌的比例高达40%[125]。PRSS1不同于通常意义上的癌易患基因，它既不是癌基因、抑癌基因，也不是DNA修复基因。PRSS1并不是一种细胞生长的控制者，而是一个通过组织修复维持自身稳定的重要基因，这种作用的丢失导致导管上皮反复严重损伤，需要更多的细胞更新和DNA复制，伴有随机突变的发生和积累，通过这种机制使家族性胰腺炎发生导管腺癌的几率增加。

近来Berman等[126]发现除结肠肿瘤外许多消化道的肿瘤，包括来源于食管、胃、胆道以及胰腺的肿瘤，有明显的hedgehog通路活性增加，而且能被hedgehog通路抑制剂环杷明（cyclopamine）所特异性抑制。Hedgehog（hh）基因是1980年通过突变筛选在果蝇中首先发现的。随后，在不同无脊椎动物以及脊椎动物包括人中均发现了hh同源基因，构成一个基因家族。hh家族基因编码的蛋白质是动物胚胎形成中重要的信号传导分子。目前在果蝇和其他无脊椎动物中仅发现一个hh基因，而在脊椎动物中已发现多个hh同源基因，包括Sonic hh（Shh）、Indian hh（Ihh）、Desert hh（Dhh）等。其中Shh在脊椎动物神经管、体节和肢的发育中起着关键作用，Dhh和Ihh则分别参与精巢和软骨等的发育[127]。Berman等认为他们的发现找到了一群常见恶性肿瘤——都具有肿瘤生长所必须的hedgehog通路的增强，这种增强主要是通过hedgehog配体的表达增加而引起[126]。Thayer等[128]最近报道了Shh在胰腺癌以及癌前期病变PanIN中的异常表达。而且在有Shh异常表达的PanIN中，也同时存在K-ras突变以及c-erbB-2过度表达等早期病变的标志。此外，在原发和转移肿瘤克隆的细胞株中也存在hedgehog通路的活化。采用抑制剂环杷明能诱导肿瘤凋亡并抑制部分肿瘤细胞的增生。因此，hedgehog通路激活是胰腺癌早期而且关键的事件，该通路和肿瘤形成以及异常增生有关，值得进一步的研究。

还有一些和家族性胰腺癌相关的基因，例如家族性腺瘤样息肉病(familial adenomatous polyposis, FAP)中的APC基因、BRCA1基因、VHL基因等，而散发型胰腺癌中常见的DPC4基因在家族性胰腺癌中却未发现明显的异常。

(四) 早期筛查的意义

尽管已经明确家族中有胰腺癌患者人群有较高的胰腺癌发病率，但是目前仍不明确究竟该如何干预。预防性手术是方案之一，但是由于预防性全胰切除术后严重的并发症以及出现糖尿病而很少被采纳。此时，早期诊断的价值尤为重要，但是目前没有理想的分子标记。Brentnall等[129]建议对这些病人采用定期随访内镜超声以及CT扫描的方法。更为理想的办法是找到适合的分子标记。鉴于胰腺癌中众多基因的改变，如KRAS2基因的普遍突变，以及约90%以上的p16基因失活，部分病例出现的BCRA2突变等，均可以考虑作为潜在的标记进行分子诊断，应用于易感者的密切随访。

(季加孚)

参 考 文 献

1. Devesa SS, Blot WJ, Stone BJ, *et al.* Recent cancer trends in the United States. *J Natl Cancer Inst*, 1995,87:175-182

2. Jemal A, Tiwari RC, Murray T, *et al.* Cancer statistics, 2004. *CA Cancer J Clin*, 2004, 54:8-29

3. Strphens FO. The increased incidence of cancer of the pancreas: is there a missing dietary factor? Can it be reversed? *Aust N Z J Surg*, 1999,69:331-335

4. Arai K,Morishita K,Shinmura K. Cloning of a human homolog of yeast OGG1 gene1, that is involves in the repair of oxidative DNA damage. *Oncogene*, 1997,14:2857-2861

5. Oomi K, Amano M. The epidemiology of pancreatic diseases in Japan. *Pancreas*, 1998 ,16:233-237

6. Jin F, Devesa SS, Zheng W, *et al.* Cancer incidence trends in urban Shanghai, 1972-1989. *Int J Cancer*, 1993, 53:764-770

7. 王启俊,祝伟星,刑秀梅等. 北京城区居民1982-1997年癌症发病趋势. 中国肿瘤, 2001,9:507-509

8. Pisani P, Parkin. MD, Bray F, *et al.* Estimates of the worldwide mortality from 25 cancers in 1990. *Int J Cancer*, 1999, 83:18-29

9. Worldwide Cacner Mortality Statistics. [cited 2002-06]. Available form: URL: http//www-depdb.iarc.fr/who/menu.htm

10. Wang L, Yang GH, Li H, *et al.* Pancreatic cancer mortality in China(1991-2000). *World J Gastroenterol*, 2003, 9:1819-1823

11. Gold EB. Epidemiology of and risk factors for pancreatic cancer. *Surgical Clinics of North America*, 1995, 75:819-843

12. Lillemoe KD, Yeo CJ, Cameron JL. Pancreatic cancer: state-of-the-art care. *CA Cancer J Clin*, 2000, 50: 241-268

13. Skinner HG, Michaud DS, Colditz GA, *et al.* Parity, reproductive factors, and the risk of pancreatic cancer in women. *Cancer Epidemiol Biomark Prev*, 2003, 12: 433-438

14. Michaud DS, Giovannucci E, Willett WC, *et al.* Physical activity, obesity, height , and the risk of pancreatic cancer. *JAMA* , 2001, 286:921-929

15. Ji BT, Hatch MC, Chow WH, *et al.* Anthropometric and reproductive factors and the risk of pancreatic cancer: a case-control study in Shanghai, China. *Int J Cancer*, 1996, 66:432-437

16. Silverman DT. Risk factors for pancreatic cancer: A case-control study based on direct interviews. *Teratog Carcinog Mutagen*, 2001, 21:7-25

17. Nilsen TI, Vatten LJ. A prospective study of lifestyle factors and the risk of pancreatic cancer in Nord-Trondelag, Norway. *Cancer Causes Control*,

2000,11: 645-652
18. Fisher WE. Diabetes: risk factor for the development of pancreatic of manifestation of the disease? *World J Surg*, 2001, 25: 503-508
19. Everhart J and Wright D. Diabetes mellitus as a risk factor for pancreatic cancer: a meta-analysis. *JAMA*, 1995, 273: 1605-1609
20. Coughlin SS, Calle EE, Teras LR, *et al*. Diabetes mellitus as a predictor of cancer mortality in a large cohort of US adults. *Am J Epidemiol*, 2004, 159: 1160
21. Frye JN, Inder WJ, Dobbs BR, *et al*. Pancreatic cancer and diabetes: is there a relationship? A case-controlled study. *Aust N Z J Surg*, 2000, 70: 722-724
22. Gullo L, Pezzilli R, Morselli-Labate AM. Diabetes and the risk of pancreatic cancer. *N Engl J Med*, 1994,331:81-84
23. Lowenfels AB, Maisonneuve P, Cavallini G, *et al*. Pancreatitis and the risk of pancreatic cancer. International Pancreatitis Study Group. *N Engl J Med*, 1993,328:1433-1437
24. Talamini G, Falconi M, Bassic, et al. Incidence of cancer in the course of chronic pancreatitis. *Am J Gastroenterol*, 1999, 94:1253-1260
25. Karlson BM, Ekbom A, Josefsson S, *et al*. The risk of pancreatic cancer following pancreatitis: an association due to confounding? *Gastroenterology*, 1997,113:587-592
26. Coughlin SS, Calle EE, Patel AV, *et al*. Predictors of pancreatic cancer mortality among a large cohort of United States adults. *Cancer Causes Control*, 2000,11:915-923
27. Stolzenberg-Solomon RZ, Blaser MJ, Limburg PJ, *et al*. Helicobacter pylori seropositivity as a risk factor for pancreatic cancer. *J Natl Cancer Inst*, 2001,93:937-941
28. Holly EA, Eberle CA, Bracci PM. Prior history of allergies and pancreatic cancer in the San Francisco Bay Area. *Am J Epidemiol*, 2003, 158:432-441
29. Ghadirian P, Lynch HT, Krewski D. Epidemiology of pancreatic cancer: an overview. *Cancer Detection and Prevention*, 2003, 27: 87-93
30. Fraumeni JF. Cancer of the pancreas and biliary tract: epidemiological considerations. *Cancer Res*, 1975, 35:3437-3446
31. Abraham Rivenson, Dietrich Hoffmann, Bogdam Prokopczyk, *et al*. Induction of lung and exocrine pancreatic tumors in F344 rats by tobacco-specific and areca-derived N-nitrosamines. *Cancer Res*, 1988, 48:6912-6917
32. Li DH, Jiao L. Molecular epidemiology of pancreatic cancer. *Int J Gastrointest Cancer*, 2003, 33:3-13
33. Wang M, Abbruzzese JL, Friess H, *et al*. DNA adducts in human pancreatic tissues and their potential role in carcinogenesis. *Cancer Res*, 1998, 58:38-41
34. Li D, Firozi PF, Zhang W, *et al*. DNA adducts, genetic polymorphisms, and K-ras mutation in human pancreatic cancer. *Mutat Res*, 2002,513: 37-48
35. Zheng W, McLaughlin JK, Gridley G, *et al*. A cohort study of smoking, alcohol consumption, and dietary factors for pancreatic cancer(United States). *Cancer Causes Control*, 1993, 4:477-482
36. Neugut AI, Ahsan H, Robinson E. Pancreas cancer as a second primary malignancy, a population-based study. *Cancer*, 1995, 76: 589-592
37. Harnack LJ, Anderson KE, Zheng W, *et al*. Smoking, alcohol, coffee, and tea intake and incidence of cancer of the exocrine pancreas: the Iowa women's health study. *Cancer Epidemiol Biomark Prev*, 1997, 6:1081-1086
38. Michaud DS, Giovannucci E, Willett WC, *et al*. Coffee and alcohol consumption and the risk of pancreatic cancer in two respective United States cohorts. *Cancer Epidemiol Biomark Prev*, 2001, 10:429-437
39. 陈君石,闻芝梅,主编.食物、营养与癌症预防.上海：上海医科大学出版社，1999. 605
40. Michaud DS, Giovannucci E, Willett WC, *et al*. Dietary meat, Diary products, fat and cholesterol

and pancreatic cancer risk in a prospective study. *Am J Epidemiol*, 2003, 157:1115-1125
41. Silverman DT, Swanson CA, Gridley G, *et al*. Dietary and nutritional factors and pancreatic cancer: a case-control study based on direct interviews. *J Natl Cancer Inst*, 1998, 90:1710-1719
42. Chen RZ, Pettersson U, Beard C, *et al*. DNA hypomethylation leads to elevated mutation rates. *Nature*, 1998, 395:89-93
43. Melnyk, S, Pogribna, M, Miller, BJ, *et al*. Uracil misincorporation, DNA strand breaks, and gene amplification are associated with tumorigenic cell transformation in folate deficient/repleted Chinese hamster ovary cells. *Cancer Lett*, 1999, 146:44-45
44. Courtemanche C, Huang AC, Elson-Schwab I, *et al*. Folate deficiency and ionizing radiation cause DNA breaks in primary human lymphocytes: a comparison. *FASEB J*, 2004, 18:209-211
45. Stolzenberg-Solomon RZ, Pietinen P, Barrett MJ, *et al*. Dietary and other methyl-group availability factors and pancreatic cancer risk in a cohort of male smokers. *Am J Epidemiol*, 2001, 153:680-687
46. Stolzenberg-Solomon RZ, Albanes D, Nieto FJ, *et al*. Pancreatic cancer risk and nutrition-related methyl-group availability indicators in male smokers. *J Natl Cancer Inst*, 1999, 91:535-541
47. Cowgill SM, Muscarella P. The genetics of pancreatic cancer. *Am J Surg*, 2003, 186:279-286
48. Bartsch H, Nair U, Risch A, *et al*. Genetic polymorphism of CYP genes, alone or in combination, as a risk modifier of tobacco-related cancers. *Cancer Epidemiol Biomarkers Prev*, 2000, 9:3-28
49. Standop J, Schneider MB, Ulrich A, *et al*. The pattern of xenobiotic-metabolizing enzymes in the human pancreas. *J Toxicol Environ Health A*, 2002, 65:1379-1400
50. Foster JR, Idle JR, Hardwick JP, *et al*. Induction of drug-metabolizing enzymes in human pancreatic cancer and chronic pancreatitis. *J Pathol*, 1993, 169:457-463
51. Liu G, Ghadirian P, Vesprini D, *et al*. Polymorphisms in GSTM1, GSTT1 and CYP1A1 and risk of pancreatic adenocarcinoma. *Br J Cancer*, 2000, 82:1646-1649
52. Duell EJ, Holly EA, Bracci PM, *et al*. A population-based, case-control study of polymorphisms in carcinogen-metabolizing genes, smoking, and pancreatic adenocarcinoma risk. *J Natl Cancer Inst*, 2002, 94:297-306
53. Thompson LH, Brookman KW, Jones NJ, *et al*. Molecular cloning of the human XRCC1 gene, which corrects defective DNA strand break repair and sister chromatid exchange. *Mol Cell Biol*, 1990, 10:6160-6171
54. Thompson LH, West MG. XRCC1 keeps DNA from getting stranded. *Mutat Res*, 2000, 459:1-18
55. Shen MR, Jones IM and Mohrenweiser H. Nonconservative amino acid substitution variants exist at polymorphic frequency in DNA repair genes in healthy humans. *Cancer Res*, 1998, 58:604-608
56. Lunn RM, Langlois RG, Hsieh LL, *et al*. XRCC1 polymorphisms: effects on aflatoxin B1-DNA adducts and glycophorin A variant frequency. *Cancer Res*, 1999, 59:2557-2561
57. Duell EJ, Holly EA, Bracci PM, *et al*. A population-based study of the Arg399Gln polymorphism in X-ray repair cross-complementing group 1 (XRCC1) and risk of pancreatic adenocarcinoma. *Cancer Res*, 2002, 62:4630-4636
58. Frosst P, Blom HJ, Milos R, *et al*. A candidate genetic risk factor for vascular disease: a common mutation in methylenetetrahydrofolate reductase. *Nat Genet*, 1995, 10:111-113
59. van der Put NM, Gabreels F, Stevens EM, *et al*. A second common mutation in the methylenetetrahydrofolate reductase gene: an additional risk factor for neural-tube defects. *Am J Hum Genet*, 1998, 62:1044-1051
60. Stren LL, Mason JB, Selhub J, *et al*. Genomic DNA hypomethylation, a characteristic of most

cancers, is present in peripheral leukocytes of individuals who are homozygous for the C677T polymorphism in the methylenetetrahydrofolate reductase gene. *Cancer Epidemiol Biomarkers Prev*, 2000, 9:849-853

61. Leclerc D, Odievre M, Wu Q, et al. Molecular cloning, expression and physical mapping of the human methionine synthase reductase gene. *Gene*, 1999, 240:75-88

62. Horie N, Aiba H, Oguro K, et al. Functional analysis and DNA polymorphism of the tandemly repeated sequences in the 5'-terminal regulatory region of the human gene for thymidylate synthase. *Cell Struct Funct*, 1995, 20:191-197

63. Mandola MV, Stoehlmacher J, Muller-Weeks S, et al. A novel single nucleotide polymorphism within the 5'-tandem repeat polymorphism of the thymidylate synthase gene Abolishes USF-1 binding and alters transcriptional activity. *Cancer Res*, 2003, 63: 2898-2904

64. Hu YC, Komorowski RA, Graewin S, et al. Thymidylate synthase expression predicts the response to 5-fluorouracil-based adjuvant therapy in pancreatic cancer. *Clin Cancer Res*, 2003, 9:4165-4171

65. Longnecker DS. Abnormal methyl metabolism in pancreatic toxicity and diabetes. *J Nutr*, 2002, 132: 2373S-2376S

66. Hruban RH, Iacobuzio-Donahue C, Wilentz RE, et al. Molecular pathology of pancreatic cancer. *Cancer J*, 2001, 7: 251-258

67. Cameron J. *Atlas of clinical oncology. Pancreatic cancer*. Hamilton: BC Decker Inc, 2001

68. Griffin CA, Hruban RH, Morsberger LA, et al. Consistent chromosome abnormalities in adenocarcinoma of the pancreas. *Cancer Res*, 1995, 55: 2394-2399

69. Mahlamaki EH, Hoglund M, Gorunova L, et al. Comparative genomic hybridization reveals frequent gains of 20q, 8q, 11q, 12p, and 17q, and losses of 18q, 9p, and 15q in pancreatic cancer. *Genes Chromosomes Cancer*, 1997, 20: 383-391

70. Gorunova L, Hoglund M, Andren-Sandberg A, et al. Cytogenetic analysis of pancreatic carcinomas: intratumor heterogeneity and nonrandom pattern of chromosome aberrations. *Genes Chromosomes Cancer*, 1998, 23: 81-99

71. Hua Z, Zhang YC, Hu XM, et al. Loss of DPC4 expression and its correlation with clinicopathological parameters in pancreatic carcinoma. *World J Gastroenterol*, 2003, 9: 2764-2767

72. Barbera VM, Martin M, Marinoso L, et al. The 18q21 region in colorectal and pancreatic cancer: independent loss of DCC and DPC4 expression. *Biochem Biophys Acta*, 2000, 1502: 283-296

73. Heinmoller E, Dietmaier W, Zirngibl H, et al. Molecular analysis of microdissected tumors and preneoplastic intraductal lesions in pancreatic carcinoma. *Am J Pathol*, 2000, 157: 83-92

74. Schutte M, da Costa LT, Hahn SA, et al. Identification by representational difference analysis of a homozygous deletion in pancreatic carcinoma that lies within the BRCA2 region. *Proc Natl Acad Sci U S A*, 1995, 92: 5950-5954

75. Pearce SH, Trump D, Wooding C, et al. Loss of heterozygosity studies at the retinoblastoma and breast cancer susceptibility (BRCA2) loci in pituitary, parathyroid, pancreatic and carcinoid tumours. *Clin Endocrinol (Oxf)*, 1996, 45: 195-200

76. Armengol G, Capella G, Farre L, et al. Genetic evolution in the metastatic progression of human pancreatic cancer studied by CGH. *Lab Invest*, 2001, 81: 1703-1707

77. Mahlamaki EH, Barlund M, Tanner M, et al. Frequent amplification of 8q24, 11q, 17q, and 20q-specific genes in pancreatic cancer. *Genes Chromosomes Cancer*, 2002, 35: 353-358

78. Brentnall TA, Chen R, Lee JG, et al. Microsatellite instability and K-ras mutations associated with pancreatic adenocarcinoma and pancreatitis. *Cancer Res*, 1995, 55: 4264-4267

79. Hahn SA, Schutte M, Hoque AT, et al. DPC4, a candidate tumor suppressor gene at human chro-

mosome 18q21.1. *Science*, 1996, 271: 350-353
80. Hahn SA, Hoque AT, Moskaluk CA, et al. Homozygous deletion map at 18q21.1 in pancreatic cancer. *Cancer Res*, 1996, 56: 490-494
81. Almoguera C, Shibata D, Forrester K, et al. Most human carcinomas of the exocrine pancreas contain mutant c-K-ras genes. *Cell*, 1988, 53: 549-554
82. de Vos AM, Tong L, Milburn MV, et al. Three-dimensional structure of an oncogene protein: catalytic domain of human c-H-ras p21. *Science*, 1988, 239: 888-893
83. Lu X, Xu T, Qian J, et al. Detecting K-ras and p53 gene mutation from stool and pancreatic juice for diagnosis of early pancreatic cancer. *Chin Med J (Engl)*, 2002, 115: 1632-1636
84. Lohr M, Maisonneuve P, Lowenfels AB. K-ras mutations and benign pancreatic disease. *Int J Pancreatol*, 2000, 27: 93-103
85. Tateishi K, Tada M, Yamagata M, et al. High proportion of mutant K-ras gene in pancreatic juice of patients with pancreatic cystic lesions. *Gut*, 1999, 45: 737-740
86. Schutte M, Hruban RH, Geradts J, et al. Abrogation of the Rb/p16 tumor-suppressive pathway in virtually all pancreatic carcinomas. *Cancer Res*, 1997, 57: 3126-3130
87. Pellegata NS, Sessa F, Renault B, et al. K-ras and p53 gene mutations in pancreatic cancer: ductal and nonductal tumors progress through different genetic lesions. *Cancer Res*, 1994, 54: 1556-1560
88. Redston MS, Caldas C, Seymour AB, et al. p53 mutations in pancreatic carcinoma and evidence of common involvement of homocopolymer tracts in DNA microdeletions. *Cancer Res*, 1994, 54: 3025-3033
89. Wang Y, Yamaguchi Y, Watanabe H, et al. Detection of p53 gene mutations in the supernatant of pancreatic juice and plasma from patients with pancreatic carcinomas. *Pancreas*, 2004, 28: 13-19
90. Jones JB, Kern SE. Functional mapping of the MH1 DNA-binding domain of DPC4/SMAD4. *Nucleic Acids Res*, 2000, 28: 2363-2368
91. Naderi A, Couch FJ. BRCA2 and pancreatic cancer. *Int J Gastrointest Cancer*, 2002, 31: 99-106
92. Su GH, Hilgers W, Shekher MC, et al. Alterations in pancreatic, biliary, and breast carcinomas support MKK4 as a genetically targeted tumor suppressor gene. *Cancer Res*, 1998, 58: 2339-2342
93. Sahin F, Maitra A, Argani P, et al. Loss of Stk11/Lkb1 expression in pancreatic and biliary neoplasms. *Mod Pathol*, 2003, 16: 686-691
94. Guo XZ, Friess H, Shao XD, et al. KAI1 gene is differently expressed in papillary and pancreatic cancer: influence on metastasis. *World J Gastroenterol*, 2000, 6: 866-871
95. Friess H, Guo XZ, Berberat P, et al. Reduced KAI1 expression in pancreatic cancer is associated with lymph node and distant metastases. *Int J Cancer*, 1998, 79: 349-355
96. Guo X, Friess H, Graber HU, et al. KAI1 expression is up-regulated in early pancreatic cancer and decreased in the presence of metastases. *Cancer Res*, 1996, 56: 4876-4880
97. Iacobuzio-Donahue CA, Ashfaq R, Maitra A, et al. Highly expressed genes in pancreatic ductal adenocarcinomas: a comprehensive characterization and comparison of the transcription profiles obtained from three major technologies. *Cancer Res*, 2003, 63: 8614-8622
98. Iacobuzio-Donahue CA, Maitra A, Shen-Ong GL, et al. Discovery of novel tumor markers of pancreatic cancer using global gene expression technology. *Am J Pathol*, 2002, 160: 1239-1249
99. Safran H, Steinhoff M, Mangray S, et al. Overexpression of the HER-2/neu oncogene in pancreatic adenocarcinoma. *Am J Clin Oncol*, 2001, 24: 496-499
100. Lei S, Appert HE, Nakata B, et al. Overexpression of HER-2/neu oncogene in pancreatic cancer correlates with shortened survival. *Int J Pancreatol*, 1995, 17: 15-21
101. Day JD, Digiuseppe JA, Yeo C, et al. Immunohistochemical evaluation of HER-2/neu expression in pancreatic adenocarcinoma and pancreatic

intraepithelial neoplasms. *Hum Pathol*, 1996, 27: 119-124
102. Korc M. Role of growth factors in pancreatic cancer. *Surg Oncol Clin N Am*, 1998, 7: 25-41
103. Ueki T, Toyota M, Sohn T, *et al*. Hypermethylation of multiple genes in pancreatic adenocarcinoma. *Cancer Res*, 2000, 60: 1835-1839
104. Ueki T, Toyota M, Skinner H, *et al*. Identification and characterization of differentially methylated CpG islands in pancreatic carcinoma. *Cancer Res*, 2001, 61: 8540-8546
105. Fukushima N, Sato N, Ueki T, *et al*. Aberrant methylation of preproenkephalin and p16 genes in pancreatic intraepithelial neoplasia and pancreatic ductal adenocarcinoma. *Am J Pathol*, 2002, 160: 1573-1581
106. Wilentz RE, Iacobuzio-Donahue CA, Argani P, *et al*. Loss of expression of DPC4 in pancreatic intraepithelial neoplasia: evidence that DPC4 inactivation occurs late in neoplastic progression. *Cancer Res*, 2000, 60: 2002-2006
107. Brat DJ, Lillemoe KD, Yeo CJ, *et al*. Progression of pancreatic intraductal neoplasias to infiltrating adenocarcinoma of the pancreas. *Am J Surg Pathol*, 1998, 22: 163-169
108. Hruban RH, Adsay NV, Albores-Saavedra J, *et al*. Pancreatic intraepithelial neoplasia: a new nomenclature and classification system for pancreatic duct lesions. *Am J Surg Pathol*, 2001, 25: 579-586
109. MacDermott RP, Kramer P. Adenocarcinoma of the pancreas in four siblings. *Gastroenterology*, 1973, 65: 137-139
110. Friedman JM, Fialkow PJ. Familial carcinoma of the pancreas. *Clin Genet*, 1976, 9: 463-469
111. Swift M, Sholman L, Perry M, *et al*. Malignant neoplasms in the families of patients with ataxia-telangiectasia. *Cancer Res*, 1976, 36: 209-215
112. Ehrenthal D, Haeger L, Griffin T, *et al*. Familial pancreatic adenocarcinoma in three generations. A case report and a review of the literature. *Cancer*, 1987, 59: 1661-1664
113. Lynch HT, Fusaro L, Smyrk TC, *et al*. Medical genetic study of eight pancreatic cancer-prone families. *Cancer Invest*, 1995, 13: 141-149
114. Fernandez E, La Vecchia C, D'Avanzo B, *et al*. Family history and the risk of liver, gallbladder, and pancreatic cancer. *Cancer Epidemiol Biomarkers Prev*, 1994, 3: 209-212
115. Price TF, Payne RL, Oberleitner MG. Familial pancreatic cancer in south Louisiana. *Cancer Nurs*, 1996, 19: 275-282
116. Ghadirian P, Boyle P, Simard A, *et al*. Reported family aggregation of pancreatic cancer within a population-based case-control study in the Francophone community in Montreal, Canada. *Int J Pancreatol*, 1991, 10: 183-196
117. Silverman DT, Schiffman M, Everhart J, *et al*. Diabetes mellitus, other medical conditions and familial history of cancer as risk factors for pancreatic cancer. *Br J Cancer*, 1999, 80: 1830-1837
118. Tersmette AC, Petersen GM, Offerhaus GJ, *et al*. Increased risk of incident pancreatic cancer among first-degree relatives of patients with familial pancreatic cancer. *Clin Cancer Res*, 2001, 7: 738-744
119. Murphy KM, Brune KA, Griffin C, *et al*. Evaluation of candidate genes MAP2K4, MADH4, ACVR1B, and BRCA2 in familial pancreatic cancer: deleterious BRCA2 mutations in 17%. *Cancer Res*, 2002, 62: 3789-3793
120. Ozcelik H, Schmocker B, Di Nicola N, *et al*. Germline BRCA2 6174delT mutations in Ashkenazi Jewish pancreatic cancer patients. *Nat Genet*, 1997, 16: 17-18
121. Goldstein AM. Familial melanoma, pancreatic cancer and germline CDKN2A mutations. *Hum Mutat*, 2004, 23: 630
122. Su GH, Hruban RH, Bansal RK, *et al*. Germline and somatic mutations of the STK11/LKB1 Peutz-Jeghers gene in pancreatic and biliary cancers. *Am J Pathol*, 1999, 154: 1835-1840
123. Goggins M, Offerhaus GJ, Hilgers W, *et al*.

Pancreatic adenocarcinomas with DNA replication errors (RER+) are associated with wild-type K-ras and characteristic histopathology. Poor differentiation, a syncytial growth pattern, and pushing borders suggest RER+. *Am J Pathol*, 1998, 152: 1501-1507
124. Lynch HT, Brand RE, Deters CA, *et al*. Hereditary pancreatic cancer. *Pancreatology*, 2001, 1: 466-471
125. Whitcomb DC. New insights into hereditary pancreatitis. *Curr Gastroenterol Rep*, 1999, 1: 154-160
126. Berman DM, Karhadkar SS, Maitra A, *et al*. Widespread requirement for Hedgehog ligand stimulation in growth of digestive tract tumours. *Nature*, 2003, 425: 846-851
127. Echelard Y, Epstein DJ, St-Jacques B, *et al*. Sonic hedgehog, a member of a family of putative signaling molecules, is implicated in the regulation of CNS polarity. *Cell*, 1993, 75: 1417-1430
128. Thayer SP, di Magliano MP, Heiser PW, *et al*. Hedgehog is an early and late mediator of pancreatic cancer tumorigenesis. *Nature*, 2003, 425: 851-856
129. Brentnall TA, Bronner MP, Byrd DR, *et al*. Early diagnosis and treatment of pancreatic dysplasia in patients with a family history of pancreatic cancer. *Ann Intern Med*, 1999, 131: 247-255
130. Wang L, Mixo X, Tan W, et al. Genetic polymorphisms in methy lenetetrahydrofolate reductase and thymidylate synthase and risk of pancreatie cancer. Clin Gastroenterol Hepatol, 2005, 3:743-751

第二章 胰腺肿瘤病理学与细胞学

崔全才
陈杰

第一节 WHO 胰腺肿瘤组织病理学分类

WHO 胰腺外分泌肿瘤组织学分类

上皮性肿瘤
  良性
    浆液性囊腺瘤
    黏液性囊腺瘤
    导管内乳头状黏液腺瘤
    成熟性畸胎瘤
  交界性（恶性潜能未定）
    黏液性囊腺瘤伴中度非典型增生
    导管内乳头状黏液瘤伴中度非典型增生
    实性—假乳头状瘤
  恶性
    导管腺癌
      黏液性非囊性癌
      印戒细胞癌
      腺鳞癌
      未分化（分化不良性）癌
      伴有破骨细胞样巨细胞的未分化癌
      混合性导管—内分泌癌
    浆液性囊腺癌
    黏液性囊腺癌
      非侵袭性
      侵袭性
    导管内乳头状黏液腺癌
      非侵袭性
      侵袭性
    腺泡细胞癌
      腺泡细胞囊腺癌
      混合性腺泡—内分泌癌
    胰母细胞瘤
    实性—假乳头状癌
  其他
非上皮性肿瘤
继发性肿瘤

WHO 胰腺内分泌肿瘤组织学分类

分化好的内分泌肿瘤
  有功能
    分泌胰岛素（胰岛素瘤）
    分泌高血糖素（高血糖瘤）
    分泌生长抑素（生长抑素瘤）
    分泌胃泌素（胃泌素瘤）
    分泌血管活性肠肽（血管活性肠肽瘤，VIP 瘤）
  无功能

微小腺瘤（<0.5cm）
其他
分化好的内分泌癌
有功能
分泌胰岛素（胰岛素瘤）
分泌高血糖素（高血糖瘤）
分泌长生抑素（生长抑素瘤）
分泌胃泌素（胃泌素瘤）
分泌血管活性肠肽（血管活性肠肽，VIP瘤）
伴类癌综合征分泌血清素的肿瘤
伴Cushing综合征分泌ACTH的肿瘤
无功能
低分化内分泌癌—小细胞癌
混合性外分泌—内分泌癌

第二节 胰腺外分泌肿瘤及瘤样病变

胰腺外分泌肿瘤分为原发性肿瘤、继发性肿瘤及瘤样病变。原发性肿瘤中常见浆液性肿瘤、黏液性肿瘤及导管腺癌等。间质来源的肿瘤少见。2000年WHO对胰腺肿瘤进行了新的分类[1]，并提出了胰腺非典型增生的概念，对胰腺交界性病变的形态及生物学行为有一定的认识。

一、上皮性肿瘤

（一）浆液性肿瘤

1. 浆液性囊腺瘤（serous cystadenoma）是一种少见的良性胰腺囊性肿瘤[2]，由产生浆液的立方上皮细胞构成[3]。多数为良性肿瘤。良性浆液性囊腺瘤分为两种亚型：微囊性腺瘤及寡囊性腺瘤。

（1）浆液性微囊性腺瘤：是一种少见肿瘤，占全部外分泌肿瘤的1%~2%，70%发生在女性，平均年龄66岁。病因不清楚，可能与雌激素及von Hippel-Lindan综合征有关。

大体上肿瘤1/2~2/3发生在体尾部，通常表现为多房性肿物，直径1~25cm，平均10cm。肿瘤单发，偶有个别病例在胰内弥漫多发性肿瘤，肿瘤与周围胰腺组织界限清楚，切面呈蜂窝状或海绵状，可由许多1~2mm的小囊构成（图2-1），囊内充满清亮的液体，但无黏液；偶见巨囊、少房或单房的病例。小囊之间被纤细的纤维形成间隔，在中心纤维性的小梁向周围放射性排列，形成特征性的瘢痕，大于5cm肿瘤常伴有钙化。灰黄色，偶有灶状出血。显微镜下，肿瘤由许多小囊伴个别大囊组成。低倍镜下，囊肿像海绵状，含蛋白液，被覆单层立方或扁平上皮（图2-2A，B），胞浆淡染或透明，偶尔嗜酸性。细胞核位于中央，圆形或卵圆形，核仁不明显，由于胞浆内含糖原，PAS阳性，无核分裂及异型性。偶尔形成囊内乳头状突起，没有血管心。间质中可见胰岛、腺泡、导管、神经及淋巴细胞。局灶有含铁血黄素沉积及钙化。中心瘢痕是由玻璃样变的纤维组织及小囊组成。肿瘤界限清楚，常与周围组织分隔，但并没有完整的纤维包膜。周围纤维组织有较多血管。免疫组化显示：EMA，角蛋白7、8、9、19阳性。CEA、CgA、Syn、S-100、肌纤维蛋白、结蛋白（desmin）、波形蛋白（vimentin）及VIII因子阴性。超微结构与泡心细胞相似，胞浆含有大量糖原颗粒，细胞表面有明显的微绒毛。

（2）浆液性寡囊性腺瘤：又称大囊性浆液性囊腺瘤[4]，比微囊性囊腺瘤少见，男女发病相等，平均年龄65岁，儿童也可以发生。肿瘤病因不清楚，在儿童可能与发育异常有关，而非真性肿瘤。临床上多数患者出现症状时才被发现。主要的症状是上腹部不适，偶尔病人出现黄疸[5]。在婴儿腹部可摸到肿物。大体上：肿瘤多位于胰头及胰体，肿瘤大小4~10cm，平均6cm。切面可以为几个囊，偶尔为单囊，囊内充满清亮或褐色的液体，

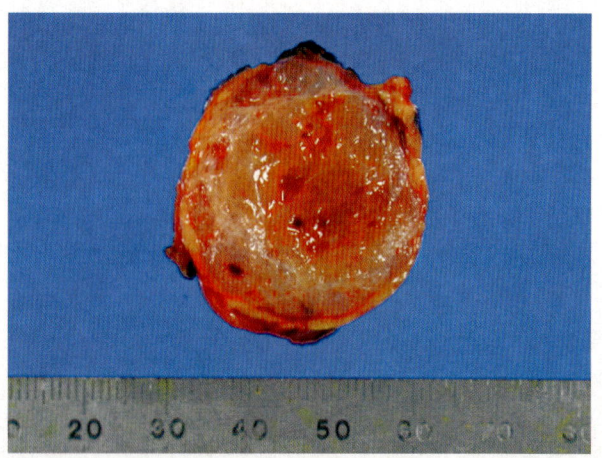

图2-1 胰腺浆液性囊腺瘤，肿瘤界限清楚，表面有纤维性包膜，其内有大小不等的囊。

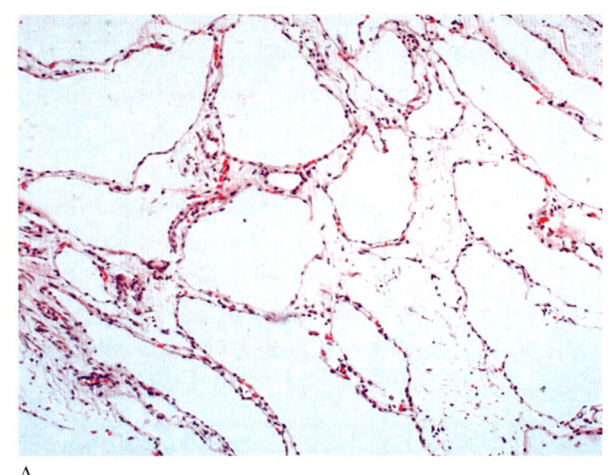

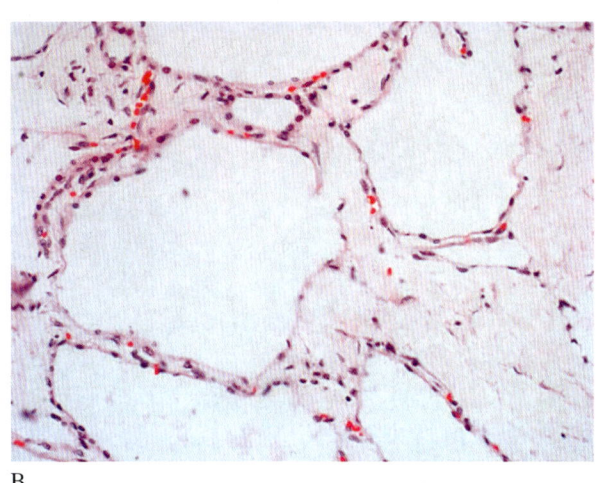

图2-2 微囊腺瘤。囊壁内衬立方上皮细胞（HE）。

囊大小1～2cm，最大囊为8cm[6]，不规则排列的囊有较宽的纤维间隔，在纤维间质中没有瘢痕形成。囊及支持的纤维组织可延伸到周围的胰腺组织，肿瘤界限不清。显微镜下与浆液性微囊性腺瘤相同[7]。

2. 浆液性囊腺癌（serous cystadenocarcinoma） 此型极罕见，形态上像浆液性囊腺瘤，但出现浸润及转移，属低度恶性[8]，由产生浆液的立方上皮细胞构成的囊腺癌，肿瘤可有大小不等囊腔形成，肿瘤细胞大小不等，核染色质深染，明显的异型性，可见病理核分裂。

3. 鉴别诊断

（1）von Hippel-Lindan综合征伴胰腺先天性囊肿：患者同时有中枢神经系统错构瘤特征性的临床表现。

（2）胰腺淋巴上皮囊肿：通常表现为单房囊肿，囊内充满角化物，显微镜下，囊肿被覆角化的鳞状上皮，有支持的淋巴组织。淋巴管瘤囊腔相对较大，被覆上皮不含糖原，免疫组化角蛋白阴性，VIII因子阳性。

（3）黏液性囊腺瘤：由于黏液性囊腺瘤是一种具有恶性潜能的肿瘤，与浆液性囊腺瘤的鉴别尤为重要。黏液性囊腺瘤大体上常常是单房或少囊性肿瘤，含有不等量的黏液。而浆液性囊腺瘤常常是多囊，肿瘤中心有星状瘢痕，含清亮的液体。显微镜下，黏液性囊腺瘤上皮为柱状，可以出现上皮细胞重度异典型性及黏液，CEA染色阳性，而浆液性囊腺瘤是阴性。

（4）实性假乳头状瘤：实性假乳头状瘤部分区域可出现退行性囊性变。有时易与浆液性囊腺瘤混淆。实性假乳头状瘤囊性变的囊腔没有单层上皮，主要发生在年轻的妇女，而浆液性囊腺瘤常见于老年人。

（5）腺泡细胞囊腺瘤：在大体上见不到肿瘤中心有星状瘢痕，很容易与浆液性囊腺瘤鉴别。显微镜下有腺泡细胞分化。

（6）肾细胞癌：是由小管状结构及透明细胞构成的肿瘤。细胞核大小不规则，有明显核仁，肿瘤细胞波形蛋白阳性。

（二）黏液性囊性肿瘤

1. 黏液性囊腺瘤（mucinous cystadenoma）是胰腺内较常见的良性肿瘤[10]。此肿瘤发展非常缓慢，多见于40～50岁的妇女，常见于胰尾部，具有恶性潜能，故应全部切除。大体上肿瘤体积一般很大，直径2～30cm。圆形，分叶状，界限清楚；单囊或多囊，囊内充满黏液，有些囊可与主胰管相通。粗大的纤维间隔中常含小囊，囊内壁光滑（图2-3）。肿瘤囊壁衬覆高柱状黏液上皮，上皮可呈乳头状（图2-4），假复层或形成实性细胞巢。上皮间可见内分泌细胞，大多数瘤细胞分化好。上皮下常有卵巢样间质[11]。

2. 交界性黏液性囊腺瘤（mucinous cystic tumors with moderate dysplasia） 由中度非典型增生及分泌黏液的柱状上皮构成的囊性肿瘤。通常临床表现良性，肿瘤可转变为黏液性囊腺癌。此瘤大多数发生在女性胰体尾部，单囊或多囊（图2-5A，B）。肿瘤被覆柱状上皮、少许杯状细胞和单个的内分泌细胞。肿瘤可乳头状，有灶性中度非

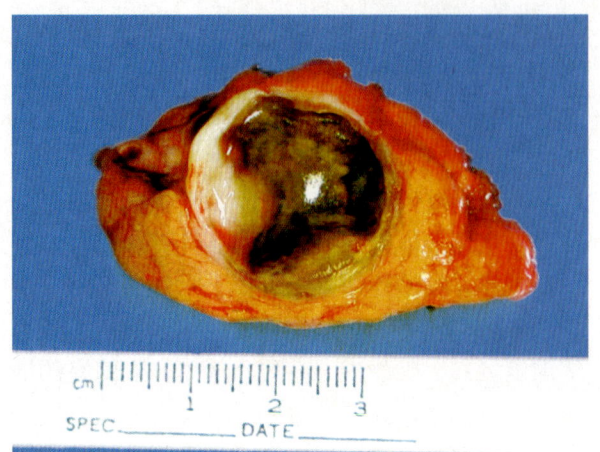

图2-3 胰体尾部黏液性囊腺瘤，肿物与周围胰腺组织界限清楚，囊壁光滑，囊内充满黏液。

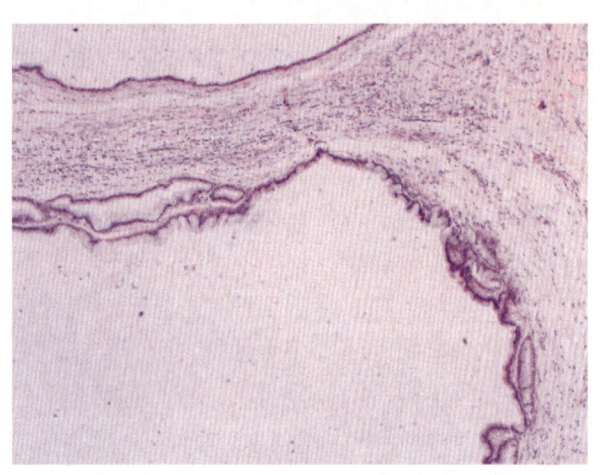

图2-4 胰腺黏液性囊腺瘤，肿瘤由黏液柱状上皮衬覆的囊腔构成（HE）。

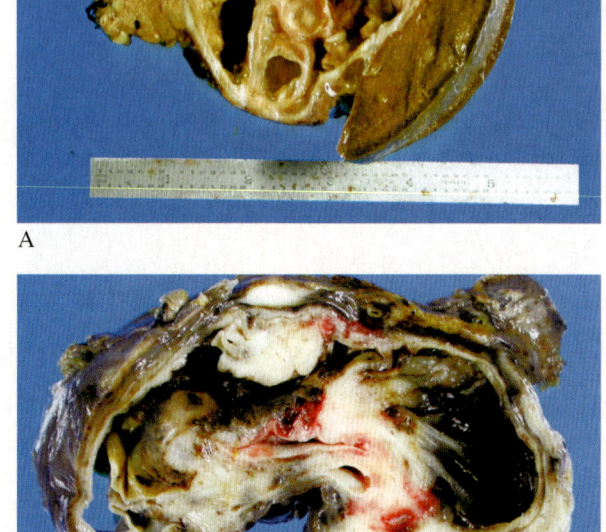

图2-5 胰体尾交界性黏液性囊腺瘤，囊腔大小不等，部分可见实性区。

典型增生。非典型增生的细胞呈假复层排列，核拥挤，大多数细胞核仍位于基底部，大小不规则，可见核分裂。具有卵巢样间质（图2-6）。

3. 黏液性囊腺癌（mucinous carcinoma） 此瘤仅占胰腺癌的1%～3%。大体上肿瘤界限不清，囊实性，囊内充满黏液（图2-7A、B）。黏液癌的特征为丰富的细胞外黏液及分化好的腺管（图2-8）。黏液可以占据肿瘤的大部，形成黏液湖。仅在其中或边缘可见少量分化好的癌细胞漂浮其中。囊内液CEA及CA15-3升高，对鉴别良恶性黏液性肿瘤有帮助。

4. 鉴别诊断

（1）假囊肿：占胰腺囊性病变的70%～90%。一般有酗酒及外伤史。细针穿刺活检囊液中有很

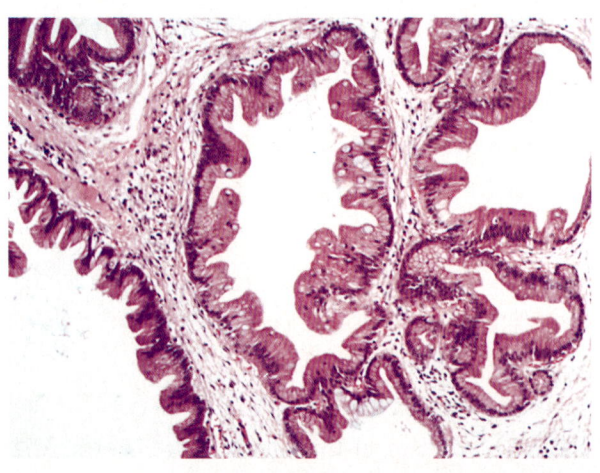

图2-6 胰腺交界性黏液腺瘤，黏液上皮中度非典型增生（HE）。

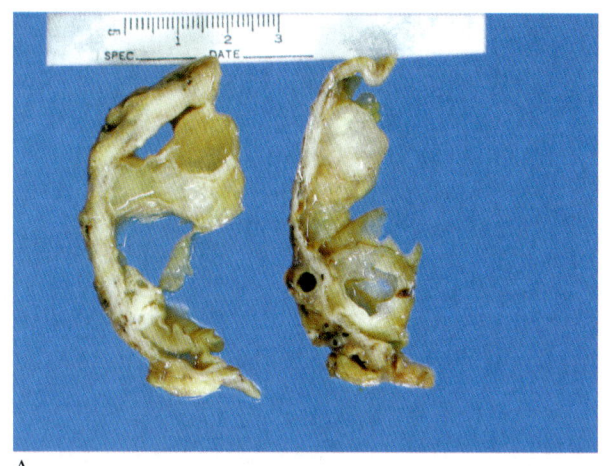

A

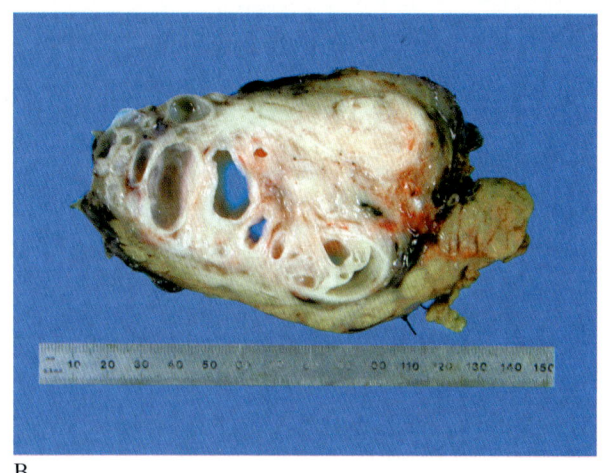

B

图2-7 胰体尾黏液性囊腺癌，肿瘤大部分为实性，部分为含有黏液的囊腔，肿瘤与周围组织界限不清楚。

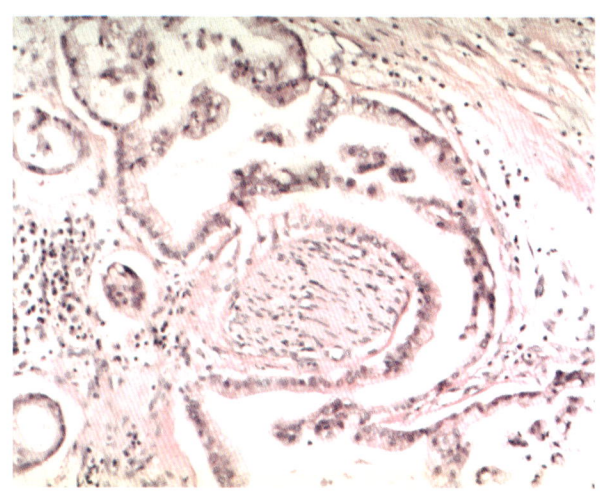

图2-8 胰腺黏液性囊腺癌侵及神经（HE）

高的淀粉酶，而黏液性囊腺癌有很高的CEA含量。组织学上，假性囊肿没有被覆上皮及卵巢样间质及黏液。内壁有颗粒状组织及含铁血黄素沉积。偶尔有异物巨细胞反应及出血坏死碎片。当黏液性囊腺瘤偶尔由于退行性变造成部分区域黏液上皮脱落。小活检时易误诊为假性囊肿。应多取材，检查是否有囊肿上皮。

（2）导管内乳头状黏液肿瘤：常发生在中老年人，男女都可发生。最常发生于胰头。而黏液性囊性瘤几乎都发生在女性，一般发生在胰体尾部。导管内乳头状黏液瘤导致主胰管或分支囊性扩张。组织学上，这种肿瘤由产生黏液的柱状上皮细胞在导管内生长。导管系统外不形成囊腔。肿瘤细胞可以从轻度非典型增生、重度非典型性增生到原位癌。仅从肿瘤细胞的形态不能区别两种病变。但是，上皮没有卵巢样间质支持，胰腺组织中伴有纤维化改变。胰头导管内乳头状黏液肿瘤与胆总管或十二指肠可形成瘘，或由于黏液造成胆管阻塞出现黄疸。

（3）微囊性囊腺瘤：几乎都是多囊的。中央形成星形瘢痕，上皮细胞为立方透明的上皮。CEA阴性。浆液性寡囊腺瘤与黏液性囊腺瘤囊腔多少差不多，但是上皮为浆液性的。

（4）实性假乳头状瘤：在实性区由于退变出现囊性变，囊腔内没有单层上皮，不含黏液。实性假乳头瘤主要累及青少年女性。而黏液性囊腺瘤主要发生在中年及老年妇女。

（5）腺泡细胞囊腺瘤：大体上，大小及少囊与黏液性囊性瘤相似，然而，显微镜下，显示腺泡细胞分化。

（6）黏液性非囊性囊腺瘤：也称胶状癌，这是导管腺癌的一种亚型。特点是产生大量黏液，但不形成囊腔。这种类型癌常常形成导管内乳头状黏液癌的浸润成分。

（7）囊性内分泌肿瘤：囊性内分泌肿瘤不含黏液成分。囊腔被覆内分泌细胞。

（三）导管内乳头状黏液肿瘤

1. 导管内乳头状黏液腺瘤（intraductal papillary-mucinous adenoma） 又称产生黏液肿瘤、黏液分泌肿瘤、黏液性导管扩张、绒毛状腺瘤。此瘤少见，是一种导管内生长被覆柱状上皮并产生黏液的乳头状良性肿瘤[15]。发生在中老年男性，肿瘤位于胰头或头体之间，肿瘤可分泌黏液或瘤块阻塞胰管而导致慢性胰腺炎。患者可腹痛，淀粉酶升高，ERCP可见肿物及胰管扩张。肿瘤内充满黏液扩张的导管，常发生于主胰管或其分支。肿瘤可局灶或弥漫累及胰管系统，甚至可累及壶腹部。此瘤可转变为交界性或导管内乳头状黏液腺癌。显微镜下：导管扩张，肿瘤由突入管腔的乳头状结构构成（图2-9），乳头衬覆高柱状、分泌黏液的上皮细胞。细胞核圆形，位于基底，细胞外有黏液，无细胞异型性或核分裂[14]。肿瘤上皮细胞 CEA 和 CA19-9 阳性，电镜下肿瘤细胞胞浆内有黏液颗粒。

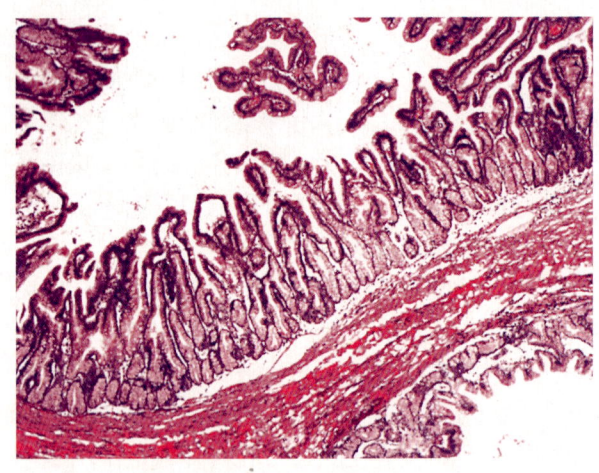

图2-9　交界性导管内乳头状黏液腺瘤。导管内乳头状黏液上皮中度非典型增生（HE）。

2. 交界性导管内乳头状黏液腺瘤（intraductal papilllary-mucinous tumor with moderated dysplasia）

由产生黏液的肿瘤性上皮构成的导管内乳头状肿瘤[13]，伴上皮灶性中度非典型增生。可以转变为导管内乳头状黏液性腺癌。除了有较多不规则的乳头及中度异型上皮外，其他都与导管内乳头状黏液性腺瘤相似。中度异型乳头状上皮细胞核轻度不规则，深染偏位核，偶尔见有核仁，核拥挤及复层。黏液量不等，核分裂易见。取材常找不到重度非典型增生改变及原位癌的改变。

3. 导管内乳头状黏液腺癌　肿瘤细胞明显异型性及核分裂。浸及周围组织[12,16]。

4. 鉴别诊断

（1）黏液性囊腺瘤：黏液性囊腺瘤与导管内乳头状黏液肿瘤有相同的细胞学特点。然而他们主要发生在 40～60 岁的女性。通常位于胰尾部。病人表现非特异性上腹部不适。不伴有胰腺炎样的症状。常见为单囊，体积大伴卵巢样间质，不累及导管系统。囊性肿瘤产生大量黏液。

（2）导管腺癌：由于导管腺癌预后差，必须要与导管内乳头状黏液性肿瘤鉴别。由于导管腺癌为实性及浸润性生长，鉴别一般不困难，鉴别困难的主要是浸润性乳头状黏液癌与导管腺癌在导管内播散。在这种情况下，导管腺癌浸润成分远多于导管内成分。而导管内乳头状黏液癌相反。

（3）导管乳头状增生：这种胰腺导管非肿瘤性病变称为乳头状增生，在组织学及细胞学上与乳头状黏液肿瘤相似。但是，导管乳头状增生一般病变小，常发生在二级胰管。病变不会很大或引起临床症状。

（4）慢性胰腺炎：这种病变是以在胰腺实质中形成瘢痕为特点，在进展期的病例可含有结石，经常也可以有胰腺外的假囊肿形成。显微镜下，导管内乳头状增生可以发生，但没有太大意义。

（四）胰管高度非典型增生/原位癌（severe ductal dysplasia/carcinoma in situ）

是非浸润性导管腺癌。重度非典型增生/原位癌通常发生在中等大小的导管，导管上皮出现不规则出芽和搭桥。受累的导管上皮不规则，假复层，没有纤维血管心，许多不规则突起的小乳头。核明显的异型性，如极相消失，多形性，染色质粗，有明显核仁和核分裂像。病变周围常常有1～2层硬化的纤维组织。

重度非典型增生/原位癌的改变常常伴有浸润性导管腺癌。通常在靠近浸润性导管腺癌见到。偶尔原位癌也可以在距离浸润性导管腺癌较远的部位。有些研究者认为这是多灶癌发生发展的表现，而另外一些研究者认为这是浸润性导管腺癌沿着导管内不断延伸的结果。重度非典型增生/原位癌在其他正常胰腺很少见。

由于区分重度非典型增生与原位癌非常困难，没有必要鉴别。

与导管腺癌的鉴别诊断在于多取材，寻找浸润性生长的病变。

（五）导管腺癌（ductal adenocarcinoma）

为产生黏液，形成相似于正常胰管结构的腺癌[9]。是胰腺癌最常见的类型，约占80%～85%。

导管腺癌依分化程度分为高、中、低分化等类型。胰腺导管腺癌60%~70%发生在胰头，20%左右在胰体，10%发生在胰尾[20, 21, 39]。累及全胰者仅为5%。5年存活率不足2%。大部分胰腺癌患者是老年人，男性常见（男女比例1.6:1），胰头癌常引起进行性黄疸，半数病人伴有疼痛及体重减轻，大体上：肿瘤界限不清，质硬，切面灰黄色或黄白色。胰头癌常侵犯十二指肠壁及浸及胰内总胆管，形成围管浸润。胰内胆总管狭窄，近端总胆管扩张。显微镜下：胰腺癌主要由腺体及纤维间质组成（图2-10A、B）。腺体分化好，管腔较大被覆单层或多层上皮，腺体不规则。肿瘤细胞胞浆丰富，淡嗜伊红色，核异型性明显，极性消失，可见核仁及较多核分裂。大量纤维间质围绕腺体呈同心圆排列。90%的肿瘤浸润神经，可分为高分化、中分化及低分化（表2-1）。"围管浸润"时可见在胆总管上皮下有肿瘤细胞或腺体浸润。电镜下导管腺癌细胞胞浆内有黏蛋白颗粒。

表2-1 胰腺导管腺癌的组织学分级

组织学分级	腺样分化	黏液产生	核分裂(10HPF)	核异型性
1	分化好的导管样腺体	多	<5	轻度多型性，尚有极性排列
2	中度分化的导管样和管状腺体	不规则	6-10	中度多型性
3	分化差的腺体	少	>10	多型性明显，核增大

导管腺癌可以有几种亚型：

1. 黏液性非囊性腺癌（mucinous noncystic adenocarcinoma） 仅占胰腺癌的1%~3%，囊内液CEA及CA15-3升高，在鉴别良恶性黏液性肿瘤有帮助。黏液癌的特征为丰富的细胞外黏液及分化好的腺管（图2-11）。黏液可以占据肿瘤的大部，形成黏液湖，仅在其中或边缘可见少量分化好的癌细胞漂浮其中。免疫组化细胞角蛋白、EMA、CEA、胰胚抗原（pancreatic oncofetal antigen）及癌相关抗原（cancer-associated antigens）阳性。淀粉酶、胰蛋白酶和糜蛋白酶及内分泌抗体（NSE等）阴性。

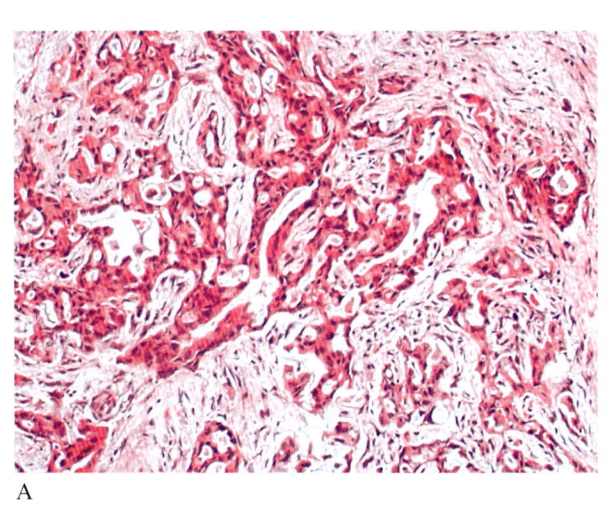

A

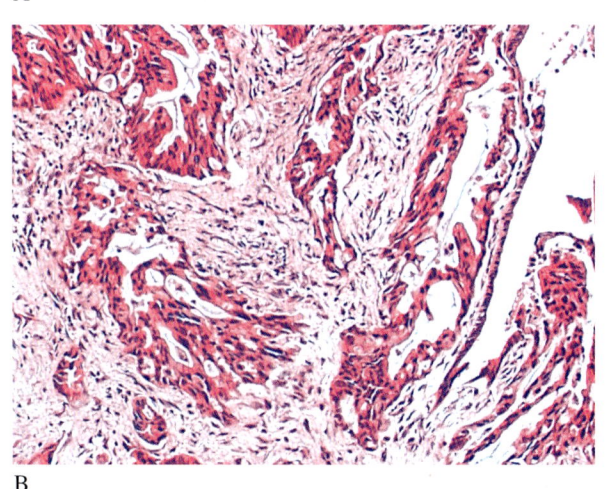

B

图2-10 中分化导管腺癌，大部分肿瘤性腺体中分化，有丰富的间质反应（HE）。

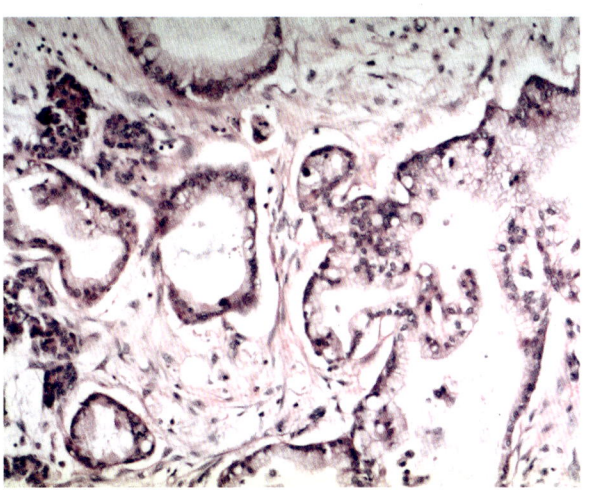

图2-11 黏液性非囊性腺癌，腺管由黏液上皮组成，间质丰富。

2. 印戒细胞癌（signet-ring cell carcinoma） 此型占胰腺癌1%以下，肿瘤以浸润性生长为主，可侵及整个胰腺，形成全胰癌。此型腺癌主要由胞浆充满黏液的印戒细胞构成。

3. 腺鳞癌（adenosquamous carcinoma） 仅占胰腺癌的3%～4%。此型由导管腺癌和鳞癌混合而成，其中鳞癌成分应不少于30%，完全由鳞癌成分构成（图2-12A、B）时称鳞癌[25-27]，非常少见。

4. 分化不良癌（undifferentiated（anaplastic）carcinoma） 由多形性大细胞、巨细胞和（或）梭形细胞构成的癌。分化不良癌约占胰腺癌的2%～7%，肿瘤可以很大，部分有坏死。肿瘤完全看不出有腺腔的分化，而由弥漫分布的癌细胞或实性癌巢构成（图2-13A、B）。癌细胞具有高度异型性。根据形态可分为多形性癌、梭形细胞癌和巨细胞癌等。

5. 破骨细胞样巨细胞瘤（osteoclast-like giant cell tumor） 占胰腺非内分泌肿瘤的1%，可能为导管腺癌的一种亚型[28,29]。多发生于老年人，患者常出现上腹部痛、体重下降或胃肠道症状，肿瘤体积较大，平均9cm，常发生在胰头，实性或囊性，常伴出血坏死。肿瘤由两种细胞组成，肿瘤性梭形及多形性瘤细胞和非肿瘤性破骨样的巨细胞[34,35]。肿瘤排列成实性巢状或呈肉瘤样排列，细胞异型性明显，核分裂多见。散在于肿瘤中的破骨细胞样的瘤巨细胞，细胞多核2～100个不等，异型性不明显，无核分裂像。局灶性腺样分化提示其导管起源。网织染色显示有上皮巢状结构，AE1/AE3 阳性。

6. 混合性导管—内分泌癌（mixed ductal-endocrine carcinoma） 此型极罕见，发病<1%。肿瘤浸润转移的生物学行为取决于导管腺癌，由导

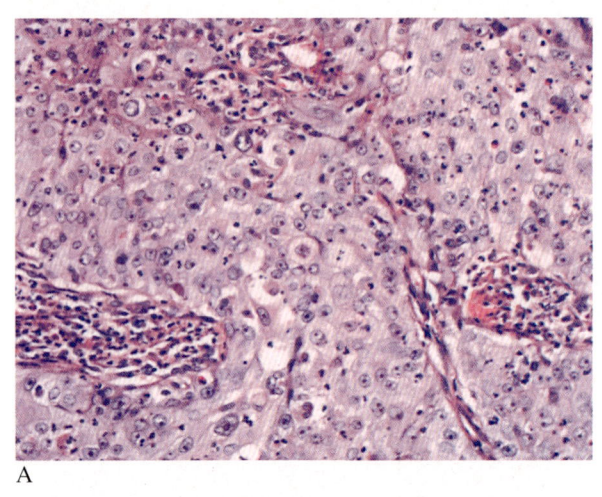

A

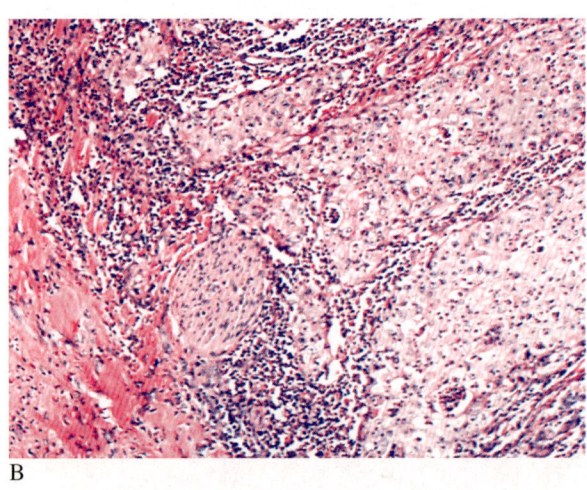

B

图2-12 鳞癌。肿瘤细胞圆形或多角形，胞浆丰富，核大，嗜伊红色，核仁明显。侵及神经纤维（HE）。

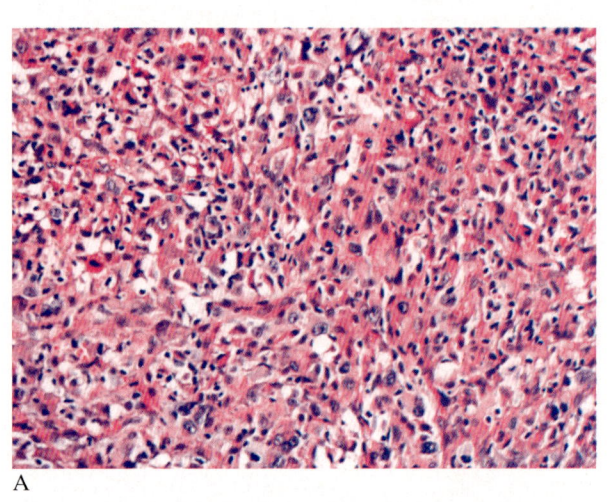

A

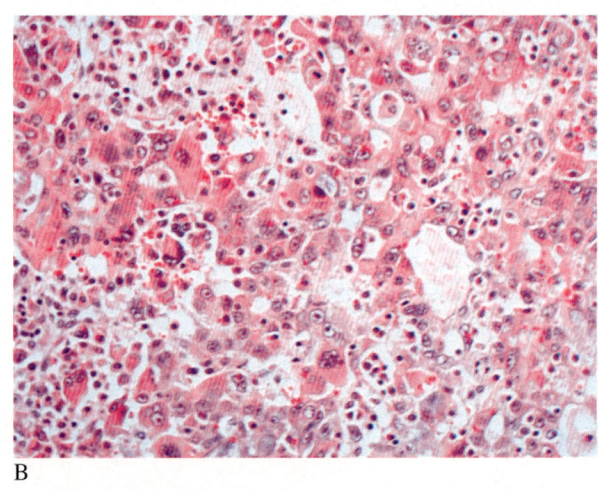

B

图2-13 分化不良癌。肿瘤细胞分布弥漫，无腺腔形成，瘤细胞异型性大（HE）。

管腺癌和内分泌癌成分混合构成的癌，其中内分泌成分至少应占肿瘤的30%。内分泌细胞免疫组化 NSE、CgA 阳性。

7. 鉴别诊断

（1）慢性胰腺炎：患者多为40岁以下，而导管腺癌常超过50岁。大体上，导管癌发生在胰头，肿物质硬，类似慢性胰腺炎[19]。在胆总管水平切面，胆总管及主胰管狭窄，导致两个导管系统上游扩张。胆管的狭窄与周围实质中肿瘤浸润及压迫有关。在慢性胰腺炎，胆总管也可以狭窄，狭窄是不完全管状的，胰管显示狭窄，囊性扩张，含有结石，胰腺实质显示不规则纤维化，部分区域小瘢痕形成，在胰腺的边缘有假囊形成。显微镜下：导管癌的肿瘤导管样结构及腺体包埋在纤维组织中，很像慢性胰腺炎的导管或导管样增生。但与慢性胰腺炎不同（表2-2），肿瘤腺体分布在纤维组织中，残留有小导管伴有严重的纤维化，有小叶排列的结构。有不等量的黏液，免疫组化染色显示基底膜不完整或消失。如果活检取自肿瘤周围，肿瘤腺体浸润神经及脂肪组织。在慢性胰腺炎时见不到以上表现，可见到内分泌细胞团存在，找不到浸润周围神经。成团及单一的内分泌细胞要与导管腺癌细胞鉴别，可以应用免疫组化鉴别。其他容易误诊的是胆总管或十二指肠周围的副胰管，它们以小叶状排列，缺乏肿瘤腺体的结构。细胞学上，肿瘤性的导管细胞核相对较大，可见核仁，偶尔有核分裂。在慢性胰腺炎，导管上皮CEA阴性，而多数肿瘤细胞CEA阳性。导管腺癌周围常常伴有慢性炎症，继发导管扩张。胰腺表面小活检诊断慢性胰腺炎并不能完全排除有癌的可能。取可疑病变深部的组织更可靠。

表2-2 慢性胰腺炎与导管腺癌的比较

	慢性胰腺炎	导管腺癌
病变的分布	局灶，节段或弥漫	最常见于胰头
大体	不规则瘢痕，导管囊肿，结石	质硬界限不清的孤立性囊肿
显微镜下	不规则萎缩，纤维化，不同程度的慢性炎症，小叶基本结构存在，导管扩张，导管内钙化。导管上皮萎缩、增生，及化生伴轻度非典型增生	异型的立方或柱状上皮形成肿瘤性腺管，致密的纤维组织，不同程度的黏液，大而不规则的核，核仁明显，核分裂常见
胰岛	早期无改变 晚期异常	轻度异常
相关病变	假性囊肿	慢性梗阻性胰腺炎

（2）壶腹癌：在中晚期的病例，肿瘤较大，浸及胰头，周围间质多，由于肿瘤显微镜下形态是一样的，在组织学或免疫组化很难与胰腺导管腺癌鉴别，唯一能鉴别两种肿瘤就是大体及显微镜下仔细检查病变的部位。大体原位检查非常重要，首先沿胆总管剪开，观察肿瘤对胆总管浸润的方式，胰腺导管腺癌多为围管浸润，而壶腹癌呈不规则浸润。

（3）其他肿瘤：导管腺癌应与导管内乳头状黏液肿瘤、腺泡细胞癌、神经内分泌肿瘤、实性假乳头状瘤、胰母细胞瘤鉴别。以上肿瘤免疫组化各有特点及肿瘤的生物学行为不同。①导管内乳头状黏液肿瘤，肿瘤细胞发生在导管系统，在导管内生长，即使肿瘤浸润，肿瘤的主体仍位于导管内。导管内黏液肿瘤的患者常伴有长期胰腺炎表现；②腺泡细胞癌，可以显示明显的腺泡结构或实性内分泌细胞样结构，胰酶染色阳性，CEA阴性；③神经内分泌肿瘤，显示实性、小梁状或小腺体样结构，偶尔有真正的腺体形成，但不产生黏液，神经内分泌染色阳性。在内分泌肿瘤中出现的非肿瘤导管结构并非真正的导管分化。内分泌肿瘤可以发生在任何年龄。可以伴有明显的症状，病人存活时间要比导管腺癌长，即使是恶性肿瘤；④实性假乳头状瘤，由单一的肿瘤细胞排列成实性或假乳头组成，伴出血，肿瘤体积大，界限清楚，α-抗糜蛋白酶染色阳性。主要发生在年轻的妇女，一般是良性；⑤胰母细胞瘤，是发生在儿童少见的肿瘤，镜下显示腺泡细胞分化伴散在鳞状上皮巢。

（六）腺泡细胞癌（acinar cell carcinoma）

此肿瘤是腺泡细胞分化来源的肿瘤，少见。男性较女性多见，常发生于中老年人[30, 31]。有时以皮下多发性脂肪坏死或多关节痛为首发症状。此瘤仅占胰腺癌的5%。主要转移至局部淋巴结、肝、肺或脾。肿瘤多位于胰头。肿瘤较大，界限清楚或部分有包膜，突向胰腺表面，伴多囊形成。切面肿瘤粉红色，均质，分叶状。间质少，出血及坏死明显。瘤细胞排列成腺泡状或条索状[32, 33]。肿瘤细胞呈多角形、圆形或矮柱状。胞浆强嗜酸性颗粒状。核圆形，常位于基底部（图2-14A、B）。在实性区，大多数肿瘤细胞核位于中央，胞浆少，实性区可能与肿瘤分化差有关。有散在内分泌细胞，PAS阳性。电镜下瘤细胞胞浆内有丰富的粗面内质网和酶原颗粒，人类再生基因（human regenerating gene）的表达在腺泡细胞中较高，是腺泡分化的分子标志。分为两种亚型：腺泡细胞囊腺癌和混合性腺泡—内分泌癌。混合性腺泡—内分泌癌由腺泡细胞癌和内分泌癌成分混合构成的癌，其中内分泌成分至少应占肿瘤的1/3[41]。

鉴别诊断：

（1）内分泌肿瘤：在胰腺肿瘤中主要与腺泡细胞癌鉴别的是内分泌肿瘤（胰岛细胞瘤）。因为后者预后较好。鉴别分化好的腺泡细胞癌与分化好的内分泌肿瘤并不困难。腺泡细胞癌伴有实性及小梁状结构排列，易与低度恶性内分泌肿瘤混淆。内分泌肿瘤没有灶状腺泡分化。在实性区，核有规律的排列。细胞内PAS阳性物质缺乏。纤维间质致密。一般与周围界限清楚。Syn及CgA阳性，脂肪酶及胰酶阴性。电镜下肿瘤细胞内有典型的内分泌颗粒，颗粒大小在100～200nm。而腺泡细胞癌胞浆内有酶原颗粒。

（2）实性假乳头状瘤：是一种来源于腺泡细胞的肿瘤，几乎都发生在年轻妇女，预后好。大体上有囊腔形成及出血。实性及假乳头状排列。明显的纤维血管及黏液间质。肿瘤细胞大小一致，胞浆透明。免疫组化α-抗糜蛋白酶局部强阳性，NSE及波形蛋白弥漫性阳性，但Syn及CgA阴性，一般角蛋白阴性，胰酶阴性。

（3）胰母细胞瘤：可以有腺泡细胞癌样的腺泡结构，但在腺泡样结构中没有鳞化巢。胰母细胞瘤可以有肿瘤性的间质成分，而腺泡细胞癌没有。腺泡细胞癌也可以发生在儿童，与胰母细胞瘤鉴别有一定的困难。因为他们二者在大体上及生长方式相似。胰母细胞瘤可以伴有腺泡分化而没有鳞化及间质分化。胰母细胞瘤也有成人发生的报道。

（4）导管腺癌：容易与腺泡细胞癌区别。大体上，导管腺癌质硬，界限不清，常发生在胰头。有导管样腺体及小管状结构，肿瘤细胞立方形。纤维间质中黏卡阳性，CEA及CA19-9阳性，胰酶阴性。电镜下肿瘤细胞胞浆有黏液颗粒，没有酶原颗粒。

（5）腺泡细胞瘤：与腺泡细胞癌没有明确的鉴别标准。是否有真正的腺泡细胞瘤，还是属于低度恶性腺泡细胞癌仍有争议。

（6）局灶性腺泡细胞转化：包括腺泡嗜酸性变，局灶性腺泡细胞增生，不典型腺泡细胞病变，

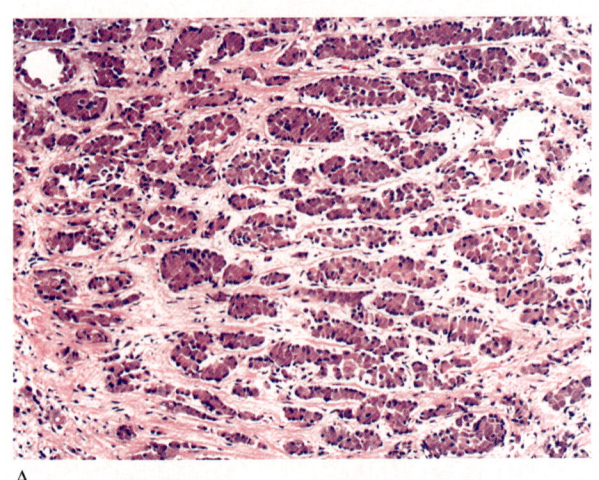

A

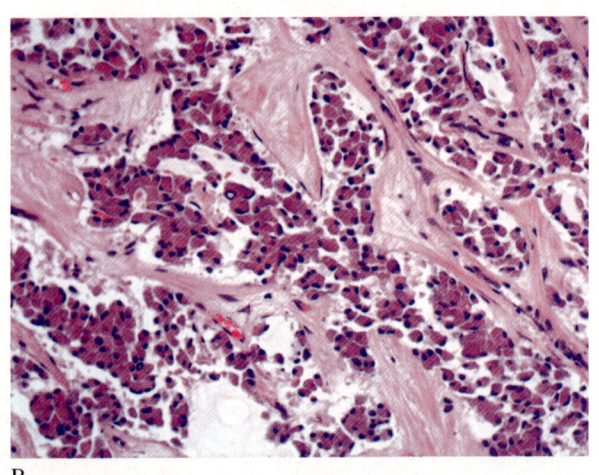

B

图2-14　腺泡细胞癌。瘤细胞围成腺泡状，核多位于基底，胞浆红染（HE）。

不典型腺泡细胞结节及增生性腺泡细胞结节。这是一类非肿瘤性病变，特点是腺泡细胞不规则成团排列，直径300~3000μm，细胞胞浆显示嗜酸性或空泡状，电镜下粗面内质网明显扩张，核分裂少见，没有炎性反应。腺细胞嗜酸性变占1.2%~43.5%。目前研究表明，局灶性腺泡细胞转化与腺泡细胞癌没有任何关系。常认为腺泡细胞转化是退行性改变。

（7）小腺体癌：由Cubilla和Fitzgerald所描述的一种胰腺肿瘤。然而，作者也提出是否这种肿瘤是一种独立的类型。因电镜下胞浆内含有神经内分泌颗粒。近来根据免疫组化染色结果表明，并不能证明小腺体癌独立病名的观点。可能提示是神经内分泌肿瘤或腺泡细胞癌小腺体的亚型。

（七）小腺体癌（small gland carcinoma）

肿瘤以密集的小腺体形成为特征，呈分叶状，其间有纤细的纤维间隔。

（八）小细胞癌（small cell carcinoma）

肿瘤完全由未分化的小细胞构成，极像肺的小细胞癌。在胰腺内有单个肿块存在。肿瘤细胞胞浆少。

鉴别诊断：

（1）淋巴瘤：应用AE1/AE3、LCA、CD等免疫组化染色及电镜下肿瘤细胞表面结构进行鉴别。

（2）转移性肺小细胞癌：检查肺部，是否有占位性病变。

（九）嗜酸细胞癌

肿瘤由胞浆丰富、嗜酸性颗粒状的瘤细胞构成[18]。瘤细胞可弥漫排列或排列成实性癌巢。电镜下瘤细胞含有丰富的线粒体。

（十）胰母细胞瘤（pancreatoblastoma）

又称儿童型胰腺癌，此瘤为罕见的胰腺恶性肿瘤[36,37]。由伴有腺泡分化、出现鳞状上皮细胞巢等上皮成分构成的恶性肿瘤。常见于1~8岁的儿童，男性多见。肿瘤为界限清楚的肿块，质软。肿瘤一般较大，直径7~12cm。多累及胰头及胰体，来源于胰头腹侧部分的胰母细胞瘤多有包膜。而来源于背侧部分的肿瘤多无包膜。肿瘤由上皮成分和间叶成分构成。上皮成分为比较一致的多角形细胞，形成巢状，条索状，管状或腺泡状结构（图2-15A、B），腺腔内有少量PAS阳性物质。常见有鳞状上皮岛，或更为原始的上皮成分，核分裂常见。间叶包括疏松排列的梭形细胞、透明变的纤维血管间质或软骨。常有出血坏死。免疫组化显示α-1-抗胰蛋白酶阳性。

鉴别诊断：

（1）腺泡细胞癌：胰母细胞瘤发生在成人而且有腺泡样结构时与腺泡细胞癌鉴别比较困难。唯一的鉴别标准是腺泡细胞癌没有鳞化巢。儿童发生的腺泡细胞癌或腺泡细胞瘤与成人发生的肿瘤生物学行为不同。

（2）内分泌肿瘤：胰母细胞瘤完全为实性结构没有腺泡分化，仅从组织学上与内分泌肿瘤鉴别有一定的困难。内分泌肿瘤免疫组化显示Syn及CgA阳性。胰母细胞瘤可以有少许内分泌细胞存在。在胰母细胞瘤中AFP阳性，内分泌肿瘤阴性。

（3）实性假乳头状瘤：实性假乳头状瘤也可以发生在儿童，易误诊为胰母细胞瘤，实性假乳

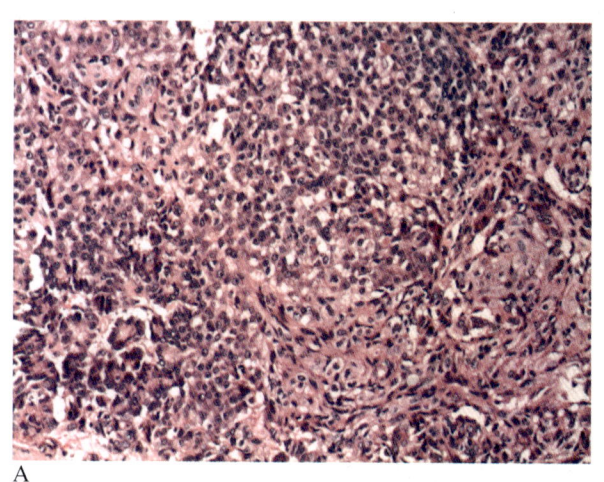

A

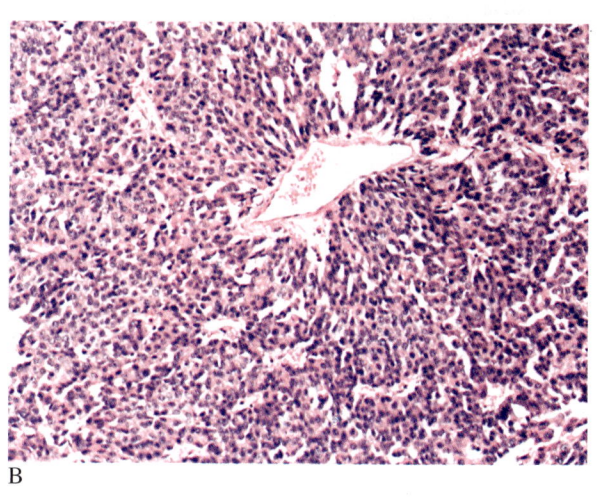

B

图2-15 胰母细胞瘤，示实性肿瘤细胞团（HE）。

头状瘤主要发生在女性（没有低于9岁的病人），可以有典型的组织学结构。肿瘤实性伴假乳头状结构及退行性的假囊肿形成。免疫组化显示α-1-抗胰蛋白酶阳性。弥漫性NSE、波形蛋白阳性。

（十一）实性假乳头瘤（solid-psuedopapillary tumor）

1. 实性假乳头瘤　又称实性乳头状上皮瘤、实性和囊性瘤、乳头状囊性瘤。是一种较少见的低度恶性的胰腺肿瘤[22, 23]，该肿瘤的组织起源及肿瘤细胞的分化谱系至今尚不明确。由形态比较一致的细胞形成实性巢状和假乳头结构的上皮性肿瘤。青年女性最常受累。大体上肿瘤与周围胰腺组织界限清楚，侵及周围组织罕见，大部分包膜完整（图2-16A、B），可有钙化。此瘤常为良性。

北京协和医院1999～2003年的12例病例，术后随访30～1 274天，所有病人均为无瘤生存，尚未发现复发及转移。偶尔可为恶性。肿瘤由成片上皮细胞、灶性假乳头及硬化的间质组成（图2-17A～C）。肿瘤细胞在玻璃样变的纤维血管蒂

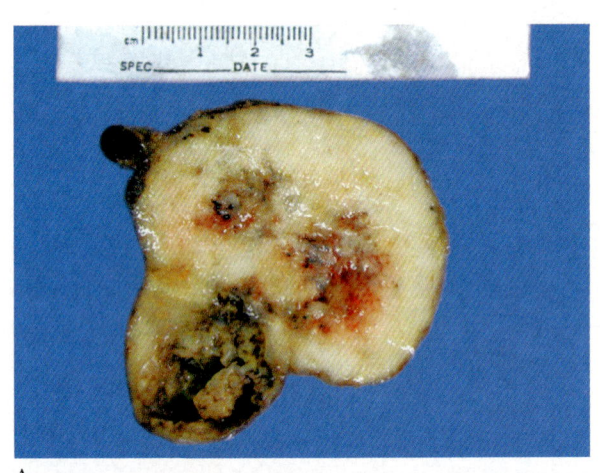

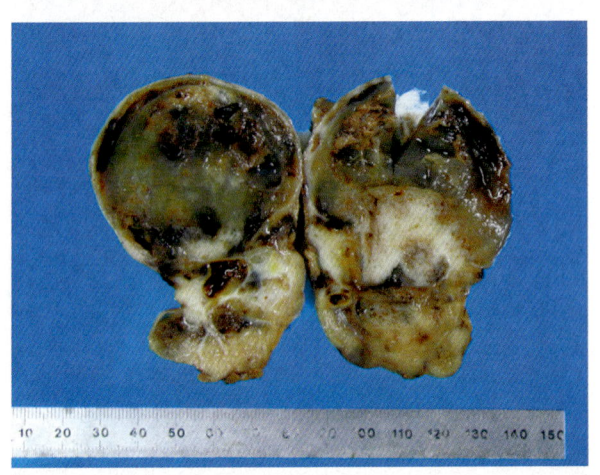

图2-16　实性假乳头瘤。肿瘤界限清楚，包膜完整，囊实性。

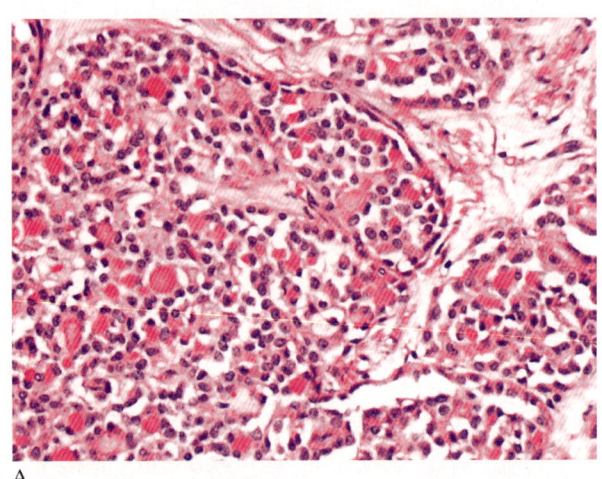

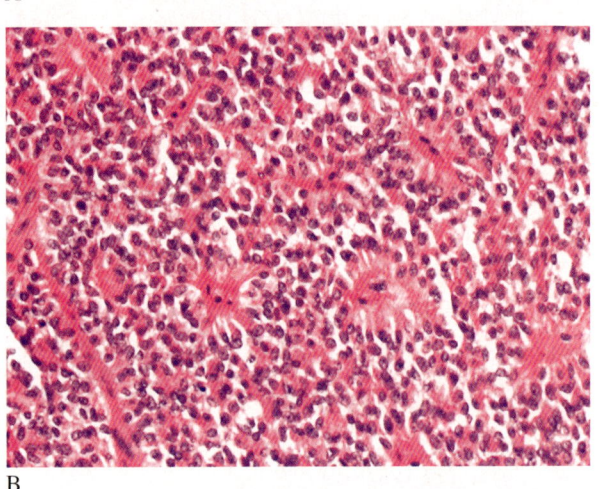

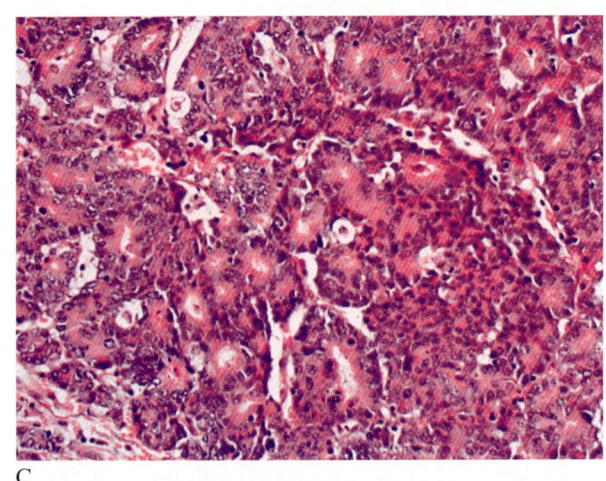

图2-17　实性假乳头瘤。（A、B）示肿瘤由排列成实性巢状比较一致的瘤细胞构成，（C）部分区域可见假乳头结构，瘤细胞之间有嗜酸性小球。PAS染色。

周围排列。肿瘤细胞核圆形或卵圆形，胞浆轻度嗜酸或淡染[24]。核分裂罕见，有散在泡沫细胞或退行性改变，如组织出血有假囊形成，在异物巨细胞周围有胆固醇结晶。嗜酸性小球、瘤细胞黄瘤样变、间质黏液样变、免疫组化瘤细胞弥漫阳性表达波形蛋白、aAT、aACT、CD10、CD56[40]，部分病例局部表达Syn、AE1/AE3，均不表达CgA；嗜酸性小球PAS阳性。

鉴别诊断　以实性区为主的肿瘤应与胰腺内分泌肿瘤、腺泡细胞癌及胰母细胞瘤鉴别，但实性假乳头瘤表达波形蛋白、aAT、aACT、CD56及CD10，不表达CgA可与之鉴别；以囊性区为主时临床及影像上与胰腺的假性囊肿、胰腺的浆液性、黏液性囊性肿瘤极难区别，但显微镜下实性假乳头瘤无真性上皮被覆，基本不表达CK、EMA、CEA等上皮标记可加以区别。

2. 实性假乳头状癌（solid-psuedopapillary）形态与实性假乳头瘤相同，但出现明确的恶性指征，如血管和神经鞘的浸润，或出现淋巴结和肝的转移。此瘤属于低度恶性。

（十二）成熟性畸胎瘤（mature teratoma）

又称皮样囊肿，由三胚层衍生的成熟组织构成的良性肿瘤[38]。肿瘤为囊性，可为单囊或多囊，因其含有上皮成分故归为上皮性肿瘤，囊壁被覆鳞状或柱状上皮，囊壁内可见黏液腺、软骨及神经组织等。

鉴别诊断　假囊肿：囊肿无上皮被覆。

二、非上皮性肿瘤

良性肿瘤包括颗粒细胞瘤，纤维组织细胞瘤，幼年性血管内皮瘤和神经鞘瘤。恶性肿瘤包括平滑肌肉瘤等。

三、瘤样病变

（一）囊肿（cysts）

1. 假囊肿（psudocyst）　占胰腺囊性病变的80%，15%的病人为多发，多数患者有饮酒、胆道疾患、腹部外伤史。多数为年轻人或中年人，男性多见，常为急性胰腺炎所遗留的病变，囊肿常突向胰腺表面（在胃与横结肠之间）。多数为单囊，可与导管相连。囊壁厚且不规则，内面粗糙不平，囊内容物浑浊。囊内液充满坏死出血碎屑，其中胰酶丰富。囊壁为肉芽组织，囊肿无上皮，囊壁仅为纤维肉芽组织。

2. 潴留性囊肿（retention cyst）　因胰管狭窄、结石或黏液栓的阻塞而引起的胰管的囊性扩张，形成囊肿。潴留性囊肿多位于胰尾部，大小1～20cm，囊壁纤维组织中常有不同程度的炎症反应和出血，甚至钙化。囊肿的衬覆上皮为一般的导管上皮，但由于伴发的炎症和出血，有时可无上皮衬覆。由于囊内可含有多种胰酶，与假囊不易鉴别，应多取材，寻找残留上皮，明确诊断。

3. 寄生虫性囊肿（parasitic cyst）　由寄生虫引起的囊性病变，如包虫病在胰管形成的囊肿。

4. 先天性囊肿（congenital cyst）　通常是胰导管发育异常的结果，多为多发性，常合并肝和肾的先天性囊肿，胰先天性囊肿合并小脑血管母细胞瘤、视网膜血管瘤和胃先天性囊肿时称von Hippel-Lindan病。病人可无症状，偶有上腹部不适。先天性囊肿的大小从几毫米到直径5cm不等，单个囊肿或多发性囊肿，单房或多房。与周围胰腺组织界限清楚，内壁光滑。囊内含有清亮的浆液。先天性囊肿衬覆扁平或低柱状上皮，有时上皮可完全萎缩。纤维性囊壁，较薄。应与浆液性囊腺瘤及黏液性囊腺瘤鉴别，先天性囊肿上皮不形成乳头，不产生黏液。

5. 肠源性囊肿（enterogenous cyst）　为衬覆肠道上皮囊肿。可见于胰腺内或附着于胰腺，以十二指肠最常见。

6. 子宫子膜异位囊肿（endometral cyst）　胰腺子宫子膜异位并形成囊肿，罕见。

7. 淋巴上皮囊肿（lymphoepithelial cyst）　主要见于中年男性，患者可无症状，偶然或在尸检中发现。囊肿可多发或单发，大体上囊肿无包膜，内含清亮液体或角化物。镜下由鳞状上皮衬覆的单层囊肿，壁内有大量淋巴组织及淋巴滤泡形成，形态与颈部鳃裂囊肿相似。主要应与表皮样囊肿鉴别。

（二）炎性假瘤（inflammatory pseudotumour）

以浆细胞、淋巴细胞、中性粒细胞和成纤维细胞混合而成的炎性包块。

（三）脂肪瘤性假性肥大（lipomatous pseudohypertrophy）

胰腺组织萎缩脂肪组织浸润所致，多见于肥

胖、成人糖尿病。不出现胰腺功能障碍。镜下胰腺腺泡萎缩，导管周围有小团残留腺泡，胰腺间质中弥漫性脂肪浸润，有少量淋巴细胞浸润，瘢痕形成，导管上皮广泛黏液化生。

（四）局灶性淋巴组织增生（focal lymphoid hyperplasia）

亦有人称之为假性淋巴瘤。

（五）异位脾（heterotopic spleen）

异位脾组织可见于胰腺内。

（六）错构瘤（hamartoma）

由排列紊乱的胰腺组织构成的局灶性病变，大体上可误认为肿瘤，罕见。有导管、腺泡和胰岛，围以丰富的纤维间质，无分叶结构。

四、导管上皮改变

2000年Hruban等提出了胰腺上皮内肿瘤（PanIN）的概念。

（一）PanIN基本概念

1. 正常　正常导管上皮立方或矮立方状，胞浆嗜酸或嗜碱、黏液性胞浆。核拥挤，无异型性。

2. 鳞状（移形）上皮化生　正常立方上皮被成熟的复层鳞状上皮或假复层移行上皮所代替，无异型性。

3. PanIN-IA　这是一种扁平病变，由高柱状上皮细胞组成，细胞核位于基底，黏液位于核上，核较小，圆形或卵圆形。当卵圆形时，细胞核与基底膜垂直。无异型性时，非肿瘤扁平增生病变与肿瘤扁平增生病变可并存。

4. PanIN-IB　这种上皮病变在PanIN-IA基础上有乳头、小乳头或假复层结构。

5. PanIN-II　PanIN-I的各种病变伴有中度非典型增生。

这种黏液上皮病变可以是扁平的，但有较多的乳头。细胞核有异型性，包括极向消失，核拥挤，增大，核深染，假复层形成。核分裂少见。见不到筛孔状结构伴管腔坏死及明显的细胞异型性，如果存在，应考虑PanIN-III。

6. PanIN-III　为重度非典型增生[14, 39]。

这种病变有乳头或小乳头形成，然而，很少是扁平的，筛孔状结构小团上皮细胞向管腔内出芽。管腔坏死提示PanIN-III的诊断。细胞核极向消失，杯状细胞核靠向管腔，黏液胞浆靠向基底膜。偶见病理核分裂，核不规则，大核仁，核浆比例与癌相似。无基底膜浸润（图2-18）。

（二）PanIN与相对应的旧病名

1. 鳞化　表皮样化生，多层化生。

2. PanIN-IA　幽门腺化生，杯状上皮化生，黏液增生，无非典型增生的扁平导管病变，黏液性导管增生，单纯增生，黏液细胞增生，扁平导管增生，非乳头上皮增生。

3. PanIN-IB　乳头状增生，无非典型增生的乳头状导管病变，腺瘤样增生。

4. PanIN-II　非典型增生，乳头状导管病变伴非典型增生，轻～中度非典型增生。

5. PanIN-III　原位癌，导管内癌，重度非典型增生[17]。

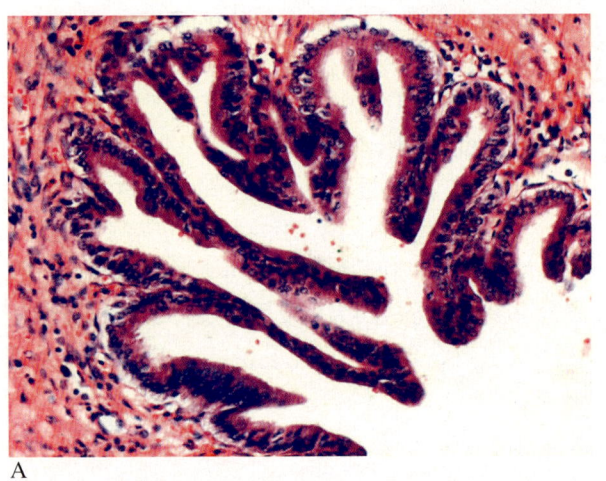

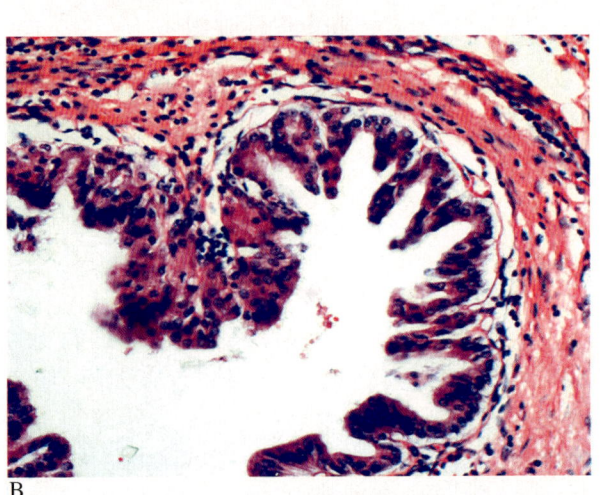

图2-18　PanIN-III，重度非典型增生。

第三节　胰腺内分泌肿瘤

1869年首先是由医学生Paul Langerhans认识了胰腺的胰岛，1869年Laguesse研究这种组织具有内分泌功能，命名为Langerhans胰岛。1902年报道了第1例胰腺内分泌肿瘤。在最初报道的20例内分泌肿瘤都是在尸检中发现的。

胰腺内分泌肿瘤依据临床上有关内分泌紊乱的情况分为功能性和无功能性。功能性肿瘤在临床上占多数，依其分泌激素的不同可分为胰岛素瘤、胰高糖素瘤、血管活性肠肽瘤、生长抑素瘤等[43]。无功能性胰腺内分泌肿瘤为临床上无明显的内分泌紊乱表现，也可能是肿瘤分泌的为非活性的激素（表2-3）。

表2-3　胰腺内分泌肿瘤临床病理关系

分化好的内分泌肿瘤
　　良性生物行为：肿瘤局限于胰腺，无血管浸润，肿瘤＜2cm，≤2个核分裂，Ki-67阳性细胞≤2%/10HPF
　　　　功能性肿瘤：胰岛素
　　　　非功能性肿瘤
　　生物学行为不肯定：肿瘤局限于胰腺，肿瘤＞2cm，核分裂＞2个，Ki-67阳性细胞＞2%/10HPF或有血管浸润
　　　　功能性肿瘤：胃泌素、胰岛素、血管活性肠肽、高血糖素、生长抑素、或激素综合征
　　　　非功能性肿瘤：
分化好的内分泌癌
　　低度恶性伴大体局部浸润和(或)转移
　　　　功能性：胃泌素、胰岛素、血管活性肠肽、高血糖素、生长抑素、或激素综合征
　　　　非功能性
低分化内分泌癌
　　未分化（小细胞到中等大小）癌

肿瘤＜2cm几乎100%是良性肿瘤，肿瘤＞3cm 90%是良性肿瘤

大体上，功能性胰腺内分泌肿瘤一般较小，多为单个，可发生在胰腺的任何部位。界限清楚，常有包膜。

组织学上，大多数胰腺内分泌肿瘤由比较一致的细胞构成，无异型性或仅有轻度异型性。肿瘤细胞可排成：①小梁状、条索状或脑回状；②围绕血管形成腺样结构或菊形团样排列；③小巢状排列；④实性片状排列。瘤细胞多为多角形，偶见梭形细胞为主。瘤细胞间可见丰富的血窦，有时血窦扩张可以成囊状。部分肿瘤中可见砂粒体，尤其是胰岛素瘤或生长抑素瘤中更易见到。

一、胰岛素瘤

尽管胰岛素瘤少见，但是最常见的功能性胰腺内分泌肿瘤，占胰腺内分泌肿瘤的46%～85%由B细胞构成。好发年龄为30～60岁，但胰岛素瘤可发生在任何年龄，包括儿童，甚至在新生儿。女性较为多见（59%）。5%～7%病人出现MEN-1型的表现，典型的临床表现为Whipple三联症，即由于高胰岛素血症导致空腹低血糖（＜40mg/dl）；由于低血糖造成的脑功能异常等精神神经症状，如头痛、虚弱、眩晕、语无伦次、抽搐、甚至昏迷；静脉输入葡萄糖后症状可迅速缓解。

大体上胰岛素瘤可发生在胰腺的任何部位，但胰体尾部比较多见。35%发生在胰头，65%发生在胰体尾部。发生于胰腺外的异位胰岛素瘤不足2%。常见部位为十二指肠、脾门、胃脾韧带，偶可见于胃壁、空肠、回肠和肺。90%为单发，约10%为多发。胰岛素瘤一般较小，75%直径不足0.5～2cm，重量小于2g，仅有8%的肿瘤大于5cm。术中触摸肿瘤要比周围胰腺组织软，除非有很多的间质或淀粉样病变。触摸肿瘤可造成肿瘤充血或局灶出血，肿瘤呈深红色。肿瘤的大小并不与临床症状的严重程度一致，甚至很小的肿瘤都可以出现严重的症状。曾有报道仅有0.5g的肿瘤就出现临床症状。肿瘤常分界清楚，可部分有

包膜，切面质地随肿瘤中纤维组织含量的不同可软亦可很韧，颜色灰白色至红褐色。

组织学上，肿瘤有完整的或不完整的纤维包膜。一般大肿瘤包膜完整，非常小的肿瘤缺乏完整的包膜。瘤细胞常排成小梁状、条带状、实性或弥漫排列（图2-19）。胰岛素瘤中常可见到淀粉样物沉积，其中主要成分为胰岛素瘤淀粉样多肽（IAPP），此多肽由37个氨基酸构成，与降钙素基因相关多肽（CGRP）有40%序列同源。

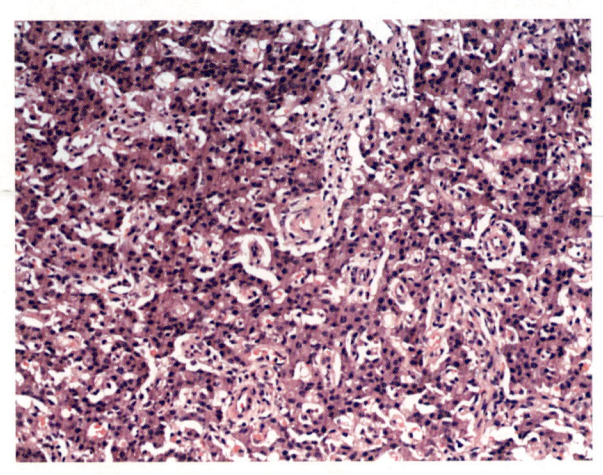

图2-19 胰岛素瘤。瘤细胞呈条索状排列，其间有丰富的血窦（HE）。

胰岛素瘤细胞核圆或卵圆，染色质匀细，有不明显的核仁，偶尔可见到大核，这些尚不足以诊断为恶性；但超过5%AgNOR（嗜银蛋白染色）丰富的细胞（每个核6个AgNOR）提示恶性。

15%的胰岛素瘤醛复红和醛硫因染色可阳性，但其强度比正常B细胞要弱。40%的胰岛素瘤中Grimelius银染可显示不同数量的阳性细胞。免疫组化所有胰岛素瘤均可为胰岛素或前胰岛素（PC2、PC3、CPH及7B2）阳性，但染色强度在同一肿瘤不同部位均差别很大。30%的肿瘤有胰岛素的表达；前胰岛素主要位于细胞的高尔基体中，50%的肿瘤有表达。50%胰岛素瘤中有多激素分泌，包括胰高糖素、生长抑素、胰多肽、胃泌素、ACTH和降钙素阳性细胞。

电镜下，胰岛素瘤细胞可见有典型的结晶样的β颗粒，直径200～400nm圆形和多形的等内分泌颗粒[4]。Creutzfeld等根据内分泌颗粒的形态分为4型：① 1型，肿瘤细胞含有典型的人β颗粒；② 2型，肿瘤细胞含有典型及不典型颗粒；③ 3型，肿瘤细胞含有不典型颗粒；④ 4型，肿瘤细胞无颗粒。

生物学行为：胰岛素瘤在外科病理中是一种少见肿瘤，相对来讲预后好。90%以上的胰岛素瘤是良性的，这可能与肿瘤比较小就被发现有关。没有明确的组织学标准及组织化学标记物与生物学行为的检查及指标。恶性胰岛素瘤的诊断主要依靠肿瘤的局部浸润及转移。

二、胃泌素瘤

胃泌素瘤（gastrinoma）是由胃泌素细胞构成的肿瘤，可发生在胰腺，也可发生在十二指肠、胃及近段空肠等胰腺外部位。发生在胰腺的胃泌素瘤约占胰腺内分泌肿瘤的20%。男：女之比为3∶2，发病年龄7～83岁，平均38岁。约20%为MEN-1型的一部分。胃泌素瘤的典型临床表现为Zollinger-Ellison综合征，即由于高胃泌素血症、高胃酸而导致的多发性、顽固性消化性溃疡。溃疡可出现在十二指肠，甚至近段空肠。部分病人可以呕血或溃疡穿孔为首发症状。部分病人出现腹泻。

40%～53%的胃泌素瘤发生在胰腺，13%～15%发生在十二指肠及上段空肠，34%的病人中找不到分泌胃泌素的肿瘤。胃泌素瘤可仅1～2mm大小，难以发现，称为微小胃泌素瘤。发生在胰腺的胃泌素瘤一般分界清楚，呈膨胀性生长，但无包膜，依纤维组织含量的多少其质地可很软，也可很韧。大多数胰腺散发性胃泌素瘤为单个，多大于2cm。据目前统计，大多数胰腺胃泌素瘤位于胰头部。故在手术中切除包括胰头、十二指肠、胰头周及十二指肠周软组织和淋巴结的胃泌素三角，可切除大多数胃泌素瘤[48,49]。

组织学上，胰腺胃泌素瘤细胞同其他内分泌肿瘤一样，多排列成小梁状或实性巢状，偶尔也可呈腺泡状或腺样排列（图2-20A、B）。瘤细胞核通常为圆形或卵圆形，细胞比较一致，异型性很少，核分裂罕见。大多数病例单靠形态学难以判定良、恶性。大血管的浸润和胰周组织浸润可作为诊断恶性的证据。

胃泌素瘤Grimelius银染阳性、嗜铬素A、B阳性、胃泌素阳性。但很多胃泌素瘤中，多数瘤

第二章　胰腺肿瘤病理学与细胞学　43

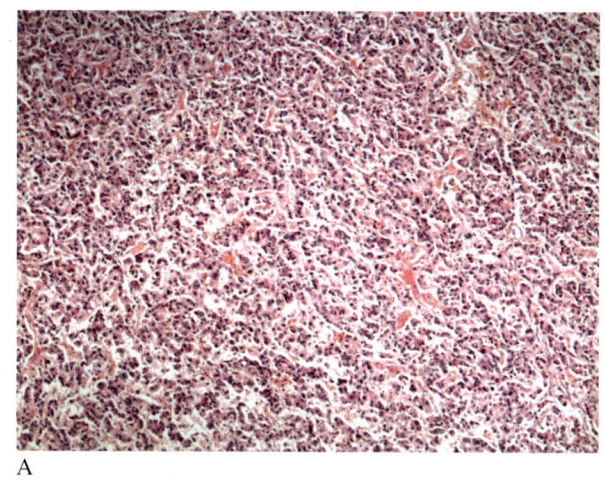

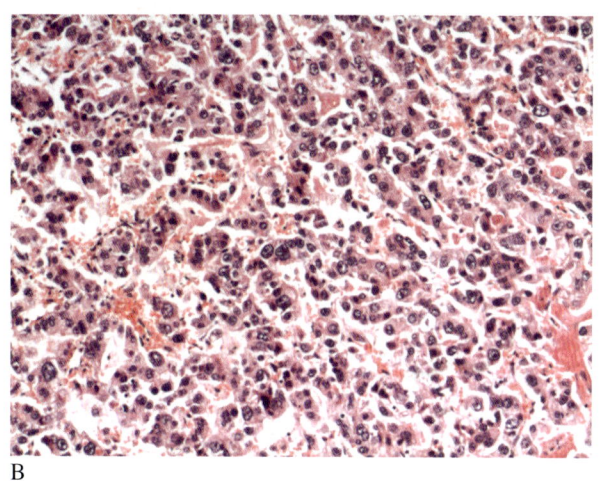

图2-20　胰胃泌素瘤。瘤细胞呈实性巢状或腺泡状排列，其间有较多纤维间质（HE）。

细胞胃泌素阴性。这可能是瘤细胞在合成、包装或储存胃泌素方面有缺陷。此时原位杂交检测胃泌素mRNA对确诊胃泌素瘤是很重要的。胃泌素瘤中常可见到很多分泌其他内分泌激素的细胞，如PP、胰高糖素、胰岛素、生长抑素、ACTH和5-羟色胺阳性细胞等。

电镜下，胃泌素瘤由有颗粒细胞和无颗粒细胞构成。其典型分泌颗粒为G细胞颗粒，有的细胞还会有小圆形不典型颗粒，甚至非G细胞颗粒。

在胃泌素瘤时，肿瘤周围组织亦有一定的病变。在胰腺，最常见的为慢性胰腺炎。这可能为较大的胃泌素瘤阻塞胰腺导管所致。Zollinger-Ellison综合征的病人有时可见胰岛导管复合体的形成。有人认为，此并非真正的胰岛增多，而是胰岛的微腺瘤病，其中主要为胰高糖素细胞和PP细胞，多为MEN-1型。

胃黏膜常有肥厚，壁细胞可为正常的3～6倍，十二指肠的Brunner腺可增生、肥大，肠绒毛可萎缩、扭曲、充血和呈不同程度的炎症。肠上皮可出现胃上皮化生。

三、胰高糖素瘤

1942年Becker等首先报道一名女性患者，很少见，仅占胰腺内分泌肿瘤的5%～8%[43]，好发于40～70岁的人群，平均年龄55岁，女性稍多见（55%）。胰高糖素瘤（glucogonoma）偶尔为MEN-1型的一部分，偶尔有家族性的报道[3]。

胰高糖素瘤临床上可引起高血糖素瘤综合征，包括皮肤的坏死性、游走性红斑、口炎、唇炎、舌炎、轻度糖尿病、贫血、消瘦及发生深部静脉血栓的倾向等。在临床上并非每一个病人都具有上述所有的症状。病人血中胰高糖素水平升高，同时出现高血糖是诊断的最重要的依据，病人常有低氨基酸血症。

大多数胰高糖素瘤位于胰体尾部，其中38%位于胰尾部，24%位于胰体部或胰体尾部，20%位于胰头，4%位于胰头体或体尾交界区，14%为弥漫累及全胰腺。偶见胰腺外胰高糖素瘤的报道[46, 47]，如近段十二指肠和左肺上叶。

胰高糖素瘤通常为单个，0.2～35cm不等，其最大直径的平均值为7.6cm，其中恶性高糖素瘤的平均直径为9.3cm。

组织学上，胰高糖素瘤细胞多呈小梁状或弥漫性排列（图2-21A、B），瘤细胞呈多角形，胞浆较丰富，可见细颗粒。核分裂不常见，核异型性不明显，瘤细胞可Grimelius染色阳性。恶性高糖素瘤可以肝转移（图2-22）。

免疫组化，瘤细胞胰高糖素阳性，除此之外，瘤细胞还可产生一种或多种前胰高糖素的衍生物，如肠高糖素（glicentin）和胰高糖素样多肽（GLP）1和2，通常GLP-2为更可靠的高糖素瘤的标志。除此以外，胰高糖素瘤中尚可有一定数量的PP、生长抑素和胰岛素阳性的细胞。

电镜下，瘤细胞可见典型的A细胞颗粒。

四、生长抑素瘤

罕见，文献中仅有少数病例的报道。发病率不足胰腺内分泌肿瘤的1%[43]。目前报道的所有病

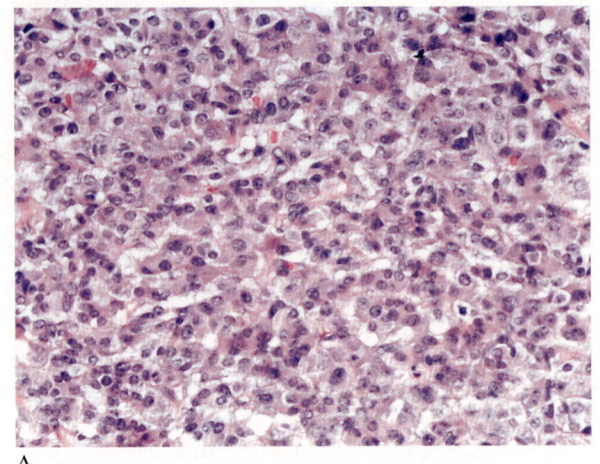

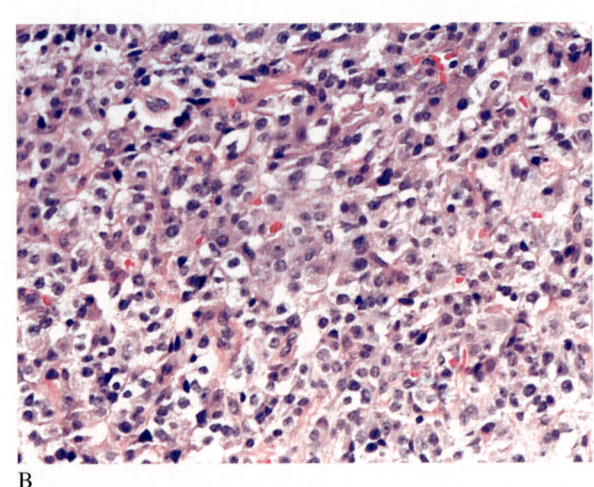

图 2-21　胰高糖素瘤。瘤细胞呈条索状或花带状排列，胞浆空亮（HE）。

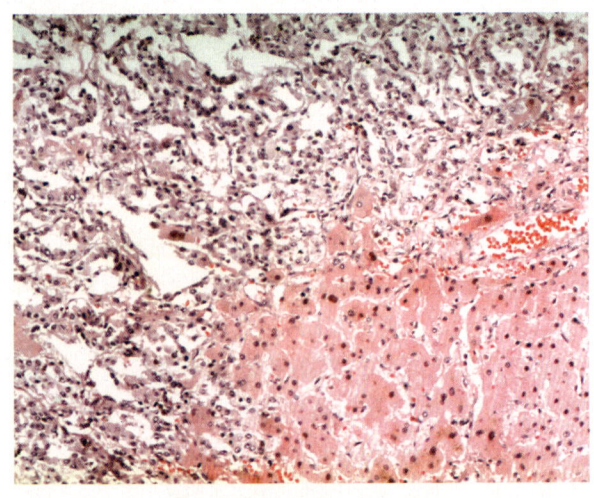

图 2-22　胰高糖素癌肝转移

例年龄为 30～84 岁，平均 53.9 岁，男女发病无大差别。目前尚未发现生长抑素瘤（somatostatinoma）伴有 MEN 的报道。偶见胰腺外十二指肠发生生长抑素瘤的报道。临床上生长抑素瘤可引起所谓的抑制综合征：包括糖尿病、胆石症、腹泻、低胃酸、消瘦、贫血等。这些表现被认为是生长抑素抑制了胰岛素、胆囊收缩素、胃泌素的分泌以及胃壁细胞、胰腺腺泡细胞、肠吸收细胞和胆囊肌细胞功能的结果。胰腺的生长抑素瘤 56.6% 位于胰头，8.7% 位于胰体，30.4% 位于胰尾，4.4% 累及全胰腺。肿瘤通常较大，3.5～11cm 或更大，平均 6.7cm。肿瘤通常为单个，边界清楚，但无包膜，质地较软。

组织学上，生长抑素瘤与其他胰腺内分泌肿瘤相同，瘤细胞可排列成小梁状、腺泡状或实性巢（图 2-23A、B）。抗生长抑素抗体染色，可见

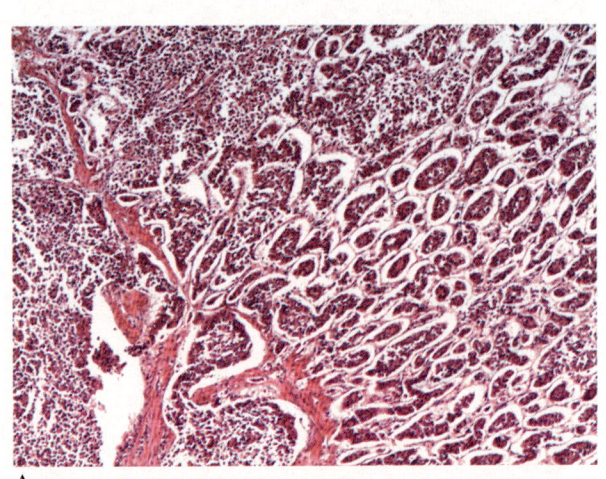

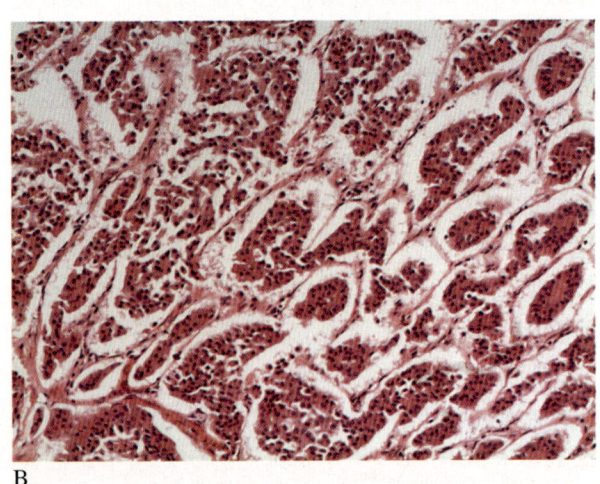

图 2-23　胰腺生长抑素瘤。瘤细胞呈腺泡状或条索状排列，其间有少许纤维组织分隔（HE）。

大多数肿瘤细胞阳性，有些生长抑素瘤含有降钙素、ACTH 和胃泌素。

电镜下，可见两种内分泌颗粒，一种为大的 250～450nm 的颗粒，很像成熟的 D 细胞颗粒，另一种为小的 150～300nm 的致密颗粒。

五、血管活性肠肽瘤

为产生VIP或VIP样物质的肿瘤。此瘤罕见，约占胰腺内分泌肿瘤的8%。除胰腺外，此瘤也可发生在胰腺外。女性稍多于男性。发病年龄19～79岁，平均48岁。部分病例与 MEN-1 型关系密切。VIP的生物学功能为刺激肠道分泌、抑制胃酸分泌、胆囊扩张、促进糖原分解、使血管扩张。因此临床上VIP的典型表现为Verner-Morrison综合征或称WDHA综合征，即：水样腹泻、低钾、无胃酸。有的还有高血钙、碱中毒、异常糖耐量试验、抽搐等表现。约50%VIP瘤为恶性，即当发现时，已发生了淋巴结或肝脏的转移。

胰腺的VIP瘤以胰尾较多（47%），其次为胰头（23%）、胰体部（19%）和体尾部（11%）。肿瘤大小直径为 1.5～20cm，平均直径为 4.5cm。

组织学上，VIP瘤有三种主要排列形式，实性巢状、宽小梁状和管状腺泡状（图 2-24A、B）。瘤细胞多角形，胞浆较丰富，呈弱嗜酸性颗粒状或透明。形成管状腺泡状排列时，可为柱状或立方状。核可深染或出现一定的异型性，可见核分裂，约一半病例出现血管或神经周围的浸润，其中很多病例可见有淋巴结或肝的转移，间质多较丰富，血管丰富。

免疫组化，95% 的 VIP 瘤 NSE 阳性，细胞角蛋白61% 阳性，突触素93% 阳性，嗜铬素 A 45% 阳性，α-1-抗胰蛋白酶 33% 阳性，神经内分泌肽 VIP 87% 阳性，PHM 57% 阳性，生长激素释放激素（GRH）50% 阳性，PP 53% 阳性，α-hCG 48% 阳性，胰岛素 17% 阳性，神经加压素 18% 阳性，胰高糖素 10% 阳性，生长抑素 15% 阳性，脑啡肽 8% 阳性。在大多数有 WDHA 综合征的肿瘤中仅少数瘤细胞 VIP 阳性。

电镜下，有时仅见到很少的分泌颗粒。这些是因肿瘤细胞的激素储存机制缺陷所致，即细胞迅速释放激素，血清含量增高而瘤细胞中含量反而较低。

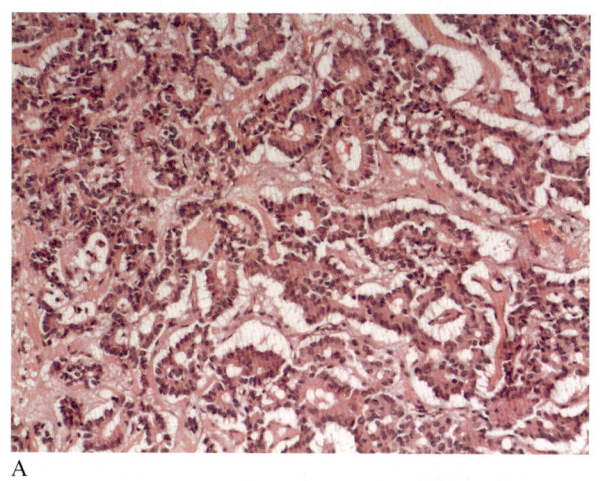

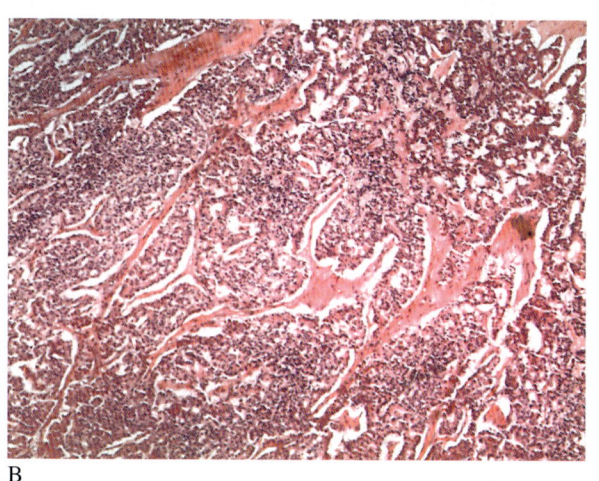

图2-24 胰血管活性肠肽瘤（VIP瘤），瘤细胞呈实性腺样或巢状排列（HE）。

除胰腺的VIP瘤可引起WDHA综合征外，神经源性肿瘤如神经节神经母细胞瘤、嗜铬细胞瘤也可分泌VIP样物质而导致WDHA综合征。偶尔，上皮性肿瘤可为WDHA综合征的原因。文献中报道1例空肠的恶性内分泌肿瘤[50]、1例食管混合性鳞状/小细胞癌[51]和1例左肾的内分泌肿瘤[52]，也出现了 WDHA 综合征。

六、引起类癌综合征的 EC 细胞瘤

导致类癌综合征的胰腺 EC 细胞瘤非常罕见。肿瘤由肠嗜铬细胞（EC细胞）构成。临床上典型表现为类癌综合征，如腹泻、皮肤潮红、低血压、支气管痉挛、右心心内膜纤维化和肠系膜及腹膜后纤维化。这些表现是因EC细胞分泌了过

多的 5-羟色胺、血管舒缓素、P物质和前列腺素等所致。引起类癌综合征的胰腺的EC细胞瘤基本上是恶性的。

引起类癌综合征的胰腺的EC细胞瘤，可以是分化好的类癌，特征为实性、腺泡状或小梁状排列的瘤细胞，周围细胞常形成栅栏状排列。电镜下，可见较多含5-羟色胺的多形性颗粒。另一些为中间型小细胞内分泌癌。特征为明显的实性巢状生长，明显的细胞异型性，核分裂易见，有或没有灶性坏死。电镜下，分泌颗粒较少。

七、导致肢端肥大、库欣综合征或高钙血症的胰腺内分泌肿瘤

这些肿瘤均非常罕见，肿瘤可因产生异位的生长激素而出现肢端肥大，异位产生ACTH而致库欣综合征或异位产生甲状旁腺素而导致高钙血症，这些肿瘤临床上基本都是恶性的。组织学上，大多数肿瘤由小到中等大小、中度异型的细胞构成。瘤细胞排列成宽小梁状、腺泡状或实性巢状，其间有较粗的纤维间隔分隔。有的肿瘤可以形成脑膜瘤样的旋涡状排列，甚至出现副神经节瘤样的Zellballen排列。

免疫组化，依其分泌物质不同可为CRP阳性、GH阳性、ACTH阳性、黑色素细胞刺激激素（MSH）阳性、甲状旁腺素或甲状旁腺素样物（parathirin）阳性。

八、无功能胰腺内分泌肿瘤

无功能胰腺内分泌肿瘤以胰头多见。肿瘤大小常为5cm，最大者可达20cm。

组织学上，与功能性肿瘤相似。电镜下，分泌颗粒多的肿瘤其细胞排列多为脑回状或条索状，或平行栅栏状排列。而少颗粒肿瘤则通常为实性或宽条带排列，瘤细胞为一致的小到中等大小，有轻度异型性。

免疫组化研究表明：大多数无功能性内分泌肿瘤均有不同数量的激素阳性细胞[53]。一组研究证实：35%的病例PP阳性，30%胰高糖素阳性，15%生长抑素阳性，20%5-羟色胺阳性，20%降钙素阳性，神经加压素、胰岛素分别为8%和15%[54]。通常的内分泌标志，如嗜铬素A、嗜铬素B、突触素或PGp9.5阳性，Grimelius银染色和铅苏木素阳性。

九、PP细胞瘤

组织学上与其他功能性肿瘤相似，可呈条索状、腺泡状或实性巢状排列。大多数肿瘤主要由PP阳性细胞构成。通常的内分泌标志，如嗜铬素A、嗜铬素B、突触素阳性，Grimelius银染色阳性。PP细胞瘤临床上一般无内分泌紊乱的表现，偶有水样腹泻的表现。肿瘤小于2cm者一般无转移。而临床有转移者肿瘤多较大（超过5cm）。在Tomita等[55]报道的一组中，转移的肿瘤大小4～15cm，平均8.1cm。伴有水样泻的3例，大小5～9cm，平均6.3cm。无转移的肿瘤0.8～15cm，平均4.3cm，临床上为无功能性。

十、鉴别诊断

（一）良性与恶性胰腺内分泌肿瘤的鉴别

胰腺内分泌肿瘤仅从形态上难以鉴别其良、恶性。唯一诊断恶性的指标是转移。最多见的转移部位是淋巴结和肝脏。以下几个因素对判断良、恶性有一定价值[56]：

1. 肿瘤的大小 < 2cm 一般为良性。> 2cm 则为交界性或行为难以确定。但胃泌素瘤有时可仅为1cm即可发生转移。

2. 核分裂 良性肿瘤一般无核分裂，即使有也很少（≤2/10HPF），＞2/10HPF则为行为难以确定或交界性。

3. Ki-67阳性细胞数/10HPF 良性肿瘤一般Ki-67阳性细胞数≤2/10HPF，＞2/10HPF则行为难以确定或为交界性。交界性肿瘤中常可见到血管浸润。

4. 肿瘤类型 不同类型其恶性几率不同，胰岛素瘤约90%～95%均为良性；胰高糖素瘤70%～80%为恶性；生长抑素瘤＞70%为恶性；胃泌素瘤在十二指肠的恶性率为25%～57%，在胰腺的恶性率为68%～89%；VIP瘤50%以上为恶性；EC细胞瘤和分泌生长激素、ACTH和甲状旁腺素者多为恶性。

5. 局部浸润 分化好的内分泌癌时，除转移外，一般均可见到明显的局部包膜、血管或神经的浸润。

无功能胰腺内分泌肿瘤的良、恶性标准与功能性肿瘤基本相同，即肿瘤小于2cm，无核分裂或血管浸润。Ki-67阳性细胞数<2个/10HPF为良性腺瘤。具有恶性潜能的肿瘤一般大于4cm，有血管或神经周间隙的浸润（图2-25），核分裂超过3个/10HPF，Ki-67阳性细胞数≥7个。

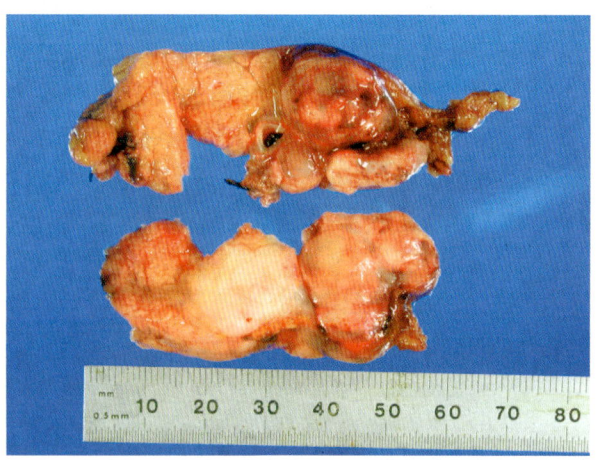

图2-25　胰腺神经内分泌癌，肿瘤界限不清，质软，细腻。

（二）无功能胰腺内分泌肿瘤与胰腺实性假乳头瘤的鉴别

无功能胰腺内分泌肿瘤和胰腺的实性假乳头瘤都可达到较大的体积，都可出现一致的细胞。临床上都可为中青年女性，故有时很难鉴别。但无功能胰腺内分泌肿瘤一般无广泛的出血、变性变化和假乳头形成，而这些病变在实性假乳头瘤中很明显。

免疫组化，实性假乳头瘤α-1-抗胰蛋白酶强阳性，波形蛋白弥漫阳性，而内分泌标记，如嗜铬素A、突触素阴性，神经原特异性烯醇化酶二者均可阳性故无鉴别价值。

电镜下，内分泌肿瘤无大的酶原颗粒和丰富的线粒体等实性假乳头瘤时常见到的特点。此外，内分泌肿瘤细胞核圆形而非锯齿状。

（三）胰腺内分泌肿瘤与胰腺腺泡细胞癌的鉴别

胰腺腺泡细胞癌以实性巢状排列为主时，可能与胰腺内分泌肿瘤混淆。腺泡细胞癌的癌细胞较大，胞浆丰富、嗜酸性颗粒状，PAS阳性，核分裂常超过1个/10HPF。仔细寻找常可见有腺泡状排列的区域，核常有位于基底部的倾向，灶性坏死常见。

免疫组化，α-1-抗胰蛋白酶、胰蛋白酶和脂肪酶阳性，而内分泌标记阴性。

电镜下，可见到癌细胞内丰富的粗面内质网和丰富的酶原颗粒。这些都与胰腺内分泌肿瘤不同。此外腺泡细胞癌男性较多，而胰腺内分泌肿瘤则无明显的性别差别。

（四）胰腺内分泌肿瘤与胰母细胞瘤的鉴别

胰母细胞瘤主要发生于儿童，成人罕见。胰腺内分泌肿瘤主要见于成人，但偶有儿童的报道，故二者有时需要鉴别。

胰母细胞瘤可有明显的腺泡排列和鳞状小体的存在，AFP阳性。而内分泌肿瘤则内分泌标记阳性，借此可以鉴别。

（五）胰腺内分泌肿瘤与慢性胰腺炎时胰岛集中的鉴别

慢性胰腺炎时，因腺泡萎缩，胰岛可集中形成成片的内分泌细胞灶很像胰腺内分泌肿瘤。但此时集中的胰岛含正常比例的胰腺内分泌细胞，如分泌胰岛素的细胞、分泌胰高糖素的细胞、分泌生长抑素的细胞、PP细胞等，周围可见到腺泡的明显萎缩、导管扩张及纤维组织增生等慢性胰腺炎的表现。这些与内分泌肿瘤时周围胰腺实质正常不同。

（六）分化好的胰腺内分泌癌与胰腺小细胞癌的鉴别

分化好的胰腺内分泌癌是指功能性或无功能性的胰腺内分泌肿瘤伴有血管或周围组织的浸润或出现转移。传统上亦称恶性胰岛细胞瘤，这些肿瘤多为生长缓慢、恶性较低的肿瘤，即使出现淋巴结和（或）肝脏的转移，其预后比胰腺外分泌癌要好得多。胰腺的神经内分泌类的肿瘤亦包括小细胞癌。小细胞癌为分化差的神经内分泌瘤，与肺小细胞癌相似。特点为细胞密集，胞浆很少，核浆比例高，核分裂多（>10/10HPF），Ki-67或PCNA阳性细胞多（>10%的肿瘤细胞）。明显的坏死，常出现广泛的浸润和转移。这些特点均与分化好的胰腺内分泌癌不同。

（七）胰腺内分泌肿瘤与混合性内分泌-外分泌癌的鉴别

胰腺混合性内分泌-外分泌癌非常少见，可为混合性腺泡-内分泌癌或混合性导管-内分泌癌，其中内分泌成分和外分泌成分大致相等，且内分泌成分和外分泌成分都是恶性的，与完全内分泌细胞组成的肿瘤不同。

免疫组化，可见到由α-1-抗胰蛋白酶、胰蛋白酶、脂肪酶等阳性细胞和内分泌标记的肿瘤细胞混合构成。

第四节 胰腺分子病理学

在过去，用于胰腺癌的检测及诊断方法非常有限（只有细胞学及组织学）。1978年以后，出现了一些更有价值的分析技术。包括：CT、血管造影、碱性磷酸酶及CEA水平的检测。由于常出现假阴性及假阳性的结果，没有一种方法可以单独应用。近年来，分子病理学的研究及发展，越来越广泛地应用分子标记等方法进行胰腺癌的诊断，大大提高了胰腺癌的诊断水平。与胰腺癌发病机制有关的基因改变很多，将重要的一些基因做介绍。

一、生长因子及受体

胰腺癌可以参与异常自泌或旁分泌，使生长因子配体或受体过度表达，导致胰腺癌的发生。这种自身的过度表达可能不是恶性转化的关键所在。而是伴有是否遗传学改变的特殊表现方式。

（一）EGFR家族

EGFR及各种相关的受体可以在正常胰腺或疾病时表达。研究表明EGFR有调节正常外分泌胰腺的功能。慢性胰腺炎及胰腺癌EGFR及几种相关的配体（EGF、TGFR-α、α调节素、β细胞素）表达增加。α调节素位于正常胰腺导管细胞核内，在恶性肿瘤导管细胞核内及细胞胞浆内过度表达。胞浆内过度表达与术后存活率下降有关。总的来说，EGFR和一种或多种配体过度表达与预后差有关，包括浸润、转移及存活期下降。这种分裂生长因子过度表达也可以促进大量促纤维间质形成，这也是多数胰腺肿瘤的特点。

与EGFR相关的其他受体包括HER2、HER3及HER4，HER/neu（c-erb-B2）[58, 65, 71]，这些蛋白质是在正常外分泌胰腺中合成。在高分化胰腺癌中可过度表达。与HER2/neu mRNA水平增加有关，胰腺中HER2/neu基因过表达可能与生存期短有关。HER2/neu是胰腺导管病变生长因子相关信息传导的潜在介质。这种原癌基因常在导管内增生性病变及原位癌表达增加。各种类型的胰腺癌明确有HER2/neu过度表达的病例，可以应用群司珠单抗（Herceptin）进行免疫治疗。肝细胞生长因子（HGF）存在于正常的胰腺间质细胞中，胰腺癌间质细胞或胰腺郎罕细胞分泌增高，HGF及HGF-Met受体与上皮间质相互作用，当上调时刺激细胞增生及运动，与肿瘤的浸润及转移有关。HGF-Met在胰腺导管增生性病变、非典型增生及恶性导管上皮病变升高。提示这种受体配体的过度表达，在胰腺癌的形成过程中可能是重要的早期事件。

（二）转化生长因子家族

TGFβ是一种调节多肽家族，包括3个同源异构体（isoform）和3个主要受体，参与调节细胞生长和分化、血管形成及肿瘤的形成。TGFβ的调节作用很复杂，因为它可以影响多种类型细胞，而且受不同的因素影响，比如浓度及环境因素。TGFβ1、TGFβ2及TGFβ3在胰腺癌中表达增加。TGFβ2表达与肿瘤进展期及存活率下降有关。TGFβ对大多数上皮细胞来源的肿瘤细胞有潜在的生长抑制作用。由于正常细胞丢失了对TGFβ同源异构体抑制作用的反应，肿瘤细胞无限制生长。P21（WAR1/CIP1）是TGFβ诱导的周期蛋白依赖性激酶抑制因子之一，具有TGFβ1生长抑制功能下调作用。近年来研究表明，TGFβ1的表达与浸润性胰腺癌手术切除后良好的预后及P21表达有关。

（三）纤维母细胞生长因子和受体

纤维母细胞生长因子和受体（FGF）家族包括9个成员（FGF1-9）及4个生长因子受体。FGF1及FGF2与正常胰腺低水平的原型有关。在慢性胰腺炎的导管上皮及腺泡细胞表达增加。多项研究表明，纤维母细胞生长因子过度表达在慢性胰腺炎发生时可以激活自分泌和旁分泌路径。FGF1及FGF2在胰腺癌中过度表达已有报道，有些与肿瘤进展期有关。FGF1、FGF3和FGF4可以在正常胰腺腺泡细胞中表达，在60%胰腺癌中有一种或几种受体的表达。角蛋白细胞生长因子（KGF）也是肝素结合多肽FGF成员，在胰腺癌细胞及周围胰腺间质中过度表达，在体外由自分泌或旁分泌作用促进肿瘤细胞的生长。

（四）其他受体

胰岛素受体底物-2（IRS-2）是一种在胰岛素及胰岛素样生长因子受体化之后，在有丝分裂信号传导中多部位对接蛋白。近年研究表明，IRS-2在胰腺癌中过度表达。提示它可能经磷脂酰肌醇3-激酶通路，增加有丝分裂信号。因此，导致过度生长的刺激。调节多肽神经降压素受体在75%胰腺导管腺癌表达。应用非多肽受体拮抗剂抑制肿瘤生长可用于免疫治疗。选择高表达多肽神经降压素受体可用于临床影像学检查。肿瘤细胞对生长抑素受体Ⅱ型免疫反应在胰腺癌中也有报道。理论上，生长抑素类似物（奥曲肽）具有抗增生作用。

二、原癌基因

原癌基因是最早被证实控制细胞生长的肿瘤基因。K-ras是ras基因家族成员之一。没有一种肿瘤像胰腺癌中突变那么高。常见第12密码子突变[61,67-69]，少数第13密码子突变。N-ras及H-ras突变少见。K-ras突变率在70%～90%以上，85%最多见。可通过组织标本、胰液、十二指肠液及胸腹水、毛刷物、粪便及其他细胞学样本的K-ras基因突变检测辅助诊断胰腺癌，也可以用于局部淋巴结微小转移的诊断。近来研究表明，同时做胰液上清液及沉渣K-ras基因检测可以提高胰腺的基因诊断率，然而，应当指出的是有些胰腺没有发现明确的肿瘤有K-ras突变。有报道在慢性胰腺炎伴有黏液细胞增生以及增生或非典型增生的上皮病变可以有K-ras突变。Ha-ras免疫染色对鉴别良恶性肿瘤没有帮助。近来的一项研究表明，42%慢性胰腺炎有K-ras基因突变。可能与胰腺自限性形态学病变有关，而并非进展成恶性。在某些病例非典型增生与K-ras突变有关。强烈提示K-ras基因突变、乳头状生长、黏液细胞增生是胰腺癌的危险因素。K-ras点突变在导管内乳头状黏液肿瘤及导管腺癌常见，K-ras基因突变在胰腺巨细胞肿瘤有较高的检出率。这些导管腺癌共同的突变方式提示为共同的组织起源。腹部影像肿瘤不明显，而多次细胞学检查胰液K-ras基因突变检测有助于小的（<1.2cm）胰腺癌的诊断，胰胆管功能障碍、胰胆总管异常融合、胆管上皮肿瘤形成K-ras突变也有报道。近来有方法在同一张组织切片同时做K-ras和抑制基因突变的分析。在胰腺导管腺癌中也有AKT2癌基因扩增和表达的报道。它起到分裂生长因子的作用。c-myc原癌基因下调在胰腺癌是常见的。近来的研究表明c-myc活化主要与胰腺肿瘤的发生早期及进展有关。

三、肿瘤抑制基因

（一）p53

p53肿瘤抑制基因在肿瘤形成中与肿瘤基因相反，主要是功能丢失。而肿瘤基因主要由突变获得功能。在1993"分子年"，p53基因是主要的肿瘤抑制基因，在人类许多肿瘤中都非常重要。p53基因位于17号染色体短臂，编码半寿期较短的核磷酸蛋白，其功能是调节细胞周期、凋亡、DNA修复及合成、细胞分化及基因组重建。p53的活化受多种因素的影响，包括细胞环境、细胞与肿瘤病毒蛋白相互作用及p53蛋白的物理构象。p53肿瘤抑制基因突变可能是人类肿瘤形成最常见的基因改变事件。23%～57%胰腺浸润性导管癌有p53过度表达，检测率受所分析的标本类型的影响。Barton等检测胰腺癌新鲜冰冻组织p53 60%突变，而石蜡包埋组织23%突变，胰腺导管刷出物阳性率90%。

大多数p53的突变率在50%或更多，检测p53突变有几种方法，包括非放射性聚合酶链反应单链构象多态性（PCR-SSCP）、荧光原位杂交（FISH）及免疫组化。野生型p53具有隐性肿瘤抑制基因的作用，而突变型p53具有显性原癌基因的作用，错义突变p53基因产物干扰野生型p53，因此提供双副作用。p53突变常出现于浸润性胰腺癌及12%的原位癌[66]。野生型p53基因活化WAF1/CIP-1（p21）基因，导致DNA损伤后细胞停止在G1期。有报道p21表达与早期临床分期及长期存活有关。近来研究表明，高度恶性肿瘤p53阳性，低度恶性肿瘤TGF-β表达病人可长期存活。有研究表明，p53的表达与肿瘤的分期、分级及其他临床表现无关。另有研究表明p53与原发肿瘤的增生指数相关，Li等分析了p53基因突变，他们认为突变发生于DNA结合位点或其附近与短存活期有关[57,59,63]。

（二）p16基因

p16基因也称为周期蛋白依赖性激酶（CDK）N2或p16INK4，是一种肿瘤抑制基因，通过抑制CDK调控细胞周期p16失活致CDK4上调而促进细胞早熟以及失控的细胞大量增殖。p16基因定位于9号染色体。研究显示大约80%的胰腺癌有p16基因失活通常是一个等位基因突变和其他的片段缺失导致基因功能丧失。缺失的片段通常包括候选抑制基因p15，该基因在胰腺癌的发生中可能也是非常重要的。与浸润性胰腺癌相关的各种导管损害中，也有p16基因表达缺失的报道，研究者认为这是浸润性腺癌的早期事件。INK4α位点编码另外一种结构上无关的肿瘤抑制蛋白p14ARF，已见胰腺癌细胞核中该基因阳性并伴有p16基因非一致性失活报道，但这一发现的意义还不完全清楚。

四、其他基因

胰腺癌还涉及位于18q的DDC基因[70,72]。但位于13q14的RB1基因位点周围的等位基因不平衡与胰腺癌有关，其中包括位于13q12的BRCA2基因。位于5q21的APC基因或蛋白表达丢失的意义还不完全清楚，研究结果各有不同。有趣的是黏液素以及由特异性黏液生成上皮细胞合成的高分子量糖蛋白的抗原决定簇的结构，决定了良性肿瘤、炎性疾病或胰腺癌的发生。近来的研究发现，非浸润性肿瘤中也有Muc2基因表达的报道，但浸润性导管癌中未见。腺癌中Muc1基因表达有高水平的表达。Muc2常见于生长缓慢的胰腺肿瘤中，而近来的研究证实，胰腺导管癌中该基因多为阴性。

第五节 胰腺细胞学

细针穿刺活检是对腹腔深部器官，特别是胰腺病变具有非常重要诊断价值的一项技术。由于胰腺位于腹膜后，其位置深，早期诊断的方法少，各种类型非肿瘤性病变和良性肿瘤无论临床表现还是影像都很相似。细胞学及组织学检查是非常必要的。胰腺细针穿刺活检是对于胰腺囊实性肿瘤获取组织最好的方法。

胰腺细胞学就是采用经皮细针穿刺或术中直接对胰腺细针穿刺、ERCP收集胰液、冲洗液或刷出物，腹水或其他转移部位穿刺，进行细胞学检查的方法。特别是在手术中对胰腺实性或囊性病变进行穿刺，诊断阳性率高，对诊断、鉴别诊断及手术方式的选择都有非常重要的意义。随着现代影像学技术的发展，如高分辨率CT、经皮超声、MRI及内镜超声等大大提高了胰腺肿瘤的检出率。由于方法简单，并发症少，阳性诊断率高，目前在临床及病理中得到广泛采用。

一、正常胰腺细胞学

正常外分泌胰腺由腺泡细胞组成。在涂片中可以见到单个或成团的腺泡细胞，腺泡细胞在胞浆顶部含有许多颗粒，核位于细胞基底部、中心或偏核，可有较多的核仁。正常导管上皮细胞高柱状、成团或成片状排列，核位于胞浆基底部，栅栏状排列。大的导管上皮形成扁平蜂窝状排列，核一般圆形，一致，很少或没有重叠。胰岛细胞在胰腺涂片中少见，涂片背景常含有红细胞、少许多形核白细胞，但没有坏死。

胰腺由外分泌及内分泌组成。外分泌腺泡排列成小叶状，腺泡细胞分泌的消化酶进入小胰管后，汇到主胰管与壶腹部胆总管汇合排入十二指肠。导管上皮高柱状或立方形，取决于导管的口径，主导管可见到杯状细胞。郎罕胰岛形成了内分泌部分，体尾部多见，由于胰岛周围有致密的纤维组织，因此在穿刺涂片中内分泌少见。根据分泌激素的不同可以有不同的细胞形态，激素分泌到周围的血管内，包括α细胞（糖原）、β细胞（胰岛素）、δ细胞（生长抑素）等。

（一）腺泡上皮细胞

涂片中正常细胞数少或中等量，主要是腺泡细胞，紧密成团状排列，很少有单个细胞及纤维血管间质存在，细胞椎体型，胞浆丰富，胞浆内大量致密的颗粒，核圆形，偏位，有点彩状细小的染色质，有小核仁。PAS-Trichrome染色细胞胞浆酶原颗粒橘黄色，可与内分泌细胞鉴别，胰管引流液及刷出物中见不到腺泡细胞。

（二）导管上皮细胞

正常胰腺细胞学涂片导管上皮细胞少，但是，常继发于肿瘤或慢性胰腺炎导管梗阻时。胰腺刷出物中多见，细胞的类型取决于导管的口径，细胞可以是高柱状或立方形，导管上皮细胞比腺泡细胞大，常常排列成单层片状，细胞界限清楚，核圆形或卵圆形，染色质细颗粒状，如果有核仁，一般比较小，但可以由于导管上皮细胞增生核仁增大、增多，胞浆少或中等量，可以有腺腔样的边缘，但没有纤毛。

（三）胰岛细胞

常规细胞学涂片染色中不易找到。需要特殊染色才能证实。

（四）其他细胞

经皮穿刺活检可通过肝脏、横结肠、十二指肠、胆管及腹膜，对没有经验的细胞学工作者会造成诊断的困难及误诊。在EUS-FNA中常常有胃或十二指肠黏膜上皮细胞的污染，胃肠道细胞扁平单层，蜂窝状，可以重叠、拥挤或异型。这种大片产生黏液细胞很像胰腺黏液性囊性肿瘤的细胞，证实胃的腺上皮（看上去像橘形团）有助于鉴别胃肠道上皮污染与胰腺病变。然而，有些病例鉴别非常困难。反应性肝细胞增生也可以出现异型性，伴核增大及多个核仁，误认为肿瘤，胞浆内脂溶性色素可以证实肝细胞来源。

二、细胞学在胰腺病变诊断中的局限性

传统的胰腺病变楔形切除活检或粗针穿刺活检常伴有很高的并发症，外科医生选择活检时应慎重考虑。并发症包括胰瘘形成、出血及胰腺炎。有2%~3%的病人是致死性的。但是，在保证安全的情况下，胰腺表面病变楔形切除活检仍是非常重要的取材及准确的诊断方法。术中应用细针穿刺对胰腺深部组织的活检是目前最常用的术中胰腺病变检查的方法。细针穿刺活检取材方法简单、病理诊断准确率高、并发症少。术中外科医生在保证安全的情况下对胰腺病变不同方位多次穿刺，可以提高细胞学检查的阳性率。诊断的准确率可以达到71%~100%，敏感性要比组织学切片及冰冻高。周围淋巴结及网膜转移在探查时可做活检或细胞学。有经验的病理医生如果需要的话可以在几分钟发出细胞学诊断报告。细针穿刺活检细胞学涂片也可用于无法手术的胰腺癌患者的诊断。但是，有些专家反对细针穿刺活检应用于小的能够切除的胰腺癌，除非术前做过化疗、放疗或术中放疗。这是为了避免肿瘤播散，尽管

少见，但是不容忽视。

细针穿刺活检在胰腺癌诊断中是非常重要的，在一组报道中特异性达100%。经皮细针穿刺活检要比经皮粗针活检敏感性高[74,76,81]，有非常少的假阳性或假阴性报告。多数出现的错误是慢性胰腺炎再生、非典型增生的上皮与高分化胰腺癌的鉴别。胰腺细针穿刺活检不准确几乎都是假阴性报告。细针穿刺活检的敏感性45%~97%。有研究认为细针穿刺活检的敏感性与肿瘤大小有关，肿瘤小者敏感性下降。但是，细针穿刺活检确切的敏感性统计比较困难，这是因为细针穿刺活检受许多因素的影响，比如穿刺针粗细、术者的经验及影像设备是否先进。另外，囊性肿瘤敏感性要比实性肿瘤低，内镜细针穿刺活检胰腺实性恶性肿瘤敏感性为[79,80]59.9%~92%。胰腺细针穿刺细胞学阳性诊断有临床意义，但是，阴性结果并不排除恶性的可能。假阳性曾有报道，十二指肠引流胆汁细胞学样本假阳性为6.2%，与退变的细胞改变区分很困难，此项技术现在很少采用[77]。

三、诊断的程序

胰腺疾病诊断的关键问题是能否获得具有代表性的病变组织或有价值的细胞。早先应用影像学十二指肠插管抽吸细胞学阳性率是很低的。自从1970年开始采用细针穿刺活检方法，无论是剖腹探查还是在影像引导下穿刺，无论在技术上还是阳性检出率方面都有很大的提高。目前，彩色超声或CT引导下细针穿刺活检是术前胰腺肿物普遍采用的技术[73,78]。诊断方法的选择主要取决于病变的大小及部位。CT显示细针穿刺不受肠道气体或肥胖的影响，缺点是不能及时显示病变，操作时间较长。使用的穿刺针与其他深部穿刺针大小相同。ERCP可以通过壶腹部从胰管取到胰液、毛刷物及细针穿刺活检。

近年来，经内镜细针穿刺活检是快速发展的新技术，对胰腺包块有重要的诊断价值及对胰腺恶性肿瘤的分期都有一定的价值。EUS-FNA较经皮细针穿刺活检有明显的优点，或许最大的优点是能获取胰腺小病变，而常规的影像学检查做不到，第二个优点是可以直接经内镜观察到病变，穿刺针较短，可以减少潜在的并发症，穿刺针通路周围的组织可以在手术中切除，最大限度地减

少了细针穿刺造成肿瘤的播散。PentaxFG-32超声，有2mm活检通路，活检针可以延伸到成像的部位，可以随时图像下取活检。活检针可穿过胃、十二指肠达到胰腺包块，最常用的是22G针，一旦到达病变，抽出套管，在病变内移动，反复抽吸组织，直到获得足以满足诊断的组织。EUS可以较准确地对病变进行分期，包括肿瘤大小的测定、局部组织结构的浸润，如胆总管、淋巴结转移及血管浸润。特别是对失去手术机会的胰腺癌的病人分期。

胰腺囊性病变也可以经皮穿刺或EUS做细胞学检查。常规囊液细胞检查可以提供有价值的诊断。快速显微镜下诊断、Gram染色及液体培养，都有助于胰腺炎性包块，与胰腺脓肿的鉴别。

四、并发症及禁忌证

用20～23G针有0.05%病人可出现并发症，而常规手术切除活检并发症可达5%～20%，细针穿刺活检最常见的并发症是出血及胰腺炎。曾有报道因假性囊肿并发穿刺出血血肿，尽管胰腺炎发生率低但仍有报道，而且是致死性的。曾有报道胰腺假性囊肿及癌肿穿刺经过结肠引起细菌污染，导致胰腺炎出现致死性感染性休克。1例Crohn病患者术中FNA后血凝块导致胰管梗阻出现致死性胰漏腹膜炎及术后脓肿也具有潜在的危害。

经穿刺通路造成肿瘤播散是很少见的。在一组240例穿刺随访中有10例皮肤及腹壁的种植转移。在穿刺之前局部小剂量的放疗可以预防种植转移。有作者研究发现胰腺癌病人经FNA后比未做FNA的病人在腹水中易找到瘤细胞。但并没有得到进一步的证实。目前认为，经皮穿刺活检后腹水中找到瘤细胞可能是疾病进展期的标志。FNA中有时还会出现一些非特异性症状，如腹部不适或疼痛、低血压等。一般穿刺术后会消失。

胰腺穿刺没有绝对禁忌证，有出血倾向的患者应予以纠正。

五、细胞病理改变

（一）反应性及炎症

胰腺炎常弥漫性累及胰腺实质，属于细针穿刺相对禁忌证。但是急性胰腺炎继发性病变如假性囊肿、脓肿形成及慢性胰腺炎出现结节性病变类似癌，这类病变需要做穿刺或活检。

（二）急性胰腺炎

急性胰腺炎是突然发作性疾病，一般是在某种诱因如大量酗酒、外伤、或由于胰管结石或肿瘤引起的梗阻。胰腺消化酶释放引起胰腺实质及周围组织广泛坏死。细胞涂片很少用于胰腺炎的诊断，偶尔发现局灶性肿块在影像上很像肿瘤。显微镜下，涂片中有大量急性炎细胞、细胞碎片、吞噬细胞及含有脂质的细胞、退变的上皮细胞，在恢复期可见到成纤维细胞及血管和肉芽组织，再生的上皮细胞可出现异型性，间皮细胞，伴有脂肪坏死后吞噬脂质的细胞。

（三）慢性胰腺炎

主要应与胰腺腺癌鉴别，包括临床表现、影像学、术中及细针穿刺细胞学。30%的病人胰腺增大，提示恶性的可能。萎缩的胰腺显示广泛外分泌部分消失，内分泌部分增多，细针穿刺标本中可以被完全纤维化代替，再生的导管上皮及腺泡细胞可出现不同程度的异型改变，类似高分化腺癌。显微镜下细胞数少至中等量，有不同程度的慢性炎细胞浸润，包括淋巴细胞及浆细胞。导管上皮有不同程度的增生，没有坏死，偶见核分裂，少见单个细胞，混合有其他成分，包括腺泡上皮细胞，偶见纤维组织，应将再生的异型的上皮细胞与腺癌鉴别。当涂片中显示大量炎细胞背景伴少量良性导管上皮，诊断相对容易。然而，相对较多的导管上皮细胞伴轻度非典型增生提示有高分化腺癌的可能，如果穿刺有组织块，对诊断及鉴别诊断有一定的意义，肿瘤可以显示间质及神经的浸润。

（四）脓肿

脓肿的形成可以是由于感染后造成胰腺组织坏死，或继发于急性胰腺炎假囊肿形成。临床表现、CT及超声不能鉴别炎性包块与胰腺癌坏死。而且，CT不能鉴别无菌性炎症与感染。在无菌条件下，收集液体涂片，是细菌感染诊断选择的方法，胰腺脓肿应做外科急诊引流，如果治疗不及时死亡率可达67%，如果涂片检查显示炎性渗出及坏死细胞碎片，可以支持临床脓肿的诊断，快速Gram染色可以证实细菌的感染，确诊后及时做外科处理及引流，穿刺物应做有氧或厌氧细菌的培养。

（五）假性囊肿

常继发于急性胰腺炎，是最常见的非肿瘤性胰腺囊性病变。患者做细胞学检查常需要鉴别假性囊肿与囊性肿瘤。1/3囊性肿瘤的病人临床及影像学检查误诊为假性囊肿，甚至于有些患者因误诊造成治疗不当或致死。由于囊性肿瘤大部分上皮脱落，易造成冰冻切片的诊断错误。经皮穿刺活检涂片是安全有效的。即可以诊断又可以是治疗，特别内镜超声穿刺的囊液有助于假性囊肿的诊断，液体的量及表现可以不同，可以是清亮或半透明，如果有出血呈褐色，如果有炎症像奶酪样，囊液分析用于鉴别假性囊肿与肿瘤性囊肿有一定的意义，特别是黏液性囊肿。涂片中细胞数少，可以有颗粒状碎片的背景、出血及胆色素，散在的泡沫吞噬细胞，散在的钙化，有时能发现坏死的脂肪细胞，炎细胞也可以存在，无上皮细胞。如果有细胞外黏液、黏液上皮，应排除假性囊肿考虑黏液性病变，黏卡染色可以证实黏液。有时会出现胃肠道上皮污染，一般胃肠道上皮为单层成片，有些病例区分胃肠道与黏液上皮是非常困难的。

（六）淋巴上皮囊肿

淋巴上皮囊肿少见，文献中只有39例报道，男性常见，大囊性病变，与周围胰腺组织界限清楚，由于界限清楚表明是一种良性病变。囊肿切除后外科医生很少考虑其他肿瘤。大体上囊肿可以是多房或单房，充满奶酪样物，镜下囊壁被覆复层鳞状上皮，显示明显的角化。在壁上有致密的淋巴组织，包括生发中心。淋巴上皮囊肿的细胞学特点为无细胞核的鳞状上皮及大量的角化碎片，成熟的表浅鳞状上皮，有或没有淋巴细胞、胆固醇裂隙。鉴别诊断包括其他局灶被覆鳞状上皮病变如皮样囊肿或表皮样囊肿鉴别困难，没有临床意义。

（七）潴留囊肿

由于局部导管梗阻引起一段胰管扩张形成的囊肿。一般为单房，小于1cm，被覆导管上皮，常常脱落。少许导管上皮细胞及炎细胞没有诊断的细胞学意义。临床表现及影像学检查易与黏液性肿瘤鉴别，然而，当局灶被覆化生的黏液上皮，这种病变在涂片中可显示少许黏液上皮及吞噬黏液细胞。

（八）囊性肿瘤

胰腺中实性肿瘤多见，囊性肿瘤仅占1%～2%，多数发生在女性及体尾部。

（九）浆液性囊腺瘤

浆液性囊腺瘤（微囊或糖原丰富的囊腺瘤）占全部囊性肿瘤的25%，常发生在老年妇女，几乎所有的都是良性的，文献中也有报道恶性变的，肿瘤进一步可分为微囊及寡囊浆液性囊腺瘤，主要取决于囊肿数量及大小。囊肿被覆单层立方上皮细胞，核位于中央，胞浆透明。影像学、内镜或CT误诊率达25%～50%，细针穿刺活检也可以作为术前诊断。细胞学检查，上皮细胞立方形或柱状，细胞排列扁平蜂窝状，小扁平团状或单个细胞，细胞核圆形或卵圆形，淡染，胞浆透明，界限清楚，核仁不明显，可见核沟及胞浆内包涵物，细胞糖原PAS染色阳性。无细胞内或细胞外黏液，一般这种病变在涂片中细胞数少，没有诊断价值。

（十）黏液性囊腺瘤

黏液性囊腺瘤细胞学涂片中有丰富的黏液，有高柱状黏液上皮，上皮细胞可成片/形成小团乳头状或单个细胞，没有异型性、坏死或核分裂。黏液性囊腺癌细胞数多，细胞排列松散，有明显的异型性及明显的核仁，核分裂多见，伴坏死，黏液染色有诊断意义，即使不能明确诊断也可以给外科医生提示有黏液性肿瘤的可能。背景很少有炎症、坏死及碎片，有时在内镜下穿刺可以出现胃肠道细胞的污染，一般胃肠道细胞的污染多为扁平成片。细胞学涂片不能鉴别导管内乳头状黏液肿瘤与黏液性囊性肿瘤，应参考影像学检查有助于诊断。

（十一）导管内乳头状黏液肿瘤

一般累及老年人（70～80）岁，男性多见，占胰腺囊性肿瘤的30.6%。特点是主胰管扩张（有时可以是分支导管），充满黏液，扩张的导管被覆乳头状黏液上皮。由于导管内乳头状黏液肿瘤造成主胰管及分支胰管的囊性扩张，临床、影像学及大体上很像囊性胰腺病变，组织学上很像黏液性囊性肿瘤，细胞有不同程度的增生或非典型增生，根据非典型增生的程度分为导管内乳头状黏液腺瘤、导管内乳头状黏液腺瘤伴中度非典型增生及导管内乳头状黏液腺癌。影像显示导管扩展，十二指肠乳头有黏液排出，但并不是所有的病人都有此种表现。术前肿瘤细胞学检查诊断是非常有限的。细胞学的特点与黏液性肿瘤一样，很难鉴别。涂片中显示大量细胞外黏液，有成片或小团的黏液上皮细胞，与黏液性囊性肿瘤异型性相似。肿瘤显示小乳头成团，单个细胞伴明显异型性、坏死及核分裂，判定分化程度对预后有一定的意义，但手术中意义不大，因为所有的黏液性肿瘤都需要全部切除。

（十二）实性假乳头瘤

实性假乳头瘤多见于少女及年轻的妇女。这种肿瘤可以是实性或囊性，然而，大部分都出现囊性。这种肿瘤必须与胰腺囊性肿瘤相鉴别，它是一种低度恶性肿瘤，10%～15%的病人出现转移，也有转移到肝或腹膜的病人长期存活的报道。由于实性肿瘤发生退变，形成假乳头伴丰富的血管，肿瘤由一致的小细胞组成，周围有纤维血管心，及黏液性间质，实性假乳头瘤有一定的特点，应用细针穿刺活检可作出准确的术前诊断。显微镜下涂片中有大量细胞在厚厚的一层肿瘤细胞周围有或没有黏液性间质，许多大分支乳头，中心有纤维血管心，伴有黏液间质，圆形或卵圆形的核，偶见核沟，轻度异型性，染色质细颗粒状，及小核仁，胞浆淡染，中等量，有时有泡沫状吞噬细胞及坏死。鉴别诊断包括其他低度恶性，病变包括腺泡细胞癌及胰腺内分泌肿瘤，一般实性假乳头瘤细胞的异型性没有导管腺癌显著。典型的实性胰腺假乳头瘤有囊腔形成，其他实性肿瘤很少发生囊性变，包括胰腺内分泌肿瘤、大导管型的导管癌，浸润性导管腺癌伴囊性变及囊性转移癌。

（十三）导管腺癌

导管腺癌是临床工作中最常见的恶性肿瘤，无论是术中还是经皮穿刺细针细胞学检查最普遍应用的术前诊断的方法。中-低分化导管腺癌穿刺细胞学诊断很容易。一般导管腺癌涂片中细胞数多，与正常的导管上皮比较，细胞成片，胞浆丰富，细胞界限清楚，高分化导管腺癌细胞重叠或蜂窝状排列，核不规则，染色质不均，低分化腺癌常为单个细胞存在，核膜明显不规则细胞，核增大，可见核仁，核分裂多见，坏死（图2-26A～C）。值得注意的是往往高分化导管腺癌细胞的异型性不明显，在诊断及鉴别诊断中有时是非常困难的，特别是增生的导管上皮或非典型增生的导管上皮。

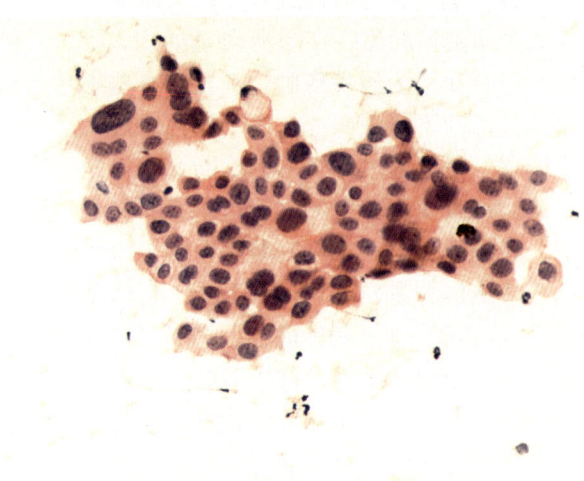

A

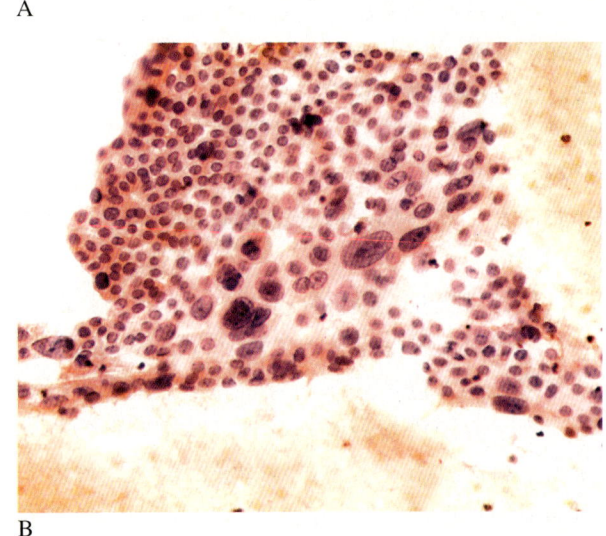

B

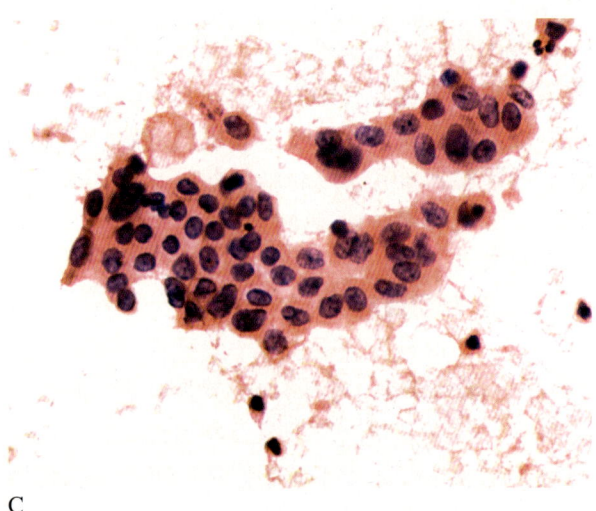

C

图2-26 术中胰腺细针穿刺活检 胰腺导管癌细胞，细胞大小不一，核染色质深，可见瘤巨细胞。

（十四）内分泌肿瘤

在内分泌肿瘤细针穿刺中常常有大量的细胞，由于肿瘤缺乏纤维间质成分，细胞分散成片，有时聚集成团、成串或菊形团样排列。图片背景很干净，无坏死及细胞碎片，有时可见到薄壁血管。肿瘤细胞体积较小，大约是淋巴细胞的3倍。细胞圆形、卵圆形或多角形。胞浆少，弱嗜酸或嗜碱性，多为单核。

参 考 文 献

1. Campagno J, Oertel JE. Microcystic adenomas of the pancreas(glycogen-rich cystadenomas). A clinicopathologic study of 34 cases. *Am J Clin Pathol*, 1978, 69 : 289-298
2. Lewandrowski KB, Warshaw AL, Compton CC. Macrocystic serous cystadenoma of the pancreas: A morphologic variant differing from microcystic adenoma. *Human Pathol*, 1992, 23 : 871-875
3. Albores-Saavedra J, Gould EW, Angeles-Angeles A, *et al*. Cystic tumors of the pancreas. *Pathol Ann*, 1990, 25 : 19-51
4. Kloppel G, Kosmahl M. Cystic lesions and neoplasms of the pancreas. The features are becoming clearer. *Pancreatology*, 2001, 1 : 648-655
5. Yasuhara Y, Sakaida N, Uemura Y, *et al*. Serous microcystic adenoma (glycogen-rich cystadenoma) of the pancreas: study of 11 cases showing clinicopathological and immunohistochemical correlations. *Pathol Int*, 2002 , 52 : 307-312
6. Santos LD, Chow C, Henderson CJ, *et al*. Serous oligocystic adenoma of the pancreas: a clinicopathological and immunohistochemical study of three cases with ultrastructural findings. *Pathology*, 2002, 34 : 148-156
7. Egawa N, Maillet B, Schroder S, *et al*. Serous oligocystic and ill-demarcated adenoma of the pancreas: a variant of serous cystic adenoma. *Virchows Arch*, 1994, 424 : 13-17
8. Gerorge DH. Murphy F, Michalski R, *et al*. Serous cystadenocarcinoma of the pancreas: A new entity? *Am J Surg Pathol*, 1989, 13 : 61-66
9. Chen J, Baithun SI, Ramsay MA. Histogenesis of pancreatic carcinomas: a study based on 248 cases. *J Pathol*, 1985,146 : 65-76
10. Zamboni G, Bonetti F, Castelli P, *et al*. Mucinous cystic tumor of the pancreas recurring after 11 years as cystadenocarcinoma with foci of choriocarcinoma and osteoclast-like giant cell tumor. *Surg Pathol*, 1994, 5 : 253-262
11. Izumo A, Yamaguchi K, Eguchi T, *et al*. Mucinous cystic tumor of the pancreas: immunohistochemical assessment of "ovarian-type stroma". *Oncol Rep*, 2003 , 10 : 515-525
12. Milechgrub S, Campuzano M, Casillas J, *et al*. Intraductal carcinoma of the pancreas. *Cancer*, 1992, 69 : 651-666
13. Obara T, Saitoh Y, Maguchi H, *et al*. Multicentric development of pancreatic intraductal carcinoma through atypical papillary hyperplasia. *Hum Pathol*, 1992, 23 : 82-85
14. Ralph HH, N. Volkan Adsay, Jorge Albores-Saavedra, *et al*. Pancreatic intraepithelial neoplasia. A new nomenclature and classification system for pancreatic duct lesions. *Am J Surg Path*, 2001, 25 : 579-586
15. Sugiyama M, Izumisato Y, Abe N, *et al*. Predictive factors for malignancy in intraductal papillary-mucinous tumours of the pancreas. *Br J Surg*, 2003, 90 : 1244-1249
16. Luttges J, Beyser K, Pust S, *et al*. Pancreatic mucinous noncystic (colloid) carcinomas and intraductal papillary mucinous carcinomas are usually microsatellite stable. *Mod Pathol*, 2003, 16 : 537-542
17. Kloppel G, Luttges J. WHO-classification 2000: exocrine pancreatic tumors. *Verh Dtsch Ges Pathol*, 2001, 85: 219-228
18. 陈杰, 刘彤华. 胰腺导管内嗜酸性乳头状肿瘤2例报道及文献复习. 诊断病理学杂志, 2001, 8 : 328-329
19. Lowenfels AB , Maisonneuve P, Cavallini G, *et al*. Pancreatitis and the risk of pancreatic cancer. The International Pancreatitis Study Group. *N Engl J Med*, 1993, 328: 1433-1437

20. Nakao. A, Icihara T, Nonami T, et al. Clinicohistopathologic and immunohistochemical studies of intrapancreatic development of carcinoma of the head of the pancreas. *Ann Surg*, 1989, 209: 181-187
21. Schron DS, Mendelsohn G. Pancreatic carcinoma with duct, endocrine, and acinar differentiation. *Cancer*, 1984, 54 : 1766-1770
22. TNg KH, Tan PH, Thng CH, Ooi LL. Solid pseudopapillary tumour of the pancreas. *ANZ J Surg*, 2003, 73 : 410-415
23. Lompo O, Hofman V, Soler C, et al. Solid and pseudopapillary tumor of the pancreas: immunohistochemical and ultrastructural study of 2 pediatric cases. *Ann Pathol*, 2000 May, 20 : 221-224
24. Pasquiou C, Scoazec JY, Gentil-Perret A, et al. Solid pseudopapillary tumors of the pancreas. Pathology report of 13 cases. *Gastroenterol Clin Biol*, 1999, 23 : 207-214
25. Rahemtullah A, Misdraji J, Pitman MB. Adenosquamous carcinoma of the pancreas: cytologic features in 14 cases. *Cancer*, 2003, 99 : 372-378
26. Kardon DE, Thompson LD, Przygodzki RM, Heffess CS. Adenosquamous carcinoma of the pancreas: a clinicopathologic series of 25 cases. *Mod Pathol*, 2001, 14 : 443-451
27. Aranha GV, Yong S, Olson M. Adenosquamous carcinoma of the pancreas. *Int J Pancreatol*, 1999, 26 : 85-91
28. Golberg RD, Michelassi F, Montag AG. Osteoclast-like giant cell tumor of the pancreas: immunophenotypic similarity to giant cell tumor of bone. *Hum Pathol*, 1991, 22 : 618-622
29. Mentes A, Yuce G. Osteoclast-type giant cell tumor of the pancreas associated with mucinous cystadenoma. *Eur J Surg Oncol*, 1993, 19 : 84-86
30. Klimstra DS, Heffess CS, Oertel JE, Rosai J. Acinar cell carcinoma of the pancreas. A clinicopathologic study of 28 cases. *Am J Surg Pathol*, 1992, 16 : 815-837
31. Klimstra DS, A Rosai J, Heffess CS. Mixed acinar-endocrine carcinomas of the pancreas. *Am J Surg Pathol*, 1994, 18: 765-778
32. Obita K, Kijima H, Chino O, et al. Pancreatic acinar cell carcinoma. *Adv Anat Pathol*, 2001, 8 : 144-159
33. Zamboni G, Terris B, Scarpa A, et al. Acinar cell cystadenoma of the pancreas: a new entity? *Am J Surg Pathol*, 2002, 26 : 698-704
34. Shiozawa M, Imada T, Ishiwa N. Osteoclast-like giant cell tumor of the pancreas. *Int J Clin Oncol*, 2002, 7 : 376-380
35. Sakai Y, Kupelioglu AA, Yanagisawa A, et al. Origin of giant cells in osteoclast-like giant cell tumors of the pancreas. *Hum Pathol*, 2000, 31 : 1223-1239
36. Hoorens A, Gebbard F, Kraft K, et al. Pancreatoblastoma in an adult: its separation from acinar cell carcinoma. *Vichows Arch*, 1994, 424: 485-490
37. Klimstra DS, Wenig BM, Adair CF, Heffess CS. Pancreatoblastoma. A clinicopathologic study and review of the literature. *Am J Surg Pathol*, 1995, 19 : 371-389
38. Yu CW, Liu KL, Lin WC, Li YW. Mature cystic teratoma of the pancreas in a child. Pediatr Radiol, 2003, 33 : 266-268
39. Kloppel G, Solcia E, Longnecker DS, et al. *Histological Typing of Tumors of the Excrine Pancreas*. 2nd ed. World Health Organization international histological classification of tumors. Berlin: Springer-Verlag, 1996
40. Notohara K, Hamazaki S, Tsukayama C, et al. A Solid-pseudopapillary tumor of the pancreas: immunohistochemical localization of neuroendocrine markers and CD10. *Am J Surg Pathol*, 2000, 24 : 1361-1371
41. Inokuchi S, Makuuchi H. Pancreatic acinar cell carcinoma with endocrine differentiation: immunohistochemical and ultrastructural analyses. *Anticancer Res*, 2001, 21 : 2131-2134
42. Oertel JE, Oertel YC, Hefess CS. The pancreas. In: Sternberg SS. *Diagnostic Surgical Pathology*. 3rd

ed. Philadelphia Lippincott Williams & Wilkins, 1999, 1469-1508
43. Solcia E, Capella C, Kloppel G. Tumors of the pancreas. In: *Atlas of Tumors Pathology*. Washington DC: AFIP, 1997. 145-246
44. Boden G, Owen OE. Familial hyperglucagonemia-autosomal dominant disorder. *N Eng J Med*, 1997, 296 : 534-538
45. Liu TH, Tseng HC, Zhu Y, *et al*. Insulinoma. An immunocytochemical and morphological analysis of 95 cases. *Cancer*, 1985, 56 : 1420-1429
46. Hunstein W, Trumper LH, Dummer R, *et al*. Glucagonoma syndrome and bronchial carcinoma. *Ann Int Med*, 1988,109 : 920-921
47. Roggli VL, Judge DM, McGavran MD. Duodenal glucagonoma: A case report. *Human Pathol*, 1979, 10 : 350-353
48. Donow C, Pipeleers-Marichial M, Schroder S, *et al*. Surgical pathology of gastrinoma. Site, size, multicentricity, association with multiple endocrine neoplasia type I and malignancy. *Cancer*, 1991, 68 : 1329-1374
49. Stabile BE, Morrow DJ, Passaro E Jr. The gastrinoma triangle: operative implications. *Am J Surg*, 1984,147 : 25-31
50. Capella C, Polak JM, Buffa R, *et al*. Morphologic patterns and diagnostic criteria of VIP-producing endocrine tumors. A histologic, histochemical, ultrastructural and biochemical study of 32 cases. *Cancer*, 1983, 52 : 1860-1874
51. Watson KJ, Shulkes A, Smallwood RA, *et al*. Watery diarrhea-hypokalemia-achlorhydria syndrome and carcinoma of the esophagus. *Gastroenterology*, 1988, 88 : 798-803
52. Hamilton I, Reis L, Bilimoria S, Long RG. A renal VIPoma. *Brit Med J*, 1980, 281 : 1323-1324
53. Liu TH, Zhu Y, Cui QC, *et al*. Nonfunctioning pancreatic endocrine tumors. An immunohistochemical and electron microscopic analysis of 26 cases. *Pathol Res Pract*, 1992, 188 : 192-198
54. Solcia E, Sessa F, Rindi G, *et al*. Pancreatic endocrine tumors: general concepts; nonfunctioning tumors and tumors with uncommon function. In: Dahal Y, ed. *Endocrine Pathology of the Gut and Pancreas*. Boca Raton: CRC Pres, 1991, 105-131
55. Tomita T, Friesen SR, Pollock HG. PP-producing tumors (Pumas). In: Dahal Y, ed. *Endocrine Pathology of the Gut and Pancreas*. Boca Raton: CRC Press, 1991, 279-304
56. Histological Typing of Endocrine Tumors. 2nd ed. World Health Organization International Histological Classification of Tumours. NY: Springer, 2000. 56-60
57. Apple SK, Hecht JR, Lewin DN, *et al*. Immunohistochemical evaluation of K-ras, P53 and HER-2/neu expression in hyperplastic, dysplastic, and carcinomatous lesions of the pancreas: evidence for multistep carcinogenesis. *Hum Pathol*, 1999, 30 : 123-129
58. Day JD, Di Giuseppe JA, Yeo C, *et al*. Immunohistochemical evaluation of HER-2/neu expression in pancreatic adenocarcinoma and pancreatic intraepithelial neoplasms. *Hum Pathol*, 1996, 27: 119-124
59. Di Giuseppe JA, Hruban RH, Goodman SN, *et al*. Overexpression of P53 protein in adenocarcinoma of the pancreas. *Am J Clin Pathol*, 1994, 101 : 684-688
60. Ghadimi BM, Schrock E, Walker RL, *et al*.Specific chromosomal aberrations and amplification of the AIB1 nuclear receptor coactivator gene in pancreatic carcinomas. *Am J Pathol*, 1999, 154: 525-536
61. Goggins M, Offerhaus GJ, Hilgers W, *et al*. Pancreatic adenocarcinoma with DNA replication errors (RER+) are associated with wild-type K-ras and characteristic histopathology. Poor differentiation, a syncytial growth pattern, and pushing borders suggests RER+. *Am J Pathol*, 1998, 152 : 1501-1507
62. Hahn SA, Schutte M, Hoque S, *et al*.DPC4, a candidate tumor suppressor gene at human chromosome 18q21.1. *Science*, 1996, 271: 350-353

63. Hameed M, Marero AM, Conlon KC, *et al*. Expression of P53 nucleophosphoprotein in in situ pancreatic ductal adenocarcinoma. An immunohistochemical analysis of 100 cases. *Lab Invest*, 1994, 70 : 132A
64. Heinmoller E, Dietmaier W, Zirngibl H, *et al*. Molecular analysis of microdissected tumors and preneoplastic intraductal lesions in pancreatic carcinoma. *Am J Pathol*, 2000, 157 : 83-92
65. Hruban RH, Wilentz RE, Kern SE. Genetic progression in pancreatic ducts. *Am J Pathol*, 2000, 156 : 1821-1825
66. Li Y, Bhuiyan M, Vaitkevicius VK, Sarkar FH. Molecular analysis of the p53 gene in pancreatic adenocarcinoma. *Diagn Mol Pathol*, 1998, 7 : 4-9
67. Luttges L, Diederichs A, Menke MA, *et al*. Ductal lesions in patients with chronic pancreatitis show K-ras mutations in a frequency similar to that in the normal pancreas and lack nuclear immunoreactivity for p53. *Cancer*, 2000, 88 : 2495-2504
68. Luttges L, Feyerabend B, Buchelt T, *et al*. The mucin profile of noninvasive and invasive mucinous cystic neoplasms of the pancreas. *Am J Surg Pathol*, 2002, 26 : 466-471
69. Luttges L, Schelehe B, Menke MA, *et al*.The K-ras mutation pattern in pancreatic adenocarcinoma usually is identical to that in associated normal, hyperplastic and metaplastic dutal epithelium. *Cancer*, 1999, 85 : 1703-1710
70. Tascilar M, Offerhaus JA, Altink R, *et al*. Immunohistochemical labeling for the Dpc4 gene product is a specific marker for adenocarcinoma in biopsy specimens of the pancreas and bile duct. *Am J Clin Pathol*, 2001, 116 : 831-837
71. Yamanaka Y, Friess H, Kobrin MS, *et al*. Overexpression of HER2/neu oncogene in human pancreatic carcinoma. *Hum Pathol*, 1993, 24 : 1127-1134
72. Yamano M, Fujii H, Takagaki T, *et al*.Genetic progression and divergence in pancreatic carcinoma. *Am J Pathol*, 2000, 156: 2123-2133
73. Hajdu EO, Kunari-Subaiya S, Phillips G. Ultrasonically guided percutaneous aspiration biopsy of the pancreas. *Semin Diagn Pathol*,1986, 3 : 166-175
74. Kline TS, Joshi LP, Goldstein F. Preoperative diagnosis of pancreatic malignancy by the cytologic examination of duodenal secretions. *Am J Clin Pathol*, 1978, 70 : 851-854
75. Nakaizumi A, Tatsuta M, Uehara H, *et al*.Cytologic examination of pure pancreatic juice in the pancreatic carcinoma.The endoscopic retrograde intraductal catheter aspiration cytologic technique. *Cancer*, 1992, 70 : 610-614
76. Nguyen GK. Percutaneous fine-needle aspiration cytology of the pancreas. *Pathol Annu*, 1985, 20 : 221-238
77. Nieburgs HE, Dreiling DA, Rubio C, Reisman H. The morphology of cells in duodenal-drainage smears.Histologic origin and pathologic significance. *Am J Dig Dis*,1962, 7 : 489-505
78. Smith EH, Bartrum RJ Jr, Chang YC, *et al*. Percutaneous aspiration biopsy of the pancreas under ultrasonic guidance. *N Engl Med*, 1975, 292: 825-828
79. Smithies A, Hatfield ARW, Brown BE. The cytodiagnostic aspects of pure pancreatic juice obtained at the time of endoscopic retrograde cholangiopancreatography (ERCP). *Acta Cytol (Baltimore)*, 1977, 21 : 191-195
80. Tada M, Komatsu Y, Sasahira N, *et al*. Quantitative analysis of K-ras gene mutation in pancreatic tissue obtained by endoscopic ultrasonography-guided fine needle aspiration: clinical utility for diagnosis of pancreatic tumor. *Am J Gastroenterol*, 2002, 97 : 2263-2270
81. Tao LC, Ho CS, McLoughlin MJ, McHattie J. Percutaneous fine needle aspiration biopsy of the pancreas.Cytodiagnosis of the pancreatic carcinoma. *Acta Cytol*(Baltimore), 1978, 22 : 215-220

第三章　胰腺肿瘤的影像诊断

陈洪雁　李心林　赵明　周纯武

胰腺分为外分泌部和内分泌部，外分泌部由腺泡细胞和导管构成，其功能单位为胰腺小叶，小叶由纤细的结缔组织分隔，其间有血管、淋巴管、神经和胰腺导管。内分泌部主要由胰岛和散在于外分泌部的内分泌细胞构成，主要有分泌胰岛素的B细胞，分泌胰高血糖素的A细胞，分泌胃泌素的G细胞，分泌生长抑素的C细胞，分泌血管活性肠肽的D1细胞和分泌胰多肽的PP细胞等。

胰腺肿瘤以起源于外分泌部的恶性肿瘤，尤其是胰腺癌占大多数。其他少见的外分泌肿瘤有黏液性囊腺肿瘤、浆液性囊腺肿瘤、导管内乳头状黏液性肿瘤、腺泡细胞腺瘤等。起源于内分泌部的肿瘤，分为功能性及无功能性，功能性胰岛细胞瘤根据主要的功能类型分为胰岛素瘤、胃泌素瘤、胰高糖素瘤、血管活性肠肽瘤、生长抑素瘤等。目前认为实性假乳头状瘤来源于多潜能干细胞。非上皮来源肿瘤有起源于结缔组织的平滑肌肉瘤、恶性纤维组织细胞瘤、恶性血管外皮细胞瘤等，来源不明者有胰母细胞瘤，以及胰腺转移瘤和淋巴瘤等。

第一节　胰腺的影像学检查方法及优选

胰腺是腹膜后脏器，在超声、CT、MRI等断面成像检查方法问世之前，胰腺疾病的诊断相当困难。随着影像技术的飞速发展，胰腺疾病的诊断和分期准确性亦随之提高。

一、超声成像（US）

（一）经腹超声

经腹超声是胰腺癌诊断的首选方法。其特点是操作简便、价格便宜、无损伤、无放射性、可多轴面观察，并能较好地显示胰腺内部结构，胆道有无梗阻及梗阻部位、梗阻原因。检查胰腺时应禁食6小时以上，最好在上午检查，检查时饮水500～800ml使胃充盈能更好显示胰腺。根据患者体型和不同超声仪机型选用3～7MHz的超声探头。最常用的体位为仰卧位；身体左侧抬高便于显示胰尾部，右侧抬高便于显示胰头部；探头略向脾脏及头端以显示胰腺的长轴及其与脾静脉的关系，胰头及钩突包绕肠系膜上静脉，胃十二指肠动脉位于胰头的前外侧。当肝左叶较小时，半卧位或坐位、立位可使肝脏下移、结合饮水充盈胃便于显示胰腺。常用的扫描断面包括上腹部横断位、与胰腺长轴平行的斜断位、矢状位和左侧肋间斜切位等。检查胰腺时，首先从剑突下自上向下作横断面扫查，注意观察胰头钩突，然后调整探头与胰腺长轴平行以显示胰腺全貌和胰管；然后矢状位依次观察胰腺头部、颈部、体部；矢状旁位扫描应自肠系膜上静脉汇入门静脉的部位开始，向两旁扫查观察胰头、体、尾部；接着作左侧肋间斜切位，以脾脏为声窗观察胰腺尾部；如果探查到胰腺病变，则进一步对病变作详细观察；半坐位扫查可使肝脏及肠管下移，减少肠管内气影对胰腺的干扰。正常胰腺的显示率为70%～90%，超声成像的局限性为视野小，受胃、肠道内气体、体型等影响，有时难以观察胰腺，特别是胰尾部。检查者的责任心、临床经验、解剖知识以及对疾病的认识，均可直接影响超声诊断的准确性。

（二）经内镜超声

采用高频探头经内镜近距离观察胰腺，不受胃肠道内气体、体型、肺等对超声波传导的影响，其最主要的优势为能较好的显示胰周血管和淋巴结，准确性分别为93%和72%。但属有创性检查，价格昂贵，操作技术相对较为复杂；同时由于其难以显示胰周血管的全貌及肝脏和其他腹腔内的转移情况，因此不可广泛应用于胰腺癌的检查和诊断。

（三）术中超声

对胰腺内较小的肿瘤定位准确、可靠，为外科手术提供路标，同时可行穿刺活检获得组织学诊断。

二、CT扫描

CT扫描空间分辨率高，显示解剖清晰，能较好地显示胰腺肿物的大小、部位、形态、内部结构和与周围结构的关系，不受体型、肠内气体等的影响，是目前胰腺肿瘤诊疗使用最多的方法，已广泛应用于胰腺肿瘤的诊断、分期、治疗效果的观察和手术并发症的评估。

（一）平扫

平扫可显示病灶的大小、部位，判断肿瘤内有无出血、钙化等，但是，由于平扫不能准确定性诊断胰腺病变，显示肿瘤与周围结构的关系较差，其价值有限，一般作为增强扫描前的定位扫描。一般采用10mm或5mm层厚。

（二）增强扫描

目前各家采用的扫描方法不一，螺旋CT已基本取代传统CT，多层螺旋CT应用于一些大的医疗机构。根据动脉、胰腺、门静脉和肝脏的强化程度，增强扫描可分为动脉期、胰腺期、门静脉期。由于胰腺主要由动脉供血，动脉期胰周动脉强化程度达到最大，胰腺强化程度也较高，同动脉期比较，胰腺期在保证了胰周动脉得到较好显示的前提下，大大提高了胰周静脉的显示程度，更有利于肿瘤血管侵犯的评价，门静脉期的扫描常同时包括肝脏，目的在于发现肝脏转移灶。由于胰腺是动脉供血的器官，动脉期胰腺强化较明显，而肿瘤的强化相对较迟，肿瘤与正常胰腺组织对比明显，门静脉期胰腺强化减弱，肿瘤强化有上升趋势，肿瘤-胰腺对比减弱。把握恰当的动脉期扫描可提高肿瘤的检出率。双期扫描目的在于提高肿瘤检出率和肿瘤术前分期的准确性。胰腺动脉期扫描较静脉期更易发现小的胰腺癌。有人采用动脉期和门静脉期双期扫描（注入对比剂后18s和65s扫描），亦有人采用胰腺期和门静脉期双期扫描（注入对比剂后40s和70s扫描）。根据近期2篇论文研究结果并参考国外文献报道,采用胰腺期（延迟扫描时间为30～35s）和肝脏期（延迟扫描时间为65～70s）双期扫描的方案值得推荐[1-4]。单层螺旋CT（single-detector row helical CT，SDCT）多采用层厚3～8mm。在动脉期时可采用小扫描野，FOV18～20cm，薄层（3～5mm），螺距1～3，以显示胰内病变及胰周血管。门静脉期扫描野覆盖肝、脾，以观察全貌，包括有无肝、淋巴结转移等。多层螺旋CT（multidetector row helical CT，MDCT）已应用于临床，扫描层厚更薄，扫描时间短，可多期扫描。

（三）CT增强扫描后处理重建

常用的后处理重建方法有多平面重建（multiplanar reformation, MPR）、多平面容积重建（multiplanar volume reconstructions，MPVR），包

括最大密度投影（maximum intensive projection, MIP）及最小密度投影（minimum intensive projection, MinP）、表面阴影显示法（shaded surface display, SSD）和容积显示技术（volume rendering technique, VRT）。MDCT的后处理原理和方法与SDCT基本相同，只是一些软件的改进使操作更简便、迅捷，关键是z轴空间分辨率的提高使图像质量更趋于完美，使后处理成为一种常规手段。同时，大量的图像信息无法依靠常规方式逐层解读，也使各种计算机重组影像（二维或三维）成为主要的显示方式。MIP及VRT（图3-1A～C）主要用于腹部强化血管的观察，即CT血管成像（CT angiography, CTA），Kawata[5]等认为MIP能较VRT更好地观察腹部小动脉；MIP的优点是操作简单、成像快，VRT的优点是通过加伪彩立体感强，但操作较复杂。MinP可用于胆道梗阻的观察。SSD主要用于重建大血管，立体感强，但重建中丢失信息较多且受阈值选择的影响较大，随着VRT技术的不断成熟，SSD已较少被采用。处理后的图像应与横断面图像结合观察，才能提高诊断正确率。MPR（图3-2A～C）能够直观地显示胰腺肿瘤与十二指肠、胃、脾脏以及周围血管的关系，提高分期准确率。

（四）CT灌注成像的原理

CT灌注成像是利用CT增强扫描反映组织的生理改变，是一种功能成像。随着CT扫描速度的提高及相应软件的开发，此技术的应用逐渐广泛且深入。CT灌注成像的理论基础是核医学的放射性示踪剂稀释原理及中心容积定律[6]，是基于对比剂具有放射性核素的弥散特点，在静脉注射对比剂后，对特定层面进行同层动态扫描，获得兴趣区的时间密度曲线，通过不同的数学模型，计算出灌注参数，并给色阶赋值形成灌注图像。CT灌注成像力求通过量化的方式反映肿瘤内部的血流特点和血管特性，以期鉴别肿瘤的良恶性、评价肿瘤疗效，预测肿瘤的恶性程度以及转归等。灌注参数有：血流量 [blood flow, BF; ml/(min·100g)]、血容量（blood volume, BV; ml/100g）、对比剂的平均通过时间（mean transit time, MTT）及表面通透性 [permeability surface area product, PS; ml(min·100g)] 等。它们的概念是：

BF：单位时间内流经定量组织的血容量。单

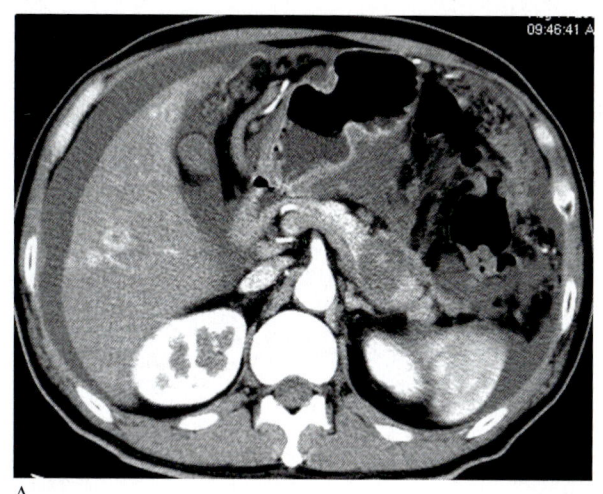

A

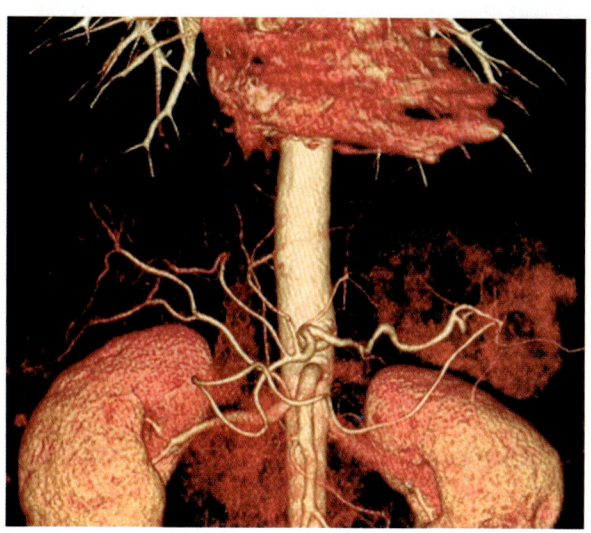

B

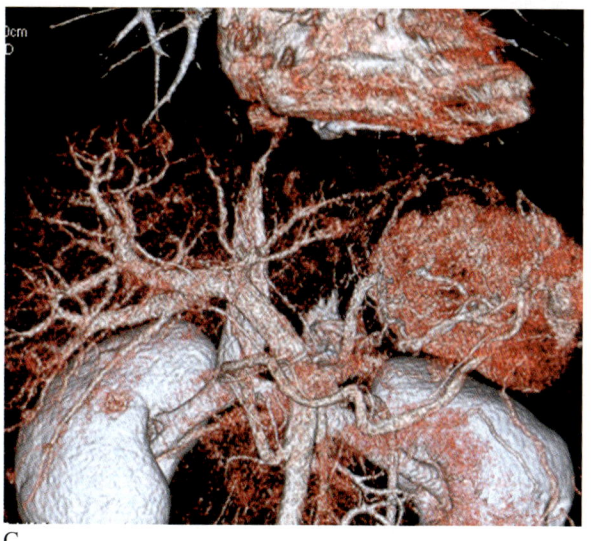

C

图3-1　胰体尾癌肝转移伴腹水(A); VRT动脉成像(B)显示腹腔动脉及其分支正常，立体感强; VRT门静脉成像(C)显示脾静脉中段受侵不规则。

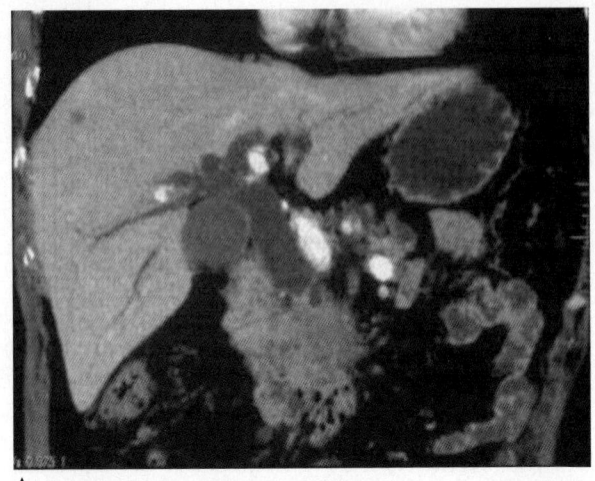
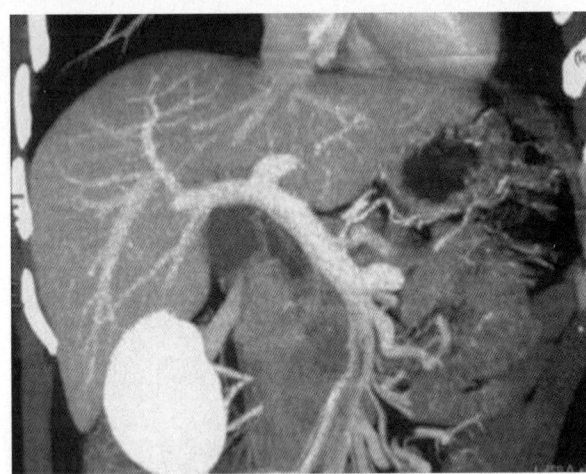
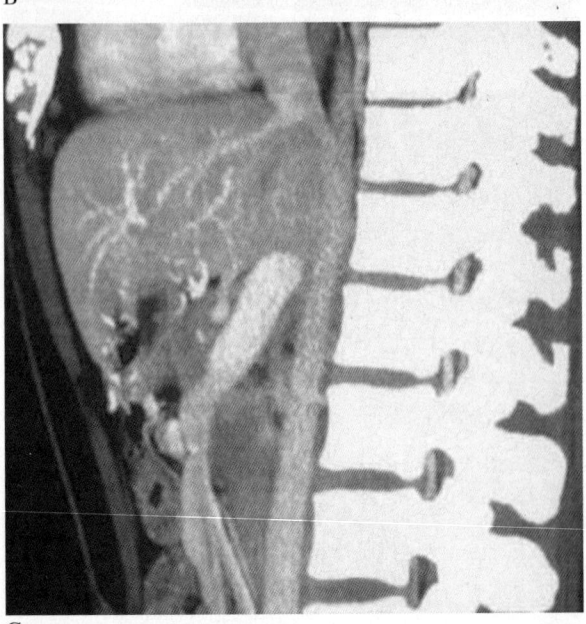

图 3-2 胰头癌伴低位胆道梗阻。MinP 成像(A)显示胰头低密度肿物,胆总管和胰管在胰头部截断梗阻;MPR 冠状位(B)和矢状位(C)成像显示肠系膜上静脉根部受侵不规则,并与门静脉起始段关系密切。

位 ml/(min·100g)。

MTT:血流从动脉流入到从静脉流出的时间,单位 s。

BV:局部区域的血流量,受血管的大小和毛细血管开放数量的影响。单位ml/100g。根据中心容积定律,BV=BF × MTT。

PS:单位组织中(通常为100g)对比剂经由毛细血管内皮进入细胞间隙的单向传输速率。单位 ml/(min·100g)。

胰腺属中等血供器官,血供比较丰富,赵心明等[7]应用去卷积算法测得的BF平均值为338.62ml/(min·100g),较Miles[8]应用非去卷积算法测得的值明显偏高,可能与测量方法不同有关,是否与东西方人的体重差别有关有待进一步研究。胰腺癌是低血供肿瘤,恶性度高,测得的BF平均值为232.31ml/(min·100g),较正常胰腺组织明显减低,两者间有非常显著统计学差异(P为0.01)。恶性无功能胰岛细胞瘤的BF值为519.82ml/(min·100g),与无功能胰岛细胞瘤血供丰富相符合,1例良性无功能胰岛细胞瘤BF值为125.28ml/(min·100g),可能与该肿瘤主要为低密度坏死区有关。测得胰腺癌 PS 平均值为45.72ml/(min·100g),较正常胰腺组织[28.82ml/(min·100g)]明显增高,两者间有非常显著的统计学差异($P=0.003$),反映其恶性肿瘤血管壁不完整的特点,是否PS值越高其恶性程度越高,有待进一步研究。良恶性病变PS平均值有无统计学意义有待进一步研究。胰腺癌的BV平均值(18.97 ml/100g)低于正常胰腺的BV值(26.73ml/100g),两者之间有显著统计学差异(P为0.025),胰腺癌的 BF 较正常胰腺降低和 MTT 的增加,造成胰腺癌的BV值较低程度的降低。胰腺癌的MTT平均值(7.93s)略高于正常胰腺的MTT平均值(6.59s),其与正常胰腺间无统计学差异,原因不明,可能的解释为,肿瘤的间质成分较多、血管通透性增加导致血管外间隙压力增加部分抵消了肿瘤血管壁不完整造成的MTT增加,部分病例甚至有可能使MTT的净值减少(图3-3A~E)。

CT灌注成像技术在肿瘤的早期诊断、疗效观察、预后分析等方面都有传统CT扫描无法比拟的优越性。多层螺旋CT的应用,使扫描速度提高,并可一次扫描多层,提高了灌注扫描成功的机会及灌注结果的准确性。同时,随着计算机软件的

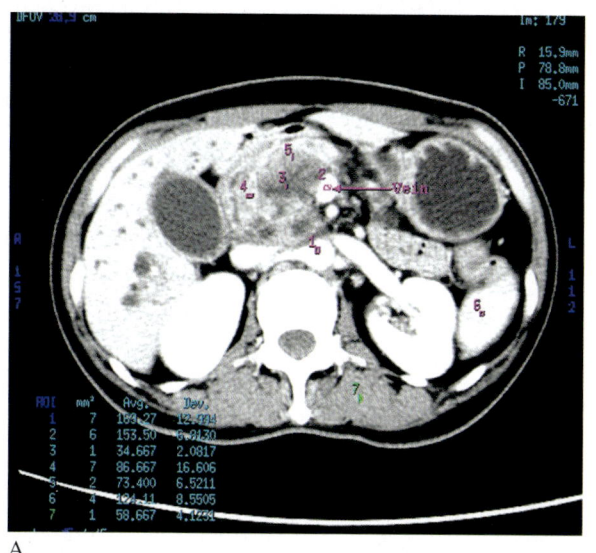
A

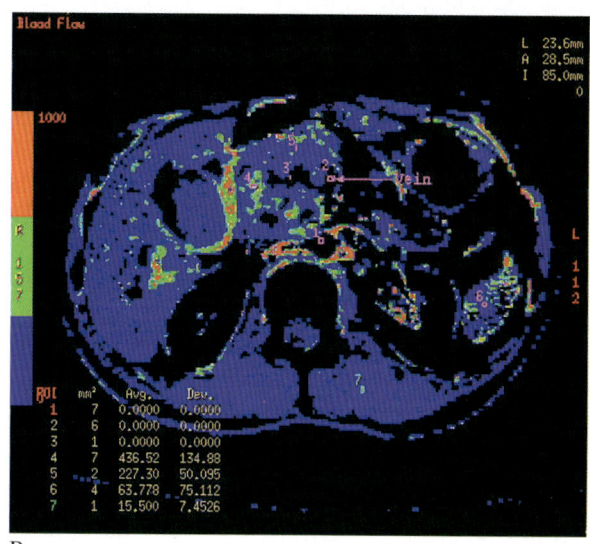
B

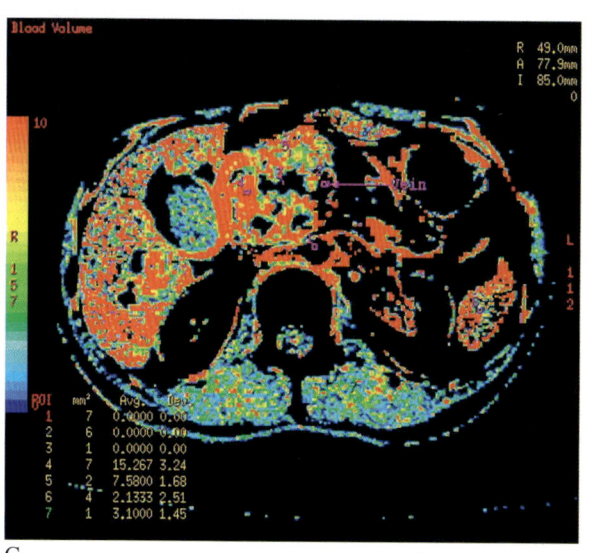
C

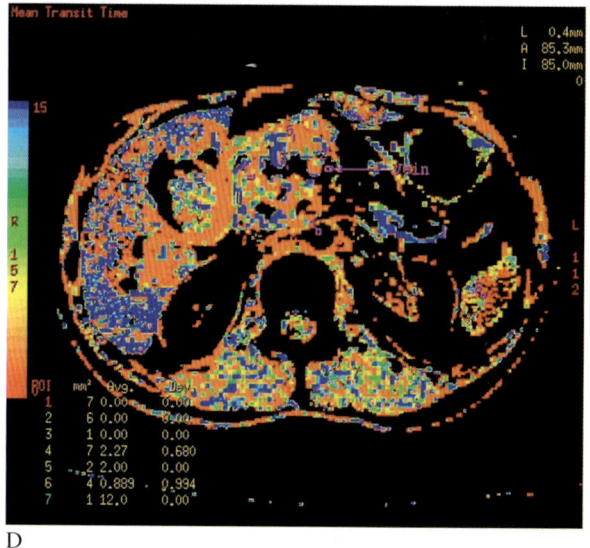
D

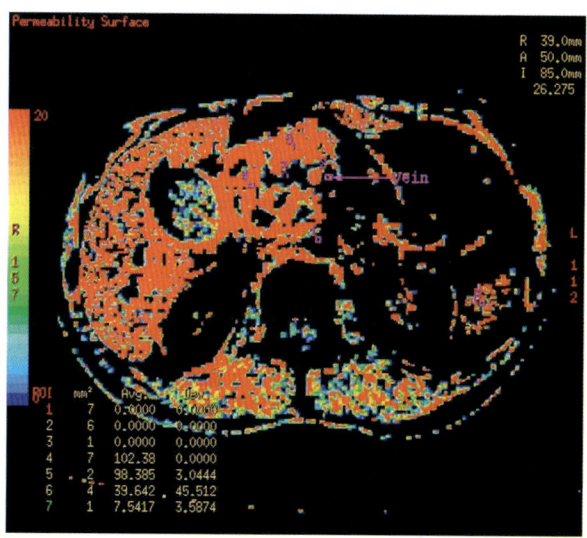
E

图 3-3 胰头中分化腺癌伴低位胆道梗阻。图 A 为 CT 值图，图 B～E 分别为 BF、BV、MTT 和 PS 图像。左侧色阶下端的颜色表示低灌注值，上端的颜色表示高灌注值。

进一步开发，也使后处理更为便捷，获得的数据更为可靠。CT灌注成像有助于胰腺良恶性肿瘤的鉴别、肿瘤恶性程度的预估以及放、化疗后疗效评价等。

CT灌注成像技术在肿瘤中的应用刚刚起步，目前尚无具有权威性的肿瘤和正常组织CT灌注参数的正常值标准和异常临界值。影响因素较多，方法不统一。随着该项技术的深入研究和逐渐应用于临床，给肿瘤的诊断、治疗和预防带来很大的帮助，其应用前景会越来越广阔，并有望成为肿瘤CT扫描的常规方法。

三、MRI及磁共振胰胆管成像（MRCP）

传统MRI受运动（呼吸、心脏及血管搏动、肠道蠕动等）伪影的影响，在胰腺疾病的诊断方面不能比CT扫描提供更多、更有价值的信息。由于MRI技术的改进，包括：快速扫描、脂肪抑制、MRCP、动态增强扫描、口服顺磁性对比剂等，减少了运动伪影和化学位移，大大改善了MRI的图像质量，提高了MRI诊断的准确性。脂肪抑制技术减少了相位伪影，增加了胰腺实质的信号强度，使肿瘤的显示有所提高。Irie[9]等报道8例≤2cm的胰腺癌，MRI检出7例，最小的1例直径仅0.8cm，螺旋CT仅检出5例。并指出MRI脂肪抑制扫描序列的重要性。提出动态增强CT及MRI对低血供的胰腺肿瘤与血供相对较高的胰腺实质间有良好对比，检出率较高；血供较丰富的肿瘤由于缺乏对比，可呈假阴性，但这类肿瘤可由脂肪抑制T1加权像检出。胰腺癌MRI应采用SE T1、T2加权像，脂肪抑制T1加权像及动态增强扫描。快速动态扫描可一次屏气完成全部胰腺的扫描，能清晰显示胰腺、病灶及胰周结构，提高小肿瘤的检出率。三维动态MR增强血管成像（3D DCE MRA）可获得高清晰的血管图像，显示腹主动脉及其分支，可与数字化血管造影DSA相媲美，显示门静脉系统的价值甚至优于DSA，并可以显示肿瘤本身，较DSA仅能显示血管优越。曾蒙苏[10]等认为，T1WI加脂肪抑制技术对发现胰腺癌肿块的敏感性高，而动态增强GRE序列的动脉期扫描对诊断胰腺癌的特异性高，二者结合，则有利于提高胰腺癌诊断的敏感性和特异性，是胰腺MRI检查中必不可少的序列。

MRCP（图3-4A～D）属MR水成像，在T2WI序列图像上，使处于静态或流动缓慢的液体（如胆、胰液、脑脊液、尿液等）呈高信号，而实质性器官或流动快的血液、气体呈低信号或无信号，形成对比。采用快速自旋回波的MRCP成像效果最佳。薄层扫描可获得较高的信号-噪声比和对比-噪声比，并可有效防止因呼吸运动、肠蠕动造成的伪影[11-13]。与ERCP、PTC比较，其优势在于无创，不需要注射任何对比剂，安全性高，对于胰腺癌引起的恶性梗阻性黄疸的定位准确性高，在反映胰胆管全貌上优于ERCP，但在胰腺癌早期诊断方面尚不能完全取代ERCP。欧阳汉[13]等报道32例恶性梗阻性黄疸的MRCP：定位诊断（判断梗阻部位）的准确性为96.9%，CT为88.5%，US为76%；定性诊断（梗阻原因）的准确性为96.9%，CT和US均为100%。Varghese等（1999）报道58例ERCP插管失败或检出不满意者作MRCP，56例（96.6%）为临床提供了有价值的制定治疗方案的信息。

组织特异性对比剂[胰腺靶向对比剂锰螯合物（Mn-DPDP）]经临床试验已取得良好效果，比传统Gd-DTPA强化的持续时间长，提高了胰腺实质-病灶信号对比，增加了病灶检出率。在判断血管受侵、准确肿瘤分期方面与螺旋CT相同或略优于螺旋CT。

四、经内镜逆行胰胆管造影（ERCP）

胰腺癌绝大多数起源于导管上皮，仅1%源于腺泡，胰腺癌首先在胰管发生病变。理论上，ERCP应是最为有效、最早发现胰胆管病变的检查方法。ERCP对胰腺癌诊断的敏感性为94%～98.7%，准确率为70%～95%。一组307例胰腺导管癌，ERCP诊断准确率为96.8%，与超声加上CT扫描（98.7%）相仿。但由于ERCP为有创性检查，而95%以上的胰腺癌超声成像和CT能够作出正确诊断，因此只有小部分超声成像和CT不能确诊，临床又疑为胰腺癌时方行ERCP检查[14]。利用ERCP检查采集纯胰液行细胞学检查，或刷取脱落细胞行细胞学检查，阳性率为40%～87%，胰液中的K-ras基因突变和肿瘤标记物检测是近年来胰腺癌早期诊断的一项重要进展，能显著提高早期胰腺癌的检出率，增加治愈性手术切除或其

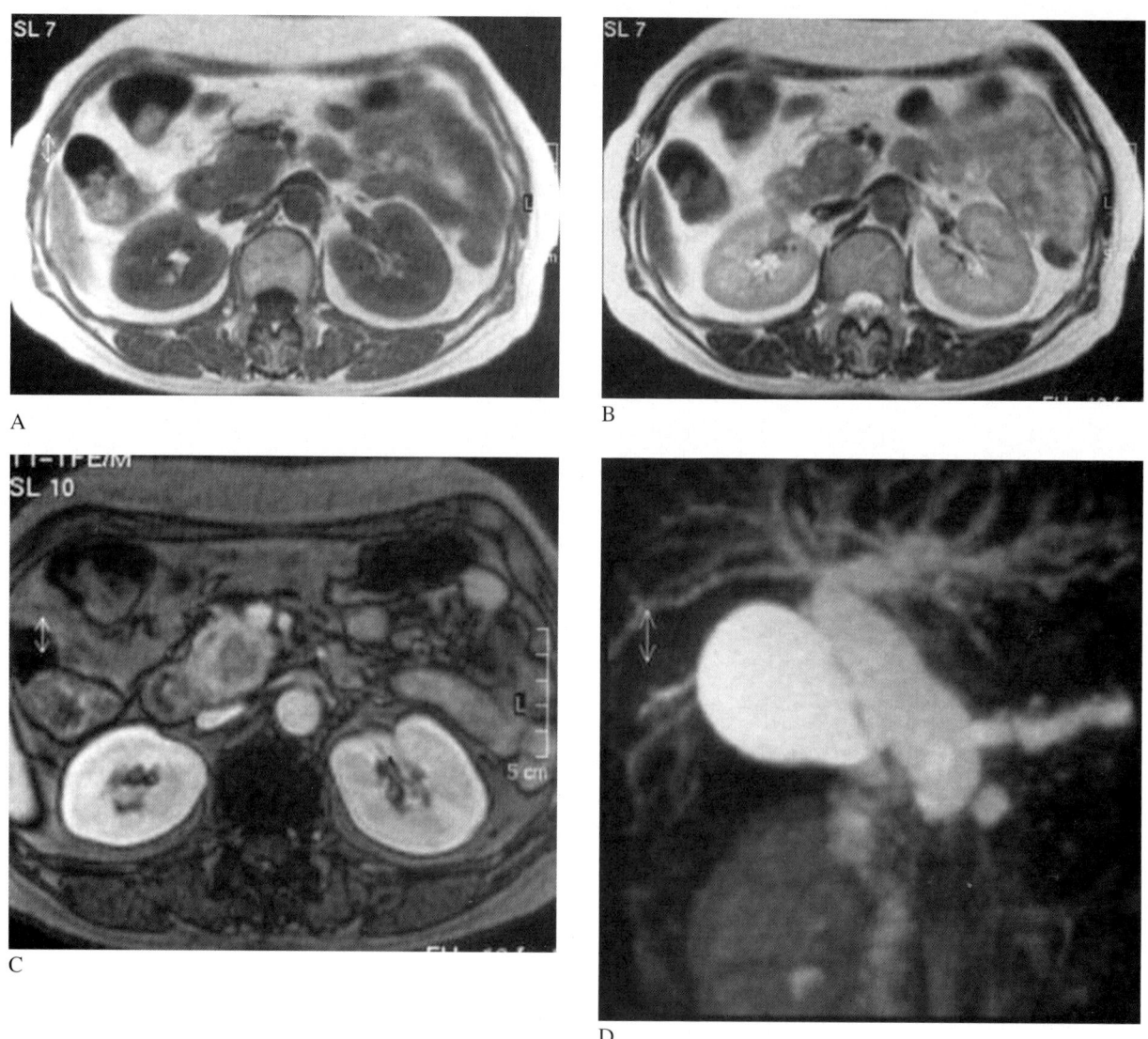

图3-4 胰头癌伴低位胆道梗阻。MR的T1WI(A)显示胰头低信号肿物，T2WI(B)呈略高信号，T1增强扫描(C)呈低信号，MRCP(D)显示扩张的胆总管和胰管在胰头肿物处截断。

根治手段的患者数量。

随着内镜的改进，在行ERCP的同时还可行内镜下乳头切开术，胆管内引流和活检等，使得ERCP从单纯诊断过渡到诊断、治疗并行。但目前ERCP尚难以鉴别肿瘤和非肿瘤性病变，ERCP插管失败率为3%～9%，检查不完全6%，并发症1%～10%。

五、血管造影

选择性血管造影曾被认为是术前评价血管受累的"金标准"，能清晰显示胰周血管受累的情况，准确率达65%～92%（诊断门静脉受累的敏感性为80%)[14]，有助于胰腺癌的诊断和分期。由于胰腺癌是低血供肿瘤，血管造影的阳性预测值低，仅为56.4%，低于超声（68%）和CT扫描（72%），且准确性差；不能显示肝转移灶和淋巴结转移。目前血管造影仅用于再次手术的患者，用以检测手术引起肝动脉、门静脉解剖位置的变异，可防止分离因既往手术造成的广泛性瘢痕时医源性门静脉系统损伤。

李晓光[15]等报道了经动脉双期螺旋CT扫描与选择性血管造影的比较，在评价胰腺癌方面具有以下特点：①可直接显示肿瘤与血管及周围脏器的关系；②动脉双期SCT可良好显示血管被肿瘤包绕，而无明显狭窄和移位，选择性血管造影则无特征性表现；③动脉双期SCT显示小血管不如选择性血管造影，但评价主要血管受累的准确性不亚于选择性血管造影。建议当超声和CT发现肿瘤后，行选择性血管造影，如有明显的血管受累征象，可直接行介入治疗；如无明显血管受累征象，可以行动脉双期螺旋CT，以判断肿瘤的可切除性。但动脉双期螺旋CT为损伤性检查，经静脉双期螺旋CT扫描已能提供足够诊断信息者，除非准备作介入治疗，否则不必再行损伤性动脉双期螺旋CT扫描。

六、上消化道造影

上消化道造影只能显示部分晚期胰腺癌对胃肠道压迫侵犯所造成的间接征象，无特异性，在断面影像学检查方法问世之前，上消化道造影是胰腺疾病唯一的影像检查方法。目前已为断面影像学检查所取代。

七、胰腺癌影像检查的优选

胰腺癌的影像检查应首选无创性断面成像的检查方法，一般经腹超声和薄层CT增强扫描已能满足诊断和分期的要求，必要时使用有创性检查方法对肿瘤进行准确分期，评价肿瘤的可切除性。

胰腺癌的预后取决于胰腺癌的早期诊断。对疑为早期胰腺癌的患者，可按下列临床检查程序进行检查：①首选超声及肿瘤标记物联合检测；②超声和肿瘤标记物可疑的患者，应行薄层动态增强螺旋CT扫描；③CT诊断不明确或伴有梗阻性黄疸时，可考虑做ERCP、MRI（包括脂肪抑制序列和动态增强扫描）、MRCP或（和）PTC；④对于需进一步决定治疗方案的特殊病例，可行EUS和选择性血管造影；⑤不能手术的病例，行针吸活检。Mc Mahon[16]等认为CT薄层增强扫描、腹腔镜及经腹腔镜超声成像是评估肿瘤可切除性的价效比最佳影像检查组合。

第二节　胰腺癌

近年来，胰腺癌的发病率在全世界范围内有上升的趋势，其发病率约占全身恶性肿瘤的1%～2%，死亡率占全身恶性肿瘤死亡率的4%～5%，消化道恶性肿瘤的10%左右。尽管近年来影像诊断技术取得了较大的进步，但由于胰腺所处部位的隐匿性，很难早期发现和治疗，而胰腺癌常常侵犯邻近重要器官组织，5年生存率不足2%。

胰腺癌指胰腺外分泌部发生的癌，占胰腺肿瘤的90%以上。绝大多数胰腺癌起源于导管系统，仅约1%起源于腺泡。发生在胰头部者占60%～70%，胰体部5%～10%，胰尾部10%～15%，全胰癌约占5%。

一、影像表现

（一）胰腺内肿块

胰腺内肿块是胰腺癌影像学表现的直接征象。大多数胰腺癌大体病理表现为正常胰腺结构消失，肿块质地硬韧，病灶与周围组织界限不清。反映在影像上，肿瘤边缘不规则、模糊是胰腺癌的重要影像特点。

1. 超声成像　可以显示胰腺的大小、轮廓、回声结构、胰管、胆管。大多数胰腺癌的肿物和胰腺实质比较呈低回声（92.86%），肿物内部回声不均，中心可见无回声或更低回声的坏死区（图3-5A、B，3-6，3-7A、B）。少数可呈不均匀高回声或出现局限性高回声区，肿瘤呈结节状、团块状或不规则形，往往向胰腺轮廓外浸润生长。需要说明的是病理学发现大约有15%～40%的胰腺癌在主灶以外可以伴有卫星灶，8%的胰腺癌因肿瘤沿胰导管浸润而切缘不尽，这也是胰腺癌术后复发和预后差的原因之一，而目前影像学尚难检出小的卫星灶和胰管浸润。

2. CT　平扫可以表现为低密度、高密度或等密度肿物，由于多数肿瘤密度与胰腺实质密度接近，单纯平扫很容易漏诊。当肿瘤直径≥5cm时，往往由于肿瘤内部不规则坏死或液化而表现为稍低密度或密度不均匀。

由于胰腺癌为低血供肿瘤，而正常胰腺实质的强化较肿瘤强化明显且密度均匀，因此，增强扫描使肿瘤的轮廓、形态显示较为清晰。胰腺癌约70%～80%低密度，20%～30%等密度或略高密度，56.25%不均匀环形增强。胰腺癌动态增强扫描的表现因扫描期别不同而异。薄层动态增

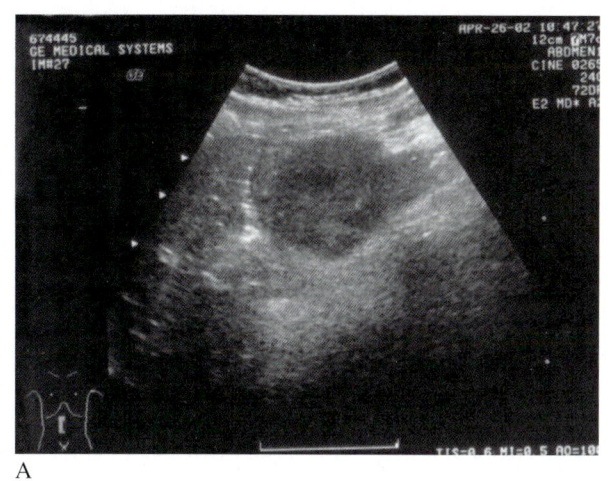 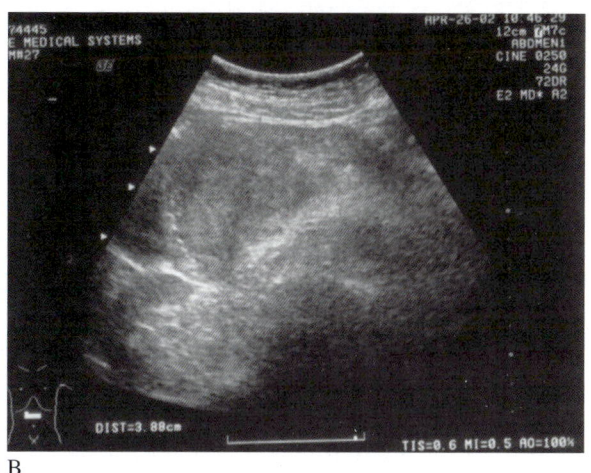

图 3-5 胰头癌。超声声像图：胰头部低回声肿物，内部回声不均，边界欠清。

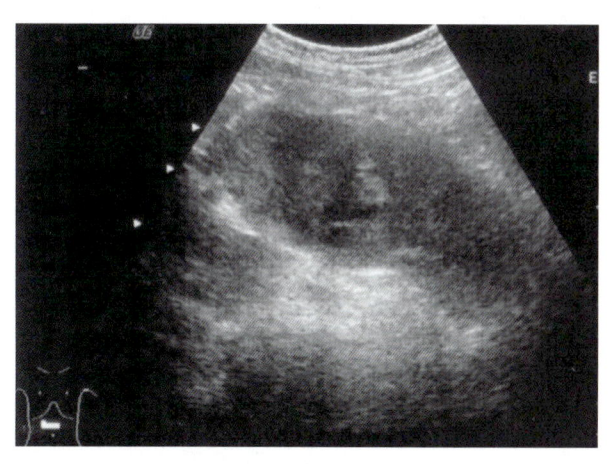

图3-6 全胰癌。超声声像图：胰腺弥漫性肿大，内部回声不均。

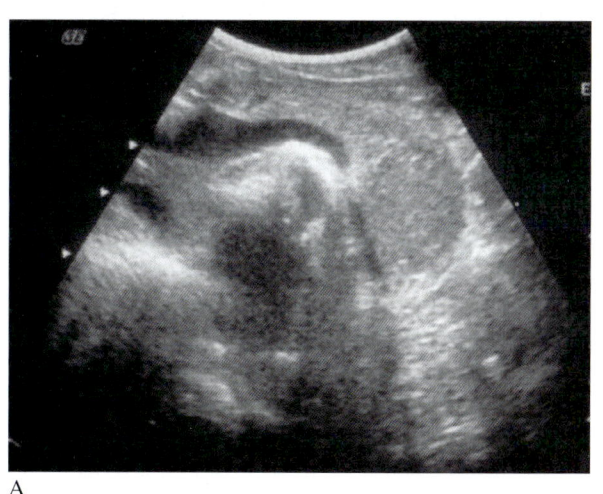 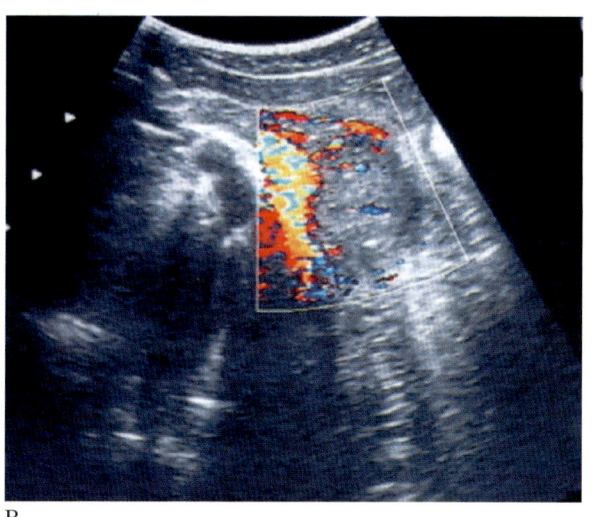

图 3-7 胰尾癌。超声声像图：胰腺尾部低回声肿物，边界清晰，内部回声均匀，与脾静脉关系密切。

强扫描的早期（特别是胰实质期）能充分反映肿瘤的血供情况，使肿瘤与胰腺实质间的密度差异更为明显。大多数胰腺癌增强扫描后增强不明显或呈相对低密度，坏死部分呈不规则的更低密度（图 3-8A ~ C，3-9，3-10A，B）。仅个别肿瘤表现为高血供，增强扫描后表现为高密度。Tsuda[17]等报道胰腺癌的"上游区"（胰尾侧）在增强扫描的延迟期（75s）由于慢性阻塞性胰腺炎而呈强化，达86%，其与正常胰腺的密度比较有统计学意义（$P < 0.01$）。李槐[18]等报道46例胰腺癌中，31例行静脉团注对比剂动态增强扫描，12例较大肿物（平均直径6.4cm）均表现为肿物边缘环形增强，中心片状低密度区；19例较小的肿瘤（平均直径3.8cm）中，10例（52.63%）呈不均匀低密度，1例（5.26%）呈高密度，8例呈等密度（42.11%）。值得注意的是动态增强扫描后呈等密度的病例并不少见，容易造成误、漏诊，但其发生率随扫描方法不同而异。

低密度肿块间质纤维增生明显，血管成分少，肿瘤组织形成坏死；而等密度肿块肿瘤细胞丰富，特别是血管成分多，间质纤维增生少，组织较疏松。由于低密度肿块和等密度肿块组织成分的不同，导致两者生物学特性的不同。低密度肿块平均径线较大，更易侵犯周围血管和脏器，更易对胆总管形成围管性浸润导致胆总管扩张，肿瘤手术切除率较低；而等密度肿块，不易侵犯周围血管，也较少引起围管性浸润，手术切除率高。

3. MRI：胰腺癌内纤维成分较多，在MRI的T1WI上为低或等信号，偶尔也可呈高信号，如果肿块较大（直径>5cm）时，常为低信号；胰腺癌瘤内出血较少见，表现为T1WI上的斑点状和斑片状的不规则高信号区。许多学者主张用T1WI脂肪抑制序列显示胰腺癌，特别是小胰腺癌，此时正常胰腺呈明显的高信号，而胰腺癌呈低信号，肿块与正常胰腺的对比明显，肿瘤的形态、轮廓和大小等显示更清晰，有利于发现肿瘤[19]。

T2WI上胰腺癌的信号变化较大，相对于正常胰腺，可为稍低信号，也可为高信号、等信号以及混杂信号，如瘤内伴有明显的液化坏死，则可见高信号。T2WI对胰腺癌肿块的显示并无优势，但其可显示扩张的胆胰管、肝管和增大的胆囊，均表现为高信号（图 3-11A ~ C）。

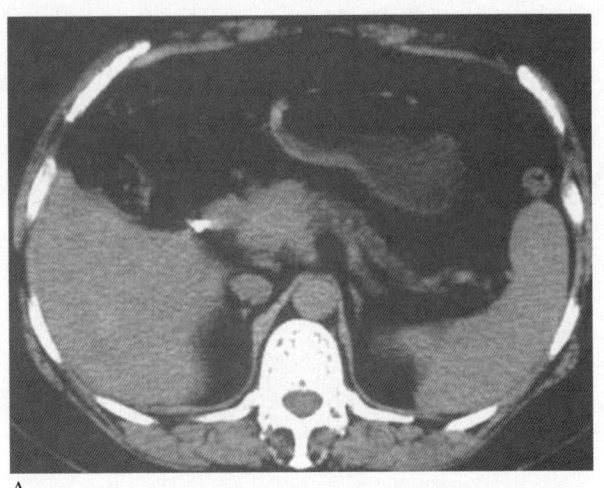

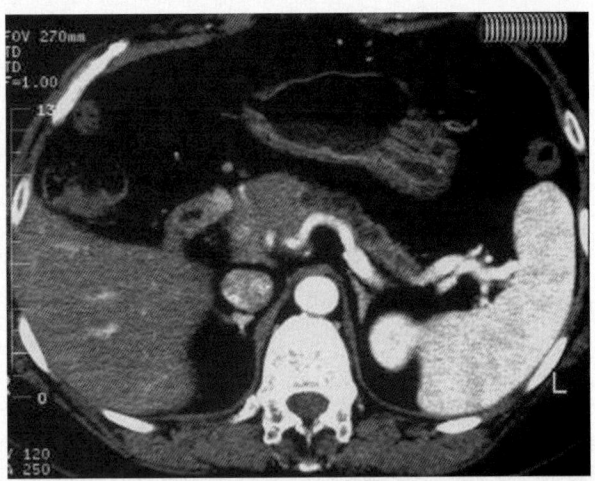

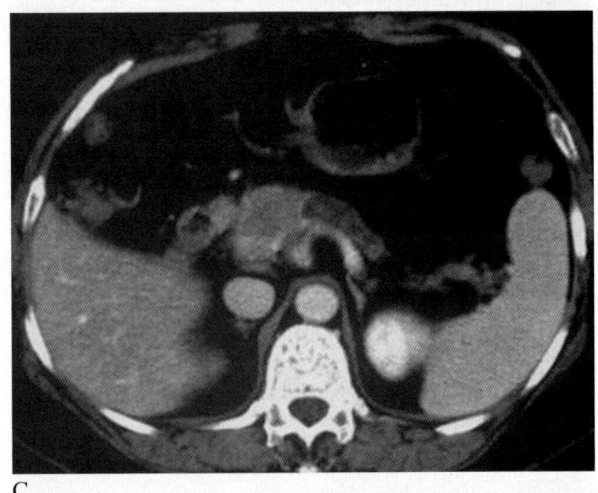

图3-8 胰腺癌。CT平扫图像(A)显示胰头颈部不规则增大，胰体尾部萎缩，胰管扩张。CT增强扫描动脉期图像(B)显示胰头颈部低密度肿瘤包绕肝总动脉，与脾动脉关系密切；门静脉期(C)显示肿瘤与门静脉关系密切。

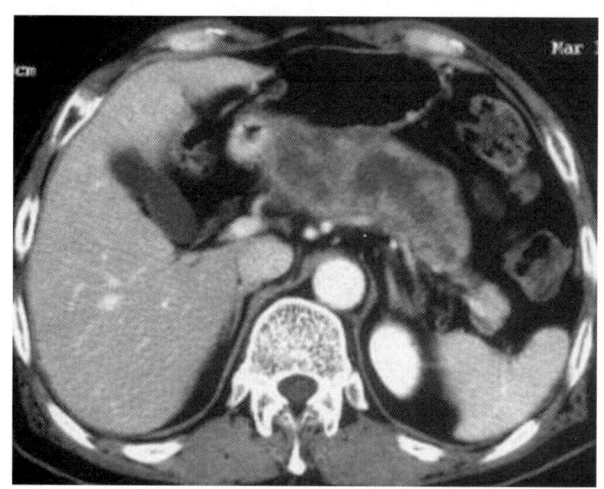

图 3-9　胰腺体尾癌。CT增强扫描显示胰腺体尾部低密度肿瘤,密度不均,肿瘤侵及胃后壁和十二指肠。

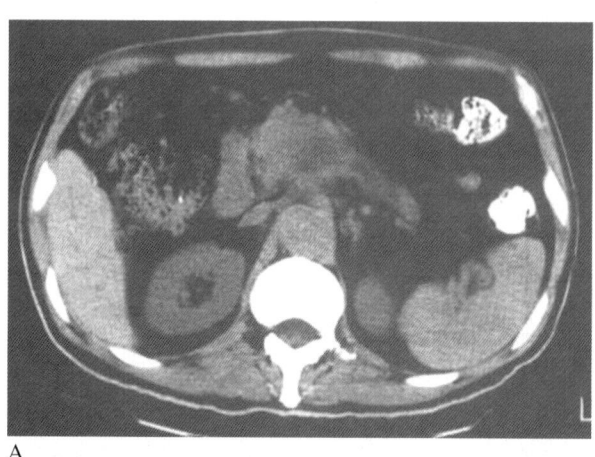

A

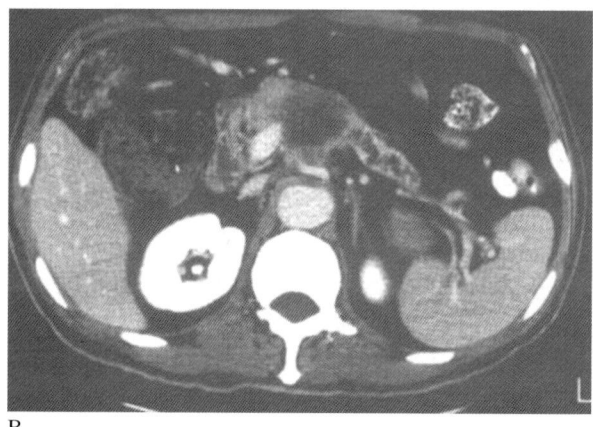

B

图 3-10　胰体癌。CT平扫图像(A)显示胰体部不规则低密度肿物,胰体尾部萎缩,胰管扩张。CT增强扫描门静脉期图像(B)显示低密度肿瘤更清楚,部分包绕门静脉。

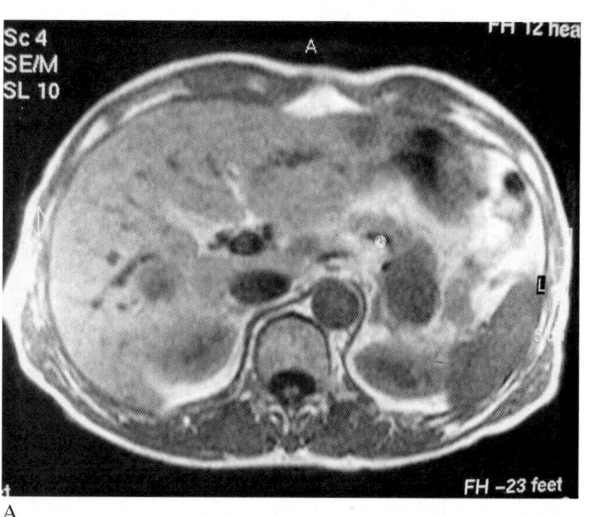

A

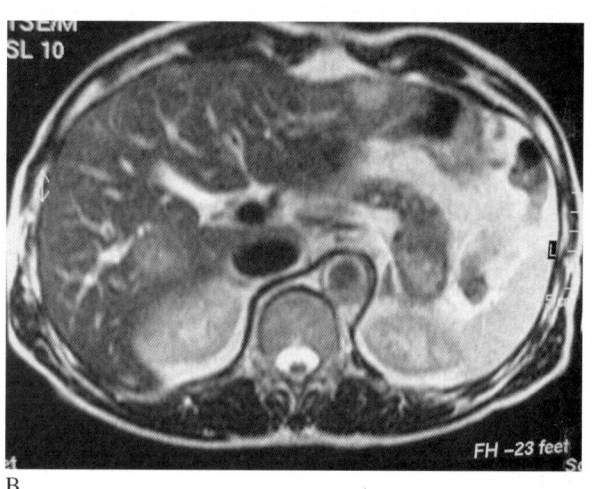

B

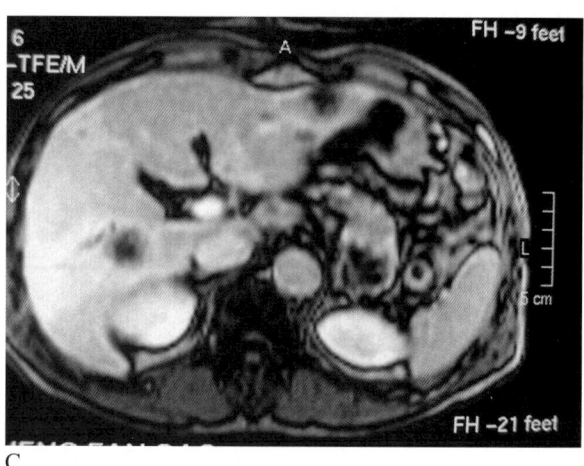

C

图 3-11　胰尾癌。T1WI(A)示胰尾部轮廓增大,局部见一结节,呈稍低信号,T2WI(B)呈稍高信号,增强扫描(C)较正常胰腺实质信号低,边缘不光整。肝脏实质内见多发转移瘤。

在MRI增强扫描，正常胰腺的实质增强扫描时强化明显且均匀，而胰腺癌相对正常胰腺组织为少血供的肿瘤，所以大多数胰腺癌增强扫描呈相对低信号，坏死部分呈不规则更低信号，肿瘤轮廓、形态的显示较平扫更为清晰。曾蒙苏[10]等认为，动态增强GRE序列对诊断胰腺癌的特异性较高。动脉期，几乎所有的胰腺癌均表现为不明显强化或不强化，呈较明显的低信号。门脉期和实质期，胰腺肿瘤的信号强度取决于造影剂渗入肿瘤细胞外间质的量、肿瘤静脉回流的速度以及回流是否通畅等因素。一般来说，较大的胰腺肿瘤，门脉期和实质期基本上仍为低信号，而较小的胰腺肿瘤，则可能仍为低信号，也可能为高信号或等信号。这是因为在较大的肿瘤中央或多或少存在着坏死组织，坏死组织不强化而呈低信号。所以在增强的门脉期和实质期，发现较大的胰腺肿瘤并不困难，但是对较小的胰腺肿瘤，则需仔细观察。

（二）胰腺轮廓、形态改变

1. CT　正常胰腺自头向尾逐渐变细，形态无突然变化。较大的肿瘤使胰腺外形呈局限性增大或膨隆，边缘呈分叶状，胰腺正常光滑连续的轮廓发生改变（图3-12）。大多数胰腺癌患者的影像表现为胰腺外形增大或（和）局部膨隆（CT 78.26%，US 52.17%，MRI 50%）。应注意的是：①个别全胰癌，胰腺稍大，但各部比例正常，容易漏诊。李槐[18]等报道46例胰腺癌中，有3例全胰癌，US、CT误诊2例，均是由于对全胰癌认识不足所致；②老年人胰腺萎缩，并伴有脂肪变性，胰腺小而密度低，边缘呈锯齿状。发生全胰癌时胰腺虽有增大，但可与成人正常胰腺大小接近。当发现老年人胰腺外形饱满，锯齿状的边缘轮廓消失或头、体尾大小不成比例，局部或全部密度较高，增强后与周围胰腺密度接近时，应考虑胰腺癌的可能；③影像表现仅为胰腺外形僵直或外形增大、局部膨隆时，应引起高度重视，须行薄层CT动态增强多期扫描，详细观察胰腺密度的变化；④胰腺钩突部的肿瘤较易被忽视，胰腺钩突正常情况下呈平直的三角形，如果变为圆隆（图3-13A～F），并延伸到肠系膜上静脉的后方，高度提示钩突部肿瘤的可能；⑤直径≤2cm的小肿瘤常局限在胰腺内，不引起或仅有轻微的胰腺外形轮廓改变，超声多表现为胰腺内均匀或不均匀低回声，边界多不光整，在胃未充盈的情况下容易漏诊。CT平扫时大多数呈等密度，容易漏诊，增强扫描大部分呈略低密度，稍一疏忽即可造成漏诊，少部分呈等密度或略高密度，也易漏诊。此时，CT应行3mm层厚的薄层高分辨扫描。

2. MRI　其肿块往往和正常胰腺信号差别不大或呈等信号，此时单纯T1WI难以发现病变。

（三）胰、胆管扩张

胰头癌常压迫或直接浸润胆总管和胰管管壁，肿瘤出现的层面胆总管和胰管管腔狭窄、变形或中断，而胆总管、肝总管、肝内胆管和体尾部胰管出现不同程度的扩张，发生梗阻性黄疸（图3-14A～H、3-15A～E）。扩张的胆总管直径可达2.5cm。患胰腺癌合并慢性胆囊炎的患者，其胆囊可因胆囊壁增厚纤维化而无扩大。严重肝硬化或其他肝病的患者肝内胆管可能不扩张。应该注意早期胰腺癌可表现为胰头不大，仅见扩张的胆总管在胰头或钩突部突然中断或变细，可为早期胰头癌的唯一征象。

肿瘤远端胰腺的血供和胰液排泌受阻，常可导致胰体尾部不同程度的萎缩和胰管扩张。胰腺癌引起主胰管扩张，发生率约为61%。薄层CT增强扫描能更好地显示胰管，扩张的胰管直径通常在3～10mm之间。表现为与胰体长轴平行，光滑或呈串珠状的管状低密度带。胰头肿瘤可同时侵及主胰管及胆总管，扩张的总胆管横断面呈圆形低密度影，位于扩张胰管前方或前外方，称为

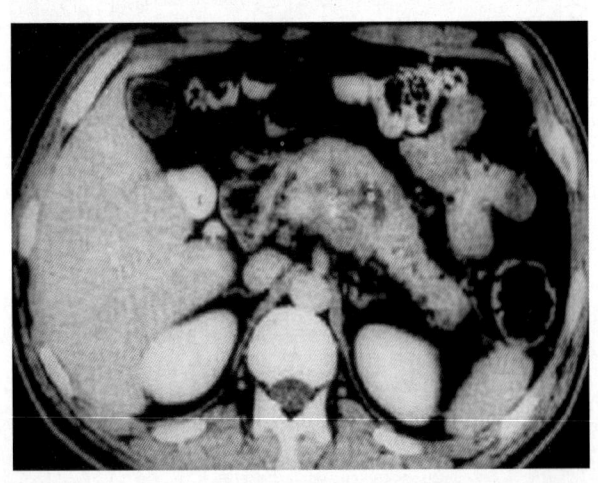

图3-12　胰体癌。CT增强扫描显示胰体部呈局限性增大膨隆，边缘呈分叶状，胰管不规则扩张。

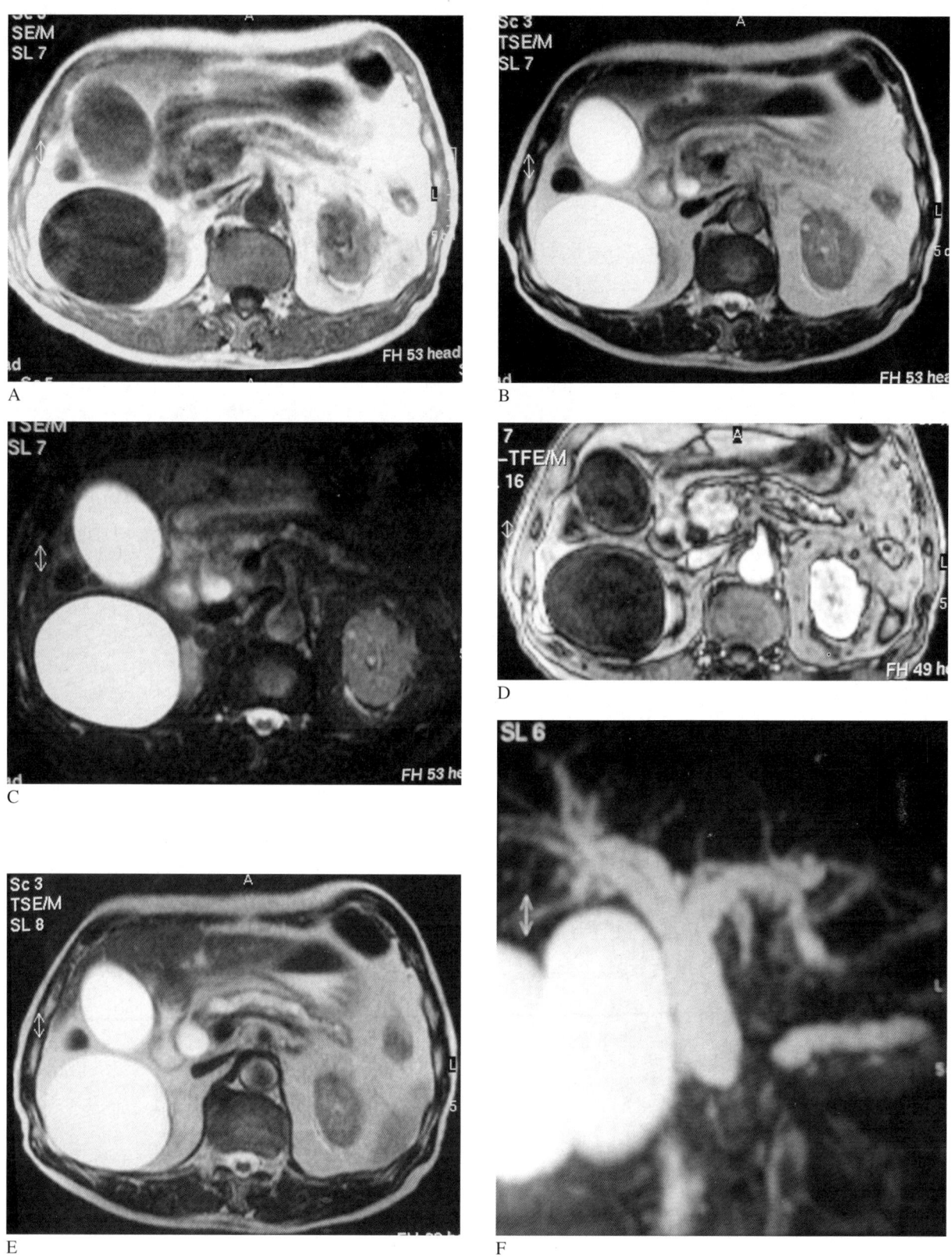

图 3-13 胰头钩突部癌,胰腺钩突圆隆,肿瘤边界不清,MR 的 T1WI(A)呈中等信号,T2WI(B)及 T2W 脂肪抑制像 (C)呈不均匀稍高信号,增强扫描(D)呈不均匀稍低信号。胰体层面 T2WI(E)及 MRCP(F)示胰管、胆总管及肝内胆管 扩张。

"双管征"。当肿瘤较小，尚未引起胰腺外形变化时，胰胆管的扩张可能为早期胰腺癌的唯一征象，临床工作中一定要提高警惕，应仔细寻找扩张胰管的近端有无异常密度区。Freeny 等[20]报道213例胰腺癌的CT表现，主胰管及胆总管扩张占79%，未见肿物，仅见"双管征"（3%），胰头肿物及双管征（55%），单纯主胰管扩张（11%），单纯胆总管扩张（12%）。李槐[18]等报道46例胰腺癌

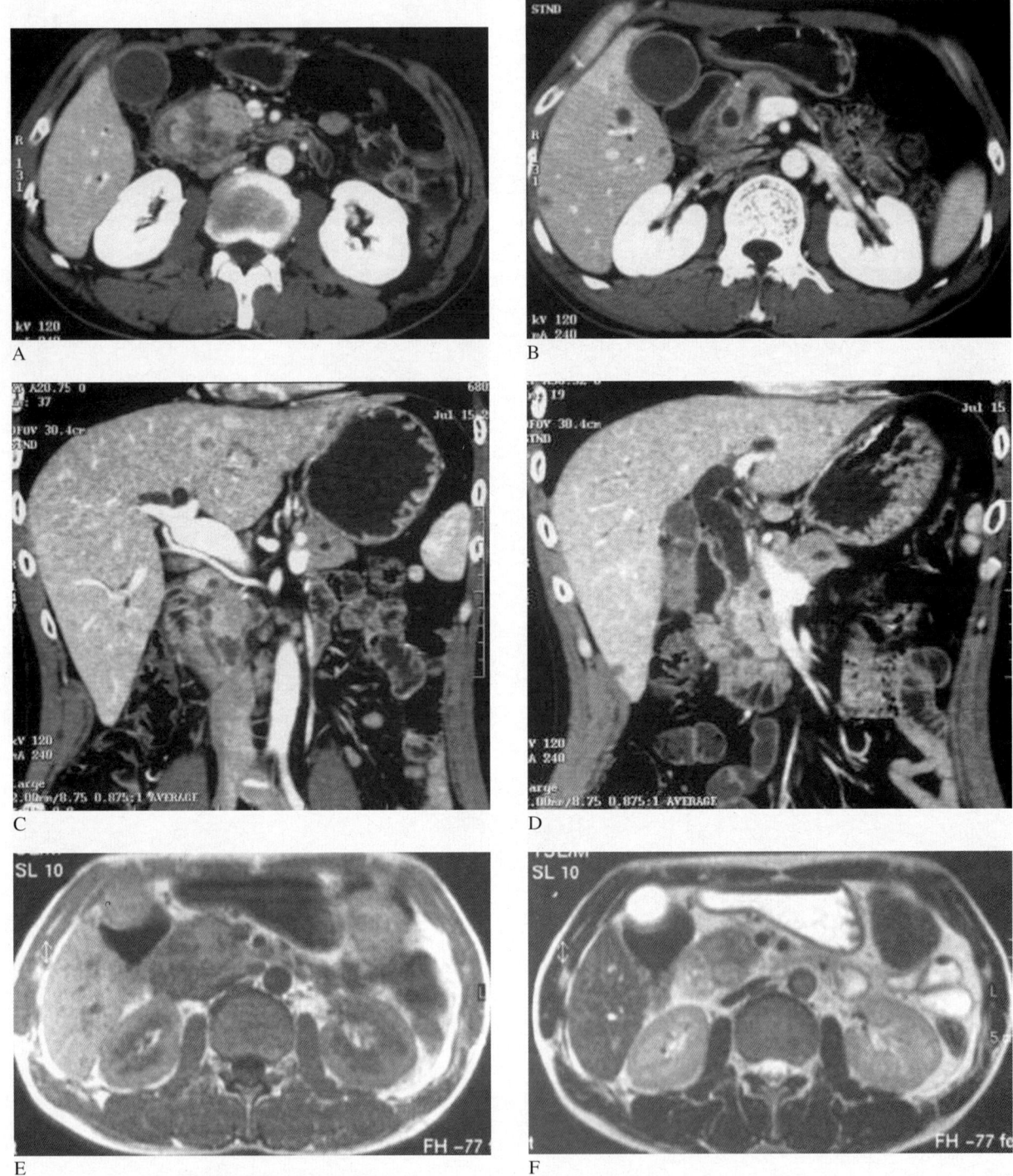

图 3-14　胰头癌。CT增强胰腺期图像(A)显示钩突右侧不规则低密度肿物与十二指肠关系密切，其上层面(B)显示扩张的胆总管与胰管，MPR 图像(C, D)显示肿瘤与十二指肠关系密切，以及长段扩张的胆总管。MR 的 T1WI(E)肿瘤呈中低信号，T2WI(F)呈不均匀稍高信号，增强扫描(G)呈不均匀低信号，MRCP(H)示胰管、胆总管及肝内胆管扩张。(续图)

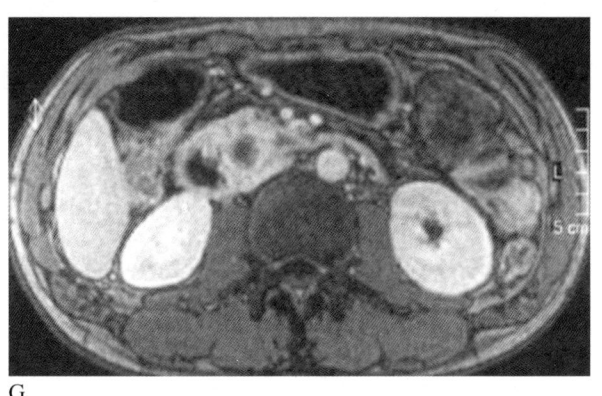

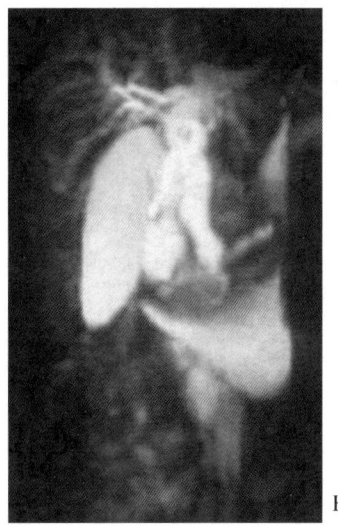

G

H

图 3-14 (续图)

A

B

C

D

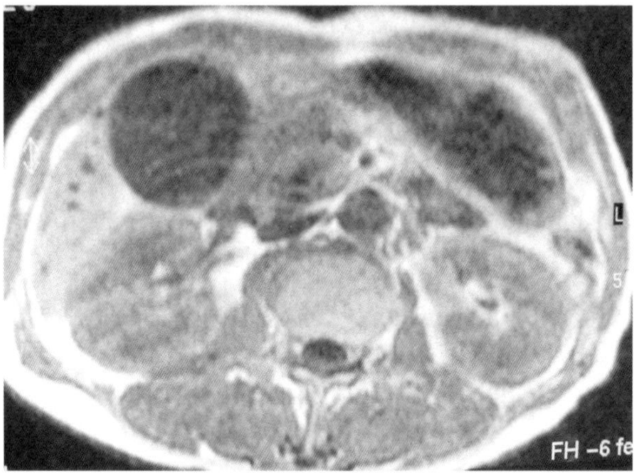

图 3-15 胰头癌，肿瘤边界不清，T1WI(A)呈稍低信号，T2WI(B)呈不均匀稍高信号，肿物与肠系膜上静脉贴邻，增强扫描(C)示肠系膜上静脉内侧缘模糊，手术证实肠系膜上静脉受侵。胰体层面(D、E)示胰管及胆总管扩张，胆囊增大。(续图)

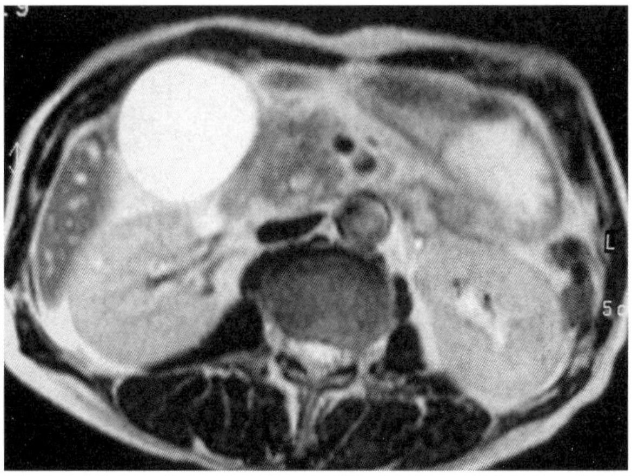

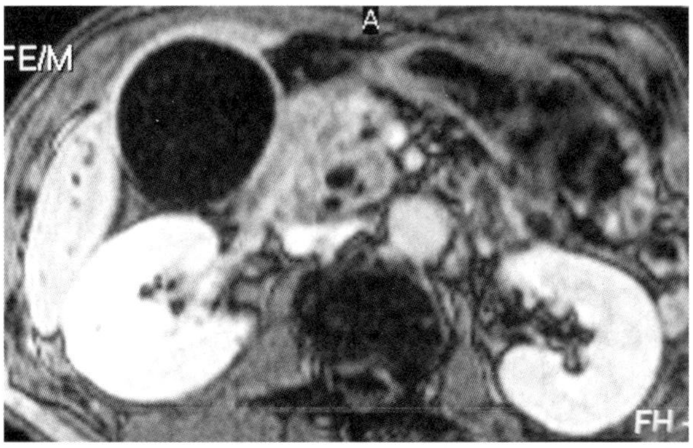

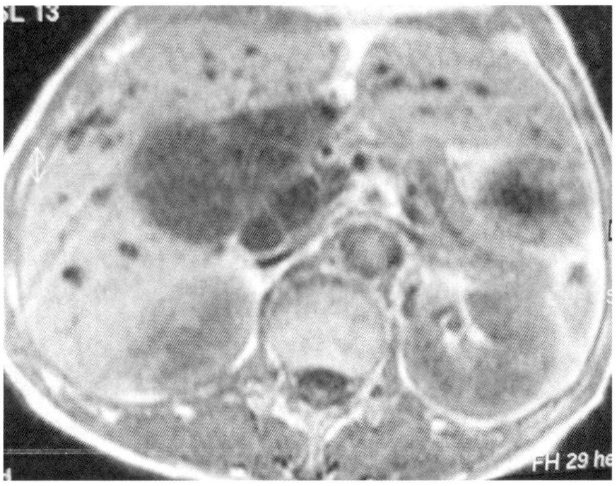

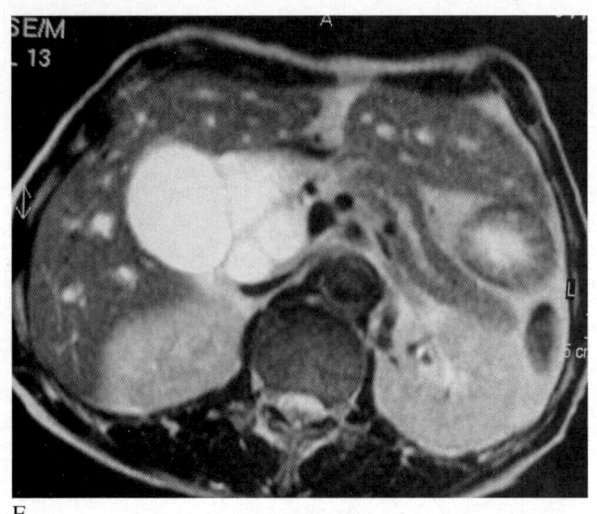

图 3-15 （续图）

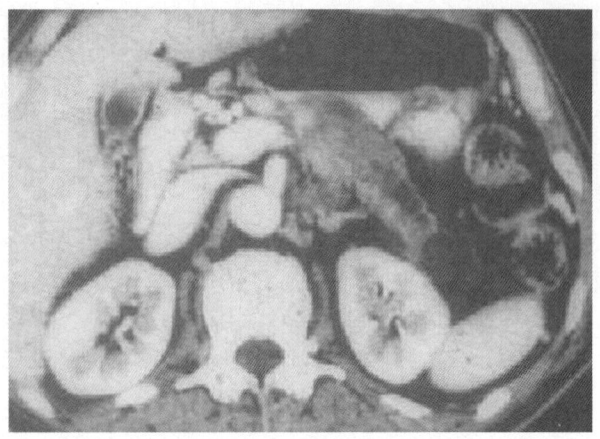

图 3-16　胰体癌。CT 增强扫描显示胰体部不规则肿物，其远侧胰腺萎缩，胰管扩张伴潴留囊肿。腹膜后转移淋巴结。

中，1 例在慢性胰腺炎基础上发生小灶癌，CT 平扫见胰腺外形、密度正常，增强扫描后于头体交界处见 1.0cm × 1.5cm 低密度结节，伴胰管串珠样扩张。该患者超声声像图亦见胰腺内低回声，伴胰管扩张。

超声能够灵活地多方位扫描，对扩张的胰管和胆管显示较好。横断面 CT 能够清楚显示扩张的胰管和胆管，但直观性不如 MRCP 及超声，多层螺旋 CT 后处理重建，特别是多平面重建（MPR）和最小密度投影成像（MinP）能够以最佳方位和直观地显示胰胆管的扩张及与周围结构的关系。扩张的胰胆管 T1WI 为稍低信号，T2WI 为明显高信号。MRCP 能更直观地显示扩张的胰胆管及梗阻部位。

胰管扩张常伴有胰腺萎缩（图 3-16，3-17A～D），其发生率与胰管扩张相仿。单纯胰管扩张或胰腺萎缩无特异性，但胰管局部扩张和（或）胰腺组织局部萎缩，应警惕胰腺癌的可能。

少数胰腺癌由于胰管阻塞，胰液外溢可在肿瘤远端的胰腺组织内发生继发性假性囊肿（又称潴留性囊肿）或假性囊肿。胰腺囊性病变的近端见到肿物首先应考虑为胰腺癌与慢性胰腺炎引起假性囊肿的鉴别要点。

（四）小胰腺癌

小胰腺癌一般指最大直径小于或等于 2cm 的胰腺癌，也有认为直径 ≤ 3.0cm，相当于 T1，其 5 年生存率（30%）明显高于晚期胰腺癌[21]，手术切除率提高，故小胰腺癌的早期发现及正确分期是改善胰腺癌预后的关键。小胰腺癌尽管体积较小，但并不等于早期胰腺癌，部分已出现远处转移或淋巴结转移。对于早期胰腺癌的概念尚无明确定论，有文献认为当肿瘤最大径 ≤ 1cm 或肿瘤局限于胰腺导管内而未浸润胰腺实质时，可被认为早期胰腺癌。微小癌指肿瘤局限在导管上皮内，未浸润至胰腺实质，与原位癌的预后均较早期癌更好。Ariyama[22] 报道了日本一组 79 例局限在导管上皮内的微小癌，大部分病变 < 1cm，术后 5 年生存率为 100%。由此可见，胰腺癌的早期诊断可大大提高胰腺癌的远期生存率。肿瘤局部尚未出现外侵，无淋巴结及远处转移者属早期胰腺癌，手术切除率可达 90%～100%，5 年生存率可达 70%～100%，其治疗效果及预后明显优于进展期胰腺癌。近年来影像学检查方法不断发展，细致的影像学检查有望检出早期的肿瘤，但仍不十分理想。

位于胰头的小胰腺癌多因黄疸及腰背部疼痛等临床症状而就诊，而且间接征象多较明显，如胆管的扩张及截断、胰管扩张等。位于胰体尾者则较少引发临床症状，难以发现。由于肿瘤较少发生坏死，胰腺轮廓无改变或改变轻微，直接征象较难显示，因此，诊断较为困难。其影像表现与普通胰腺癌类似，在增强 CT 扫描为低密度，边界不清，胰管、胆总管扩张（图 3-18，19）。Bronstein 等[23] 报道三期增强薄层扫描小胰腺癌的敏感性

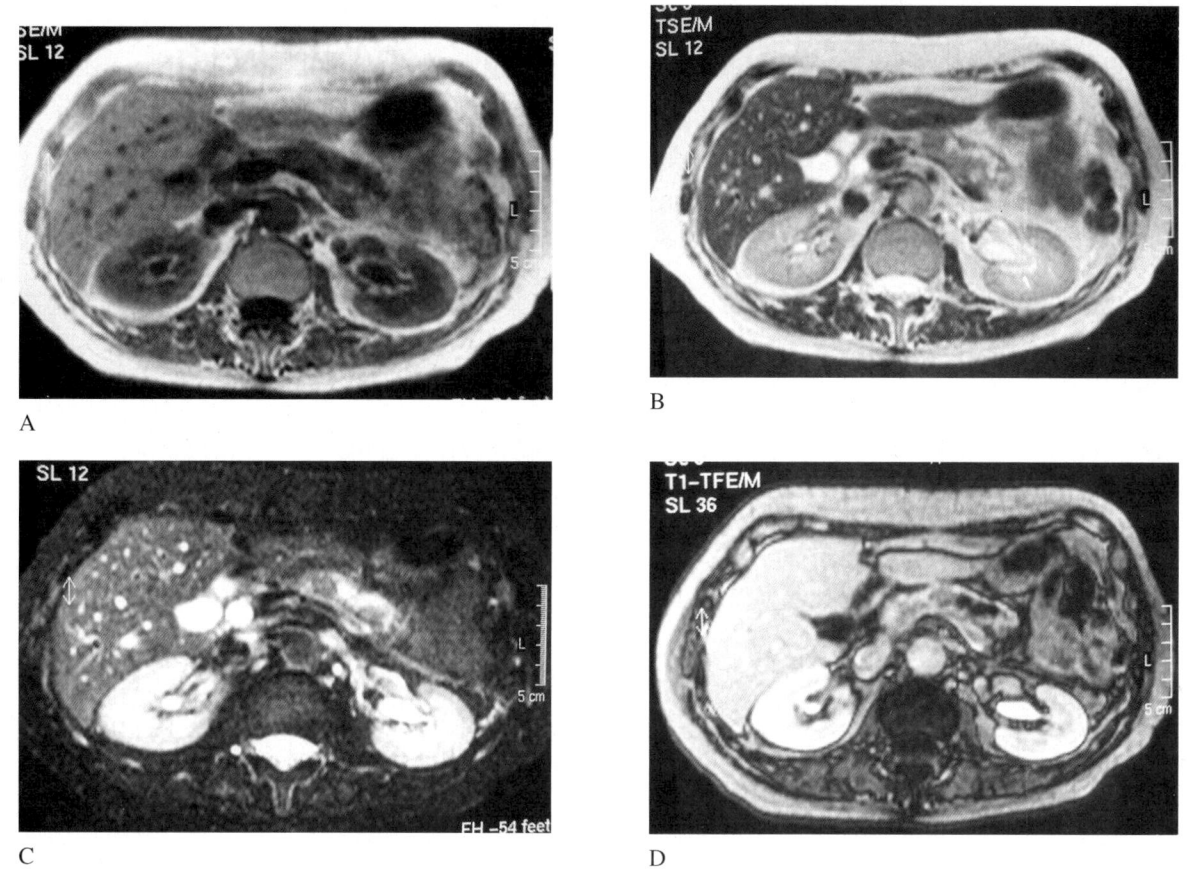

图3-17 胰体癌，肿瘤约1.0cm×1.5cm，边缘模糊，T1WI(A)呈等信号，T2WI(B)及T2W脂肪抑制像(C)亦呈等信号，增强扫描(D)呈稍低信号。远端胰尾部胰管呈串珠状扩张，同时伴有胰腺实质的萎缩。

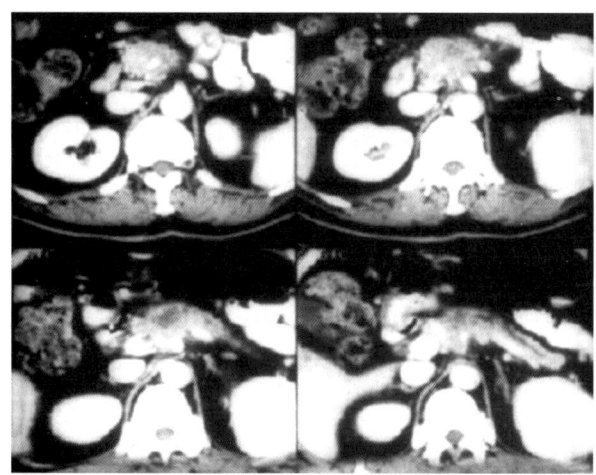

图3-18 胰腺癌。CT增强扫描显示胰头颈交界部约2cm低密度肿物，胰管扩张。

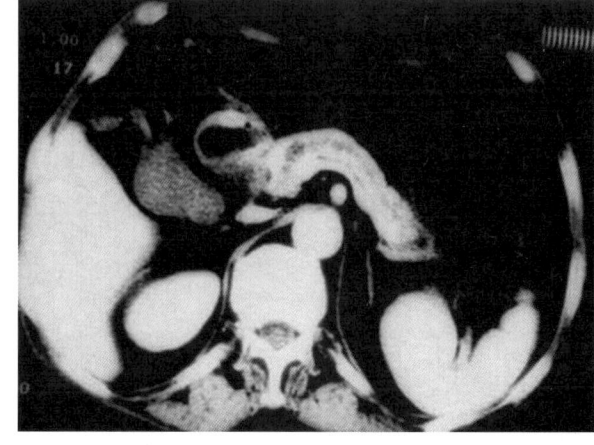

图3-19 胰腺癌。CT增强扫描显示胰颈部约1cm低密度肿物，胰管扩张。

77%，特异性100%。应用螺旋CT双期扫描，尤其是在肿瘤与胰腺对比最显著的胰腺期，以及3mm层厚的薄层高分辨扫描，可以使小胰腺癌病变的显示率明显提高。

二、血管、周围脏器受侵和影像检查方法判断胰腺癌能否切除的价值

由于胰腺无包膜,胰腺血管、淋巴丰富,肿瘤有很强的神经趋向性,可沿胰管或胰内淋巴网扩散,并极易侵犯邻近组织,向胰外扩散,15%~40%可以距主灶有多发卫星灶,8%可以沿导管浸润致切缘不净。肿瘤周围常伴有较多的纤维组织增生。肿瘤常包绕、侵犯周围大血管,是胰腺癌手术切除率低和预后差的病理学基础。胰腺癌确诊时仅有14%尚局限在胰腺内,约20%的病例已有淋巴结转移。胰腺癌细胞特别容易侵犯神经和神经周围淋巴结。

血管受侵、周围脏器受侵、淋巴结转移及肝转移是不可手术切除的重要指征。

(一) 血管受侵

肿瘤最常侵犯的血管为肠系膜上动静脉、门静脉、下腔静脉、腹腔动脉等,是胰腺癌不可切除的主要原因之一。Freeny[20]报道213例胰腺癌伴有胰周血管受侵占82%,包括腹腔动脉干、脾动脉、肝动脉、胃十二指肠动脉、肠系膜上静脉和门静脉。其中单纯动脉受侵占3%,单纯静脉受侵23%,动脉与静脉均受侵56%。

肿瘤侵犯血管的肯定征象有血管被包埋、管壁不规则、管腔狭窄或栓塞,其特异性近100%。CT表现为:①血管周围低密度的脂肪间隙消失,边缘模糊,血管周围被肿瘤组织环绕,表现为"袖口征";肿瘤全部包绕或推移血管(图3-20,3-21A~C,3-22A、B);②血管形态改变,变细、僵直或边缘不规则(图3-23A~C);③血管不显

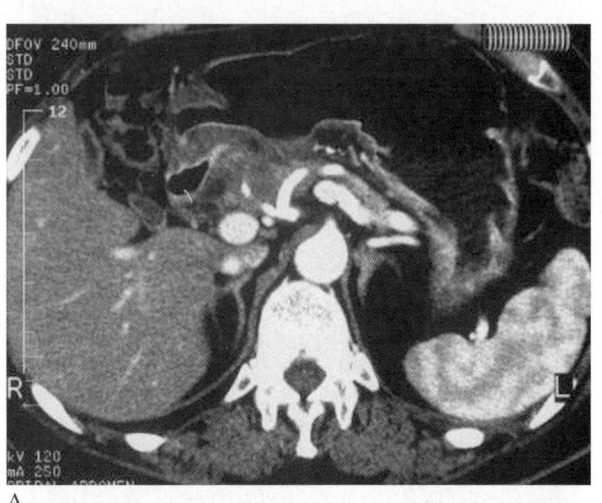
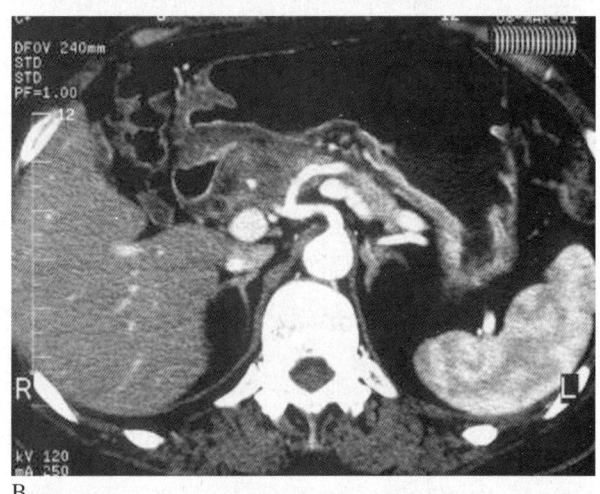
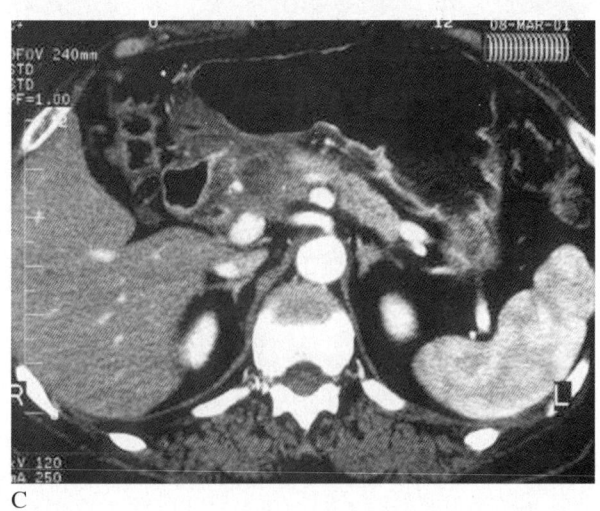

图3-21 胰腺癌。CT扫描显示胰头颈部低密度肿瘤包绕肝总动脉(A)、脾动脉(B)、凹面包绕门静脉(C)。

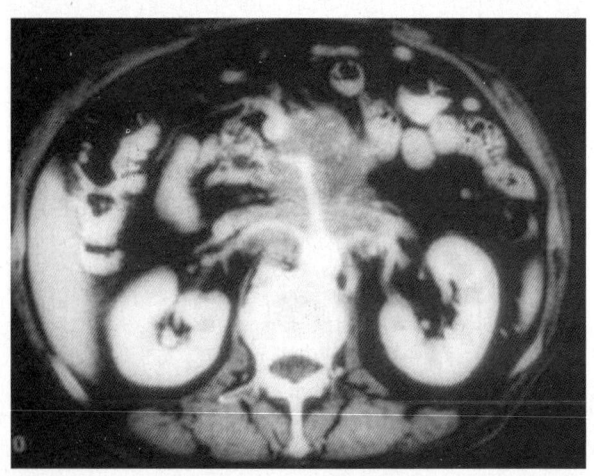

图3-20 CT增强扫描显示肿瘤包绕肠系膜上动脉和双侧肾动脉,推压并凹面接触肠系膜上静脉。

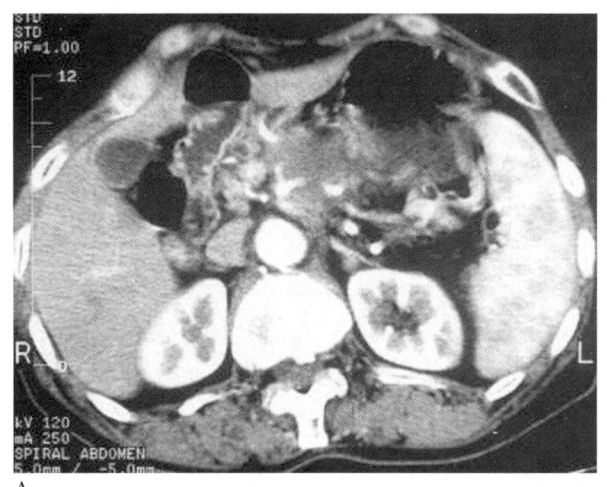
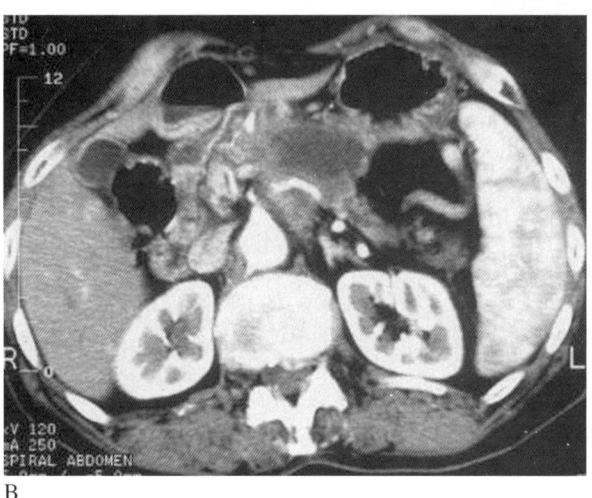

图3-22 胰体癌。CT扫描显示胰体部低密度肿瘤包绕肝总动脉(A)、脾动脉(B)，与胃后壁关系密切。

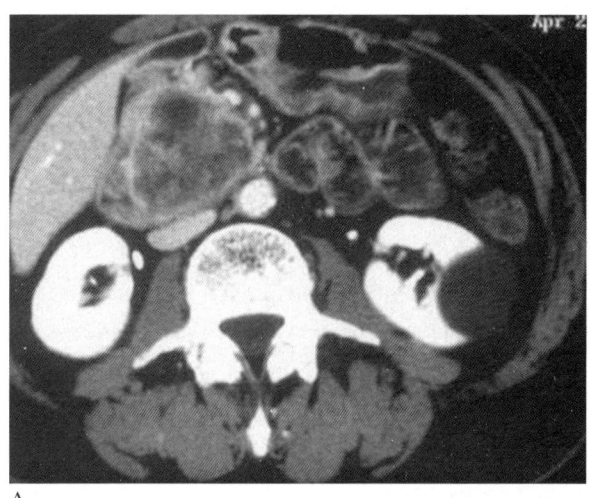
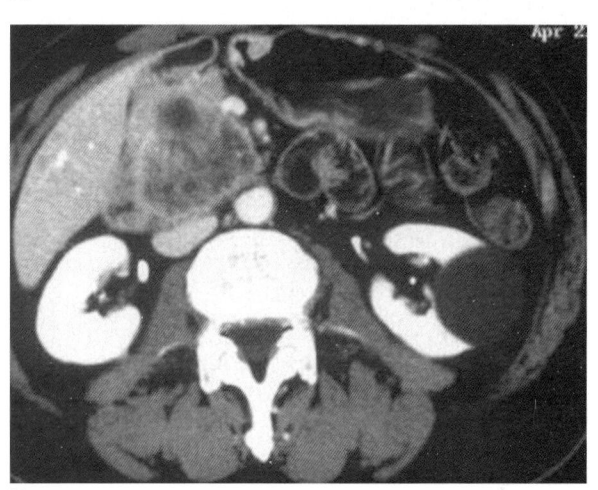
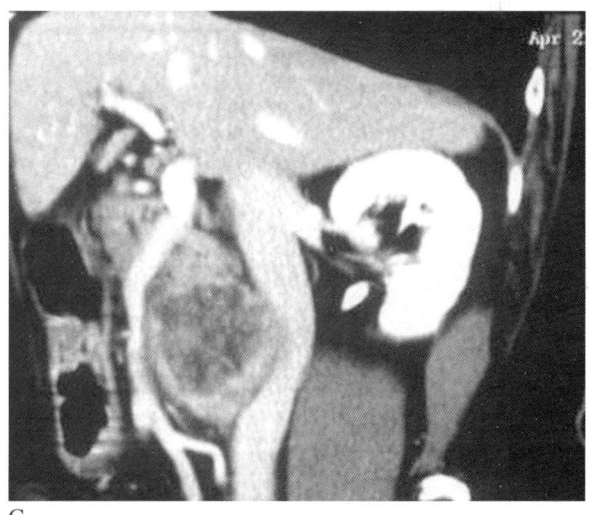

图3-23 胰头癌。CT增强扫描显示肠系膜上静脉受侵变形、边缘不规则(A,B)，MPR图像直观显示肿瘤与肠系膜上静脉和下腔静脉的关系。

影、血管内瘤栓形成或侧支循环形成。Hough[24]等报道肠系膜上静脉呈"泪滴状"改变，为肿瘤或其引起的纤维改变包绕牵拉肠系膜上静脉所致。"泪滴征"加上其他传统的征象将CT判断不可切除的敏感性从61%提高到91%，准确性从79%提高到95%，但特异性略有下降由100%降到98%。

T2、T3期肿瘤是否侵犯血管是影像判断的难点。一般从肿瘤凸向血管的程度、肿瘤包绕血管的程度、血管狭窄程度、血管边缘规则与否等几个方面判断。

Loyer[25]等（1996）提出按照血管受侵程度将肿瘤与血管的关系分为6种类型：A型：肿瘤和（或）正常胰腺与邻近血管之间有脂肪间隔；B型：低密度肿瘤与血管之间有正常的胰腺组织；C型：

低密度肿瘤与血管凸面呈点状接触，MPR能够更全面地反映肿瘤与血管的关系（图3-24，3-25A～C）；D型：低密度肿瘤与血管呈凹面接触，或部分包绕血管（图3-26）；E型：低密度肿瘤包绕邻近血管，二者之间无脂肪间隔存在；F型：肿瘤阻塞血管。多数学者认为肿瘤包绕血管的程度可分为4级。0级：未包绕；1级：＜1/4周径；2级：1/4～1/2周径；3级：1/2～3/4周径；4级：＞3/4周径。血管狭窄程度：0级：无狭窄；1级：变扁；2级：狭窄；3级：阻塞/血栓形成。各种类型与可切除性的关系：A、B型为可切除型；C、D型有切除的可能性，手术时可考虑同时行血管切除术；E、F型为不可切除型。肿瘤包绕血管的周径＜1/2时尚可切除。向心性狭窄提示血管受累而不可切除，而血管变扁则不能认为肿瘤不可切除。因此将肿瘤能否切除的分界点定在血管狭窄程度的1级与2级之间。血管边缘不规则的特异性达100%，但其敏感度不足20%。

超声对评价胰腺癌有无外侵较为困难，对判断肿瘤贴邻的血管能否手术分离尚不准确。只有当肿瘤压迫、包绕血管时才可明确诊断。由于胰腺癌为低血供肿瘤，彩色多普勒往往显示肿瘤内无明显血流信号或周边少许血流信号，但可显示大血管被肿瘤压迫、包绕的情况。

Nishiharu[26]等通过MRI与SCT的ROC曲线分析认为，MRI在发现动脉及门静脉侵犯的准确性方面不如SCT，其原因在于化学位移伪影、磁

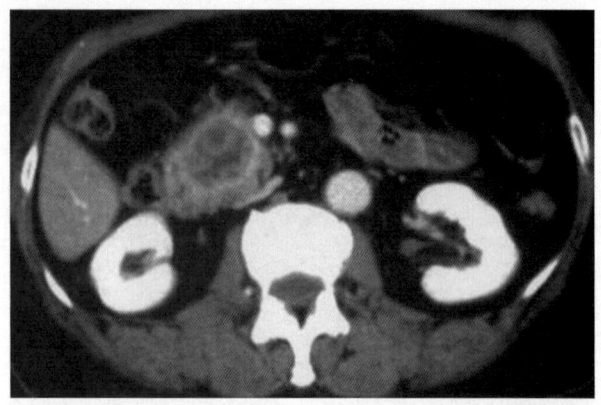

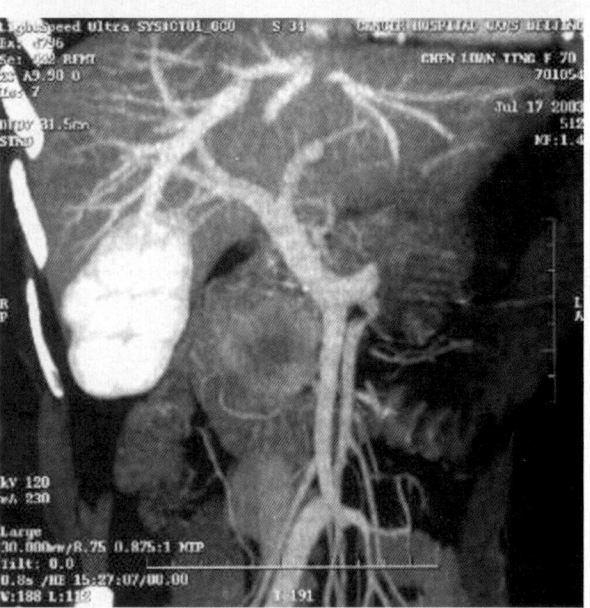

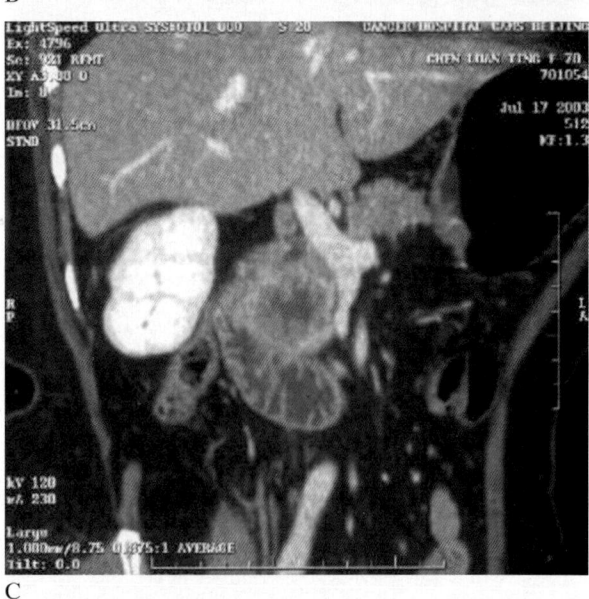

图3-25　胰头癌。CT增强扫描横断面图像(A)显示肿瘤与肠系膜上静脉凸面接触，MPR图像(B, C)显示肿瘤与肠系膜上静脉及门静脉凹面接触。

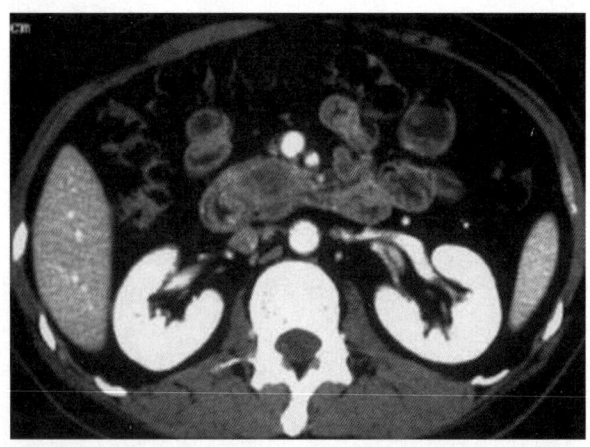

图3-24　胰头癌。CT增强扫描显示肿瘤与肠系膜上静脉凸面接触。

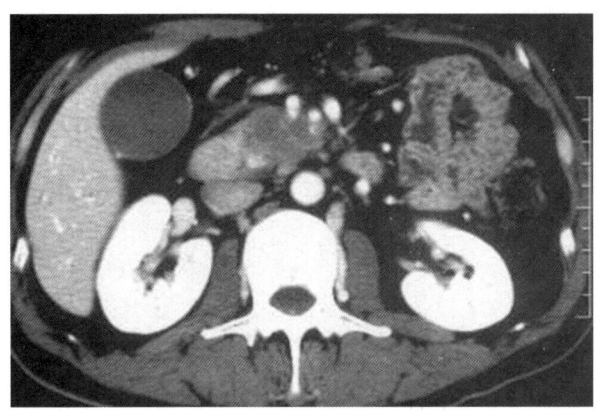

图 3-26 胰头癌。CT 增强扫描显示肿瘤与肠系膜上动、静脉呈凹面接触,部分包绕。

敏感性伪影及血管搏动伪影均导致在 MRI 中辨别胰周结构及血管是否受侵困难。目前认为动态增强 GRE 序列显示血管清晰,并能真实地反应血管受侵的情况,特别是 3D 动态增强 MRA 具有很高的实用价值(图 3-27A～D)。

由于肿瘤侵犯血管方式不是单一的,应综合应用各项标准来判断血管受累的程度。螺旋 CT 评价胰腺癌不可切除的准确率有 95%,评价可切除性的准确率仅为 66%～78%[27],即约 1/3 的肿瘤影像表现为可切除而手术发现不可切除。故应当努力寻找不可切除的征象,提高上述标准的敏感性,以避免不必要的手术探查。近年的研究注意到胰周静脉扩张是胰腺癌不可切除的征象之一。

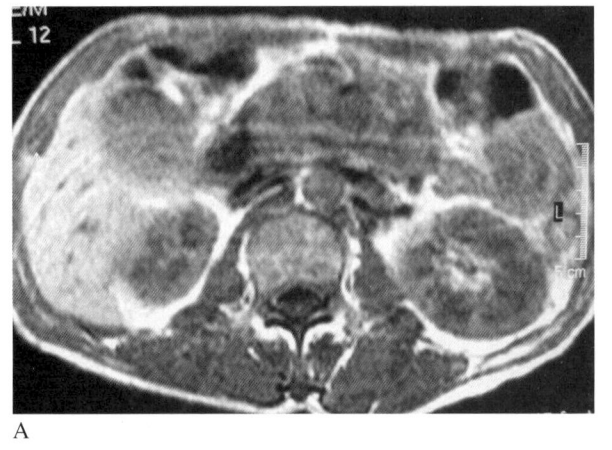

A

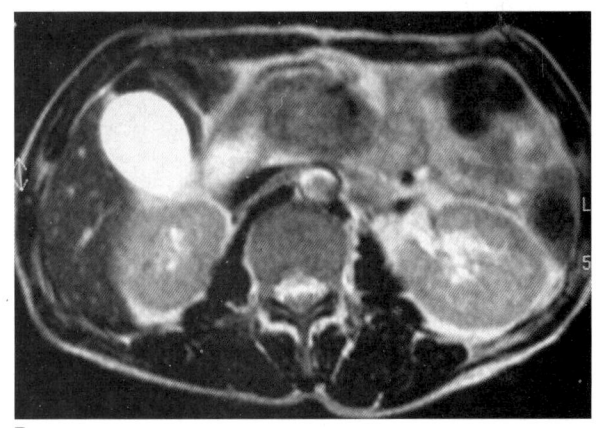

B

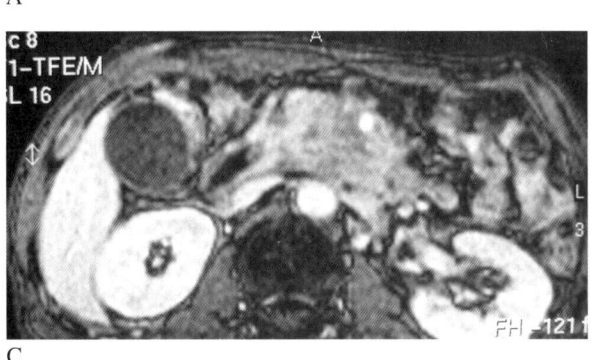

C

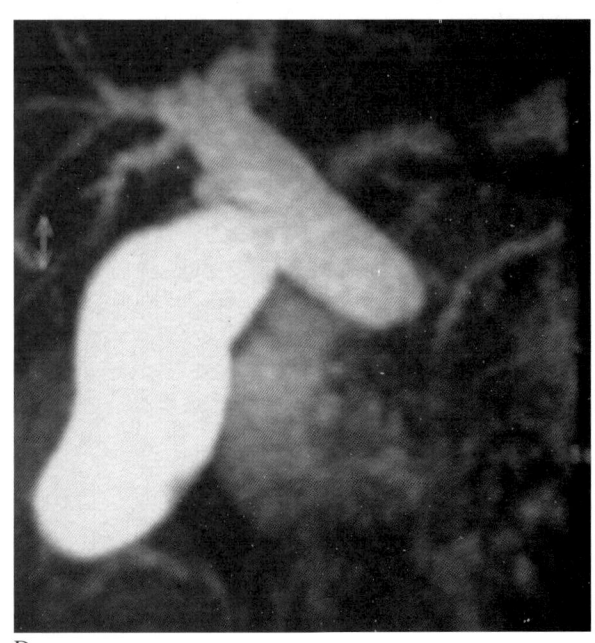

D

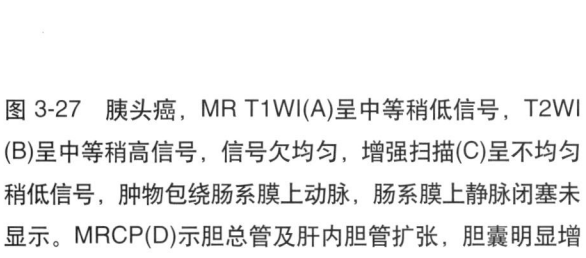

图 3-27 胰头癌,MR T1WI(A)呈中等稍低信号,T2WI(B)呈中等稍高信号,信号欠均匀,增强扫描(C)呈不均匀稍低信号,肿物包绕肠系膜上动脉,肠系膜上静脉闭塞未显示。MRCP(D)示胆总管及肝内胆管扩张,胆囊明显增大。

胰腺的静脉系统较动脉复杂，且变异较大。胰头部有胰十二指肠上前、上后、下前、下后静脉分别与同名动脉伴行并吻合成胰头前、后静脉弓，多汇入肠系膜上静脉。胰十二指肠上前、上后静脉引流胰头大部分的血液，因而较粗大，CT上易显示，二者的显示率分别为93%和88%[28]。胰十二指肠下前、下后静脉较细小，CT较难显示。胃结肠干为胰十二指肠上前静脉、右上结肠静脉及胃网膜右静脉汇聚后的一段静脉，其显示率可达72%。胰体尾部静脉数量多而管径小，CT不易发现。

胰周静脉扩张的机制（图3-28）主要有：①门静脉和肠系膜上静脉受累，使汇入其内的属支小静脉扩张；②胰腺癌侵及胰腺表面的静脉，未受侵的静脉代偿性扩张，引流胰腺大部分血液。大多数学者认为胃结肠干＞7mm或胰十二指肠上、下静脉＞4mm提示肿瘤侵犯胰周组织[29]（图3-29）。Hommeyer[30]等的研究表明这一标准将估计肿瘤可被切除的准确率由22%提高至29%，而估计肿瘤不可切除的准确率可由73%提高至80%。胰周静脉扩张而胰周下静脉（胰十二指肠下前、下后静脉，胰十二指肠下静脉，第一空肠静脉）不显示，同样提示肿瘤侵犯胰周组织，均为手术禁忌证[29]。另外，值得注意的是，胰腺癌常伴有慢性胰腺炎，也会引起小静脉栓塞而出现上述征象，在判断胰腺癌侵犯血管时可能会过度评价[31]。

（二）周围脏器受侵

胰腺癌侵犯邻近脏器表现为两者之间脂肪间隙消失，占84%。单纯的脂肪间隙消失提示肿瘤与周围脏器粘连；如周围脏器的正常轮廓消失，局部形成软组织肿物影并与胰腺肿物无明显分界，则考虑其受侵；若周围脏器边缘不规则则为受侵（图3-30）。胰腺癌最易侵及的周围脏器为胃窦后壁、十二指肠降段内侧壁、横结肠系膜、结肠脾曲及肝门区结构。少数病例肿瘤可侵犯小肠或（和）大肠系膜。胰体、尾部癌的临床症状十分隐匿，检出时往往体积较大，肿块直径可达10cm，可见硬韧而不规则的肿块，可外侵至胃、脾、左肾上腺、腹膜。

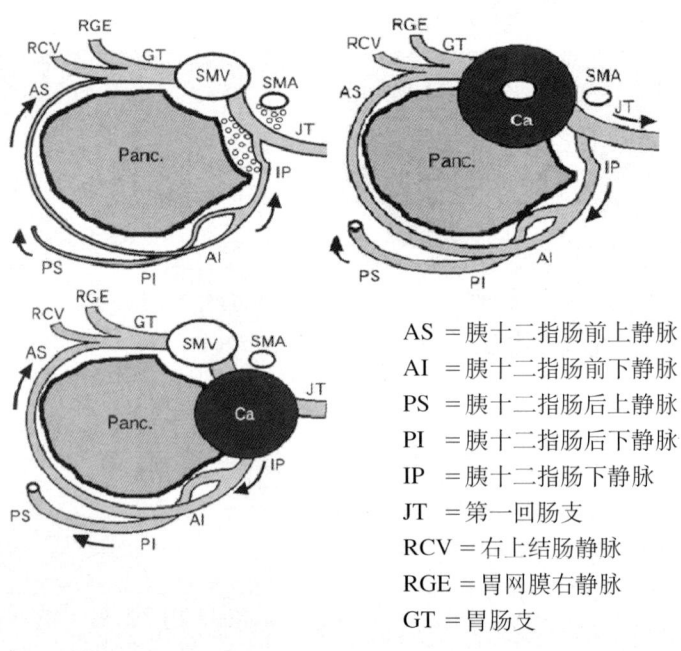

AS ＝胰十二指肠前上静脉
AI ＝胰十二指肠前下静脉
PS ＝胰十二指肠后上静脉
PI ＝胰十二指肠后下静脉
IP ＝胰十二指肠下静脉
JT ＝第一回肠支
RCV ＝右上结肠静脉
RGE ＝胃网膜右静脉
GT ＝胃肠支

图3-28　胰周静脉扩张机制的示意图

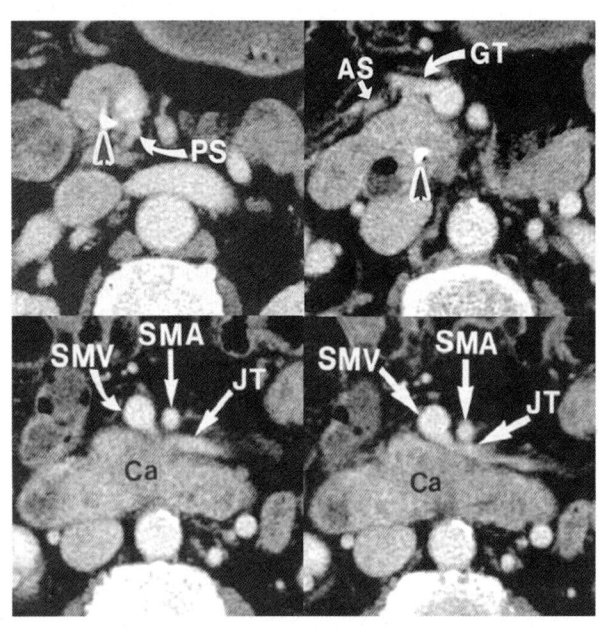

图 3-29 胰头癌。肿瘤侵犯胰十二指肠前下静脉（AI）、后下静脉（PI）、下静脉（IP）导致胃肠支（GT）、胰十二指肠后上静脉（PS）扩张。肠系膜上静脉（SMV）正常。

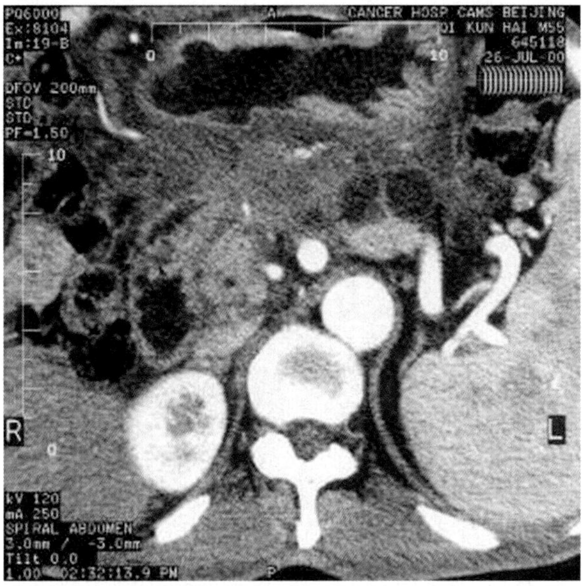

图 3-30 胰体尾癌，CT 增强扫描显示肿瘤侵犯胃后壁，广泛侵及周围脂肪间隙。

（三）影像检查方法判断胰腺癌能否切除的价值

影像检查判断肿瘤可切除的标准为：①肿瘤局限在胰内；②无胰外器官、组织直接受侵或转移；③邻近大血管无受侵。一组 670 例胰腺癌的资料中，肿瘤 < 2cm、无淋巴结、浆膜或腹膜后侵犯者仅占 2%。对所谓已取得根治性切除的患者，5 年生存率也只有 10%～20%，中位生存期 12～18 个月。影响生存期的因素有：①肿瘤分化差，约占患者总数的 1/3；②虽然肿瘤局限在胰腺内，但已有区域性淋巴结转移；③即使没有淋巴结转移，但已有淋巴管浸润；④胰腺内神经周围浸润。目前影像检查仅有助于判断肿瘤的大小、邻近大血管有无受侵及有无远处转移，对判断肿瘤是否能真正完整切除、有无残余肿瘤的价值有限。CT 判断肿瘤不能切除的阳性预测值为 92%，判断肿瘤能切除的阴性预测值为 45%，CT 加腹腔镜判断不能切除的准确率为 89%，判断能切除的准确率为 90%[20]。目前认为判断胰腺癌能否切除的最佳价-效比的影像方法组合为 CT 扫描、腹腔镜及经腹腔镜超声成像[32]。

三、淋巴结及肝转移

胰腺癌较常转移到腹腔动脉、肠系膜上动脉根部淋巴结（图 3-31A、B，3-32A、B），其次为下腔静脉和主动脉旁淋巴结，约占 27%[20]。影像检查见到 > 1cm 的淋巴结时，应考虑区域淋巴结转移的可能。但是胰腺癌的转移淋巴结一般较小，特别是 CT 增强扫描表现为环形强化的淋巴结，即使较小，也应考虑为转移（图 3-33A、B）。MR 的 SET1WI 上，在高信号的脂肪组织衬托下，受累的淋巴结呈低信号改变；SET2WI 脂肪抑制像也能较清晰地显示肿大淋巴结，其表现为中等程度的高信号。动态增强 GRE 序列，门脉期和实质期扫描示受累的淋巴结表现为中等信号强度的强化。晚期肿大的淋巴结可融合成团，内部可见液化坏死区。

肝脏是胰腺癌最常见的转移部位（图 3-34，3-35A、B）。胰腺癌在确诊时约有 34%～50% 已发生肝转移，表现为单发或多发圆形占位性病变，大小不等，通常为低密度，有时肝转移瘤 CT 扫描可类似囊性改变。在 MR 的 T1WI 表现为稍低信号，T2WI 为稍高信号。胰腺癌肝转移瘤亦为乏血供肿瘤，故增强扫描时较肝脏实质信号稍低，边缘可呈环形强化。出现肝转移直接影响治疗方案的制定和对预后的评估，在检查胰腺的同时，应注意观察肝脏及其他脏器。约 40% 术前经

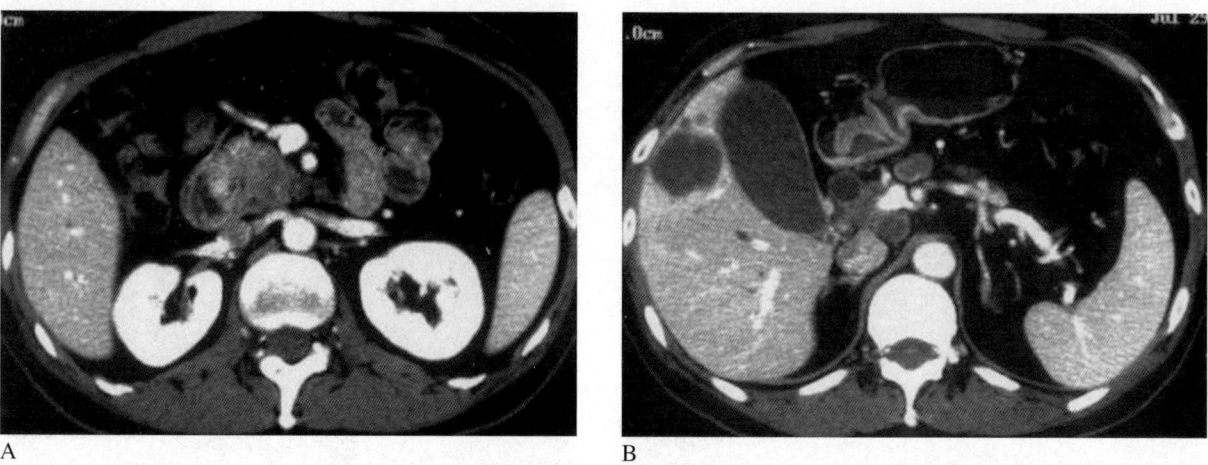

图 3-31 胰头癌。CT增强扫描显示胰头低密度肿瘤(A)和门静脉与下腔静脉之间多发肿大转移淋巴结(B)，肝脏多发转移瘤(B)。

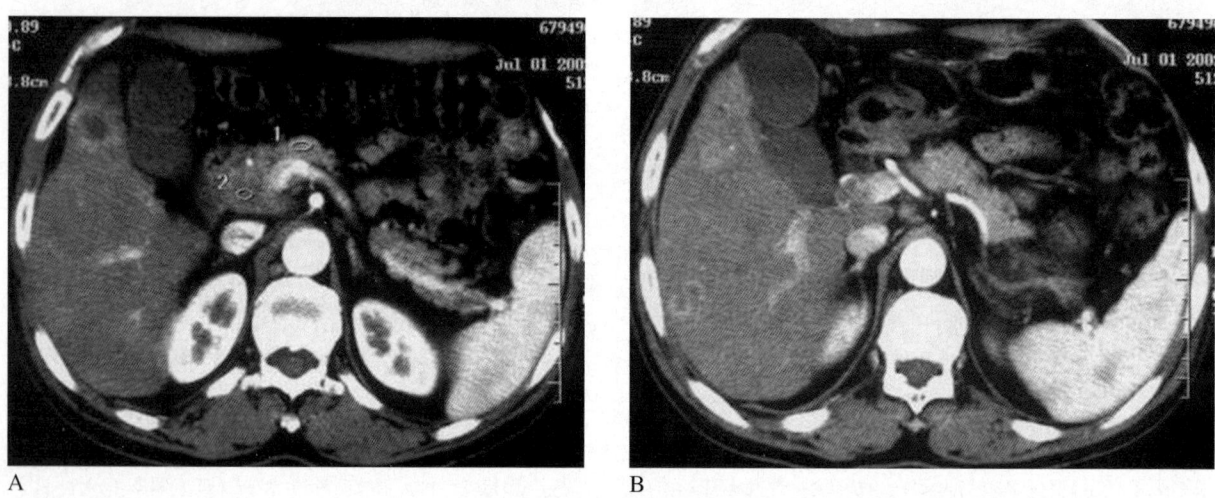

图 3-32 胰头癌。CT增强扫描显示胰头低密度肿瘤(A)和门静脉与下腔静脉之间及肝门多发肿大转移淋巴结，肝脏多发转移瘤(B)。

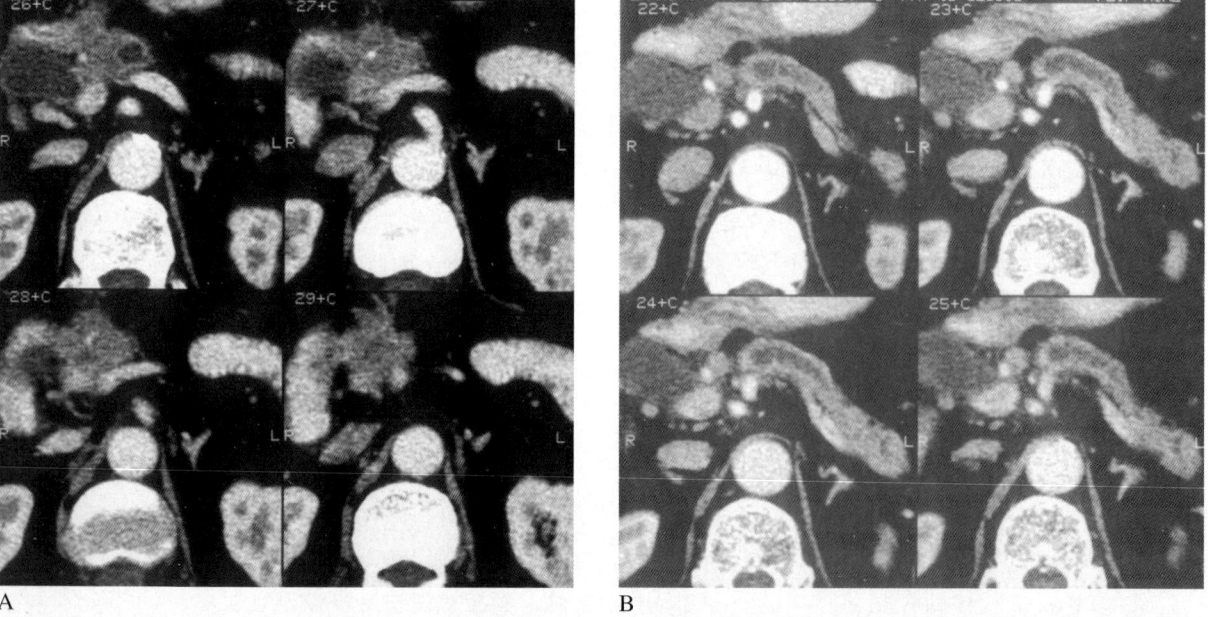

图 3-33 胰头癌。CT增强扫描显示胰头低密度肿瘤(A)侵犯门静脉和脾静脉，胰腺后方环形强化小结节为转移淋巴结(B)。

约2～10mm，CT不易检出。应注意肝内<15mm的病灶中约有50%为良性病变，需注意鉴别，MR动态增强扫描有一定帮助。

四、术后复发

手术后复发多位于胰头后方和肠系膜大血管后方腹膜后间隙，及局部淋巴结、肝转移，也可发生在残余胰腺内，经胰腺癌根治性手术后死亡尸检者见腹膜后肿瘤80%，肝转移瘤66%，腹膜播散53%，淋巴结转移47%，残胰内瘤灶15%～40%。

五、鉴别诊断

（一）壶腹癌

胰腺癌与壶腹癌的手术切除率和生存率有明显差异，准确的鉴别诊断十分重要。正常长约数厘米的胆总管胰腺段完全被胰腺包绕，由于这一特殊的解剖位置，胰腺癌（60%～90%），尤其是胰头癌（80%～90%）常累及胆总管远端，胰腺癌伴有低位梗阻性黄疸时，应详细观察胆总管的表现。扩张的胆总管末端常呈圆形、锥形或鼠尾形，或在胰头水平突然中断、消失或变小，此时即使胰头水平未见到肿物，也应考虑胰腺癌的可能。由于胰腺癌有围管浸润的特点，因此CT增强扫描时可见胆总管壁强化。壶腹癌的梗阻位置低，显示扩张胆总管的层面较多，在胰头水平仍表现为圆形，胰腺内未见肿物及异常密度；扩张的胆总管与胰管并行形成双管征，而在胰头癌两者呈分离状态；有时可见息肉样肿物突入十二指肠腔内，有助于诊断（图3-36A～D）。

（二）慢性胰腺炎

大多数胰腺炎可以根据临床表现和CT征象作出正确的诊断，少数以肿块形式出现的假肿瘤性胰腺炎需与胰腺癌鉴别。假肿瘤性胰腺炎，也称局灶性胰腺炎，占慢性胰腺炎的10%～36%，发生在胰头者占93%。平均发病年龄为51岁，男性多见。90%～92%的患者有慢性酒精中毒，85%的患者有慢性胰腺炎反复急性发作的病史。致病机理是酒精刺激胰液分泌，当分泌高于排泄时胰液溢出，破坏胰腺组织导致胰腺炎。临床诊断困难，约有30%～50%的患者误诊为胰腺癌进行手术。在术中诊断为恶性病变者术后病理诊断为假肿瘤性胰腺炎者占5%～24%。病理检查见病灶区

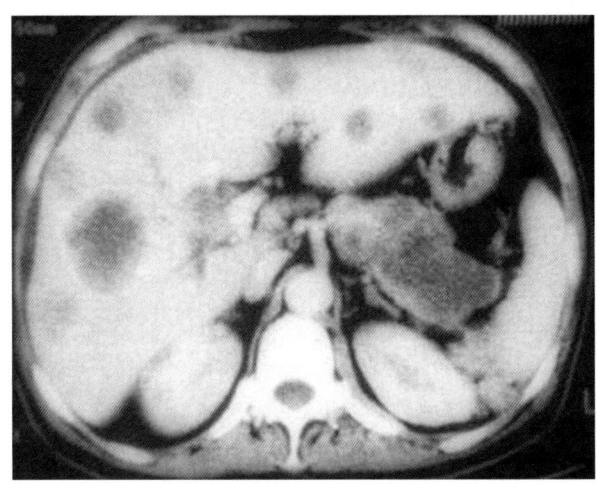

图3-34 胰体尾癌。CT增强扫描胰体尾低密度肿瘤，肝脏多发低密度转移瘤，肝门多发转移淋巴结。

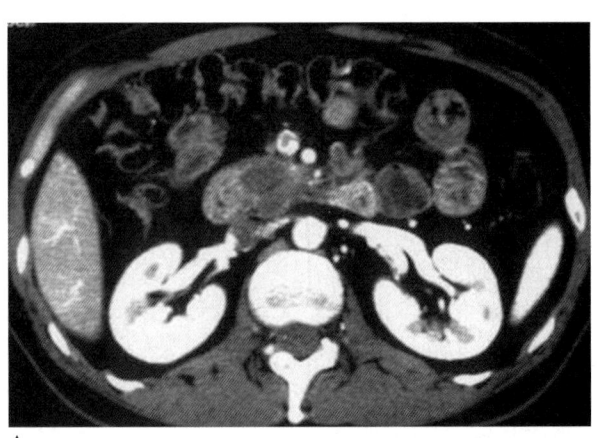

A

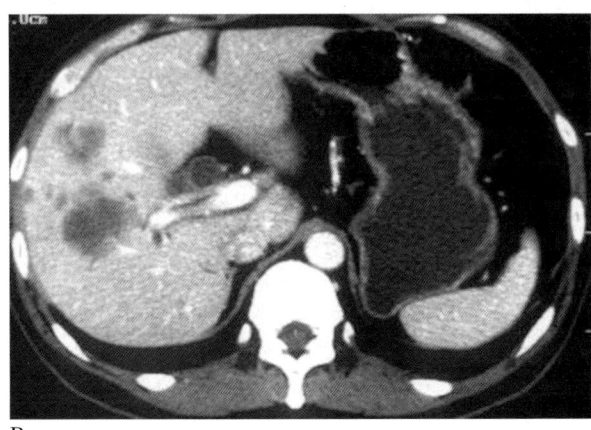

B

图3-35 胰头癌伴低位胆道梗阻。CT增强扫描胰头低密度肿瘤(A)，肝脏多发低密度转移瘤(B)。

螺旋CT判断可切除的胰腺癌，在术中发现肝转移而实际无法切除[31]。这种转移瘤通常较小，直径

腺体消失。由纤维细胞、炎症细胞等取代，也可以有脂肪坏死[34]。

影像学表现：

1. 超声声像图示假肿瘤性胰腺炎多表现为低回声肿物，也可呈不均质回声。肿物血供丰富，注射CO_2微气泡对比剂后病变明显强化呈高回声者可占95%，而胰腺癌无明显强化。

2. CT扫描见胰腺内有钙斑占75%，肿块内钙斑占47%～67%，多为粗钙斑。伴发假性囊肿占92%，多位于胰腺的外周。胰头增大，外形光滑无分叶。平扫密度略高于胰腺实质，增强扫描后强化，占92%，与胰腺实质的强化程度相似，密度均匀或欠均匀。慢性胰腺炎可出现局灶脂肪坏死，呈局部无强化的低密度区。如果无急性胰腺炎病史，单凭影像表现难以与胰腺肿瘤鉴别。胰腺周围脂肪间隙可能因水肿或结缔组织增生而模糊，但胰腺周围脏器无受侵。胰管可有不规则扩张或狭窄，也可以呈串珠状，但罕有胰管梗阻。胆总管正常或轻度扩张。胆总管内结石有助于胰腺炎的诊断。肠系膜上静脉可扩张。

槽沟性胰腺炎是慢性节段性胰腺炎的特殊表现，胰头炎症侵及十二指肠，在胰头和十二指肠间的槽沟内形成炎性渗出或假性囊肿，应与十二指肠憩室、溃疡病等鉴别[35]。

3. 局灶性胰腺炎无论在MRI平扫或动态增强扫描均难以和胰腺癌鉴别[36]。MRCP有助于鉴别炎症或胰腺癌，Ichikawa[37]等报道85%的炎性肿块不引起胰管梗阻，而96%的胰腺癌引起胰管梗阻或不规则狭窄。

应注意在慢性胰腺炎的基础上可发生胰腺癌，二者同时存在时影像诊断更为困难，只能根据组织学诊断。

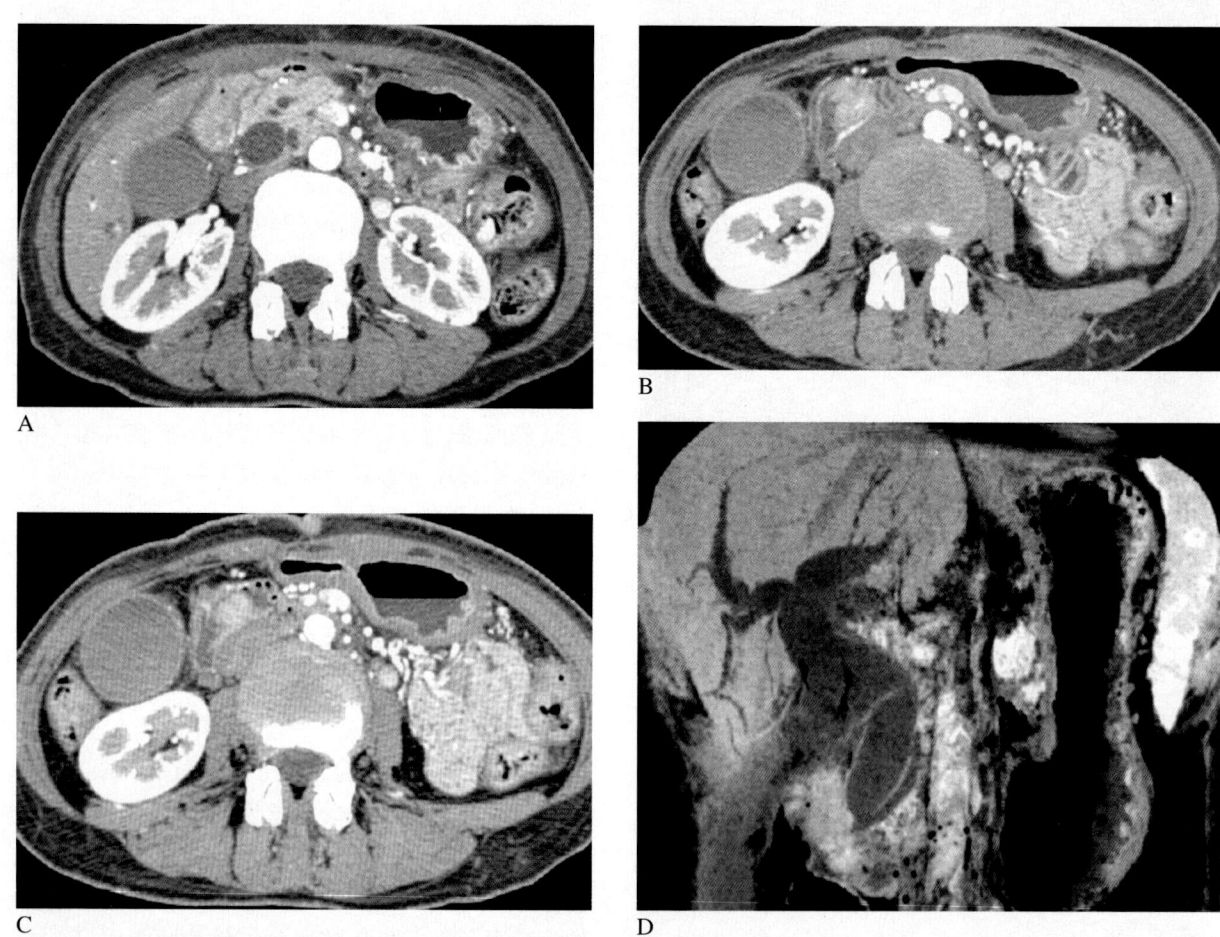

图3-36 菜花型壶腹癌。CT增强扫描显示胰头部并行扩张的胆总管和胰管(A)，十二指肠降段可见强化的结节肿物(B，C)，MinP图像(D)直观显示十二指肠肿瘤和梗阻扩张并行的胆总管和胰管，以及扩张的肝内胆管。

第三节 胰腺囊性肿瘤

胰腺的囊性病变主要是非肿瘤性的，以胰腺炎所致假性囊肿为主；胰腺囊性肿瘤是少见的胰腺肿瘤，属胰腺外分泌部肿瘤，主要包括浆液性囊腺瘤及黏液性囊腺性肿瘤（图3-37）。女性发病率明显高于男性，女性约占77%。过去认为胰腺的囊性病变中囊性肿瘤约占10%，在胰腺肿瘤中占1%以下。由于超声、CT广泛应用于临床，检出的胰腺囊性病变增多，各类型囊性病变的发病率及比例可能会有所改变。

一、黏液性囊腺瘤

黏液性囊腺瘤（mucinous cystadenoma）是胰腺最常见的囊性肿瘤，在胰腺外分泌肿瘤中占2%~2.5%，在胰腺囊性肿瘤中约占半数，多发生在胰体、尾部。女性发病率明显高于男性，女性约占77%，而且男性的发病年龄高于女性，平均年龄分别为66岁和47岁[38]。与浆液性囊腺瘤基本为良性肿瘤不同，黏液性囊腺瘤常为良、恶性并存，在做了大量切片进行细致检查后，往往能发现恶性的组织学成分，是潜在恶性肿瘤，恶性度低，应该手术切除。

（一）病理及生物学行为

黏液性囊腺瘤大体病理见肿瘤较大，直径2~30cm，平均13cm，表面光滑、剖面可见多房，囊壁为透明变性的纤维结缔组织，囊内有分隔，有结节自囊壁向腔内突入，结节直径可达1~7cm。囊内容物为黏稠的黏液样物，可有出血。由于囊腔较大，又称为大囊性囊腺瘤。

（二）临床表现

黏液性囊腺瘤的临床表现常较隐晦，有腹胀、腹部不适、体重下降等，17%~40%的患者可合并有糖尿病。有时在患者就诊时已可有远处转移。

肿瘤如能完全切除，5年生存率良性者为95%，恶性者为50%~70%。

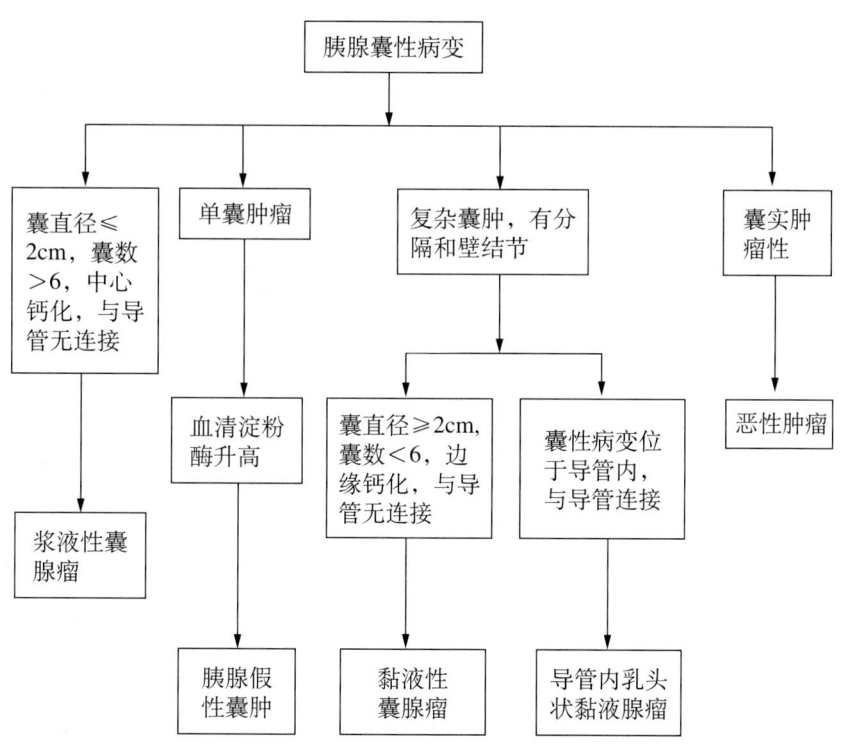

图3-37　胰腺囊性病变组成及临床特点

(三)影像学表现

B超扫描呈边缘光整的囊性或囊实性肿物。表面光滑,有分房,每个小房的直径较大,多>2cm,可见囊内分隔或囊壁结节。多个增强的分隔和内部实性结节是黏液性囊腺瘤的典型影像表现[39]。CT增强扫描呈低密度、密度不均的囊、实性肿物,可有分隔或乳头状结节突入囊内(图3-38A~C),囊壁厚薄不均,一般厚度>3mm,可有钙化或无钙化,胰管可有扩张。Scott[40]等报道囊壁钙化仅见于恶性肿瘤,但囊肿的大小与恶性程度无关。

由于肿瘤产生黏液,在MR的T1WI上呈高、低混杂信号,T2WI上则均表现为高信号,小房间隔在T2WI上显示清晰。增强扫描囊壁、房间隔、壁结节可见强化(图3-39A~E)。如肿瘤较大,形态不规则,囊壁或分隔较厚,肿瘤内出现实性的乳头状结构等均应警惕恶性肿瘤的可能。如果有周围脏器的侵犯或肝转移,则考虑为恶性。其肝转移病灶也含黏液成分,T1WI呈高低混杂信号,T2WI呈高信号,增强扫描呈环形强化。相对于囊腺癌,囊腺瘤边界较清楚;囊壁或分隔较规则,囊壁强化不明显。囊腺癌一般囊壁或分隔较厚,不规则,增强扫描强化明显[39](图3-40)。胰管造影见肿物与胰管相通者约占1/4,大多数呈截断或受压移位。血管造影见肿物实性部分可为富血供。

黏液性囊腺瘤的囊腔较大,需与胰腺假性囊肿鉴别。假性囊肿在胰腺囊性病变中占70%~90%,患者常有胰腺炎的病史,可为多发性囊肿,但常无多房表现,无囊内分隔或囊壁结节,边缘可清楚也可不清楚。假性囊肿为乏血供肿物,65%与胰管相通,囊内容物淀粉酶增高[38]。

二、浆液性囊腺瘤

浆液性囊腺瘤(serous cystadenoma)较黏液性囊腺瘤少见,在胰腺囊性肿物约占1/3,女性明显多于男性,男性与女性之别约为1:4.5。平均发病年龄为62岁。

(一)病理及生物学行为

浆液性囊腺瘤大体病理见肿瘤多发生在胰头,直径1~25cm,平均7cm,剖面见许多直径为2~15mm的小囊,呈蜂窝状,故又称微囊型

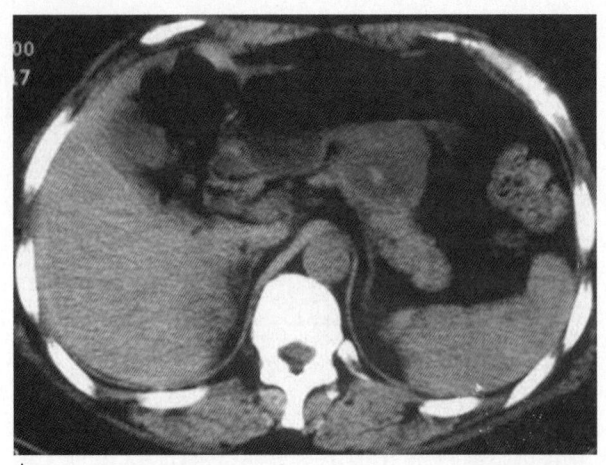

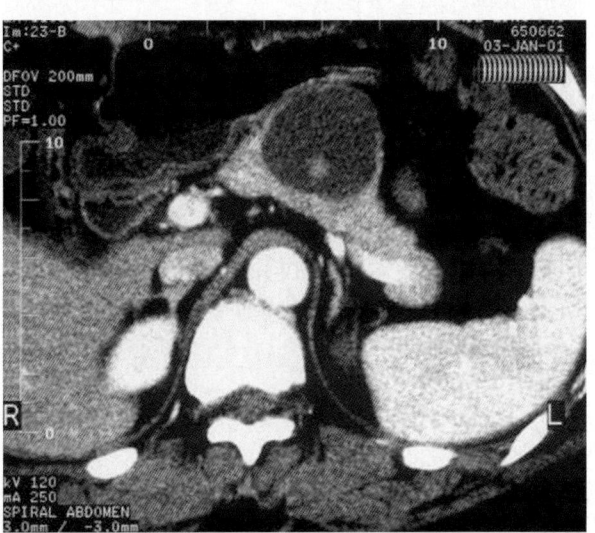

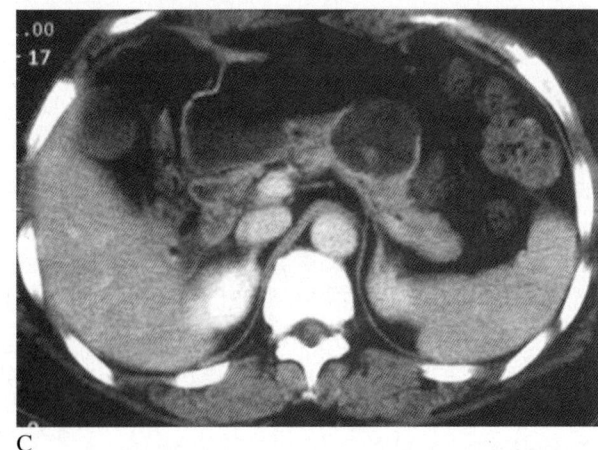

图3-38 胰体黏液性囊腺瘤。CT平扫(A)显示胰体部囊性肿瘤,内部可见结节状乳头,增强扫描胰腺期(B)肿瘤边界清楚,壁和乳头有强化,门静脉期图像其壁和乳头仍强化。

A

B

C

D

E

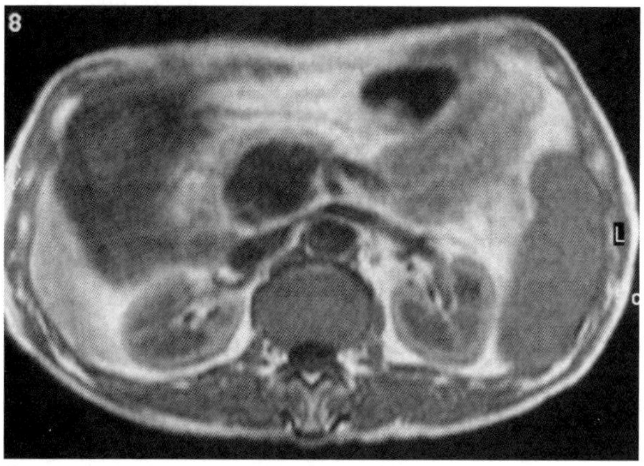

图 3-39 胰腺黏液性囊腺癌。胰头钩突部结节，边缘锐利，T1WI(A)呈低信号，T2WI(B)及 T2WI 脂肪抑制像(C)呈高信号，内见分隔，壁薄，增强扫描(D、E)示薄壁及细小分隔中等强化。

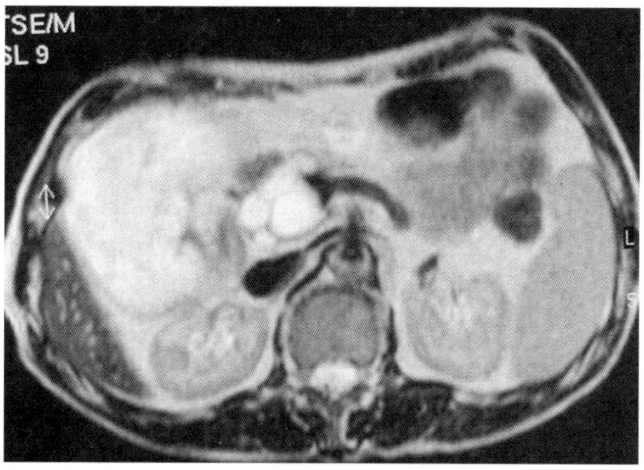

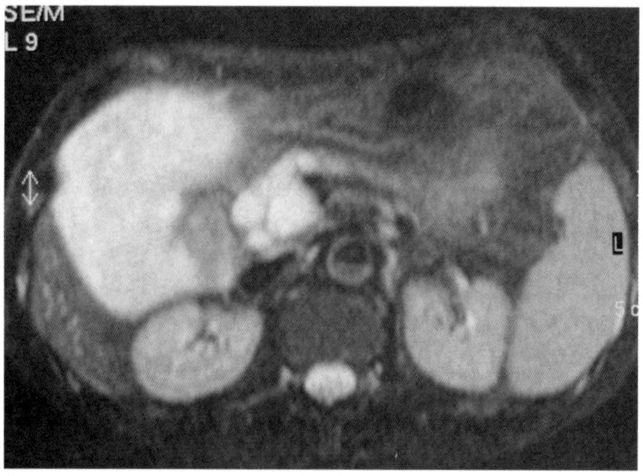

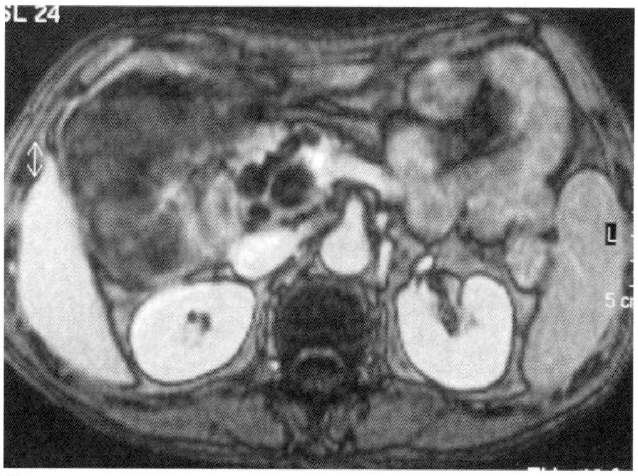

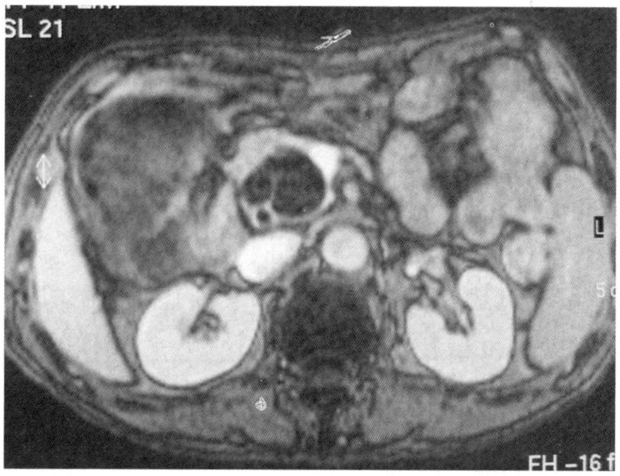

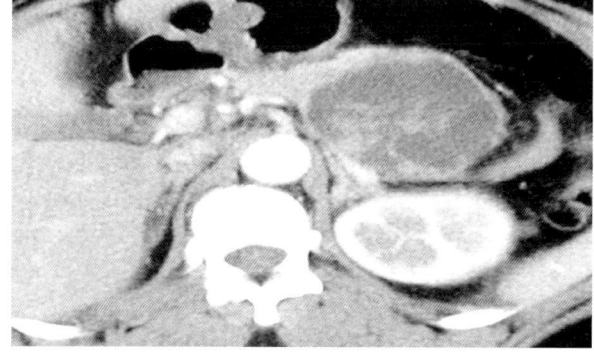

图3-40 黏液性囊腺癌。CT增强图像表现为不规则的厚壁囊性肿瘤，内含软组织结节。

囊腺瘤。肿瘤表面可有多分叶，中央可有星状纤维瘢痕，瘢痕内尚可有钙化。Kabayashi[41]等报道浆液性囊腺瘤也可呈一个大囊，或仅有数个小囊。细胞富含糖原，又称富含糖原的囊腺瘤。

（二）临床表现

约 1/3～1/2 的浆液性囊腺瘤患者无临床症状，偶尔由影像检查发现。部分患者有腹部不适或扪及肿块。约10%患者出现梗阻性黄疸，5%有复发性胰腺炎，也可出现自发性腹腔出血，一般认为本病无恶变的可能，如果影像表现典型，患者年老，无症状，可以不必手术切除。

（三）影像学表现

1. 超声检查因肿瘤内呈多发微小囊肿，每个小房的直径约≤2cm，界面多，超声声像图可呈中、高回声，中央瘢痕有钙化者可伴有声影。大囊可呈无回声的薄壁囊肿，无壁内结节。

2. CT增强扫描呈轮廓清楚的分叶状肿物，血供丰富，分隔内有广泛的毛细血管网，肿瘤可明显强化而呈蜂窝状肿物（图 3-41，3-42A～D），可见中央的星状瘢痕及其钙化。有时由于小囊过于细小，CT上可表现为实性肿瘤。

3. MRI 可见分叶状肿物，T1WI上为低信号，轮廓光整，不侵犯周围脏器；T2WI上呈蜂窝状的高信号，其内多个小囊肿和间隔清晰可见，偶可见壁结节。增强扫描示瘤壁、间隔有轻到中度的强化，肿瘤呈细小分隔及微小或多房囊性改变，蜂窝状，中央可见星状瘢痕及钙化，多房囊内容物无强化。由于 MRI 较 CT 能更好地显示肿瘤囊性成分的形态和大小，MRI 有利于确定肿瘤的囊性性质，MRI 更容易鉴别浆液性和黏液性囊腺瘤[42]。浆液性和黏液性囊腺瘤的鉴别见表3-1。

4. 血管造影示血供丰富，有广泛的毛细血管网。

5. 腹部平片可见星状瘢痕内的钙化。

表 3-1 浆液性和黏液性囊腺瘤对照表

特征	浆液性	黏液性
囊肿大小	≤2cm	≥2m
囊肿数目	单/多房（>6）	单/多房
钙化	中心（10%）	周边（25%）
乳头	-	+
碎屑	-	+
轮廓	分叶	光滑
增强	瑞士奶酪样 壁无强化	分隔、壁和乳头 强化

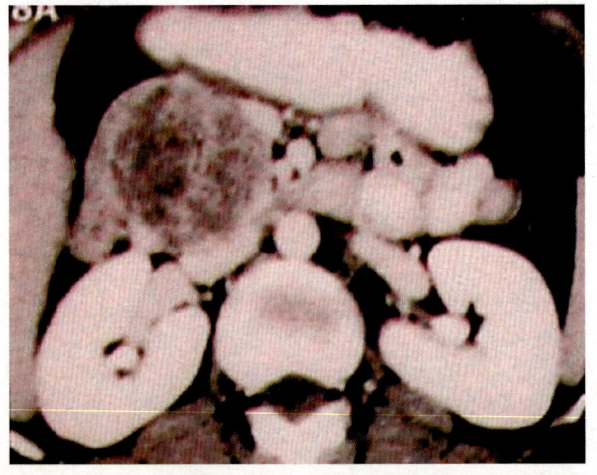

图 3-41 浆液性囊腺瘤。增强 CT 显示胰头部低密度肿瘤，由无数个小囊聚积呈蜂窝状。

三、胰腺导管内乳头状黏液性肿瘤

胰腺导管内乳头状黏液性肿瘤（intraductal papillary mucinous tumors of the pancreas，IPMT）是一种罕见的肿瘤，在胰腺外分泌肿瘤中占1%～2%，最近几年才被认识的一种胰腺囊性肿瘤。1982年首先由日本Takagi等报道。该肿瘤曾有不同的命名，如产黏液癌、高分泌黏液癌、导管内乳头状肿瘤、导管高分泌黏液肿瘤、导管内癌、导管产黏液肿瘤、导管扩展型黏液性囊腺瘤和囊腺癌、黏液性导管扩展症、胰管扩展型产黏液肿瘤等。近年来由于影像检查，特别是薄层螺旋CT的进展，空间分辨力有明显提高，影像学有关文献报道也明显增多[43-46]。

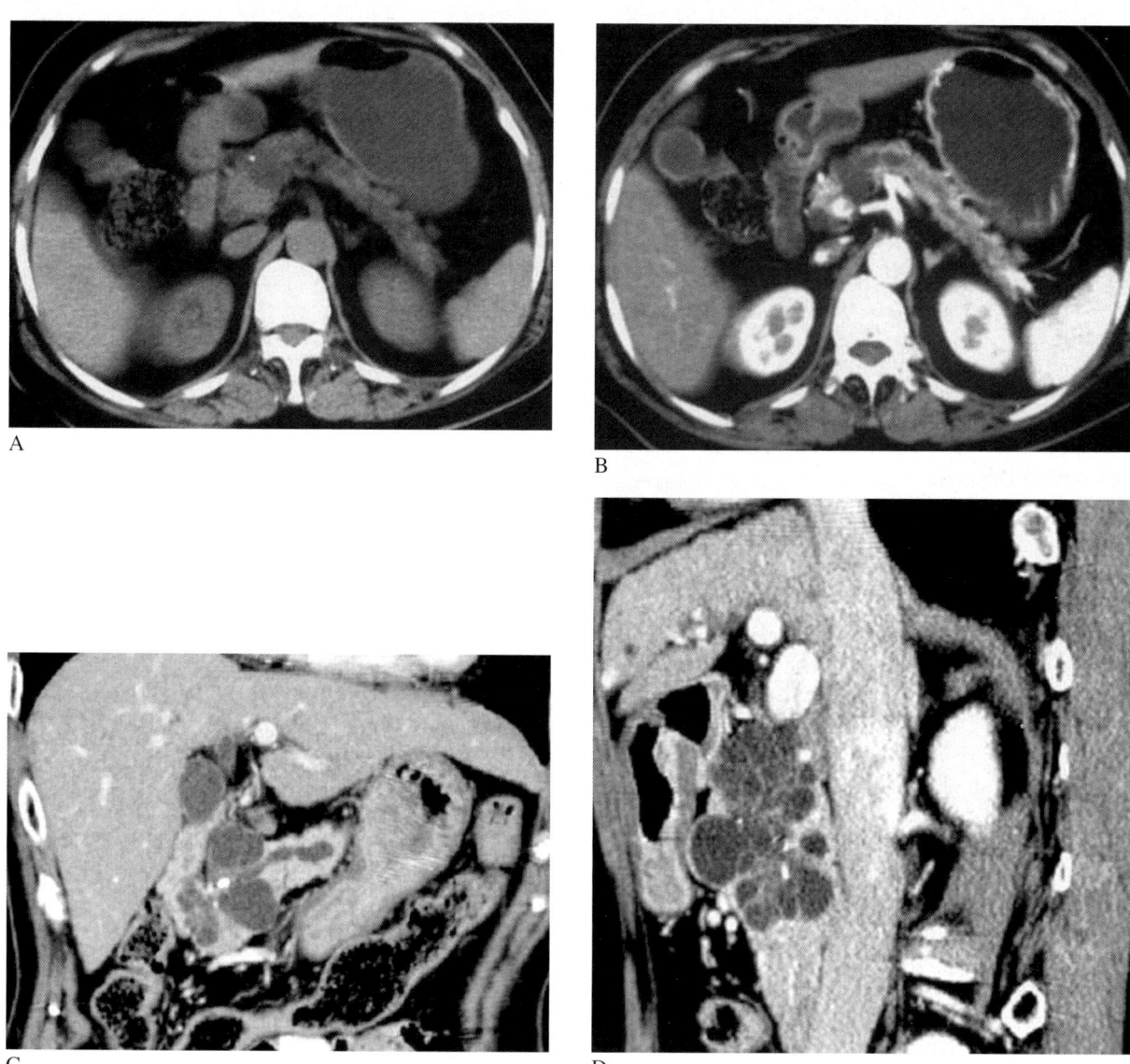

图3-42 浆液性囊腺瘤。CT平扫(A)显示胰头部囊性肿物伴点状钙化,增强扫描(B)分叶肿瘤边缘清楚伴胰管扩张,MPR冠状面(C)和矢状面(D)图像显示胰头部明显分叶肿瘤,其内较多细小分隔形成多个小囊。

(一)肿瘤病理和生物学行为

导管内乳头状黏液性肿瘤的特点是缓慢生长、低度恶性及产生黏液。是一种原发在导管内的导管上皮增生,并呈乳头状生长,是一组从非典型增生、原位癌到侵袭性癌的病变。病灶可局灶性或弥漫性生长,累及主胰管或分支胰管,甚至可累及壶腹部。肿瘤分泌黏液,从而阻塞胰管引起胰腺导管扩张或囊肿形成。可导致急慢性胰腺炎,因而常被误诊。

根据肿瘤的起源不同,通常把胰腺导管内乳头状黏液性肿瘤分为三种类型:①主胰管型,主胰管扩张而肿瘤主要存在于主胰管;②分支胰管型,分支胰管扩张而肿瘤不存在于主胰管;③混合型,肿瘤既存在于主胰管又存在于分支胰管。1996年日本胰腺学会从病理上将产黏液胰腺肿瘤分为增生型、腺瘤型和腺癌型。同年,WHO从组织学上将其分为导管内乳头状黏液瘤、交界性和导管内乳头状黏液癌。Terris[47]等报告经病理证实的患者43例。其中分支胰管型占30%(13例),多位于胰头颈部,更常发生于钩突,中位年龄55

岁，15%为原位癌，其余（85%）为非典型增生和增生，未见侵袭性癌；主胰管型占70%（30例），引起胰管弥漫性或节段性扩张，中位年龄64岁，37%为侵袭性癌，20%为原位癌。Sugiyama[48]等报道胰腺导管内乳头状黏液性肿瘤有11%合并胰外肿瘤，较胰腺癌合并胰外肿瘤多见，以结直肠良、恶性肿瘤居多，其中32%为恶性肿瘤。

导管内乳头状黏液性肿瘤包括广泛的组织病理发现，如增生、腺瘤、非典型增生、原位癌、浸润及晚期癌等。肿瘤囊壁有结节、主胰管直径大于15mm、分支胰管型肿瘤直径大于30mm的有高度恶性的可能。

（二）临床表现

导管内乳头状黏液性肿瘤以男性患者较多，男、女性别比例为2:1，临床症状无特异性，常见的症状为继发于黏液分泌、导管阻塞，从而反复发作的慢性胰腺炎和梗阻性黄疸，也可有腹痛、体重下降及脂性腹泻，其发生率和严重程度不一。早期手术切除是唯一可获治愈的手段。全部导管内乳头状黏液性肿瘤的3年生存率为63%，而有浸润癌成分者的预后较差，3年生存率为21%。

（三）影像学表现

1. 经腹超声成像由于分辨力所限，往往仅可见导管扩张，或胰头钩突部囊性病变，采用谐波超声成像分辨力有所提高。经内镜超声扫描可见导管内高回声结节。

2. 薄层CT（1～3mm）增强双期（注射造影剂后30s，60～70s）扫描可以观察到主胰管弥漫性或节段性扩张，或胰头钩突部多房囊性病变。乳头状结节（黏液球或肿瘤）突入扩张的导管或十二指肠腔内为特征性表现，有助于诊断。胰腺可重度萎缩（图3-43A、B）。

Fukukura[49]等报道薄层增强螺旋CT双期扫描显示胰腺导管内乳头状黏液性肿瘤的主要征象为：①囊肿形成（92.6%），其中单房囊18.5%，多房囊74%；②主胰管扩张（92.6%）；③位于钩突的分叶状多囊性病变，并伴有主胰管的扩张；④主胰管和囊肿之间交通（70.4%）；⑤导管壁乳头状肿物突入管腔（22.2%）；⑥病变位于钩突48%，位于胰头25.9%，位于胰体7.4%，位于胰尾11%；⑦乳头状凸起的肿瘤突入到十二指肠腔内；⑧黏液栓或黏膜结节造成的胰管充盈缺损。

应注意仅见主胰管弥漫性或节段性扩张而未见导管内充盈缺损时无法和慢性胰腺炎鉴别。

MRCP可以同时显示主胰管、分支导管及囊性病变，检出分支导管的囊性扩张较ERCP为优（$P < 0.001$）。

导管内乳头状黏液性肿瘤与黏液囊腺瘤或癌有许多相同和不同点，相同点有：①两种肿瘤均起源于胰管上皮；②均产生大量黏蛋白；③乳头突起为一常见病理特征。不同点有：导管内乳头状黏液性肿瘤好发于男性，60岁左右，多见于胰腺头部，以胰管扩张为特征，预后较好。相反，黏液囊腺瘤或癌常见于女性，40岁左右，以胰腺体、尾部多见，形状通常大而圆，周围完全由纤维组织包围，与胰管不相通，预后也不好。因此认为它们是两种不同类型的肿瘤。导管内乳头状黏液性肿瘤术后预后相对较好。

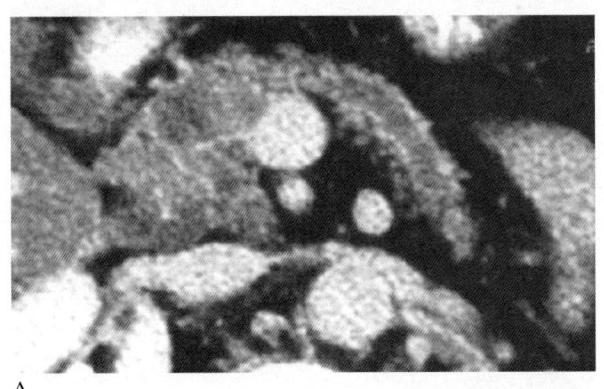

A

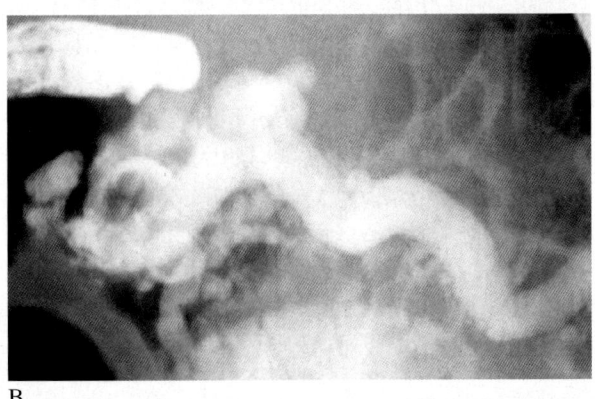

B

图3-43 导管内乳头状黏液腺瘤。CT增强扫描表现为胰头低密度肿瘤，胰管明显扩张，胰腺体尾部萎缩。ERCP表现为胰管明显扩张，及胰头部胰管内圆形结节肿瘤。

四、胰腺囊肿

根据囊肿内有无上皮细胞覆盖而分为假性囊肿和真性囊肿。

（一）胰腺假囊肿

胰腺假囊肿较多见，占胰腺囊肿的40%～50%。多发生在胰腺炎、胰腺外伤及手术后，由于局部组织坏死崩解，渗出液、胰液不能吸收而积聚在组织间隙内，周围被增生的纤维组织包裹而成。局部血管的破坏、出血也可形成假性囊肿。胰腺假性囊肿的壁通常较厚，部分壁可较薄，由纤维组织构成，无上皮衬覆，腔内含有液体。囊肿可大可小，胰腺体尾部多见，多位于胰腺前面表浅部，囊后壁部分与胰腺相连（图3-44，3-45A～G）。40%的假性囊肿可自然消退。

（二）真性囊肿

1. **胰腺先天性囊肿** 为胰腺导管、腺泡的发育异常所致，多为多发性，常合并肝和肾多发先天性囊肿。为胰导管发育异常所致。大小不一，直径数毫米至数厘米不等，内壁光滑，内衬扁平或低柱状上皮，囊内含有浆液、黏液或合并出血等。CT表现为边缘清楚的单发或多发囊性结节；MRI表现为典型的长T1长T2信号，壁薄，边界清楚，边缘锐利，合并出血时信号不均匀，胰周脂肪间隙清晰，增强扫描无强化（图3-46A～C）。

2. **潴留性囊肿** 或称阻塞性囊肿，由胰管狭窄或阻塞引起分泌液潴留所致。常见的病因为急性或慢性胰腺炎，胆总管下端或胰管结石、寄生虫、肿瘤等。囊肿内衬导管上皮。多位于胰尾部，直径1～20cm。

3. **寄生虫囊肿** 胰腺可偶发包虫囊肿，为畜牧区流行病，病原为绦虫，包括细粒棘球绦虫和滤泡棘球绦虫。细粒棘球蚴病变为单房或多房囊肿，CT表现为边缘清楚的单发或多发囊性结节；MRI为长T1长T2信号，界限清楚，囊内见分隔或子囊，壁薄，增强后囊肿壁可轻度强化。泡状棘球蚴病变影像征象不如细粒棘球蚴典型。临床诊断需结合流行病史、Casoni试验或肝脏包虫病史等。

蛔虫、华枝睾虫可引发慢性胰腺炎，造成胰管狭窄而继发潴留性或假性囊肿。

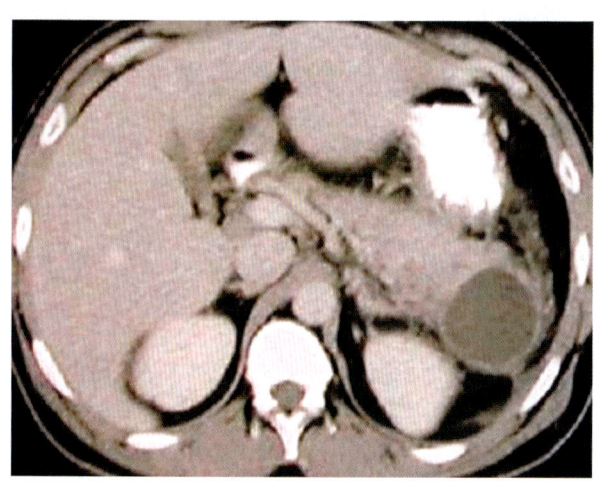

图3-44 胰腺炎后假性囊肿。胰尾部囊性肿物，壁规整，其内无分隔。

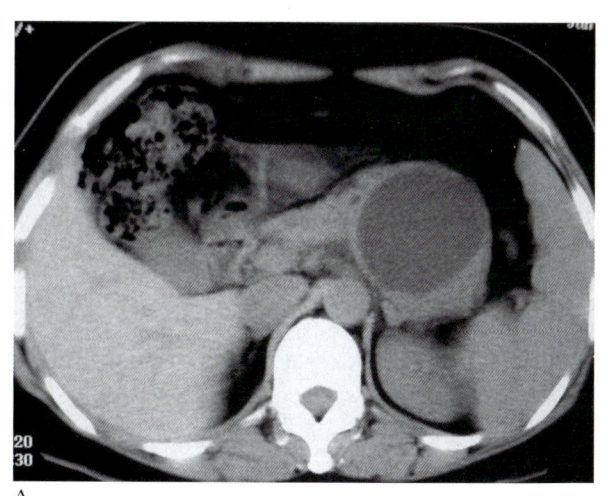

A

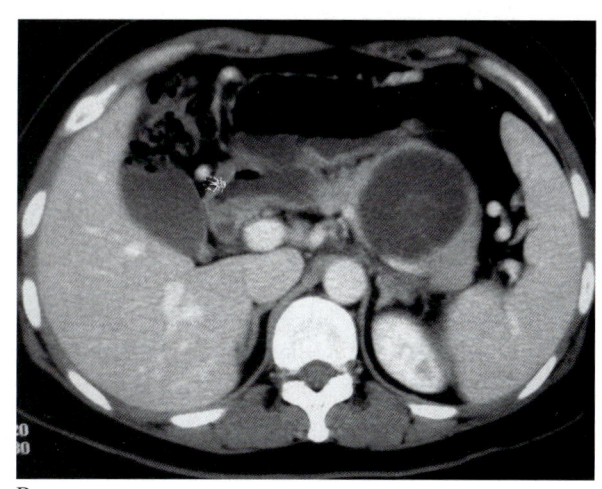

B

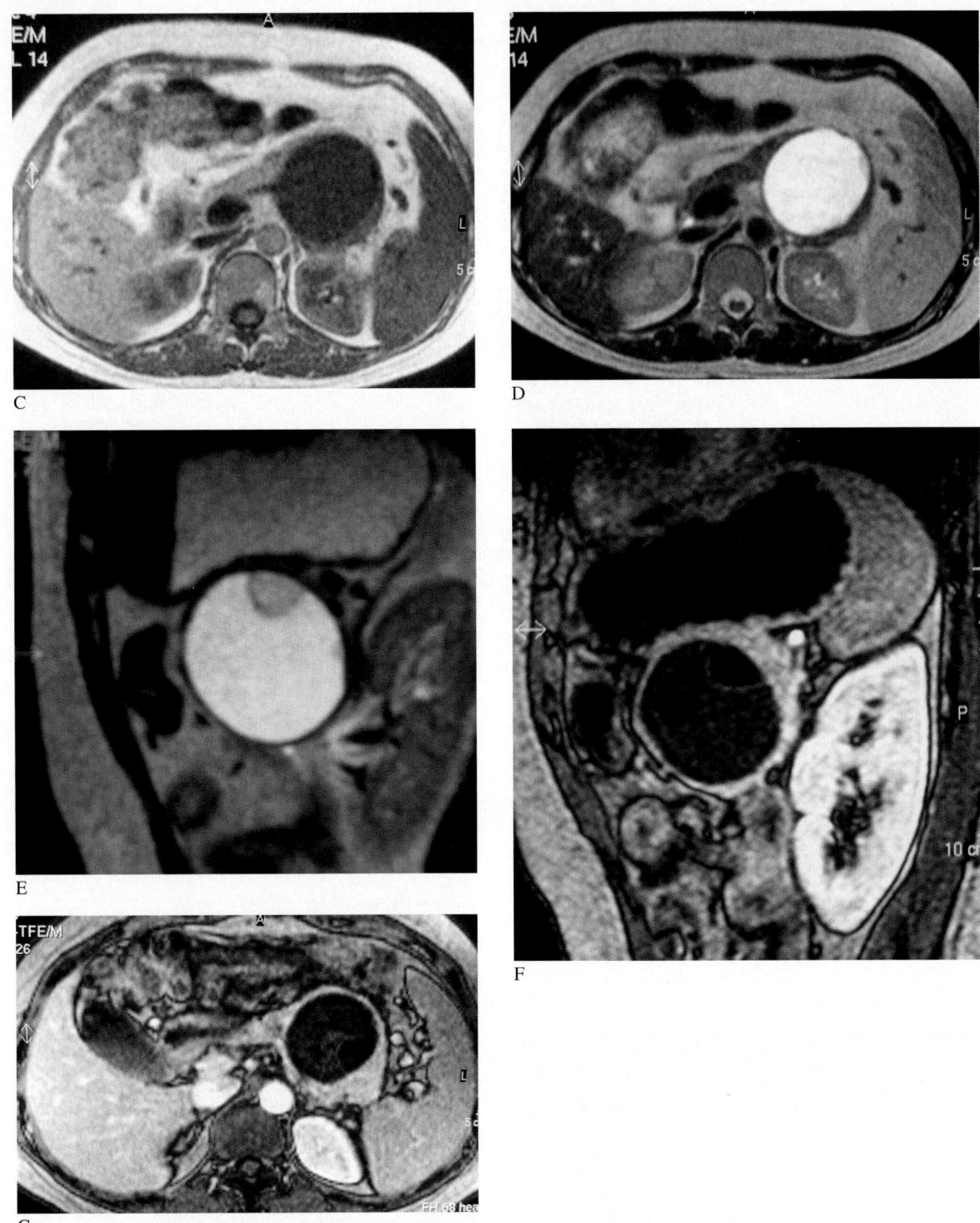

图3-45 胰腺假性囊肿。CT平扫(A)胰尾部肿物，6.0cm×5.8cm，增强扫描(B)显示肿瘤边缘锐利，其内可见片状高密度影，MR T1WI(C)呈低信号，T2WI(D, E)呈明显高信号，并可见内部分隔及陈旧血凝块，增强扫描(F,G)示肿物仅边缘及内部分隔强化。

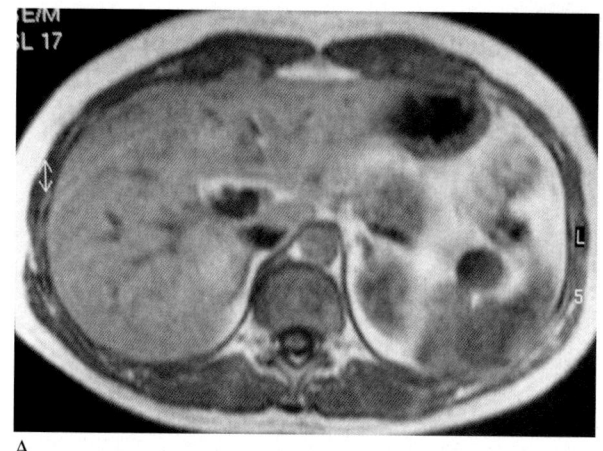

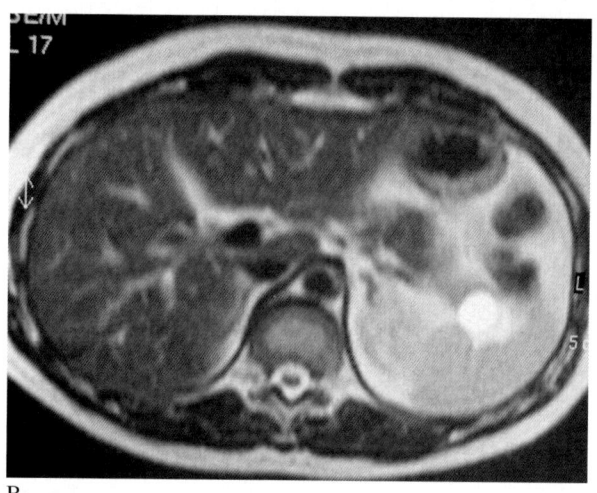

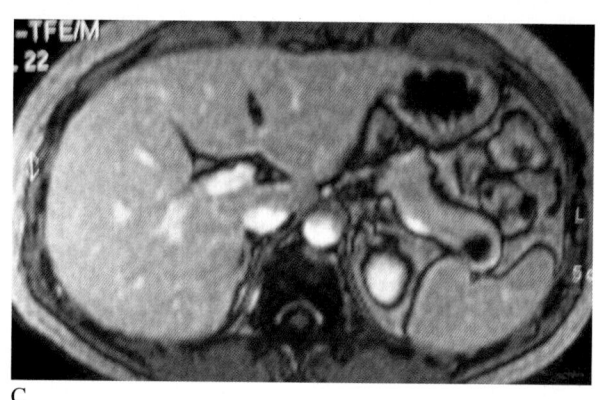

图 3-46 胰尾囊肿。胰尾部见一结节，边缘锐利，T1WI(A)呈低信号，T2WI(B)呈高信号，信号均匀，增强扫描(C)无强化。

tumor of pancreas，SPTP）是胰腺的罕见肿瘤，由 Franz 于 1959 年第一个报道以来，发现该病的例数逐渐增多，并冠以多种不同的名称，包括乳头状上皮肿瘤、乳头状囊实性肿瘤、实性乳头状上皮肿瘤、实性腺泡细胞瘤、乳头状实性肿瘤、实性乳头状肿瘤、低度乳头状肿瘤、实性囊性肿瘤、实性乳突状上皮肿瘤、Frantz 肿瘤等。1996 年 WHO 认为实性假乳头状瘤在概念上较实性乳头状上皮肿瘤、实性和囊性肿瘤或乳头状囊实性肿瘤等更为贴切，能更充分地描述其代表的肿瘤的主要特征，并较少同其他肿瘤混淆，正式命名为实性假乳头状瘤。有关本瘤的组织学起源目前争议颇多。有人根据胞质内含有丰富的酶原颗粒、粗面内质网及 α 抗胰蛋白酶，认为本瘤为外分泌起源。亦有不少学者根据神经内分泌标记物染色阳性，认为肿瘤为神经内分泌起源。还有不少学者认为是上皮起源。也有学者认为起源于具有多向分化潜能的多能干细胞。1996 年 WTO 将 SPTP 新分类为生物学行为未定或交界性恶性潜能的肿瘤。

一、肿瘤病理和生物学行为

肿瘤可发生于胰腺任何部位，肿瘤瘤体较大，常呈圆形、椭圆形或结节状，93.2%的患者有完整包膜且边界清楚，肿瘤借纤维性包膜与正常胰腺组织相分隔。病理标本观察，囊性结构为肿瘤的坏死、液化、囊性变及陈旧性出血灶。实质结构镜下观察，肿瘤均由实性区、假乳头区及两者的过渡区以不同比例混合而成，实性区肿瘤组织排列成絮状或片块状；假乳头区肿瘤组织以纤细的纤维血管为轴心形成分支状假乳头，其表面细胞呈复层排列；远离血管周围的肿瘤细胞产生退行性变，而表现程度不同的出血、坏死、液化及囊性变，这就形成了影像上所见的囊性部分。此外，实性与假乳头之间的过渡区，表现为肿瘤组织围绕血管形成假菊形团，大部分肿瘤组织呈网状排列，之间形成血窦，类似于海绵状血管瘤。所以，造影后在门静脉期显示肿瘤实质部分明显强化。少数肿瘤有恶变，可侵犯邻近组织并可向远处转移。SPTP 为低度恶性肿瘤或具有恶性潜能的良性肿瘤。该瘤生长缓慢，预后较好。手术切除是治疗该病最有效的方法，如果完全切除并治

第四节　胰腺实性假乳头状肿瘤

胰腺实性假乳头状瘤（solid-pseudopapillary

疗充分，预后很好。然而如果治疗不充分或未经治疗，可成为明显恶性的肿瘤并发生转移。

二、临床表现

SPTP多见于女性，尤其是年轻女性，20~40岁多见，80%发生于35岁以下，SPTP常见的临床表现为腹部包块（85.2%）、腹痛（36.1%）、腹部不适（16.4%）、恶心或呕吐（6.6%），其他少见的有食欲不振、体重减轻、低热、腹胀、腹泻、黄疸等。

三、影像表现

SPTP在病理上是由肿瘤实质部分和囊性部分不同程度混合而成，其影像表现取决于肿瘤实性结构与囊性结构的比例和分布。诊断的主要依据[50-52]：①肿瘤内有实性和囊性结构，CT平扫实性结构呈低或等密度，造影后动脉期呈轻度强化，门静脉期呈明显强化，囊性部分在增强前后扫描均呈低密度；②囊性结构为主或囊实结构比例相仿的肿瘤的CT表现：实质部分呈小片状，增强后呈明显强化，漂浮在低密度的囊性部分中，或实囊部分相间分布，不规则排列，或有附壁结节；③实性结构为主的肿瘤，囊性部分在包膜下；④肿瘤呈圆形、椭圆形，可有分叶；⑤肿瘤多有完整包膜，厚约2~4mm，均匀，包膜内壁光滑，增强后强化明显，与胰腺分界清晰，边缘光整；⑥不论肿瘤发生在胰腺的什么部位，都不伴有胆总管和胰管扩张；⑦肿瘤的钙化，约占所有病例的30%左右，且均出现在周边部分，钙化呈细条状或斑点状（图3-47A~D，3-48A~C）。文献中报道SPTP偶见单纯性囊性结构或实性结构，囊性结构中无分隔。

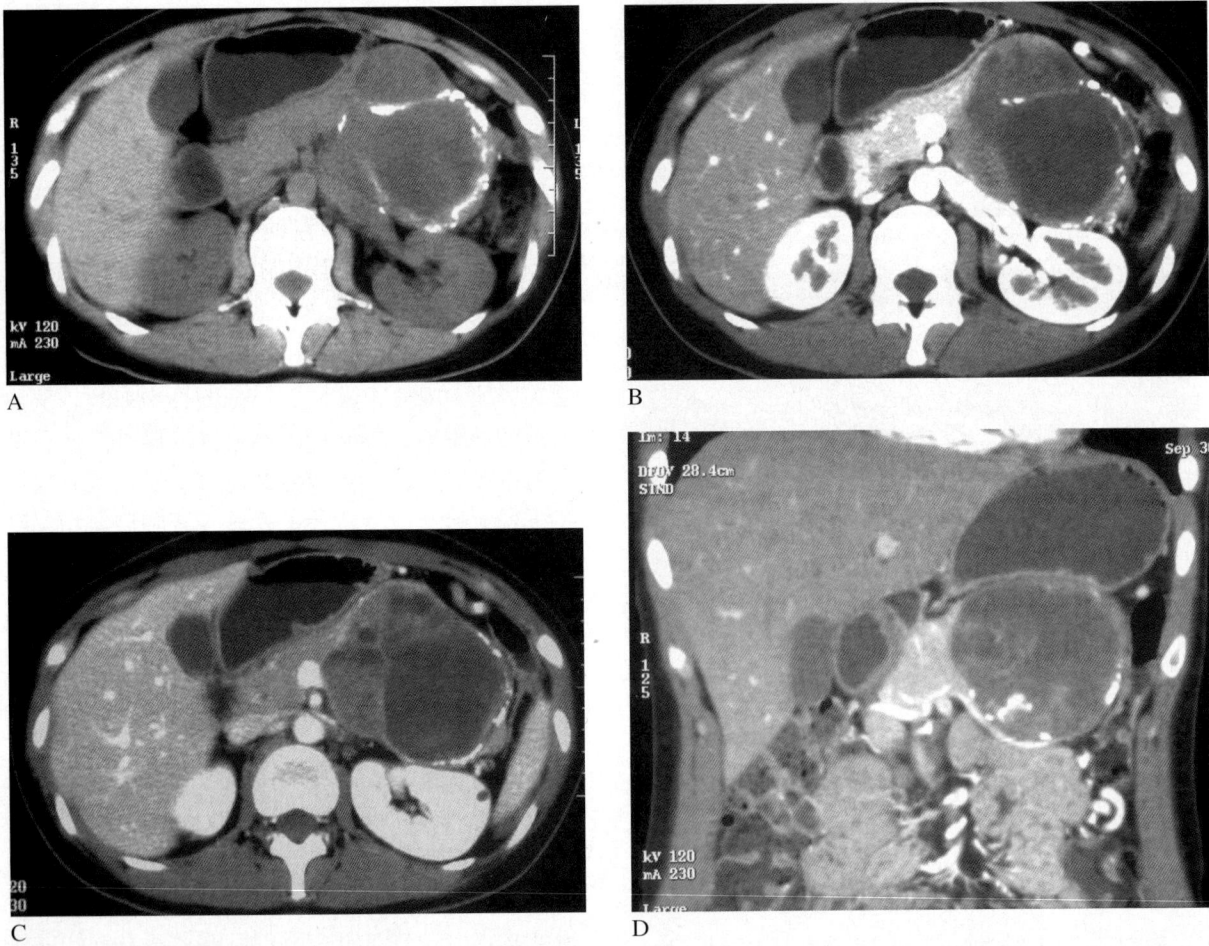

图3-47　胰体尾部实性假乳头状肿瘤。CT平扫(A)显示胰头尾部密度不均匀肿物伴钙化，增强扫描(B, C)和MPR图像(D)显示肿瘤边界清楚，呈囊实性。

信号，增强扫描明显强化[53]（图3-49A～C）。SPTP可自发性破裂出血，MRI特别适宜反映实性肿瘤中的出血区和流体成分中的血性碎片，并常见分层现象。超声表现为肿瘤边界清晰光整，内部回声不均，以中等偏高回声为主。

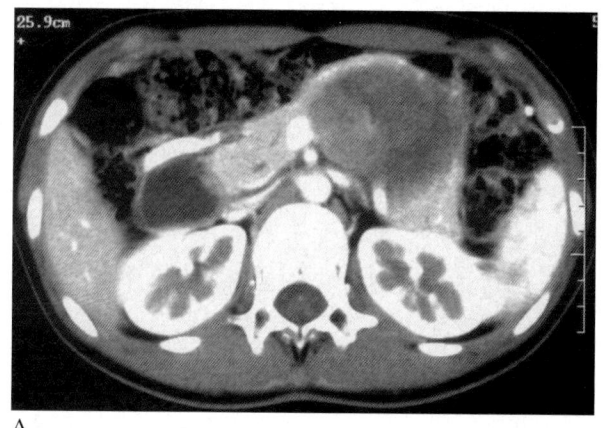
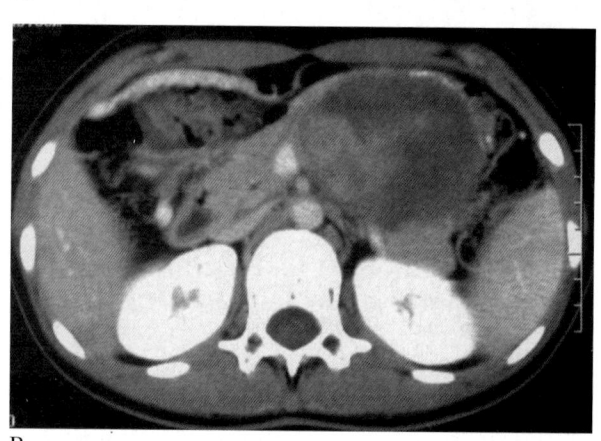
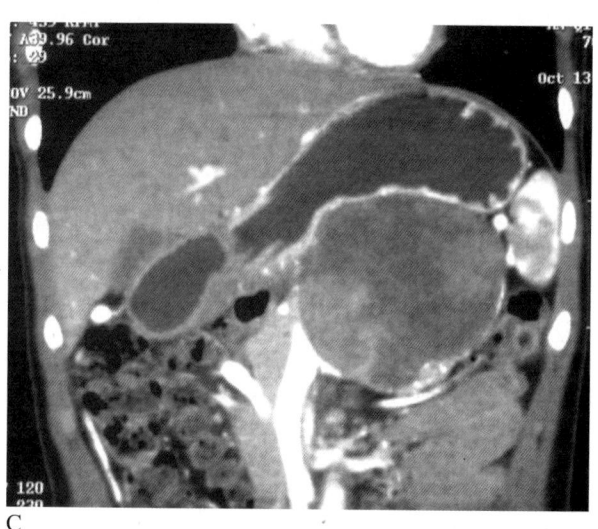

图3-48 胰体部实性假乳头状肿瘤。CT 增强扫描(A, B)和MPR图像(C)显示肿瘤边界清楚，呈囊实性，边缘可见钙化影。

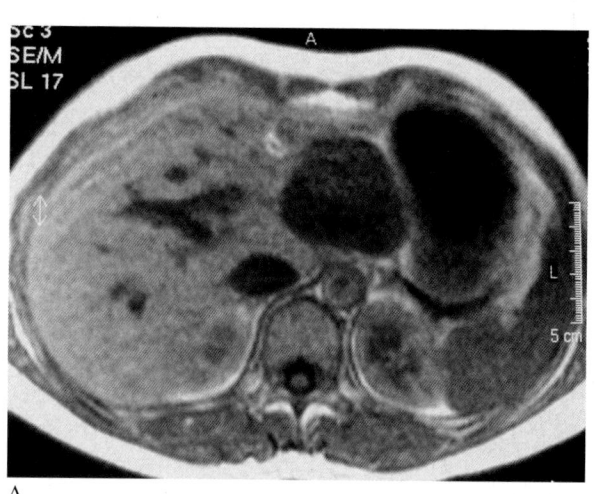
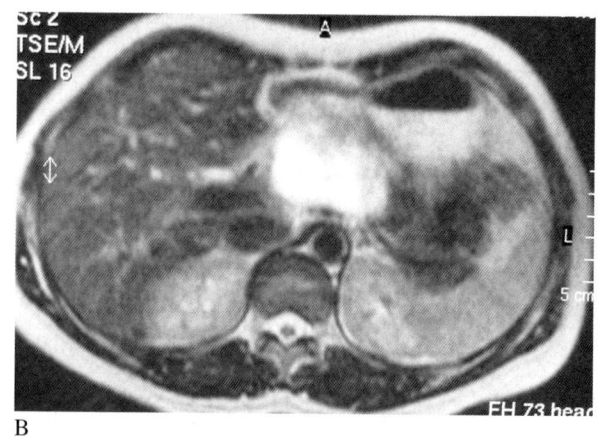
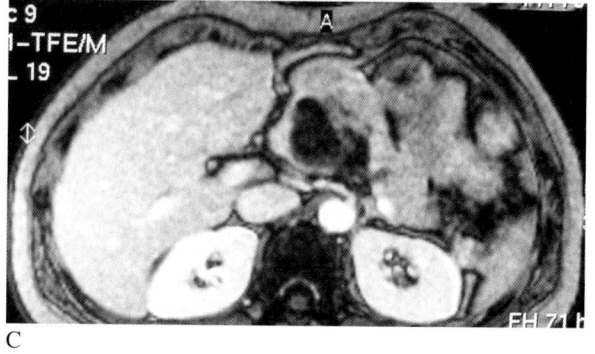

图3-49 胰体部实性假乳头状肿瘤，边缘锐利，囊性区域MRI呈长T1长T2信号，无强化，实性部分T1WI(A)呈低信号，T2WI(B)呈稍高信号，增强扫描(C)明显强化。

SPTP 囊性区域在 MRI 呈长 T1 长 T2 信号，无强化，实性部分T1WI呈低信号，T2WI呈稍高

第五节 胰岛细胞瘤

几种胰岛细胞都可以发生肿瘤,总称为胰岛细胞瘤。应用电镜和免疫组化方法可区分不同的细胞来源和功能类型。总体上,胰体、尾部较胰头部多见,偶可发生于异位胰腺。一般为单发,圆形或椭圆形,实性,肿瘤较大时内可见囊性区,包膜完整,与正常胰腺分界清楚。按肿瘤有无内分泌功能,胰岛细胞瘤分为功能性和无功能性两种。功能性肿瘤体积较小,与易于早期发现有关;无功能肿瘤直径可达10cm以上,有学者认为无功能胰岛细胞瘤为低功能性或临床隐性肿瘤更为合适。一般而言,无功能性胰岛细胞瘤在胰岛细胞瘤中约占 1/5~1/4,据报道有上升趋势[54]。

一、功能性胰岛细胞瘤

(一) 病理及生物学行为

功能性胰岛细胞瘤中以胰岛素瘤最为常见,除胰岛素瘤外大多数功能性胰岛细胞瘤为恶性。

胰岛细胞瘤一般为单个,多数有较完整包膜,也有包膜不完整者。肿瘤大小不一,取决于功能类型。肿瘤生长较缓慢,良、恶性功能性胰岛细胞瘤的形态学诊断指标目前尚无一致意见。肿瘤有包膜和间质、血管侵犯,细胞广泛异形性,肿瘤大片坏死者提示恶性可能。唯一可靠的诊断恶性的指标是发生远处转移,转移部位常为肝、区域淋巴结、肺、骨、肾等。

(二) 临床表现

胰岛素瘤的发病率在功能性胰岛细胞瘤中约占60%以上,约为每年1/100万人。女性多见,男、女性比例约为1:2。有10%可为恶性。典型的临床表现为Whipple三联征(低血糖;空腹血糖低,为正常值的1/2以下;补充葡萄糖后症状缓解),有时可有神经精神症状如视力模糊,行为举止异常等。约10%胰岛素瘤合并Ⅰ型多发内分泌肿瘤综合征,此时可为多发及恶性。

胃泌素瘤的发病率约为胰岛素瘤的1/3,为第二常见的功能性胰岛细胞瘤。血清中胃泌素增高,临床表现为反复发作及罕见部位的消化性溃疡(Zollinger-Ellison综合征)。约60%为多发,60%为恶性。20%~60%合并Ⅰ型多发内分泌肿瘤综合征。应注意胃分泌素瘤也可发生在胰外,包括胃窦、十二指肠近端及卵巢等。胰高糖素瘤更为罕见,发病率约为每年0.2/100万以下。临床表现为游走性坏死性红斑,由胰高糖素过多及氨基酸缺乏所致;还可有腹泻、贫血、舌炎、阴唇阴道炎等。70%为恶性。

血管活性肠肽瘤的临床特点为水样腹泻,低钾、低氯、酸中毒等。约半数为恶性,很少发生于Ⅰ型多发内分泌肿瘤综合征。其他生长抑素瘤、胰多肽素瘤等均极罕见[55]。

(三) 影像学表现

功能性胰岛细胞瘤中胰岛素瘤、胃泌素瘤多较小,胰岛素瘤中90%小于2cm,50%小于1.3cm,多发胰岛素瘤更小,多在0.9~1.3cm之间。38%胰内及全部十二指肠内的胃泌素瘤直径小于1cm[56]。多数为富血管肿瘤。

术前肿瘤定位十分重要,一般首选采用经腹超声成像及CT增强扫描,对非损伤性影像检查阴性或可疑者,可采用选择性血管造影,再不能明确诊断时需采用经内镜超声成像或术中超声成像进一步检查。经腹超声示胰岛素瘤表现为较正常胰腺组织回声低的结节、周围有较高回声环,检出率约为70%,多发者可仅为15%。胃泌素瘤表现为高回声或等回声,周围有较低回声环。对等回声的病变,仅能在有胰腺轮廓改变时被检出。检出率为30%(胰内者41%,胰外者16%)。90%的胃泌素瘤发生在"胃泌素瘤三角区",即胆囊管和胆总管交界处、十二指肠降部与水平部交界处和胰颈、体交界处连成的三角区。该处常被肠内气体、液体遮蔽,术前超声成像常难以检出。

采用螺旋CT双期(动脉、门静脉期)增强薄层扫描,肿瘤在动脉期较正常的胰腺组织明显强化,门静脉期密度仍高于正常胰腺,部分呈等密度(图3-50A、B,3-51);少部分病例动脉期和门静脉期均为低密度(图3-52A、B)。CT检出率可达77%~86%。胃泌素瘤的血供不如胰岛素瘤丰富,动脉期密度一般高于正常胰腺组织。

MRI动态增强扫描及脂肪抑制序列也很有价值。T1WI呈低信号,脂肪抑制序列病变显示更清晰,T2WI呈高信号。肿瘤较小时,易漏诊。由于大多数胰岛素瘤为富血管肿瘤,故动态增强扫描对其敏感性高,尤其是动脉期扫描较周围正常胰

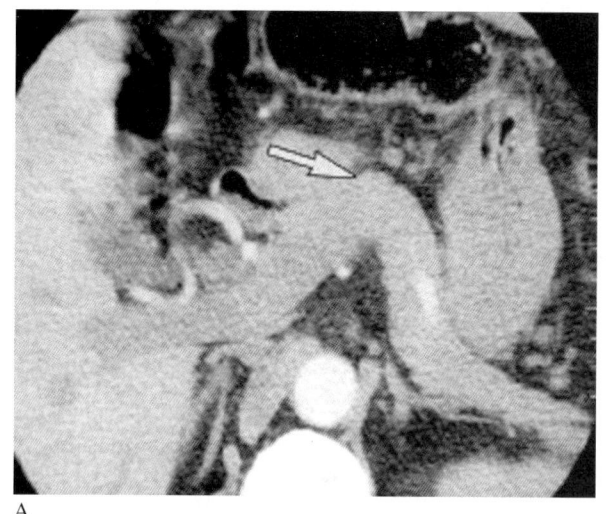

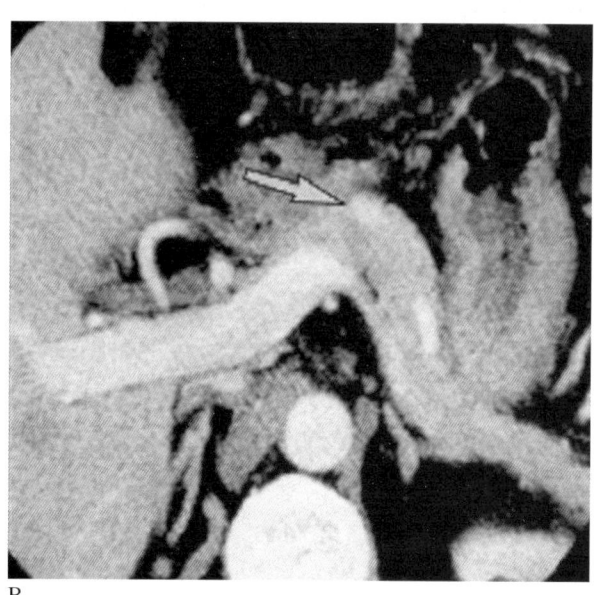

图 3-50 胰岛素瘤。CT 增强扫描动脉期(A)显示胰体部等密度结节前突,门静脉期(B)结节明显强化。

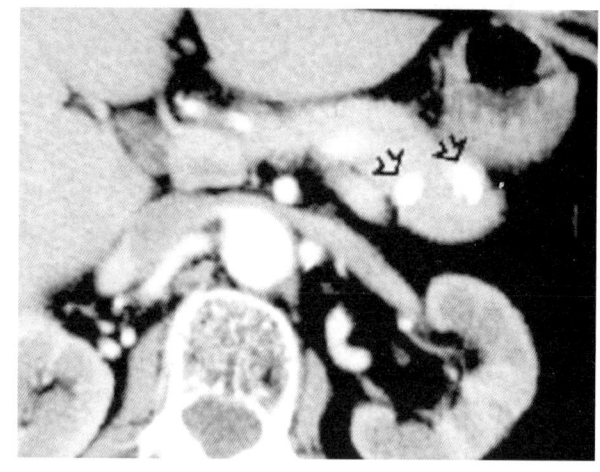

图 3-51 多发胰岛素瘤。CT 增强扫描显示胰尾部两个明显强化结节。

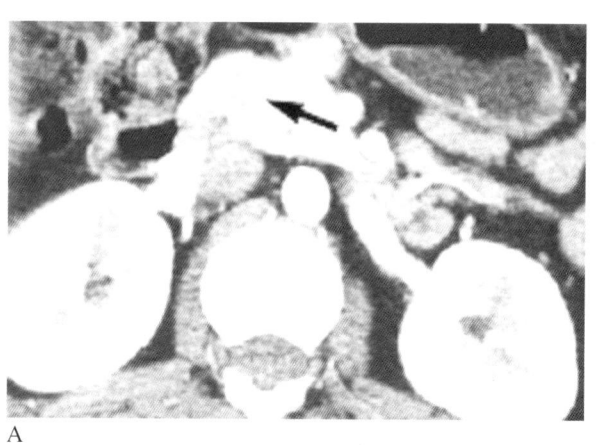

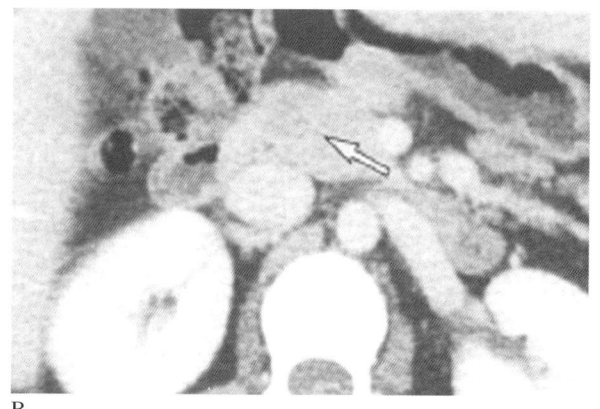

图 3-52 不典型胰岛素瘤。CT 增强扫描胰腺期(A)显示胰头部低密度结节,门静脉期(B)呈略低密度。

腺增强明显,强化可为均匀的环状强化或不均匀的弥散性强化,强化持续时间较长,门静脉期仍呈较明显的增强。恶性胰岛素瘤,可出现富血供的肝转移灶。与胰腺癌相比,各种胰岛细胞瘤均极少引起胰腺主胰管的阻塞,周围血管受侵的概率也较低,且T2WI脂肪抑制像上肿瘤的边界相对较清晰。胃泌素瘤的血供不如胰岛素瘤丰富。常规SE序列发现胃泌素瘤的能力有限,SET1WI脂肪抑制像上,胃泌素瘤呈低信号,T2WI脂肪抑制像上为高信号,肿瘤较小时,其与正常胰腺的信号差异较小,不易检出。快速动态增强扫描可大大提高小肿瘤的检出率,动脉期肿瘤呈环状强化,强化环可厚可薄。恶性胃泌素瘤肝脏转移灶血供丰富,亦表现为明显的环状强化。

超选择性血管造影可以显示毛细管期-静脉早期（注射对比剂后4～8s）肿瘤染色，诊断胰岛细胞瘤的敏感度54%～89%，胃泌素瘤的敏感度64%～100%，诊断多发肿瘤的敏感度在29%以下。但血管造影属损伤性检查。此外，太小及（或）乏血供的肿瘤可被漏诊，有时肿瘤被脾、肠壁、肾盂所遮蔽，不易显示。正常胰腺、肠管、副脾、血管瘤、炎症等可造成假阳性[56]。

在有典型的临床症状及实验室检查确诊的患者，术中超声对定位很有帮助。术中超声可检出直径<4mm的肿瘤，敏感性84%～88%。术中超声结合外科医师术中触诊，定位的准确性可达100%[57]。

胰高糖素瘤、血管活性肠肽瘤、生长抑素瘤等肿物多较大，平均最大径在5cm以上，可由超声、CT、MRI检出。除胰岛素瘤外，其他功能性胰岛素细胞瘤在确诊时往往可见肝转移瘤，转移瘤也呈高血供。

二、无功能胰岛细胞瘤

无功能胰岛细胞瘤少见，约占胰腺内分泌肿瘤的15%[56]，恶性无功能胰岛细胞瘤是低度恶性肿瘤，其预后较其他胰腺恶性肿瘤好，术前诊断对决定手术方式及判断预后有重要意义。

（一）病理及生物学行为

无功能胰岛细胞瘤与功能性胰岛细胞瘤不同，好发于胰头和胰尾，约50%无功能胰岛细胞瘤位于胰头部，尾部占40%。肿瘤为富血供。大的肿瘤内常有出血、坏死、囊变、钙化，较少包绕、推挤及侵犯邻近大血管。显微镜下组织结构和细胞形态与功能性胰岛细胞瘤相似。约80%～100%为恶性或潜在恶性，但仅能通过其生物学行为有无转移作出判断。转移部位包括肝、腹内淋巴结、腹膜、骨、肺、肾等。肿瘤生长慢，预后较好，手术切除后3年生存率达60%，5年生存率44%。

（二）临床表现

无功能胰岛细胞瘤无临床特异性内分泌症状，主要以肿瘤占位症状经检查发现，其体积一般较大，临床往往以占位病变引起的继发症状如腹胀、腹痛、背痛、胃肠道出血、体重下降等就医。好发于中青年女性，男女之比约1:4。

（三）影像学表现

无功能胰岛细胞瘤体积大，一般最大径3～24cm，>5cm者约占72%。>10cm者约占30%。赵心明[58]等总结一组30例报道，肿瘤平均最大径8cm，≥10cm者占40%。

超声声像图上表现多样，肿瘤较小时可为均质低回声或中等回声，边界清晰光整。较大的肿瘤多伴有囊性变，内部呈不均质回声，肿瘤边缘大多清晰，也可欠清。肿瘤对周围器官和组织主要为推压改变，与胰腺癌的浸润生长不同。彩色多普勒显示肿瘤内血流丰富。

随着肿瘤的不断增大，其部分或大部分区域因缺血而变性坏死和囊性变，一般肿瘤越大出现变性坏死囊性变及其范围越大（图3-53A～C）。变性坏死及囊性变与囊腺瘤的原发囊性变不同，其囊变坏死区与实性部分的分界较模糊，呈移行改变，是其特点之一，而囊腺瘤的原发囊性变与实性部分分界清楚。CT扫描表现为囊性、囊实性及小片低密度变性坏死区，增强扫描囊实性分界较平扫清楚。大肿瘤囊变区小，常提示恶性。无功能胰岛细胞瘤是高血供肿瘤[3]，CT增强扫描示肿瘤实性部分强化，强化程度高于正常胰腺组织（图3-54A～C），动脉期肿瘤高于正常胰腺实质，CT值相差31.8Hu，门静脉期相差19.2Hu[59]。肿物的坏死部分呈低密度，肿物内也可有钙化。Procacci[60]等总结21例组织学证实的无功能性胰岛细胞瘤的螺旋CT表现，原发及（或）转移瘤在CT增强扫描明显强化者占71%，与其他胰腺区实性肿瘤如平滑肌肉瘤、胰母细胞瘤相似者占14%，与胰腺癌相似者9%，呈囊性肿瘤者5%。不典型的表现为低血供的低密度实性肿瘤。无功能性胰岛细胞瘤出血与钙化不少见，出血原因不明，可能是肿瘤大面积缺血变性坏死过程中其内丰富的肿瘤小血管破裂所致。文献报道[61]肿瘤中心聚积成片的钙化影是其恶性征象，赵心明[58]等的报道与此不同（图3-55）。

MRI扫描T1WI肿瘤呈不均匀低信号影，T2WI呈混杂高信号影，较胰腺癌和正常胰腺组织的信号高，可能与囊变坏死及出血有关。MRI增强扫描肿瘤的实性部分也表现为明显强化，强化程度高于正常胰腺组织，MRI梯度回波同层动态增强扫描显示其增强特点更佳，是其较有特征的

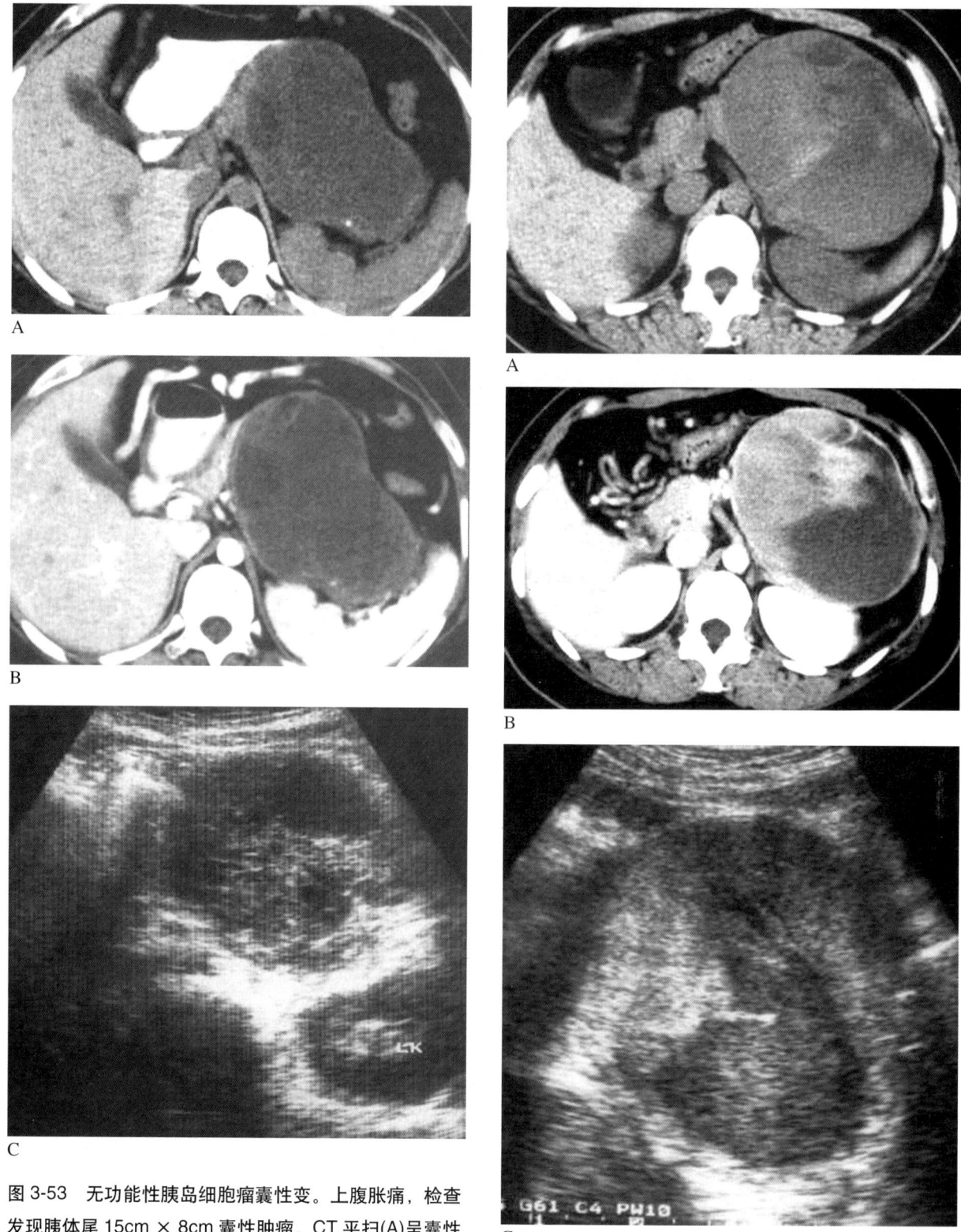

图3-53 无功能性胰岛细胞瘤囊性变。上腹胀痛,检查发现胰体尾15cm×8cm囊性肿瘤。CT平扫(A)呈囊性肿物,增强扫描(B)无强化。B超(C)呈囊性,中心见栅栏状强回声,病理证实为出血。

图3-54 无功能性胰岛细胞瘤。上腹胀痛,检查发现胰腺体尾部14cm×9cm肿瘤,边界光整清楚。CT呈囊实性肿瘤,平扫(A)其内见片状高密度影为出血;增强扫描(B)囊实性更明显,并见明显强化结节。B超(C)显示肿瘤内低回声区边缘较模糊,并见栅栏状较强回声出血影。

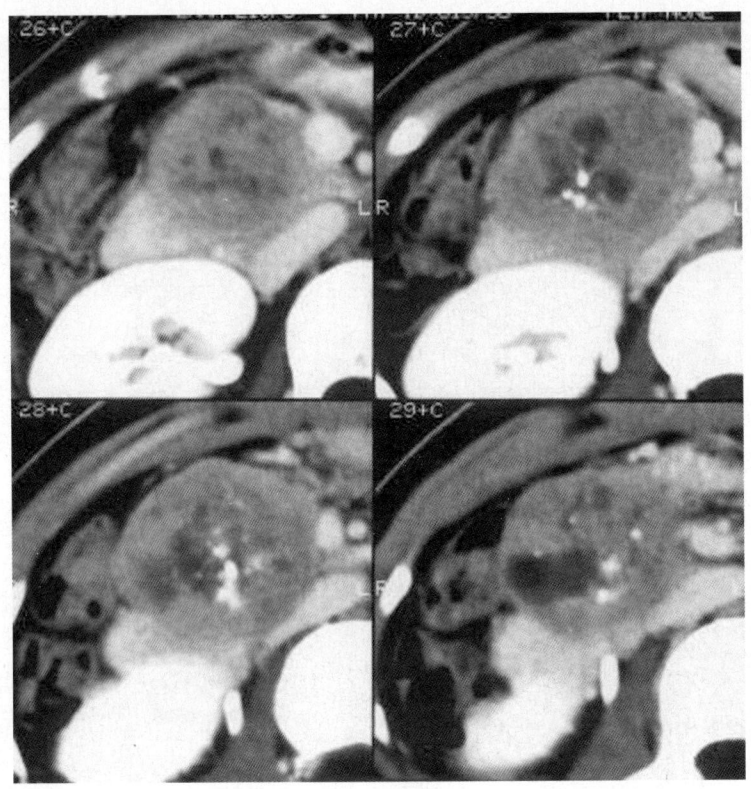

图3-55 无功能性胰岛细胞瘤。体检发现胰头部6cm×5cm肿瘤,边界清楚光整。CT增强显示以实性为主,有小囊变区,中心见点状钙化。

影像表现。赵心明[58]等报道40%肿瘤内有出血区,可能是肿瘤大面积缺血变性坏死过程中其内丰富的肿瘤小血管破裂所致,胰腺癌和囊腺类肿瘤属低血供肿瘤,罕见出血;T1WI出血为片状高信号影,与病理对照无漏诊(图3-56A～C)。

赵心明[58]等报道无功能胰岛细胞瘤良性占80%,恶性占20%;与国外文献[62]报告无功能胰岛细胞瘤大部分为恶性不同,与国内杨志英等[63]的报告接近,可能与样本数量不同以及种族差异有关。无功能胰岛细胞瘤具备良性肿瘤的基本特征,大部分肿瘤特别在肿瘤与周围结构有间隙的部分,其边缘光整、清楚;即使是恶性无功能胰岛细胞瘤其恶性度也较低,肿瘤边缘大部分清楚,有分叶,很少侵及血管间隙。良恶性胰岛细胞瘤在病理组织学上很难鉴别,唯一可靠的指标是发生转移和侵犯周围组织结构。影像学上,目前判定良恶性胰岛细胞瘤也是依靠检出肝转移、淋巴结转移或肿瘤侵犯周围组织结构(图3-57A～C)。赵心明等认为肿瘤较大(直径≥8cm)时其内仅有小片变性坏死区或为实性肿瘤时,高度可疑为恶性肿瘤(图3-58A、B),6例恶性无功能胰岛细胞瘤中,2例实性,2例肿瘤内仅见小片变性坏死区,2例为囊实性,含有大片实性区。与肿瘤体积并无正相关。Koito[64]等认为CT增强延迟扫描无功能胰岛细胞瘤延迟强化是恶性征象,但其病例数少,有待进一步研究。随着多层螺旋CT的应用,灌注图像和参数能够比较容易和准确地获得,其中肿瘤的血流量(BF)和表面通透性(PS)对肿瘤的良恶性鉴别有一定的价值,赵心明[7]等报道2例无功能胰岛细胞瘤灌注扫描,1例恶性无功能胰岛细胞瘤BF和PS的平均值分别为519.82ml/(min·100g)和12.38 ml/(min·100g)(图3-59A～E)。1例良性无功能胰岛细胞瘤BF和PS的平均值分别为238.12ml/(min·100g)和14.38ml/(min·100g),恶性无功能胰岛细胞瘤的BF值较良性无功能胰岛细胞瘤平均值明显增高,显示恶性无功能胰岛细胞瘤的血供明显高于良性无功能胰岛细胞瘤,但恶性无功能胰岛细胞瘤的PS值反而较良性无功能胰岛细胞瘤的PS值低,是否与恶性无功能胰岛细胞瘤恶性度低,其血管壁较胰腺癌等恶

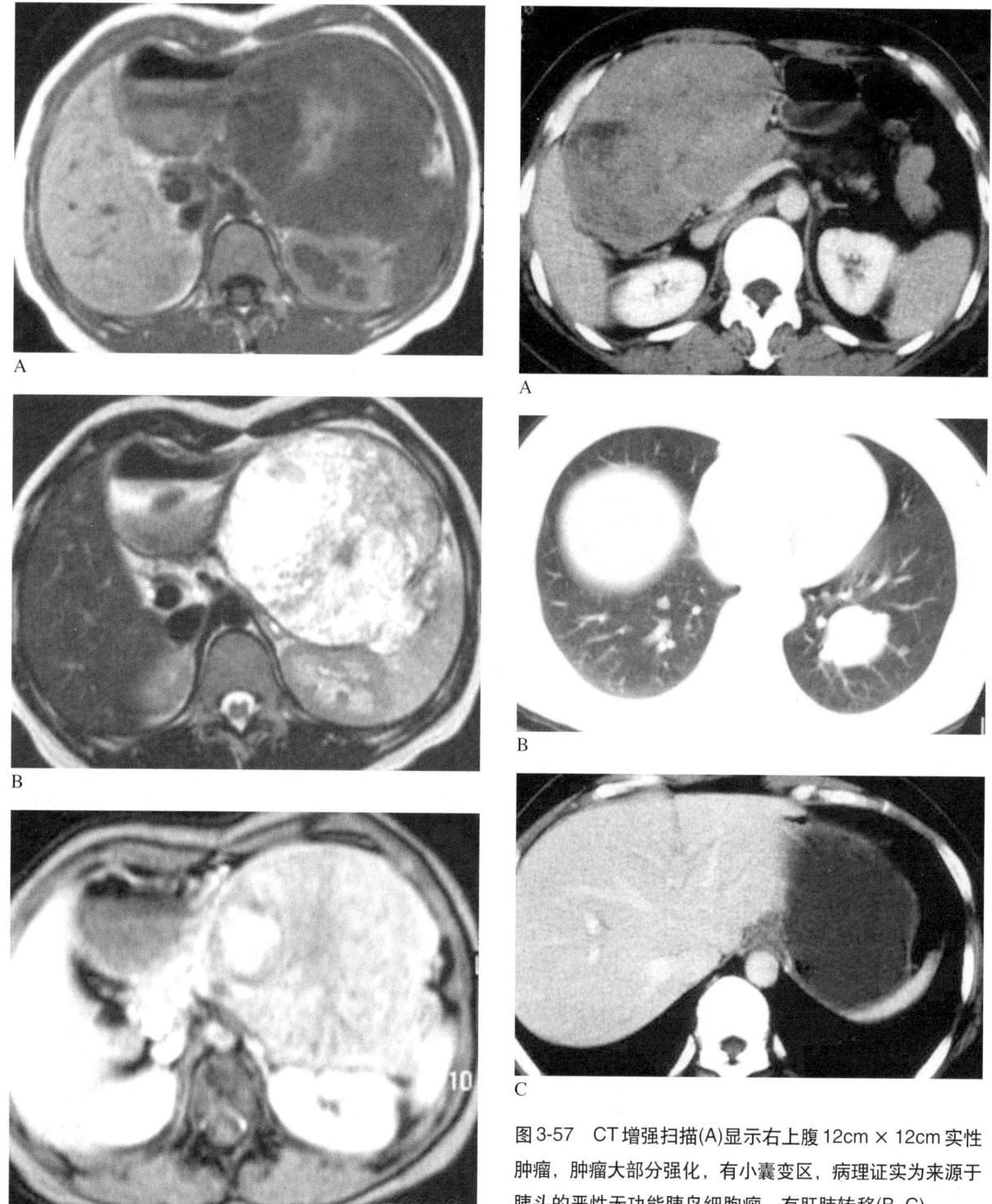

图3-56 无功能性胰岛细胞瘤。MRI显示胰体尾部20cm×20cm的巨大肿瘤,边界清楚光整。T1WI(A)呈低信号,并见片状高信号出血影,T2WI(B)呈混杂高信号影。MRI动态增强扫描像(C)显示肿瘤明显强化。

图3-57 CT增强扫描(A)显示右上腹12cm×12cm实性肿瘤,肿瘤大部分强化,有小囊变区,病理证实为来源于胰头的恶性无功能胰岛细胞瘤,有肝肺转移(B,C)。

性肿瘤的血管壁完整有关,有待进一步研究。

恶性无功能胰岛细胞瘤的转移瘤也是高血供肿瘤,增强扫描明显强化。

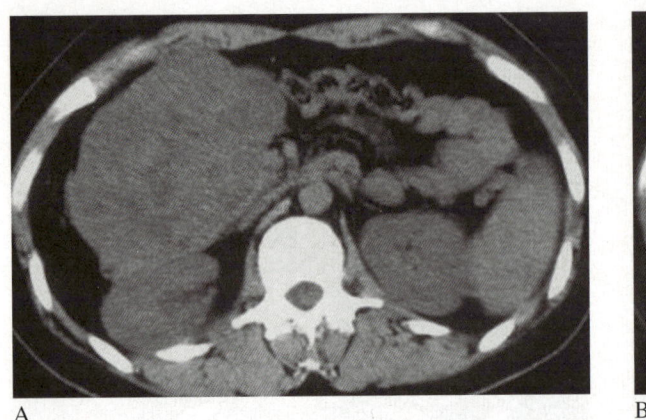
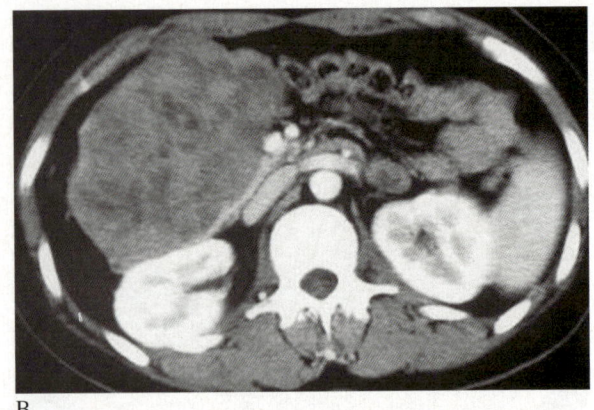

图 3-58 CT平扫(A)胰头区域密度不均的低密度肿物，增强扫描(B)显示为明显强化的实性肿瘤，有小囊变区，分叶明显。病理证实为恶性无功能胰岛细胞瘤。

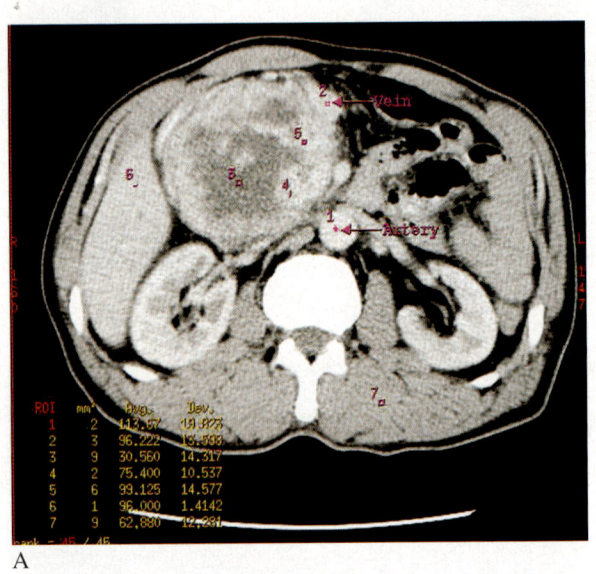
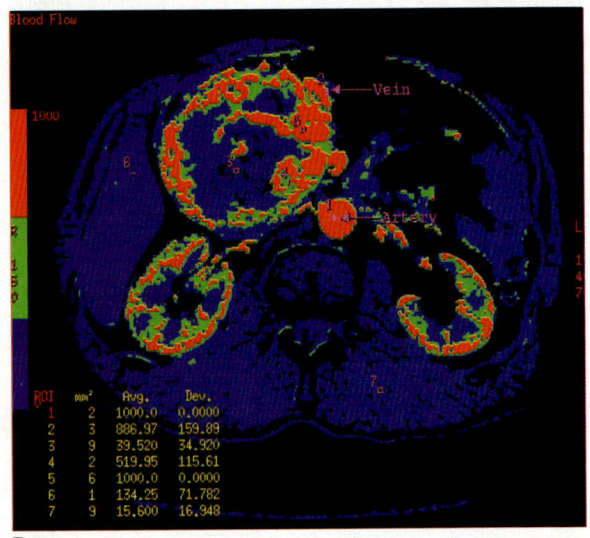
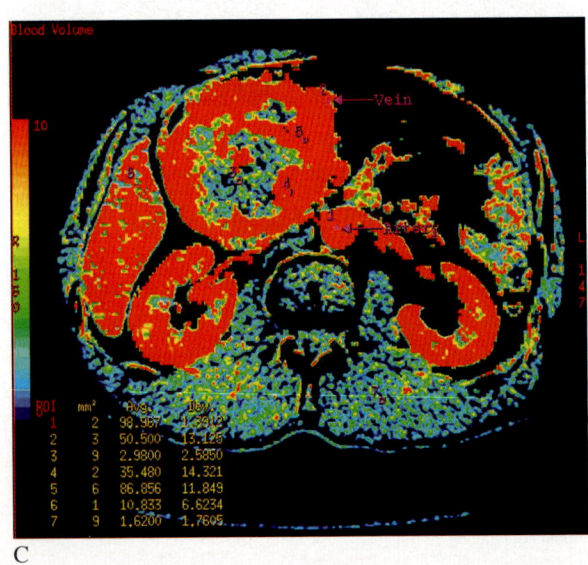
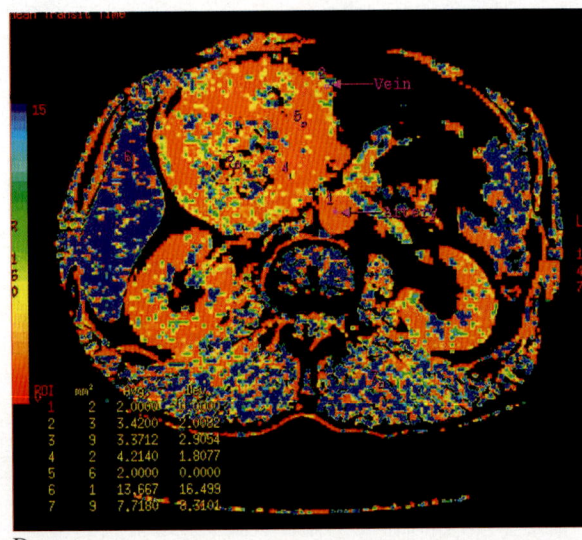

胰管可有轻度扩张（22.2%），往往无邻近血管受侵（图3-60，3-61）。

MRI的T1WI呈稍低信号，T2WI呈稍高信号，信号常不均匀，增强扫描呈环形边缘强化，胰周脂肪间隙清晰，胰管可有轻度扩张，往往无邻近血管受侵（图3-62A～D）。由于黑色素瘤的转移灶内含有顺磁性物质，其胰腺转移灶可在T1WI呈高信号。有时胰腺转移瘤与原发胰腺癌很难鉴别，除结合病史外，有无血管受侵是鉴别二者的重要征象，必要时应行穿刺活检。

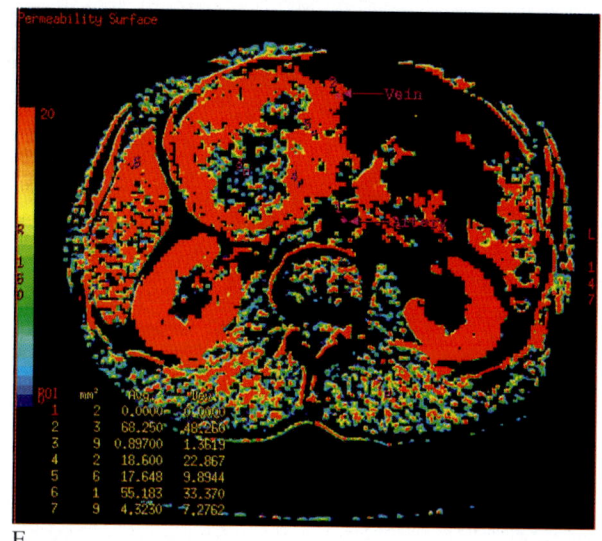

图3-59 胰头恶性无功能胰岛细胞瘤伴肝转移。A为CT值图，B～E分别为BF、BV、MTT和PS图像。左侧色阶下端的颜色表示低灌注值，上端的颜色表示高灌注值。

第六节 胰腺其他少见肿瘤

一、胰腺转移瘤

胰腺转移瘤少见，尸检资料发现其在胰腺恶性肿瘤中占3%～12%，最常见的原发肿瘤为肺癌（小细胞肺癌）、乳腺癌、肾细胞癌、恶性黑色素瘤、胃肠道恶性肿瘤等。淋巴道转移主要来源于胃癌，尤其是印戒细胞癌。原发肿瘤与发生转移瘤的时间间隔一般约为同时～3年。偶尔可有先发现转移瘤者。肾癌可出现迟发转移。

临床上约1/3患者无症状，也可伴发腹痛、胰腺炎和黄疸等症状。肺癌胰腺转移时常表现为急性胰腺炎的症状。

胰腺转移瘤可为单发或多发结节，以多发较多见，也可以表现为全胰弥漫性受侵。超声声像图多呈低回声实性结节，也可表现为全胰增大，呈低回声。结节一般大小不一，直径以＞2cm较多见（64%～76%）。边缘清楚或不清楚。彩色多普勒超声扫描除肾细胞癌常为富血供外，常显示为无或乏血供的肿物。

CT增强扫描多表现为低或中度强化，密度低于正常胰实质，边界较清楚，胰周脂肪间隙清晰，

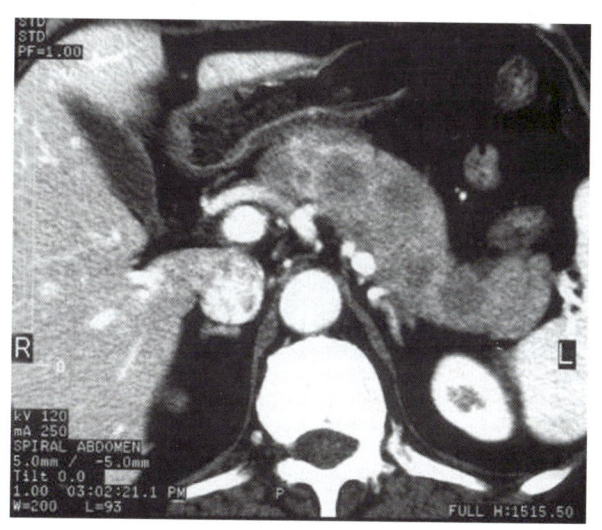

图3-60 右肺小细胞肺癌胰腺多发转移瘤。CT增强扫描胰腺多个低密度结节，边缘大致清楚。

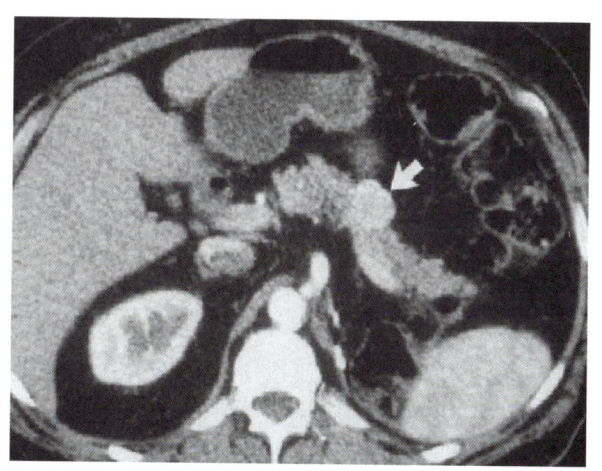

图3-61 左肾癌术后，胰体转移。CT增强扫描胰头增强结节，为转移。

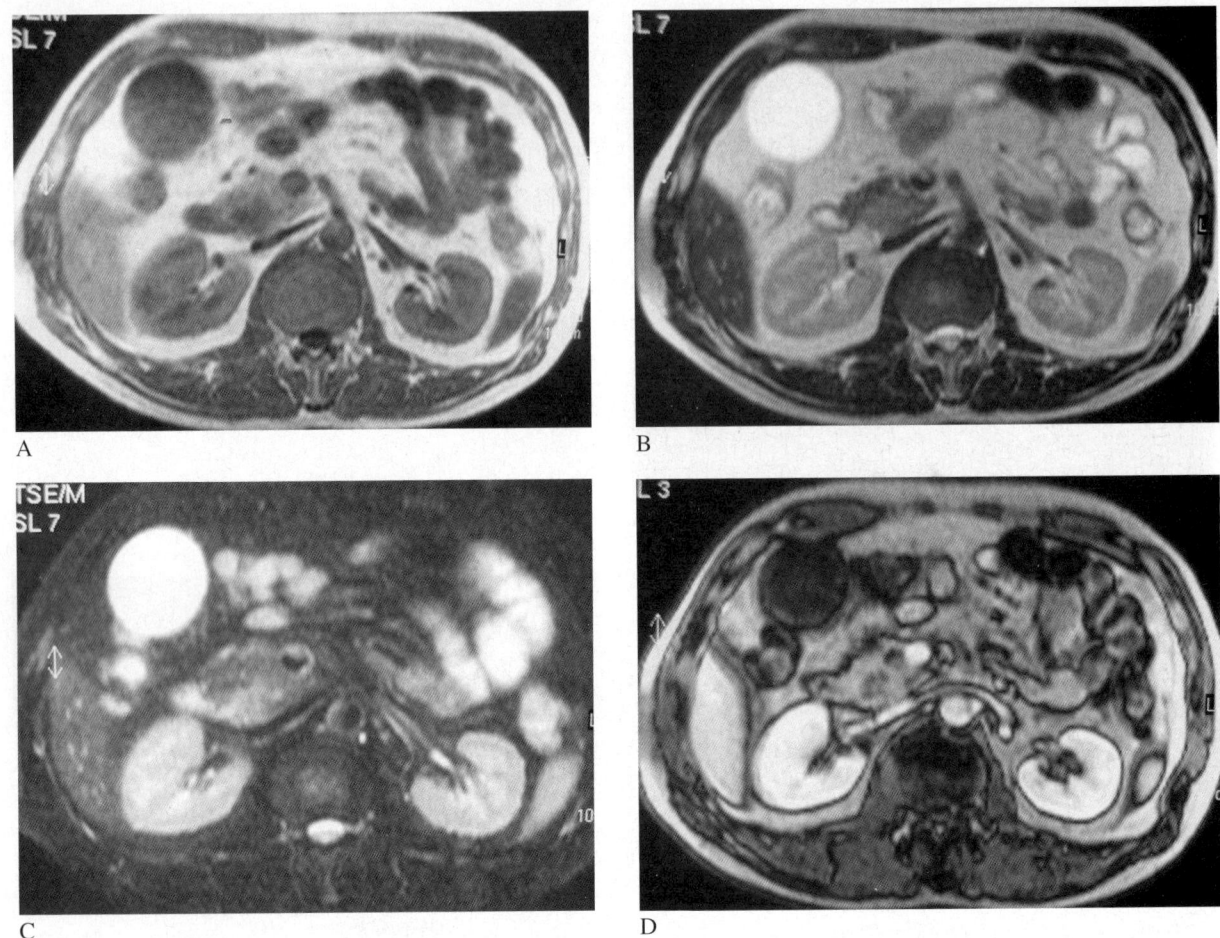

图 3-62　小细胞肺癌胰腺转移。胰头钩突部结节，MR T1WI(A)呈稍低信号，T2WI(B)及 T2WI 脂肪抑制像(C)呈稍高信号，边缘不光整，增强扫描(D)呈稍低信号。

二、胰腺淋巴瘤

原发胰腺淋巴瘤极少见，且几乎均为非霍奇金淋巴瘤（NHL），在NHL中占2%以下，多为高度恶性B细胞（特别是Burkitt型）淋巴瘤。可以是直接侵犯胰腺实质，也可以是胰周围淋巴结受累再侵犯胰腺。继发的胰腺淋巴瘤约占30%。当患者有胰头肿物而无黄疸患者应将胰淋巴瘤列入鉴别诊断。

超声声像图可表现为胰腺弥漫增大，呈低回声，也可呈大而均质的低回声肿物，但无透声增强。胆总管、胰管可轻度扩张，多普勒超声及血管造影往往可见肿物周围血管通畅，少见有血管受包绕狭窄现象。CT扫描呈均质低密度肿物，轮廓光整，肿物内无钙化或坏死，增强扫描呈轻～中度均质强化。也可呈弥漫性胰腺肿大，低密度，但临床无急性胰腺炎表现（图 3-63A、B）。肿瘤可浸润邻近器官并有淋巴结肿大，肿大淋巴结可延伸到肾门水平以下。MRI 的 T1 加权像呈低信号，T2加权像呈中～低信号，信号均匀，增强扫描呈轻～中度强化，强化均匀。胰腺淋巴瘤预后较胰腺癌好，综合治疗的治愈率可达30%。当遇到均质的胰腺肿物而胰管和周围血管无明显改变时，应考虑胰腺淋巴瘤的可能性，在影像导引下作针吸活检，诊断准确性可达95%[65]。继发胰腺淋巴瘤与原发胰腺淋巴瘤的影像表现相似，表现为胰腺实质内单发或多发病变，并伴有腹腔及腹膜后区淋巴结肿大（图 3-64A～C）。

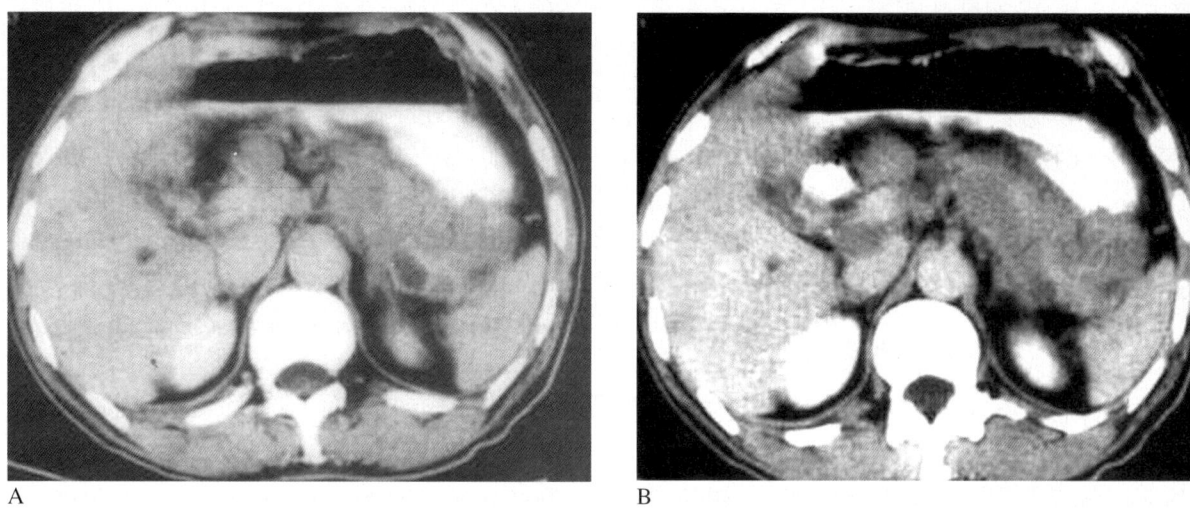

图 3-63 胰腺淋巴瘤。CT 增强扫描(A, B)胰腺体尾部弥漫低密度肿物，密度大致均匀。

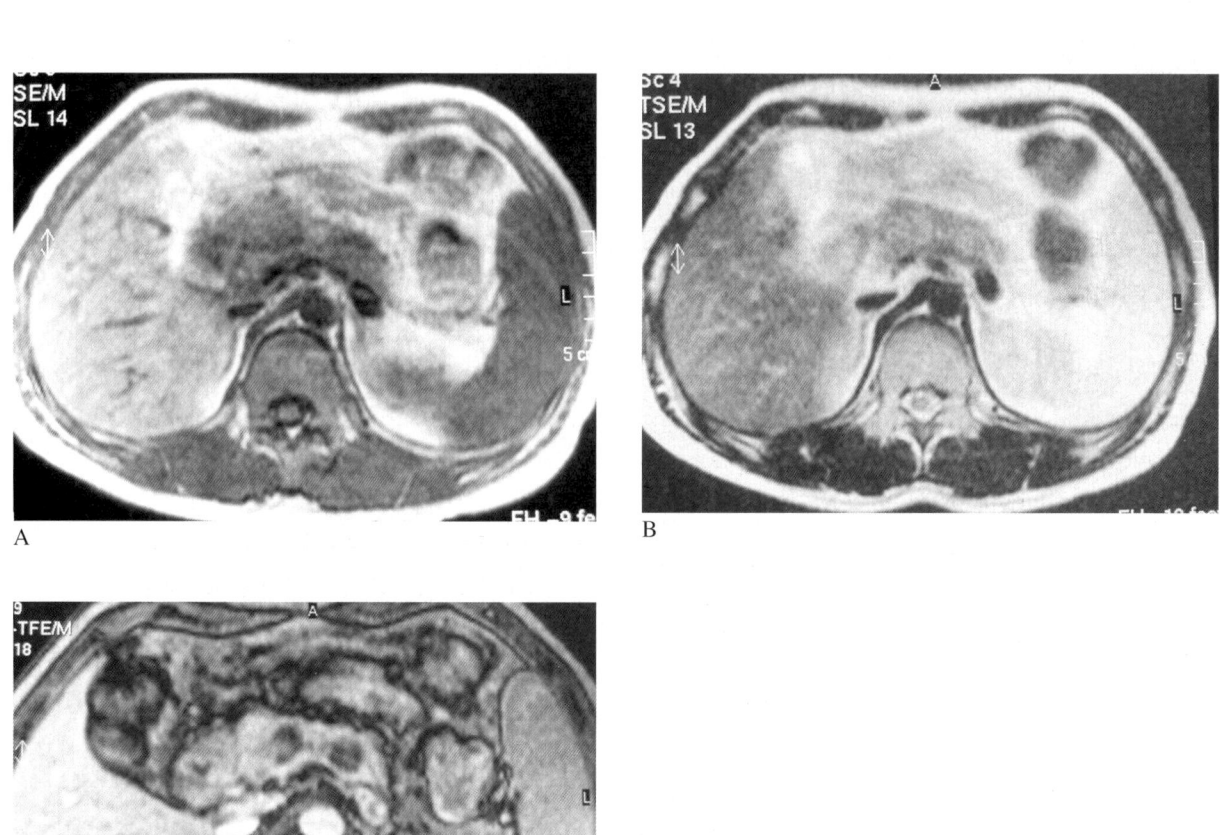

图 3-64 淋巴瘤侵及胰腺。胰体部见2个结节，MR T1WI (A)呈稍低信号，T2WI(B)呈稍高信号，增强扫描(C)较正常胰腺实质信号稍低。

三、胰母细胞瘤

罕见，常见于1～8岁的儿童，故亦称儿童型胰腺癌，男性较为多见。肿瘤大体上呈边界清楚的肿块，质软，一般较大，直径7～12cm。来源于胰头部分的成胰细胞瘤多有包膜，而源于胰尾部分的肿瘤多无包膜。

四、胰腺肉瘤

胰腺肉瘤罕见，可能来源于胰腺周围的中胚叶组织，继而侵及胰腺。最常见的为胰周脂肪组织来源的脂肪肉瘤，其次为胰周或胰腺内的纤维肉瘤，以及腹膜后区的各种肉瘤。

胰腺肉瘤的影像学表现具有大多数肉瘤的特征，软组织肿块常较大，呈分叶状，常见囊性变，尤其肿块较大者比例更高。这可能是肿瘤迅速增大发生退行性变或肿瘤坏死所致。CT扫描表现为不均匀的低密度肿物。MRI的T1WI呈稍低信号，T2WI信号较高且不均匀。脂肪肉瘤内有时可见成熟的脂肪成分，其他组织来源的肉瘤无特异性。

参 考 文 献

1. Diehl ST, Lehman KJ, Sadick M, et al. Pancreatic cancer value of dual phase helical CT in assessing respectability. *Am J Roentgenol*, 1998, 206:373-378
2. Graf D, Boland GW, Warshaw AL, et al. Arterial versus portal venous helical CT for revealing pancreatic adenocarcinoma conspicuity of tumor and critical vascular anatomy. *Am J Roengenol*, 1997, 169:119-123
3. Ibukuro K, Tsukiyama T, Mori K, et al. Peripancreatic versus on thin-section (3mm) helical CT. *Am J Roentgenol*, 1996, 167:1003-1008
4. 孙丛, 周存升. 螺旋CT在胰腺肿瘤诊断中的临床应用. 中华放射学杂志, 2001, 2:87-89
5. Kawata S, Kim T, Takamura M, et al. Systematically-built CT angiography of the hepatic and pancreatic vessels:comparison of maximum intensity projection images, volume rendering images, and axial source images with conventional digital subtraction angiography. *Radiology*, 2000, 217(P):417
6. Miles KA. Measurement of tissue perfusion by dynamic computed tomography. *The British Journal of Radiology*, 1991, 64(761): 409-412
7. 赵心明, 周纯武, 吴宁, 等. 胰腺多层螺旋CT灌注研究. 中华放射学杂志, 2003, 37:845-849
8. Miles K A, Hayball M P, Dixon A K. Measurement of human pancreatic perfusion using dynamic computed tomography with perfusion imaging. *BJR*, 1995,68:471-475
9. Irie H, Honda H, Kaneko K, et al. Comparison of helical CT and MR imaging in detecting and staging small pancreatic adenocarcinoma. *Abdom Imaging*, 1997, 22:429-433
10. 曾蒙苏, 严福华, 周康荣, 等. 磁共振动态增强和脂肪抑制技术在胰腺癌诊断中的价值.临床放射学杂志, 2000,19:703-706
11. Outwater EK, Gordon SJ. Imaging of the pancreatic and biliary buct with MR. *Radiology*, 1994, 192:19-22
12. Reinhold, Bret PM. Current status of MR cholangiopancreatography. *Am J Roentgenol*, 1996, 166:1285-1295
13. 欧阳汉, 罗斗强, 苏学曾, 等. 恶性梗阻性黄疸磁共振胰胆管造影与手术病理对照研究. 中华放射学杂志, 1998, 32(11):755-757
14. Böttger TC, Boddin J, Duber C, et al. Diagnosing and staging of pancreatic carcinoma-what is necessary? *Oncology*, 1998, 55(2):122-129
15. 李晓光, 金征宇, 蔡力行, 等. 胰腺癌的可切除性评价(经动脉双期螺旋CT与血管造影的对比分析). 中华放射学杂志, 1999, 5:331-334
16. McMahon PM, Halern EF, Fernandez-del Caseillo C, et al. Pancreatic cancer: cost-effectiveness of imaging technologies for assessing resectability. *Radiol*, 2001, 221:93-106
17. Tsuda T, Mochizuki T, KikuchiK, et al. Late-phase enhancement of the upstream portion of pancreatic adenocarcinoma of dual-phase helical CT. *Abdom Imaging*, 2001, 26:635-639
18. 李槐, 陈雁, 李建平, 等. 胰腺癌的影像学表现与病理对照研究. 中国医学影像技术, 2000, 7:573-575

19. Gabata T, Matsui O, Kadoya M, *et al*. Small pancreatic adenocarcinomas:efficacy of MR imaging with fat suppression and Gadolium enhancement. *Radiol*, 1994, 193:683-688
20. Freeny PC, Traverso LM, Ryan JA. Diagnosis and staging of pancreatic adenocarcinoma with dynamic computed tomography. *Am J Surg*, 1993, 165:600-605
21. Irie H, Honda H, Kaneko K, *er al*. Comparison of helical CT and MR imaging in detecting and staging small pancreatic adenocarcinoma. Abdom Imaging, 1997, 22:429-433
22. Ariyama J. Detection and prognosis of small pancreatic ductal adenocarcinoma. *Nippon Geke Gakkai Zasshi*, 1997,98:592-596
23. Bronstein YL, Loyer EM, Harmeet Kaur H, *et al*. Detection of small pancreatic tumors with multiphasic helical CT. *AJR*, 2004, 182:619-623
24. Hough TJ, Raptopulous V, Siewert B, *et al*. Teardrop superior mesenteric vein: CT sign for unresectable carcinoma of the pancreas. *Am J Roentgenol*, 1999, 173:1509-1512
25. Loyer EM, David CL, Dubrow RA, *et al*. Vascular involvement in pancreatic adenocarcinoma: reassessment by this- section CT. *Abdom Imaging*, 1996, 21(3):202-206
26. Nishiharu T, Yamashita Y, Abe Y, *et al*. Local extension of pancreatic carcinoma: assessment with thin-section helical CT versus with btrath hold fast MR imaging ROC analysis. *Radiology*, 1999, 212:445-452
27. Phoa SS, Reeders JW, Stoker J, *et al*. CT criteria for venous invasion in patients with pancreatic head carcinoma. *Br J Radiol*, 2000, 73:1159-1164
28. Vendantham S, Lu DS, Rebeer HA, *et al*. Small peripancreatic veins: improved assessment in pancreatic cancer patients using thin-section pancreatic phase helical CT. *AJR*, 1998, 170:377-383
29. Yamada Y, Mori H, Kiyosue H, *et al*. CT Assessment of the inferior peripancreatic veins: clinical significance. *AJR*, 2000, 174: 677-684
30. Hommeyer SC, Freeny PC, Crabo LG, *et al*. Carcinoma of the head of the pancreas: evaluation of the pancreaticoduodenal veins with dynamic CT-potential for improved accuracy in staging. *Radiology*, 1995, 196:233-238
31. Nakayama Y, Yamashita Y, Kadota M, *et al*. Vascular encasement by pancreatic cancer: correlation of CT findings with surgical and pathologic results. *J Comput Assist Tomogr*, 2001, 25:337-342
32. McMahon PM, Halern EF, Fernandez-del Caseillo C, *et al*. Pancreatic cancer: cost-effectiveness of imaging technologies for assessing resectability. *Radiol*, 2001, 221:93-106
33. Bluemke DA, Cameron JL, Hruban RH, *et al*. Potentially resectable pancreatic adenocarcinoma: spiral CT assessment with surgical and pathologic correlation. *Radiology*, 1995, 197:381-385
34. 陈韵彬, Hoeffel JC, 李铭山. 假肿瘤性胰腺炎的CT表现. 临床放射学杂志, 2000, 19:710-712
35. Itoh S, Yamakawa K, Shimamoto K, *et al*. CT findings in groove pancreatitis:correlation with histopathological findings. *J Comput Assist Tomogr*, 1994, 18:91-93
36. Johnson PTM, Outwater EK. Pancreatic carcinoma versus chronic pancreatitis: dynamic MR imaging. *Radiol*, 1999, 212:213-218
37. Ichikawa T, Sou H, Arake T, *et al*. Duct penetrating sign at MRCP: usefulness for differentiating inflammatry pancreatic mass from pancreatic carcinomas. *Radiol*, 2001, 221:107-116
38. Fernández-del Castillo C, Warshaw AL. Cystic tumors of the pancreas. *Surg Clin N Am*, 1995,75: 1001-1016
39. Demos TC, Posniak HV, Harmath C, *et al*. Cystic Lesions of the Pancreas. *AJR*, 2002, 179: 1375-1388
40. Scott J, Martin I, Redhead D, *et al*. Mucinous cystic neoplasms of the pancreas imaging features and diagnostic difficulties. *Clin Radiol*, 2000, 55:187-190
41. Kabayashi T, Dawabe A, Uemoyama S, *et al*. Macrocystic serous cystadenoma of the pancreas:

case report. *Abdom Imaging*, 2001, 26:69-70
42. Cohen-Scali F, Vilgrain V, Brancatelli G, *et al*. Discrimination of unilocular macrocystic serous cystadenoma from pancreatic pseudocyst and mucinous cystadenoma with CT: initial observations. *Radiology,* 2003, 228:727-733
43. Lim JH, Lee G, Oh YL. Radiologic spectrum of intraductal papillary mucinous tumor of the pancreas. *Radiographics*, 2001, 21:323-337
44. Silas AM, Morrin MM, Raptopoulos V, *et al*. Intraductal papillary mucinous tumors of the pancreas. *Am J Roentgenol*, 2001, 176:179-185
45. Procacci C, Megibow AJ, Carbognin G, *et al*. Intraductal papillary mucinous tumors of the pancreas. A pictorial essay. *Radiographics*, 1999, 19:1447-1452
46. Taouli B, Vilgran V, Vullierne MP, *et al*. Intraductal papillary mucinus tumors of the pancreas:helical CT with histopathologic correlation. *Radiol*, 2000, 217:757-762
47. Terris B, Ponsot P, Paye F, *et al*. Intraductal papillary mucinous tumors of the pancreas confined to secondary ducts show less aggressive pathologic features as compared with those involving the main pancreatic duct. *Am J Surg Pathol*, 2000,24:1372-1377
48. Sugiyama M, Atomi Y. Extrapancreatic neoplasms occur with unusual frequency in patients with intraductal papillary mucinous tumors of pancreas. *Am J Gastroenterol*, 1999, 94:470-473
49. Fukukura Y, Fujiyoshi F, Sasaki M, *et al*. Intraductal papillary mucinous tumors of the pancreas: thin-section helical CT findings. *Am J Roentgenol*, 2000, 174:441-447
50. Dong PR, Lu DS, Degregario F. Solid and papillary neoplasm of the pancreas: radiological-pathological study of five cases and review of literature. *Clin Radiol*, 1996, 51:702-705
51. Buetow PC, Buck JL, Pantongrag-Brown L, *et al*. Solid and papillary epithelial neoplasm of the pancreas: imaging-pathologic correlation on 56 five cases. *Radiology*, 1996, 199:707-711
52. 缪飞, 展颖, 王晓颖, 等. 胰腺实性－假乳头状瘤的CT诊断和鉴别诊断. 中华放射学杂志, 2003, 37:417-421
53. 章士正, 谭华桥, 邓丽萍. 胰腺囊实性乳头状上皮性肿瘤的CT、MRI诊断. 中华放射学杂志, 2003, 37:935-938
54. Bieligk S, Jaffe BM. Islet cell tumors of the pancreas. *Surg Clin N Am*, 1995, 75:1025-1040
55. Gore RM, Levine MS. Textbook of gastrointestinal radiology. 2nd ed. Philadelphia: WB. Saunders, 2000. 1728-1811
56. King CMP, Reznek RH, Dacie JE, *et al*. Imaging islet cell tumors. *Clin Radiol*, 1994, 149:295-303
57. Gorman B, Reading CC. Imaging of gastrointestinal neuroendocrine tumors. *Seminars US, CT, MRI*, 1995, 16:331-338
58. 赵心明, 欧阳汉, 郝玉芝, 等. 无功能胰岛细胞瘤的影像学表现. 中国医学影像技术, 2003, 19:53-55
59. Stafford Johnson DB, Francis IR, Eckhauser FE, *et al*. Dual-phase helical CT of nonfunctioning islet cell tumors. *J Comput Assist Tomogr*, 1998, 22:59-63
60. Procacci C, Carbognin G, Accordini S, *et al*. Nonfunctioning endocrine tumors of the pancreas: possibilities of spiral CT characterization. *Eur Radiol*, 2001, 11:1175-1183
61. Stark DS, Moss AA, Goldberg HI, *et al*. CT of Pancreatic islet cell tumors. *Radiology*, 1984, 150: 491-494
62. Eelkema EA, Stephens DH, Ward EM, *et al*. CT feature of nonfunctioning islet cell carcinoma. *AJR*, 1984, 143:943-948
63. 杨志英, 赵平, 刘展, 等. 无功能胰岛细胞瘤237例分析. 中华医学杂志, 2002, 82:376-378
64. Koito K, Namieno T, Nagakawa T, *et al*. Delayed enhancement of islet cell carcinoma on dynamic computed tomography: a sign of its malignancy. *Abdom Imaging*, 1997, 22: 304-306
65. Merkle EM, Bender GN, Brambs H J. Imaging findings in pancreatic lymphoma: Differential aspects. *Am J Roentgenol*, 2000, 174:671-675

第四章 胰腺癌的肿瘤标志物检查

倪晓光 赵平

肿瘤标志物（tumor marker）是指在细胞癌变过程中，由于癌基因、抑癌基因或其他肿瘤相关基因及其产物异常表达所产生的抗原和生物活性物质，以及宿主对肿瘤刺激反应性产生的一些因子，它们反映了癌的发生发展过程及肿瘤相关基因的激活或失活程度，能利用化学、免疫和分子生物学等技术在肿瘤患者组织、体液或排泄物中检测出来，并与正常情况下和良性疾病存在明显的差别。一些肿瘤标志物根据其来源可将它们分为两大类。一种是肿瘤细胞特有的或只存在于某种肿瘤细胞而不存在于正常细胞的新抗原，称为肿瘤特异性抗原（tumor specific antigen, TSA）。另一种为非肿瘤细胞所特有的、正常细胞和其他组织上也存在的抗原，只是其含量在细胞癌变时明显增高或降低。此类抗原只表现出量的变化而无严格肿瘤特异性，因此称为肿瘤相关抗原（tumor associated antigen, TAA）。目前所发现的肿瘤标志物多为肿瘤相关抗原。从概念角度，肿瘤标志物所涵盖的范畴比肿瘤抗原要大，即所有的肿瘤抗原可视为肿瘤标志物，但许多肿瘤标志物却不是肿瘤抗原。另外根据肿瘤标志物本身的化学特性，还可以分为胚胎性抗原标志物、糖类标志物、酶类标志物、激素类标志物、蛋白质类标志物、基因类标志物等。根据肿瘤标志物存在部位可将其分为细胞肿瘤标志物和体液肿瘤标志物。

作为一种良好的肿瘤标志物应该具有下列条件：①敏感性高，能早期诊断肿瘤；②特异性好，能较准确地区分肿瘤和非肿瘤；③具有器官特异性，能对肿瘤定位；④能反映肿瘤的动态变化，如肿瘤的生长、消退、临床分期、转移以及对治疗的反应等；⑤检查方法操作简便，准确性高，而且成本较低。

肿瘤标志物的检测和研究在临床上具有重要的意义，可应用于以下几个方面：①肿瘤普查；②肿瘤高危人群的筛选；③肿瘤的诊断和鉴别诊断；④监测肿瘤治疗效果，以及有无早期复发和转移；⑤肿瘤分类和分期；⑥肿瘤预后和转归的判断；⑦肿瘤定位，如利用放射性核素标记的抗体与肿瘤抗原结合，然后通过扫描来定位肿瘤；⑧肿瘤治疗，如基因治疗及应用抗体结合细胞毒药物的药物靶向性治疗。目前肿瘤标志物是肿瘤研究领域的一个热点，目的是想通过对肿瘤标志物的研究对恶性肿瘤的早期诊断和治疗有所突破。

胰腺癌早期诊断困难，进展到晚期时缺乏有效的治疗手段是胰腺癌所面临的两个突出问题。因此寻找有价值的胰腺癌分子标志物是开展胰腺癌早诊、早治以及改善胰腺癌病人预后研究中的关键一环。近年来人们除了对传统的胰腺癌标志物进行了系统和深入分析外，还利用基因组学和蛋白质组学技术手段从分子水平揭示胰腺癌发生和发展过程中所出现的分子标志物，这不仅促进了人们对胰腺癌发病机制的正确和全面理解，更重要的是为寻找到胰腺癌早期诊断标志物和药物治疗的靶标带来了希望。

第一节 胰腺癌血清学标志物

肿瘤血清标志物是指血清中一些能够帮助诊断或跟踪肿瘤进程的蛋白质或其他分子，它们在肿瘤病人体内含量超过或低于正常人体内含量。通过测定其存在或含量，起到辅助诊断、病情评估、观察治疗反应、监测复发或转移、判断预后等作用。目前认为寻找存在于血清/血浆中的肿瘤相关分泌性蛋白是最具应用前景的、无创性的肿瘤早期诊断方法。以前研究发现的对胰腺癌具有一定诊断作用的血清学标志物多达10余种，主要包括糖抗原19-9（carbohydrate antigen 19-9，CA19-9）、CA242、癌胚抗原（carcinoembryonic antigen，CEA）、CA50、CA125、CA195、胰腺癌相关抗原（pancreas cancer associated antigen，PCAA）、胰腺特异抗原（pancreas-specific antigen，PaA）、Span-1、Dupan-2、CAM17.1等。这些蛋白质多为胚胎性抗原或糖链抗原，这是由于细胞癌变时，肿瘤细胞的细胞膜发生很大变化，尤其是细胞膜表面的碳水化合物变化最为明显。由于糖基转化酶的失活或某些胚胎时期活跃而成熟期趋于静止的一些转化酶被激活，导致细胞表面糖类的变化，能从多种不同组织的原发或转移癌中分离出来，而正常成熟组织中含量极微，是较普遍的肿瘤相关抗原，而不是器官特异性的。它们常常是根据多种结直肠癌、胰腺癌或卵巢癌等细胞株免疫小鼠获得的相应的糖抗原的单克隆抗体的编号而命名的。使用相应的单克隆抗体，通过放射免疫法可以对它们进行测定。其中CA19-9和CA242已被临床证实对胰腺癌的诊断和预后具有一定的判断作用，广泛应用于临床之中，其他标志物对胰腺癌诊断的敏感性和特异性都不高，较少在临床中使用。

一、CA19-9

CA19-9是1979年Koprowski等用人结肠癌细胞株SW1116免疫小鼠后，取其脾细胞与大鼠骨髓瘤细胞融合而成的杂交瘤细胞分泌的单克隆抗体1116NS19-9所识别的一种糖抗原，其结构为唾液酸化的Ⅰ型乳糖系岩藻五糖，即唾液酸化的Lewis α抗原，该抗原在组织中主要以单涎酸神经节苷脂形式出现，可在正常的胰腺导管上皮表达。当导管上皮细胞发生癌变时，一些调控黏蛋白表达的基因发生活化，促使CA19-9表达明显升高，加上分泌途径中的胰腺小导管和胰管被肿瘤细胞所阻塞，使CA19-9逸入癌灶周围的基质中，进而流入血液，导致胰腺癌患者血清中CA19-9含量升高。CA19-9是Lewis血型抗原标志，人群中约有5%~10%Lewis阴性者因不含有岩藻糖转移酶（fucosyl transferase），故不能产生CA19-9而导致假阴性，因此，理论上CA19-9对癌瘤诊断的最大敏感性为90%~95%。

1983年Del Villano等首先描述了血清CA19-9对胰腺癌的诊断意义。目前认为CA19-9是一种消化道肿瘤相关抗原，除了胰腺癌病人血清CA19-9明显升高外，其他的消化道肿瘤（如胃癌、大肠癌、壶腹癌、胆管癌、肝癌等）也可升高。临床上一般以37U/ml作为临界值，根据检测的人群不同，CA19-9对胰腺癌诊断的敏感性为69%~93%，特异性为44%~99%。血清中的CA19-9作为无症状个体的胰腺癌筛查指标可能是不恰当的。Kim等[1]以CA19-9作为无症状个体体检筛查胰腺癌的一个指标，从1994年12月至2000年11月共检测了70 940人血清中的CA19-9水平，并对这一人群进行了随访，发现这一人群中有1 063人（占1.5%）血清中CA19-9水平超过临界值37 U/ml，其中有4例被诊断为胰腺癌，CA19-9对无症状人群检测出胰腺癌的阳性预测值较低，仅为0.9%。

血清CA19-9水平与胰腺肿瘤的大小、位置和TNM分期之间存在一定的关系。有作者报道肿瘤直径越大，CA19-9含量越高，而且还发现胰体尾癌患者血清CA19-9水平明显高于胰头癌患者。CA19-9对早期胰腺癌的诊断价值有限，Ariyama等[2]报告的7例＜1.0 cm的小胰腺癌，CA19-9阳性的仅有1例（14%）。Jiang等[3]报告CA19-9对Ⅰ、Ⅱ、Ⅲ和Ⅳ期胰腺癌诊断的阳性率分别为40%（4/10）、58.3%（7/12）、84.0%（21/25）和85.7%

（42/49），提示CA19-9对晚期胰腺癌有较高的诊断价值。另外5%～20%的慢性胰腺炎患者血清CA19-9可达到37U/ml以上，梗阻性黄疸伴有胆管炎症时CA19-9值也可明显升高，这给良、恶性胰腺肿瘤的鉴别诊断带来了困难。Tanaka等[4]观察CA19-9在胰腺癌和慢性胰腺炎随访1年过程中的动态变化，发现在11例Ⅱ期胰腺癌中有64%（7/11）表现出CA19-9水平的增加，而21例慢性胰腺炎中，只有5%（1/21）表现出增加。因此提出根据CA19-9在血清中连续检测结果有助于区分胰腺癌与慢性胰腺炎。如果CA19-9水平明显升高超过起始水平的2倍，则高度怀疑为胰腺癌，需要密切随访，并配合使用其他的诊断方法进行仔细检查。

近年来，CA19-9用于术前评估、预后判断以及观察药物治疗反应等方面引起了人们的兴趣。宗明等[5]测定50例病理检查确诊的胰腺癌血清CA19-9水平，分析CA19-9水平与胰腺癌有无远处转移、血管侵犯及手术切除率的关系。发现高血清CA19-9水平组（＞200U/ml）合并远处转移率（14例，56%）明显高于低血清CA19-9水平组（≤200U/ml）（5例，20%），而合并血管受侵率（14例，56%）与低血清CA19-9水平组（9例，36%）相比无显著差别。高血清CA19-9水平组患者的根治性肿瘤切除率（3例，12%）明显低于低血清CA19-9水平组（11例，44%）。认为血清CA19-9水平可作为提示胰腺癌有无远处转移及血管受侵的辅助指标。Safi等[6]测定了347例胰腺癌患者血清中CA19-9的表达水平，发现肿瘤不可切除时血清CA19-9值明显升高。一般认为CA19-9大于300U/ml时，胰腺癌不可切除率约为70%～80%，大于1000U/ml时这一比例上升到97%。治疗前CA19-9的水平与病人的预后有着明显的关系，CA19-9水平越高，提示预后越差。一般在根治性手术后，CA19-9水平在3～6个月内下降到正常水平者生存期明显长于未达正常者。手术后CA19-9值再次升高常常是复发的标志。除此之外，如果化/放疗后CA19-9值持续下降则提示预后相对较好。Ziske等[7]检测了41例组织学证实为局部晚期或转移的胰腺癌病人吉西他滨（gemcitabine）治疗前后血清中CA19-9的变化与患者生存时间的关系，发现治疗8周后，血清CA19-9较治疗前降低超过20%的病人中位生存时间为383天，而降低幅度小于20%或升高的病人，中位生存时间为242天，具有显著差别。

二、CA242

CA242是继CA19-9之后出现的一种重要的胰腺癌相关标志物，属于唾液酸化糖脂类抗原，与CA19-9等Ⅰ型糖链抗原在结构上相关，但并不完全相同。CA242单克隆抗体是通过杂交瘤技术由人结肠癌细胞株Colo205免疫小鼠而获得。在正常人体中，半数结肠的柱状上皮细胞、杯状细胞中含有少量的CA242，胆管细胞、胰管细胞中亦有少量CA242存在。CA242主要存在于胰腺和结肠的恶性肿瘤细胞中。有作者报道恶性肿瘤患者血清中CA242含量升高与肿瘤组织中CA242增多并无关联。CA242在血清中升高的机制目前还不清楚。Kuusela等于1991年最早报道了有关CA242在胰腺癌血清中表达的情况。CA242对胰腺癌的诊断价值与CA19-9相当，同样受Lewis血型抗原的影响。大多数文献报道，CA242以＞20U/ml作为诊断胰腺癌的临界值时，其对胰腺癌诊断的敏感性为68%～80%，特异性为84%～95%。CA242对胰腺良性疾病和梗阻性黄疸有着较低的阳性率，有报道指出CA242在良性胰、胆和肝脏疾病时的假阳性率分别为7%、15%和7%，而CA19-9的相应值分别为19%、28%和15%，均高于CA242。陈熹等[8]采用免疫放射分析法对26例胰腺癌、21例良性胰胆疾病、20例非胰腺消化道肿瘤患者血清中CA242含量进行测定。发现血清CA242在胰腺癌中的阳性率为73.1%，良性胰胆疾病为9.5%，非胰腺消化道肿瘤为25.0%。CA242的血清值与胰腺肿瘤负荷呈正相关。胰腺癌可切除组CA242的血清值明显低于不可切除组。胰腺癌根治切除术后CA242的血清值明显下降；而无法切除的胰腺癌，仅行胆道引流、胃肠吻合等处理，手术前后CA242血清值无明显变化。因此认为血清CA242的测定对胰腺癌诊断有一定价值，术前检测有助于估计胰腺肿瘤的负荷，术后测定可为手术切除效果提供有参考价值的信息，并为高危人群中发现早期或可切除胰腺癌提供有意义的线索。张乐之等[9]使用链亲和素－生物素双抗体夹心酶联免疫吸附法（enzyme-linked immunosorbent assay，ELISA）定量测定83例健康人、28例胰腺癌、16例胰腺炎及68例其他肿瘤患者的血清CA242的含量，发现血清CA242含量在83例正常人为7.34±5.09U/ml，28例胰腺癌为112.85±56.54U/ml，16例胰腺炎为8.91±4.58U/ml，68例其他肿瘤为23.10±39.89U/ml。该法测定胰腺癌患者血清CA242的灵敏度为85.7%，特异性为92.2%，阳性预测值为64.9%，阴性预测值为97.5%，认为血清CA242的定量测定是诊断胰腺癌的敏感而又特异的指标。魏刚等[10]检测44例胰腺癌患者、30例良性梗阻性黄疸患者和46例正常人血清中CA242、CA19-9和CEA的含量，探讨这3个标志物对胰腺癌的诊断作用，发现CA19-9对胰腺癌诊断的敏感性和特异性分别为77.3%和73.9%，CA242检测的灵敏性和特异性分别为72.7%和89.0%，CEA检测的灵敏性和特异性分别为22.7%和80.5%。CA242与CA19-9比较，灵敏性无显著差别，而特异性则显著增高。30例良性梗阻性黄疸患者CA19-9有12例阳性，假阳性率为40%，而CA242检测只有1例阳性，假阳性率为3.3%，认为对胰腺癌的诊断CA242优于CA19-9。将灵敏性和特异性两项指标综合评价比较，发现CA242+CA19-9为较好的组合指标，可提高诊断效率和减轻病人经济负担。最近Ozkan等[11]分析了40例胰腺癌、15例胆管癌、10例肝细胞癌、7例肝硬化、7例慢性活动性肝炎、12例胆石症、9例慢性胰腺炎、6例急性胰腺炎和29例健康人血清中CA242、CA19-9和CEA的含量，比较了三者对胰腺癌的诊断效果，发现CA242、CA19-9和CEA对胰腺癌诊断的敏感性分别为75%、80%和40%，特异性分别为85.3%、67.5%和73%，认为在对胰腺癌诊断的敏感性上CA242和CA19-9无显著差别，特异性上CA242明显优于CA19-9，而CEA对胰腺癌的诊断作用不如CA242和CA19-9，这个结果与前人研究的结果一致。Jiang等[3]报道CA242对Ⅰ、Ⅱ、Ⅲ和Ⅳ期胰腺癌诊断的阳性率分别为30%（3/10）、50.0%（6/12）、80.0%（20/25）和81.6%（40/49），也是一个晚期胰腺癌的标志物。CA242在胰头癌中的水平明显高于胰体尾癌。可切除胰腺癌患者CA242血清值明显低于不可切除胰腺癌。CA242与预后有一定的关系，即血清水平越高，存活期越短。我们研究发现血清CA242阴性（≤20U/ml）的胰腺癌病人的中位生存时间为11个月，而CA242阳性（>20U/ml）的胰腺癌病人的中位生存时间仅为6个月。

三、其他血清标志物

CEA是一种酸性糖蛋白，胚胎期在小肠、肝脏、胰腺合成，成人血清含量极低。CEA对胰腺癌诊断的敏感性为30%～68%，特异性较低，其增高也见于肝、结直肠、胃、胆囊癌肿及非消化道（肺、卵巢）癌，因而限制了其应用价值。但CEA水平与胰腺癌的转移和复发有一定的相关性，可作为随访监测指标。CA50的化学结构与CA19-9类似，均为唾液酸化糖类，对胰腺癌诊断的敏感性为71%～81%，特异性为60%～88%，均不如CA19-9，其优点在于Lewis血型抗原阴性的病人可检出CA50，可部分弥补CA19-9的假阴性结果。CA50是一种消化道肿瘤相关抗原，胆管癌、壶腹癌、胃、结肠癌病人血清中CA50也升高，因此无助于胰腺癌和其他胃肠道肿瘤的鉴别诊断。CA125是一种卵巢癌相关的糖蛋白，对胰腺癌诊断的敏感性为45%，特异性为76%。DU-PAN-2是一种唾液酸抗原相关的Ⅱ型糖链抗原，与Lewis血型抗原无关，以100U/ml为正常上限，DU-PAN-2对胰腺癌诊断的敏感性为72%～82%，消化道其他肿瘤有10%～44%的阳性率；消化道良性病变有30%～81%的阳性率。以400U/ml为正常上限，提高了诊断的特异性，有助于临床上鉴别诊断胰腺癌。CAM17.1是一种黏液样糖蛋白，以37U/L为临界值，其对胰腺癌诊断的敏感性为67%，特异性为90%。Span-1是Ⅰ型糖链抗原，与CA19-9有部分交叉反应，对胰腺癌诊断的敏感性和特异性分别为81.3%和75.6%。

最近，许多作者又报道了一些新的胰腺癌血清学标志物，值得进一步深入探讨。

胰腺炎相关蛋白（pancreatitis-associated protein，PAP）在正常胰腺组织中缺乏，在急性胰腺炎时有较强表达。免疫组化显示PAP在胰腺导管腺癌中表达的阳性率为79%（30/38），在慢性胰腺炎时表达的阳性率为19%（7/36），在黏液性囊腺瘤中表达的阳性率为29%（2/7），在正常胰腺组织中不表达，与淋巴结和远处转移相关。Cerwenka等[12]使用ELISA分析了30例胰腺癌、15例胰腺良性疾病和30例正常人血清中PAP的含量，以18mg/L作为临界值时，其对胰腺癌诊断的敏感性和特异性分别是90%和82.8%，并且PAP的含量与TNM分期有显著的相关性。

恶性肿瘤相关物质（tumor supplied group of factors，TSGF）是一种与恶性肿瘤生长相关的糖类物质和代谢物质的统称。在恶性肿瘤形成和生长时释放到外周血液中，能促进肿瘤及周边毛细血管大量增殖，而对非肿瘤血管增生无明显关系，因此TSGF具有对恶性肿瘤的高度特异性，但对不同肿瘤鉴别意义不大。TSGF是一种广谱、敏感的肿瘤标志物，可用于全身各系统、各脏器、各组织来源肿瘤的检测，尤其是肺癌、淋巴瘤、食管癌、胸腺瘤、胰腺癌、白血病、多发性骨髓瘤、肾癌、肿瘤转移或复发者。Jiang等[3]分析了200例正常人、52例胰腺炎和96例胰腺癌病人血清中TSGF、CA242和CA19-9的含量，发现TSGF对胰腺癌诊断的敏感性和特异性分别为91.6%和83%，CA242对胰腺癌诊断的敏感性和特异性分别为82.3%和93.5%，CA19-9对胰腺癌诊断的敏感性和特异性分别为85.4%和86.5%。TSGF对Ⅰ期胰腺癌诊断的敏感性为60%（6/10），优于CA242（30%，3/10）和CA19-9（40%，4/10）。提示TSGF可能对早期胰腺癌的诊断具有一定的价值。

巨噬细胞抑制细胞因子-1（macrophage inhibitory cytokine-1，MIC-1）是转化生长因子-β（transforming growth factor，TGF-β）超家族的一个成员，参与巨噬细胞活化过程。Koopmann等[13]发现MIC-1在88%（14/16）的胰腺癌组织中表达阳性，而在正常胰腺组织中不表达。使用ELISA方法检测了MIC-1在80例胰腺癌、30例壶腹胆管癌、42例胰腺良性肿瘤、76例慢性胰腺炎和97例健康人血清中的含量，发现血清中MIC-1的含量在胰腺导管腺癌和壶腹胆管癌中明显高于良性胰腺肿瘤、慢性胰腺炎和健康对照者。以血清MIC-1 ≥ 1070 pg/ml作为诊断胰腺癌的临界值，其对胰腺癌诊断的敏感性和特异性分别为71%和78%。而CA19-9以70 U/ml作为临界值，其对胰腺癌诊断的敏感性和特异性分别为59%和88%。

可溶型人白细胞Ⅰ类抗原（soluble form of human leukocyte antigen class Ⅰ，sHLA-Ⅰ）具有诱导器官移植后免疫耐受的作用。Shimura等[14]使用ELISA方法检测了sHLA-I在19例胰腺癌、20例良性胆管疾病和慢性胰腺炎、51例肝细胞癌、6例胆囊癌、6例胆管癌和22例正常人血清中的表达，发现sHLA-I在胰腺癌病人血清中的含量明显高于其他疾病，sHLA-I对胰腺癌诊断的敏感性和特异性分别为88.2%和85.5%。

RCAS1（receptor-binding cancer antigen expressed on SiSo cells）通常表达在肿瘤细胞的细胞膜上，通过抑制免疫细胞的增殖和诱导死亡而起到一种保护肿瘤细胞免于被免疫系统清除的作用。Akashi等[15]使用免疫组化和ELISA分别检测RCAS1在胰腺癌组织和血清中的表达，免疫组化结果显示，RCAS1蛋白定位于肿瘤细胞和导管细胞的胞浆中，其在胰腺导管腺癌中表达的阳性率为100%（20/20），在胰腺导管内乳头状黏液样肿瘤（intraductal papillary-mucinous neoplasms of the pancreas，IPMNs）中表达的阳性率为100%（6/6），在慢性胰腺炎中表达的阳性率为40%（2/5）。血清RCAS1的浓度在胰腺导管腺癌中明显高于慢性、急性和自身免疫性胰腺炎，以血清RCAS1浓度≥10U/ml作为诊断胰腺癌的临界值，其对胰腺癌诊断的敏感性和特异性分别为80%和96%，优于CA19-9（敏感性和特异性分别为75%和73%），提示血清RCAS1可能成为胰腺癌一个新的诊断标志物。

骨桥素（osteopontin，OPN）是一种分泌性的糖磷酸化蛋白，是肿瘤坏死因子超家族的一个成员。Koopmann等[16]使用ELISA检测了OPN在50例胰腺癌和22例健康对照血清中的含量，发现OPN在胰腺癌病人血清中明显升高，其对胰腺癌诊断的敏感性和特异性分别为80%和97%。

血管内皮生长因子（vascular endothelial growth factor，VEGF）是一种强有力的血管生长因子，它的表达与恶性肿瘤的微血管密度（microvascular density，MVD）有着显著的相关性。Karayiannakis等[17]使用ELISA检测51例健康人和58例胰腺癌病人血清VEGF的术前和术后的表达水平。发现术前胰腺癌病人血清中VEGF水平较健康人明显升高，并且与疾病的分期、淋巴结和远处的转移有着显著的相关性，根治性切除后血清中VEGF含量明显降低。提示血清中VEGF是反映胰腺癌预后的一个指标。

多效素（pleiotrophin，PTN）是一种肝素结合生长因子，参与胚胎发育过程中神经组织的增生及分化，具有促进有丝分裂及促进血管新生的作用，影响肿瘤细胞的血供、生长及转移。Klomp等[18]分析了PTN在胰腺癌组织和血清中的表达情况，发现PTN在正常胰腺组织、炎症和胰腺癌组织中表达的阳性率分别为7%、34%和67%。53%的胰腺癌患者的血清中PTN明显升高，并且与不良预后相关。

四、血清肿瘤标志物的联合检测

由于肿瘤发生和发展的复杂性和多变性，造成目前单一的胰腺癌血清学标志物对胰腺癌的诊断都尚难达到满意的效果。因此有必要选择几种肿瘤标志物合理组合，联合检测，避免单个肿瘤标志物检测的局限性，提高血清学肿瘤标志物在胰腺癌诊治中的辅助作用。

肿瘤标志物诊断的敏感性和特异性常常是一对矛盾统一体，联合应用有利有弊：在提高诊断敏感性时，会降低特异性；在提高特异性时，又会降低敏感性。联合检测的指标须经过科学分析、严格筛选。选择标记癌谱不同的肿瘤标志物进行组合或选择各标志物之间无明显相关性的进行组合，这样可以在诊断的敏感性和特异性上得到互补，发挥良好的临床诊断价值。一般认为联合检测3种左右的肿瘤标志物是比较合理的，各组合的标志物应该以循证医学的观点来评价，并在临床实践中得到不断修改和完善。目前在临床上常采用平行联合检测（指标中任何一项＞临界值即为阳性）和系列联合检测（各指标必须全部满足＞临界值才算阳性）两种方法。蒋晓婷等[19]采用化学发光免疫法、荧光免疫法和放射免疫法对129例胰腺癌患者的血清肿瘤标志物AFP、CEA、CA50、CA72-4、CA125、CA153、CA19-9和CA242水平进行测定，并与99例非胰腺恶性肿瘤及63例良性疾病患者进行对比，发现8种肿瘤标志物中，CA19-9、CA242、CA50和CA72-4对胰腺癌诊断有较高价值，其中CA19-9对胰腺癌诊断的敏感性和特异性分别为83.6%和81.7%，CA242为81.7%和78.4%，CA50为78.2%和70.5%，CA72-4为63.4%和75.2%。这4种标志物平行法联合检测对胰腺癌诊断的敏感性和特异性分别为89.2%和62.7%，系列法联合检测对胰腺癌诊断的敏感性和特异性分别为52.9%和92.3%。我们回顾性分析了105例胰腺癌患者，70例非胰腺外分泌恶性肿瘤以及30例胰腺良性疾病患者术前血清CA19-9、CA242和CEA水平，发现CA19-9对胰腺癌诊断的敏感性和特异性分别为80%和43%，CEA对胰腺癌诊断的敏感性和特异性分别为45%和75%，CA242对胰腺癌诊断的敏感性和特异性分别为60%和76%。这3种标志物联合检测时，平行法对胰腺癌诊断的敏感性为94%，系列法对胰腺癌诊断的特异性为96%。邓登豪等[20]对10例慢性胰腺炎和51例胰腺癌病人用放射免疫法测定血清CA19-9、CA50、CA125和CEA含量，分析并比较单项检测和联合检测的意义。结果显示：4种肿瘤标志物单项检测以CA19-9对胰腺癌诊断意义最大，敏感性和特异性最好，分别达92.5%和81.8%，CA50为77.5%和54.5%，CA125为60.0%和36.4%，CEA为52.5%和45.5%。联合检测以CA19-9+（CA50、CA125、CEA任一阳性）意义较大，敏感性为87.5%，特异性为81.8%，但诊断价值不优于CA19-9单项检测。因此认为联合检测并不能提高CA19-9的诊断价值，却增加医疗费用，意义不大。

在临床工作中，一般认为采用平行联合检测法可提高检测的灵敏度和阴性预测值，降低漏诊率，适用于筛选无特异性消化道症状的门诊病人。而系列联合检测法可提高检测的特异性和阳性预测值，增加诊断的准确性。

第二节 胰腺癌基因标志物

近10年来，人们对胰腺导管腺癌的分子生物学认识有了明显的进步，发现了许多在胰腺癌发生和发展过程中异常改变的基因标志物，根据它们自身的作用，可将这些标志物分为3类，即癌基因、抑癌基因以及侵袭和转移相关基因。根据它们在胰腺癌中异常变化的频率，可将它们分为高频改变的基因和低频改变的基因2类。

一、癌基因

（一）高频改变的基因

1. K-ras基因　胰腺癌是ras基因突变率最高

的肿瘤，ras基因包括K-ras，H-ras及N-ras，与胰腺癌有关的ras基因主要是K-ras，其次是N-ras。ras基因编码分子量为21kDa的蛋白质，具有与三磷酸鸟苷（guanosine triphosphate，GTP）结合的能力和鸟苷酸三磷酸酶（GTPase）的活性，可将细胞增殖信号从激活的跨膜受体传递到下游蛋白激酶。ras基因突变后降低了Ras蛋白水解GTP为二磷酸鸟苷（guanosine diphosphate，GDP）的能力，导致Ras蛋白与GTP的持续结合，Ras蛋白呈持续活化状态，导致细胞不断增殖。K-ras基因点突变主要发生在第12位密码子上，少数发生在第13和61位密码子上。第12位密码子突变后导致该密码子编码的甘氨酸（GGT）转变为天冬氨酸（GGT）、缬氨酸（GTT）、半胱氨酸（CGT）、精氨酸（AGT）或丙氨酸（GCT）等。

目前检测K-ras第12密码子点突变的常用方法为多聚酶链反应－限制性片段长度多态性（polymerase chain reaction-restriction fragment length polymorphism，PCR-RELP）分析法。1988年Almoguera等首次报道了胰腺癌的K-ras基因第12位密码子突变率高达95%（21/22）。大量研究认为胰腺癌K-ras基因第12密码子点突变发生的频率为75%～100%，而慢性胰腺炎很少发生。因此K-ras基因第12密码子点突变是胰腺癌的一个重要基因标志。一些研究发现K-ras基因突变是胰腺癌发生过程中的一个早期分子事件，在胰腺癌发生过程的早期即可检测到。亚硝胺造成的仓鼠胰腺癌动物模型显示，K-ras在26%的导管上皮异型增生、46%的导管乳头状增生、76%的原位癌和80%的浸润性胰腺癌中存在突变。在人胰腺的轻、重度非典型增生和原位癌中也可检测到K-ras突变。Arvanitakis等[21]分析了146例慢性胰腺炎的胰管刷落细胞中K-ras基因的突变情况，探讨K-ras基因突变对慢性胰腺炎进展为胰腺导管腺癌的预测作用。146例慢性胰腺炎中K-ras基因突变的阳性率为39%（57/146）。146例病人中有112例得到了随访（中位随访时间为42个月）。44例含有K-ras基因突变的病人有4例进展为胰腺导管腺癌，而68例含有野生型K-ras基因的病人没有病例进展为胰腺导管腺癌。因此有人提出胰腺良性疾病的患者存在K-ras突变时，应视为胰腺癌的高危人群，对之进行跟踪随访对发现早期胰腺癌有一定的意义。

许多作者对胰腺组织块、针吸活检组织、胰液、十二指肠液、血液以及粪便等样本中的K-ras基因进行了检测，发现K-ras基因在胰腺癌中都有较高的突变频率，其中对血浆中K-ras基因突变的检测具有简便、无损伤、准确性较高和可反复检测等优点，对胰腺癌的诊断具有较高的价值。Pellise等[22]使用内镜超声引导下细针穿刺活检样品进行K-ras基因第12位密码子突变分析，细胞学检测的敏感性和特异性分别为97%和100%，K-ras突变对胰腺癌诊断的敏感性和特异性分别为73%和100%。Pugliese等[23]对34例胰腺癌和11例慢性胰腺炎患者的胰液进行K-ras基因突变检测，显示胰腺癌患者中K-ras基因突变率为87%，慢性胰腺炎患者的突变率为40%，认为胰液中K-ras基因突变检测对胰腺癌和慢性胰腺炎的鉴别诊断不起作用。Lu等[24]使用PCR-RFLP检测胰液和粪便中K-ras基因突变，发现胰液中K-ras基因突变的阳性率在胰腺癌中为87.8%（36/41），胰腺良性疾病为23.5%（4/17）。粪便中K-ras基因突变的阳性率在胰腺癌中为88.0%（66/75），良性胰腺疾病为51.1%（24/47），正常人为19.6%（9/46）。Liu等[25]在ERCP（内镜下逆行性胰胆管造影术，endoscopic retrograde cholangiopancreatography）下，使用胰腺导管刷获得脱落的脱落细胞，分析脱落细胞的K-ras基因突变，35例病人，胰腺癌中K-ras基因突变的阳性率为70%，高于慢性胰腺炎（14%）。对胰腺癌诊断的敏感性、特异性和准确性分别为70%、94%和83%。Dianxu等[26]采用血浆DNA抽提方法，分离胰腺癌患者血浆DNA，以突变富集（enriched）-PCR-RFLP法检测41个胰腺癌病人血浆DNA样品中K-ras基因第12密码子的突变，阳性率为70.7%（29/41），血清CA19-9阳性率为73.2%（30/41）。

戴梦华等[27]分析了15例胰腺癌、10例慢性胰腺炎、14例壶腹癌、5例胰岛素瘤、1例胰腺交界性黏液性囊腺瘤和3例胰腺假性囊肿病人外周血浆中K-ras基因突变情况，发现检测K-ras基因突变对胰腺癌诊断的敏感性和特异性分别为73%和94%，CA19-9的敏感性和特异性分别为87%和55%。以K-ras基因突变阳性和CA19-9＞37U/ml作为诊断胰腺癌的标准，联合检测（系列法）对胰腺癌诊断的敏感性和特异性分别为67%和97%。

张奕等[28]分析了39例胰腺癌患者血清中K-ras基因突变和CA19-9的表达水平，发现两项指标单独检测胰腺癌的敏感性均为72%，特异性K-ras基因突变为88%，CA19-9为59%。系列法联合检测敏感性为51%，特异性为94%，阳性预测值为95%。平行法联合检测可提高诊断的敏感性（95%）和阴性预测值（95%）。如果血清K-ras基因突变和CA19-9均为阴性时，则胰腺癌的可能性很小（<5%）。

虽然K-ras基因突变发生在胰腺癌的早期，但Yamada等[29]分析了21个胰腺癌患者、4个慢性胰腺炎患者和5个年龄匹配的健康人血浆中的K-ras基因突变情况，认为胰腺癌病人血浆中发现突变的K-ras基因不是胰腺癌的早期事件，提示肿瘤负荷较大，根治性切除的可能性较小；治疗后持续阳性，提示胰腺癌会早期复发或预后不良。

K-ras基因突变是胰腺癌的一个重要基因标志，可能也是导致胰腺癌发生的一个重要原因。阻断Ras蛋白活化后所引起的异常信号传导途径，对胰腺癌的治疗可能会有一定的作用。目前认为Ras蛋白发挥其生物学效应须与胞膜结合，从胞浆到胞膜需要Ras蛋白的翻译后修饰，即从半胱氨酸残基法尼基化开始，法尼基化后，3个C末端的氨基酸残基被蛋白酶水解；法尼基基团的结合使分子容易插入到胞膜中，这是Ras成熟的第一步。法尼基转移酶（farnesyl transferase，FTase）是Ras蛋白法尼基化的一种必需酶，抑制FTase活性，可以阻止Ras蛋白的法尼基化，从而有效地抑制肿瘤细胞的增殖。目前一些FTase抑制剂正处于临床前的研究阶段，希望对胰腺癌的治疗会有所帮助。

2. HER-2/neu/c-erbB-2基因　HER-2/neu/c-erbB-2基因编码一种具有酪氨酸激酶活性的跨膜糖蛋白，分子量约为185kDa，与表皮生长因子受体（epidermal growth factor receptor，EGFR）有较高的同源性，其被激活后形成同或异二聚体，发生自身磷酸化，并磷酸化其他底物引起下游的信号转导，最终导致细胞的增殖乃至癌变。HER-2/neu/c-erbB-2基因变异方式主要是基因扩增导致mRNA及蛋白质的过度表达，可发生在乳腺癌、卵巢癌和胃癌等多种肿瘤中。胰腺癌中HER-2/neu/c-erbB-2基因表达阳性率为19%～45%。Yamanaka等[30]发现，c-erbB-2在胰腺癌中的表达与分化程度有关，高中分化腺癌的表达率明显高于低分化腺癌，而与分期及预后的关系不大。Tomaszewska等[31]对胰腺导管增生、非典型增生、异型性及原位癌的研究表明，c-erbB-2的表达随着恶性程度的增加而增加，认为c-erbB-2是胰腺导管上皮内肿瘤形成的进展指标，在肿瘤的浸润和转移中具有一定的作用，对胰腺癌的早期诊断具有一定的价值。

3. AKT基因　AKT是一种丝氨酸/苏氨酸蛋白激酶，具有抑制细胞凋亡的作用。AKT在59%（46/59）的胰腺癌中活性增强，并且与不良组织分化相关，可以作为一种预后的标志物。AKT在胰腺癌中的异常活化可能是由于HER-2/neu在胰腺癌中的过表达所引起的。

另外还发现受体酪氨酸激酶c-kit在胰腺癌中表达的阳性率为78%（56/72）。c-src在70%（33/47）的胰腺癌中有增强表达。细胞周期素(cyclin E)和PCNA在肿瘤组织中表达的阳性率分别为68.8%和71.9%，明显高于癌旁胰腺组织。CDC25磷酸酶是细胞周期素依赖性蛋白激酶的活化因子可以促进G1-S和G2-M期的转换，其在83%（40/48）胰腺癌中有明显表达，而24例正常胰腺组织中无或仅有较弱的表达。生存蛋白(survivin)在胰腺癌中表达的阳性率为88%（46/52），而且与细胞的增殖和凋亡有明显的相关性。CaSm（the cancer-associated Sm-like oncogene）具有控制mRNA稳定的作用，在87.5%（7/8）的胰腺癌中明显高表达。bcl-2的过度表达见于约50%的胰腺癌，无转移的高分化胰腺癌的Bcl-2蛋白的表达明显高于有转移的低分化胰腺癌。Bcl-2的高表达可阻止胰腺癌细胞的凋亡，从而使胰腺细胞持续生长，导致肿瘤形成。

还有一些在胰腺癌中有较高频率异常高表达的基因，它们虽然不是典型的癌基因，但可能起到癌基因样作用促进肿瘤细胞的不断增殖。STK15/BTAK/Aurora A基因定位于染色体20q13，编码中心体相关的丝氨酸/苏氨酸蛋白激酶具有诱导染色体不稳定的作用，引起细胞的转化。Li等[32]发现STK15/BTAK/Aurora A蛋白在

58%（22/38）的胰腺癌中表达明显升高，可能在胰腺癌变过程中发挥作用。HMG A2（the high-mobility group A2）与间叶细胞来源的良恶性肿瘤的发生有关系，但是与上皮组织来源的恶性肿瘤之间关系的报道较少。Abe等[33]使用RT-PCR和免疫组化分析HMG A2在胰腺癌中的表达，发现HMG A2的mRNA和蛋白质在胰腺癌中的表达水平较正常胰腺组织明显升高，是一个候选的诊断标志物。在胰腺发育过程中，PDX-1（pancreatic duodenal homeobox gene-1）表达在具有分化成胰岛细胞潜能的胰腺导管细胞上。因此PDX-1被认为是具有分化成多种胰腺细胞类型能力的去分化状态细胞的标志物。Koizumi等[34]使用免疫组化方法分析PDX-1在胰腺癌中的表达，发现在正常胰腺组织中无或有少量的PDX-1蛋白的表达，而在胰腺癌中PDX-1表达的阳性率为43%（15/35），并且与淋巴结转移和组织分化程度有显著的相关性，提示不良预后。Tobita等[35]发现EGFR在胰腺癌中表达的阳性率为41.6%（32/77），可能参与胰腺癌的转移和复发。端粒是位于染色体末端具有特殊功能的DNA帽，在大多数正常体细胞中随着每次细胞分裂而缩短。研究发现癌细胞和生殖细胞中存在着延长端粒的端粒酶，能以自身RNA为模板合成端粒重复序列，即（5'-TTAGGG-3'）$_n$。含有这种酶的细胞可以逃避进行性端粒缩短而获得无限制的生长能力。除造血干细胞、淋巴细胞、皮肤基底细胞等可能具有自我更新能力的增殖细胞外，人正常体细胞端粒酶活性均为阴性，而在90%的恶性肿瘤细胞均呈活化状态。Hiyama等[36]报道95%（41/43）的胰腺癌组织中端粒酶活性呈阳性，而11例胰腺良性肿瘤中均呈阴性，在14%（5/36）的癌旁正常胰腺组织中有低水平的端粒酶活性。许逸卿等[37]采用端粒重复片段扩增法结合SYBR Green染色技术对42例胰腺癌患者癌组织及其癌旁组织的端粒酶活性进行检测，并评价其作为胰腺癌诊断指标和评估胰腺癌患者预后的可能性。结果发现，胰腺癌组织中端粒酶阳性率为80.9%（34/42），而在癌旁组织中仅7.1%（3/42）表达端粒酶活性。端粒酶活性的表达与胰腺癌组织的肿瘤大小、淋巴结转移、病理学临床分期及分化程度相关。认为对端粒酶活性检测有可能成为胰腺癌诊断和预后判断的有效指标。Zhou等[38]在ERCP下，使用胰腺导管刷获得的脱落细胞，分析脱落细胞的K-ras基因突变和端粒酶活性。77.8%（14/18）的胰腺癌端粒酶活性阳性，4例慢性胰腺炎均为阴性。K-ras基因突变阳性率为72.2%，较慢性胰腺炎明显升高（33.3%）。Myung等[39]检测了12例胰腺癌者、11例慢性胰腺炎和8例对照患者胰液中的K-ras基因突变和端粒酶活性，发现胰腺癌中K-ras基因突变的阳性率为75%（9/12），慢性胰腺炎为27%（3/11），而对照组无K-ras基因突变。端粒酶在92%（11/12）的胰腺癌和18%（2/11）的慢性胰腺炎中可以检测到活性。二者联合检测后，对胰腺癌诊断的特异性为100%。胆囊收缩素（cholecystokinin，CCK）是人正常胰腺生长过程中的一个重要介质，并在胰腺癌的发生中起着重要作用。研究表明，CCK-A受体基因在胰腺组织中的表达有种属特异的异质性。成人胰腺组织中只有CCK-B受体基因表达，而无CCK-A受体基因表达。Weinberg等[40]发现在胰腺癌标本中CCK-A受体基因表达率为100%，而在正常胰腺和胰外肿瘤中无表达，且CCK-A受体基因表达只定位于胰腺导管细胞。

（二）低频改变的基因

还有一些癌基因在胰腺癌中也发生了扩增，只是改变的频率相对较小。如位于8号染色体上的c-myc基因扩增在胰腺癌的表达率为20%，位于染色体19q的AKT2基因在10%~20%的胰腺癌中发生扩增，位于染色体6q上的myb基因在10%的胰腺癌中发生扩增。

二、抑癌基因

（一）高频改变的基因

1. p16/CDKN2/MTS1基因　p16基因位于染色体9p21上，编码分子量为16kDa蛋白可以与周期素依赖性蛋白激酶（cyclin dependent kinase，CDK）4和6特异性结合，而抑制其激酶的活性，进而抑制了RB蛋白的磷酸化，使E2F的转录活性降低，细胞不能进入S期，从而达到抑制细胞增殖的作用。p16基因常由于突变、缺失及甲基化等原因而失活后，丧失了上述功能，导致肿瘤的发生。在胰腺癌中可见95%的p16基因的失活，是胰腺癌中最常发生变化的抑癌基因。Li等[41]分析了30例仓鼠胰腺癌动物模型中p16基因的改变，发现p16基因的杂合性缺失为36.7%（11/30），突变为13.3%（4/30），5'CpG岛异常甲基化为46.7%（14/30），p16基因总的异常改变频率为93.3%（28/30）。Rosty等[42]分析了122例慢性胰腺炎组织标本中胰腺上皮内肿瘤（pancreatic intraepithelial neoplasias，PanINs）与p16的关系，发现在0的PanIN-ⅠA，11%的PanIN-ⅠB，16%的PanIN-Ⅱ和40%的PanIN-Ⅲ病变中存在p16基因的缺失，提示p16基因的缺失可能发生在胰腺癌变的早期。p16基因功能缺失后还与胰腺癌侵袭行为有关。Naka等[43]使用免疫组化方法分析了p16蛋白的表达与胰腺癌临床分期和预后的关系，发现p16在胰腺癌中表达的阳性率为59%（19/32），p16的表达提示病情进入晚期和不良预后。对p16基因及其蛋白的检测有希望成为肿瘤早期诊断、临床分期及预后判断的重要指标。Hosotani等[44]将p16来源的合成肽与一种载体结合在一起，设计成Trojan p16肽，注射到胰腺癌动物模型上，发现Trojan p16肽治疗后，可以引起肿瘤的空泡形成和肿瘤细胞的凋亡，肿瘤生长明显受到抑制，而且没有出现血液毒性或体重的减轻，提示恢复胰腺癌中p16基因的表达是胰腺癌的一种重要基因治疗手段。

2. p53基因　位于染色体17p13.1上，编码分子量53kDa的蛋白质。p53基因有野生型和突变型两种。野生型p53在维持细胞生长、抑制肿瘤增殖过程中有重要作用。突变型p53蛋白丧失了调节细胞周期和诱导细胞凋亡的重要作用，促进细胞转化与过度增殖，导致肿瘤形成。在肿瘤患者中有半数可检出p53改变，在胰腺癌中p53突变率可达60%。突变的p53基因所编码的p53蛋白半衰期延长，用免疫组化法易于检出。p53在胰腺癌组织中的突变不是特异性的，在某些良性胰腺疾病中也可出现阳性，故不能作为胰腺癌诊断特有的依据，但对判断胰腺癌的预后有一定的指导意义。Campani等[45]使用免疫组化方法检测了p53在胰腺癌中的表达，发现p53在胰腺癌中表达的阳性率为54%（77/133），p53的阳性表达与淋巴结的转移和细胞的增殖活性有着明显的相关性。

一些学者检测胰液中p53基因的突变，对胰腺癌的诊断可能具有一定的辅助作用。Lu等[24]检测胰液中p53基因突变的阳性率，发现胰腺癌的阳性率为47.4%（18/38），胰腺良性疾病为12.5%（2/16）。粪便中p53基因突变的阳性率在胰腺癌中为37.1%（23/62），良性胰腺疾病为19.1%（4/12）。Wang等[46]检测胰腺癌患者胰液中p53和K-ras基因突变的阳性率，发现在胰液上清液中p53和K-ras基因突变的阳性率分别为42.9%（9/21）和81.0%（17/21），在沉淀中p53和K-ras基因突变的阳性率分别为28.6%和71.4%，联合沉淀和上清进行分析，胰腺癌p53突变的阳性率为52.4%（11/21）；25例慢性胰腺炎中，未发现有p53的突变，而K-ras基因在上清液中的阳性率为28%（7/25），在沉淀中的阳性率为20%（5/25），提示胰液中p53突变检测对胰腺癌诊断具有一定的特异性。另外，恢复p53基因的表达可能也是胰腺癌的一个候选的基因治疗手段。Ghaneh等[47]使用腺病毒载体将野生型p53转染胰腺癌细胞系，可以明显诱导肿瘤细胞的凋亡，与p16基因联合转染后可以明显抑制裸鼠的移植胰腺肿瘤。

3. DPC4（deleted in pancreatic carcinoma locus 4）基因　DPC4基因位于染色体18q21.1上，由于此基因在胰腺癌染色体第4位点缺失，因此称为DPC4。由于DPC4在进化过程中属于较为保守的Smad基因组（排列4），故又称为Smad4/DPC4。Smad4/DPC4基因编码蛋白是TGF-β信号传递途径的成员。TGF-β可抑制细胞的生长，所以DPC4的缺失可促进细胞过度生长。DPC4基因在胰腺癌中缺失率约50%，其中约30%为纯合性丢失，约20%为点突变，DPC4在其他肿瘤中的失活率通常小于10%。DPC4在82例PanIN-1A、54例PanIN-1B和23例PanIN-2中均存在表达，而在31%（9/29）PanIN-3/原位癌中不表达，提示DPC4的缺失发生在肿瘤进展过程的晚期，这时已经存在组织学上可见的肿瘤。Hua等[48]使用免疫组化分析DPC4在34例胰腺癌和16例非胰腺癌中的表达。发现在非胰腺癌中均存在DPC4蛋白的表达，在23.5%（8/34）的胰腺癌存在DPC4的缺失。在Ⅳ期胰腺癌中缺失更明显，DPC4缺失的患者生存时间明显缩短，认为DPC4缺失是胰腺癌发生的一个晚期事件，是一个预后的标志物。

4. FHIT基因　定位于染色体3p14.2，编码分子量为16.8kDa的蛋白。FHIT蛋白在正常胰腺导管细胞的胞浆中表达，在小叶间和大导管、腺泡细胞和胰岛细胞则不表达。FHIT蛋白在8/11的胰腺癌细胞系中不表达，5/8的胰腺癌细胞系DNA显示FHIT基因的外显子5存在杂合性缺失。13/21的胰腺癌组织中无明显的FHIT蛋白表达。

5. DCC（deleted in colorectal carcinoma）基因　DCC基因定位于染色体18q21.3上，编码分子量为190kDa的糖蛋白，存在于大多数正常组织中，具有表面受体的作用，其结构与细胞黏附分子相似，可能是细胞信号转导受体，它的缺失可使肿瘤细胞迅速增殖。DCC是结肠癌常见的缺失片段。Hohne等[49]研究发现8/11的胰腺癌细胞系和4/8的胰腺癌原发肿瘤的DCC基因表达缺失，在低或未分化胰腺癌中DCC表达极度减少或缺失，而在高分化胰腺癌中DCC表达尚存，表明在胰腺癌的发生发展过程中DCC基因的缺失是一个重要因素，而且可能与肿瘤细胞的分化表型有关。

此外还有一些抑癌基因在胰腺癌中也发生了明显改变，如$p27^{Kip1}$在胰腺导管腺癌中表达的阳性率为41%（25/61）。p27阴性表达的Ⅰ和Ⅱ期胰腺癌病人5年存活率为3.6%，显著低于p27阳性表达的胰腺癌病人（20%），提示p27丢失后胰腺癌病人预后不良。p14（ARF）在胰腺癌组织中表达的阳性率（35.7%）明显低于正常胰腺组织（90%），并且与胰腺癌的复发和进展明显相关。$p57^{kip2}$在胰腺癌组织中表达的阳性率（46.9%）也明显低于正常胰腺组织（75%）。Seibold等[50]发现在染色体8p21.3-22附近存在一个抑癌基因，编码一个控制细胞增殖的线粒体蛋白，在胰腺癌中发生缺失。

（二）低频改变的基因

胰腺癌RB基因缺失发生率为6%，MKK4为4%，TGF-β受体为1%，BRCA2为7%，LKB1/STK11为4%~6%，ALK4/ACVR1B/activin receptor type ⅠB（活化素受体ⅠB）为2%。而一些在其他肿瘤中常发生突变或缺失的抑癌基因在胰腺癌中却未见明显改变，如PTEN、SCH、SMAD1,2,3,4,6、APC、β-catenin、ALK1、p18INK4c、p19INK4d和p15INK4b等。一些引起基因组稳定性改变的微卫星不稳定在胰腺癌中发生的频率较低，但提示不良预后。

三、侵袭和转移相关基因

肿瘤的侵袭和转移是一个在多基因遗传特性改变的基础上，涉及诸多活性分子（黏附因子、血管生成因子、基质水解酶、免疫细胞等）和多种调控机制的序贯连续的多环节过程。肿瘤细胞的不断增殖是肿瘤侵袭的前提，随着肿瘤细胞的不断增殖，细胞结构发生改变，细胞之间的黏附力下降，导致肿瘤细胞从瘤母体上分离脱落，进入细胞外基质。细胞外基质主要有胶原蛋白、弹性蛋白、糖蛋白和蛋白多糖4种分子组成。肿瘤细胞可产生多种分解酶，包括尿激酶型纤溶酶、组织型纤溶酶、组织蛋白酶、透明质酸酶、Ⅳ型胶原酶等，分解细胞外基质和基底膜，与血管生成因子协同作用，促进肿瘤细胞侵入循环系统。在侵袭过程中，一些组织特异性趋化因子能增强肿瘤细胞的运动性，有助于肿瘤细胞的侵袭和转移。进入到循环系统中的肿瘤细胞锚定黏附在血管内皮细胞表面，释放多种蛋白溶解酶，降解和穿透脉管的基底膜，从而转移到脉管外的组织和脏器定位生长。

胰腺癌恶性生物学行为的一个重要特点就是具有明显的侵袭和转移性，在胰腺癌的早期就可以发生胰外播散，浸润至局部淋巴结、肠系膜血管、门静脉、胰周脏器和脂肪组织以及腹膜后神经丛等，或通过血行转移至肺、肝等远处器官，导致3/4以上的胰腺癌就诊时已经丧失了手术根治性切除的机会，使胰腺癌有较高的死亡率，5年生存率低于5%，因此深入揭示胰腺癌侵袭和转移的分子机制具有重要的理论和临床应用价值，通过对这些分子的检测，不仅有助于判断胰腺癌的转移和预后，而且也为阻断胰腺癌的侵袭和转移提供了有价值的分子靶标。

肿瘤细胞的黏附性在肿瘤侵袭和转移中起着极为重要的作用，钙粘连素（cadherins）是调控肿瘤细胞之间黏附作用的一族关键分子，分为E-cadherin、N-cadherin和P-cadherin三种，细胞胞浆内的钙粘连素与胞浆内连接素结合使其与细胞骨架紧密结合，起到稳定肿瘤细胞间连接的作用，它们被认为是从上皮到间质转换的诱导分子，在恶性肿瘤发生侵袭和转移的早期发挥重要的作用。Joo等[51]使用免疫组化方法检测了Ecadherin 和 catenins 在 30 例胰腺癌中的表达情况，发现 E-cadherin、α-catenin 和 β-catenin 分别在 60.0%、40.0% 和 56.7% 的胰腺癌中表达降低，E-cadherin 在肿瘤中的表达降低与淋巴结的转移相关。Nakajima 等[52]使用免疫组化方法检测了 N-cadherin 和 E-cadherin 在胰腺癌组织中的表达，发现 N-cadherin 在 13/30 的原发性胰腺癌和 8/15 的转移性胰腺癌中存在表达，N-cadherin 在转移性胰腺癌中的表达与神经浸润、组织类型、TGF-β 和波形蛋白存在明显相关性。

新生血管形成是肿瘤发展和转移的关键步骤。VEGF 具有促进内皮细胞有丝分裂的能力，而且对新生血管的内皮细胞有强烈的抗凋亡作用，在多种实质性肿瘤的血管形成过程中具有核心作用。Ikeda 等[53]用免疫组化法测定 40 例胰腺癌肿瘤内微血管密度（intratumoral microvessel density，IMD）及 VEGF 蛋白表达，发现 VEGF 的表达与 IMD 的增高有中等相关度，通过 Cox 多元分析后认为：IMD 和 VEGF 的表达是胰腺癌各项临床病理变量的独立预后因子。Itakura 等[54]在 6 种人类胰腺癌细胞系中均发现有 VEGF mRNA 的转录和 VEGF 蛋白的表达。而在对 75 例胰腺癌组织行免疫组化分析中显示 64% 的肿瘤组织中有强烈的 VEGF 免疫反应。统计显示 VEGF 阳性与肿瘤血管数目、体积的增加及局部扩散加剧有关。Seo 等[55]用免疫组化法测定了 142 例胰腺癌 VEGF，CD31 染色显示 IMD。Kaplan-Meier 生存分析显示 VEGF 中高度阳性表达的患者生存期中位数为 12 个月，低度阳性或阴性表达者为 18 个月，两者间差异有显著性。多元回归分析 VEGF 与 IMD、临床病理因子及预后的关系，结果显示 VEGF 的高度表达与肝脏转移显著相关，且 VEGF 高度表达的患者生存期更短。血小板反应素（thrombospondin-1，TSP-1）是一种与血管形成相关的多功能血小板和细胞外基质蛋白，通常被认为是肿瘤血管形成负性调节因子。但 TSP-1 调节血管新生的机制并不十分清楚，在血管新生中的确切作用仍有争议，其抑制和刺激作用均有报道。TSP-1 的刺激和抑制作用都是通过上调基质降解酶或基质降解酶抑制因子而达到的。Kasper 等[56]用免疫法测定了 98 例胰腺癌患者的 TSP-1 和 IMD。结果显示 87 例患者的 TSP-1 呈强阳性，9 例呈弱阳性，仅 2 例呈阴性。同时在细胞外基质中也能检测到 TSP-1 的免疫反应，且绝大多数出现在肿瘤侵袭之前。统计显示 TSP-1 和 IMD 的高度表达有显著相关性。说明胰腺癌中 TSP-1 的高度表达有助于肿瘤的广泛血管形成及高侵袭性肿瘤的扩散。

纤溶酶原激活因子和基质金属蛋白酶（matrix metalloproteinase，MMP）具有组织基质的消溶作用，在肿瘤转移过程如肿瘤血管生成、肿瘤细胞脱落、基质浸润、侵入和逸出循环系统等重要步骤中体现出极为重要的效应。Harvey 等[57]发现尿激酶纤溶酶原激活因子（urinary plasminogen activator，uPA）、uPA 受体（uPAR）和基质金属蛋白酶 -9（matrix metalloproteinase-9，MMP-9）在胰腺癌中表达明显升高，表达阳性率分别为 93%、52% 和 37%，而且它们在胰腺癌中的高表达提示预后不良。Matsuyama 等[58]发现 MMP-2 和 MMP-9 在胰腺癌中的表达与胰腺癌肝转移相关。Crawford 等[59]发现 MMP-7 可在胰腺癌及其癌前病变中表达，可以调节胰腺腺泡到导管的转化。Yokoyama 等[60]使用凝胶酶图（gelatin zymography）分析胰液中 MMP-2 的活性，发现有活性的 MMP-2 在胰腺癌、慢性胰腺炎和正常对照中的检出率分别为 91.6%（11/12）、18.2%（2/12）和 0（0/7），并且在直径＜ 2cm 的胰腺癌中也可检测出 MMP-2 的活性，可能作为胰腺癌的诊断标志物。RECK（reversion-inducing cysteine-rich protein with Kazal motifs）是一种转化抑制基因，广泛表达在正常组织器官中，在许多肿瘤细胞系中表达发生缺失。RECK 可以负性调节 MMP-9、MMP-2 和 MT1-MMP 的活性，抑制肿瘤细胞的侵袭和转移能力。Masui 等[61]发现在正常胰腺组织中 RECK 主要表达在腺泡细胞和胰岛 B 细胞，在胰腺导管腺癌中 RECK 表达的阳性率为 52%（26/50），与 MMP-2 和 MMP-9 的表达水平呈负相关。RECK 阳性表达的胰腺癌病例与 RECK 阴性表达的胰腺癌病例相比，浸润性明显降低，预后变好。

黏液素（mucins）是一类以高度 O- 糖基化和含有连续重复肽序列为特征的高分子量糖蛋白，在体内分布广泛，存在于多种上皮组织中，具有多种功能。它分为分泌型和膜结合型两大类。MUC1、MUC4 和 MUC11 为膜结合型黏液素。分泌型蛋白有 MUC 2、MUC 5AC、MUC7 和 MUC 8 等。

黏液素在癌组织中异常表达，表现为量和质的改变，与肿瘤的生长、转移、侵袭、预后等有关。Hinoda等[62]发现MUC1在Ⅲ期和Ⅳ期胰腺癌中表达的阳性率为55.7%（39/70），其中MUC1在Ⅳ期胰腺癌中的表达阳性率明显高于Ⅲ期胰腺癌。Chhieng等[63]分析胰腺细针活检标本中的MUC1和MUC2蛋白的表达，发现96%（23/24）胰腺导管腺癌中MUC1蛋白表达阳性，主要位于细胞膜和细胞浆中，MUC1作为一种标志物对胰腺导管腺癌诊断的敏感性和特异性分别为96%和94%。而MUC2的表达水平在胰腺导管腺癌与慢性胰腺炎中无差别，对胰腺癌的诊断价值不大。Yamasaki等[64]分析MUC1、MUC2、MUC5AC和SIMA（small intestinal mucin antigen）在胰腺癌中的表达，发现MUC1几乎表达在所有的肿瘤中，而MUC2却几乎不表达，MUC5AC在73.9%的胰腺癌中有阳性表达，SIMA在45.7%的胰腺癌中有阳性表达。而且MUC1、MUC5AC和SIMA在肿瘤基质中也有阳性表达，分别为37.0%、60.9%和26.1%，其中MUC1或SIMA在肿瘤基质中的阳性表达提示不良预后，可能是一个预后的标志物。Jinfeng等[65]研究发现MUC5AC在胰腺导管腺癌中表达的阳性率为63.6%（21/33），MUC6为45.5%（15/33），其中MUC5AC阴性表达的胰腺导管腺癌表现出明显的淋巴和静脉的浸润以及淋巴结的转移，患者生存时间明显缩短，而MUC6与胰腺癌的进展未见明显相关性。

另外，王道荣等[66]分析了CD44v6在38例胰腺癌中的表达，发现CD44v6在胰腺癌中表达的阳性率为65.0%（25/38），其中在淋巴结阳性的胰腺癌中表达的阳性率为88.2%（15/17），明显高于无淋巴结转移的胰腺癌（48.0%，10/21）。CD44是细胞表面黏附分子，是一种跨膜糖蛋白，介导着肿瘤细胞与宿主细胞和细胞外基质的相互作用。nm23基因是一种与肿瘤细胞转移潜能有关的肿瘤转移抑制基因，其定位于染色体17q12上。徐建华等[67]检测了nm23在16例正常胰腺组织和29例胰腺癌中的表达，发现nm23在胰腺癌组织中的表达明显高于正常胰腺组织，无转移的胰腺癌组织nm23的表达明显高于有转移的胰腺癌组织，认为nm23与胰腺癌的转移和恶化密切相关。Sato等[68]发现SPARC/osteonectin（骨连蛋白）mRNA在非肿瘤的胰腺导管上皮细胞中表达，在多数胰腺癌细胞系中不表达。SPARC缺失与其异常高甲基化相关。SPARC蛋白主要表达在基质成纤维细胞，可能参与调节肿瘤与基质的相互作用。Weber等[69]发现细胞外基质的一个成分——二聚糖（biglycan）在胰腺癌中的表达明显升高。Ikeda等[70]发现氨肽酶（aminopeptidase N，APN）/白细胞分化抗原群13（cluster of differentiation antigen 13，CD13）在胰腺癌中表达的阳性率为50.0%（25/50），表达阳性的胰腺癌病人生存期缩短，是一个独立的预后标志物，并与肿瘤血管生成有关系。含结页酪肽蛋白（valosin-containing protein，VCP）具有抗凋亡的作用，可以活化细胞核因子κ-B（nuclear factor kappa-B）途径参与肿瘤的转移。以前研究发现VCP与肝癌和胃癌的预后存在相关性。Yamamoto等[71]发现，在83例胰腺导管腺癌中，32例（38.6%）存在低水平的VCP表达，51例（61.4%）有高水平的VCP表达，并且VCP的表达与淋巴结的转移有着显著的相关性，是一个独立的预后变量。组织缺氧诱导因子-1α（hypoxia inducible factor-1 alpha，HIF-1α）与一些肿瘤的不良预后相关。Shibaji等[72]使用免疫组化方法检测了HIF-1α在胰腺癌中的表达情况，发现HIF-1α在胰腺癌中表达的阳性率为40%（22/55），HIF-1α的表达与肿瘤的转移、VEGF的表达和肿瘤内微血管密度有着显著的相关性，提示HIF-1α可能具有促进肿瘤内血管生成的作用，可以作为胰腺癌的一种预后标志物。

第三节 胰腺癌分子标志物表达谱的研究

肿瘤的发生和发展是多种因素长期共同作用的结果。在分子水平上，肿瘤的发生常涉及多基因参与，是一个多阶段、多步骤的复杂生物学过程。从总体水平鉴定细胞癌变过程中异常变化的基因/蛋白质群，为人们全面认识肿瘤的生物学行为起到了重要的推动作用，也为寻找有价值的肿瘤标志物开辟了新的途径。人类基因组计划的完成，不仅为生命科学研究提供了丰富的信息，而且也促进了高通量研究技术手段的进步，一种是以分析基因表达水平为主的基因芯片技术，另一种是以分析蛋白质的表达及其相互作用为主的蛋白质组技术。二者的有机结合，在肿瘤分子标志物的表达谱研究中取得了重要进展。近3年来，已有超过10篇文献报道有关胰腺癌基因/蛋白表达谱的研究，共筛选出上千个在胰腺癌中异常变化的基因和蛋白质，其中上百种得到验证，多数为新发现的分子，为发掘新的胰腺癌早期诊断标志物和治疗的分子靶标带来了希望。

一、基因表达谱

DNA上所携带的遗传信息，需要通过RNA为中介体，合成出组织和正常生理功能所需要的蛋白质，这个过程被称为基因的表达。在生物体中不同的组织和器官所表达的基因群是不一样的，我们把基因群的表达状况称为基因表达谱。目前，高通量地研究基因表达谱的方法主要有两种，即基因表达系列分析（serial analysis of gene expression, SAGE）和基因芯片。SAGE能够直接读出任何一种类型细胞或组织的基因表达信息，它测量的不是基因表达水平，而是量化能代表一个基因的转录产物的标签。在SAGE中，标签是一段来自于任一转录本特定区域固定长度（一般是9bp）的核苷酸序列，这个短核苷酸标签包含有足够的信息，能够特异性地确定该转录本。将短片段标签相互连接、集中形成长的DNA分子，对该克隆进行测序将得到大量连续的单个标签，将得到的短序列核苷酸以连续的数据形式输入计算机中进行处理、量化，从而就能对基因转录水平进行分析。基因芯片（gene chip）又称DNA芯片（DNA chip）、DNA微阵列（DNA microarray）、寡核苷酸微阵列（oligonucleotide microarray），是将DNA片段或寡核苷酸片段有规律地排列固定于支持物上形成微阵列，然后将待测样品的基因用荧光染料标记后与芯片杂交，杂交信号用激光扫描仪检测，并配以计算机系统对每一探针上的荧光信号作出计算和比较，可获知样品中大量的基因序列及表达信息。基因芯片所能检测的基因必须是已知的基因，放在芯片上几种基因的探针就只能检测这几种基因的表达谱，而SAGE则不必考虑所检测的基因是已知的还是未知的。因此在检测疾病相关的新基因，特别是无法用基因芯片进行检测的低表达量致病基因时，SAGE是目前的最佳手段，无可取代。

一些作者比较来源于胰腺导管腺癌和正常胰腺导管上皮的SAGE文库中差异表达的基因，发现间皮素（mesothelin）、前列腺干细胞抗原（prostate stem cell antigen，PSCA）和S100A4在胰腺癌中表达明显升高，随后使用RT-PCR和免疫组化方法进行验证，发现间皮素的mRNA和蛋白质在胰腺癌中表达的阳性率均为100%（4/4和60/60），而在癌旁正常胰腺组织无明显表达。PSCA的mRNA在14/19的胰腺癌细胞系中高表达，免疫组化结果显示PSCA蛋白在60%（36/60）的胰腺癌中高表达，而98%（59/60）的癌旁非肿瘤胰腺组织无明显PSCA表达。S100A4的mRNA在95%（18/19）的胰腺癌细胞系中表达。免疫组化显示，S100A4蛋白在胰腺癌中表达的阳性率为93%（57/61），在重度胰腺上皮内肿瘤中表达的阳性率为17%（3/18），在轻度胰腺上皮内肿瘤、正常胰腺和慢性胰腺炎组织中表达的阳性率为0（0/69）。胰腺癌中S100A4蛋白的表达与胰腺癌不良分化有着显著的相关性。在90%的正常胰腺导管细胞中存在S100A4的甲基化现象，在胰腺癌中存在S100A4的低甲基化，可能是S100A4表达升高的原因。Li等[73]分析了胰腺癌公共的SAGE数据，对γ突触核蛋白（synuclein-gamma）做了进一步验证，发现γ突触核蛋白mRNA在11/12的胰腺癌细胞系中明显高表达，γ突触核蛋白在67%（8/12）的胰腺癌细胞系和69%（22/32）胰腺癌组织中存在表达，而且γ突触核蛋白在胰腺癌中的高表达与胰周神经和淋巴结的浸润有明显的相关性，提示γ突触核蛋白可能参与胰腺癌的浸润过程。

Crnogorac-Jurcevic等[74]使用含有9932个基因的cDNA阵列分析9例胰腺癌、3个正常胰腺和3个胰腺癌细胞系中差异表达的基因，共发现75个有明显差异表达的基因。S100钙结合蛋白家族的两个蛋白质S100P和S100A6在胰腺癌中升高最明显，可能成为胰腺癌新的标志物。Iacobuzio-Donahue等[75]使用含有45 000个不同cDNA的阵列分析14个胰腺癌细胞系、17个胰腺癌组织和5个正常胰腺标本中差异表达的基因，使用聚类分析发现在胰腺癌与正常胰腺组织之间有着明显差异表达的基因簇（gene clusters），涉及细胞-细胞间的连接、细胞/基质相互作用、细胞骨架的聚集、细胞周期的调节、转录因子、组织浸润、蛋白水解等领域。14-3-3 σ 经免疫组化验证在90%（7/8）的胰腺癌中高表达，其原因可能为14-3-3σ基因在胰腺癌中低甲基化引起的。金钢等[76]应用含有4 096条人类全长基因的cDNA表达谱芯片，对3例临床切除的胰腺癌及正常胰腺标本的基因表达谱进行分析。结果发现在3例胰腺癌和正常胰腺组织中均有差异表达的基因398条，其中新基因289条，老基因109条。从老基因中筛选出有显著表达差异基因37条，其中在胰腺癌组织中上调基因20条，下调基因17条。认为通过基因表达谱芯片对基因表达谱进行分析，能够有效筛查出新的胰腺癌相关基因。

Grutzmann等[77]使用含有3 023个基因的寡核苷酸基因芯片（affymetrix chip）分析7例胰腺导管腺癌、1例壶腹癌、3例正常胰腺组织和5个胰腺癌细胞系中差异表达的基因，发现了26个基因在胰腺导管腺癌中低表达，20个基因表达升高。使用免疫组化对其中一个基因（ADAM9）进一步进行了研究，发现ADAM9在98.3%（58/59）的胰腺导管腺癌中存在表达，在8.3%（2/24）的腺泡细胞癌中存在表达，11例胰腺内分泌肿瘤未见表达。胞浆ADAM9过表达与胰腺导管腺癌的不良分化相关，提示生存时间缩短。Iacobuzio-Donahue等[78]使用含有45 000片断（对应33 000已知基因和6 000个表达序列标签）的寡核苷酸基因芯片（Affymetrix Gene Chip Human Genome U133 Set）分析50例正常胰腺或十二指肠黏膜组织、7例慢性胰腺炎组织和39例胰腺癌组织或细胞系中差异表达的基因，以肿瘤与正常之间的3倍差别作为筛选差异基因的界值，共发现217个异常表达的基因。其中75个以前曾经报道过在胰腺癌中表达明显升高，另外142个基因是新发现的在胰腺癌中异常变化的基因。通过使用主要构成分析（principal components analysis，PCA）方法，认为间皮素、Muc4、Muc5A/C、激肽释放酶（kallikrein 10）、谷氨酰转胺酶2(transglutaminase 2)、Fascin、TMPRSS3和stratifin在胰腺癌中差别最明显，最有可能成为肿瘤标志物和治疗的靶标。

一些学者还对胰腺癌的浸润和转移生物学行为进行了高通量分析，如Tanaka等[79]使用寡核苷酸基因芯片分析具有不同转移能力的胰腺癌细胞系之间差异表达的基因，发现HPC-4H4细胞系（高转移潜能到肝）与HPC-4细胞系（低转移潜能）之间有25个差异表达的基因，HPC-4P4a细胞系（高转移潜能到腹膜）与HPC-4细胞系之间有27个差异表达的基因。Ohno等[80]在胰腺癌细胞系Panc-1的基础上建立了高转移潜能到肝的细胞系Panc-1H5和高转移潜能到腹膜的细胞系Panc-1P4a，使用cDNA阵列分析三种细胞系之间差异表达的基因。与Panc-1细胞系相比，在Panc-1H5中有11个基因表达明显升高，20个基因表达明显降低。在Panc-1P4a中有7个基因表达明显升高，13个基因表达明显降低。这些异常变化的基因多与细胞的运动性能、细胞外基质的黏附和血管生成等相关。Nakajima等[81]在CAPAN-1基础上建立具有转移到腹膜能力的胰腺癌细胞系CAPAN-1P4a，使用cDNA阵列分析二者之间差异表达的基因，发现27个基因在CAPAN-1P4a中高表达，14个基因在CAPAN-1P4a中低表达，这些基因涉及抑癌基因、转录调节因子、膜受体、细胞黏附基因等。Ryu等[82]根据SAGE数据发现了一组浸润相关基因，这些基因在切除的胰腺癌组织中表达，而在正常胰腺组织和胰腺癌细胞系中不表达。谭志军等[83]将4000个人类全长基因的PCR产物点样于特殊处理后的玻片上制备基因芯片，利用此基因芯片分析伴与不伴淋巴结转移胰腺癌组织中的差异表达基因。发现在伴淋巴结转移胰腺癌中高表达、而在无淋巴结转移胰腺癌中无差异表达的基因32条，在伴淋巴结转移胰腺癌中低表达、而在无淋巴结转移的胰腺癌中无差异表达的基因24条。

在胰腺癌侵袭和发展过程中，由于存在明显的胶原化和炎症反应，所形成的肿瘤中只有约25%或更少的细胞属于肿瘤细胞，干扰了人们对胰腺癌特异性标志物的寻找。最近发展起来的激光捕获显微切割（laser capture microdissection，LCM）技术能高效地从复合组织中特异性挑选出某一特定的同类细胞乃至单个细胞，可以避免肿瘤组织的异质性对基因/蛋白分析的影响。Crnogorac-Jurcevic等[84]运用LCM方法获得同类的正常和肿瘤导管细胞群，然后使用cDNA阵列比较二者之间差异表达的基因，发现了一些以前没有报道过的在胰腺癌中明显高表达的基因,如ABL2、Notch4、SOD1和XRCC1等。Nakamura等[85]使用含有23 040个基因的cDNA阵列分析LCM获得的纯度为95%的胰腺癌细胞群和对应的正常胰腺导管细胞群之间差异表达的基因,发现260个基因在胰腺癌中表达明显升高,346个基因在胰腺癌中表达明显降低。这些差异表达的基因大部分与以前报道的不同,其中76个基因与淋巴结转移相关,168个基因与肝转移相关,另外有30个基因的表达水平与胰腺癌的复发相关。有人认为LCM虽然在理论上可以纯化出组织中的任何细胞,但是其固定和染色等操作过程可以严重损害样品mRNA的质量,而且获得$10^5 \sim 10^6$的细胞数将是一个耗时的工作,因此Yoshida等[86]使用亲和层析的方法获得纯化的导管细胞。首先ERCP收集正常人及胰腺癌患者胰液标本,离心后收集沉淀细胞。在胰液中不仅含有胰腺导管细胞,还包含红细胞、中性粒细胞和淋巴细胞等。根据上皮细胞的表面特征(正常和肿瘤胰腺导管细胞都表达MUC1抗原),将沉淀细胞团与MUC1抗体混合,然后加入偶联有小鼠Ig G抗体的微珠,再使用磁性细胞分离柱根据亲和层析的原理获得MUC1阳性细胞。接下来使用含有3 456个基因的寡核苷酸基因芯片比较正常人和胰腺癌患者的胰液标本经亲和层析方法获得的纯化细胞,发现了一些在正常胰腺样品中阴性表达,在胰腺癌中明显表达的基因,例如FYN酪氨酸蛋白激酶(protein tyrosine kinase)、胰岛素样生长因子连接蛋白(insulin-like growth factor binding protein 1,IGFBP1)、胶原蛋白Ⅰα1(collagen,COL Ⅰ A1)、钙蛋白酶L2(calpain,large polypeptide L2,CAPN2)、真核翻译延伸因子1β2(eukaryotic translation elongation factor 1 beta 2,EEF1B2)、AC133和CEACAM7等。这些基因有可能成为胰腺导管腺癌潜在的特异性标志物。

二、蛋白表达谱

基因是遗传信息的携带者,蛋白质是生命功能的执行体。人们在完成人类基因组计划(human genome project,HGP)的过程中渐渐发现仅仅从基因的角度来研究是远远不够的,必须研究由基因编码和翻译的蛋白质才能真正揭示生命活动的规律。因此,1994年澳大利亚的两位学者Wilkins和Williams首先提出了蛋白质组(proteome)的概念,近年迅速发展成为一门新兴学科——蛋白质组学(proteomics)。蛋白质组学以基因组编码的所有蛋白质为研究对象,从细胞及整体水平上研究蛋白质的组成及其变化规律,从而深入认识有机体的各种生理和病理过程。肿瘤蛋白质组学(cancer proteomics)是蛋白质组学研究中的重要内容,是指对正常组织与疾病组织(从癌前病变到肿瘤)之间差异表达的蛋白质的鉴定和定量分析。当一个细胞由非疾病状态转变为肿瘤的过程中,细胞内蛋白质表达谱会发生一系列显著的变化,使用蛋白质组分析技术能够从细胞整体水平上显示出肿瘤发生、发展过程中蛋白表达谱的变化,为寻找特异的肿瘤早期诊断生物标志物带来了希望。

目前,双向电泳(two-dimensional electrophoresis,2-DE)和质谱(mass spectrometry,MS)技术是蛋白质组学研究的核心技术。2-DE根据蛋白质的分子量和等电点将复杂蛋白混合物中的蛋白质进行分离,结合基质辅助激光解析离子化-飞行时间质谱(matrix-assisted laser desorption ionization-time of flight-mass spectrometry,MALDI-TOF-MS)技术,可以得到酶解肽段的分子量,获得蛋白质的肽质量指纹图(peptide mass fingerprint,PMF),然后通过相应的数据库搜索来鉴定蛋白质。采用串联质谱(tandem-MS)的方法,可以进行肽的测序,得出肽段的氨基酸序列。表面增强激光解析离子化(surface enhanced laser desorption ionization,SELDI)质谱芯片是目前进行蛋白质组学研究另外一种常用的技术手段,常用来比较患病与正常样品中的蛋白表达差异情况和寻找生物标志物。这种技术是利用经过特殊处理的固相支持物或芯片的层析表面,根据蛋白质物理和化学性质的不同,选择性地从待测生物样品中捕获配体,将其结合在芯片的固相层析表面上,经过特定的洗脱液除去杂质蛋白,然后使用脉冲的氮激光能量,使被捕获的靶蛋白从芯片表面电离出来,结合飞行时间质谱(TOF-MS)技术对结合的多肽或蛋白质进行分子量的测定。为了高效、快捷和高通量地开展蛋白质组学研究,人们在基因芯片的提示下,研制出了蛋白质芯片。

蛋白质芯片技术的原理类似于DNA芯片，但却比DNA芯片复杂得多，即在固相支持物表面高密度排列探针蛋白点阵，可特异地捕获样品中的靶蛋白，然后通过检测器对靶蛋白进行定性或定量分析。蛋白质组学研究中的一个重要内容就是要研究在不同生理状态或病理状态下蛋白质水平的量变。微型化、集成化、高通量化的蛋白质芯片就是一个非常好的研究工具。目前抗体芯片（antibody microarray）是蛋白质芯片中的主要类型，也是蛋白质芯片中发展最快的芯片，通过抗体芯片，在一次实验中就能够平行地、高通量地同时比较几百种细胞中重要功能蛋白质的表达变化。

虽然蛋白质组学刚刚兴起，但是人们已经运用蛋白质组学的各种技术手段在胰腺癌肿瘤标志物的研究中进行了尝试，初步取得了一些成果。

Shekouh等[87]使用LCM收集正常和肿瘤胰腺导管上皮细胞后使用2-DE进行分离，发现了9个有差别的蛋白点，其中5个在肿瘤细胞中高表达，4个在肿瘤细胞中表达消失。经质谱对部分蛋白点进行了鉴定，鉴定出4种蛋白（S100A6、annexin Ⅲ、乳酸脱氢酶和胰岛素）。进一步在构建的胰腺癌组织微阵列上使用免疫组化方法验证S100A6在胰腺癌中的表达情况，发现S100A6蛋白在胰腺导管腺癌中的表达水平明显高于正常胰腺导管上皮中的表达，与2-DE的结果一致。

Rosty等[88]使用SELDI质谱芯片分析22例胰液标本，包括15例胰腺癌，7例胰腺其他疾病（3例胰腺导管内乳头状黏液性肿瘤（intraductal papillary mucinous neoplasm of the pancreas，IPMN），2例胰岛细胞瘤、1例慢性胰腺炎、1例黏液性囊腺瘤），使用ProteinChip软件分析胰腺癌组和对照组胰液标本中差异表达的蛋白峰，发现有一个分子量为16.5kDa的蛋白峰在67%（10/15）胰腺癌患者的胰液标本中表达，而对照组胰液标本中表达的阳性率仅为17%（1/17）。通过数据库检索分析和SELDI免疫分析法测定，认为这种蛋白为肝癌-小肠-胰腺/胰腺炎相关蛋白Ⅰ（hepatocarcinoma-intestine-pancreas/pancreatitis-associated-protein Ⅰ，HIP/PAP-Ⅰ）。HIP/PAP-Ⅰ是一种分泌型外源凝集素（lectin）蛋白，最初被认为是急性胰腺炎时由腺泡细胞所分泌的一种胰腺炎相关蛋白，后来在肝癌的差异显示研究中被克隆出来。HIP/PAP-Ⅰ参与肿瘤细胞与细胞外基质的黏附，可以保护胰腺细胞免于氧化应激损伤引起的细胞凋亡。它们继续使用ELISA方法定量检测了HIP/PAP-Ⅰ在43例患者（包括28例胰腺癌和15例胰腺其他疾病）胰液标本中的含量，发现HIP/PAP-Ⅰ在胰腺癌患者胰液中的含量（143.7±235.5 μg/ml）明显高于对照组患者胰液中的含量（6.0±7.6 μg/ml），以胰液中HIP/PAP-Ⅰ≥20μg/ml作为诊断胰腺癌的判定值，检测胰液中HIP/PAP-Ⅰ水平对此组病人胰腺癌诊断的敏感性和特异性分别为75%和87%，胰液中的HIP/PAP-Ⅰ与胰腺癌的大小、淋巴结转移或TNM分期无明显相关性。胰液中HIP/PAP-Ⅰ的含量与血清中的HIP/PAP-Ⅰ含量有着明显的相关性，其含量是血清中的1 000倍以上，而且胰腺癌患者（$n=53$）血清中HIP/PAP-Ⅰ的含量（100.0±140.7 ng/ml）也明显高于对照组患者（$n=45$）血清中的含量（35.2±28.4 ng/ml），但是血清中的HIP/PAP-Ⅰ对胰腺癌的诊断价值较胰液中差。因此得出结论，检测胰液中的HIP/PAP-Ⅰ含量有助于胰腺癌的诊断。

为了提高目前胰腺癌血清学的诊断水平，Koopmann等[89]使用SELDI质谱芯片分析了180例胰腺癌和非胰腺癌患者的血清标本。其中胰腺癌60例，年龄和性别与胰腺癌匹配的非胰腺癌血清标本60例（包括慢性胰腺炎20例、急性胰腺炎6例、神经内分泌肿瘤8例、胰腺囊肿8例、胰腺囊腺瘤6例、壶腹腺癌4例、导管内乳头状黏液样肿瘤4例、低分级胰腺上皮内肿瘤2例、十二指肠腺瘤1例和胆总管囊肿1例），以及年龄和性别匹配的健康对照血清标本60例。血清样品先使用阴离子交换表面的SELDI质谱芯片进行预分离，然后使用金属亲和捕获和弱阳离子交换表面的SELDI质谱芯片分离不同血清样品的蛋白表达峰图，发现胰腺癌患者和健康对照人的血清标本中有2个明显差异的蛋白峰（m/z分别为3 146和12 861），使用这两个蛋白峰能够很好地将胰腺癌和健康对照区分出来，计算受试者工作特征（receiver operating characteristic，ROC）曲线下面积（area under the ROC curve，AUC），显示联合这两个蛋白峰对胰腺癌具有较好的诊断价值，AUC为0.96，优于CA19-9（AUC=0.85）。在对胰腺癌诊断特异性为0.97的条件下，SELDI 2个蛋白峰对胰腺癌诊断的敏感性为78%，而CA19-9为65%。这两个蛋白峰与CA19-9联合使用后可以使诊断胰腺癌的准确性明显提高。分离胰腺癌和非胰腺癌（包括健康对照和非胰腺恶性疾病）血清标本，发现3个差异的蛋白峰（m/z分别为3 667、7 441和12 861），AUC为0.82，与CA19-9无显著差别（AUC=0.80）。另外，分离胰腺癌和胰腺炎血清标本，发现3个差异的蛋白峰（m/z分别为4 159、4 179和7 607），AUC为0.87，明显优于CA19-9（AUC=0.69）。由于SELDI蛋白峰在区分胰腺癌患者血清和健康对照血清中具有较高的特异性，因此使用SELDI方法分析血清蛋白峰图不仅可以对有临床症状的病人进行诊断，而且也有助于对无症状的胰腺癌高危易感人群进行监测和普查。

我们选用针对细胞中378种重要的已知功能蛋白的单克隆抗体芯片筛选胰腺癌与正常胰腺组织间差异表达的蛋白质，共发现20个在胰腺导管腺癌与正常胰腺组织间差异表达的蛋白质，其中11个蛋白质在胰腺癌中表达明显升高，9个在胰腺癌中表达明显降低。凝溶胶蛋白（gelsolin）是通过上述抗体芯片比较蛋白质组研究分离得到的在胰腺癌组织中表达明显降低的蛋白质之一。用Western blot和免疫组化方法验证了凝溶胶蛋白在胰腺癌组织中的表达情况，Western blot结果显示凝溶胶蛋白在胰腺导管腺癌中表达减弱或缺失。胰腺癌组织微阵列免疫组化结果显示，凝溶胶蛋白普遍在正常胰腺组织中表达（71%，27/38），而在胰腺癌组织中表达显著降低（29%，12/42）。进一步使用定量Western blot方法检测了不同病人血清中凝溶胶蛋白的含量，发现凝溶胶蛋白在65例胰腺癌病人血清中平均含量为155.24 ± 44.29mg/L，显著低于消化系统其他恶性肿瘤（212.10 ± 60.35 mg/L）、胰腺良性疾病（203.74 ± 26.70 mg/L）和正常人（224.44 ± 42.92 mg/L）血清凝溶胶蛋白含量。分析血清凝溶胶蛋白含量对胰腺癌诊断的ROC曲线，发现血清凝溶胶蛋白含量对胰腺癌有较高的辅助诊断价值。当以血清凝溶胶蛋白含量≤191.15 mg/L为临界值时，其对胰腺癌诊断的敏感性为79%，特异性为73%，可能成为一个新的胰腺癌血清学诊断标志物。

第四节 问题和展望

努力提高胰腺癌的5年存活率是胰腺癌研究的主要任务，而要完成这一任务的关键在于能否实现胰腺癌的早期诊断。胰腺癌同其他恶性肿瘤一样，是一个由多基因参与，经过多步骤、多阶段复杂的生物学过程形成的，因而造成目前某个单一的肿瘤标志物对胰腺癌的诊断，尤其是早期诊断缺乏足够的敏感性和特异性，寻找有价值的胰腺癌早期诊断标志物仍然是相当长一段时间内胰腺癌研究的主要任务。

肿瘤相关抗原是较实用和普及的检测项目，应根据各个指标的特点，提倡多种标志物联合监测，不仅可用于胰腺癌的诊断，而且可作为观察治疗效果和预测复发的有用指标。不断发展的蛋白质组学的技术手段，能够动态、整体、定量地考察肿瘤发生过程中蛋白质种类、数量的改变，结合基因组所提供的大量信息，为寻找和鉴定存在血液、胰液、其他体液以及组织中蛋白质或肽类，即肿瘤相关抗原提供了有利的技术保障。另外，有学者指出对肿瘤患者外周血循环DNA的分子检测有可能成为颇有前景的肿瘤分子诊断手段。因为肿瘤患者循环DNA除部分来自于正常细胞的野生型DNA外，另有相当一部分来源于肿瘤细胞DNA。胰腺癌患者血清中可检测到较高频率的K-ras基因突变，就是一个典型的例子。尽管目前已经发现了许多胰腺癌相关的基因和蛋白分子，但它们多数尚处于基础研究阶段，还需大量临床试验证实其有效性。对于诊断型标志物应当关注那些具有分泌功能的分子标志物，这样可以通过简单无创的血清学检测进行胰腺癌的筛查和诊断。作为治疗靶标应寻找那些在胰腺癌中表达频率高、组织选择性好、在胰腺癌发生和发展过程中发挥重要功能的分子标志物。随着现代生物技术手段的不断进步，必将推进胰腺癌的早期诊断和有效治疗，从而改善胰腺癌的预后状况。

（倪晓光　赵　平）

参 考 文 献

1. Kim JE, Lee KT, Lee JK, et al. Clinical usefulness of carbohydrate antigen 19-9 as a screening test for pancreatic cancer in an asymptomatic population. *J Gastroenterol Hepatol*, 2004, 19 :182-186
2. Ariyama J, Suyama M, Satoh K, Sai J. Imaging of small pancreatic ductal adenocarcinoma. *Pancreas*, 1998, 16 : 396-401
3. Jiang JT, Wu CP, Deng HF, et al. Serum level of TSGF, CA242 and CA19-9 in pancreatic cancer. *World J Gastroenterol*, 2004, 10 : 1675-1677
4. Tanaka N, Okada S, Ueno H, et al. The usefulness of serial changes in serum CA19-9 levels in the diagnosis of pancreatic cancer. *Pancreas*, 2000, 20: 378-381
5. 宗明, 汤朝晖, 傅晓辉, 等. 血清CA19-9水平与胰腺癌转移及手术切除率关系的初步探讨. 肝胆外科杂志, 2003, 11 :27-29
6. Safi F, Schlosser W, Falkenreck S, Beger HG. Prognostic value of CA 19-9 serum course in pancreatic cancer. *Hepatogastroenterology*, 1998, 45 : 253-259
7. Ziske C, Schlie C, Gorschluter M, et al. Prognostic value of CA 19-9 levels in patients with inoperable adenocarcinoma of the pancreas treated with gemcitabine. *Br J Cancer*, 2003, 89 : 1413-1417
8. 陈熹, 秦兆寅, 纪宗正, 黎一鸣. 血清CA242的测定在胰腺癌中的临床价值. 新消化病学杂志, 1996, 4 :501-502
9. 张乐之, 龚燕芳, 屠振兴. 胰腺癌患者血清CA242定量测定及其意义. 胰腺病学, 2002, 2 : 20-21
10. 魏刚, 李静, 王宪法, 等. 肿瘤标志物 CA242、CA19-9、CEA在胰腺癌诊断中的应用. 天津医科大学学报, 2002, 8 :198-200
11. Ozkan H, Kaya M, Cengiz A. Comparison of tumor marker CA 242 with CA 19-9 and carcinoembryonic antigen (CEA) in pancreatic cancer. *Hepatogastroenterology*, 2003, 50 :1669-1674
12. Cerwenka H, Aigner R, Bacher H, et al. Pancreatitis-associated protein (PAP) in patients with pancreatic cancer. *Anticancer Res*, 2001, 21 : 1471-1474
13. Koopmann J, Buckhaults P, Brown DA, et al. Serum macrophage inhibitory cytokine 1 as a marker of pancreatic and other periampullary cancers. *Clin Cancer Res*, 2004, 10 : 2386-2392
14. Shimura T, Tsutsumi S, Hosouchi Y, et al. Clinical significance of soluble form of HLA class I molecule in Japanese patients with pancreatic cancer. *Hum Immunol*, 2001, 62 : 615-619
15. Akashi T, Oimomi H, Nishiyama K, et al. Expression and diagnostic evaluation of the human tumor-associated antigen RCAS1 in pancreatic cancer. *Pancreas*, 2003, 26 : 49-55
16. Koopmann J, Fedarko NS, Jain A, et al. Evaluation of osteopontin as biomarker for pancreatic adenocarcinoma. *Cancer Epidemiol Biomarkers Prev*, 2004, 13 : 487-491
17. Karayiannakis AJ, Bolanaki H, Syrigos KN, et al. Serum vascular endothelial growth factor levels in pancreatic cancer patients correlate with advanced and metastatic disease and poor prognosis. *Cancer Lett*, 2003, 194 : 119-124
18. Klomp HJ, Zernial O, Flachmann S, et al. Significance of the expression of the growth factor pleiotrophin in pancreatic cancer patients. *Clin Cancer Res*, 2002, 8 : 823-827
19. 蒋晓婷. 血清肿瘤标志物联合检测在胰腺癌诊治中的意义. 中国实验诊断学, 2002, 6 : 342-344
20. 邓登豪, 朱海杭, 吴岩, 颜万顺. 胰腺癌肿瘤标志物单项和联合检测的价值. 胃肠病学和肝病学杂志, 2001, 10 : 60-62
21. Arvanitakis M, van Laethem JL, Parma J, et al. Predictive factors for pancreatic cancer in patients with chronic pancreatitis in association with K-ras gene mutation. *Endoscopy*, 2004, 36 : 535-542
22. Pellise M, Castells A, Gines A, et al. Clinical usefulness of KRAS mutational analysis in the diagnosis of pancreatic adenocarcinoma by means of endosonography-guided fine-needle aspiration biopsy. *Aliment Pharmacol Ther*, 2003, 17 : 1299-1307

23. Pugliese V, Pujic N, Saccomanno S, *et al*. Pancreatic intraductal sampling during ERCP in patients with chronic pancreatitis and pancreatic cancer: cytologic studies and k-ras-2 codon 12 molecular analysis in 47 cases. *Gastrointest Endosc*, 2001, 54 : 595-599
24. Lu X, Xu T, Qian J. [An application value of detecting K-ras and p53 gene mutation in the stool and pure pancreatic juice for diagnosis of early pancreatic cancer] Zhonghua Yi Xue Za Zhi, 2001, 81 : 1050-1053.
25. Liu F, Li ZS, Xu GM, et al. Detection of K-ras gene mutation at codon 12 by pancreatic duct brushing for pancreatic cancer. *Hepatobiliary Pancreat Dis Int*, 2003, 2 : 313-317
26. Dianxu F, Shengdao Z, Tianquan H, *et al*. A prospective study of detection of pancreatic carcinoma by combined plasma K-ras mutations and serum CA19-9 analysis. *Pancreas*, 2002, 25 : 336-341
27. 戴梦华, 赵玉沛, 蔡力行, 朱预. 外周血 K-*ras* 基因突变和 CA19-9 的联合检测在胰腺癌诊断中的作用. 中华外科杂志, 2003, 41 : 332-335
28. 张奕, 姬舒荣, 奉典旭, 等. 血清 K-*ras* 基因突变检测联合 CA19-9 测定在胰腺癌诊断中的应用. 癌症, 2003, 22 : 295-297
29. Yamada T, Nakamori S, Ohzato H, *et al*. Detection of K-ras gene mutations in plasma DNA of patients with pancreatic adenocarcinoma: correlation with clinicopathological features. *Clin Cancer Res*, 1998, 4 : 1527-1532
30. Yamanaka Y, Friess H, Kobrin MS, *et al*. Overexpression of HER2/neu oncogene in human pancreatic carcinoma. *Hum Pathol*, 1993, 24 : 1127-1134
31. Tomaszewska R, Okon K, Nowak K, Stachura J. HER-2/Neu expression as a progression marker in pancreatic intraepithelial neoplasia. *Pol J Pathol*, 1998, 49 : 83-92
32. Li D, Zhu J, Firozi PF, *et al*. Overexpression of oncogenic STK15/BTAK/Aurora A kinase in human pancreatic cancer. *Clin Cancer Res*, 2003,9 : 991-997
33. Abe N, Watanabe T, Suzuki Y, *et al*. An increased high-mobility group A2 expression level is associated with malignant phenotype in pancreatic exocrine tissue. *Br J Cancer*, 2003, 89 : 2104-2109
34. Koizumi M, Doi R, Toyoda E, *et al*. Increased PDX-1 expression is associated with outcome in patients with pancreatic cancer. *Surgery*, 2003, 134 : 260-266
35. Tobita K, Kijima H, Dowaki S, *et al*. Epidermal growth factor receptor expression in human pancreatic cancer: Significance for liver metastasis. *Int J Mol Med*, 2003, 11 : 305-309
36. Hiyama E, Kodama T, Shinbara K, *et al*. Telomerase activity is detected in pancreatic cancer but not in benign tumors. *Cancer Res*, 1997, 57 : 326-331
37. 许逸卿, 王春友, 刘涛, 等. 胰腺癌组织中端粒酶活性的表达. 中华实验外科杂志, 2003, 20 : 811-812
38. Zhou GX, Huang JF, Li ZS, *et al*. Detection of K-ras point mutation and telomerase activity during endoscopic retrograde cholangiopancreatography in diagnosis of pancreatic cancer. *World J Gastroenterol*, 2004, 10 :1337-1340
39. Myung SJ, Kim MH, Kim YS, *et al*. Telomerase activity in pure pancreatic juice for the diagnosis of pancreatic cancer may be complementary to K-ras mutation. *Gastrointest Endosc*, 2000, 51 : 708-713
40. Weinberg DS, Ruggeri B, Barber MT, *et al*. Cholecystokinin A and B receptors are differentially expressed in normal pancreas and pancreatic adenocarcinoma. *J Clin Invest*, 1997, 100 : 597-603
41. Li J, Weghorst CM, Tsutsumi M, *et al*. Frequent p16INK4A/CDKN2A alterations in chemically induced Syrian golden hamster pancreatic tumors. *Carcinogenesis*, 2004, 25 : 263-268
42. Rosty C, Geradts J, Sato N, *et al*. p16 Inactivation in pancreatic intraepithelial neoplasias (PanINs) arising in patients with chronic pancreatitis. *Am J Surg Pathol*, 2003, 27 : 1495-1501

43. Naka T, Kobayashi M, Ashida K, et al. Aberrant p16INK4 expression related to clinical stage and prognosis in patients with pancreatic cancer. *Int J Oncol*, 1998, 12 : 1111-1116
44. Hosotani R, Miyamoto Y, Fujimoto K, et al. Trojan p16 peptide suppresses pancreatic cancer growth and prolongs survival in mice. *Clin Cancer Res*, 2002, 8 : 1271-1276
45. Campani D, Boggi U, Cecchetti D, et al. p53 overexpression in lymph node metastases predicts clinical outcome in ductal pancreatic cancer. *Pancreas*, 1999, 19 : 26-32
46. Wang Y, Yamaguchi Y, Watanabe H, et al. Detection of p53 gene mutations in the supernatant of pancreatic juice and plasma from patients with pancreatic carcinomas. *Pancreas*, 2004, 28 : 13-19
47. Ghaneh P, Greenhalf W, Humphreys M, et al. Adenovirus-mediated transfer of p53 and p16 (INK4a) results in pancreatic cancer regression in vitro and in vivo. *Gene Ther*, 2001, 8 : 199-208
48. Hua Z, Zhang YC, Hu XM, Jia ZG. Loss of DPC4 expression and its correlation with clinicopathological parameters in pancreatic carcinoma. *World J Gastroenterol*, 2003, 9 : 2764-2767
49. Hohne MW, Halatsch ME, Kahl GF, Weinel RJ. Frequent loss of expression of the potential tumor suppressor gene DCC in ductal pancreatic adenocarcinoma. *Cancer Res*, 1992, 52 : 2616-2619
50. Seibold S, Rudroff C, Weber M, et al. Identification of a new tumor suppressor gene located at chromosome 8p21.3-22. *FASEB J*, 2003, 17 : 1180-1182
51. Joo YE, Rew JS, Park CS, Kim SJ. Expression of E-cadherin, alpha- and beta-catenins in patients with pancreatic adenocarcinoma. *Pancreatology*, 2002, 2 : 129-137
52. Nakajima S, Doi R, Toyoda E, et al. N-cadherin expression and epithelial-mesenchymal transition in pancreatic carcinoma. *Clin Cancer Res*, 2004, 10 : 4125-4133
53. Ikeda N, Adachi M, Taki T, et al. Prognostic significance of angiogenesis in human pancreatic cancer. *Br J Cancer*, 1999, 79 : 1553-1563
54. Itakura J, Ishiwata T, Friess H, et al. Enhanced expression of vascular endothelial growth factor in human pancreatic cancer correlates with local disease progression. *Clin Cancer Res*, 1997, 3 : 1309-1316
55. Seo Y, Baba H, Fukuda T, et al. High expression of vascular endothelial growth factor is associated with liver metastasis and a poor prognosis for patients with ductal pancreatic adenocarcinoma. *Cancer*, 2000, 88 : 2239-2245
56. Kasper HU, Ebert M, Malfertheiner P, et al. Expression of thrombospondin-1 in pancreatic carcinoma: correlation with microvessel density. *Virchows Arch*, 2001, 438 : 116-120
57. Harvey SR, Hurd TC, Markus G, et al. Evaluation of urinary plasminogen activator, its receptor, matrix metalloproteinase-9, and von Willebrand factor in pancreatic cancer. *Clin Cancer Res*, 2003, 9 : 4935-4943
58. Matsuyama Y, Takao S, Aikou T. Comparison of matrix metalloproteinase expression between primary tumors with or without liver metastasis in pancreatic and colorectal carcinomas. *J Surg Oncol*, 2002, 80 : 105-110
59. Crawford HC, Scoggins CR, Washington MK, et al. Matrix metalloproteinase-7 is expressed by pancreatic cancer precursors and regulates acinar-to-ductal metaplasia in exocrine pancreas. *J Clin Invest*, 2002, 109 : 1437-1444
60. Yokoyama M, Ochi K, Ichimura M, et al. Matrix metalloproteinase-2 in pancreatic juice for diagnosis of pancreatic cancer. *Pancreas*, 2002, 24 : 344-347
61. Masui T, Doi R, Koshiba T, et al. RECK expression in pancreatic cancer: its correlation with lower invasiveness and better prognosis. *Clin Cancer Res*, 2003, 9 :1779-1784
62. Hinoda Y, Ikematsu Y, Horinochi M, et al. Increased expression of MUC1 in advanced pancreatic cancer. *J Gastroenterol*, 2003, 38 : 1162-1166

63. Chhieng DC, Benson E, Eltoum I, *et al*. MUC1 and MUC2 expression in pancreatic ductal carcinoma obtained by fine-needle aspiration. *Cancer*, 2003, 99 : 365-371
64. Yamasaki H, Ikeda S, Okajima M, *et al*. Expression and localization of MUC1, MUC2, MUC5AC and small intestinal mucin antigen in pancreatic tumors. *Int J Oncol*, 2004, 24 : 107-113
65. Jinfeng M, Kimura W, Hirai I, *et al*. Expression of MUC5AC and MUC6 in invasive ductal carcinoma of the pancreas and relationship with prognosis. *Int J Gastrointest Cancer*, 2004, 34 : 9-18
66. 王道荣, 刘驯良, 苗毅, 虞梅宁. CD44v6蛋白及增殖细胞核抗原在胰腺癌组织中的表达及其临床意义. 南京医科大学学报, 2003, 23(3):287-288
67. 徐建华, 郭晓钟, 刘民培, 等. 胰腺癌中nm23基因的表达. 胰腺病学, 2003, 3 : 42-43
68. Sato N, Fukushima N, Maehara N, *et al*. SPARC/osteonectin is a frequent target for aberrant methylation in pancreatic adenocarcinoma and a mediator of tumor-stromal interactions. *Oncogene*, 2003, 22 : 5021-5030
69. Weber CK, Sommer G, Michl P, *et al*. Biglycan is overexpressed in pancreatic cancer and induces G1-arrest in pancreatic cancer cell lines. *Gastroenterology*, 2001, 121 : 657-667
70. Ikeda N, Nakajima Y, Tokuhara T, *et al*. Clinical significance of aminopeptidase N/CD13 expression in human pancreatic carcinoma. *Clin Cancer Res*, 2003, 9 : 1503-1508
71. Yamamoto S, Tomita Y, Hoshida Y, *et al*. Increased expression of valosin-containing protein (p97) is associated with lymph node metastasis and prognosis of pancreatic ductal adenocarcinoma. *Ann Surg Oncol*, 2004, 11 : 165-172
72. Shibaji T, Nagao M, Ikeda N, *et al*. Prognostic significance of HIF-1 alpha overexpression in human pancreatic cancer. *Anticancer Res*, 2003, 23 : 4721-4727
73. Li Z, Sclabas GM, Peng B, *et al*. Overexpression of synuclein-gamma in pancreatic adenocarcinoma. *Cancer*, 2004, 101 : 58-65
74. Crnogorac-Jurcevic T, Missiaglia E, Blaveri E, *et al*. Molecular alterations in pancreatic carcinoma: expression profiling shows that dysregulated expression of S100 genes is highly prevalent. *J Pathol*, 2003, 201 : 63-74
75. Iacobuzio-Donahue CA, Maitra A, Olsen M, *et al*. Exploration of global gene expression patterns in pancreatic adenocarcinoma using cDNA microarrays. *Am J Pathol*, 2003, 162 : 1151-1162
76. 金钢, 胡先贵, 应康, 等. 基因表达谱芯片在胰腺癌相关基因筛选中的应用研究. 第二军医大学学报, 2000, 21 : 819-822
77. Grutzmann R, Foerder M, Alldinger I, *et al*. Gene expression profiles of microdissected pancreatic ductal adenocarcinoma. *Virchows Arch*, 2003, 443: 508-517
78. Iacobuzio-Donahue CA, Ashfaq R, Maitra A, *et al*. Highly expressed genes in pancreatic ductal adenocarcinomas: a comprehensive characterization and comparison of the transcription profiles obtained from three major technologies. *Cancer Res*, 2003, 63 : 8614-8622
79. Tanaka H, Hata F, Nishimori H, *et al*. Differential gene expression screening between parental and highly metastatic pancreatic cancer variants using a DNA microarray. *J Exp Clin Cancer Res*, 2003, 22 : 307-313
80. Ohno K, Hata F, Nishimori H, *et al*. Metastatic-associated biological properties and differential gene expression profiles in established highly liver and peritoneal metastatic cell lines of human pancreatic cancer. *J Exp Clin Cancer Res*, 2003, 22: 623-631
81. Nakajima F, Nishimori H, Hata F, *et al*. Gene expression screening using a cDNA macroarray to clarify the mechanisms of peritoneal dissemination of pancreatic cancer. *Surg Today*, 2003, 33: 190-195
82. Ryu B, Jones J, Hollingsworth MA, *et al*. Invasion-specific genes in malignancy: serial analysis of gene expression comparisons of primary and pas-

saged cancers. *Cancer Res*, 2001, 61 : 1833-1838
83. 谭志军, 胡先贵, 应康, 等. 胰腺癌伴淋巴结转移的基因芯片研究. 中华肿瘤杂志, 2002, 24 : 243-246
84. Crnogorac-Jurcevic T, Efthimiou E, Nielsen T, *et al*. Expression profiling of microdissected pancreatic adenocarcinomas. *Oncogene*, 2002, 21 : 4587-4594
85. Nakamura T, Furukawa Y, Nakagawa H, *et al*. Genome-wide cDNA microarray analysis of gene expression profiles in pancreatic cancers using populations of tumor cells and normal ductal epithelial cells selected for purity by laser microdissection. *Oncogene*, 2004, 23 : 2385-2400
86. Yoshida K, Ueno S, Iwao T, *et al*. Screening of genes specifically activated in the pancreatic juice ductal cells from the patients with pancreatic ductal carcinoma. *Cancer Sci*, 2003, 94 : 263-270
87. Shekouh AR, Thompson CC, Prime W, *et al*. Application of laser capture microdissection combined with two-dimensional electrophoresis for the discovery of differentially regulated proteins in pancreatic ductal adenocarcinoma. *Proteomics*, 2003, 3 : 1988-2001
88. Rosty C, Christa L, Kuzdzal S, *et al*. Identification of hepatocarcinoma-intestine-pancreas/pancreatitis- associated protein I as a biomarker for pancreatic ductal adenocarcinoma by protein biochip technology. *Cancer Res*, 2002, 62 : 1868-1875
89. Koopmann J, Zhang Z, White N, *et al*. Serum diagnosis of pancreatic adenocarcinoma using surface-enhanced laser desorption and ionization mass spectrometry. *Clin Cancer Res*, 2004, 10 : 860-868

第五章　胰腺癌临床表现、诊断与鉴别诊断

赵　平
田艳涛

胰腺癌临床表现多种多样而又缺乏特异性，取决于肿瘤的位置、病程的早晚、有无转移以及邻近器官累及的情况。其临床特点是病程较短、病情发展快，早期症状多较隐匿而无特异性。

第一节　临床表现

一、首发症状

胰腺癌首发症状的识别对于早期诊治很重要。张群华等[1]代表中国抗癌协会胰腺癌专业委员会进行了胰腺癌的临床流行病学调查（回顾性分析），汇集1990～2000年8省2市14家三级甲等医院诊治的2 340例胰腺癌患者，并对其病史进行分析，首发症状以黄疸、腹痛等为常见，其次为消瘦、腹胀不适和腰背痛等，乏力、腹部包块、发热和腹泻等症状也较常见。首发症状也因肿瘤的发生部位而异，如胰头癌患者常以黄疸就诊，全胰癌常表现为腹痛、消瘦、腹部包块、发热等症状，而胰体尾癌患者突出的首发症状有腰背酸痛、腹痛、上腹饱胀等。浙江大学附属第一医院收治的资料较完整的胰腺癌患者321例显示，胰头癌、胰体尾癌和全胰癌最常见的首发症状为上腹痛、腹胀不适。然而这些症状在胃肠、肝胆疾病也是常见的，缺乏特异性。上腹痛以胰体尾癌和全胰癌更多见，发生率分别为81.0%和87.5%，而胰头癌仅为55.6%，胰头癌的上腹不适发生率仅为27.8%，胰头癌早期症状不明显，当大部分病人出现黄疸时肿瘤往往已属中晚期。上海报道484例胰腺癌的首发症状，依次为上腹痛205例（42.4%）、黄疸86例（17.8%）、上腹饱胀不适64例（13.2%）、腹部包块42例（8.7%）、上腹隐痛33例（6.8%）、乏力19例（3.9%）、腰背痛11例（2.3%）、恶心呕吐6例（1.2%）、发热6例（1.2%）、上消化道出血5例（1.1%）、消瘦4例（0.8%）、腹泻2例（0.4%）、多饮多尿1例（0.2%）。排在前三位的依次为腹痛、黄疸及上腹饱胀不适。胰腺属于腹膜后位器官，位置深且隐蔽，病人出现首发症状至确诊平均需要3个月。不同部位的胰腺癌首发症状往往不同，胰头癌以黄疸多见，而胰体尾癌则罕见以黄疸为首发症状[2]。

中国医学科学院肿瘤医院回顾性总结2000～2004年间收治的胰腺癌患者319例，其中胰头癌199例（62.4%）、胰体尾癌116例（36.4%）、全胰癌4例（1.3%）。在319例胰腺癌中，出现上腹部不适76例，厌食67例，上腹部疼痛157例，黄疸46例，腰背疼痛28例，消瘦6例，腹胀28例，腹泻10例，恶心呕吐10例，乏力6例，发热4例，便秘1例，发现腹部包块1例，另有15例病人在常规体检或因其他疾病偶然发现胰腺占位性病

变。很明显,胰腺癌的首发症状本身并不足以明确胰腺癌的诊断也不能排除胰腺癌的诊断,但重视胰腺癌的首发症状可以为早期发现胰腺癌提供可能。

如果一个病人出现以下这些症状时,需要对其胰腺作进一步的检查:①梗阻性黄疸;②短时间内不能解释的体重减轻,超过体重的10%;③不能解释的上腹部或腰背部疼痛;④不能解释的消化不良;⑤突然出现的糖尿病而且缺乏易感因子,如糖尿病家族史或肥胖;⑥一次或几次"先天性"胰腺炎病史;⑦不能解释的脂肪泻。

二、病程中常见的临床表现

(一)病史

胰腺癌初期症状与其他消化道疾病症状难以鉴别。由于位置深在,病人很难发现胰腺肿物。胰头部肿物由于邻近胆总管末端壶腹部,在胆总管受到压迫时可出现黄疸,症状出现较胰体尾癌早;胰体尾癌往往发展到侵犯周围脏器或腹腔神经丛时才出现疼痛及相应的症状。自首发症状开始至确诊一般病程1~6个月,平均3个月;临床出现典型症状如黄疸、疼痛的病程平均不超过10~20天。胰腺癌的恶性程度很高,一般不治生存期6~12个月;而胰头癌甚至更短,往往由于梗阻性黄疸造成肝脏损害死亡。中国抗癌协会胰腺癌专业委员会进行了胰腺癌的临床流行病调查(回顾性分析),病程最短的只有1周,最长的近2.5年,平均病程为4.4个月。在2 340例患者中有吸烟史者占27.4%,有饮酒史者占19.4%。既往有胆道疾病史者占8.8%,糖尿病占6.0%,慢性胰腺炎占2.3%,肿瘤病史占0.9%,胆胰管畸形占0.17%,其他一些消化道疾病占10.8%,包括消化性溃疡、胃炎、肠炎、肝炎、胃下垂、慢性腹泻、上消化道出血等,其中胆道疾病和消化道疾病也是临床上常见的误诊因素[1]。

(二)症状

胰腺癌的常见症状有上腹痛、上腹饱胀不适、黄疸、食欲不振等。胰腺癌症状与肿瘤所在部位有关,胰头癌以腹痛、黄疸、上腹饱胀不适为多见。胰体尾癌则以腹痛、上腹部饱胀不适、上腹部包块、腰背痛为多见。全胰癌以腹痛、上腹部饱胀不适和黄疸为多见。上海和中国医科大学附属一院对胰腺癌的主要症状进行了较为详尽的报道(表5-1、2)。

表 5-1 上海组 343 例胰腺癌的主要症状

症状	胰头癌 251 例		胰体尾癌 92 例		合 计 343 例	
	例 数	(%)	例 数	(%)	例 数	(%)
腹痛	173	(68.9)	88	(93.6)	261	(76.1)
上腹饱胀不适	151	(60.2)	82	(87.2)	233	(67.9)
体重减轻	181	(72.1)	43	(45.7)	224	(65.3)
食欲不振	114	(45.4)	45	(47.9)	159	(46.4)
乏力	71	(28.3)	22	(23.4)	93	(27.1)
恶心、呕吐	52	(20.7)	13	(13.8)	65	(19.0)
瘙痒	64	(25.5)	1	(1.1)	65	(19.0)
发热	22	(8.8)	10	(10.6)	32	(9.3)
腹部包块	20	(8)	7	(7.4)	27	(7.9)
腹泻	13	(5.2)	7	(7.4)	20	(5.8)
隐血	17	(6.8)	2	(2.1)	19	(5.5)
便血	12	(4.8)	2	(2.1)	14	(4.1)
呕血	4	(1.6)	4	(4.3)	8	(2.3)
强迫体位	5	(2.0)	1	(1.0)	6	(1.7)
精神失常	1	(0.4)	0		1	(0.3)

表 5-2　中国医科大学附属医院组不同部位胰腺癌入院时主要症状

症状	胰头癌 270例		胰体尾癌 43例		全胰癌 47例		合计 360例	
	例数	(%)	例数	(%)	例数	(%)	例数	(%)
腹痛	226	(83.4)	42	(97.4)	45	(95.1)	313	(86.9)
上腹饱胀不适	188	(69.6)	32	(74.4)	44	(93.6)	264	(73.3)
黄疸	186	(68.9)	2	(4.7)	45	(95.7)	233	(64.7)
食欲不振	237	(87.8)	32	(74.4)	40	(85.1)	302	(83.9)
乏力	132	(48.9)	16	(37.2)	23	(48.9)	171	(47.5)
消瘦	187	(69.3)	35	(81.4)	42	(89.4)	252	(70.0)
黑便	17	(6.3)	4	(9.3)	2	(4.3)	23	(6.3)
恶心呕吐	199	(44.1)	18	(41.9)	17	(36.2)	152	(42.2)
腹部包块	94	(34.8)	35	(81.4)	16	(34.0)	143	(39.7)
发热	93	(30.7)	5	(11.6)	21	(44.7)	109	(30.2)
瘙痒	91	(33.7)	4	(9.3)	20	(42.9)	115	(31.9)
腹泻	21	(7.8)	2	(4.7)	6	(12.8)	29	(8.0)
呕血	1	(0.4)	1	(2.3)	0	(0)	2	(0.6)
便秘	14	(15.2)	6	(13.9)	5	(10.6)	25	(6.9)
腰背痛	63	(23.3)	14	(32.6)	20	(42.6)	97	(26.9)

1. 上腹痛和上腹部不适　以往一般认为胰头癌的典型症状为"无痛性黄疸"，实际上无论胰头癌或胰体尾癌，其初期均有上腹部不适或隐痛，往往为首发症状，约占90%。患者主要临床表现为上腹部"粗糙感"，间或隐痛，往往自认为胃痛或饮食不适，可忍受。反复发生，持续时间长，不易缓解。以此就医常诊为"胃病"给予对症处理。治疗后多数病人症状或许稍微有所缓解，少数患者经对症处理没有"治愈"而要求进一步检查，从而逐步明确诊断。胰腺癌的疼痛多种多样，在病程中也可以发生变化，这是因为病变的部位和引起腹痛的原因并非完全一致。腹痛的部位一般多在上腹中部，胰头癌可偏于右上腹，胰尾癌可偏于左上腹。腹痛的性质大致可分为三种：①阵发性剧烈上腹痛，可放射至肩胛部；②上腹钝痛，最多见，约占70%；③累及腰背部的上腹痛，大约1/4的患者出现此症状。腰背痛比上腹痛更为显著，疼痛也可在两侧季肋部有束带感，坐位、弯腰、侧卧、屈膝可以减轻，仰卧平躺可加重，夜间比白天明显。这类痛可能是由于癌瘤浸润、压迫腹膜后内脏神经所致，常见于胰腺癌的晚期，尤其多见于胰体尾癌。临床上常认为这种痛是胰腺癌的典型腹痛，但实际上是胰腺癌晚期的表现[3]。中国医学科学院肿瘤医院腹部外科回顾了1990～2001年手术切除的胰腺癌病例38例，进行了疼痛与肿瘤的临床病理学改变之间的相关性研究，结果证实在所分析的因素中，肿瘤的位置、大小以及肿瘤对静脉系统、胰内神经、胰腺前方被膜、腹膜后组织、动脉系统的浸润与疼痛有着显著的相关性；单纯腹部疼痛只与胰腺前方被膜的浸润有显著的相关性；腹部及背部疼痛与肿瘤的位置、大小、TNM分期以及肿瘤对静脉系统、胰内神经、胰腺前方被膜、腹膜后组织、动脉系统的浸润有着显著的相关性，而与肿瘤的分化程度、淋巴结的转移以及肿瘤对远端胆管、十二指肠壁、胰外神经丛、门脉系统的浸润无显著的相关性[4]（表5-3）。

2. 体重减轻　80%～90%的胰腺癌患者在疾病的初期即有消瘦、体重减轻。部分患者还以消瘦为首发症状。初期由于进展较慢，不足以引起重视；疾病进展阶段，病人明显消瘦，体重减轻迅速，体重一般可下降10～20kg，且伴随其他症状体征，进而发展至恶病质状态。其原因主要有：①肿瘤对机体造成的慢性消耗；②消化液分泌排出障碍，导致消化吸收不良，营养缺乏；③疼痛所致病人不能正常休息或伴有高热等增加身体消耗；④近年研究显示，胰腺癌肿瘤细胞及癌旁胰岛细胞分泌一些分子促进肝糖原再生，以及胰岛淀粉样多肽物质干扰糖原合成及储存，引起外周胰岛素抵抗，使机体不能有效利用葡萄糖从而导

表 5-3 疼痛与临床病理因素的相关性

分析因素	疼痛		单纯腹部疼痛		腹部+背部疼痛相关	
	相关系数 r	P 值	相关系数 r	P 值	相关系数 r	P 值
肿瘤位置	0.382	0.018**	0.292	0.140	0.552	0.004**
肿瘤大小	0.331	0.043*	0.051	0.802	0.564	0.003**
TNM 分期	0.276	0.093	0.284	0.151	0.411	0.041*
分化程度	0.149	0.371	0.168	0.403	0.140	0.504
淋巴结转移	0.131	0.433	0.024	0.905	0.263	0.204
肿瘤的浸润						
静脉系统	0.327	0.045*	0.182	0.364	0.529	0.007**
胰内神经	0.394	0.014*	0.113	0.574	0.761	0.000**
胰腺前方被膜	0.655	0.000**	0.710	0.000**	0.678	0.000**
腹膜后组织	0.430	0.007**	0.113	0.574	0.852	0.000**
远端胆管	-0.276	0.093	-0.265	0.181	-0.299	0.147
十二指肠壁	0.131	0.433	0.257	0.196	-0.014	0.946
胰外神经	-0.025	0.879	-0.273	0.169	0.161	0.442
门脉系统	0.041	0.809	-0.193	0.334	0.256	0.217
动脉系统	0.456	0.004**	0.367	0.06	0.704	0.000**

*$P < 0.05$，**$P < 0.01$

致明显消瘦。几种炎性细胞因子如肿瘤坏死因子、白介素-1、白介素-6、干扰素、白细胞抑制因子等与胰腺癌的消瘦也有一定关系[1,5]。

3. 消化不良、食欲不振　胰腺癌常有消化不良、食欲不振、早饱及恶心等表现，这可能与胰腺癌患者常有胃排空延迟有关。360例胰腺癌中，首发症状有食欲不振者占23.6%，入院时占83.9%。另外，胆总管下端及胰腺导管被肿瘤阻塞，胆汁和胰液不能正常进入十二指肠及胰腺外分泌功能不良等均会影响食欲。

4. 呕吐　少数患者因肿瘤侵入或压迫十二指肠和胃可出现梗阻性呕吐。

5. 便秘与腹泻　由于经常进食不足，约10%的患者有严重便秘。此外有15%左右的患者由于胰腺外分泌功能不良而致腹泻。脂肪泻为晚期的表现，是胰腺外分泌功能不良特有的症状，但不多见。

6. 消化道出血　约10%的胰腺癌患者发生上消化道出血，表现为呕血、黑便，也有的患者仅大便潜血阳性。多因胰腺癌压迫或浸润胃及十二指肠，使之变形、狭窄、糜烂或溃疡所致。也可因癌肿浸及胆总管或壶腹部，使该处发生糜烂或溃疡引起急性或慢性出血。如果肿瘤侵犯脾静脉或门静脉引起栓塞，继发门静脉高压症，还可导致食管胃底静脉曲张破裂出血。因此有少数胰腺癌患者被误诊为胃肠道出血性疾病。

7. 发热　10%~30%的胰腺癌患者可出现发热，出现低热、高热、间歇或不规则热。部分甚至以发热为首发症状。发热可能由于癌组织坏死后产生内源性致热原或由于继发胆道或其他部位感染所致。

（三）体征

胰腺癌病人在病变初期常无明确体征，表现为明确体征时常为进展期或晚期。其主要体征包括黄疸、腹部包块、肝肿大及胆囊肿大等。不同部位胰腺癌的体征也不同。胰头癌以黄疸最多见，而胰体尾癌以腹部包块最多见。

1. 黄疸　胰腺癌引起胆管梗阻和阻塞性黄疸可由不完全堵塞发展到完全阻塞。早期胆道内压力增高，胆管代偿性扩张，胆汁尚能进入肠道内，此时不出现黄疸。梗阻进一步加重，患者可出现黄疸。胰腺癌患者中，10%~30%以黄疸为首发表现，57%~79%的患者在全病程中有黄疸。肿瘤位于胰头部者62%~90%出现黄疸。随病情进一步加重，胆道完全梗阻，临床可出现陶土色大便。胰腺癌黄疸出现的早晚与肿瘤的部位密切相关。胰头癌或壶腹癌的患者多因黄疸而就诊，钩突部癌患者出现黄疸较晚，而胰体尾癌则在病程晚期，出现肝内转移或肝门部淋巴结转移压迫胆管时才出现黄疸（表5-4）。多数患者有皮肤瘙痒。癌肿梗阻胆道所引起的黄疸几乎均呈进行性加重，不易消退，但也有时出现波动，不会降至正常，这可能是由于梗阻处的肿瘤组织水肿、炎症消退或壶腹部肿瘤坏死脱落所致。

表5-4 黄疸与肿瘤部位的关系

黄疸类型	首发症状			入院时症状		
	胰头癌	胰体尾癌	全胰癌	胰头癌	胰体尾癌	全胰癌
黄疸伴腹痛	38	0	3	138	2	43
黄疸不伴腹痛	45	0	8	48	0	2
合计	83	0	11	186	2	45

2. 腹部肿块　胰腺位于腹膜后，一般很难扪及。胰腺癌时如可触及胰腺肿块，已多属晚期病例。胰体部横跨脊柱前方，位置较浅在，而胰头部和尾部则位置深在，故胰体癌摸到肿块率最高，而由于胰体癌较易侵及腹腔动脉，其手术切除率较低。肿块的位置多在剑突与脐中点的正中偏左或偏右，边界不规则，表面结节感，质硬，大多较固定，可有轻压痛，并可传导腹主动脉搏动。如癌肿压迫了脾动脉或腹主动脉，可产生传导性杂音，常是胰体尾癌的重要体征。能明显扪及肿块的病例，癌肿已相当大或已属病程晚期，行根治性切除的可能性很小。

3. 胆囊肿大及Courvoisier征　近半数的胰腺癌患者可触及肿大的胆囊，这与胆总管下端梗阻有关。临床上有无痛性梗阻性黄疸伴有胆囊肿大者称为Courvoisier征，对胰头癌具有诊断意义。

4. 肝肿大　30%～50%的患者因胆汁淤积、癌灶肝转移而有肝肿大。

5. 腹水　腹水一般出现在胰腺癌晚期。多为癌的腹膜浸润、扩散所致。此外由于癌瘤或转移淋巴结压迫门静脉或因门静脉、肝静脉发生血栓而引起腹水，营养不良低蛋白血症也可引起腹水，其性状可为血性或浆液性。

（四）其他临床表现

1. 症状性糖尿病　由于目前尚未建立起理想的胰岛素依赖型糖尿病动物模型，致使胰腺癌与糖尿病因果关系的基础研究结论争议颇大。但流行病学证实，胰腺癌患者糖尿病的发生率要明显高于对照人群。约30%的患者空腹或餐后血糖升高，38.5%～57.4%的患者糖耐量试验异常。10%～15%的患者在胰腺癌诊断前6～12个月即有糖耐量试验异常。少数胰腺癌患者甚至以糖尿病的症状为最初表现，在胰腺癌主要症状出现以前数月至1年内出现消瘦、体重减轻等糖尿病表现。这可能与胰岛组织被癌肿浸润、破坏有关。出现糖尿病症状以胰体、尾部癌较多见。因此，如糖尿病患者出现持续性腹痛，或老年人突然出现糖尿病表现，或原有糖尿病而突然无明显原因的病情加剧者，要警惕发生胰腺癌的可能[3]。

2. 血栓性静脉炎　5%～20%胰腺癌患者可出现游走性或多发性血栓性静脉炎（Trousseau征），并可以此为首发症状。胰体、胰尾癌发生血栓性静脉炎的机会较胰头癌为多，而且多发生于下肢，在分化较好的腺癌中更易发生血栓。尸检资料表明，胰腺癌患者出现动脉或静脉栓塞的发生率可达25%，尤以髂、股静脉栓塞最为多见，但并无临床症状出现。动脉血栓多见于肺动脉，偶发于脾、肾、冠状动脉及脑血管，胰腺癌患者好发血管栓塞性疾病的原因尚不清楚，可能与胰腺癌分泌某种促使血栓形成的物质而影响了凝血机制有一定关系。下肢深静脉血栓形成可引起患侧下肢浮肿。门静脉血栓形成可有食管下段静脉曲张或腹水，脾静脉血栓形成则有脾肿大。

3. 精神症状　胰腺癌患者可表现焦虑、急躁、抑郁、个性改变等精神症状。约半数胰腺癌患者在确诊前有抑郁表现。其发病机制尚不明确，可能由于胰腺癌患者顽固性腹痛、不能安睡以及不能进食等对精神和情绪产生影响，也可能胰腺癌肿中存在某些神经内分泌因子，作用于中枢神经系统所致。

4. 脾肿大　胰腺癌肿压迫脾静脉，导致血流阻塞或脾静脉血栓形成，可出现脾肿大等"左半门脉高压"表现,以胰体尾部的癌肿较多见。胰腺癌病人伴脾肿大者多属中晚期[6]。

5. 急性胰腺炎　少部分患者可以表现为急性胰腺炎发作。

6. 其他　患者常诉明显无力。部分患者尚可有小关节红、肿、热、痛,关节周围皮下脂肪坏死及原因不明的睾丸痛等。少数患者可有脾大、血管杂音和腹水。晚期患者可能发现直肠前窝、锁骨上淋巴结、肺等远处转移。

第二节　胰腺癌的诊断

由于胰腺的解剖位置深在,胰腺癌的早期患者多无特异性症状,首发症状极易与胃肠、肝胆疾病相混淆,而且目前无特异性的肿瘤定性检查方法,故胰腺癌的早期诊断至今仍比较困难。目前临床上仍根据患者的临床表现,结合影像检查进行确诊。诊出的胰腺癌大部分已是晚期,手术切除率很低,其中胰头癌切除率仅为10%~25%。临床急需解决的问题是找到特异性和敏感性均较高的胰腺癌早期诊断方法。但是由于部分临床医师对胰腺癌早期症状认识不足,或对病史收集不全、分析片面,常常漏诊或误诊。当有黄疸或腹部已摸到肿块时就医或手术治疗,大多数患者已失去手术根治性切除机会。

一、胰腺癌的高危人群及早期诊断

(一) 监测高危人群,发现早期胰腺癌

监测高危人群是癌症早期发现的重要途径。由于胰腺癌基本上呈散发分布,而且缺乏特异性肿瘤标志物,因此开展大规模的普查还很困难。目前的研究表明,胰腺癌存在着高危人群,对其进行筛查和监测,能够尽早发现胰腺癌,使早期诊断成为可能。胰腺癌的高危人群包括以下几个方面:①年龄大于40岁,有上腹部非特异性症状的患者;②有胰腺癌家族史者,有人认为遗传因素在胰腺癌发病中占5%~10%;③突发糖尿病患者,特别是不典型糖尿病,年龄在60岁以上,缺乏家族史,无肥胖,很快形成胰岛素抵抗者。40%的胰腺癌患者在确诊时伴有糖尿病;④慢性胰腺炎患者,目前认为慢性胰腺炎在小部分患者中是癌前病变,特别是慢性家族性胰腺炎和慢性钙化性胰腺炎;⑤导管内乳头状黏液瘤亦属于癌前病变;⑥家族性腺瘤息肉病合并胰腺癌者高于正常人群;⑦良性病变行远端胃大部切除者,特别是术后20年以上的人群,胰腺癌发病率升高1.65~5倍;⑧胰腺癌的高危因素有吸烟、大量饮酒,以及长期接触有害化学物质者[7,8]。

(二) 胰腺癌早期诊断的重要性及困难

文献报道Ⅰ期胰腺癌5年生存率可高达71%。早期胰腺癌一般指直径小于2cm的Ⅰ期胰腺癌。然而,胰腺癌早期一般没有症状,医生也不容易从最常见的症状中一下想到胰腺癌。最能迫使病人不得不看医生的是发生了黄疸,而此时的肿瘤已经很大了,以致80%的病人只能行探查或姑息性手术。目前胰腺癌的早期诊断手段主要有高选择性影像学检查、分子生物学检查和胰腺细胞学检查。

高选择性影像学检查包括内镜超声(endoscopic ultrasonography, EUS)、动态增强CT扫描、磁共振胰胆管造影术(magnetic resonance cholangiopancreatography, MRCP)、内镜下逆行胰胆管造影(endoscopic retrograde cholangio-pancreatography, ERCP)、胰管超声(PDUS)、胰管镜检查(POPS)和正电子发射断层显影(PET)等。分子生物学检查,90%胰腺癌细胞有K-ras基因突变。胰腺癌组织的K-ras测定,胰液以及粪便K-ras基因的测定都在研究之中。Berthelmy 1995年报告检测胰液和胰、胆管脱落细胞的K-ras基因可以区别胰腺癌和其他良性疾病,诊断胰腺癌的敏感性为77%~83%,特异性为100%。胰腺细胞学检查仍然是最可靠的诊断指标。然而没有影像学的指征或手术,很难考虑做穿刺细胞学或活组织检查。胰液细胞学检查对胰腺癌早期诊断是有价值的,但是获得足够数量的胰液并非易事。

胰腺癌的早期诊断依然困难重重:①早期胰腺癌患者没有症状不来看医生;②有了症状的胰腺癌患者是否能够引起医生的注意,考虑到有胰腺癌的可能性;③医院是否具备早期诊断胰腺癌的设备和能力。到目前为止,我们所努力的方向是:①寻找易于推广的肿瘤标志物用于临床筛选;②对于好发的人群,凡是有胰腺癌的症状,应积极行影像学检查和胰腺癌标志物检查

（CA19-9，CA 242，CA50，POA，CEA，铁蛋白等）；内镜超声+穿刺细胞学检查，ERCP+胰液细胞学检查以及胰腺癌的基因检测（K-ras基因）。上述方法有助于发现早期胰腺癌。

二、胰腺癌的诊断

（一）病史及体格检查

已如前述，由于胰腺癌的早期症状不具备特异性，对胰腺癌的诊断不具价值。临床出现急剧发生的皮肤巩膜黄染，进展迅速，应想到可能为梗阻性黄疸或胰头癌。腰背部持续性疼痛难以缓解一般为胰腺癌侵犯胰腺周围组织所致。胰头癌压迫胆总管末端形成胆道梗阻时，往往出现胆囊增大。临床上如果出现进展迅速的黄疸，伴随有腰背部疼痛，体格检查发现胆囊大，触及上腹部肿块时，高度怀疑胰腺癌，结合进一步的实验室和影像学检查即可确诊。

（二）生化学检查

1. 血尿粪常规检查　胰腺癌患者早期血、尿、便常规检查多无异常发现，部分病例可出现贫血、尿糖阳性、大便中潜血阳性，或由于胰腺外分泌功能减退而在大便中出现未消化的脂肪和肌肉纤维。出现阻塞性黄疸后尿胆红素为强阳性。

2. 淀粉酶和脂肪酶检查　胰腺癌导致胰管梗阻的早期，血、尿淀粉酶和脂肪酶可升高，对胰腺癌早期诊断有一定的价值。但在肿瘤晚期由于胰管梗阻时间较长而使胰腺组织萎缩，血、尿淀粉酶可降至正常。少数患者血清脂肪酶可升高。

3. 血糖和糖耐量检查　由于癌肿破坏胰岛细胞，胰腺癌患者中约40%可出现血糖升高及糖耐量异常。有学者认为葡萄糖耐量试验对诊断胰腺癌有参考价值。

4. 肝功能检查　胰头癌由于胆道梗阻或出现肝转移等，常出现肝功能异常。梗阻性黄疸患者的血清胆红素常超过15mg/dl，高于胆石症、慢性胰腺炎所致的胆道梗阻。梗阻性黄疸时血清转氨酶及碱性磷酸酶多有升高。

5. 胰腺外分泌功能检查　约80%胰腺癌患者可出现外分泌功能低下，但慢性胰腺炎、胆总管结石或胰腺良性肿瘤也可影响胰腺外分泌功能。一般的方法是将十二指肠导管置入十二指肠腔内，然后静脉内注射胰泌素1U/kg，注射后在80min内抽取十二指肠液（胰液），测定胰液总量、淀粉酶、蛋白酶、脂肪酶以及碳酸氢根。如用药后胰液分泌量减少，碳酸氢钠浓度正常，应考虑胰腺癌合并胰管阻塞。若胰液分泌量和碳酸氢钠浓度都减少，则可能属于广泛性胰腺组织功能损害，如慢性胰腺炎或胰腺癌晚期。胰头癌引起胰管阻塞比胰体尾癌严重，因而胰液分泌障碍也较明显。此方法还可以检查胰液中有无肿瘤脱落细胞。另外还可通过促胰酶素试验、胰泌素-促胰酶素联合试验或氯化乙酸甲胆碱试验检查胰腺外分泌功能。

（三）胰腺癌标志物检查

1. 血清标志物　近20年来分子生物学的发展为恶性肿瘤的早期诊断提供了机会，许多肿瘤标志物被用于胰腺癌的诊断和术后随访。结肠胰腺癌相关抗原（PCAAC）、癌胚抗原（CEA）、胰腺特异性抗原（PaA）、胰癌胚抗原（POA）、甘氨酰脯氨酸-二肽氨基肽酶（GPDA）及α_1-抗胰蛋白酶、CA19-9等作为胰腺癌肿瘤标志物都不同程度地用于胰腺癌的辅助诊断，但对筛选早期病例意义不大。目前用于胰腺癌诊断的血清肿瘤标志物有10余种之多，主要包括CA19-9、CA242、CEA、CA125、CA50、CA195、Span-1、Dupan-2、CAM17.1等。其中临床中证实最有价值的为CA19-9。CA19-9是Lewis血型抗原标志，人群中约有5%~10%Lewis阴性者不分泌CA19-9。因此，理论上CA19-9的最大敏感性为90%~95%。近年来，CA19-9用于术前评估、预后判断以及观察药物治疗反应等方面引起了人们的关注。Safi等[9]报告了347例胰腺癌患者血清中CA19-9的表达水平，发现肿瘤不可切除时血清CA19-9值明显升高。一般认为CA19-9大于300μg/ml时，胰腺癌不可切除率约为70%~80%，大于1 000μg/ml时这一比例上升到97%。且术前CA19-9明显升高常提示预后较差。如果手术或放疗后CA19-9值持续下降则提示预后相对较好[10, 11]。CA19-9值再次升高常常是复发的标志。CA242是继CA19-9之后出现的另一种重要的胰腺癌相关标志物，其单克隆抗体是由结肠癌细胞株Colo205免疫小鼠而获得[12]。最近Ozkan等[13]比较了CA242和CA19-9对胰腺癌诊断的敏感性分别为75%和80%，特异性分别为85.5%

和67.5%，认为在对胰腺癌诊断的特异性上CA242明显优于CA19-9。另外，胰腺炎相关蛋白（pancreatitis-associated protein，PAP）在正常胰腺组织中缺乏，在急性胰腺炎时较强表达，其在胰腺癌中亦可呈阳性表达。Cerwenka等使用酶联免疫吸附法分析30例胰腺癌、15例胰腺良性疾病和30例正常人血清中PAP的含量，以18mg/ml作为临界值，其对胰腺癌诊断的敏感性和特异性分别为90%和82.8%，并且PAP的含量与TNM分期有显著的相关性[14]。由于肿瘤发展的复杂性和多变性，有必要选择两种或多种肿瘤标志物联合检测[15,16]，这样可以全面表达或反应肿瘤的不同特性，避免单个肿瘤标志物检测的局限性，提高血清学肿瘤标志物在胰腺癌诊治中的辅助作用。

2.基因标志物　近年来，随着人们对胰腺癌分子生物学研究水平的不断提高，发现了许多在胰腺癌发生和发展过程中异常改变的基因标志物，依其作用不同，可分为癌基因、抑癌基因以及参与细胞黏附和与基质相互作用的基因。胰腺癌是ras基因突变率最高的肿瘤。Almoguer[17] 1988年首次报道胰腺癌的K-ras基因突变率高达95%。Pellise等[18]使用内镜超声引导下细针穿刺活检标本进行K-ras基因第12位密码子突变分析，细胞学检测的敏感性和特异性分别为73%和100%。Pugliese等[19]对34例胰腺癌和11例慢性胰腺炎患者的胰液进行K-ras基因突变检测，显示胰腺癌患者突变率为87%，慢性胰腺炎突变率为40%，认为胰液中K-ras基因突变检测对胰腺癌和慢性胰腺炎的鉴别诊断不起作用。国内有关K-ras基因突变与CA19-9联合检测也进行了探索。任月欣等[20]应用聚合酶链反应-单链构象多态性分析（PCR-SSCP）方法探讨K-ras基因突变在胰腺癌诊断中的价值。结果认为K-ras基因突变在胰腺癌发生中起作用，但其作为胰腺癌诊断的分子标志缺乏特异性。戴梦华等[21]同时行外周血K-ras基因突变和CA19-9的检测，结果外周血K-ras基因突变和CA19-9联合检测诊断胰腺癌的敏感性、特异性分别为66.67%和97%，认为外周血K-ras基因突变和CA19-9的联合检测显著提高了胰腺癌诊断的特异性，弥补了单一K-ras基因突变和CA19-9检测的不足，可用于胰腺癌的辅助诊断。另外，尚有一些基因如HER-2、P53、AKT、P16、DPC4、FHIT、DCC等仍处于实验研究，尚未应用到临床。

（四）胰腺癌影像学诊断及腔镜微创技术的应用

迄今为止，影像学检查仍是胰腺癌诊断的重要手段，对于判断胰腺肿块的部位、确定肿块的性质、判断肿瘤切除的可能性及确定术式具有重要意义。

1.超声检查　经腹超声成像是胰腺癌诊断的常规和首选方法。其特点是操作简便，价格便宜，无损伤，无放射性，可多轴面观察，能直接显示图像，还可重复多次检查，并能较好地显示胰腺内部结构、胆道有无梗阻及梗阻部位、梗阻原因。谐波超声成像使图像质量有明显提高。患者应先取仰卧位，探头略向脾脏及头端以显示胰腺的长轴及其与脾静脉的关系，胰头及钩突部包绕肠系膜上静脉，胃十二指肠动脉位于胰头的前外测。矢状旁位检查应自肠系膜上静脉汇入门静脉的部位开始，向两旁扫查观察胰头、体、尾部。半坐位扫查可使肝脏及肠管下移，减少肠管内气影对胰腺的干扰。饮水充盈胃腔作为声窗，可提高胰腺，特别是体、尾部的显示率。正常胰腺的显示率为70%～90%，经腹超声成像的局限性为视野小，受胃肠道内气体、体形等影响，有时难以观察胰腺，尤其是胰尾部。检查者的责任心、临床经验、解剖知识以及对疾病的认识，均可直接影响超声诊断的正确性。

超声可以发现胰腺癌占位性病变、胰腺组织萎缩伴有胰管和胆管的扩张（双管征）、肝脏的转移病灶[22]。B超可以发现1cm以上的胰腺占位，胰腺癌的确诊率可达80%～91%，适用于胰腺癌的初筛和癌症普查、临床诊断。胰头癌侵犯、压迫胆总管末端造成胆道梗阻时，能够显示肝内外胆管扩张和胆囊增大，判断肝外胆道梗阻的准确性达94.4%。术中B型超声的应用，为手术中明确诊断提供了便利。超声诊断除可以发现胰腺癌的占位性病变、肝脏的转移病灶，彩色多普勒超声检查对血管受侵情况的判断有一定帮助。如发现：①血管内癌栓存在；②腹腔动脉干、肠系膜上动脉肿瘤包绕；③门静脉系统肿瘤包绕。胃肠道气体可以影响超声检查的准确率，肿瘤对门静脉侵犯诊断的敏感性为33.3%，特异性为93.9%；肝转移诊断的敏感性为35.9%，特异性为91.9%，但是B超操作无创、方便，仍是临床重要的常规检查手段。血管内超声可精确发现门静脉肿瘤侵犯的部位和长度，但它只能在术中进行。王菁等[23]对30例超声检查怀疑胰腺占位性病变者行血清学CA19-9检测，并在B超引导下行穿刺细胞学检查。CA19-9与超声引导经皮穿刺活检联合检测对胰腺占位性病变诊断的敏感性为92.3%、特异性100%、准确性92.3%，与单行超声引导经皮穿刺活检比较有显著差异[24]。

2. CT检查　CT是最为常用的胰腺癌诊断、分期、对治疗反应及合并症进行评估以及随访的金标准[25]。CT对不可切除的判断准确率与外科发现接近100%。这一事实使CT成为胰腺癌诊断和评估的一种较为完美的手段。然而，大约1/3被CT认为可切除的患者实际上未能切除[26]。在RDOG的经验，传统CT在显示胰腺癌血管受累方面，敏感性为47%，特异性为69%。其他报道其准确率自44%至66%不等。螺旋CT较传统CT有两大技术优势，其一为血循环中持续高浓度的对比剂，其二为三维重建的能力。螺旋CT可以获取全胰薄层、静止的图像，进一步提高CT评估胰腺癌的准确性[27]。胰头癌侵犯、压迫胆总管末端造成胆道梗阻时，能够显示肝内外胆管扩张和胆囊增大。北京医院报告CT检查对胆管扩张的确诊率为100%，胆道梗阻水平的确诊率为90%，胆道梗阻原因的确诊率为83%。CT显示胰腺肿块为胰腺边缘局部隆起或胰腺实质内不规则、密度不均匀、边界模糊的低密度区。CT还可显示胰腺癌侵犯肠系膜上动静脉、门静脉、下腔静脉、脾静脉的情况，表现为血管增粗，界限模糊，甚或血管完全被肿瘤包绕。同时还可显示胰腺周围淋巴结转移情况，以及其他部位如肝脏转移等。CT对于胰腺癌的诊断、手术可切除性的评估以及术后随诊均具有重要意义。以往对胰腺癌患者胰周血管情况进行评价多使用单层螺旋CT，一般只根据轴位图像进行判断。虽然它对肿瘤不可切除性的判断准确率几乎达到100%，但对肿瘤可切除性的判断准确率却不令人满意，对于外科手术的提示性不够具体、不够直观。胰腺为多血管脏器，接受来自肝动脉、脾动脉和肠系膜上动脉的血供，应用工作站和电脑软件，可从二维或三维进行血管图像重建，这样可准确显示血管包绕或侵犯[28]。MSCT重建的方法有很多，主要包括容积显示技术（volume-rendered technique，VRT）、最大密度显示法（maximum intensity projection，MIP）和表面阴影显示法（shaded surface display，SSD）三种方法。利用VRT、MIP、SSD等方法得到的血管重建图像对于判断胰腺癌可切除性的价值显示极其乐观的前景。

3. 磁共振成像（MRI）　传统的MRI在胰腺癌的检测中有其局限性，主要由于运动伪影（呼吸、血管和肠蠕动的影响）和有限的空间及对照分辨率。然而，动态MRI克服了这些缺点。胰腺癌的MRI影像所见与CT相仿。显示肿瘤中央坏死囊性变或胰管阻塞而形成囊肿，或显示邻近血管是否通畅以及血管受肿瘤侵犯所产生的阻塞状态优于CT。MRI在鉴别胰腺癌和胰腺炎时比较困难。MRCP提供了胆汁的高密度信号与实质性器官和血管低密度信号的理想对照。MRCP是非侵袭性的，不需注射对比剂，是优于ERCP之处。MRCP在探测胆管、胰管扩张和狭窄的敏感率可达93%～100%[29]。是评估梗阻性黄疸的极好技术。近年来，MRI成像技术发展很快，尤其是快速动态序列的开发，脂肪抑制技术的成熟，组织特异性对比剂如胰腺靶向对比剂锰螯合物（Mn-DPDP）的开发，克服了以往的若干缺陷，使胰腺及其周围结构显示更加清晰。有报道MRI有更高的组织分辨率及显示肿瘤的多种途径。因此，在诊断小胰腺癌方面，MRI优于CT，但在评价胰周血管受侵方面，MRI因受化学位移伪影、血管伪影和空间分辨率较低的影响，与CT相比意见仍不统一。

4. 内镜逆行胰胆管造影（ERCP）　胰腺癌大多起源于胰腺导管，早期即可显示胰管异常，ERCP对于胰腺癌的早期诊断有重要意义。胰管造影有以下改变：胰管不规则扩张，主胆管截然中断；主胰管局部不规则狭窄；主胰管和胆总管中断。成都军区总医院王健忠等[30]对119例胰腺癌患者行内镜逆行胰胆管造影检查，诊断敏感性和准确性分别为89.7%和94.6%，高于同组的CT和B超诊断。提出ERCP应作为胰腺癌诊断的主导方法。但该方法亦存在若干缺点：①插管失败，与操作者的技能、解剖状况和病变侵犯胃和十二指肠的程度有关；②胰腺盲区病变（如钩突部、胰头上区、尾部）易漏诊；③6.5%～20%的胰腺照片上不能证实有任何异常；④有一定并发症，文献报告为2%～3%，主要为急性胰腺炎和胆道感染；⑤胰腺形态学改变不能正确反映胰腺癌的范围和能否切除。另外，由于MRCP和EUS的发展及ERCP的有创性，渐渐限制了ERCP的应用。然而ERCP检查与分子生物学检测相结合亦见报道。上海长海医院李兆申等[31]行ERCP明确病变部位后，进行胰管刷检标本P53蛋白检测，结果证实P53蛋白检测诊断胰腺癌的敏感性为59%，特异性为100%，准确性为74%。二者联合诊断胰腺癌的敏感性为71%，特异性为100%，准确性为81%，与单项细胞学检查相比差异有非常显著性。

5. 经皮肝穿刺肝胆管造影及引流（PTC及PTCD） 在肝外胆道梗阻时肝内胆管扩张，可以经皮肝穿刺抽吸出胆汁。因此对梗阻性黄疸病人，可进行PTC，以确定梗阻的部位、程度和原因。胰头癌或其他原因阻塞胆管出现黄疸时，显示肝内外胆管扩张。梗阻端胆管可圆钝、光滑或结节状充盈缺损。胆总管可显示因肿瘤推移而向内侧移位。由于PTC可引起出血、胆汁性腹膜炎、胆道感染等并发症，PTC及PTCD已经应用得越来越少[3]。在纽约Memorial Sloan Kettering癌症中心，施行Whipple手术接近半数的患者接受了术前经内镜、经皮穿刺放置内支架或手术内引流，结果术后并发症发生率明显高于未行术前减黄者。该中心的专家认为如判断胰头或壶腹周围癌能够切除，就不应行术前减黄[32]。

6. 数字减影血管造影（DSA） DSA是一血管创伤性检查，能较为准确地诊断胰腺癌患者血管受肿瘤侵犯的情况。腹腔动脉选择性或超选择性造影主要有以下改变：动脉受肿瘤压迫、侵蚀，呈狭窄、移位或中断；肿瘤部位血管呈病理性迂曲或不规则血管区；环绕肿瘤外围的肿瘤血管呈抱球状改变。肝动脉造影对于判断胰腺癌肝内转移有帮助，毛细血管相表现为圆形充盈缺损。在没有远处转移的局部进展期胰腺癌患者术前进行DSA检查有以下好处：①了解肿瘤对其周围血管有无侵犯，为肿瘤可切除性判断提供证据；②观察肿瘤对血管侵犯的程度，为胰腺癌扩大根治术中血管切除和重建作准备；③术前DSA的同时，进行区域性动脉灌注治疗有可能使肿瘤缩小，从而有助于提高手术切除率[33]。此技术为创伤性技术，操作复杂，并且对肝转移和淋巴结转移显示较差。随着CT、MRI及EUS等技术的应用，DSA已逐渐被取代。但对于巨大的多血管肿瘤且伴有左侧门静脉高压及脾肿大时，可考虑行DSA及脾动脉栓塞[31]。

7. 正电子发射断层扫描（PET） PET成像技术已应用于胰腺癌的诊断和评估。CT、B超、MRI等各种常规影像学检查在胰腺癌的可切除性判断中被广泛应用。然而，这些方法在胰腺癌的可切除性判断方面并非完全可靠。Heertum等[34]报道^{18}F-FDG PET在探测胰腺肿瘤时有较CT、B超、MRI等各种常规非侵袭性影像学检查更高的灵敏度。对于小于2cm的胰腺癌，^{18}F-FDG PET的灵敏度显著优于CT，而大于4cm的胰腺癌，CT要优于^{18}F-FDG PET。这与较大瘤体的较低代谢率有关。而且，^{18}F-FDG PET在探测胰腺癌肝转移方面有良好效果，其总敏感度为70%，特异性为95%，其敏感度和特异性明显优于CT、B超、MRI。在直径大于1cm的病变，^{18}F-FDG PET探测肝转移的敏感度达97%。这样就起到了修正原来较低分期的作用，尤其肝脏疑有大于1cm的病变时。有报道，在65例患者中^{18}F-FDG PET改变了43%患者的治疗措施。Nakata[35]等对37例胰腺癌患者的标准化摄入值（SUA）进行测量，其中13例切除肿瘤，24例未能切除。未能证实二组的SUA有何差别，但证实SUA对于不可切除胰腺癌是独立的预后指标。孔令山等[36]用^{18}F-FDG显像检测了23例胰腺占位性病变，发现14例胰腺高代谢区（SUV 3.1-6.8），其中3例伴多发性肝转移，1例肝转移伴腹膜后淋巴结转移，2例CT诊断为胰腺癌合并肝转移，但肝脏无阳性表现；3例因发现其他部位转移寻找原发灶；PET检查发现胰腺放射性浓聚影。5例胰腺癌术后PET发现1例肝脏、腹腔淋巴结转移。认为^{18}F-FDG PET显像对胰腺占位定性、鉴别诊断和术后随访具有重要的价值。

8. 内镜超声检查（EUS） EUS是一种能近距离接近消化道并提供高分辨率图像的方式，是一种快速发展的对胰腺癌进行检查、分期、外科评估的方法。毗邻胰腺的内镜超声探头允许操作者对局部解剖细节进行直接探测。应用EUS对胰腺癌进行诊断及可切除性评估已在国内一些大医院开展。侯华军等[37]分析了EUS对72例胰腺癌邻近脏器浸润的检出率，并与CT、ERCP进行了比较，发现EUS对于胰腺癌邻近血管侵犯及淋巴结转移的检出率均高于CT及ERCP，有助于全面评估肿瘤的可切除性。中国医学科学院肿瘤医院田艳涛等[38]对38例胰腺癌进行了内镜超声检查，以手术结果作为金标准进行对比，并与CT、MRI、B超诊断结果进行比较。结果EUS诊断胰腺癌准确率为97.4%，CT为94.6%，MRI为89.5%，B超为73.7%。除上述优点，EUS也有局限性。EUS经常可以探及肿大淋巴结，但很难将癌转移与炎性淋巴结相鉴别。如同时存在慢性胰腺炎或肿瘤与胰腺实质有相同的回声时，单靠EUS亦难以区别胰腺肿瘤和慢性胰腺炎。另外施行过括约肌切开术、胰胆管内放置支架，亦容易产生人为假象，影响探测结果[39]。EUS介导的细针穿刺抽吸（FNA）可以弥补上述缺陷。EUS和EUS介导的细针穿刺抽吸（FNA）拓宽了临床适应证，除探测原发肿瘤、淋巴结和肝脏情况，还可获得病理学诊断。但是EUS过多依赖于操作者的水平，一定程度上影响其作为首选的方法[40]。

9. 腹腔镜（LP）和腹腔镜超声（LUS） 近年来腹腔镜和腹腔镜超声已用于胰腺癌的诊断、术前分期和可切除性评估。在胰腺癌出现腹膜或肝表面相对较小的转移结节（直径1～2cm）而又不易被CT发现时，腹腔镜显示了其优势。在腹腔镜技术应用之前，相当数量被CT认为可以切除的患者，在开腹时发现已不能切除。腹膜小的种植转移对于是否施行Whipple手术的决定有巨大的影响。而CT对于肠系膜、腹膜和网膜的转移经常难以发现[41]。LUS是一种较CT更准确的一种预测胰腺癌可切除性的方法。Taylor等[42]报道LUS可阻止53%的不必要的开腹手术。其肿瘤可切除性的阳性预测结果为91%。并认为是确定胰腺癌可切除性的一种准确的技术，对于胰头和壶腹周围有切除可能病变的处理提供指导。虽然LUS是一种有创性技术，而且需要住院进行，但相对于不必要的开腹手术和长时间的住院治疗必要时选择使用是非常值得的。赵作伟等[43]对22例临床已确诊为胰头癌的病人术前行腹腔镜超声检查，发现肝表面及腹膜转移癌灶3例、肝内转移灶1例，避免了开腹手术。腹腔镜超声检查提示9例可以手术切除，8例施行了胰十二指肠切除术。结果提示腹腔镜及其超声扫描可以判断胰头癌的可切除性，可以避免不必要的剖腹探查。

10. 十二指肠低张造影 胰头部肿瘤侵及十二指肠时，十二指肠低张造影可显示十二指肠环内缘改变，内侧壁压迹和"双边征"，内侧黏膜变矮、变平，黏膜皱襞歪斜。胰腺钩突部肿瘤较大时，十二指肠环可变大。在断面影像学检查方法问世之前，上消化道造影或十二指肠低张造影是胰腺疾病唯一的影像学检查方法，目前已基本被断面影像学检查取代。

11. 胰管镜（PPS）与胰管内超声（IDUS） 胰管镜是近20年来开发的新技术，它利用母子镜技术将超细纤维内镜通过十二指肠的操作孔插入胰管，观察胰管内的病变，是唯一不用开腹即可观察胰管的检查方法。胰腺癌胰管镜下表现为：胰管壁不规则隆起、狭窄或阻塞，黏膜发红发脆，血管扭曲扩张。对于B超、CT、EUS不能发现的早期胰腺癌有特殊意义。胰管内超声是经常规内镜活检钳通道将高频微超声探头插入胰管内进行实时超声扫描的一项新技术，由于其超声探头从胰管内直接探查胰腺实质，所受干扰最少，可准确地探及胰腺癌特别是小胰腺癌的位置及大小，明显优于B超、CT、EUS、血管造影等。诸琦等[44]对18例经手术证实和临床诊断为胰腺癌和慢性胰腺炎的患者行胰管内超声检查，且与常规腹部超声、CT、逆行胰胆管造影比较，证实胰管内超声对胰腺癌和慢性胰腺炎的诊断符合率明显优于常规影像学检查，是一种可行且有效的检查方法。

12. 针吸细胞学检查 在CT、B超、EUS等影像学引导下或手术中作胰腺肿块穿刺针吸细胞学涂片检查，常常可明确病变性质。近年来渐渐广泛应用的胰腺细针穿刺抽吸细胞学检查（FNA）是一种比较安全可靠的胰腺癌细胞学诊断方法。虽然超声、CT、MRI、ERCP等现代影像学技术大大提高了胰腺占位病变的诊断水平，但对其病理性质的确定有时仍困难，尤其是胰腺癌和慢性胰腺炎的鉴别，影像诊断缺乏特异性。随着CT、高分辨率实时超声仪的进展以及细针穿刺活检的改进不仅提高了穿刺的准确性和安全性，而且所获得的标本既可以做组织学也可以做细胞学诊断，从而大大提高了术前的病理诊断水平。EUS的使用及通过胰腺穿刺抽吸物进行基因诊断，对提高胰腺癌的诊断准确率也起到了一定作用。随着聚合酶链反应（PCR）等分子生物学技术的发展及临床应用，仅用穿刺做细胞学检查残留的极少量标本，同样可以获得明确的阳性结果。Villanueva等在93例患者115次FNA标本中检测K-ras基因突变评价其对胰腺癌的诊断价值。结果显示细胞学检查、K-ras基因突变及细胞学加K-ras基因突变诊断胰腺癌的敏感性分别为64%、59%和77.6%，特异性均为100%。在部分细胞学检查阴性的胰腺癌中也检测到了K-ras基因突变，该研究提示K-ras基因突变与细胞学联合检测能提高胰腺癌诊断的敏感性。

三、各种检测技术的组合顺序及成本效用原则

上述各项检查对于胰腺癌的诊断各有优缺点，妥善应用以上各项检查手段，既要快速准确地诊断，又要减少资源和设备的浪费，使之符合成本效用原则。中国抗癌协会胰腺癌专业委员会对前述2 340例胰腺癌进行的回顾性分析中，证实B型超声检查符合率为90.5%（1986/2195），CT检查符合率最高，为94.2%（1674/1778）。MRI检查符合率为91.1%（298/327），MRCP检查符合率达92.1%（35/38）。对于胰腺癌疑诊患者应首先考虑CT检查，超声检查可作为初始检查。首先明确肿瘤位置、大小，确定诊断；其次进一步了解病变对周围组织器官的侵犯、淋巴结转移情况，从而进行临床分期，制定相应的治疗方案。对肿瘤侵犯血管的情况了解不太充分时，宜进行血管造影对腹腔动脉，尤其肠系膜上血管进行充分了解。Tierney等认为在壶腹周围病变的评估中，CT与EUS可以互相取长补短。CT作为首选检测项目以首先检测有无远处转移。鉴于EUS在探测血管浸润方面的敏感性，用EUS来评估胰腺癌的血管浸润，尤其当CT的结果有争议时。当EUS和CT的结果不一致时，第三种影像学检查如传统血管造影或MRI加以考虑。在Tierney报道的一组病例中，如果手术的决定只依靠CT时，不必要的手术探查为11例（23%），而如果手术的决定依赖CT或EUS中的一种时，只有4例（9%）进行不必要的手术探查。Schwarz等通过对95例良恶性壶腹周围病变的多种检查手段包括CT及MIP技术、MRI、MRCP、EUS、ERCP、DSA和PET等进行检查，结果提示CT在未放置胆道支架之前，是最为有效的检查手段，正确诊断率为88%，可切除性准确率为71%。如CT未能发现明确的肿瘤，还可行EUS检查。不能确定肿瘤是否侵及血管可行MRI或EUS检查。血管造影已不被认为是常规检查手段。不能确定的肿瘤或可疑的转移可行PET检查。合理检查方法的组合和程序将使其达到最佳效果。

美国1999年胰腺癌的花费是29亿美元。Tierney等报道只应用CT一种方法来评估胰腺癌的可切除性时，每例根治性切除的花费平均在136 000美元。而当CT和EUS联合应用时，不必要的手术探查数量降至4.4例/100例，每例根治性切除平均花费103 000美元。MCMahon等评估各种影像学组合的成本-效益比值，认为CT联合腹腔镜及腹腔镜超声（LUS）的成本效益比为每生命年87 502美元，而CT与MRI的成本效益比为每生命年64 401美元。此两种组合及其他组合的差异无统计学意义。术前多种检查手段的应用对于胰腺癌的可切除性做到较为准确地预测，但过多的检查会增加患者的经济负担和心理负担，较长时间的治疗耽搁和较重的经济负担,甚至由于介入和腔镜技术造成的治疗并发症等均需予以考虑。

胰腺肿瘤的临床表现多种多样，所作出的诊断仍为临床诊断，而不是病理诊断。对于临床诊断仍有困难者，往往需手术探查加以鉴别或解除黄疸。在探查手术中，为明确胰腺病变的性质，常需活检明确诊断。对于肿瘤体积较大或肿瘤已侵及周围组织器官或已有区域淋巴结转移者，采取活组织病理检查比较容易。而对于肿瘤病变较小且位置深在者，获得明确病理诊断比较困难。首先可采用细针穿刺抽吸细胞学检查，此法简便易行，损伤小，出血少，不易形成胰瘘，但需有诊断水平很高的细胞学医生。其次为切取肿瘤组织活检，易出血及有胰瘘等并发症。临床上常依据临床诊断对胰腺癌患者施行根治术，术后进行病理检查。手术的理由是，手术切除了胰腺占位性病变，解除了胆道梗阻。文献报道将慢性胰腺炎或胆总管下端结石误诊为胰腺癌而行胰十二指肠切除术的发生率为3%～5%。因此，在探查手

术中应尽量努力明确诊断；如欲行根治性手术，亦应在操作中逐步探查；必要时应结合术中B超明确诊断，尽量减少误诊、误治。

第三节 胰腺癌的鉴别诊断

胰腺癌因临床表现多样化，胰腺癌早期症状多较隐匿而非特异，早期诊断相当困难，误诊率高。有报道292例胰腺癌中有114例误诊，误诊为肝炎、胰腺炎、胆石症、溃疡病及其他消化系统肿瘤等。误诊率在胰头癌为41.5%（89/212），体尾癌为34.1%（14/41），全胰癌为28.2%（11/39）。需与胰腺癌相鉴别的疾病如下。

一、慢性胰腺炎

慢性胰腺炎是一种反复发作的渐进性的广泛胰腺纤维化病变，导致胰管狭窄阻塞，胰液排出受阻，胰管扩张。主要临床表现为腹部疼痛、恶心、呕吐以及发热，严重者可有脂肪泻。胰腺癌和慢性胰腺炎均可有上腹胀满不适、消化不良、腹泻、食欲不振、消瘦等临床表现，两者的鉴别有时非常困难。但慢性胰腺炎常呈慢性病程，发病缓慢，有反复的急性发作史，腹泻（或脂肪泻）较著，而黄疸少见。急性发作时，实验室检查可有血尿淀粉酶升高。B超检查可见胰管扩张不均匀、扭曲；胰腺实质尚均匀，胰腺外形略有膨胀。CT检查可见胰腺轮廓不规整，结节样隆起；胰腺实质密度均匀。另外，腹部平片或CT检查发现胰腺部位的钙化点有助于诊断。当鉴别仍有困难时，需进一步作经皮胰腺细针穿刺或剖腹探查行组织细胞学检查。有时开腹手术时肉眼不能判断，或判断出现失误。临床上大量病例常误把胰腺炎当作癌而行胰十二指肠切除手术，术后病理证实为炎症。有的不能切除做了内引流术，术后多年病人仍存活。也有误把胰头癌当作胰腺炎进行内引流术，术后病人日趋恶化，用十二指肠镜检查，可见到癌瘤浸润乳头部或十二指肠壁，甚或呈菜花样隆起。这是因为在胰腺癌的周围常有慢性炎症组织覆盖包绕，表面取材或穿刺取不到癌组织而取下了炎症组织，造成误诊误治。另外慢性胰腺炎深部常有硬结，取材、穿刺病理学诊断虽然阴性，但不能排除癌瘤，切除标本病理检查是炎症。近年来术中应用细针穿刺细胞学检查，90%呈阳性结果，但仍有10%左右得不到确切病理诊断。只有按病人的实际情况分析判断进行处理。

二、壶腹癌

胰头癌、胆总管末端癌以及十二指肠乳头癌在临床表现上均有黄疸，手术治疗上常常采取同一种治疗方法，故传统将其统称为壶腹周围癌。实际上这几种癌除黄疸和手术方式选择上具有共同点外，其余无论肿瘤发生、恶性程度、影像学表现、手术切除率、治疗和预后均有差别。目前随着现代医学诊断技术水平的发展，已经应用综合影像诊断技术和有效的临床检查方法对这几种不同类型的恶性肿瘤进行区分，并在临床上分别对待。少数病期很晚的壶腹周围恶性肿瘤，在临床或病理上很难鉴别肿瘤发生部位，仍称为壶腹周围癌。

壶腹癌发生在胆总管与胰管交汇处。黄疸是壶腹癌最常见症状，肿瘤发生早期即可出现黄疸。由于临床医生对壶腹癌黄疸的认识不足，很多早期壶腹癌常先被疑诊为黄疸性肝炎而误诊误治。黄疸持续时间长短对判断壶腹癌的病期具有参考意义。黄疸病史在15天以内者，一般为早期病变；如黄疸病史超过3个月，则病期已属晚期。建议临床对于黄疸患者早期即应进行B超检查，以尽早发现病变。患者血清胆红素含量的高低亦可反应肿瘤病期的早晚。但因肿瘤组织坏死、脱落，可使胆道暂时再通，故黄疸可时轻时重，出现波动。但在黄疸下降时，血清胆红素、碱性磷酸酶等指标亦不会降至正常。随着肿瘤的进展，黄疸进行性加深，波动性消失，临床上出现周身瘙痒，粪便颜色变浅乃至陶土样便以及胆囊胀大、肝肿大等胆道梗阻的症状和体征。有些病人可因胆道梗阻而诱发急性胆管炎。

壶腹癌可应用多种影像学检查方法进行检查，十二指肠低张造影可显示十二指肠乳头部充盈缺损、黏膜破坏"双边征"；ERCP、PTC、B超、CT、MRI、EUS等可显示胰管和胆管扩张，壶腹部占位性病变。这些检查对明确肿瘤部位、判断肿瘤大小、胆道梗阻程度、肿瘤与周围组织器官关系，以及判断外科手术切除的可能性具有重要意义。ERCP对侵及十二指肠乳头的病变可取病理组织活检，明确诊断。早期的位于壶腹周围的胰头癌与壶腹癌较难鉴别。对于肿瘤部位不完全明确的早期梗阻性黄疸，可采取剖腹探查术，术中B超检查结合双手触摸，确定肿瘤部位，常可发现早期壶腹病变。

壶腹癌确诊后应积极进行术前准备。对于血清胆红素含量在10mg/dl以下者，一般不需术前胆道引流减黄，应积极行胰十二指肠切除术。对于肿瘤局限于壶腹内者，可采取肿瘤局部切除术。有报道壶腹癌5年生存率为53.5%；肿瘤直径大于4cm者，5年生存率为43.6%；淋巴结无转移者，5年生存率为66.7%。可见，壶腹癌的预后与病期密切相关。临床上对壶腹癌应予足够重视，争取早期发现、早期诊断、早期治疗，以获取好的疗效。

三、胆总管下端癌

胆总管下端癌是肝外胆管癌的一种。由于此部位接近于壶腹部，局部胆道相对较狭窄，病变早期即可出现黄疸。临床常伴随发热、胆绞痛。如有肿瘤破溃，可发生胆道出血，继之黄疸轻度减轻。查体常可触及肿大的胆囊。影像学检查对诊断和鉴别诊断具有重要意义。可发现胆总管下端充盈缺损、狭窄、中断，胆总管扩张；对于病变未累及壶腹部者，胰管不扩张。诊断困难者宜早期剖腹探查。胆管癌预后不佳，术后短期内即可复发。

四、胆石症、胆囊炎

胰头癌出现梗阻性黄疸时，应注意与胆石症、胆囊炎进行鉴别。胆石症往往反复发作，黄疸波动较大，一般具有阵发性腹部疼痛或右上腹部绞痛，在胆道完全梗阻伴有胆道感染的情况下，可出现较高的发热及寒战，即黄疸、腹痛、发热三联征。黄疸出现时间较长时，则出现大便颜色变浅或白陶土样便。结石造成胆道梗阻部位在胆总管或壶腹部，查体可触及胆囊肿大。梗阻可造成肝脏胆汁淤积，可触及胀大的肝脏。实验室检查可有白细胞升高等感染征象及血清胆色素升高，以直接胆色素升高为主，同时伴有碱性磷酸酶升高。肝脏淤胆肝损害的情况下，常有转氨酶升高。B型超声检查可见胆总管或胆总管下端或壶腹部结石影，胆管扩张及胆管末端狭窄或胆管中断。CT显示胆总管结石钙化影。胆石症、胆囊炎消瘦多不明显，而胰腺癌短期消瘦较明显。腹部B超、CT及经内镜逆行胰胆管造影（ERCP）等检查有助于两者的鉴别。部分病人需手术探查方能加以鉴别。手术是主要治疗措施，胆囊切除、胆总管探查、取石及引流。明确诊断后，可根据具体情况选择开腹或腹腔镜手术。

五、急性黄疸性肝炎

急性黄疸性肝炎发病急剧，黄疸伴有肝区疼痛，有发热，无寒战。黄疸发生很快，但下降较慢。临床触诊常可触及肿大的肝脏并有触痛。实验室检查表现为胆红素、转氨酶的变化。因急性黄疸性肝炎导致肝细胞受损并出现黄疸时，血中非结合胆红素和结合胆红素均增多。进入肠道内的结合胆红素略减少，但不完全消失，肠道内尿胆素减少致大便颜色略变浅。经胆色素肠肝循环进入血循环中的尿胆原略减少，但肝细胞摄取并重新向肠道排泄尿胆原的能力减弱，从而使尿中尿胆原增多。结合胆红素在循环血液中不与球蛋白结合故可通过肾脏随尿排除，尿中可出现结合胆红素。由于尿中尿胆原增多和含有结合胆红素，致使颜色变深。急性黄疸性肝炎肝细胞损伤所致黄疸程度可以较轻，也可以较重，同时伴有肝脏酶学检查的异常。B超检查表现为肝脏体积缩小。

六、胰腺囊腺瘤和囊腺癌

胰腺囊性肿瘤是一类少见的胰腺肿瘤，有其特殊的病理类型。女性发病较多。无论病理或临床症状、影像诊断、治疗及预后均与一般胰腺癌有明显不同。胰腺囊性肿瘤约占全部胰腺囊肿的10%～15%。胰腺囊腺癌约占胰腺恶性肿瘤的1%。胰腺囊腺癌的临床表现与胰腺囊腺瘤相似，表现为腹部不适、疼痛、上腹部肿块，临床上生长缓慢，病程较长，转移较晚。胰腺囊腺癌多由胰腺囊腺瘤恶变而来，临床上难以鉴别，即使在手术中根据肿瘤的肉眼所见也不易鉴别，只有在显微镜下检查才能作出诊断。病理上胰腺囊性肿瘤有三种类型，即浆液性囊腺瘤、黏液性囊腺瘤、黏液性囊腺癌。影像学检查对于胰腺囊性肿瘤与胰腺癌鉴别有重要价值，表现为胰腺实质内囊性病变；而胰腺癌只有在肿瘤中央坏死时方表现为囊性病变，且囊腔不规则。B超检查简便方便，能明确病变部位、囊性病变与周围组织的关系。临床上应作为首选检查方法。CT及MRI检查可进一步明确胰腺囊肿的特点，包括囊肿的形态、囊壁及囊内容物情况。在影像检查上，应特别注意囊壁的厚度以及是否均匀一致；囊内有无间隔和囊内实性物；囊肿附近有无实性肿瘤；周围胰腺实质是否肿大、胰管扩张；以及囊肿与胆管、血管的关系。胰腺囊性肿瘤应选择外科治疗。肿瘤包膜完整，很少有浸润和粘连，手术切除率高，手术治疗效果好。手术切除范围应根据病变部位、病期、与周围邻近重要血管的关系及患者全身情况而定。除广泛转移、累及重要血管只作姑息切除外，应力争作根治性切除。胰腺囊腺瘤的治疗应将腺瘤及其邻近的胰腺组织一并切除，不宜作囊肿外引流或内引流，原因是胰腺囊腺瘤常常为多房性，引流不能消除所有囊肿；囊腺瘤有恶性倾向，不作完全切除有恶变可能；如作外引流易形成窦道长期不愈。对囊腺癌可根据病变部位决定作局部切除、胰体尾加脾切除、或胰十二指肠切除术。囊腺癌发展缓慢，手术切除率高，手术治疗后生存期长，预后较好。5年生存率24%～64%。

七、胰岛素瘤

胰岛素瘤是胰岛B细胞发生的少见的胰腺内分泌瘤中最常见的一种肿瘤。90%为胰岛腺瘤或胰岛腺样组织增生，10%为胰岛细胞癌。国外报道该肿瘤在人群中的年发病率约为0.1/10万～1.0/100万，国内尚无这方面的调查资料。其一般为胰腺实质内孤立单发的圆形结节，直径在1～2cm，与周围腺体组织分界清楚。胰腺分泌胰岛素可引起病人低血糖。临床表现为头痛头晕、智力减退、神志恍惚或失去知觉。症状发作一般在空腹时，尤其在早餐或剧烈劳动后。发作时血糖常低于50mg/dl以下。口服或静脉注射葡萄糖后症状缓解。临床诊断需结合影像学检查确诊，尤其注意要与无功能的胰岛细胞瘤鉴别。治疗行胰腺肿瘤切除。施行胰腺局部切除手术时，要避免术中结扎胰管，术后发生胰瘘。

八、胃泌素瘤

胃泌素瘤是一种罕见的、由胰岛D细胞发生的肿瘤。其作为多发性内分泌瘤的一部分出现时，有一定的遗传倾向，单独发生的胃泌素瘤多无遗传倾向。肿瘤可分泌胃泌素，使病人胃酸和胃液分泌增加，90%以上的胃泌素瘤病人在病程中会出现顽固性的胃、十二指肠溃疡；或在食管、十二指肠等部位发生溃疡；同时可有腹泻、肿瘤本身或其转移的表现以及多发性内分泌瘤综合征表现。胃泌素瘤的生长缓慢，即便是恶性，它的生长速度也远较胰腺癌缓慢。根据统计，胃泌素瘤病人出现消化性溃疡表现，基础胃酸分泌量>15mmol/h的病人占90%以上，几乎所有病人都有程度不等的高胃泌素血症。如果消化性溃疡、胃酸分泌显著增加、高胃泌素血症三者并存，诊断胃泌素瘤的准确率可达95%以上。典型的临床症状及检查发现胰腺结节即可确诊。在20世纪80年代以前，胃泌素瘤的治疗手段主要是外科手术，术式为全胃切除和肿瘤切除，但效果不够理想，5年生存率不足30%，死因多为术后并发症和术后复发。最近20多年来，由于抑制胃酸分泌的H_2受体拮抗剂和质子泵抑制剂的先后出现，胃酸过多分泌这个引起胃泌素瘤临床症状的关键环节可以得到有效控制，使得病人的症状和预后得到明显改善，因而有关本病治疗强调的重点也有所改变，从过去着重强调治疗高胃酸分泌和消化性溃疡转而更多地关注对肿瘤的治疗。目前，外科医生多主张对胃泌素瘤采取积极的手术治疗，而内科医生的态度相对保守，尤其对一些经多种影像检查仍不能作出肿瘤定位的病人，外科医生多主张剖腹探查，而内科医生多主张密切随访，原因是这类病人无论是内科治疗或外科治疗，其预后都无显著性差异。

九、胰腺假性囊肿

胰腺假性囊肿在临床上并不罕见，占胰腺囊肿总数的40%～50%，多继发于急慢性胰腺炎和胰腺损伤，由血液、胰液外渗以及胰腺自身消化导致局部组织坏死崩解物等的聚积不能吸收而成，囊壁由炎性纤维组织构成，囊内无胰腺上皮层衬垫，因此称为假性囊肿。胰腺假性囊肿临床表现与原发疾病、囊肿类型、部位、大小以及有无并发症有关，有些体积较小的囊肿无任何症状，常在做腹部B超时偶然发现。一般可有腹部包块、腹痛、恶心、呕吐、食欲不振、消瘦等临床表现，与胰腺癌相似。但该病多继发于急性或慢性胰腺炎或胰腺外伤，包块呈圆形或椭圆形，表面光滑，有囊样感觉。多有血清淀粉酶和脂肪酶的持续升高，超声、CT检查显示囊性包块可相鉴别。随着对胰腺假性囊肿概念的更新，传统的期待性处理原则已经不太完全，新的治疗方法应根据胰腺假性囊肿的分类，亦即急性与慢性假性囊肿的发生、发展及其与主胰管的关系，采取灵活的治疗方法。

十、胰管结石

胰管结石与慢性胰腺炎常常合并发生，早期缺乏特异的临床表现，诊断比较困难。胰腺癌早期无特异的临床表现，晚期出现中上腹疼痛、消瘦、黄疸又与胰管结石十分相似，且胰管结石与胰腺癌又有一定的关联性。文献报道胰管结石合并胰腺癌的发生率为2%～25%，但对两者的因果关系尚未有一致的结论。部分学者认为胰管结石的反复刺激，引起胰管上皮鳞状化生可诱发癌变。日本大友邦认为B超或CT检查可作为胰管结石并发胰腺癌的筛选检查方法。在B超或CT引导下进行细针穿刺细胞学及ras基因的检查，有利于明确诊断。Del Maschi等报道一组81例胰腺癌病人中，正确率达94%。

胰管结石的治疗主要针对胰管结石本身和其引起的胰腺内、外分泌功能减退等并发症的治疗。对于无明显腹痛而仅表现为胰腺内、外分泌功能障碍者只要纠正胰腺内、外分泌功能不全，无需处理胰管结石。患者可口服多酶片、胰酶片等消化酶制剂来替代胰酶分泌不足，同时适当补充维生素、铁剂及钙，如有糖尿病应根据病情轻重程度采用口服降糖药或胰岛素治疗，并控制饮食。针对胰管结石本身的治疗：胰管结石引起反复发作的腹痛或阻塞性黄疸时就要处理胰管结石，总的原则是：①取净结石；②解除胰管梗阻和狭窄；③通畅胰液引流。

十一、其他

胃癌可有上腹痛、消瘦、厌食、呕吐等症状，易与胰腺癌相混淆。前者发病率高，恶心、呕吐、消化道出血相对较多见，而黄疸相对较少。两者鉴别主要依赖X线钡餐检查或胃镜检查。胰腺癌早期可表现为无明显诱因的上腹不适及上腹痛，常误诊为慢性胃炎或消化不良。胃炎病史多较长，无明显近期消瘦，无黄疸及腹部包块，抗酸剂治疗有效。但对于中老年患者，即使胃镜诊断为慢性胃炎，也应作腹部B超检查，排除胰腺肿瘤。消化性溃疡常有上腹痛，有时剧烈，并可向背部放射，但发病年龄多较年轻，病史较长，腹痛多有周期性及节律性，抗酸剂治疗有效，胃镜或钡餐检查可明确诊断。另外，部分胰腺癌患者以消瘦、血尿糖升高就诊，医生往往满足于糖尿病的诊断，而忽视了基础病的诊断。因此，对糖尿病患者，特别是老年发病，伴有上腹痛患者要警惕胰腺癌的可能，应进行超声或CT等影像学检查以排除胰腺癌。胰腺结核为罕见疾病。表现有上腹部痛、腹部包块、梗阻性黄疸等症状，易与胰腺癌混淆。但该病发病年龄较轻，病情发展较缓慢，病程较长，多有肺结核或腹腔结核；腹部平片胰腺部位可发现钙化灶；抗结核治疗效果好。胰体尾癌常需和腹膜后肿瘤相区别，影像诊断尤其是胰管造影，90%以上的病人有胰管形态上的变化，而胰外肿瘤时只是胰管受压、移位、走行变形，无狭窄或扩张。

参考文献

1. 张群华，倪泉兴. 胰腺癌2340例临床病例分析. 中华医学杂志，2004，84：214-218
2. 钟守先，张圣道主编. 胰腺外科. 北京：人民卫生出版社，2000.413-425
3. 袁世珍主编. 胰腺癌. 上海：上海科学技术出版社，2001.140-114
4. 倪晓光，赵平，白晓枫. 胰腺癌疼痛与其临床病理学关系的探讨. 实用癌症杂志，2003，18：414-416
5. 董志伟，谷铣之主编. 临床肿瘤学. 北京：人民卫生出版社，2002.1050-1060
6. 吕云福主编. 现代胰腺外科学. 北京：人民军医出版社，2003.265-266

7. Howe GR. Epidemiology of cancer of the pancreas. In: Cameron JL, ed. *Pancreatic Cancer*. London: BC Decker Inc, 2001.1-11
8. Reber HA, ed. *Pancreatic Cancer: Pathogenesis, Diagnosis, and Treatment*. New Jersey: Humana Press Inc, 1998.111-178
9. Safi F, Schlosser W, Falkenreck S, et al. Prognostic value of CA19-9 serum couse in pancreatic cancer. *Hepatogastroenterology*, 1998, 45：253-259
10. Lundin J, Roberts PJ, Kuusels P, et al. The prognostic value of preoperative serum levels of CA19-9 and CEA in patients with pancreatic cancer. *Br J Cancer*, 1994, 69：515-519
11. Ziske C, Schlie C, Gorschluter M, et al. Prognostic value of CA19-9 levels in operable adenocarcinoma of the pancreas treated with gemcitabine. *Br J Cancer*, 2003, 89：1413-1417
12. Baeckstrom D, Hansson GC, Nisson O, et al. Purification and characterization of a membrane-bound and a secreted mucin-type glycoprotein carrying the carcinoma-associated sialyl-leA epitope on distinct core proteins. *J Biol Chem*, 1991, 266：21537-21547
13. Ozkan H, Kaya M, Cengiz A. Comparison of tumor marker CA242 with CA19-9 and carcinoembryonic antigen (CEA) in pancreatic cancer. *Hepatogastroenterology*, 2003, 50：1669-1674
14. Cerwenka H, Aigner R, Bacher H, et al. Pancreatitis-associated protein (PAP) in patients with pancreatic cancer. *Anticancer Res*, 2001, 21：1471-1474
15. Zhao XY, Yu SY, Da SP, et al. A clinical evaluation of serological diagnosis for pancreatic cancer. *World J Gastroenterol*, 1998, 4：147-149
16. Banfi G, Bravi S, Ardemagni A, et al. CA19-9, CA242 and CEA in the diagnosis and follow-up of pancteatic cancer. *Int J Biol Markers*, 1996, 11：77-81
17. Almoguera C, Shibata D, Forrester K, et al. Most human carcinomas of the exocrine pancreas contain mutant c-K-ras genes. *Cell*, 1988, 53：549-554
18. Pellise M, Castells A, Gines A, et al. Clinical usefulness of KRAS mutational analysis in the diagnosis of pancreatic adenocarcinoma by means of endosonography-guided fine-needle aspiration biopsy. *Aliment Phamacol Ther*, 2003, 17：1299-1307
19. Pugliese V, Pujic N, Saccomanno S, et al. Pancreatic intraductal sampling during ERCP in patients with chronic pancreatitis and pancreatic cancer: cytologic studies and K-ras-2 codon 12 molecular analysis in 47 cases. *Gastrointest Endosc*, 2001, 54：595-599
20. 任月欣,许国铭,李兆申,等. K-*ras*基因在胰腺疾病中突变的检测及其临床意义.中华消化杂志, 2003, 23：293-296
21. 戴梦华,赵玉沛,蔡力行,等. 外周血K-*ras*基因突变和CA19-9的联合检测在胰腺癌诊断中的作用. 中华外科杂志, 2003, 41：333-335
22. Bennett GL, Hann LE. Pancreatic ultrasonography. *Surg Clin North Am*, 2001, 81：259-283
23. 王菁,黄道中,乐桂蓉.彩色多普勒血流显像评估胰腺癌的可切除性.放射学实践, 2003, 18：442-443
24. 王燕,金震东,邹晓平,等.超声引导经皮穿刺活检与CA19-9联合检测对胰腺占位性病变的诊断价值.医学研究生学报, 2003, 16：177-179
25. Shams J, Stein A, Cooperman AM. Computed tomography for pancreatic diseases. *Surg Clin of North Am*, 2001, 81：283-306
26. McCarthy MJ, Evans J, Sagar G, et al. Prediction of resectability of pancreatic malignancy by computed tomography. *Br J Surg*, 1998, 85：320-5
27. Boland GW, O'Malley ME, Saez M, et al. Pancreatic-phase versus portal vein-phase helical CT of the pancreas: Optimal temporal window for evaluation of pancreatic adenocarcinoma. *AJR*, 1999, 172：605-608
28. Loyer EM, davad CL, dubrow RA, et al. Vascular involvement in pancreatic adenocarcinoma: reassessment by thin-section CT. *Abdom Imaging*, 1996, 21：202-206

29. Soto JA, Barish MA, Yucel KE, *et al*. Pancreatic duct: MR cholangiopancreatography with a three-dimentional fast spin-echo technique. *Radiology*, 1995, 196 : 459-464
30. 王健忠, 罗来华, 卢任华, 等.内镜逆行胰胆管造影诊断胰腺癌（附119例分析）.中华放射学杂志, 1994, 28 : 241-245
31. 李兆申, 刘枫, 许国铭, 等.胰管刷检标本P53蛋白检测在胰腺癌诊断中的价值.中华消化杂志, 2001, 21 : 414-416
32. Bouvet M, Binmoeller K, Moossa AR. Diagnosis of adenocarcinoma of the pancreas. In: Cameron JL, ed. *Pancreatic Cancer*. London: BC Decker Inc, 2001, 67-85
33. lorenz M, Heinrich S, Staib-Sebler E, *et al*. Regional chemotherapy in the treatment of advanced pancreatic cancer—is it relevant? *Eur J Cancer*, 2000, 36 : 957-965
34. Heertum RLV, Fawwaz RA. The role of nuclear medicine in the evaluation of pancreatic disease. *Surgical Clinics of North America*, 2001, 81 : 345-358
35. Nakata B, Nishimura S, Ishikawa T, *et al*. Prognostic predictive value of ^{18}F-fluorodeoxyglucose positron emission tomography for patients with pancreatic cancer. *Int J Oncol*, 2001, 19 : 53-58
36. 孔令山, 周颖奇, 潘文舟, 等.^{18}F-FDG PET显像在判断胰腺占位性质和术后随访的价值.胰腺病学, 2002, 2 : 221-223
37. 侯华军, 金震东, 许国铭, 等.超声内镜对胰管扩张性疾病的诊断价值.胰腺病学, 2003, 3 : 90-93
38. 田艳涛, 赵平, 王成峰, 等.内镜超声检查用于胰腺癌可切除性评估.中华消化内镜杂志, 2004, 8 : 232-234
39. Bhuani MS. Endoscopic ultrasound in pancreatic diseases indications, limitations, and the future. *Gastroenterology Clinic of North America*, 1999, 28 : 747-770
40. Schwarz M, Pauls S, Sokianski R, *et al*. Is a peroperative multidiagnostic approach to predict surgical resectability of periampullary tumors still effective? *Am J Surg*, 2001, 182 : 234-249
41. Menack MJ, Spitz JD, Arregui ME. Staging of pancreatic and ampullary cancers for resectability using laparoscopy with laparoscopic ultrosound. *Surg Endosc*, 2001, 15 : 1129-1134
42. Taylor AM, Roberts SA, Manson JM. Experience with laparoscopic ultrasonography for defining tumour resectability in carcinoma of the pancreatic head and periampullary region. *Br J Surg*, 2001, 88, 1077-1083
43. 赵作伟, 谭广, 王洪江, 等.腹腔镜及其超声扫描判断胰头癌切除率的临床应用及意义.中国内镜杂志, 2003, 9 : 18-19
44. 诸琦, 神津照雄, 袁耀宗, 等.胰管内超声在鉴别胰腺癌和慢性胰腺炎中的临床应用价值.中华消化杂志, 2000, 20 : 255-257

第六章　胰腺癌的TNM分类、临床分期及预后

朱怀宇　车旭　单毅　赵艳平　田涛

癌症的正确分期是判断病变范围、制定最佳治疗计划、评比疗效、统计预后以及科研协作交流的重要条件和标准。肿瘤分期的两条基本原则一是同一分期的癌症患者的终点疗效应具有同一性，二是分期应具有更大的特异性。毫无疑问，一个好的分期标准对于临床实践应具有极大的应用价值，在解决肿瘤的异质性、分期的合理性、治疗方案的设计和预后估计的准确性上能提供更好的帮助。沿用至今的肿瘤TNM分期经过不断的修订，虽仍有这样那样的不足，但已基本满足了上述的原则。根据UICC属下的恶性肿瘤TNM预后因素专题委员会（TNM Prognostic Factor Project Committee）的意见，使用这一分类法的目的有助于：①临床医生制定治疗计划；②估计预后和评价治疗效果；③各个肿瘤治疗研究中心之间的信息交换；④对人类癌症的继续研究。因此，从临床研究出发，TNM分类法是恶性肿瘤综合治疗方案设计和对照比较治疗效果的基础。TNM的不同组合形成了恶性肿瘤不同的临床分期，同一恶性肿瘤不同的TNM和不同的分期，其综合治疗方案也是不同的。因此，恶性肿瘤准确的TNM分期对于制定个体化治疗方案具有极大临床意义。

第一节　恶性肿瘤TNM分期

一、肿瘤TNM分期的历史回顾

各种癌症统一合理的分类和分期能使医生及肿瘤登记工作者对患者进行正确分类，以便更好地评价疗效、统计预后及协作交流。国际关于癌症TNM分期的倡议和研究始于20世纪40年代。从20世纪50年代迄今，在多个国家癌症机构的支持配合下，国际抗癌联盟（UICC）的癌症TNM分期方案经过多次修订，得到逐步完善，并成为国际公认和采用的标准。在此过程中，美国癌症研究联合会（AJCC）是UICC的重要合作伙伴。它对于癌症TNM分期方案的全面深入设计和修订不但得到美国全国的采纳，且得到UICC和各国癌症机构的认可。为了和国际接轨，在我国推广普及国际癌症TNM分期的临床应用，对于我国癌症的临床、科研和教学发挥重要的参考和规范作用，也为我国癌症医务人员和学者对外交流协作开发更多的国际癌症共同语言。癌症TNM分期是在实践中不断发展和完善的。UICC的癌症TNM

分期方案约每过10年修订1次，UICC一向重视来自各国的修订意见。在临床工作中，我国癌症工作者要严格按照肿瘤TNM分期来规范和指导肿瘤的治疗，并不断总结经验，并力争将我国在肿瘤TNM分期应用过程中的经验和建议反馈给UICC，为进一步修订改进现代国际TNM分期方案提出建议，作出贡献。

二、癌症分期的一般规则

通过观察得知，癌灶局限的病例其生存期要高于病灶已经侵及到其他器官或原发部位以外的病例，正是基于这一事实，将不同阶段的癌症病例划分为不同的组，这些组通常被称为"早期病例"和"晚期病例"，意味着疾病进程与时间具有一定的相关性。事实上，诊断时的疾病分期，不仅能够反映出肿瘤的生长速度和侵及范围，而且能够体现出肿瘤的类型和肿瘤与机体的关系。

癌症分期用于分析和比较各组患者的情况。最好应将各个部位病灶的解剖学侵及范围的相关信息正确地加以记录，因为对恶性肿瘤进行正确的临床描述和组织病理学分类，将有利于一系列的相关临床工作。国际上公认的原则是，依据病变的解剖学侵及范围进行癌症分类，其目的是为了提供一种在相互间交流临床经验时不会产生分歧的方法。

目前，有多种分类方法：疾病的临床和病理学侵及范围；症状和体征所持续的时间；患者的性别和年龄；组织学类型和分级。所有这些均代表了已知的能够影响或能够预测患者预后的各种因素。依据临床和组织病理学所确定的疾病的解剖学侵及范围而进行的分类，是UICC和AJCC主要提倡的分类法。

临床医生的主要任务是选择最为有效的治疗手段并对预后加以评估，除了其他常规工作外，作出这一决定和判断还需要对疾病的解剖学侵及范围进行客观的评估。为了达到上述目的，分类系统需要：①无论采用何种治疗方法，具有适用于所有解剖部位的基本原则；②允许利用随后通过手术、组织病理学和其他分期检查手段所获得的相关信息对临床评估结果加以补充，而TNM系统则完全满足了上述要求。

三、T、N、M的定义

原发肿瘤（T）

Tx	无法评估原发肿瘤
T0	未发现原发肿瘤的证据
Tis	原位癌
T1，T2，T3，T4	原发肿瘤的大小和（或）局部侵及范围依次递增

区域淋巴结（N）

Nx	无法评估区域淋巴结的情况
N0	未出现区域淋巴结转移
N1，N2，N3	区域淋巴结的侵及范围依次递增

远处转移（M）

Mx	无法评估远处转移的情况
M0	未出现远处转移
M1	发生远处转移

M1期可以通过下列符号进一步细分：

肺	PUL
骨	OSS
肝	HEP
脑	BRA
淋巴结	LYM
骨髓	MAR
胸膜	PLE
腹膜	PER
肾上腺	ADR
皮肤	SKI
其他	OTH

组织学分级（G）

组织学分级是对肿瘤分化情况的一种定性评估，以肿瘤与其所侵犯部位的正常组织之间的相似程度来加以表示。分级以数字表示，从分化最好的（1级）直到分化最差的（4级），例如，鳞状细胞癌，中度分化，则为2级。当采用其他预测性的、以组织为基础的参数进行预测时，特别是在预测细胞核的分化程度和有丝分裂像的数量时，也会用到术语分级。

Gx	无法评估分化程度
G1	高分化
G2	中分化
G3	低分化

G4　　　未分化

四、TNM的分期组合

采用TNM系统进行分类,对疾病的解剖学侵及范围进行了相当精确的描述和记录,一种肿瘤T有4期,N有3期,而M有2期,这样就有24种TNM组合。为了便于汇总和分析,除了非常大型的一组病例之外,都必须要将这些组合结果压缩为一定数量的TNM分期组合。

所采用的组合方式应尽可能确保对于每一个部位的癌症来说,每个分期组合内病例的生存期相似,而各个分期组合间的生存率则显著不同。原位癌的分期为0期;对于绝大多数的部位而言,发生远处转移的病例为IV期;I期、II期和III期分别代表癌症的解剖学侵及范围介于0期和IV期之间的病例,并且期别越晚,侵及范围越广。

癌症的分期资料表格用于记录癌症的TNM分类和分期结果,癌症的具体解剖部位以及组织学类型和分化程度都会被记录在案,适当的分期依据和分类结果也必须适时地予以记录。例如,初治时的分期或是复发时的分期,如果在多个位置进行癌症分期,那么每一次分期就会使用一个表格,而如果将所用的分期结果均记录在了同一个表格内,则每一次分期的依据就会相当一致。

T、N、M分类可以检查原发肿瘤的侵及范围、区域淋巴结的侵及情况以及远处转移的定义是否恰当。可以在图谱上对病灶进行标记,并且最后可以对分期组合进行核实。在某些情况下,可能需要了解肿瘤其他特征的相关信息,这些资料可能有助于确定患者的进一步治疗方案。

五、分子分期在肿瘤分期中的意义

沿用至今的肿瘤TNM分期经过不断的修订,虽仍有这样那样的不足,但已基本满足了肿瘤分期的基本原则。近年来有些研究者提出了癌症分子分期(molecular staging)的概念,其目的是在原来的TNM分期上,把分子生物学的最新研究结果结合到分期中,为肿瘤的预后和治疗决策提供更有力的证据。但任何增加到分期中的新因子,必须经过反复的筛选,证明其有特别的预后意义,才能在分期中占有一席之地。

要作为分期依据的因素,必须满足两个条件。第一是它的预后意义是在保证生存质量的同时延长了病人的生存期或总的生存期;第二是在经过多因素分析判断,是有别于T、N、M的、有统计学意义的独立预后因素。只有在此基础上形成的分期,才有其真正的临床应用价值。

肺癌是较早也是较多探讨分子分期的主要癌症之一。1996年西班牙学者Rosell等[1]就提出根据K-ras突变对小细胞肺癌进行分子分期的做法。K-ras第12位点突变是独立于TNM分期、组织学的不良预后因素,没有突变的I期肺癌中位生存时间41.5个月,对照组为27个月。Kwiatkowski等[2]认为I期非小细胞肺癌有6个独立的预后因素,其中3个是分子生物学的改变,分别是p53表达、K-ras第12位点突变和H-ras p21不表达。如果有具备1~2个因素的为IA(5年无瘤生存率87%),3个因素为IB(5年无瘤生存率58%),4个以上因素为IC(5年无瘤生存率21%)。

有关胰腺癌的分子肿瘤标志物的研究在过去的几年中已经取得了重大的进步。虽然在高危人群中使用肿瘤标记物作为胰腺癌筛选工具的做法尚有争议,但其在分期中的作用已引人注意。Steinberg等发现CA 19-9水平超过600U/L时,肿瘤不能切除可能性极大。同样,抗黏液素单克隆抗体CAM17.1高于200U/L时,预示肿瘤病期较晚。其他抗黏液素抗体如Span-1和DuPan-2也已经发现有一定诊断价值,特别适合与CA19-9联合使用,但与胰腺癌分期无明显相关性。虽然CA19-9和CAM17.1的明显升高在预测胰腺癌的不可切除性方面有较大临床价值,但在胰腺癌早中期的分期作用不大。基因突变被认为与胰腺癌较晚分期和较短的生存期相关,例如研究发现K-ras癌基因突变出现在90%的胰腺癌病人中,而且被认为是癌变中早期出现的基因异常。具有K-ras基因突变的患者同那些没有突变的患者相比,生存期明显缩短,相反P53的突变被认为是一个相对较晚的分子事件,可能和生存期缩短有关。Balcom等有初步的证据证实胰腺癌中端粒酶激活是一个较晚的阶段,与手术标本的局部淋巴结转移有关,因此是晚期病变。其他已报道进行过分子分期的肿瘤还有恶性黑色素瘤[3]、转移性神经母细胞瘤等[4]。

毫无疑问,一个好的分子分期对临床实践具有极大的价值,在解决肿瘤的异质性、分期的合理性、治疗方案的设计和预后估计的准确性上能提供更好的帮助。但也必须看到，目前在细胞分子生物学研究中方法学的多样性及各种研究方法自身的不足，决定了分子分期因素筛选上还存在许多方法学上的问题，其中最大的问题在于没有标准化的检测方法。另外，分期的研究也需要更多的病例和更多研究中心的参与。这些问题的解决，也就是癌症分子分期基本成熟的时候。

（田艳涛 赵 平）

第二节 胰腺癌 TNM 分期

大多数胰腺癌患者都处于晚期，有局部或远处的转移。精确分期对胰腺癌治疗方案的制定及预后的评估有重要价值。目前，胰腺癌的术前分期主要依赖于各种影像学技术如螺旋 CT 及其三维结构重建。磁共振成像（MRI）和内镜超声（EUS）技术的发展对肿瘤的侵袭范围、淋巴结转移情况及肿瘤的定位诊断都有更精确的评价，使分期更趋于准确。腹腔镜检查能发现小的肝转移灶及腹膜转移，随着胰腺癌非手术疗法的进展，腹腔镜检查在胰腺癌的术前分期中的作用会日趋重要。胰腺癌术前分期的目的包括两方面，一是判断是否转移，另外是评估肿瘤的可切除性。

一、胰腺癌分期的临床意义

胰腺癌的分期与预后密切相关。几乎所有的学者都认为肿瘤本身的特点如分期的早晚和肿瘤的分化程度等是其预后的决定因素。日本 1981～1992 年 10 000 余例胰腺癌的分析统计显示：①肿瘤 < 2.0cm 的 T1 期患者 3 年生存率为 49.5%；而 T2 及 T3 期患者 3 年生存率为 20%；T4 期患者即使可以切除，其 3 年生存率仅 14%。②无淋巴结转移的 N0 患者 5 年生存率 42%；N2 期则低于 10%。③癌细胞未侵及胰腺背部的结缔组织患者 5 年生存率 24%；若侵及则仅为 4%～5%。又据美国 John Hopkins 大学对近几年 443 例胰腺癌切除患者的多因素统计分析显示 MST 分别为：肿瘤 ≥ 3.0cm/ < 3.0cm 为 26.0/14.5 个月；切缘阳性/阴性为 15.0/18.5 个月；淋巴结转移/未转移为 16.5/19.5 个月；分化中好/分化差为 18.0/16.0 个月。多因素分析表明，对预后的影响依次为：肿瘤 ≥ 3.0cm[HR（Hazard ratio）= 1.47]、切缘残瘤（HR 为 1.63）、淋巴结转移（HR 为 1.93）、分化差（HR 为 3.76）。与之相对，胰腺癌临床分期中，Ⅰ、Ⅱ期 5 年生存率（13%～36%）远高于Ⅲ、Ⅳ期（1%～14%）。可见正确的分期对于判断预后至关重要。

诊断为胰腺癌的患者一旦分期完成后就被划入下面三种类别之一：第一类是通过经典的影像学方法，如 CT 和（或）腹腔镜确定有远处转移（肝、腹腔远隔淋巴结等）；第二类是确定有局部晚期病变，不能行根治性切除，如胰腺周围重要血管受侵；第三类为肿瘤能被切除而获得可能的根治。胰腺癌术前准确分期的实际意义在于通过病史、体检、实验室检查、影像学和内镜检查确定患者病情属于哪一类，以便选择合适的治疗方案。

二、胰腺癌 TNM 分期的变化

（一）T 分期

AJCC 胰腺癌分期第 6 版（2002）的主要变化在于，重新定义了可能切除原发灶的 T3（肿瘤侵犯胰腺周围组织，但未累及腹腔动脉干或肠系膜上动脉）和不能切除的 T4（肿瘤侵犯腹腔动脉干或肠系膜上动脉），相应的Ⅲ期表示不能切除的局部进展胰腺癌，而Ⅳ期仍保留为存在远处转移的病人，同时废除了表示局部单发或多发淋巴结转移的 pN1a、pN1b[5]。如果术前分期胰腺癌无远处转移，应进一步评估肿瘤与周围主要血管的浸润情况，是否侵及重要动脉（如腹腔动脉干或肠系膜上动脉）或主要静脉（如门静脉或肠系膜上静脉），进而判断可切除性。超声检查是胰腺癌最常用的初步检查，但有近 20% 存在技术性问题。对于肝内外胆管、胰管扩张等间接征象可有较好显示。肿瘤检出总的敏感性及特异性可达 80%～90%[6,7]。CT 是最为常用的胰腺癌诊断、分期、对治疗反应的评估、对治疗合并症进行评估以及胰腺癌随访的金标准。CT 对不可切除的判断准确率与外科发现接近 100%。这一事实使 CT 成为胰腺癌可切除性评估的一种较为完美的扫描手段。然而，除非其他技术的联合应用，否则有约 1/3 被 CT 认为可切除的患者实为不可切除[8]。内镜超声（EUS）已作为胰头部病变的一种新的诊断性检查手段，其优势在于可更好地对小肿瘤、局部淋巴结病变及肿瘤与局部血管的关系进行评价[9]。内镜超声介导的细针抽吸活检（EUS-FNA）可获得病理学诊断，特异性可达100%[10]。这一新技术可用于对不适于手术的壶腹周围癌患者进行准确分期。在中国医学科学院肿瘤医院对26例壶腹癌的诊断中，B超、CT、MRI和EUS均能显示肝内、外胆管扩张，壶腹段胆总管突然中断变形等间接征象。EUS可全部观察到原发肿瘤的直接征象，显示率达100%。明显高于B超（46.15%）、CT（73.08%）、MRI（50.00%），显示了其在壶腹周围癌分期中的独特优势。

胰腺癌可切除性的概念并非一成不变的。随着手术、麻醉、血管外科、人工材料等相关学科、技术的发展，联合大血管切除的胰腺癌根治术已成为可能。所以局部累及肠系膜上静脉的胰腺癌，在第5版分期被认为是T4，而在第6版则将其归入T3，目前在很多胰腺外科中心已经可以手术切除。当然较长段的侵犯或阻塞门静脉或肠系膜上静脉仍被认为是禁忌证，对于累及肠系膜上静脉周径超过25%的胰腺癌是否切除原发灶还存在争议。美国Memorial Sloan-Kettering肿瘤中心Fortner教授[11]报告联合动脉、静脉切除并重建的"区域性胰腺切除术(regional pancreatectomy)"术式，已经证明效果不佳。Bold[12]、Fuhrman[13]等赞成有经验的外科医生选择合适病例行部分切除受累的门静脉或肠系膜上静脉并重建，认为只有这样才有机会达到阴性切缘和根治性切除。

（二）N分期

淋巴结转移是胰腺癌早期主要的转移途径。超声、CT和MRI、EUS等均能不同程度地显示胰腺周围淋巴结。文献报道N分期的准确率EUS为22%~80%，CT为42%，US为37%。2002年第6版有关胰腺癌的TNM分期规定：在胰腺癌的根治性手术中，淋巴结清扫的数目应≥10个，pTNM区域淋巴结病理组织学检查应切取最少10个淋巴结，如淋巴结检查阴性，但未达到所要求的淋巴结数目，则划分为pN1。文献资料显示：遗漏转移的腹主动脉旁淋巴结是胰腺癌术后复发的原因之一，该淋巴结转移与肿瘤大小无相关性，即使原发灶很小，也可以出现腹主动脉旁淋巴结的转移。因此，腹主动脉旁和下腔静脉周围淋巴结的清扫，应列为胰腺癌根治术的清扫范围。CT检测淋巴结转移的价值有限，敏感性约14%~58%，但由于淋巴结受累并不是进展期胰腺癌的唯一征象，而且胰周淋巴结在外科手术时均常规活检或切除，这种局限性并不显著影响CT在判断胰腺癌分期的总体准确性[14]。EUS可近距离接近胰腺及其周围组织并提供高分辨率图像。毗邻胰腺的内镜超声探头允许操作者对局部解剖细节进行直接探测。EUS不仅能清楚显示胰腺周围淋巴结，还能显示肝十二指肠韧带的淋巴结。中国医学科学院肿瘤医院腹部外科通过对68例胰腺癌的淋巴结转移的评估显示EUS拥有最高的敏感性（75%）、准确性（88%）、阳性预测价值（77%）和阴性预测价值（92%）。在淋巴结转移的预测方面具有独立预测价值（OR值：34.50；95%CI：6.54-182.09，$P<0.0001$）。MRI对淋巴结转移的评估敏感性为35%、特异性为96%、准确性为81%、阳性预测价值为75%和阴性预测价值为82%，与CT相当，介于超声和EUS之间。

（三）M分期

胰腺癌病人在发现时常已存在转移，最常见的转移部位包括肝脏、腹腔和肺。肝脏是胰腺癌最常见的转移部位。难以发现肝转移常常导致胰腺癌分期过低[15]。胰腺癌在确诊时约有34%~50%已发生肝转移。以往，疑诊胰腺癌的病人往往行剖腹探查术，术中判断是否转移和原发灶切除的可能性，如果肿瘤无法切除则行减状手术。目前影像学和内镜检查的应用，使对肿瘤术前分期的判断更加准确。由于80%的胰腺癌病人在发现时已不适合手术切除，术前分期一旦确定发生转移，将有助于为病人选择创伤性更小的减状或综合治疗方式，避免了单纯诊断性的剖腹探查术。中国医学科学院肿瘤医院对68例胰腺癌的手术探查中，证实肝转移10例，占15%。在肝转移的评估中，CT拥有最高敏感性（89%）和最高阴性预测价值（98%），MRI拥有最高准确性（97%），而特异性、阳性预测价值达100%。Trede[16]比较了CT和MRI判断胰腺癌肝转移的准确性，MRI达到93%，CT为87%。高质量的多期薄层螺旋CT扫描能提供临床医师所需的大部分信息，但仍有10%~15%的肝转移或腹膜种植不能被CT或其他影像学手段发现。尤其在出现腹膜或肝表面相对较小的转移（直径1~2cm）时，腹腔镜显示了其极强的能力[17]。腹腔镜超声可以克服腹腔镜只能观察到表面的局限性，更进一步提高了敏感性。Taylor 等[18]报道 LUS 可阻止 53% 的不必要的开腹手术。其肿瘤可切除性的阳性预测结果为 91%。并认为其是确定胰腺癌可切除性的另外一种准确的技术，对于胰头和壶腹周围有切除可能病变的处理提供指导。

附：AJCC 胰腺癌分期（2002 年，第 6 版）[19]

胰腺外分泌部

（不包括起源于胰岛的内分泌肿瘤和类癌）

C25.0 胰头　　C25.7 胰腺，其他特定部位
C25.1 胰体　　C25.8 胰腺重叠病变
C25.2 胰尾　　C25.9 胰腺，未特指
C25.3 胰管

主要修改内容
- T 分级反映了有潜在切除可能 (T3) 和局部晚期的 (T4) 原发胰腺癌的区别。
- 分期改变，以Ⅲ期表示不能切除的局部晚期胰腺癌，而Ⅳ期则表示有远处转移的病人。

引言

美国的胰腺癌发病率居于胃肠道常见恶性肿瘤的第 2 位，也是成人癌症相关死亡的第 5 位死因。本病较难诊断，尤其是早期诊断更为困难。多数胰腺癌位于胰头，常引起胆道梗阻而出现明显的黄疸。位于胰体或胰尾的胰腺癌进展隐匿，发现时常已为晚期。胰腺癌多为腺癌，主要起源于胰腺导管细胞。虽然现有多种新的化疗药物以及放射治疗等治疗手段，手术切除是唯一可能达到治愈目的的手段。

胰腺外分泌癌依据原发肿瘤的大小及侵犯程度进行分期。TNM 分期不适用于胰腺内分泌肿瘤。

解剖学

原发部位　胰腺为一狭长表面粗糙的分叶状腺体，横过后腹部自十二指肠延伸至脾门。分为带有钩突的头部、颈部、体部和尾部。胰体的前表面与胃后壁直接接触，在后方胰腺毗邻主动脉、脾静脉和左肾。

区域淋巴结　胰腺周围有丰富的淋巴网络，准确的肿瘤分期要求检测手术切除的所有淋巴结。尽管病理检查 10 枚以上淋巴结后结果仍可能为 pN0 的结果，对胰十二指肠切除术标本理想的组织学检查应包括至少 10 枚以上淋巴结。区域淋巴结除了胰腺周围淋巴结外，还包括肝总动脉旁淋巴结、腹腔干淋巴结、幽门淋巴结以及脾区淋巴结。虽然不需要对区域淋巴结进行解剖学分类，但是单独取下的淋巴结在报告时应单独予以报告。

转移部位　远处转移常发生于肝脏、腹腔以及肺。其他部位的转移不多见（或很少被发现），这可能因为患者自发现远处转移至死亡病期很短。

部位的定义

胰头部肿瘤是指发生于肠系膜上静脉与门静脉交汇处右侧部位胰腺的肿瘤。钩突为胰头的一部分。胰体肿瘤是指发生于肠系膜上静脉与门静脉交汇处与腹主动脉之间的肿瘤。胰尾肿瘤为发生于主动脉与脾门之间的肿瘤。

分期原则

因为仅一小部分胰腺癌病人能实行手术切除胰腺（和邻近的淋巴结），所以单独的 TNM 分级必须适用于临床分期，又适用于病理分期。

分级规则与第 5 版的区别

这一版的 AJCC 肿瘤分期手册里，编辑顾问们试图将临床和病理分期相结合以解决前几版的分期所带来的以下问题。

1. 根据术前 CT 检查对可切除性的判断以及对手术标本的最终病理学检查，我们已将 T 分级改为与临床更为相关的体系。区分可切除的 (T1、T2 和 T3) 与局部晚期的 (T4) 原发肿瘤具有重要意义。胰腺肿瘤 (在高质量 CT 图像上) 无法与周围大动脉结构 (腹腔干或肠系膜上动脉) 分开，则被判断为不可切除。胰腺外分泌部癌可表现为蔓延到腹膜后或邻近结构，如出现此情况即使无动脉累及也不能手术。在本版的 AJCC T 分级中，肿瘤侵犯肠系膜上静脉和门静脉被划为 T3，这类肿瘤在某些肿瘤治疗中心认为是可以手术切除的。目

前，有关静脉侵犯对预后的影响资料较少。本章T3和T4的区别反映了有潜在可能切除(T3)与局部晚期(T4)原发胰腺肿瘤之间的区别，两者都显示了胰腺外肿瘤蔓延的影像学或病理学侵犯证据。

2. 在第5版分期中，原发肿瘤为T3的无法手术切除的患者被定为Ⅱ期(由于无法手术切除从而无法判断淋巴结情况)；而经胰十二指肠切除术发现原发肿瘤为1cm、1枚区域淋巴结阳性的患者被定为Ⅲ期肿瘤。虽然淋巴结阳性对患者的预后具有重要的影响，但一般来说，完全切除的(R0或R1)N1胰腺癌患者生存时间长于局部晚期（无法手术切除）或有远处转移的患者。因此，本版将Ⅲ期定为无法切除的局部晚期胰腺癌。

同样需要指出的是，切除范围（R0：完全切除，大体及镜下观察切缘均无残留；R1：大体切缘阴性但镜下观察切缘阳性；R2：完全切除，大体及镜下观察切缘均有残留）不是TNM分期的一部分，但是对于预后有重要影响。

临床分期 胰腺外分泌部癌临床分期的必要资料可通过体检及高质量CT扫描获得。胰腺癌的标准影像学检查为多层增强CT扫描（动静脉期增强扫描）。根据CT及胸片检查的结果，可将胰腺癌分为局限可切除（Ⅰ或Ⅱ期）、局部晚期（Ⅲ期）以及远处转移（Ⅳ期）。内镜超声检查（由有经验的胃肠内镜专家进行检查）也能为临床分期提供有益信息，同时也是行胰腺细针穿刺活检的必要手段。对局限的有手术切除可能的胰腺癌患者行腹腔镜检查可以排除腹膜转移以及小的肝脏表面转移。腹腔镜检查可发现微小的(<1cm)腹膜转移以及肝转移，对单纯CT检查认为是Ⅰ期或Ⅱ期的胰腺肿瘤患者行腹腔镜检查，大约有10%的胰头肿瘤患者和多达40%的胰体尾肿瘤患者的分期可上升到Ⅳ期。内镜下逆行性胰胆管造影术（ERCP）并放置胆道内支架通常应用于有胆道梗阻的患者。

病理分期 部分切除（胰十二指肠切除术或远端胰切除术）或全胰切除，切除肿瘤以及相关区域淋巴结，可为病理分期提供必要信息。

对胰十二指肠切除标本，胆管、胰管以及后腹膜切缘应进行大体和显微镜下评估。全胰切除的标本应检查胆管和后腹膜的切缘。虽然十二指肠（保留幽门胰十二指肠切除术）和胃（标准的胰十二指肠切除术）切缘很少受侵，但二者的状态应在手术病理报告中注明。使用下表可使切缘的报告更方便。

外科切缘	状况
胆（肝）总管	
胰颈	
后腹膜切缘	
其他软组织切缘（如胰后）	
十二指肠	
胃	

多数胰腺癌局部复发位于沿着切缘的胰床部位，所以对胰腺腹膜后（也称为肠系膜或钩突）、胰腺边缘（软组织，包括肠系膜上动脉周围的神经束组织）部位应十分注意。下腔静脉前面与胰头十二指肠后之间的软组织最好称为胰后切缘（不是腹膜后切缘）。对标本进行大体检查时应将腹膜后切缘涂上墨水，之后垂直于墨水染过的部位切开进行组织学检查。肿瘤与切缘的最短距离应以毫米计算。

腹腔种植（即使局限于小网膜部位）应定为M1。同样，腹水中检查到肿瘤细胞（显微镜下）也认为是M1。在没有腹水的病人，已有资料表明腹腔细胞学阳性预示生存期短，但其临床意义仍然不明。因此，腹膜细胞学阳性也被认为是M1。

注：切除范围（R0：完全切除，大体及镜下观察切缘均无残留；R1：大体切缘阴性但镜下观察切缘阳性；R2：完全切除，大体及镜下观察切缘均有残留）不是TNM分期的一部分，但是对于预后有重要影响。

TNM 定义

原发肿瘤（T）

Tx	原发肿瘤不能评价
T0	无原发肿瘤证据
Tis	原位癌*
T1	肿瘤局限于胰腺，最大直径≤2cm
T2	肿瘤局限于胰腺，最大直径＞2cm
T3	肿瘤超出胰腺，未累及腹腔干或肠系膜上动脉

T4　肿瘤累及腹腔干或肠系膜上动脉（原发肿瘤不能切除）

区域淋巴结（N）
Nx　区域淋巴结无法评价
N0　无区域淋巴结转移
N1　有区域淋巴结转移

远处转移（M）
Mx　远处转移不能评价
M0　无远处转移
M1　有远处转移

* 同时包括 PanIN-Ⅲ分期

分组分期			
0 期	Tis	N0	M0
ⅠA 期	T1	N0	M0
ⅠB 期	T2	N0	M0
ⅡA 期	T3	N0	M0
ⅡB 期	T1	N1	M0
	T2	N1	M0
	T3	N1	M0
Ⅲ期	T4	任何 N	M0
Ⅳ期	任何 T	任何 N	M1

组织病理学类型

本分期系统适用于所有胰腺内的外分泌癌，不适用于内分泌肿瘤。内分泌肿瘤通常发生于胰岛，类癌同样也不适用。90%以上的胰腺恶性肿瘤为外分泌癌。包括以下肿瘤：

重度导管非典型增生/原位癌(PanIN-Ⅲ，胰腺上皮内癌形成)
导管腺癌
黏液非囊性腺癌
印戒细胞癌
腺鳞癌
未分化癌
　梭型和巨细胞型
　小细胞型
混合型导管内分泌癌
破骨细胞样巨细胞肿瘤
浆液性囊腺癌
黏液性囊腺癌
伴或不伴浸润的导管乳头状黏液癌（IPMN）
腺泡细胞癌
腺泡细胞囊腺癌
混合性腺泡-内分泌癌
胰腺胚细胞瘤
实体假乳头状癌
交界性(未确定良恶性的)肿瘤
　黏液囊性肿瘤伴中度非典型增生
　导管内乳头状黏液瘤伴中度非典型增生
　实性假乳头状瘤
其他

组织学分级(G)

Gx　无法分级
G1　高分化
G2　中分化
G3　低分化
G4　未分化

预后因素

肿瘤局限没有转移的胰腺癌患者行手术切除后长期生存率约为20%，中位生存时间为12～20个月。肿瘤局部晚期但没有转移的患者的中位生存时间为6～10个月。伴有转移的患者生存时间较短（3～6个月），生存期的长短取决于疾病的扩展程度和身体状况。

为了建立可靠的与患者生存期限缩短相关的预后因素，许多研究者检查了手术切除肿瘤标本（明显局限的可手术切除的胰腺癌患者）的病理因素，区域淋巴结转移、组织学低分化、原发肿瘤体积增大与患者的生存期限缩短有关。对施行胰十二指肠切除的病人与缩短生存期最相关的预后因素是切除不完全。因此，大体和组织学检查胰十二指肠手术切除标本时，对切缘的评价是一项重要的内容。存档组织的回顾性病理分析不能精确判断切缘或淋巴结的数目，这些信息在标本切除时的病理检查中才能得到。标本切缘最可能为阳性的部位是靠近肠系膜上动脉右侧壁的后腹膜（或肠系膜血管）切缘。这一切缘即直接与肠系膜上动脉近侧3～4cm相毗邻的软组织切缘，为便于对切缘行组织学检查，应在切除后将墨水涂于此部位（见"病理分期"部分）。切除不彻底导致肉眼阳性的腹膜后边缘的病人，其生存期没有因手术切除而得到提高（与接受放化疗和未行手术的患者比较）。

（田艳涛 赵平）

第三节 胰腺癌的预后

胰腺癌的预后极差，虽经数十年的努力，效果仍不理想。美国研究资料报告，胰腺癌不治1年生存率为8%，5年生存率为3%，中位生存期仅2~3个月。肿瘤本身的恶性程度高，发展快，复发率高；胰腺位置深在，胰腺癌早期症状不典型，临床确诊的胰腺癌多数为晚期，大部分丧失了手术切除的机会；胰腺癌根治术手术并发症发生率高，死亡率高可导致治疗效果差异很大。对胰腺癌治疗主要采用单一的手术治疗，放疗以及单一的化疗均未能获得满意疗效。目前还是以手术为主，无淋巴结转移的小胰腺癌5年存活率23%，但是绝大多数大于2cm的胰腺癌术后生存难以达到5年以上。外科治疗后5年生存率仅为5%~25%，有报道达28%，一般在10%左右。我国外科的统计资料显示，5年生存率在5%左右。胰腺癌肿瘤位置深在，周围毗邻结构复杂，手术切除率低，只有10%~15%的患者有手术切除的机会，其中能根治者仅为5%~7.5%，亦是预后差的因素之一[20]。

一、与胰腺癌预后相关的分子指标

有文献报道某些酶类可能与胰腺癌的预后有关。人类巨噬细胞金属弹性蛋白酶（HME）过表达与胰腺癌预后恶化有关。HME是基质金属蛋白酶（MMP）的一种，与弹性蛋白、各种基质和非基质底物的降解有关，该物质已在皮肤癌、星形细胞瘤、胶质母细胞瘤和肝癌中发现。研究人员检测39例胰腺癌、13例正常对照标本和16例胰腺炎的HME表达，发现正常组织中只能检测出非常低的HME mRNA表达，免疫组化检测阴性。胰腺癌HME mRNA升高41倍，其中，在18例（56%）胰腺癌标本、20例（63%）基质细胞标本和8例（25%）胰腺癌/基质细胞标本中HME免疫组化中

度阳性。慢性胰腺炎的HME mRNA表达增高3~16倍，仅3例正常组织标本HME免疫组化阳性，HME mRNA阳性患者的平均生存期为11.5个月，显著低于阴性患者的22个月。且HME阳性率与患者年龄、性别、肿瘤大小、分期、淋巴结转移和分级无关。研究人员推测，HME可能刺激胰腺癌细胞的生长和血管侵犯。并预言非选择性基质金属蛋白酶抑制剂可能抑制胰腺癌的进展并具有改善早期胰腺癌预后的作用。胰腺癌的预后尚与患者自身的免疫功能状态有关[21]。Dr. Yuji Hinoda认为抗MUC1抗体水平直接与胰腺癌生存期相关。共检测了36例进展期胰腺癌病人的血浆抗MUC1 IgG和IgM抗体水平，结果显示IgG抗体水平与生存期明显相关，IgG可见密度不少于0.3的病人，其生存期明显较长（$P=0.0004$）。而IgM抗体水平无此相关性。且这种相关性与疾病的不同阶段、病人年龄和性别无关（$P=0.024$）。提示胰腺癌病人血循环中抗MUC1 IgG抗体对预后具有的重要性。消化道肿瘤相关抗原CA19-9是辅助诊断胰腺癌的常用指标[22,23]。Halm等进行的多变量分析研究表明，CA19-9是胰腺癌一个独立生存预期因子，在化疗期间，血清CA19-9发生的动力学改变可以早期预示化疗的敏感性，在一定程度上预测其生存。在化疗第1周内血清CA19-9下降值大于20%者，其生存期明显延长，而疗效达CR者其CA19-9均恢复正常。认为血清CA19-9动力学改变可作为生存的预测指标。

二、外科治疗方式与预后

到目前为止，接受胰十二指肠切除术的胰腺癌病人的5年生存率极低。据报告从5%~25%不等[20]。肿瘤切除后的平均生存期是17个月。偶尔有报告肿瘤很大的病人生存很长时间，但大多数的生存者却是小的病灶，并没有淋巴结受侵犯（T1, N0, M0）。胰十二指肠切除术后影响预后的因素仍然体现在淋巴结有无转移、有无远处脏器转移、肿瘤细胞分化程度、是否行根治术、术后放化疗否等几方面。Kuhlmann[24]等对1992~2002年间343例胰腺癌术后病人进行了密切的随访，160例行根治性切除，183例行姑息性的短路手术。切除组中位生存时间为17个月，短路组中位生存时间为7.5个月。5年生存率切除组为8%，

短路组为0。切除组影响生存率的独立因素为：肿瘤有无淋巴结转移，是否为根治性手术，肿瘤分化程度及肿瘤大小。短路组影响生存时间的因素为：远处转移及肿瘤大小，肿瘤DNA倍性和细胞增殖指数与肿瘤的大小和阳性淋巴结数量一样，可更明确地预示生存情况[25-27]。Cleary SP 等对 1988～1996 年 123 例行手术切除并获得病理证实为胰腺腺癌进行分析，平均生存时间为31.7±3.5个月，中位生存时间为13.6个月，18例生存超过5年（14.6%），5例生存时间超过10年。获得5年生存的18例包括：胰十二指肠切除3例，远端切除4例，全胰切除1例。肿瘤分期及分级为影响预后的独立因素。

胰腺癌外科治疗的疗效在各医院间亦有些许差异[28-31]。Yeo CJ 分析 Johns Hopkins 医院 1990～1996 年间，行胰十二指肠切除术443例，其中，胰腺癌282例，占43%，中位生存期18个月，1年、3年生存率分别为67%和30%（表6-1）。而 Schmidt CM 等分析了516例胰十二指肠切除病例，胰腺癌202例，占39%，1年、2年、3年生存率分别为55%、25%和15%（表6-2）。中国医学科学院肿瘤医院2002年统计了随访3年以上已行胰十二指肠切除术的142例壶腹周围癌，其中十二指肠癌13例平均生存36.5个月（1～156个月，中位生存期24个月）；壶腹癌79例平均生存31.96个月（1～180个月，中位生存期18个月）；胰头癌37例平均生存13.4个月（1～60个月，中位生存期6个月）；胆管癌13例平均生存8.6个月（1～27个月，中位生存期9个月）（表6-3）。

表6-1　Johns Hopkins 医院 1990～1996 年间壶腹周围癌胰十二指肠切除术生存率

	例数	中位生存期(月)	1年生存率(%)	3年生存率(%)
胰腺癌	282	18	67	30
壶腹癌	70	42	79	53
末段胆管癌	65	20	67	16
十二指肠癌	26		88	72
合　计	443	21	71	37

表6-2　Schmidt CM 等 516 例胰十二指肠切除术生存率

病理	例数	1年生存率(%)	2年生存率(%)	3年生存率(%)
胰腺癌	202	55	25	15
胆管癌	15	71	64	62
壶腹癌	47	84	60	53
十二指肠癌	31	81	69	4

表6-3　中国医学科学院肿瘤医院胰十二指肠切除术生存率

病理	例数	1年生存率(%)	2年生存率(%)	3年生存率(%)
胰头癌	37	64	24	7
胆管癌	13	37	17	0
壶腹癌	79	81	47	38
十二指肠癌	13	100	80	75

三、化疗与预后

胰腺癌对目前所用的化疗药物均不敏感，对胰腺癌术后行辅助化疗能否提高病人的生存率尚无定论[20, 22, 31, 32]。Bakkevold 等报道对胰腺癌病人行胰切除术后随机分为辅助化疗组（5-FU＋MMC＋ADM）与观察组，结果表明，30例接受术后辅助治疗的患者的中位生存期为23个月，而对照组

31例的中位生存期只有11个月。为了进一步证实综合治疗的疗效是否优于单纯手术治疗,从1994年开始,欧洲胰腺癌研究组着手以下研究,即对胰腺癌病人行胰腺切除术后随机分为以下几组:①观察组;②5-FU为主的化放疗组;③先用5-FU为主的化放疗方案,接着以5-FU加亚叶酸钙(CF)的全身化疗方案组;④5-FU加CF化疗组。目前,这一研究工作正在进行之中。Matano等采用吉西他滨加5-FU连续输注方案治疗中晚期胰腺癌,其疗效CBR(clinical benefit response)达63.6%,且不良反应轻微,故认为吉西他滨加5-FU联合化疗疗效显著,病人耐受性好。Halm等的研究亦表明在吉西他滨化疗期间第1周内血清CA19-9下降值大于20%者,其生存期明显延长,而疗效达CR者其CA19-9均恢复正常。认为吉西他滨及其联合化疗不失为治疗中晚期胰腺癌的较好选择。Schmidt CM对236例病人进行了辅助治疗效果的统计分析,分为联合放化疗组、单纯化疗组及未行辅助治疗组。化疗为以5-FU及吉西他滨为主的化疗方案。1年生存率放化疗联合组高于单纯化疗组及未治疗组。2年生存率各组相似,3年生存率未治疗组略高于联合放化疗组,但没有统计学意义($P=0.28$)(表6-4)。

表6-4 Schmidt CM 5-FU联合吉西他滨化疗疗效

辅助治疗	例数	1年生存率(%)	2年生存率(%)	3年生存率(%)
联合放化疗	62	72	38	23
单纯化疗	15	62	33	18
无辅助治疗	159	62	37	28

四、放射治疗与预后

胰腺癌放射治疗的疗效与化疗相比尚无很大改善。少部分应用术前放疗希望通过提高手术切除的彻底程度并减少肿瘤扩散来达到延长生存期的作用,但作用非常有限。一般认为术中放疗采用一次大剂量照射,可致肿瘤中心坏死、组织变性、肿瘤缩小,未能切除的肿瘤经术中放疗后平均生存期为9个月,其止痛作用可改善生存质量。肿瘤切除术后采用多野连续或多野分段照射,患者的中位生存期为4~16个月。未能切除的肿瘤术中还可以置放中空施源管若干根,并引出腹壁外,术后用后装近距离治疗机做组织间照射。中国医学科学院肿瘤医院1986~1997年间放射治疗53例晚期胰腺癌,中位生存期6个月。目前已有少量报道采用放射粒子插植对未切除肿瘤行连续照射可延长生存2~3个月。仍需大规模临床验证。

总之,提高胰腺癌治疗水平的关键还在于提高早期胰腺癌的诊断水平。早期发现胰腺癌,早期手术切除,当能提高胰腺癌的生存率。

(单 毅 车 旭 朱怀宇)

参 考 文 献

1. Rosell R, Monzo M, Pifarre A, et al. Molecular staging of non-small cell lung cancer according to K-ras genotypes. *Clin Cancer Res*, 1996, 2: 1083-1086
2. Kwiatkowski DJ, Harpole DH Jr, Godleski J, et al. Molecular pathologic substaging in 244 stage non-small cell lung cancer patients: clinical implications. *J Clin Oncol*, 1998, 16: 2468-2477
3. Schivers SC, Wang X, Li W, et al. Molecular staging of malignant melanoma: correlation with clinical outcome. *JAMA*, 1998, 280: 1410-1415
4. Bowman LC, Castleberry RP, Cantor A, et al. Genetic staging of unresectable or matastatic neuroblastoma in infants: a pediatric oncology group study. *J Natl Cancer Inst*, 1997, 89: 373-380
5. Sobin LH, Wittekind C. *International Union Against Cancer: TNM: Classication of Malignant Tumours*. New York: Wiley-Liss, 2002. 87-89
6. Grutzmann R, Bunk A, Kersting S, et al. Prospective evaluation of ultrasound and colour duplex imaging for the assessment of surgical resectability

of pancreatic tumours. *Langenbecks Arch Surg*, 2003, 388:392-400

7. Minniti S, Bruno C, Biasiutti C, et al. Sonography versus helical CT in identification and staging of pancreatic ductal adenocarcinoma. *J Clin Ultrasound*, 2003, 31:175-182

8. Scaglione M, Pinto A, Romano S, *et al.* Using multidetector row computed tomography to diagnose and stage pancreatic carcinoma: the problems and the possibilities. *JOP*, 2005,13:1-5

9. Yusoff IF, Mendelson RM, Edmunds SE, *et al.* Preoperative assessment of pancreatic malignancy using endoscopic ultrasound. *Abdom Imaging*, 2003, 28:556-562

10. Eloubeidi MA, Jhala D, Chhieng DC, *et al*. Yield of endoscopic ultrasound-guided fine-needle aspiration biopsy in patients with suspected pancreatic carcinoma. *Cancer*, 2003, 99:285-292

11. Fortner JG."Radical" abdominal cancer surgery: current state and future course. *Japan J Surg*, 1989, 19 : 503-509

12. Bold RJ, Charnsangavej C, Cleary KR, *et al*. Major vascular resection as part of pancreaticoduodenectomy for cancer: radiologic, intraoperative, and pathologic analysis. *J Gastrointest Surg*, 1999, 3 : 233-243

13. Fuhrman GM, Leach SD, Staley CA,*et al*.Rationale for en bloc vein resection in the treatment of pancreatic adenocarcinoma adherent to the superior mesenteric-portal vein confluence. *Ann Surg*, 1996, 223 : 154-162

14. Roche CJ, Hughes ML, Garvey CJ, *et al*. CT and pathologic assessment of prospective nodal staging in patients with ductal adenocarcinoma of the head of the pancreas. *Am J Roentgenol*, 2003, 180: 475-480

15. Varshney S, Hacking CN, Johnson CD. CT arterial portography in staging pancreatic malignancy. *Int J Pancreatol*, 2000, 28 : 61-67

16. Trede M, Rumstadt B, Wendl K, *et al*. Ultrafast magnetic resonance imaging improves the staging of pancreatic tumors. *Ann Surg*, 1997, 226 : 393-405

17. Maire F, Sauvanet A, Trivin F, *et al*. Staging of pancreatic head adenocarcinoma with spiral CT and endoscopic ultrasonography: an indirect evaluation of the usefulness of laparoscopy. *Pancreatology*, 2004, 4:436-440

18. Taylor AM, Roberts SA, Manson JM. Experience with laparoscopic ultrasonography for defining tumour resectability in carcinoma of the pancreatic head and periampullary region. *Br J Surg*, 2001, 88:1077-1083

19. 卢云, 苏东明, 田艳涛. 胰腺外分泌部. 见: 毛伟征, 苏东明, 李雪萍, 等译. AJCC癌症分期手册. 沈阳: 辽宁科学技术出版社, 2005. 157-164

20. 董志伟, 谷铣之主编 临床肿瘤学. 北京：人民卫生出版社, 2002

21. Yuji Hinoda. Circulating anti-MUC1 IgG antibodies as a favorable prognostic factor for pancreatic cancer. *Int J Cancer*, 2003 Jan 1, 103 : 97-100

22. Halm U, Schumann T, Schiefke I, *et al*. Decrease of CA19-9 during chemotherapy with gemcitabine predicts survival time in patient with advanced pancreatic cancer[J]. *Br J Cancer*, 2000, 82 : 1013-1016

23. Heinemann V, Schermuly MM, Stieber P, *et al*. CA19-9: a pedictor of response in pancreatic cancer treated with gemcitabine and cisplatin[J]. *Anticancer Res*, 1999, 19 : 2433-2435

24. Kuhlmann. Surgical treatment of pancreatic adenocarcinoma; actual survival and prognostic factors in 343 patients. *Eur J Cancer*, 2004 Mar, 40:549-558

25. Cleary SP. Prognostic factors in resected pancreatic adenocarcinoma: analysis of actual 5-year survivors. *J Am Coll Surg*, 2004 May, 198 : 722-731

26. Hermanek P. pTNM and residual tumor classifications: problems of assessment and prognostic significance. *Word J Surg*, 1995, 19:184

27. Fortner JG, Klimstra DS, Senie RT, *et al*. Tumor size is the primary prognostic factor for pancreatic cancer after regional pancreatectomy. *Ann Surg*,

1996, 223:147
28. Trede M, Schwall G, Saeger HD. Survival after pancreatodudenectomy. 118 consecutive resections without an operative mortality. *Ann Surg*, 1990, 211:447
29. Ishikawa O. Surgical technique, curability and postoperative quality of life in an extended pancreatectomy for adenocarcinoma of the pancreas. *Hepato-Gasteroenterol*, 1996, 43: 320
30. Yeo CJ. Six hundred fifty consecutive pancreaticoduodenectomies in the 1990s: pathology, complications, and outcomes. *Ann Surg*, 1997 Sep, 226 : 248-257, discussion 257-260
31. Schmidt CM. Pancreaticoduodenectomy: a 20-year experience in 516 patients. *Arch Surg*, 2004 Jul 139(7):718-25; discussion 725-727
32. Matano E, Tagliaferri P, Libroia A, *et al*. Gemcitabine combined with continuous infusion 5-fluorouracil in advanced and symptomatic pancreatic cancer:a clinical benefit-oriented phase II study[J]. *Br J Cancer*, 2000, 82 :1772-1775

第七章 胰腺癌的外科治疗

徐波 何瑞仙 田艳涛 吴健雄 王成锋 赵平 钟守先

第一节 胰腺癌外科治疗历史回顾及概述

胰腺癌外科的发展经历了一条漫长的道路，它的发展依附于整个外科学的发展，如同腹部外科其他器官的疾病一样，它在基础医学和临床医学多个学科的发展中不断成长。同时，胰腺癌外科的发展亦促进了临床医学和基础医学的有机结合。基础医学的进步日益深入地阐明了疾病的病因、发病机制和病理生理的改变，提高了人们对胰腺肿瘤一些本质问题的认识。胰腺癌手术治疗的开展已有100余年的历史，它的发展与胰腺解剖学、麻醉和手术技术的发展是密切相关的。

最早认识胰腺癌的是Morgagni，远在1820年和1830年就有胰腺癌的叙述，但并未载入医学文献中。1882年，Trendelenburg第一次成功进行胰腺的实体肿瘤切除，病理证实是胰体和胰尾的梭形细胞癌，但该患者出院后不久死亡。1835年Bigsky在文献上搜集了28例胰腺癌。1836年Mondiere描述了怀疑为胰腺癌的1例男青年和1例54岁妇女。随后由Classen（1842）、Dacosta（1858）、Ancelet（1860）、Bard和Pic（1888）、Miraillie（1893）和Korte（1898）先后描述。1890年Courvoisier描述了某些胰头导管癌伴有梗阻和扩张的胆囊。Ancelet收集报告200例胰头癌资料。Bard和Pic注意到临床可见胆囊肿大、黄疸和恶病质，而且分辨出腺泡癌、导管细胞癌以及胰岛细胞癌。Ewen（1919）收集胰腺癌386例中有弥漫型158例、胰头型156例、胰体型28例、胰尾型12例等。胰腺明显肿大硬化，压迫胆总管，出现门静脉血栓形成（Korte，1898），还浸润到内脏神经节（Oberling和Guerin，1931），导致顽固性腰部疼痛。法国Leriche（1910）认为胰腺腺体癌肿侵犯邻近器官，难以手术摘除，但意大利Serafini（1914）摘除胰体部癌成功。Haberer 1927年报道Madlung摘除胰头良性肿瘤9例之多，胰头或壶腹部恶性肿瘤局部切除甚少报道。英国Gordon-Taylor（1934）成功地切除巨大胰体部癌1例，患者成活7年之久。胰头癌大多侵犯胆总管下端出现黄疸，多数只能行捷径手术以引流胆汁，von Winiwarter行姑息性胆囊结肠吻合以解除黄疸症状。这些早期的报道，确定了胆管旁路手术一定程度上能姑息治疗肝外胆管梗阻。在当时，虽然手术的效果尚不好，但由于无其他成功治疗的手段，因此人们还是寄希望于姑息治疗或局部切除[1-5]。

1898年意大利外科和骨科医师Codivilla为1名胰腺上皮癌患者作了胰十二指肠摘除，术后并发胰瘘和腹泻应用蛋白胨治疗21天后死亡。这可称是胰腺癌手术治疗的开始。据美国纽约 Allen O. Whipple（1881～1963）记载，法国 Robon（1900）、欧洲 Korte（1904）开展壶腹部和十二指肠癌摘除手术都没有成功。Desjardius（1907）建议胰头癌分两期手术切除，而 Desjardius、Sauvel（1908）、Coffey（1909）、Kehr（1914）都已在人体做过这类手术。1912 年 Kausch 对 49 岁男性患者的壶腹部癌行胰头十二指肠两期手术摘除，患者成活 9 个月，并发胆管炎死亡，尸检已发现转移。德国 Hirschel（1914）对壶腹部癌行胰十二指肠一期切除，患者 1 年后死亡。意大利 Tetani（1922）对胰头癌作两期手术：第一期行胃空肠（结肠后）缝合和胆总管十二指肠吻合，黄疸消失后 1 个月后切除胰头癌肿，胰腺残端与十二指肠下端吻合，患者存活 3 年[2]。

1935 年纽约哥伦比亚大学 Whipple 对壶腹癌作分期手术，第一次行胆道胃吻合术，第二次行胰头十二指肠摘除术，25 个月患者死于肝转移。自此以后，逐渐使胰头十二指肠切除术的术式规范化。1937 年 Brunschwig 对胰头癌行胰十二指肠切除术获得成功。美国 Orr、Hunt、英国 Illingworth 亦作了胰头癌和壶腹癌的分期手术并成功切除，强调应用不吸收线缝合以避免出血和瘘管形成。英国伦敦 Maingot 主编的《腹部外科手术》（第 5 版，1969）将 1898～1940 年间胰十二指肠切除后各种吻合方法进行了归纳，多达 16 种吻合方式[2]。

自 Dam（1935）发现维生素 K 并应用以来，美国 Trimble 等（1941）主张并发黄疸时行一期手术。Rocky（1941）报告 1 例胰腺癌行全胰切除术，病人术后 15 日因胆汁瘘死亡。Priestly 报告 1 例胰岛细胞腺癌行全胰切除术成功，术后长期存活 27 年。Child（1949）一期手术摘除胰头无功能胰岛细胞瘤 1 例成活 9 年，最后死于肝转移。Child（1952）、McDernott（1952）、Hubbard（1958）作胰头癌手术时连同门静脉一并切除。鉴于胰腺癌可存在多中心病灶，Rockey 等（1943）试行胰腺癌的全胰切除，Prisetley（1944）、Fallis 等（1948）、Brooks（1960）同意作全胰切除治疗。Ross（1954）、Pliam 与 Remine（1975）认为全胰切除后糖尿病很难控制，且并无长期存活效果。在切除术式方面 1943 年开始又有 Child 行胰头癌切除后胰空肠套入吻合法和 Cattel 法、Whipple 法的各种改良法出现，至今已不下数十种，但目前仍以 Whipple 和 Child 法备受外科医生的信赖和应用，无论哪种手术，术后 5 年生存率只停留在 5%～10%。

1969 年 ERCP 开始成功地应用于临床，日本的高木国夫应用 ERCP 和以血、尿淀粉酶升高为依据，诊断 1 例直径小于 2cm 的胰腺癌，切除术后存活 4 年 6 个月。美国纽约 Fortner（1973）打破了胰腺侵犯血管就不能行根治切除的框框，于 1973 年率先开创更为扩大的区域性胰腺癌切除术。Ⅰ型的切除范围包括全或次全胰切除，胰颈后门-肠系膜上静脉切除，附加后腹膜淋巴结清除术；Ⅱ型另附加被浸润的肠系膜上动脉或一段肝动脉切除。由于手术复杂，疗效可疑，几乎无人赞成施行Ⅱ型手术。有些作者主张胰头癌应试行包括胰颈后肠系膜上静脉部分或全部切除重建，扩大胰钩突部切除范围，在腹腔动脉左侧切断胰腺或全胰切除，并附加两侧自肾上腺水平到左右髂总动脉分叉的后腹膜淋巴结和结缔组织，类似 Fortner 的Ⅰ型手术。1978 年 Traverso 和 Longmire 提出保留幽门的胰十二指肠切除术，此术式符合胃肠生理功能，但术后有胃内容滞留、边缘溃疡等缺点，另外对胰头癌的根治是否适宜，有待深入探讨。1978 年 Cubilla 指出当约 85% 的胰腺癌作出诊断时，癌已扩散超出胰腺以外，故除切除胰腺癌外，还应行区域淋巴结廓清术。个别日本学者称胰头癌施行扩大切除术可将 5 年生存率提高到 40.3%。日本还在 1980 年制订了"胰腺癌处理公约"，全国统一按公约行胰周 18 组淋巴结廓清。1986 年土屋收集了全日本 75 例小胰腺癌（直径小于 2cm）切除的报告，术后 5 年生存率为 30%。

与国外相比，我国胰腺外科起步较晚，从 1922 年开始有诊断壶腹周围癌的报道，但此后确诊的病例极少。北京协和医院 1922～1941 年的 20 年间仅收治诊断较明确的患者 12 例，而 1948～1954 年的 6 年内收治了 17 例。曾宪九于 1951 年 4 月成功地施行了胰十二指肠切除术，并在 1956 年报道了 41 例胰腺及壶腹周围癌的诊治经验。1954 年我国余文光首次报告 1 例胰腺癌行胰十二指肠切除术的成功经验，次年顾恺时等又报道 1 例。随后，沈魁和黄萃庭相继施行胰十二指肠切除术，为推动我国胰腺癌外科治疗的发展奠定了基础。其后全国广泛开展了此手术，但多为中晚期进展性癌。1988年贾振庚等首次报告3例小胰腺癌的诊断和治疗经验。目前胰腺癌的诊治水平和治疗效果尚不尽如人意，早期诊断和根治切除术仍是提高生存率的根本措施[6]。

积极探索胰腺癌有效可靠的治愈手段仍然是人们继续努力的目标。放射治疗、局部化疗、免疫治疗等，对提高患者的治愈率起到一定的作用。然而，迄今为止尚没有一种超过外科手术治疗效果的方法。手术切除依然是胰腺癌患者各种治疗方法中远期效果最好、最有治愈希望的方法。最近几年，随着影像学的飞速发展，早期胰腺癌的诊断已成为现实，同时随着手术、麻醉、血管外科、人工材料等相关学科的发展，外科技术的日臻成熟，既往认为不能切除的患者，现在已可能为他们施行扩大切除、联合血管切除等高难度的手术，延长了该类患者的生存期[7,8]。近年来国内有关施行扩大切除、联合累及血管的切除术报道渐多。张怡杰等[9]证实区域淋巴结廓清的应用可有效清除更多淋巴结，减少术后局部复发，使远期生存率得到提高。胡志浩[10]对34例局部较晚期胰腺癌施行联合血管切除的胰头癌根治术，作者认为施行血管切除有助于提高局部进展期肿瘤的切除率，能明显改善病人的生存质量，一定程度延长病人的生存时间。但尚需进行大样本前瞻随机对照研究才能得出更为准确的结论。

20世纪90年代以来，合并门静脉和（或）肠系膜静脉整块切除的报告日渐增多，手术并发症未升反降。然而，胰腺癌扩大切除的远期效果尚无定论[11]。胰腺癌手术范围的选择如传统的Whipple手术、改良的胰十二指肠切除术、区域性胰十二指肠切除术、区域性全胰腺切除术、联合脏器扩大切除术等术式的效果、术前减黄的实施与否、广泛的淋巴结清扫（extended lymph node dissection，ELND）的纷争均应以循证医学（evidenced-based medicine，EBM）为准则。评价任何临床治疗方法的金标准是前瞻性随机对照研究（randomized controlled trial，RCT），其要求不同组别的样本量应足够大，以满足不同差别的需要，但迄今为止，符合要求的大样本随机对照研究尚少[12]。现代医学中，由于医疗技术的进步和发展已经达到相当高的水平，手术方法的改进往往难以带来疗效的巨大差别，通常只能轻微提高生存率，甚至生存率并无改变，只是生活质量有所提高。因此有必要通过控制外部影响因素、增大样本量来确定疗效。这方面，在肿瘤外科治疗领域显得特别重要，但又特别困难。如胰十二指肠切除术各种不同吻合方式如胰肠吻合的套入式吻合法、捆绑式吻合法、四点式黏膜吻合法，究竟孰优孰劣，均需以循证医学为根据，进行前瞻性大样本随机对照研究。

在过去的一个世纪里，我们见证了胰腺肿瘤外科的进步，胰腺切除已成为一种挽救生命的治疗模式，这个成功主要是来源于外科技术的进展、胰腺解剖学的发展和对胰腺分泌功能的认识，其中外科技术的进步是胰腺外科发展的一个契机，而对胰腺分泌功能的深入了解才使胰腺外科得到了迅猛的发展。在新的世纪，以解剖学、组织学、病理学为基础传统的胰腺肿瘤外科正面临新的机遇和挑战。近20年来，随着肿瘤的生物学、遗传学、免疫学、分子生物学等学科的发展，使人类对肿瘤发生发展的机制有了更深入的认识，即从过去的细胞水平过渡到分子水平，认识到基因的改变是其发生和进行性恶化的分子基础，特别是对癌基因和抑癌基因的发现、细胞信号的传导、细胞周期的调控、细胞凋亡、血管新生、细胞外基质以及肿瘤的浸润和转移的机制有了崭新的认识，胰腺肿瘤外科亦是更多地从肿瘤生物学角度考虑，增强整体观念，更强调综合治疗，兼顾根治与功能，注重提高患者生活质量。单靠肿瘤外科治疗"一把刀"治愈胰腺癌的时代已经过时了，但外科手术仍是胰腺癌治疗过程至关重要的一环。胰腺肿瘤外科医师应该掌握更多肿瘤生物学知识，熟悉机体免疫防疫机制，了解其他学科的发展，结合病人具体情况，才能制定出合理的综合治疗方案，更好地发挥手术在胰腺癌治疗中的作用。正如著名内科学家William Osler所言："历史的回顾是预告未来的最好借鉴"，在历史进程的基础上继往开来，从中吸取经验，"学人所长，兴己之业"。随着科学技术的突飞猛进，胰腺手术对胰腺癌治疗的作用也将会日益扩大，它在现代胰腺癌治疗中的作用会更加明显和重要。

（赵平 田艳涛）

第二节 胰头十二指肠切除术及淋巴结廓清术

胰腺癌可以发生于胰腺的任何部位，但以胰头部最多见，约占65%～70%，胰体部次之，胰尾部少见，有时胰头、体、尾部均有，属于弥漫性病变或多中心病变。胰头癌的治疗以手术切除为主，手术方式常采用胰十二指肠切除术（pancreaticoduodenectomy，PD），其切除率为5%～25%。近年来有作者报道通过扩大切除范围及早期发现小胰腺癌可明显提高手术切除率。胰十二指肠切除术是一种复杂且创伤很大的腹部手术，切除范围包括部分胰腺、邻近的十二指肠、胆总管下端、部分胃及空肠上端，并且需作胆总管、胰管、胃与空肠的吻合。

一、应用解剖

（一）胰腺的体表投影

胰腺的上下缘相当于脐上10cm和5cm的区域。胰腺在腹膜后的位置：胰头相当于L2～3水平，胰体为L1水平，胰尾为脾门，甚者达T12水平。胰腺长轴与水平面成20°～40°角。胰腺与脊柱间有一个椎体的距离，但随胖瘦而异，瘦者仅为1cm。

按国际抗癌联盟（UICC）2002年第6版胰腺癌的TNM分期法，胰头、胰体、胰尾的划分是，胰头：肠系膜上静脉左缘右侧部分，包括胰腺钩突部；胰体：位于肠系膜上静脉左缘和腹主动脉左缘的部分；胰尾：腹主动脉左缘和脾门之间的部分。

（二）胰腺的毗邻结构

胰腺95%有钩突，1.7%钩突缺失，3.3%钩突大于胰头。胰头上邻十二指肠第一段；右端呈槽状；后邻右肾静脉、右侧卵巢静脉或精索静脉、下腔静脉、腹主动脉和胆总管下端；前方有横结肠系膜根，分为两部分分别与幽门和小肠相邻接。胰颈前方为幽门、十二指肠球部的下后壁；在胰头和胰颈前方交界处的沟内有胃十二指肠动脉经过；胰颈后方为脾静脉和肠系膜上静脉汇合成门静脉。胰体前方有小网膜，隔网膜与胃相邻；前下方是结肠系膜起始部；后面与椎体、腹主动脉、肠系膜上动脉的起始部、左膈脚、左肾上腺、左肾及其血管相邻；上缘为肝总动脉的起始段、脾动脉。脾静脉大部分在胰体后面从左向右与左肾静脉并行，并位于其上方。肠系膜下静脉常在胰体后方与脾静脉汇合。胰尾位于脾肾韧带内，有一定的移动性。胰尾伸向脾门，在脾门的下方与脾的脏面接触，或距脾门不超过1cm而向下与结肠脾曲相邻。脾动脉和其下的脾静脉常在胰体和尾交界处的上缘后方行走或绕至胰尾之前，脾静脉走行中收集来自胰体和胰尾的众多小静脉支。

（三）胰腺血液供应

肠系膜上动脉起于腹主动脉，先于胰体颈交界处的后面下行，再与肠系膜上静脉伴行在胰颈下缘和十二指肠水平之间穿出。向下跨越十二指肠水平部、进入小肠系膜根。肠系膜上动脉进入小肠系膜之前向右上发出胰十二指肠下动脉。但胰十二指肠下动脉和空肠动脉共干的较多，应注意，以免误扎。肠系膜上动脉可发出迷走的肝动脉，占10%～20%，应避免误伤。胰腺钩突部前面是肠系膜上静脉，下方是十二指肠升部，后面是腹主动脉。胰十二指肠下前动脉起自肠系膜上动脉或上位空肠动脉分支，从钩突起始部进入胰十二指肠前面，与胰十二指肠上前动脉形成胰十二指肠前动脉弓向十二指肠前面胰腺实质发出分支。胰十二指肠下前静脉从胰腺实质经钩突后面注入肠系膜上静脉或空肠终末静脉。胰十二指肠下后静脉走行在胰腺钩突后面，经肠系膜上静脉后方注入空肠终末静脉。胰背动脉起自脾动脉或肠系膜上动脉或肝总动脉或腹腔动脉，在胰颈后分为左右两支。右支的一个小分支弯向下方供应部分胰头及钩突即胰头钩突动脉。胰头钩突部由1～2条钩突静脉小支在胰切迹附近注入肠系膜上静脉后壁或右后壁。

（四）胰切迹

肠系膜上静脉于胰颈的下缘进入其后面上行，行程中压迫胰颈组织形成的一浅沟。胰腺组织与肠系膜上静脉、脾静脉和门静脉间隔以疏松结缔组织，无小静脉汇入。胰腺钩突可在右面和后面包绕肠系膜上静脉，甚至肠系膜上静脉被包埋于胰腺组织内。术中切断胰腺后可发现肠系膜上静脉的右侧壁被肿瘤浸润。常有胰头和胰颈的较纤细的小静脉汇入肠系膜上静脉的右壁或后壁，无同名动脉伴行，易造成大出血。极少数胰头和胰颈的小静脉直接汇入门静脉或肠系膜上静脉前壁，易造成大出血。

（五）胰腺淋巴结分组

1. 既往UICC的淋巴结分组标准　胰头上（1）、胰体上（2）、胰头下（3）、胰体下（4）、胰十二指肠前（5）、幽门（6）、肠系膜血管根部（7）、胰十二指肠后（8）、胆总管（9）、脾门（10）、胰尾（11）、腹腔干（12）。

2. UICC 2002年第6版最新淋巴结分组　上组：胰头、胰体上方淋巴结。下组：胰头、胰体下方淋巴结。前组：胰十二指肠前淋巴结、幽门淋巴结（仅适用于胰头部肿瘤）、肠系膜近端淋巴结。后组：胰十二指肠后淋巴结、胆总管淋巴结、肠系膜近端淋巴结。脾组：脾门淋巴结、胰尾淋巴结（仅适用于胰体、胰尾部肿瘤）。腹腔淋巴结：仅适用于胰头部肿瘤。

3. 日本胰病协会（JPS）的淋巴结分组标准　贲门右淋巴结（1）、贲门左淋巴结（2）、胃小弯淋巴结（3）、胃大弯淋巴结（4）、沿胃网膜右动脉分布的淋巴结和沿胃网膜左动脉分布的淋巴结、幽门上淋巴结（5）、幽门下淋巴结（6）、胃左动脉周围淋巴结（7）、肝固有动脉周围淋巴结（8a，前上方；8p，后方）、腹腔干周围淋巴结（9）、脾门淋巴结（10）、脾动脉周围淋巴结（11）、肝十二指肠韧带淋巴结（12h，肝门；$12a_1$，肝动脉上半部；$12a_2$，肝动脉下半部；$12b_1$，胆管上段；$12b_2$，胆管下段；$12p_1$，门静脉后上；$12p_2$，门静脉后下；12c，胆囊管）、胰十二指肠后淋巴结（13a，壶腹部以上；13b，壶腹部以下）、肠系膜上动脉周围淋巴结（14：14a，肠系膜上动脉根部；14b，胰十二指肠下动脉根部；14c，结肠中动脉根部；14d，空肠动脉的第一分支处）、结肠中动脉淋巴结（15）、主动脉旁淋巴结（16；$16a_1$，膈肌的主动脉裂孔周围；$16a_2$，从腹腔干上缘到左肾静脉下缘；$16b_1$，从左肾静脉下缘到肠系膜下动脉上缘；$16b_2$，肠系膜下动脉上缘到髂动脉分叉处）、胰十二指肠前淋巴结（17；17a，壶腹部以上；17b，壶腹部以下）、胰体下缘淋巴结（18）。

4. 其他的淋巴结分组　胰头周围淋巴结分为4个区和10组。胰淋巴结：分前、后、上、下4区；胰上和胰后区淋巴结：分肝十二指肠、肝总动脉、腹腔动脉干和肠系膜上动脉两侧4组；胰下区淋巴结：分肠系膜下淋巴结、左肾静脉上下的主动脉旁3组；其他区淋巴结：分胰周、脾周、胃周淋巴结3组。

（六）胰周神经丛分类

有交感和副交感神经支配，胰腺的神经分为胰内神经和胰周神经丛。具体分为：胰头神经丛、腹腔丛、肠系膜上动脉周围神经丛、肝十二指肠韧带内神经丛、主动脉丛、脾丛。胰头神经丛又分为：从右腹腔神经节到胰腺钩突的上内侧及从肠系膜上动脉到胰腺钩突的上内侧，是最易受侵的部位，占胰周神经丛侵犯的74%~88%。

二、胰腺癌的转移特点

（一）胰腺癌的淋巴结转移特点

根治术后胰头癌和胰体尾癌的淋巴结转移率分别为：56%~78.6%和47%~83%；<2cm的胰腺癌淋巴结的转移率为50%；有同时向多方向和多个、多组淋巴结转移的特点；胰头癌可通过胰颈向胰体尾和脾动脉周围转移。

1. 胰腺癌淋巴结转移的检查　内镜超声和腹腔镜超声的检出率为72%和76%，但只能判断有无淋巴结肿大，不能定性；CT可判断肿瘤的可切除性，对淋巴结转移的评估不够准确；PET不如超声和CT；70%~90%的胰腺癌存在K-ras基因突变，当原发灶有K-ras基因突变时，如淋巴结也能检测到，提示有淋巴结转移；细胞角蛋白（cytokeratin）的单克隆抗体可用于淋巴结中的微小转移灶的检出。

2. 胰腺癌的微转移　用RT-PCR检测90%~95%的胰腺癌有K-ras点突变，区域淋巴结存在有突变型基因提示存在微转移；胰腺癌淋巴结阴性者发现K-ras突变型基因的几率为73%；伴有微转移者辅助化疗能改善预后。

3. 胰腺癌的淋巴结转移和预后　胰腺癌有淋巴结转移切除组与不切除组的中位生存期分别为6个月和4个月；胰腺癌有淋巴结转移行R1和R2切除，1、2、5年生存率分别为48.7%、23.1%、5.1%和92.6%、64.3%、14.3%。

（二）胰腺癌胰周神经侵犯的机制

神经束膜有三个薄弱处：神经末梢处、血管和网状纤维进入神经处。肿瘤细胞穿过神经束薄弱处进入神经周围间隙,进而侵犯神经,嗜神经生长是胰腺癌的重要生物学特性。其他:生长因子(GF)、神经生长因子(NGF)、转化生长因子(TGF)、胶质细胞源性神经营养因子(GDNF)、神经细胞黏附分子(NCAM)。胰周神经侵犯的相关因素:与肿瘤的大小、位置、组织学分级、淋巴结受侵无关,不能作为胰周神经切除的指标,T1期(肿瘤<2cm)即可出现神经受侵;胰周神经侵犯的几率随胰内神经受侵分级的增高而增大。胰内神经受侵分级(据低倍显微镜下胰内神经束受侵数目):0级,无受侵;1级,受侵数目1～5;2级,受侵数目6～9;3级,受侵数目>10。

胰腺癌术后转移分为肝脏转移、腹膜播散及其他远处转移。腹膜后复发指淋巴结转移和局部复发,而局部复发的主要原因是胰周神经侵犯。胰周神经侵犯的发生率为53.5%～100%。临床上20%～40%原认为是根治性切除者,病理证实为姑息性切除,术中完全切除胰周神经丛,尤其是腹腔丛和肠系膜上动脉周围神经丛,可引起严重的腹泻及营养不良,严重影响术后生活质量。日本对可切除的胰腺癌行扩大的切除术与非扩大切除术对照,5年生存率为37%:0。门脉血管内超声(IPEUS)对胰头神经侵犯的敏感性、特异性、阳性预期值、阴性预期值、正确率分别为:87.5%、90%、87.5%、90%、88.9%。IPEUS对于肠系膜上动脉到胰腺钩突的上内侧的诊断无假阳性。术中可用检测抗角蛋白-19来明确胰周神经侵犯。术中发现神经丛的切缘有癌细胞残留,可采用术中放疗或灌注化疗、术后放疗或化疗、局限性的神经丛切除等。

三、手术指征和禁忌证

(一)手术指征

1. 胰头癌、胆总管下端癌、十二指肠癌、壶腹癌,虽然它们的生物学特性、预后和转归各异,但其临床表现、治疗手段等有其一致性;就其组织起源来讲,它们均源于原肠的前部[13]。

2. 肿瘤局限、局部可整块切除,肠系膜上静脉、门静脉、下腔静脉等未受累,或局部受累但局部可切除修补。

3. 无远处脏器转移、网膜和腹膜无种植转移、无远处淋巴结转移、无腹水等。

4. 宿主的一般情况和重要脏器功能可耐受麻醉和手术的打击。

5. 患者和家属接受手术治疗,并愿意承担围手术期可能出现的并发症。

(二)手术禁忌证

1. 肿瘤情况 肿瘤晚期,出现局部浸润,包括重要血管和组织。脏器、网膜和腹膜转移,出现腹水等。胰腺癌切除的主要限制是局部侵犯肠系膜血管[11]。

2. 宿主情况 一般情况差,重要脏器功能障碍,不能耐受手术和麻醉的打击。患者和家属拒绝手术治疗。

四、术前是否解除黄疸和解除黄疸的方法

长期、高浓度的胆红素血症和胆酸盐血症对机体重要脏器和系统均有损害,胆盐对沉积部位如肾小管、心肌、胃肠道黏膜下可造成直接损害,引起肾功能衰竭、心功能低下、胃肠道应激性溃疡等;胆道梗阻造成胆道内压升高,使肝细胞肿胀、肝功能受损、肝细胞停止分泌,Kupffer细胞功能低下,继而影响其他脏器的功能。

因此,既往的经验和目前部分学者建议,术前减黄、解除胆道梗阻,可以缓解上述病理变化,减低手术的风险。有关减黄的标准,各家报道不一,多在总胆红素≥10～20mg/dl水平时先行引流,之后二期手术切除肿瘤。

但也有学者持反对的意见,Povoski报道[14]胰十二指肠切除术前行胆道引流术后并发症发生率为48%(114/240例),其中感染33.8%(81例)、腹腔内脓肿14%(32例)、胰瘘10%(25例)、胃排空延迟9%(21例)。单因素分析显示与胰十二指肠切除术术后并发症有关的因素有:胆道器械操作、患者的年龄和性别、黄疸史、发热和寒战史、胰腺活检、总胆红素>1.8mg/dl、恶性肿瘤、手术形式、放置引流、胃和空肠造口、手术时间、输血量等,但是通过多因素分析:术前胆道引流是腹腔感染的独立影响因素。行或未行胆道引流的并发症发生率为55%:39%,$P=0.025$。死亡率为5%(12/240),死亡原因为腹内脓肿和脓毒血症6例、心肌梗死2例、肝功能衰竭2例、结肠坏死1例和原因不明1例。经单因素分析:术前胆道引流是唯一与死亡相关的因素($P=0.037$),但与引

流的方式（手术与非手术、经皮或经内镜）无关。

术前引流的方式有：经皮经肝穿刺、经腹腔镜或经十二指肠镜记忆合金支架置入术，经皮经肝穿刺引流术（PTCD），经十二指肠镜引流术（ERBD），手术行胆囊外引流术等。

五、术前是否行组织细胞学活检和活检的方法

（一）术前是否行组织细胞学活检

经皮胰腺穿刺有发生出血、急性胰腺炎、胰瘘、脓肿等并发症的可能。在EUS或腹腔镜引导下穿刺可引起种植转移。穿刺活检的敏感性仅有50%～70%，且阴性结果并不能排除肿瘤。胰十二指肠切除术前活检的高并发症和死亡率及种植转移的可能性使术前活检争论很大。

既往的观念认为胰十二指肠切除术必须是恶性肿瘤。目前欧美等国家学者多认为恶性肿瘤、慢性胰腺炎、胆道梗阻、囊肿均可行胰十二指肠切除术。慢性胰腺炎与胰腺癌的关系密切，在腺体慢性炎症的基础上可发展为胰腺癌。欧洲和美国的七个胰腺中心对2 015例慢性胰腺炎随访2年以上，发现16.5%的慢性胰腺炎患者发展为胰腺癌。因手术指征的扩大，故欧美学者建议胰十二指肠切除术前可不行活检。Custllo等44个月实施了142例胰十二指肠切除术，其中胰腺炎占29%，胰腺癌占27.7%。

早期可切除的胰腺肿瘤不主张行针吸细胞学检查，对不能耐受手术、决定放化疗和术中放疗前应活检，不能切除的病例活检也是必要的。

但就目前国内的医疗形势和环境，应尽量在手术前得到细胞学或组织学的诊断，否则应向家属或（和）患者讲明，达成共识，以避免不必要的纠纷。

（二）胰腺活检的方式

B超、CT引导下经皮穿刺活检术，经腹腔镜活检术，经ERCP穿刺活检术，经ERCP胰液脱落细胞学检查，经胰管镜活检术，经胰管镜脱落细胞学检查，开腹探查活检术，开腹细针穿刺细胞学检查等。

六、手术切除的范围和根治的程度

胰十二指肠切除术的范围（图7-1）：远侧胃的1/3～1/2、胆总管下段（或肝总管下段+全部的胆总管）和（或）胆囊、胰头、十二指肠全部、近段10～15cm左右的空肠，充分切除胰前方的筋膜和胰后方的软组织，切除的断面无癌细胞残留。胰腺在肠系膜上静脉左缘离断。钩突部与局部淋巴液回流、区域内的神经丛、大血管间的疏松结缔组织等，必须完全切除。清扫胰腺周围区域包括腹主动脉周围的淋巴结。

按手术切除的程度可分为R0切除：即根治性切除，切缘肉眼无瘤、镜下也无瘤。R1切除：肉眼无瘤，但镜下切缘阳性。R2切除：肉眼和镜下切缘均见肿瘤。

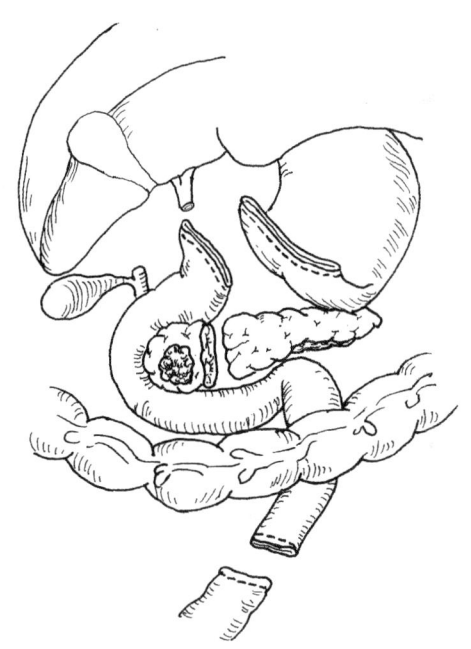

图7-1 胰头十二指肠切除范围示意图

七、麻醉方式、体位和切口

1. 麻醉 以气管插管吸入麻醉为首选，也可以采用连续硬脊膜外麻醉。

2. 体位 多采用仰卧位，腰背部垫高。

3. 切口 中上腹右侧经腹直肌切口、旁正中切口、正中切口，也有作者建议采用上腹横切口、弧形切口或肋缘下切口等。

八、手术探查的原则和步骤

（一）探查的原则

注意无瘤原则（不接触原则），手法要轻柔，

切忌反复挤压病灶；探查要有顺序，由远到近，以防遗漏病灶。

（二）探查的项目

观察有无腹水、脏器转移结节、腹膜和（或）网膜种植转移；肿瘤的来源、部位、大小、质地、活动度、边界等；毗邻脏器是否受侵、局部血管受累情况等。

（三）探查的步骤

采取由远到近的顺序，依次探查盆腔和下腹，包括膀胱、子宫、输卵管、卵巢、盆腔腹膜；上腹：肝、脾、胆系、胃、双肾；从盲肠开始依次探查结肠及系膜，从Treiz韧带开始依次探查小肠及系膜，沿腹主动脉探查两侧淋巴结，探查网膜和腹膜；最后探查胰腺和十二指肠、肝十二指肠韧带、区域淋巴结等。在未分离的前提下初步探查应从三个方向进行：用双手双合诊的形式或拇指和示指对掐的形式从右侧（十二指肠侧）向胰颈侧探查，从胰腺上缘（Winslow孔）向胰腺下缘探查，打开胃结肠韧带，提起横结肠，从胰腺下缘向胰腺上缘探查，判断肿瘤的可切除性，作为下一步游离探查或手术切除的基础或依据。

九、手术步骤

1. 游离下腔静脉和腹主动脉　Kocher切口，切口从肝十二指肠韧带延长至十二指肠水平部，在十二指肠和胰头与下腔静脉和腹主动脉间的疏松间隙分离，判断肿瘤是否侵犯下腔静脉和腹主动脉、淋巴结是否有转移；将十二指肠曲、胰头掀起，暴露出下腔静脉和腹主动脉。应尽量多地游离出十二指肠水平部（图7-2）。

2. 游离肠系膜上静脉　分离胃结肠韧带和肝胃韧带，暴露出胰腺上、下缘。于胰颈下缘、结肠中动脉根部的右侧，沿结肠中静脉干解剖，游离出肠系膜下静脉。我们的经验是，在游离十二指肠时，尽量多地游离出十二指肠水平部，于水平部前方可非常容易地发现跨越十二指肠水平部的肠系膜上静脉（图7-3）。胰腺下缘处的肠系膜上静脉多有1～3支细小的分支进入胰腺钩突，应予以分别结扎、切断。用示指或大号钝头的血管钳，沿肠系膜下静脉和门静脉前壁与胰颈后的潜在间隙向上游离，达胰腺上缘并穿出。注意血管钳尖应略向前挑，紧贴胰颈后壁，动作轻柔、避免暴力，以免刺破肠系膜上静脉。在不慎致肠系膜上静脉破损出血时，切忌慌张，宜用小纱布条轻轻填塞，待胰腺离断后再行修补。

3. 游离肝固有动脉和门静脉　游离肝十二指肠韧带和肝胃韧带，暴露出肝固有动脉和门静脉。在实施切除前，应明确下腔静脉、肠系膜上

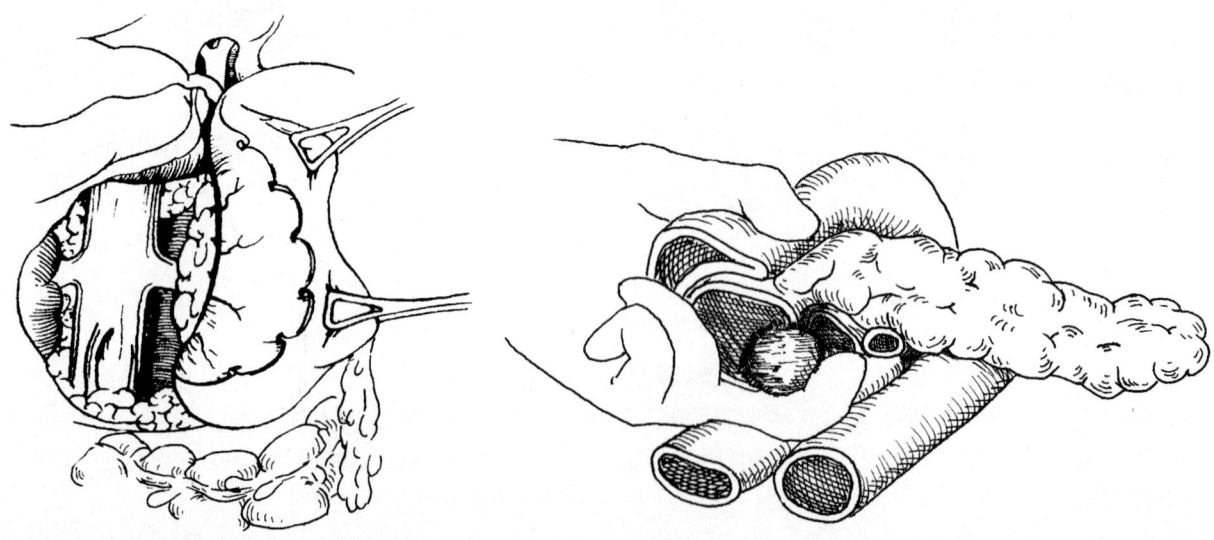

图7-2　沿十二指肠降部外侧Kocher切口，将胰头随十二指肠掀起，显示下腔静脉及腹主动脉

图7-3　采用Kocher方法于胰头后探查肿瘤与肠系膜血管关系

静脉、门静脉等未被侵及。

4. 游离空肠近段　距 Treiz 韧带 10～15cm 处断空肠，近端关闭；远端依术者的胰肠吻合的习惯关闭或暂时夹闭。游离出近段空肠，结扎空肠动脉的第一或（和）第二分支，注意远侧空肠断端的血运。将游离的近段空肠从肠系膜上静脉的左侧、经肠系膜上静脉后牵拉至静脉右侧。

5. 切断胃　胃切除的多寡依患者的年龄和术者的习惯，一般在 1/3～1/2 之间。

6. 切断胰腺　为避免切断胰腺时的出血，可行近胰头侧用大圆针 7 号线贯穿缝扎或用 7 号线捆扎；远侧胰腺用小圆针细丝线于胰腺上、下、前方缝扎，但要避免缝扎住位于胰腺断面中央偏后的主胰管。胰腺离断的位置取决于肿瘤的部位和大小，并保证切缘无瘤的原则，于肠系膜上静脉左侧缘 3cm 处切断胰腺。

7. 切断胆总管或肝管　切除的多寡以肿瘤的位置、保证安全的切缘、是否切除胆囊等而定。可于胆总管或肝总管处予以切断，多主张在肝总管下端切断胆管。远端结扎、近端备吻合之用。牵引远端胆管，使其从肝十二指肠韧带上游离出，于胰腺上缘游离出肝动脉的分支胃右动脉和胃十二指肠动脉，并分别给予结扎、切断。

8. 切除胆囊　有关是否切除胆囊的问题，多数学者建议予以切除，但也有学者主张保留胆囊。采用逆行法切除胆囊，以便标本的整块切除；如胆囊大、影响视野时，也可考虑先行切除胆囊。

9. 切除或切断胰腺钩突　肠系膜上静脉和钩突之间有疏松结缔组织间隙和数支引流钩突的细小静脉，在肿瘤未侵犯血管时，可分别结扎小静脉，将钩突从肠系膜上静脉上完整剥离开，这对胰头癌患者尤为重要。对钩突大、完全包绕肠系膜上静脉者，可用左手示指放在钩突后面、拇指放在钩突前面，掐住钩突，于肠系膜上静脉的右侧，离断、结扎钩突组织，断面最好予以缝扎，以免术后出血和小胰管形成的局部胰液渗漏。对肿瘤局部侵犯肠系膜上静脉者，可部分切除肠系膜血管壁，予以修补（图 7-4）。

完整切除标本后，应先严密止血、冲洗，证明确实无出血后再行消化道重建。

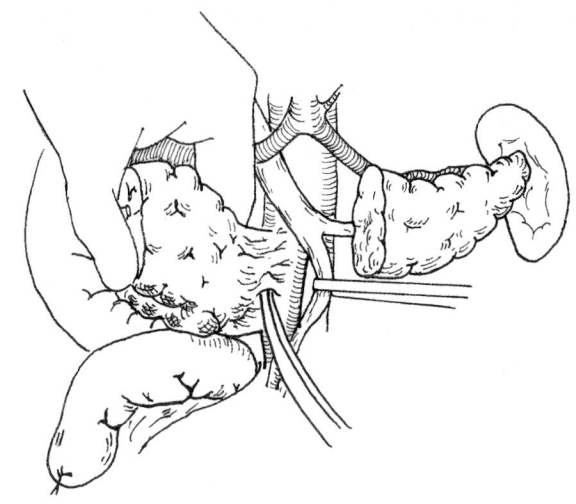

图 7-4　沿肠系膜上动脉右侧壁自上而下切除钩突

十、消化道重建

（一）Child 法

胰肠、胆肠、胃肠吻合顺序（图 7-5）。

1. 胰肠吻合（pancreaticojejunostomy，PJ）迄今为止文献报道的胰肠吻合法有几十种，但均无法完全避免胰瘘的发生，众多学者进行了不懈的努力和各种尝试，如胰胃吻合、胰管空肠黏膜吻合、捆绑式胰肠吻合、胰空肠套入吻合、空肠浆肌袖与胰腺端端吻合、胰管结扎、胰管栓塞、全胰切除等，但各有利弊。目前常用的胰肠吻合方法有：

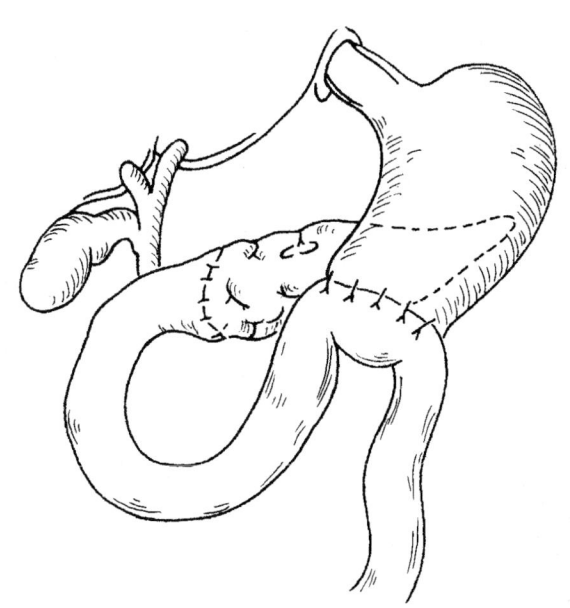

图 7-5　Child 法消化道重建

(1) 胰腺空肠端端套入式吻合法：远侧空肠端开放，先在距空肠断端 2~3cm 处行空肠后壁浆肌层和胰腺后壁间断缝合，然后行空肠后壁全层与胰腺断端的间断缝合；距吻合口20cm处引出胰管支架管，并妥善固定；空肠前壁全层与胰腺前壁间断内翻缝合；距吻合口 2cm 将空肠浆肌层和胰腺前壁缝合两针，将胰腺套入空肠内，结扎缝线；前壁浆肌层胰腺间断缝合。该方法相对简单，但在胰腺实质柔软、胰管细小无法找到时比较困难，易发生胰瘘。

(2) 胰管空肠黏膜四点吻合法：中国医学科学院肿瘤医院的经验：远侧空肠端关闭，距空肠断端 3~4cm 处、空肠后壁刺穿一小孔，与胰管孔径相当，经该孔将支架管通过空肠腔内约20cm后穿出肠壁，妥善固定。空肠后壁浆肌层与胰腺后壁间断缝合 6~8 针，暂不打结；用 5 个 0 的血管缝合线将胰管和空肠黏膜间断等距离缝合 4 针，暂不打结；将空肠后壁浆肌层与胰腺后壁间断缝合 6~8 针收紧打结，然后将胰管和空肠黏膜间断等距离缝合的 4 针收紧打结；空肠前壁浆肌层与胰腺前壁间断缝合；确保空肠壁将胰腺断端完全包埋。该方法从理论上讲应是最符合生理的吻合，但技术要求高，在胰管不扩张或无法找到时，无法进行。

(3) 胰腺空肠端端套入捆绑术[15, 16]：其要点①胰腺断端游离3cm，断面严密止血，胰管开口处外翻缝合 3 针于胰腺断面处；于胰腺断面的远侧上下缘各缝合 1 针，结扎后再做一个空结，形成一个小圆圈备用。②近一条终末动脉处断空肠，距断端3cm处用肠钳夹住空肠，然后用苯酚棉球伸入空肠内破坏黏膜使其丧失分泌功能，再用酒精和盐水冲洗。③撤去肠钳，于空肠后壁和胰腺断端做一褥式缝合，暂不结扎备用；距空肠断端 10cm 戳一孔，将一细的输液管送入经空肠断端引出；用一缝线穿过预留在胰腺断端上的两个小圆圈，并妥善固定在距输液管断端 5cm 处。④将胰腺和空肠断端靠拢，结扎预留的褥式缝线，胰腺断端开始进入空肠；向外牵拉输液管，将胰腺断端完全拉入空肠约3cm。⑤用无损伤缝合线将空肠断端固定在胰腺上、下、外侧缘3针。⑥近空肠断端两组血管间隙处戳孔，穿过一"0"号可吸收线，环绕空肠结扎，结扎的力度以结扎线圈内可伸入一小号血管钳尖、或结扎线处空肠壁凹陷 1~2mm 为准。该吻合方法的优点是套入的胰腺残端更多，并在套入后将肠壁全周捆绑在胰腺上。其优点是将空肠的浆肌鞘套入胰腺的残端，阻止胰液和肠内容物的外流；仅空肠黏膜层与胰腺缝合，避免损害肌层和浆膜层；包盖胰腺的空肠黏膜的破坏，避免了黏膜的分泌；对胰腺质地脆弱、纤维化轻、胰管不扩张、胰液分泌量大者更适用。

2. 胆肠吻合术　距胰肠吻合口 10 cm 左右行胆肠端侧吻合。相当于胆管口径大小切开空肠，切去多余的黏膜。后壁可一层全层缝合，前壁全层内翻缝合或直接间断缝合，然后浆肌层缝合。对胆总管扩张明显者，也可采用 18mm 吻合器行胆肠吻合。对胆总管粗、吻合满意者，可不放胆肠支架管；如胆总管扩张不明显、吻合不确切者，应放置内支架管，以防术后的胆瘘。

3. 胃肠端侧吻合或胃肠 Roux-en-Y 吻合　距胆肠吻合口远侧约30cm处行胃肠吻合。关闭系膜孔，严密止血，冲洗，清点敷料器械无误后，放置引流管、按层关腹。

（二）Whipple 法

胆肠、胰肠、胃肠吻合顺序（图 7-6）。

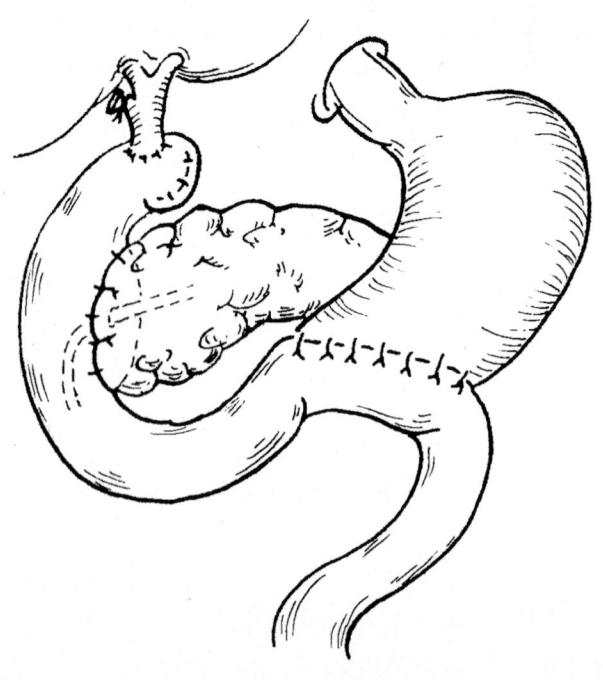

图 7-6　Whipple 法消化道重建

1. 胆肠吻合　基本上同 Child 吻合法。

2. 胰肠吻合　胰肠端侧吻合。距胆肠吻合口 10cm 行胰肠吻合。

（1）胰管空肠端侧吻合法：于空肠系膜缘的对侧切开浆肌层，并沿黏膜下层分离出相当于胰腺断端的范围。行胰腺断面后壁和空肠后壁浆肌层间断缝合，在胰管相对应的肠黏膜切开一与胰管口径相当的小口，行胰管空肠黏膜吻合，一般缝合 6 针；将胰管支架管送入空肠，行胰腺断面前壁和空肠前壁浆肌层间断缝合。

（2）胰管空肠内移植法：胰管内先置入一支架管并妥善固定。按胰管空肠端侧吻合法处理空肠壁，并行胰腺断面后壁和空肠后壁浆肌层间断缝合；将胰管支架管移植于空肠内，行胰腺断面前壁和空肠前壁浆肌层间断缝合。

3. 胃肠吻合　距胰肠吻合口 30cm 处行胃肠吻合。方法基本上同 Child 法。

（三）Cattell 法

胃肠、胰肠、胆肠吻合顺序。已很少应用（图 7-7）。

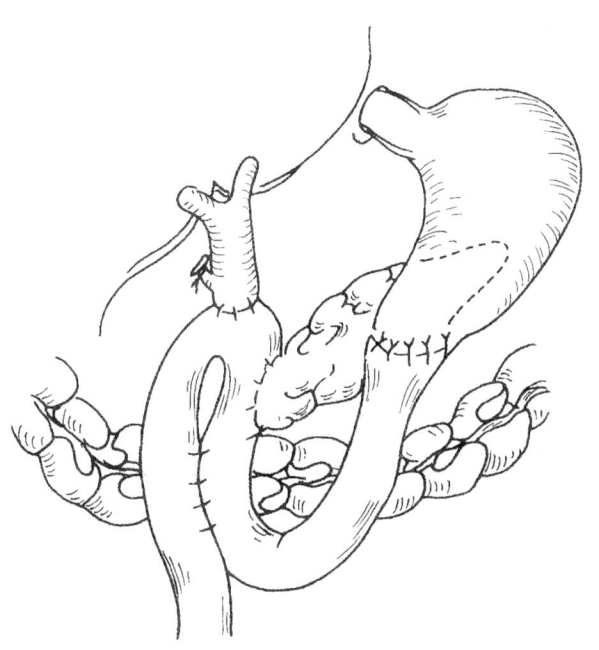

图 7-7　Cattell 法消化道重建

（四）胰胃吻合法（pancreaticogastrostomy，PG）

胰胃吻合（PG）代替胰肠吻合的产生是基于降低胰瘘的发生所进行的尝试，就其降低胰瘘的效果，尚有许多争议。1936 年，Wangh 和 Glaactt 首次行胰胃吻合术。Mason 等[17] 收集包括 Index Medicals，Medline 和其他著名出版刊物的 45 组共 813 例行胰胃吻合的患者与胆肠吻合比较，胰瘘率为 5%∶8%～10%（PG∶PJ）。胰胃吻合的优点：吻合口密闭性好，不接触肠激酶；胰残断离胃近，易操作，张力小；胃壁厚，血运丰富，对吻合口愈合有利；胰液引流入酸性环境，不易被激活，对吻合口的消化作用减轻（pH < 3.0，胰酶呈失活状态），可经胃端直视吻合口是否满意；发现胰瘘后处理简单，禁食+胃肠减压后 2 周可控制。早期认为胰胃吻合可减少胰瘘，但后来证明胰胃吻合胰瘘的发生率并不比胰肠吻合法低。同时，Lemaire 研究后发现，几乎所有行胰胃吻合的患者长期随访中出现胰腺外分泌功能下降、胰管扩张、胰腺体积变薄。目前胰胃吻合约为胰十二指肠吻合术的 30% 左右。

手术方法：游离出胰腺断端 2～3cm，断面严密止血，并分离出胰管，放置支架管并妥善固定。采取就近、无张力、胃流出道顺畅的原则，选择适宜的胃后壁，横行切开浆肌层、游离黏膜下层，剪去多余的胃黏膜，并可靠止血。胃的切口与胰腺断端相当。行胰腺前后壁同胃壁全层缝合。吻合完成后可经胃的残端观察吻合口的情况。胰胃吻合后胆肠吻合多采用端侧吻合，胃肠吻合可采用胃肠 Roux-en-Y 吻合。

十一、胰十二指肠吻合术中淋巴结的廓清

胰腺癌是基于胰腺导管上皮的恶性肿瘤，经淋巴道转移是胰腺癌最重要的转移途径。胰十二指肠吻合术后的病理发现毗邻组织肿瘤的受累率为：胰前方筋膜为 42%，胰后方组织 76%，淋巴结 83%，门静脉 43%。总体情况是肿瘤局限占 20%、肿瘤局部浸润和有远处转移各占 40%。淋巴结转移是影响胰腺癌手术效果的主要原因之一，由此可以看出胰十二指肠吻合术中淋巴结廓清的重要性。

但是，由于胰腺及周围淋巴结的解剖特点，注定了其清扫的困难和术后并发症的增加，加之对其治疗效果的怀疑，长期以来，对胰腺癌患者是否实施淋巴结清扫存在较大的争议。欧美多

数学者认为淋巴结清扫无益于提高胰腺癌的生存率[18,19]；而日本学者的研究资料，却表明淋巴结清扫可大大提高胰腺癌患者术后的长期生存率[20,21]。

1980年和1981年日本胰病协会（JPS）制定了胰腺癌、胆管癌处理规约，将胃胰和胆周围的淋巴结分为18组、三站，作为术中淋巴结廓清的指南。日本国内资料显示：胰头癌患者淋巴结转移率依次为第13组30%～40%，第17组为20%～25%，第8、14、16组为20%～30%。协和医院钟守先教授报道64例胰头癌行PD术后，淋巴结转移率为68.7%。上海华山医院采用手术显微镜下离体淋巴结检测法，对55例治愈性切除的胰头癌标本进行检测，平均检出淋巴结37.7枚（18～36枚），淋巴结转移率高达70%；以第8、12、13、14组淋巴结转移最常见，16组淋巴结转移率达33.3%，小于0.5mm的淋巴结的转移率为37.2%[22]。Skandalakis等[23]报道尸检组胰腺癌局部淋巴结转移率为75%、十二指肠侵犯率为67%。Lim等[24]报道一组396例胰腺癌切除患者，淋巴结转移率为48.7%。Fernandez-Cruz等[25]报道胰腺癌淋巴结转移率为76%，神经浸润发生率胰腺内为75%～100%，胰腺外为64%～69%。神经浸润是胰腺癌局部扩散的特点，分子生物学研究表明，神经生长因子（nerve growth factor，NGF）在胰腺癌中过度表达，不仅刺激了胰腺癌细胞的生长，同时促进了周围神经的浸润[26]。围绕腹主动脉的腹腔神经节发出的支配小肠的内脏神经伸展至肠系膜上动脉，并包绕着肠系膜上动脉，如肿瘤浸润至肠系膜上动脉，标志着已发生了胰腺外的神经浸润[27]。胰腺癌发生神经浸润可能与肿瘤的复发、易伴发疼痛有关[28]。

由此可以看出，胰腺癌患者局部淋巴结转移非常多，在胰头十二指肠切除手术中，区域淋巴结廓清是十分必要的，一般要求应清扫至胰腺周围淋巴结的第一站（表7-1）。

表7-1 胰头十二指肠切除术淋巴结各站的廓清

病变部位	第一站	第二站	第三站
胰头癌	6、8a、8p、$12a_2$、$12p_2$、$12b_2$、13a、13b、14b、14c、14d、14v、17a、17b	9、11、$12a_1$、$12p_1$、$12b_1$、12c、14a、15、$16a_2$、$16b_1$、18	1、2、3、4、5、7、10、12h、$16a_1$、$16b_2$
胰体尾癌	8a、8p、9、10、11、18	7、$12a_2$、$12p_2$、$12b_2$、13a、13b、14a、14b、14c、14d、14v、15、$16a_2$、$16b_1$、17a、17b	1、2、3、4、5、6、12h、$12a_1$、$12p_1$、$12b_1$、12c、$16a_1$、$16b_2$
胆总管下端癌	$12a_2$、$12p_2$、$12b_2$、13a	8、$12a_1$、$12p_1$、$12b_1$、12c、12h、13b、17	5、6、7、9、14
壶腹癌	13、17	8、$12a_2$、$12b_2$、$12p_2$、14	5、6、7、9、12h、$12a_1$、$12p_1$、$12b_1$、12c

十二、术中应注意的问题

（一）术中探查肿瘤的可切除性问题

尽管术前影像学结果对手术的可切除性有一个大概的了解，但由于各项影像学检查手段的局限性、术中实际情况和影像学的不一致性，术中仔细的探查仍是不可或缺的。

1. 在探查证实无腹水、远处脏器转移、无腹膜或（和）网膜转移的前提下，开始下一步游离性探查。

2. 将胰头十二指肠掀起，排除肿瘤侵及下腔静脉和腹主动脉。仔细触摸后，了解肿瘤的部位、大小、质地、活动度以及肿瘤的来源等。用左手的示指和拇指掐住胰腺钩突部，初步判定肿瘤是否侵及肠系膜上血管。

3. 解剖肠系膜上血管，了解血管是否受累以及受累的程度。

4. 解剖肝十二指肠韧带和胰腺上缘，暴露出门静脉和肝固有动脉，了解血管是否受累以及受累的程度。

5. 应充分了解胰头十二指肠切除术的探查过程，其完整的探查过程既是手术所要切除标本的游离过程。

（二）切除前的细胞学诊断问题

在我国目前的医疗形势和社会大环境下，切除前的细胞学诊断是非常重要的。中国医学科学院肿瘤医院的经验是，将胰头十二指肠掀起后，左手拇指和示指轻轻捏住肿瘤质地最硬处，用皮试针刺入肿瘤体内，有针刺入硬橡皮的感觉，既针头和针管可以在瘤体上"站住"；在针管为真空的状态下转动针头，在同一穿刺点多次、多方向点刺可疑部位，拔除针头后，局部轻轻加压即可。一般穿刺6~8针，快速送检。应注意：细胞学结果阳性可以诊断，阴性不可以排除诊断，如临床高度怀疑恶性，仍应进一步检查或与家属协商，以决定下一步治疗方案。

为了避免穿刺点的出血和胰瘘，也有学者建议经十二指肠或经胃行胰腺细针穿刺细胞学检查。切取活检或粗针穿刺组织学诊断目前已基本上放弃。

（三）肠系膜上静脉的游离

对肠系膜上静脉的细小分支均应予以先结扎后切断，动作要轻柔、切忌粗暴，以免撕裂出血。打通胰颈部与肠系膜上静脉间的间隙时，应选用钝头的大号血管钳，钳子尖应向前挑、紧贴胰腺背面，以免刺破血管。用手指试图通过时也应注意静脉壁被损伤的问题。

（四）应注意断端的血供情况

一般认为胰腺切缘胰管上下存在搏动性出血，提示血供充分；如仅仅是渗血，无须缝扎就能控制，则认为血供不足，应再向远侧胰腺切1.5~2.0cm，尽量做到R0切除。Ishikawa报道[29]胰腺癌术后行冲洗液细胞学检查来判断预后，R0切除后冲洗液细胞学阳性率为28%，而R1+R2切除后阳性率高达71%；R0切除组细胞学阳性和阴性亚组3年生存率分别为14%和55%，3年累积局部复发率分别为85%和23%（$P < 0.05$）。

（五）胰腺钩突的离断

对胰头癌患者，胰腺钩突的完整切除是十分重要的。钩突汇流至肠系膜上静脉的小静脉分支，应分别结扎、切断。对钩突大、完全包绕肠系膜血管者，可遗留部分胰腺组织，但应保证切缘无瘤，钩突的断面予以缝扎，达到止血和防止胰瘘的目的。

（六）消化道的重建

吻合的方式和吻合口的顺序依术者的习惯和经验而异。多采用Child顺序吻合法。输入袢和输出袢之间宜做侧侧吻合（胃空肠Roux-en-Y吻合），可减轻胰肠和胆肠吻合口的压力。

（七）支架管的放置

一般认为胰肠吻合应常规放置支架管，至于支架管是引出体外抑或放回空肠腔内各有利弊，应依术者的习惯和经验来定。如胆总管粗、吻合满意，胆肠吻合口可不放支架管，否则应放置支架，以便预防胆瘘。

（八）引流管的放置

胰肠吻合口的后方或下方，应常规放置引流管；如胆肠吻合满意、吻合口处可不放置引流管，否则应放引流管。

十三、常见并发症及其防治

PD术后的主要并发症包括：胰瘘、出血、腹腔脓肿、胆瘘、营养不良、胃排空延迟、术后糖尿病等。

（一）胰十二指肠切除术后并发症和死亡率的相关因素

20世纪80年代前死亡率达10%~44%；80年代后为0~5%。并发症既往高达40%~60%；现已明显下降。美国学者报道16 942例胰腺癌，手术切除率为13.3%，5年生存率为4%。手术并发症为29.9%，主要并发症包括：术后出血、切口感染、胃排空延迟、吻合口胰瘘和肝功能衰竭等，手术死亡率3.1%，住院死亡率为3.6%[30]。从医院角度讲，与术后并发症和死亡率有关的因素：

1. 医院的规模　按年PD例数>25例和<5例分为大规模和小规模医疗机构，其手术死亡率：Edge报道为2.2%：19%；荷兰资料：1994~1995年为1.5%：15%，1996~1997年为1.2%：15%。

2. 有无外科手术专业组　并发症发生率为34%：63%，死亡率为0.8%：22%。

3. 外科医生的经验　实施手术的例数或学习

曲线，是影响术后并发症发生的重要因素之一。

4. 术后24小时的特殊护理和术后并发症的积极处置，对预防和治疗并发症、降低死亡率有重要意义。

(二) 胰瘘

胰瘘（pancreatic fistula）和胰漏（pancreatic leakage）在文献上区别不大，一般认为，前者指术后发生胰漏后经较长时间形成的瘘，后者指术后短期内发生的胰漏。从广义上讲，胰漏是指胰液从破损的胰管漏出。缓慢小量的胰漏，被周围组织包裹后形成假性囊肿；大量、短期的胰漏，胰液流入腹腔形成胰性腹水；如经过一个缓慢长期的过程形成瘘管，则称为胰瘘，又分为胰内瘘和胰外瘘。临床上有意义的胰瘘是指胰肠吻合口瘘，其危害是被肠液、胆液激活的胰酶流入腹腔，腐蚀、消化周围组织，引起严重的腹腔感染、大出血、肠漏等致命性并发症，危及患者生命。文献报道的发生率约5%～25%。据国际上最大的胰腺外科中心约翰霍普金斯医院（Johns Hopkins）和麻省总院（Massachusetts General Hospital）的资料，胰肠吻合口瘘的发生率分别是14%和9.2%。

1. **胰瘘的诊断标准**　目前尚无统一的胰瘘诊断标准。诊断的标准有：①凡术后7天仍引流出含淀粉酶的液体者；②Johns Hopkins的标准：腹腔引流液中胰酶的含量大于血清值的3倍，每日引流量大于50ml；③术后3天以后引流出含淀粉酶大于正常血清淀粉酶3倍以上的引流液，引流量大于50ml者，或经影像学检查证实者；④引流液淀粉酶大于1 000U/L。⑤引流液淀粉酶大于2 000U/L者。

2. **胰瘘的分类**　按发生瘘的部位分为单纯性胰瘘和吻合口胰瘘，单纯性胰瘘指缝合针孔的渗漏或残余钩突的渗漏。其区别详见表7-2[31]。

表7-2　单纯性胰瘘和吻合口胰瘘的区别

	原因	引流液的性状	引流量和时间	临床表现	影像学证据
单纯性胰瘘	末梢胰管的完整性破坏	清澈、不含胆汁成分、合并感染时可浑浊、胰酶未被激活、腐蚀力低	引流量一般<100ml/d 时间<10d	较好	无
吻合口胰瘘	吻合失败	浑浊、富含胰酶和胆汁、胰酶已被激活腐蚀力强	引流量>100ml/d 时间>10d	发热、腹痛、水电解质紊乱、继发感染、引流管处被侵蚀糜烂、临床经过迁延、病死率高	可见吻合口破裂征象

按是否有临床表现分为临床型胰瘘和生化型胰瘘。①临床型胰瘘：术后3天腹腔引流量大于100 ml，引流液淀粉酶含量大于正常值5倍以上，持续至术后12天，有临床表现和体温高于38℃，需要行引流者。②生化型胰瘘：术后3天腹腔引流量大于100 ml，引流液淀粉酶含量大于正常值5倍以上，但无临床症状，术后12天内消失者。

Zinner等按引流量的大小将其分为：低流量胰漏，引流量小于200ml/d；高流量胰漏，引流量大于200ml/d。

3. **胰瘘发生的高危因素**[32-35]

(1) 技术方面：吻合的技术（缝合针距太稀疏或太紧密、线结结扎不牢、缝线撕脱等）、吻合口有张力、胰管支架管脱落、胰腺断端和（或）空肠断端血运不佳、引流管放置不当（引流管太硬、断端太尖、引流管端戳压吻合口等）、术中失血量大等。

(2) 宿主方面：患者的年龄、性别、伴发疾病、伴发黄疸的程度等。

(3) 胰腺的背景：胰腺的质地、纤维化的程度、胰管的口径、胰液的分泌量等。

Srivastsva等报道[36]糖尿病、术前胆道引流、吻合重建的顺序（胆肠吻合在前）、手术时间超过8小时等是胰瘘的高危因素。新近尸检新鲜标本后发现：胰瘘主要是由于胰腺断端无数的小动脉分支和小胰管分支未予以结扎处理所致。

4. 胰瘘的预防

（1）改进手术技术：吻合的顺序以Child方法为首选，而胰肠吻合方式及技巧因术者的习惯而定，没有统一的意见，包括胰管黏膜的吻合、套入式吻合、捆绑式吻合等；其他的技术包括胰管造瘘、用失功能的空肠袢行胰肠吻合、胰胃空肠吻合、暂时性可吸收性生物蛋白胶栓塞胰管、纤维蛋白胶喷涂吻合口等[37-40]。

（2）纠正伴发疾病，如糖尿病、低蛋白血症、贫血等。

（3）新技术新工艺的应用：在胰肠吻合时评估胰腺断端的血供情况，通过精细的操作和在放大镜下完成结扎缝合、吻合，为吻合口提供充分的血供，胰瘘几乎可以避免[41]。具有切除和止血功能的超声刀在切断胰腺时具有使主胰管和小胰管骨骼化、分辨明确、结扎确实和可获得无出血的断面、无须缝扎止血的优势，减少了对胰腺残端的破坏，可以减少胰腺切除术后的胰瘘发生率。

5. 胰瘘的处理

（1）充分引流，必要时行扩大引流术。充分的引流是减少由胰瘘造成的进一步损害的先决条件。

（2）营养支持：热量（Q）124～145kJ/(kg·d)，氮（N）0.2～0.3g/(kg·d)，热卡与氮的比值（Q/N）为413～620kJ/(kg·d)：1g/(kg·d)。

（3）生长抑素：奥曲肽（善宁）：首次0.1mg，im，然后1mg，im，每日3次，约3～7天。施它宁：6mg，24小时持续点滴，约3～7天。生长抑素可以减少胰腺周围引流液中胰酶的浓度和胰液量，降低胰瘘和胰腺残端相应并发症的发生率，缩短住院时间；术前应用生长抑素可明显减低PD术后并发症率和胰瘘率，但对治疗已形成的胰瘘作用有限[42, 43]。

（4）放射治疗：赵平等研究后提出用4MV直线加速器照射胰腺，每日400cGy，连续5天，胰腺分泌可以停止，用来治疗胰瘘。停止照射后数周胰腺分泌功能可恢复。

（5）生长激素（rhGH）：可降低分解代谢，改善蛋白质合成，促进组织愈合；调节免疫反应，促进骨髓细胞的成熟、刺激巨噬细胞的移动、触发产生过氧离子、细胞因子产物的吞噬细胞，增强调理素的活化。应用时间：在高代谢期后应用。剂量：0.03～0.06mg/d。可使酶谱改善、蛋白质合成增加、胰岛素分泌增加。并发症发生率与对照组比为13:7。生长激素应用的并发症主要有血糖升高和水钠潴留（多发生在应用时间超过7天者）。生长激素和生长抑素的联合应用首先要控制感染和营养支持。生长抑素减少胰液和胃肠液的分泌、促进瘘愈合。生长激素促进蛋白质合成。生长抑素先用、生长激素后用。应特别注意的是，在生长激素对肿瘤生长的促进作用和机制未排除前，对肿瘤患者生长激素应慎用，尤其是肿瘤未完全切除者。

（6）手术治疗：胰瘘持续3个月以上，引流量无减少趋势；引流不畅、反复感染、发热，尤其是发现较大脓腔者；腹腔大出血；因胰管断端瘢痕形成致梗阻性胰腺炎，并伴发疼痛者；应积极考虑手术治疗。手术方式有：胰瘘窦道切除术、胰瘘窦道移植术、切除包括胰瘘在内的远侧胰腺、胰瘘的内镜治疗等。

（三）术后出血

按出血部位分为①腹腔出血：黄疸致凝血机制下降，术中结扎线或电凝痂脱落，引流管摆放不佳；②感染、胰瘘等；③上消化道出血：吻合口止血不当，应急性溃疡，黄疸致凝血机制下降等。发生率为2%～4%。按出血发生的时间分为①术后24小时内出血，与手术操作有关；②24小时后出血，多因胰瘘、腹腔脓肿、应急性溃疡所致延迟出血，术后3～4周肠系膜上静脉、胃左动脉、胃十二指肠动脉断端遭腐蚀所致。

1. 出血的诊断

依据病史、临床表现多可作出诊断，为了进一步明确诊断可行①胃镜检查：如条件许可，在不影响吻合口愈合的情况下，最好在出血的24小时内进行检查，阳性率在70%～80%，同时可行局部治疗，局部药物的喷涂、钛夹的应用等。②肠系膜上动脉造影（SAG）：一般认为出血量大于0.3ml～0.5ml/min才能显示出血部位，阳性率在77%～90%。明确诊断后可同时行栓塞止血治疗为其优点。③^{99m}Tc显像：一般认为出血量大于0.1～0.3ml/min才能显示，不能明确显示出血的部位和性质，使其应用受限，用于下消化道出血效果更好。

2. 处理

（1）保守治疗：如出血量不大、出血速度较慢，可在严密观察下快速扩容、保持有效的循环血量；适当的止血药；胃镜下局部用药或应用钛夹钳夹止血；动脉造影栓塞止血。

（2）手术治疗：如出血量大、出血速度快且猛，保守治疗无效，应在充分的准备下，急诊手术止血。

（三）功能性胃排空延迟（FDGE）

十二指肠是钙、铁等离子的吸收点，是胃、胆、小肠正常运动和分泌的起搏点，是肠-胰轴保证胰岛素正常释放的关键部位。

1. FDGE发生的机制　手术创伤大，通过多种途径刺激交感神经，使其活性增强、儿茶酚胺释放增加；抑制胃肠神经丛；手术损伤迷走神经；胃窦幽门肌缺血。嗜银细胞内含有胃动素（motilis），可使胃窦、上段十二指肠、小肠平滑肌收缩，激发胃神经动力复合波（migrating motor complex，MMC），将小肠内容物传至结肠。功能性胃排空延迟的发生率：胰十二指肠切除术为23%～35%，保留幽门的胰十二指肠切除术。

2. 诊断标准　无胰瘘、胆瘘、无腹腔感染；无机械性梗阻；无水、电解质紊乱和酸碱失衡；无胃排空障碍的基础疾病及糖尿病等；术后留置胃管或不能进食达7天以上。

3. 预防　预防性行胃或空肠造瘘，避免损伤Latarjet神经及其分支，尽量保留胃小弯的血运等。

4. 治疗

（1）一般治疗：禁食、留置胃管并持续胃肠减压、支持疗法等。

（2）胃动力药：多巴胺、α受体拮抗剂、胃复安。拟副交感神经药新斯地明、吗丁林、西沙比利、中药等。

必要时行胃或空肠造瘘术。

（四）腹腔感染

1. 发生率4%～10%。多由于腹腔冲洗不充分、引流不畅（引流管的位置摆放不合理、体位引流不充分等）、吻合口瘘（胰瘘、胆瘘、肠瘘等）、胃肠道黏膜细菌移位、无菌原则不强致医源性污染、宿主体质弱、抗生素应用不合理等。

2. 预防主要是针对病因的预防。B超、CT可协助诊断。

3. 治疗　充分的引流、减少经瘘口的肠液流出量（禁食、胃肠减压、抑制胃肠分泌的药物、必要的造瘘或转流术等）、加强支持治疗、合理应用抗生素等。

（五）胆瘘

1. 发生率小于5%。发生的原因：吻合技术问题、非扩张胆管吻合后未放支架管、吻合口有张力、吻合端血供不佳等。主要表现为术后、拔除T管或支架管后逐渐或突然出现的腹痛、腹膜炎症状，伴有发热、黄疸、恶心、呕吐等，引流出较多的含有胆汁的液体。

2. 预防主要是针对病因的预防。依据临床表现，结合病史多可明确诊断，可行B超、诊断性腹腔穿刺、胃镜、口服美蓝后经引流管出现蓝染液体等协助诊断。

3. 治疗　临床表现重者采用右侧卧位或半卧位，禁食、胃肠减压，充分的引流、减少经瘘口的肠液流出量，加强支持治疗，合理应用抗生素等。依据引流量的大小、病情的轻重，选择手术治疗或保守治疗。

（六）术后糖尿病

发生率约8%。

（七）其他

伤口裂开或（和）伤口感染、肺部感染、泌尿系感染、肠梗阻、血管栓塞性疾病等。

（王成锋　赵　平）

第三节　胰腺癌扩大切除术

胰十二指肠切除术（Whipple procedure）长期以来一直是治疗胰头癌的一种主要方法，并作出了巨大的贡献。然而由于手术切除率低，并发症多，而远期疗效又甚差，所以多年来世界各国胰腺外科的同道们一直在不断探索，特别是在外科手术的方法及切除的范围上不断改进，以求提高胰头癌的疗效。经过多年的临床实践，治疗的效果有了较大的提高，手术的并发症及死亡率明显下降，目前在世界范围内，手术死亡率在大的医院中多数下降到5%以下，并发症亦下降到25%左右，但长期生存率到目前仍未得到很好解决，尽管近年来确有一些报道远期疗效得了一定的提高（15%～25%）。然而从大宗的病例看，实际上还很低。Janes RH等于1996年报道美国抗癌学会收集了 16 942 例胰头癌的病例，其 5 年生存率仅 4%。国内的情况可能还差一些[44, 45]。这主要是由于 Whipple 术是紧贴胰腺肿瘤及大血管周围进行切除的，它无法清除肝门及后腹膜转移的淋巴结和受侵的神经丛，而远期疗效较好的报道往往是一些有多年胰头癌治疗实践、手术扩大比较规范、并积累了很宝贵经验的医疗中心。但是是否需要扩大和如何扩大才是合理的切除范围，这仍是研究和争论的问题，因至今对扩大手术观点各异。手术方法很多，名称亦多，除传统的胰十二指肠切除术外，有扩大的胰十二指肠切除术（extended pancreatoduodenectomy），改良或合理的胰十二指肠切除术，治愈性切除术（curative resection），区域性胰切除术（regional pancreatectomy，RP），经侧腹膜后的区域性胰切除术（RP translateral retroperitoneal approach），区域性胰切除和淋巴结清扫术（RP and lymphadenectomy），根治性胰切除术（radical pancreatectomy），超根治胰切除术（supraradical pancreatectomy），全胰切除术（total pancreatectomy），等等。而各种术式有不同的切除范围，即使同一名称的手术亦有各自侧重切除范围。因此，我们只能结合自己的经验介绍几种有代表性的术式。

一、区域性胰腺切除术

（一）手术范围及其分型

1973 年 Fortner[46] 提出了区域性胰腺切除术（regional pancreatectomy）的方法，这是一种切除范围很广泛的整块切除胰腺肿瘤及其周围组织的手术，包括次全或全部胰腺（脾）及其周围的软组织和淋巴结、胆囊和胆总管及其后的淋巴结、十二指肠及空肠上端、部分胃及结肠系膜，并将肝总动脉、腹腔动脉、肠系膜上动脉周围的软组织和淋巴结及部分腹膜后的软组织和淋巴结清除（0型）。若肿瘤局部侵及门静脉时，一并将门静脉切除一段后修复（Ⅰ型）。如肿瘤巨大，还可以扩大范围，切除腹腔动脉或肝总动脉或肠系膜上动脉，进行血管重建或移植（Ⅱ型）。

（二）区域性胰腺切除术的理论基础

这种区域性切除手术从理论上看是符合肿瘤外科的原则的。因为从胰腺导管腺癌的生物学特点看，它的转移和扩散都较早。

1. 淋巴结转移是最主要的扩散途径，可早期出现胰腺附近的某组淋巴结转移，也可同时发生多组淋巴结转移。有无淋巴结转移将直接关系到病人的预后。根据日本全国统计的资料，胰头癌的淋巴结转移依次为：第13a、13b 两组（胰头后上下组）为 30%～40%，第 17a、17b 两组（胰头前上下组）为 20%～25%，第 8（肝总动脉干组）、14a、14c（肠系膜根部）和 16（腹主动脉周围）组为 20%～30%。即使肿瘤仅限于胰头内的较早期病例，约 60% 的病例已有淋巴结转移。如果病变累及到胰头体部者，几乎 100% 的有淋巴结转移。其中第13组和第14组淋巴结转移率最高，分别是 59.1% 和 31.8%。据北京协和医院资料提示，在 64 例标本中有淋巴结转移的 40 例，占 68.7%。而胰头后的淋巴结转移率最高，占有淋巴结转移病例的 91%。对此 64 例病人的随访，有淋巴结转移的病例 1 年生存率为 32.4%，无淋巴结转移的病例 1 年生存率为 68.7%，因此，术中彻底的清扫胰周淋巴结将对延长病人生存期可能有重要的意义。

2. 另一种扩散的途径是肿瘤浸润。胰头癌在早期即可通过淋巴浸润到胆管下段，使局部管壁内大量结缔组织增生，向心性增厚，即称围管浸润，使胆管下段持续性和完全性梗阻，造成进行性黄疸，胰头癌的病人中有 90% 左右有此症状。更重要的是胰头钩突部癌尚有向胰钩尖部蔓延的特点，浸润到钩尖前的十二指肠系膜并引起该处的结缔组织增生，甚至扩展到腹主动脉前将腹腔动脉、肠系膜上动脉包裹。我们 64 例切除标本中有肿瘤残留的 22 例，其中有钩突部残留的达 17 例，占 77%，而有肿瘤残留者皆在 15 个月内死亡。对于胰体尾部肿瘤更容易发生向胰外的浸润。如肿瘤发展到腹部能触到包块时，几乎已失去手术时机，此时肿瘤多已侵犯到腹腔动脉干、肝动脉、肠系膜上动脉和静脉、门静脉及肾静脉、肾上腺等。肿瘤还可侵犯胃肠道，造成胃肠道的癌性溃烂、出血等，严重者还可造成消化道梗阻。

3. 沿神经束扩散是胰腺癌特有的转移方式。癌细胞可直接浸润破坏神经束膜，也可经神经束膜的血管周围直接侵入神经束膜间隙，并沿此间隙扩散或经束膜薄弱处侵至束膜外形成新的转移灶。胰腺癌的神经束转移多见于肠系膜上动脉并行的神经丛，这是构成腹膜后浸润的主要方式，也是造成术后腹膜后软组织中癌残留的主要原因。在Kanazawa大学医学部统计的胰腺癌手术病例中，胰腺外神经丛的受侵与手术切缘的肿瘤残留相关。因此，有效的廓清肠系膜上动脉周围的神经丛及后腹膜受累的神经丛和淋巴组织，对根治性切除胰头癌是非常必要的。也是外科学者探索的另一个热点。因此，根据胰腺癌的转移、扩散的特性，许多外科专家不断地探索扩大切除范围的手术方案，如从扩大的胰十二指肠切除术，到全胰腺切除及区域性胰腺癌切除术，其目的就是为了提高手术的切除率，延长生存期。

（三）术后并发症及远期疗效

自从Fortner首次在临床采用胰腺癌的区域性切除术治疗难以切除的胰头癌或胰十二指肠切除术后肿瘤复发的病例以来，的确使部分以往不能切除的大于6cm的肿瘤得到了切除，提高了总的手术切除率（32%），并有一些外科专家亦采用了这一术式，认为在围手术期通过经皮肝穿胆道引流和营养支持等准备，此手术术后并发症的发生率及手术死亡率并未明显增加，因此被认为是安全、可行的术式。但是经过一段时间的实践，发现该手术复杂的技术要求、长时间的手术时间确实增加了手术的并发症和死亡率，并且存活病人的生活质量很差。1984年Fortner报告了36例区域性胰腺癌切除术，其中29例癌瘤直径超过6.0cm。术后有9例死于并发症，占26%，生存时间为6~53个月，平均生存期15个月，尚无5年生存者，显然晚期的病例太多了。因此，Moosa等认为该术式临床意义不大。此后虽然有的学者仍主张对胰腺癌行此术式，但结果对Ⅲ、Ⅳ期的胰腺癌病例并未延长生存期。因而，目前在欧美的多数学者认为对晚期的病例进行区域性根治术是无益的，所以没有得到广泛的开展。然而在日本这一术式获得了认同，宫崎是积极倡导者，自1973年12月至1992年12月他作了近似于胰头癌的区域性扩大切除术44例（不包括术中死亡），术后5年累计生存率达23.9%。长期生存病例中67%以后仍有癌复发，他认为扩大的区域性胰腺癌切除术对Ⅰ、Ⅱ期病例有效，对Ⅲ、Ⅳ期病例仍不理想。根据20世纪90年代初全日本的统计，从1981~1989年间行扩大的胰腺癌切除术共7 235例，累计生存率结果显示，扩大的胰腺癌切除术较姑息性手术或其他术式的生存率要好。土屋于1994年调查日本9个医院的胰头癌病例，有504例进行了手术治疗，切除220例，切除率为43.7%。行胰头十二指肠切除术107例（49%），术后1、3、5年累计生存率为54.3%、16.7%和11.2%。相对较晚期的病人行区域性胰腺切除术66例（30%），术后1、3、5年累计生存率为43.3%、9.0%和4.5%。从切除标本的肿瘤边缘浸润情况和腹膜后浸润情况来分析病人的长期生存率，认为区域性胰腺癌切除术的术式是合理的，这不仅使一些难于切除病例获得了治疗的机会，并且亦提高了生存率，如仅行标准的胰十二指肠切除术，将难以获得这样的结果。但是，即使在比较广泛开展了区域性胰腺切除术的日本，也有些学者对此术式提出质疑，除了未能提高远期疗效外，术后的并发症增多，特别是由于完全清除了肠系膜周围的神经丛往往可以发生严重的腹泻，使病人高度营养不良，甚至需间断入院治疗，明显降低了生活质量。

（四）我国开展区域性胰腺切除术的现状

在我国区域性胰腺切除术没有得到广泛的开展，主要是由于手术创伤大，技术要求高而疗效又不理想，但是我们是认同以下观点的：①对晚期的已不能切净的Ⅳ期胰腺癌，行区域性切除是徒劳的。而对Ⅱ、Ⅲ期，肉眼可以切净的胰腺癌应积极开展切除术；②经典的Whipple手术的切除范围是不够的，应当合理地扩大切除范围。也就是要开展相当于Fortner 0或Ⅰ型的手术，并且要清扫腹膜后组织。但是要保留肠系膜上动脉左侧的神经丛以免术后顽固性腹泻。因此在我国的一些大的医疗中心开展了这一术式，并有逐渐推广的趋势。

合并门静脉、肠系膜上动脉和肝动脉等血管切除的区域性胰头癌根治术（FortnerⅡ型）：胰腺肿瘤尤其为胰头癌，除侵犯门静脉外，到晚期还可直接侵犯到肝动脉，甚至腹腔动脉和脾动脉及肠系膜上动脉等血管。因此，胰腺癌的区域性切除术就要包括这些主要血管。但合并肝动脉和门静脉切除或肠系膜上动脉和门静脉切除术的病例，手术时间长达10余小时，并发症又很高。如肝脓肿、肝功能衰竭、严重腹泻、动脉血栓、肠坏死等，因此多数学者持否定态度。如决定需同时行肝动脉切除时,开始的手术步骤同胰十二指肠切除术。肝动脉和门静脉切除术放在操作步骤的最后完成。即充分游离肝动脉和门静脉受侵段。并分别用无创血管钳夹住受侵血管的两断端并分别切断。取出切除标本后先行门静脉吻合重建,最后用大隐静脉替代重建肝动脉,缝合可采用外翻的方法,即由外里、里外的进针顺序,使线结打在血管腔外。吻合前可在两血管端的两个角各逢一针做牵引线,然后行血管前后壁间断外翻吻合。吻合针距一般保持在1.5～2mm,否则吻合后由于动脉压力大而引起漏血。间断外翻吻合不易引起肝动脉狭窄。也可用连续和间断外翻吻合法,即血管的后壁用连续外翻缝合,而前壁用间断缝合,在行此方法吻合时,切记连续外翻的距离不要太长,缝线不要抽得太紧,以免造成吻合口狭窄。如需合并切除一段肠系膜上动脉主干时,切除后近端血管给予缝扎,远端血管可与腹主动脉的相应部位开孔作端侧吻合,或用口径相近的一段人造血管加桥,与腹主动脉前壁之开孔作端侧吻合。我国只有个别医院作过此类手术,因效果不佳而未能继续开展。

二、区域性胰腺癌根治的腹膜后廓清术

(一)手术范围

在较广泛开展这一术式的基础上,Kanazawa大学临床医学部提出了经侧腹膜后入路的区域性胰腺癌切除术。目的是使得门静脉、肝动脉、腹腔动脉干、肠系膜上动脉周围的神经丛易于显露,切除技术更易操作。区域性手术除了切除部分门静脉等血管和胰头周围神经丛外,主要是要清除腹主动脉周围的软组织、淋巴结及胰外神经丛,还包括腹腔动脉干和肠系膜上动静脉干周围的软组织和淋巴结。1977年,日本的永川宅和同事们[47]提出了经侧腹膜后入路的扩大根治性胰腺切除术,其方法与步骤有些不同于Whipple术,其切除范围除了要彻底清除腹膜后淋巴结、腹腔干及肠系膜上动脉周围神经丛外,还需要上从肾上腺水平起,直至髂血管分叉处的腹膜后软组织和淋巴结完全切除。胰腺的切除范围则要根据肿瘤所在部位决定,如胰头癌需在腹主动脉和腹腔干的左侧切除胰腺,同时要切除一段门静脉。对于胰体尾部肿瘤,则往往需行全胰腺切除术和门静脉切除术。

(二)手术步骤

上腹部肋缘下人字形切口进入腹腔。打开胃结肠韧带,探查肿瘤并决定可行切除术后,即在肝下缘切开后腹膜,向右侧分离十二指肠侧腹膜,切断并结扎十二指肠结肠韧带,再沿升结肠外侧沟分离升结肠,将十二指肠、升结肠、胰腺等器官逐渐分离并向左侧翻起,即可显露腹膜后组织。此时首先显露的是右肾及附着于表面的肾脂肪囊和淋巴组织,清除右肾表面的脂肪组织后,即可显露右肾动静脉。向左侧稍加分离即可解剖出下腔静脉,此时要倍加小心,防止损伤右侧肾上腺静脉。要仔细清除下腔静脉旁的结缔组织和淋巴结,向下一直清除到髂总动脉分叉的水平。操作中要切断结扎睾丸或卵巢静脉。在此操作中一定要注意保护右侧输尿管。然后再向左侧游离解剖显露腹主动脉,要仔细分离汇至下腔静脉和来自于腹主动脉的细小分支并一一结扎。解剖出左肾血管,用皮片将血管牵开,彻底清除左肾血管周围的脂肪、淋巴组织。同时要注意保护左侧的输尿管和肠系膜下动脉。最后分离出肠系膜上动脉根部,并清除肠系膜上动脉根部的脂肪、淋巴组织。在分离腹主动脉左侧时,要一一结扎左侧的淋巴脂肪组织,以预防术后可能出现的淋巴漏。分离完后腹膜后,再进行肝十二指肠韧带、肝胃韧带的游离切断,切除胆囊和胆总管;若行全胰腺切除术,需切除全胃;若仅行近端胰十二指肠切除术,则仅行胃大部切除即可。再解剖出腹腔动脉干、肝总动脉及胃十二指肠动脉根部,在胃十二指肠动脉的根部切断结扎之,并清除腹腔动脉干及肝总动脉周围的淋巴结和神经丛。或需切除一段肝总动脉,在最后行血管重建。沿横结肠静脉在胰颈下缘游离出肠系膜上静脉,在其背侧沿间隙分开胰颈,如行胰头钩部切除即可在门静脉左侧3cm处断胰;如行全胰腺切除术,需一并切除脾脏。这是一种类似区域性切除的手术,并侧重于后腹膜的广泛清扫,也是一种创伤很大的手术,并没有得到大家的认可。

三、全胰切除术

为了寻求更合理而有效的治疗这一绝症的手术方式。早在1944年,Mayo诊所的Priestley和

他的同事们提出全胰腺十二指肠切除术治疗胰头癌可能长期存活的设想，并强调了胰腺癌多中心的重要性，建议对这些病人需行全胰腺切除术。1954年Ross首次报告了全胰腺切除治疗胰头癌并获得成功。到1958年，Ehipples研究中心的Milton Porter成了这种手术的一个重要提倡者。60年代以后，全胰切除治疗胰头导管腺癌在欧美得到了较广泛的应用。然而Howard和Jordan报道了多个医疗中心的多位外科医生行全胰腺切除术的平均死亡率是37%的结果后，这一报告产生了很大的影响，使全胰腺切除术出现了较明显的回潮，但仍有不少知名学者坚持应用全胰切除术，事实上其手术死亡率并没有那样高。Collins在1966年和他的同事认为由于全胰腺切除术被不加选择地用在高度进展期的胰腺癌病人中，这是使手术死亡率、手术并发症和长期存活率不比Whipple术好的主要原因，因此以后有不少外科专家认为全胰切除术并不是适用于所有的胰头癌病人，而应有选择地对Ⅰ、Ⅱ期胰头癌的病人采用全胰腺切除术。Brooks[48]在1983年统计了9位作者的248例全胰切除，其30天内的手术死亡平均是13%，1年生存率为43%，3年生存率为20%，5年生存率达11%，这是一组非常好的结果。

虽然，近年来国外有些大的医疗中心报道其手术死亡率已降到2%左右，并发症的发生率也降到20%左右，5年生存率也认为比Whipple术要高，但是，至今全胰腺切除术治疗胰头癌仍然是一个有争议的手术。

（一）主张做全胰切除术的理由

主要基于以下观点：

1. 认为Whipple术后病人5年生存率不高，因此主张行全胰腺、胰周组织及淋巴结的切除以达到彻底清除肿瘤提高远期疗效的目的。

2. Whipple手术的残胰切缘常有肿瘤残存，Mons报告28例胰十二指肠切除术的标本中，有5例标本的切缘上有残留的肿瘤细胞，北京协和医院在肿瘤残留的22例标本中有2例是在胰腺断面上有癌细胞。

3. 胰腺腺癌有多中心及多灶性癌。早在20世纪50年代Ross就强调了多中心胰腺癌的重要性，并强烈建议在这些病人中行全胰切除术。van Heerden等报告51例全胰腺切除的标本中有16例是多中心癌（31%）；Brooks等报告16例全胰腺切除的标本中，发现有7例（44%）是多中心癌；Mayo Clinic报道多中心癌占31%，总之当时文献报告多中心癌的发生率很高，大约在16%～31%之间。而且41%的胰腺癌标本发现有导管上皮增生、乳头样增生，胰管上皮增生可发展为原位癌。并且癌组织可在胰腺实质内浸润扩散，亦可延胰管蔓延，亦可经淋巴途径扩散，及沿神经或血液向胰周或远处转移。所以胰头癌仅行经典的Whipple术，其切除范围及淋巴清扫的范围是远远不够的，故有扩大切除范围的必要。

4. 活的肿瘤细胞也经常脱落在梗阻的胰管中漂浮，并可在胰管任何部位种植而形成多灶性。亦可以在术中因操作、挤压等原因溢出胰管种植在手术野中，所以经胰管播散也是导致术后复发，5年生存率低的一个原因。

由于肿瘤为多中心或癌细胞直接播散在术中常不易被发现，如再伴有梗阻性慢性胰腺炎，则更不易判断肿瘤是否存在，即使在术中冰冻切片有时也很难得出是否有癌细胞残留，因此行全胰切除术可以消除这些肿瘤残存的局面。

5. 全胰腺切除无需行胰空肠吻合术，因此术后无胰瘘的并发症。虽然由于手术技术的不断提高，Whipple术后胰瘘的发生率也已明显减少，但一旦发生吻合口瘘仍是术后死亡的主要原因。行全胰切除术可以完全避免这种并发症，而且还可以较彻底地行胰周淋巴结清扫，包括脾切除等，手术不比Whipple术复杂，死亡率也近似，且术后糖尿病一般也不难控制。Brooks报道只有25%的病例术后有脆性糖尿病。

6. 全胰腺切除术适用于胰头癌的Ⅰ、Ⅱ期病例，有人总结了48例胰头癌行全胰腺切除术，有21%的病人存活在6年以上，而这组病例全部为Ⅰ、Ⅱ期胰头癌的病例，所以他们认为对Ⅰ、Ⅱ期胰头癌病人行全胰切除术可明显延长生存率，而对Ⅲ、Ⅳ期的病例无论行Whipple术还是全胰腺切除术，在术后生存时间上无差异。Brooks至今仍坚持主张行全胰腺切除术，Longmire认为在一般情况下全胰切除利大于弊，应作为胰头癌治疗的一种典型根治术式。

（二）持反对意见的理由

1. 认为胰腺癌多中心癌灶的发病率事实上并

不很高，Andren-Sandberg 在 86 例胰腺癌全胰切除标本中仅 1 例为多中心癌，Avrain 报道 42 例全胰切除的标本中，只 1 例是多中心的，另有 2 例癌细胞沿胰腺组织蔓延到体部，因此要区别对待，不应一律作全胰切除。

2. 胰头癌周围的组织中非典型的细胞增生范围并不广，虽然它的发生率可高达 40% 左右，但根据北京协和医院病理科的资料，增生一般不超过肿瘤旁 3cm，因此注意切缘离肿瘤的距离就可以切净。

3. 生活质量下降，胰腺内、外分泌丧失，终身需用胰岛素及胰酶，营养状态较差。有些病人成脆性糖尿病，很难控制，甚至发生死亡。

4. 5年生存率与 Whipple 手术相比并无提高。特别是合理地扩大了 Whipple 手术的切除范围后能达到比较彻底清除肿瘤的目的。Yeo 和 Trede[49, 50] 的 Whipple 术后 5 年生存率分别达到了 21% 和 27%。

因此，目前在很多医院仍采用 Whipple 术。但是全胰切除术毕竟是一种在理论上和临床上都有意义的术式，在合适的情况下应积极地选择应用。

（三）全胰切除术的适应证

1. 胰头癌已向体尾部浸润，或癌浸润界限不清，或切缘病理检查阳性。
2. 高度疑有体尾部的多中心癌灶。
3. 对于无法安全实施胰空肠吻合术的病例，如肥胖病人胰粗且实质极脆，胰管细或找不到，胰空肠吻合实为困难时可考虑行全胰切除术。
4. 术前有胰岛素依赖性糖尿病患者。
5. 术后病人有条件管理好自己的糖尿病，如能自行注射胰岛素等。

全胰切除术的术前准备和手术过程大致与 Whipple 术相同，切除范围应包括胃远端、十二指肠、空肠上端、全胰腺及胰周淋巴结、脾、胆总管及胆囊，然后将空肠与肝总管、空肠和胃作吻合以重建消化道。关键是术后一定要密切注意病人的血糖、尿糖及酮体的变化，正确及时地调整胰岛素用量，特别是术后最初的几天，静脉应用胰岛素的量可能很大，每 2～4g 糖即用 1U 胰岛素，有的病人则可能用量更大，以后血糖会逐渐下降，用量也会逐渐减少，再改为皮下注射。全胰切除后外分泌功能也丧失，因而要补充胰酶等帮助消化，注意病人的营养状态。

四、治愈性胰切除术（curative pancreatectomy）

这是一种近似经典 Whipple 术的术式。只是要求肉眼上（外观上）达到彻底地切除肿瘤，并不刻意地去清除淋巴结及后腹膜的软组织，但要将肝门的血管骨骼化。1998 年 M. Trete 等[50] 报道 251 例手术切除的胰头癌病人，其中有 98 例镜下或肉眼有肿瘤残留的病例，中期生存只有 10 个月，最长生存仅 2 年左右。但其手术死亡率低，并发症少，而术后生活质量却有改善，因此虽可能只是姑息性手术，如技术可及应争取切除肿瘤。有 153 例进行了治愈性手术，即外观上完全切净，术后病理检查镜下亦无肿瘤残留的病人，其 5 年生存率达到了 27%，这是一组疗效很好的病例。但是，近 20 年中我们行 Whipple 术 232 例（包括扩大切除病例），其中 168 例术中肉眼切除完全，术后病理报告切缘无肿瘤残留，甚至有 96 例切除的淋巴结皆无转移，但 5 年生存率仍只有 7.7%（13 例），也许是他们的病例早期的较多。

五、胰头癌根治术

由于各家扩大切除的侧重点不同，名称各异，有的侧重于胰腺，有的侧重于肝门，有的侧重于后腹膜或血管等，有些术式又过于复杂及创伤过大，术后效果又不理想。因此，在各家观点综合的基础上结合自己的经验，提出"胰头癌根治术"（radical resection of cancer of pancreatic head）的统一名称及其合理的切除范围，以求我国的手术方法相对比较统一，便于以后的交流与总结。

随着对胰头癌研究的深入，了解到其远期疗效差的主要原因是由肿瘤的淋巴结转移和胰外浸润的生物学特性所决定，从而给手术切除的彻底性带来很大困难。胰头周围的淋巴结与软组织行 Whipple 术时易于一并切除，但廓清肝门处及后腹膜血管周围神经丛和淋巴结是手术的难点和目前大家注意的一个热点，也是大多数扩大手术切除的重点。现将根治术的方法介绍如下：

（一）手术适应证

对 Ⅱ、Ⅲ 期体质较好、无重要器官功能障碍的、影像学术前评估无明确转移，可切除性较大、年龄一般在 65 岁以下，积极要求手术治疗的患者。

（二）术前准备

术前准备大致与 Whipple 术相似，从手术前 1 周左右即需给予肠内、外营养以改善病人的全身状况，注意水、电解质平衡，纠正贫血及低蛋白血症，增强其抵抗能力；改善肝功能，重度黄疸时要减黄以利于肝功能的恢复和减轻对其他重要脏器的损害；给予补充维生素 K 等以改善其凝血功能，给予抗生素以预防感染等。除此以外，要着重注意的是因为扩大切除的手术创伤和术后对全身的影响较 Whipple 术大。因此，要对有伴发病的病人有足够的估计并请有关科室会诊给予必要的处理。全胰切除会使胰周神经丛的清除较彻底，但术后除胰腺内、外分泌功能将完全丧失外，胃肠功能亦趋紊乱，消化吸收功能严重障碍。有些病人术后出现高度营养不良，甚至糖尿病、腹泻等将难以控制；并且术后需要永久性糖尿病饮食，这些都必须和病人及家属交代清楚。

（三）麻醉及切口

一般均采用气管内插管、全身静脉复合麻醉，也有采用连续硬膜外阻滞复合气管内插管的全身麻醉，使肌肉松弛良好，并可保留导管延长术后的止痛时间。体位用仰卧，后上腰略垫高。用右上腹直肌切口必要时加左横切口或自右向左沿肋缘下切口有利于良好显露胰腺。

（四）手术探查

开腹后首先察看有无腹水及腹腔的肿瘤种植，继而探查腹腔内有无远隔转移，顺序为肝、肝十二指肠韧带、胃及十二指肠、腹主动脉旁、腹腔动脉周围和肠系膜根部有无转移的肿大淋巴结及盆腔有无结节。对有可疑的结节应果断送冰冻检查以确定诊断。再进一步探察胰腺。打开胃结肠韧带显露胰腺，如发现有胰腺的肿块，为了解病变的部位、浸润的范围、活动的程度等以判断手术有无切除的可能性，应切开十二指肠侧腹膜，将胰头十二指肠与下腔静脉分离开直至腹主动脉前，并将胰头向左翻起，术者以左手 4 指伸入在其后，拇指经胃结肠韧带之开口伸入至胰头钩前面作仔细的双合诊检查，了解清楚肿瘤的大小、坚硬度；肠系膜上动脉、腹腔动脉及肝动脉周围有无肿大的淋巴结，并需判断清这些血管与肿瘤的关系，以及是否有肝右动脉的异位（因有 20% 左右的肝右动脉可来自肠系膜上动脉），并需了解腹主动脉左旁的淋巴结是否肿大。如经一般性探查认为可以切除时，则有必要先行细针穿刺细胞学检查或（和）切取一块组织做病理检查作为诊断和手术的依据。在等待过程中可继续进一步探查门静脉，在胰颈下缘切开后腹膜，沿结肠中静脉寻找并显露肠系膜上静脉。再沿血管的表面及胰颈后面的间隙以右手示指逐渐分离开门静脉的前侧，这一区域没有静脉侧支易于分离。如有钩突部肿瘤侵及血管往往在血管的右后侧，在探查的过程中可大致估计出侵及的范围及长度。作者有一很重要的经验就是要分离出一段无分叉、2cm 以上的肠系膜上静脉以备在需行门静脉部分切除对端吻合困难时可作肠腔静脉端侧吻合用。另一经验是从胰颈下缘显露肠系膜上静脉时因肿瘤较大会有困难，可以打开十二指肠水平部与横结肠之间组织，从右侧后方进路易于找到肠系膜静脉的外科干，如有一段近 2cm 长的静脉干，则可达到必要时作肠腔静脉分流术的要求，即认为可行根治术。

（五）手术步骤

1. 清除后腹膜软组织及淋巴结　探查完门静脉，确定可行切除后，病理报告亦予证实，我们习惯于先从右侧腹膜后进入，沿已切开的十二指肠侧腹膜延长切口，上至肝下，下沿升结肠外侧沟切开，将十二指肠、升结肠、胰头逐渐分离并向左侧翻起，显露出腹主动脉，将右肾上腺水平以下、下腔静脉前的脂肪及后腹膜清除，下缘达髂总血管分叉以上 2 ~ 3cm，重点要切除腹主动脉和下腔静脉之间的淋巴结和软组织。注意勿伤及双侧的肾动静脉（图 7-8A、B）。

2. 切除胆囊及胆总管　逆行切除胆囊，在胆囊管水平切断肝胆管，清除肝总管后及肝十二指肠韧带内的淋巴结。在胃十二指肠动脉的根部切断缝扎血管，再解剖出肝总动脉及腹腔动脉并清扫其周围的淋巴组织。要达到骨骼化的要求。即只留下干净的肝动脉和门静脉（图 7-9）。

3. 切除远端胃 1/3 或 1/2，连同右半大网膜切除　分离切断胃大、小弯的血管，以缝胃器断胃。因这类病人往往年龄较大，胃酸不高不必行胃大部切除，亦可不用缝胃器，断胃后近端胃小弯两层缝合关闭，大弯侧留下 5cm 以备胃肠吻合用。我们不主张行全胃切除及保留幽门手术，切断之

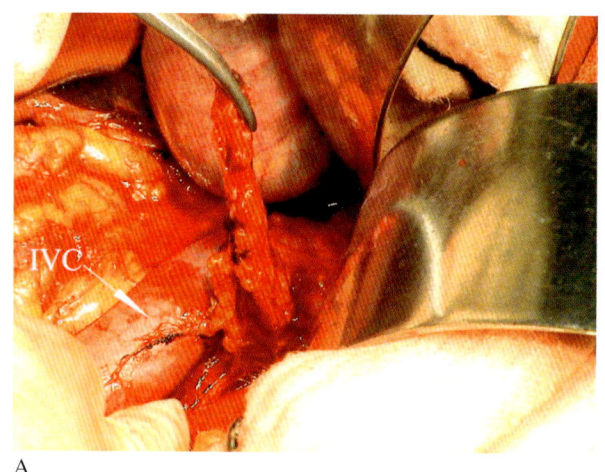
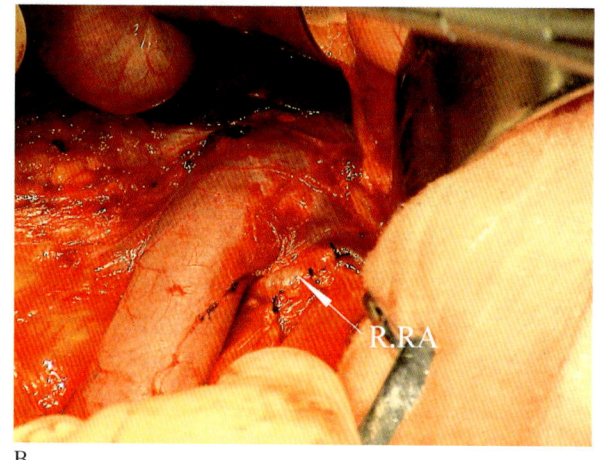

图 7-8　清除腹主动脉和下腔静脉间的淋巴结

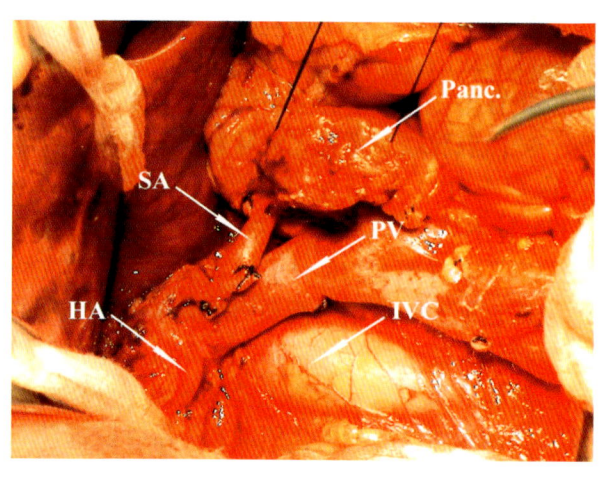

图 7-9　切除肝总管以下的胆管和肝总动脉以下的软组织

胃向右翻开。

4. 切除胰头　在胰颈下缘，门静脉前的间隙内分离开胰颈，小心切断结扎脾静脉前的小静脉支，在门静脉左侧缘 2～3cm 处断胰（经病理检查非典型增生大多不超过离肿瘤边缘3cm），断端向右翻开，在门静脉的右后壁，此部位常有数支小静脉进入胰头，切忌撕拉，需以小直角钳自血管后分离，以细丝线穿过结扎再切断，如不慎撕裂或结扎滑脱，特别是在门静脉后壁，出血可以很猛，难以看清部位，此时切不可盲目以血管钳钳夹，这可造成门静脉壁损伤，可暂时压迫止血，需在显露好手术野后，助手将门静脉轻轻左牵以显露出破口，以无损血管镊提起管壁，用6个0血管缝线缝 1～2 针以修补破口即可。如需行全胰切除，可沿胃大弯向上切断结扎脾胃韧带及脾结肠韧带，要注意结扎好脾上极的胃短静脉，后将脾缓慢向腹腔外托出，显露脾肾及脾膈韧带并分离结扎或缝扎。切开胰腺上、下缘的后腹膜，将脾提起沿胰后分离疏松组织，把脾、胰体尾部一并翻向右侧，在脾动脉根部切断缝扎之，同样在脾静脉入肠系膜上静脉处切断缝扎，这时门静脉前壁已完全显露，再仔细处理胰头进门静脉右、后侧的小分支。

5. 切除胰钩突及十二指肠　由于胰钩突部是肿瘤有残留的最常见的部位，因此要求将钩突部组织全部切除。方法是将已游离的门静脉用血管拉钩向左牵开，并将胰头钩向右牵拉使肠系膜上动脉牵拉到门静脉的右下方，在搏动的动脉上沿长轴切开血管前的结缔组织鞘，解剖出动脉的右侧，自腹腔动脉的下方沿肠系膜上动脉的右侧，自上而下地将钩突组织及附近淋巴结切除。要注意仔细切断结扎起自肠系膜上动脉进入胰头的多支小动脉，其中较大的一支为胰十二指肠下动脉，应在根部结扎，必要时还需缝扎这些血管，因为这是术后出血最常见的部位，更需注意的是有15%左右的病例其肝右动脉来自肠系膜上动脉，必须避免损伤。另一种方法是直接在肠系膜上静脉左侧进行动脉解剖，特别是需要部分切除门静脉的病例可用此进路，在全胰切除的病例此法亦较方便，将门静脉及肠系膜上静脉完全游离后向右牵开，在肠系膜上动脉上沿长轴切开血管鞘，自上而下的沿血管右侧切除胰钩突。虽然对全胰切除的病例完全可以将腹腔动脉及肠系膜上动脉周围组织完全自腹主动脉前清除，但一般不宜将肠系膜上动脉左侧的软组织完全切除，因为如彻底切除血管周围的自主神经后有发生严重腹泻的可能。此时十二指肠系膜已完全断开，可在肠系膜血管的右侧切断十二指肠水平部，将整块标本取出。另一常用的方法是在离断十二指肠系膜后，在横结肠下提起空肠上端，游离近端空肠，注意血管弓的情况下在距Treitz韧带10～15cm处切断空肠，切开后腹膜游离十二指肠水平部，最后将离断空肠通过肠系膜动静脉后方拉至横结肠右上方，将整块标本切除，关闭原Treitz韧带破口（图7-10）。

6. 门静脉或肠系膜上静脉的处理　胰头癌侵犯门静脉、肠系膜上静脉的比率很高，达50%左右。北京协和医院的临床统计资料证实约有40%左右的病例在就诊时胰头部肿瘤已侵犯到门静脉系，以往认为恶性肿瘤如发现已有门静脉的浸润即认为是不能切除的。早在1951年，Moore等首次报告合并门静脉的胰十二指肠切除术治疗胰头癌取得成功，但这一术式并没有得到很好的开展。直到1973年，Fortner报告区域性切除术治疗已浸润血管的胰头癌以来，进行合并血管切除的病例越来越多。并认为切除血管后再重建，更有利于彻底清扫胰周区的结缔组织和淋巴组织。但是经过大家的实践，目前对切除大血管可以提高1、2年的生存率，但不能改善5年生存率的观点已被普遍接受。但也有文献报告，在早期病变（<4.0cm）并且手术时未见有明显的腹膜浸润时，扩大清除区域淋巴结和胰腺周围结缔组织将使胰头癌患者受益，对此制定了胰腺癌病人切除主要静脉的标准，认为门静脉、肠系膜上静脉受累超过2cm或者静脉周经的一半受累，那么静脉的切除将不能改变生存率；如果静脉受累的范围较小，那么切除一段门静脉或肠系膜上静脉并清除胰周淋巴结缔组织5年生存率有望得到提高。且可以在Whipple术或扩大切除术中都能应用。

（1）能否手术的估计：①术前血管造影或经术中探查证实肿瘤已侵及到门静脉主干，而左右门静脉分叉处血管仍正常；②有2cm完好的肠系膜上静脉外科干，肠系膜上动脉及周围无肿瘤侵及；③估计切除门静脉后能顺利行血管重建者。

（2）手术过程：合并门静脉切除术的胰腺癌多为胰头癌，因此开腹后应进行腹腔内细致的探查，包括门静脉受侵的程度、范围，门静脉周围的受侵情况，并评价在行门静脉切除后是否能达到根治性的目的。经探查认为可以行合并门静脉切除的病例，先按胰十二指肠切除术的步骤进行，根据胃是否受侵来判断是否行全胃或胃部分切除，切除大网膜；再解剖出肠系膜上动静脉，并廓清该血管周围淋巴结；常规切除胆囊和胆总管，在胆囊管进入胆总管处切断，清除肝门部和胰腺上缘的所有淋巴脂肪组织，包括肝总动脉和腹腔动脉周围淋巴结；在门静脉左侧2～3cm切断胰腺，在切胰腺时尽可能长地保留胰管，以备吻合；游离十二指肠和空肠起始部，切开Treitz韧带并切断空肠，远端空肠先结扎，于肠系膜血管后方将空肠近侧端拉至右上方；在肠系膜上动脉左侧充分剥离解剖肠系膜上静脉和门静脉，此时可

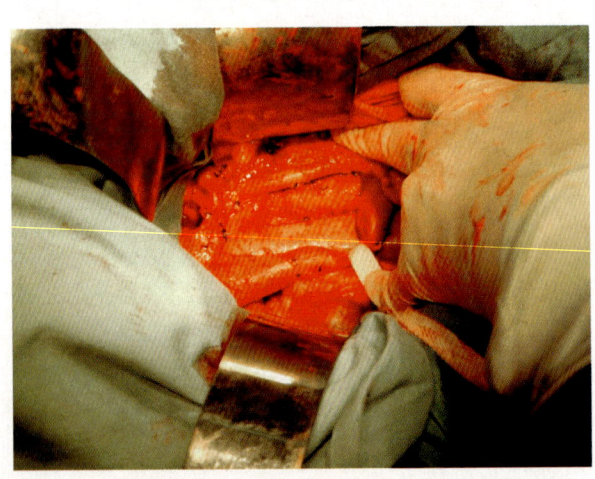

图7-10　清除肠系膜上动脉左侧软组织及胰钩突部。

清晰地看到门静脉受浸润的情况，受侵处不要解剖，在胰腺上下缘仔细分离门静脉和肠系膜上静脉后，将脾静脉切断结扎，将门静脉连同肿瘤向左牵开后，在钩突尖部沿肠系膜上动脉左侧结扎切断胰十二指肠下动脉。清除肠系膜上动静脉左侧的神经丛。此时肿瘤及门静脉已完全游离，水平钳夹门静脉和肠系膜上静脉，并分别切断。因阻断肠系膜上静脉后，肠道会产生淤血，如估计门静脉吻合时间较长可暂时阻断肠系膜上动脉以减轻肠道淤血。在一般情况下门静脉切除3cm左右一段后对端吻合并无困难（图7-11）。

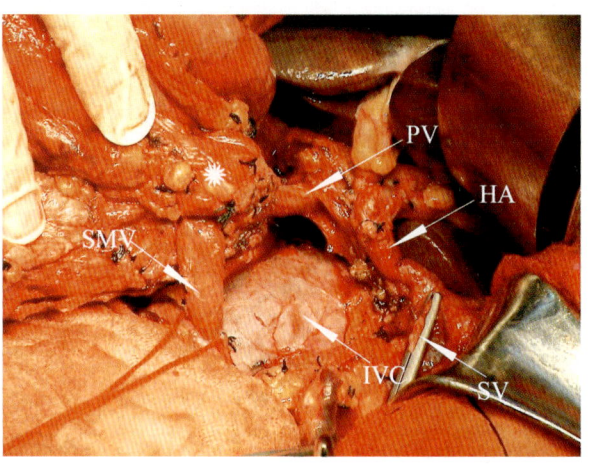

图 7-11 分离出已侵及门静脉的肿瘤，切除对端吻合

如门静脉切除较长，对端吻合会有困难。即使勉强吻合成功，日后也很可能因为张力大、吻合口狭窄等原因造成血栓，而置入人工血管也会因静脉压力差小而出现门静脉血栓。取自体颈内静脉血管移植术是防止术后血栓形成的最好方法，亦有用大隐静脉作移植的报道（图7-12）。脾静脉切断结扎从理论上讲可能引起左侧门脉高压症，但我院30余例对端吻合的病例中并没有出现明显的静脉曲张。如吻合后肠系膜上静脉有足够的长度，可作脾静脉与肠系膜上静脉再作一端侧的吻合，我们有2例作了这种吻合，也曾进行过2例脾静脉与左肾静脉的端侧分流，吻合并无困难。当对端吻合困难时最容易的一种吻合的方法是将肠系膜上静脉与下腔静脉作端侧转流吻合，结扎上端门静脉虽然不如端端吻合符合生理，但病人亦能耐受。我们有20余例这种手术的经验，术后只有2例病人在进食蛋白质较多时有轻度的精神兴奋的症状，但以后逐渐适应。还有一种情况是肿瘤只侵犯了一小部分门静脉的侧壁，只需将肿瘤略向左上方牵拉，以心耳钳钳夹血管侧壁以止血，将被侵管壁连同肿瘤一并切除，缝合血管壁，修复后门静脉可能会细一些，但以后会逐渐扩张，不会发生不良影响。

血管吻合按血管外科的要求进行，无论是门静脉对端吻合还是肠腔转流，都应用5个"0"的Prolin线连续外翻缝合，所有线结要打在血管壁外。吻合结束前一定要留一个小口放出血管内血块，用肝素盐水冲洗后吻合管腔。如门静脉缺损过长需取自体血管时，可取颈内静脉（或大隐静脉，但较细，需行扩张后方可使用），长度为4~6cm。吻合前用肝素生理盐水冲洗所取的自体血管和门静

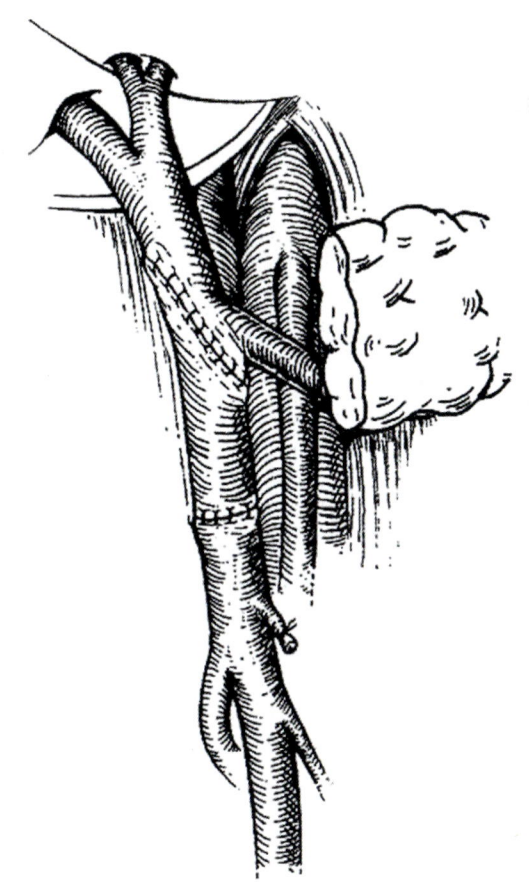

图 7-12 受肿瘤侵犯肠系膜静脉切除，自体静脉移植

脉（或肠系膜上静脉）的两断端，用连续外翻的方法先吻合远侧端，再吻合近侧端。同样在吻合结束前需将可能形成的血凝块排出，吻合完成后开放血流，如有少量出血可以纱布压迫即可止血，大的漏血可以修合（图7-13，14）。

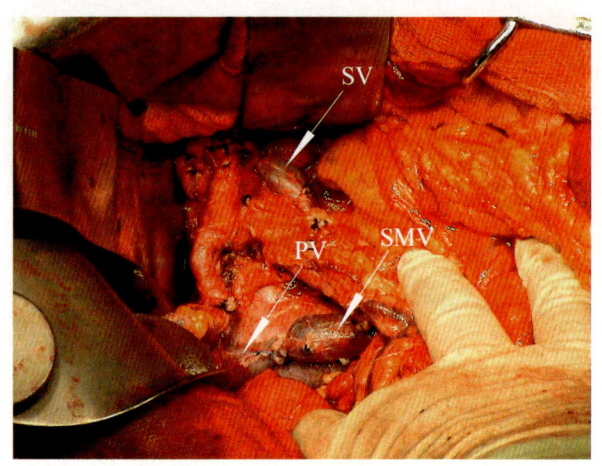

图 7-13 连同门静脉的肿瘤切除，血管对端吻合

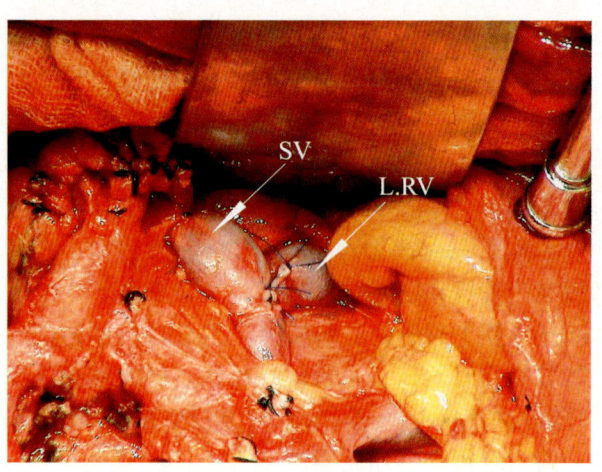

图 7-14 脾静脉与左肾静脉端侧吻合

游离肠系膜上动脉有两种方法：一种是在游离开门静脉后将其向左上牵开，而将胰头钩向右下牵拉，在搏动的肠系膜动脉上沿长轴切开血管鞘，将血管右侧的软组织，连同十二指肠系膜一并切除结扎。另一方法是在门静脉的左侧解剖并显露出肠系膜上动脉和并行的神经丛，切开血管鞘用血管钳将神经丛和血管分开，可一直解剖游离至肠系膜上动脉的根部，将软组织连同胰头的动脉支切断结扎，此时腹膜后所有的结缔组织及神经节能够与胰腺肿瘤一起完整地切除。如需行门静脉的联合切除时，待肠系膜上动脉左侧的组织已切断，标本已完全游离，即可在肿瘤侵及的门静脉上、下缘切断，移出标本后行血管重建。

7. 重建消化道　先闭合空肠断端，然后经横结肠系膜开孔上提，行胰空肠、肝总管空肠端侧吻合，在该吻合口远端 25～30cm 处行胃空肠端侧吻合。胆管内是否放置"T"管或胰管内是否置管视具体情况而定。横结肠系膜裂口需与空肠浆膜作间断缝合以防发生内疝。术毕后冲洗腹腔，创面仔细止血。脾床、胰床、胆肠吻合处分别放引流管并引出体外，最后仔细清点纱垫关腹。

8. 术后处理　①胰头癌根治术的组织创伤很大，剥离的创面可有较大量的渗血渗液，需经静脉途径补充足够的胶体，并给予合适的热量以维持代谢，根据每日的出入量及化验监测定输液量以防止水电解质失衡，并应用抗生素预防感染；②注意引流液的质和量，术后最危险的并发症是胰胆漏及出血，因此要密切注意，及时发现并妥善处理，不轻易拔除引流管；③伴有糖尿病的要控制好血糖，定时用血糖仪监测血糖、尿糖，随时调整胰岛素用量，尤其是术后数日血糖可很高，根据血糖尿糖尿酮体的变化调整胰岛素用量；④让病人早期活动、翻身、拍背，防止肺部感染。

总之，要提高远期疗效就是要重视对Ⅱ、Ⅲ期肿瘤的外科治疗，并积极开展胰头癌根治术以达到可能彻底地切除肿瘤，但需有技术条件，要不断提高手术技巧，要付出巨大的努力和不计时间的艰苦劳动，另外要选择合适的、耐受性较好、肿瘤又不太大的病例，如把握不大仍以传统的 Whipple 手术为宜。然而，要攻克胰腺癌这一顽固堡垒还有很长的路要走，并不是单依靠外科刀能解决的。

(钟守先)

第四节　保留幽门的胰十二指肠切除术

1935 年 Whipple 等报告了 1 例分期手术的胰十二指肠切除治疗壶腹部肿瘤，并获得了成功，当时并没有行胃大部切除术。1946 年 Whipple 又提出了胰十二指肠切除术应包括全部十二指肠及 1/3 的远端胃，以防止术后吻合口溃疡的发生和保证肿瘤切除的彻底性。以后，这一手术成了经典的以 Whipple 名字命名的术式。直至 1978 年

Traverso 和 Longmire[51]重新提出了保留幽门的胰十二指肠切除术（preserved pylorus pancreaticoduodenectomy，PPPD），他们的研究认为，保留幽门的术式，可保存胃的正常生理功能，从而避免了胃大部切除术后的一系列并发症，营养得以维持，并且吻合口溃疡的发生率可降低。此后，这一术式很快得到了推广。北京协和医院自1982年起开始应用，并将其作了改良。这一手术最初仅应用于良性病变[52]。1981年Cooperman[53]对140例胰头癌切除标本研究在幽门近侧的淋巴结未发现有转移。同年该院病理科对经Whipple手术切除的49例壶腹癌和42例胰头癌标本皆未发现邻近的十二指肠有癌侵犯及幽门周围淋巴结有转移癌。1986年Grace[54]对胰头癌行Whipple手术的病人随机分不保留幽门及保留幽门的两组进行了术后随访，结果是保留幽门的Whipple手术组的术后生存率相同或略高于胃部分切除的胰十二指肠切除术。由于这些研究的影响，使这一术式较广泛地应用在肿瘤切除术中，但近来的一些研究表明肿瘤往往可以侵及胰周的神经、淋巴管并在间质内扩散。虽然淋巴结或十二指肠切缘肉眼检查阴性，但并不能保证无肿瘤侵犯[55,56]。因此，认为该术式适合于胆总管远端较小的肿瘤和壶腹部肿瘤；对胰腺癌，因其恶性程度高，易于侵犯胰周神经、血管和淋巴结，保留幽门可能会影响到肿瘤切除的彻底性，故应持慎重态度，我们只对一些较小的近钩突部的胰头癌应用了这种术式。

一、切除范围

保留幽门的胰十二指肠切除术的切除范围和经典的Whipple手术相同，包括胆囊、胆总管及其周围淋巴结，十二指肠大部、胰头及部分胰颈、部分空肠，保留胃、幽门及幽门下1.5～2cm的十二指肠（图7-15）。

二、适应证与禁忌证

（一）适应证

1. 慢性胰腺炎，特别是胰头部局限性慢性胰腺炎，伴有胰胆管开口部分狭窄，造成黄疸或剧痛等。
2. 壶腹癌、胆管下端癌及乳头周围的十二指肠癌。

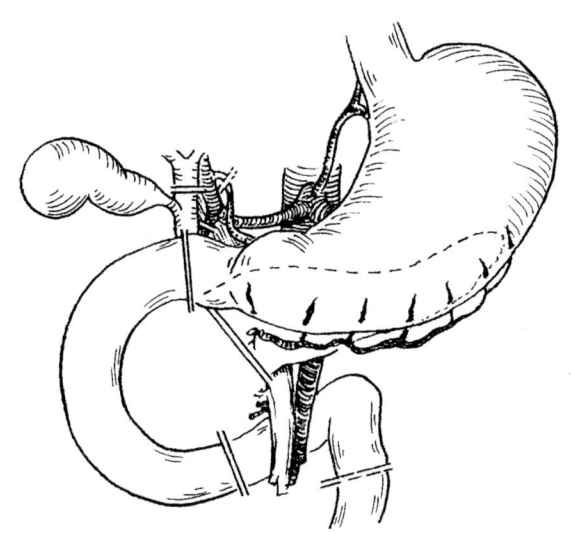

图7-15　保留幽门的胰十二指肠切除术的切除范围

3. 胰头部囊腺癌、恶性胰岛细胞瘤。
4. Ⅰ～Ⅱ期的胰头癌。
5. 其他类型的胰头部良性病变，如巨大的胰岛素瘤或无功能性胰岛细胞瘤，或巨大的囊腺瘤、纤维肉瘤、血管瘤、淋巴瘤等。
6. 胰头及十二指肠严重挫裂伤无法修复。

（二）禁忌证

一般较大的十二指肠癌或胆总管下端癌及胰头癌为了肿瘤切除的彻底性不宜保留幽门。

三、术前准备与麻醉

皆与经典的胰十二指肠切除术相同。

四、手术步骤

切口选择、手术探查方法及胰腺和胰周血管的处理等与胰十二指肠切除术相同，只是在处理胃、十二指肠壶腹部及十二指肠空肠吻合上与Whipple手术不同。

1. 处理大网膜　需在胃网膜动静脉下方分离，勿伤及左右血管的交通支，在胃窦下方切断结扎胃网膜右动脉，并切断幽门静脉，游离十二指肠壶腹部下缘。

2. 打开胃结肠韧带时，注意切勿伤及Latarjet神经及其鸦爪形分支，但幽门支可以切断，不然无法显露出幽门及十二指肠壶腹部的上缘。分离出胃十二指肠动脉予以切断结扎（图7-16）。良病变可保留胃右动脉,将幽门及十二指肠球部完全游离出,在离幽门下2cm处切断十二指肠后将其向右侧翻起,十二指肠切缘及幽门淋巴结应取活检送病理检查,如发现有肿瘤则不应该保留远端胃(图7-17)。

3. 切除胆囊、胆总管、胰头和十二指肠及消

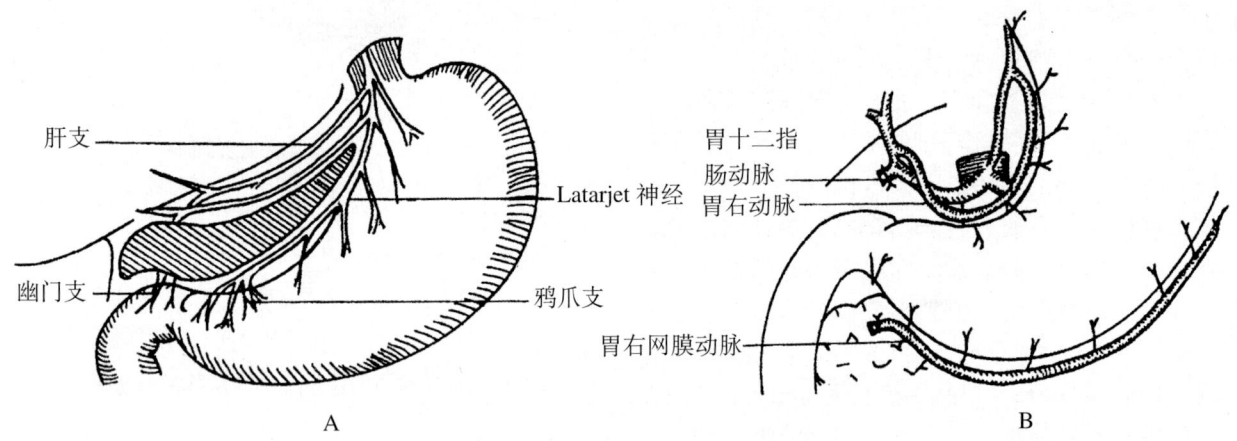

图7-16 A.胃迷走神经分布;B.切断胃的动脉

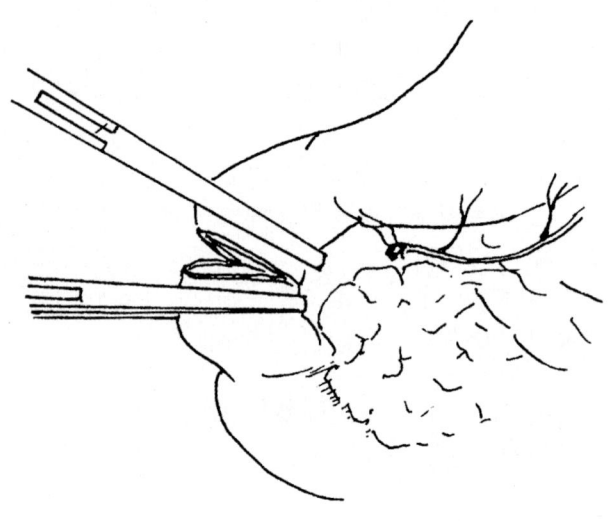

图7-17 离幽门下2cm切断十二指肠

化道重建的方法与常规Whipple术相同。

4. 十二指肠空肠吻合 一般有两种方法,一种是十二指肠空肠的端端吻合,这种方法适合于良性病变,因胃右动脉未切断,胃窦不能下移,作端端吻合比较方便。重建的次序是:端端十二指肠空肠吻合,胰空肠端侧吻合,最后是胆空肠端侧吻合(图7-18)。但多数作者主张作另一种方法,即十二指肠空肠端侧吻合。北京协和医院采用曾宪九式的Roux-Y方法作吻合,即在完成胰空肠及胆空肠吻合后,在距离吻合口40~60cm处与十二指肠吻合。吻合的方法是先扩张一下幽门的括约肌以免术后因部分迷走神经损伤而引起的括约肌痉挛。在空肠系膜的对侧肠壁进行吻合:先作十二指肠空肠的间断缝合,再按十二指肠的宽度横行切开空肠,作十二指肠空肠的全层吻合(图7-19),可以间断丝线吻合,亦可以用可吸收线作连续缝合,其前壁再浆肌层缝合。吻合完毕后,将空肠近段放置于胃后,并将其与胃后壁固定缝合6~8针使其走向与胃平行(图7-20)。最后将吻合口放置于横结肠系膜开孔以下(图7-21)。这种吻合方法的优点是吻合口位置低,肠管通顺,立位或排空时食糜顺之而下,不冲击空肠壁,且不切断空肠的环形肌而不影响其收缩功能,使酸性食糜在吻合口停留时间短,从而减少了发生胃排空障碍及发生吻合口溃疡的因素,而且该吻合法所形成的间隔瓣可防止食糜反流到吻合口上段空肠,从而避免了常规胃肠吻合后可能发生的反流性胆道感染。

5. 作胃造瘘术 鉴于该术式常可发生胃排空延缓,致使鼻胃管放置时间延长而增加患者的痛苦,特别是老年患者易并发呼吸道感染,所以常规作胃造瘘。

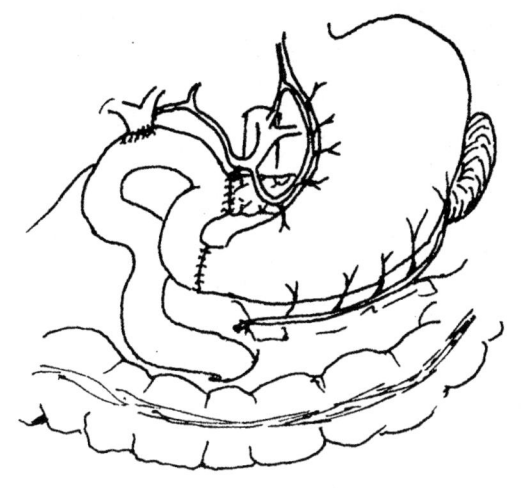

图 7-18 端端十二指肠空肠吻合

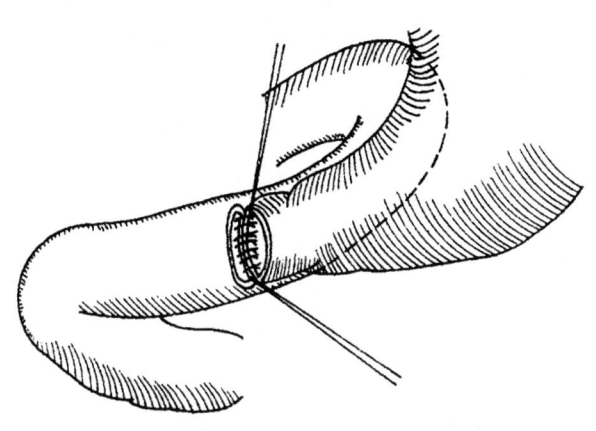

图 7-19 空肠十二指肠半环形吻合后层

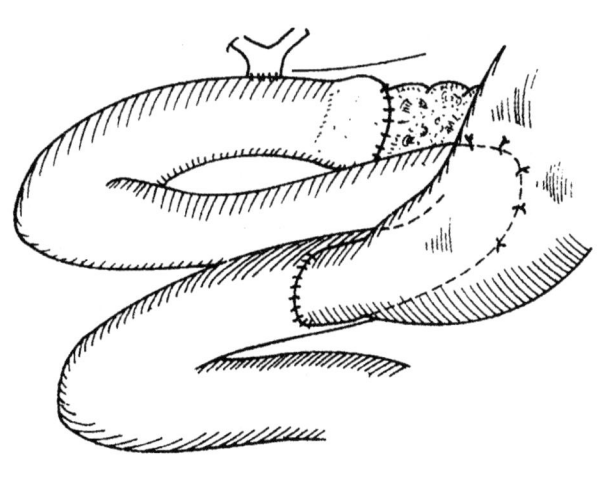

图 7-20 吻合完毕

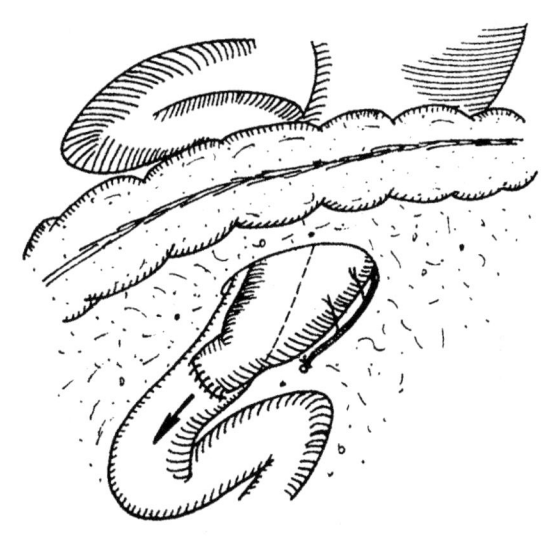

图 7-21 吻合口置于横结肠系膜下

五、保留幽门胰十二指肠切除术的优缺点

1. 减少吻合口溃疡的发生率 传统的Whipple术要求行胃大部切除术以防止发生吻合口溃疡，但发生率仍较高，文献报告为6%～20%[57]。因而，Scott[58]、Walsh等建议加作迷走神经干切断术以期减少吻合口溃疡的发生率。而保留幽门的手术可使吻合口溃疡的发生率明显下降，Mosca、Martin和Fink等报告311例PDDD手术后吻合口溃疡的发生率为3.6%[59]。溃疡发生率减少的原因可能有保留幽门能调节胃的排空防止胆汁反流，避免了胃的高分泌状态，基础酸排量（basal acid output，BAO和最大酸排量（maximal acid output，MAO及胃泌素皆在正常范围。我们改良了吻合的方法，至今已完成100余例，尚未发现有吻合口溃疡发生[60]。

2. 无胃大部切除术后的综合征 由于行Whipple术病人胃的分泌及排空功能皆属正常，保留了胃就避免了发生小胃综合征、倾倒综合征、反流性胃炎等。这就使病人能保留较好的消化吸收功能，术后病人的生活质量比传统的Whipple手术要好。

3. 缺点是术后早期胃排空的延缓，其原因不清楚，主要表现为胃无蠕动（胃瘫），这可能与胃窦血运及Latarjet神经受手术影响有关，文献报道其发生率在20%～40%，但所有的胃排空障碍都是暂时的，都能恢复。协和医院的发生率在25%，最长的1例达41天才恢复。

总之，保留幽门的胰十二指肠切除术是Whipple术的一个发展，其并发症少，死亡率低，操作方便。术后无胃大部切除的各种并发症，吻合口溃疡发生率低，对食物及吸收功能影响小，从而缩短了病人的恢复时间，提高了术后生活质量，虽然可能在术后早期有暂时性的胃排空障碍，但处理并不困难。因此，在不影响肿瘤切除彻底性的前提下，应选择这一术式。

（钟守先）

第五节 胰体尾癌切除术及淋巴结廓清术

由于胰体尾解剖位置深在、胰体尾癌临床表现的不典型性、早期很少造成胆道或（和）肠道的梗阻、常规影像学检查和肿瘤标志物的非特异性，加之医患的重视度不够等，胰体尾癌就诊时多为中晚期，失去手术治疗的机会，预后差。近年来，随着人们对胰体尾癌认识的加深、临床经验的不断积累、诊疗技术的日趋完善和提高，胰体尾癌的诊治水平和预后有了较大的提高。

一、胰体尾的应用解剖

详见胰头十二指肠切除术和淋巴结廓清术章节。

二、手术指征和禁忌证

胰腺切除术仍是胰腺癌最积极、最有效的治疗手段，虽然其手术并发症和死亡率已降到可接受的程度，但远期生存的情况仍让人失望，术后总的5年生存率只有5%～15%，中位生存时间仅为10～18个月[61]。

（一）手术指征

1. 局限于胰体尾部的癌瘤或肿瘤侵及邻近脏器，但可一并整块切除，无远隔脏器的转移；或有远隔脏器转移，但可一期切除；或有远隔脏器转移，虽不能一期切除，但局限于某一脏器，可术后应用辅助治疗加以控制者。

2. 胰体尾占位性病变，恶性不除外者；或非手术治疗效果不佳的良性占位。

3. 患者一般状况和重要脏器功能可耐受手术和麻醉的打击。

4. 患者和家属愿意接受手术治疗和由此带来的一切风险者。

（二）禁忌证

1. 肿瘤超出胰体尾的范围、浸润周围脏器、组织或血管、不能整块切除，伴发远隔脏器多发转移、腹膜或/和网膜转移、腹水等。

2. 患者一般状况和重要脏器功能不能耐受手术和麻醉的打击。

3. 患者和家属不愿意接受手术治疗和由此带来的一切风险者。

三、手术切除的范围和切除的程度

依病灶位于胰体尾的不同位置，胰腺的切缘距病灶的距离一般应不小于3cm；胰体尾切除术的切缘应在肠系膜上静脉左缘处切断胰腺；依肿瘤的早晚或脾动静脉是否受侵、术者的习惯决定是否切除脾脏；胰体尾周围的区域淋巴结、神经纤维和结缔组织等；区域受侵脏器的联合切除。

切除的程度：可分为R0切除、R1切除和R2切除。

四、麻醉方式、体位和切口

1. 麻醉方式　依实施麻醉者的习惯和医院的条件、患者的具体情况，可选用全身麻醉、连续硬膜外麻醉等。

2. 体位　多选用背部垫高的平卧位。

3. 切口　可选用中上腹正中切口、左侧旁正中切口、左侧经腹直肌切口、左中上腹纵切口加横切口、左侧肋缘下切口等。

五、手术探查的原则和步骤

1. 探查的原则　注意无瘤原则（不接触原则），手法要轻柔、切忌反复挤压病灶；探查要有顺序、由远到近，以防遗漏病灶。

2. 探查的项目　观察有无腹水、脏器转移结节、腹膜和（或）网膜种植转移；肿瘤的来源、部位、大小、质地、活动度、边界等；毗邻脏器是否受侵、局部血管受累情况；区域淋巴结转移情况等。

3. 探查的步骤　采取由远到近的顺序，依次探查盆腔和下腹，包括膀胱、子宫、输卵管、卵巢、盆腔腹膜；上腹：肝、脾、胆系、胃、双肾；从盲肠开始依次探查结肠及系膜，从Treitz韧带开始依次探查小肠及系膜；沿腹主动脉探查两侧淋巴结，探查网膜和腹膜；最后探查胰腺和十二指肠、肝十二指肠韧带、区域淋巴结等。

六、手术步骤

1. 打开胃结肠韧带，注意保护胃大弯侧左右网膜血管弓，在提拉胃和横结肠右侧段时，注意勿拉伤胃结肠干静脉；游离脾胃韧带，注意脾脏的撕裂伤，可在断脾胃韧带前将脾托起，于脾窝处放置纱布垫将脾垫起，减小脾胃韧带的张力。将胃向前上方牵拉，充分显露胰腺，沿胰腺上下缘再次探查，包括肿瘤的部位、大小、数目、边界、质地、活动度、与周围脏器、血管和组织的关系、区域淋巴结的情况、整个胰腺的质地等，界定是否可行切除、手术的方式等。

2. 组织细胞学诊断　对拟行切除的患者，可行切取活检，明确诊断，指导手术方式的确定；对尚不肯定切除者，应尽量采用细针穿刺活检术，以防术后胰瘘等并发症。

3. 游离脾结肠韧带、打开降结肠沟处腹膜，将降结肠和脾曲向右下侧游离，暴露出左侧肾脂肪囊、左侧肾上腺和左肾蒂，了解其受累情况。

4. 顺行切除法　游离胰腺上下缘，于肿瘤的右侧、肠系膜上静脉的左缘处，于胰腺后方上下游离贯通。切断胰腺：近侧断端最好呈鱼口状，主胰管最好能游离出并予以结扎，"8"字缝合关闭断端。依是否切除脾脏决定是否断脾血管。远侧用7号丝线贯穿结扎牵引，逐渐游离胰体至尾部。对保留脾脏的胰体尾切除手术，在切断胰腺时应注意保护脾动静脉，沿胰体向胰尾部游离胰腺，并逐一切断、结扎脾动静脉发出到胰腺的分支，将脾动静脉从胰腺上完好地游离出。

顺行切除法的优点：先行切断了肿瘤汇流的通路，避免了由于术中挤压肿瘤造成的瘤细胞沿血运播散，符合无瘤原则。缺点是手术难度大，在断胰腺时，由于视野的狭小，从胰腺后方通过时易致大出血。

5. 逆行切除法　将脾脏周围的韧带切断、完全游离，把脾脏搬出，动作要轻柔，以防撕裂脾静脉，造成不必要的出血。将脾脏、胰尾向前内侧轻轻牵拉，逐渐将胰尾、胰体从腹膜后游离至肠系膜上静脉左缘（胰颈）处，在安全的切缘下断胰腺。对保留脾脏的胰体尾切除手术，应从脾门处游离出胰尾，沿胰尾向胰颈部游离胰体尾，并逐一切断、结扎脾动静脉发出到胰腺的分支，将脾动静脉从胰腺上完好地游离出。胰腺断端的处理同顺行切除法。

6. 胰腺的断端要距肿瘤3cm以上，如不能确定切缘的情况，可送快速冰冻，以保证切缘无瘤。

7. 在游离胰体尾时要注意后方的左侧肾上腺，如受侵可一并切除。如肿瘤侵及左肾脂肪囊，也应一并切除。

七、Appleby手术

1953年，Appleby首次应用于胃癌的根治术，后用于胰体尾癌的手术治疗。

（一）手术指征和禁忌证

1. 手术指证　胰体尾癌侵及肝总动脉或腹腔动脉，排除肿瘤累及胰头，侵及肠系膜上静脉、肝固有动脉、胃十二指肠动脉者。

2. 禁忌证　腹腔动脉与肠系膜上动脉共干，或肠系膜上动脉受侵。

（二）手术范围和步骤

手术范围包括全胃、胰体尾、脾脏，腹腔动脉和肝总动脉在起始部结扎，切除腹腔动脉、肝总动脉和脾动脉，清扫腹腔动脉、肝总动脉和脾动脉周围淋巴结。肝脏的血供经胰十二指肠动脉弓达肝固有动脉。有作者建议，在胃未受侵的情况下，可行保留全胃的改良Appleby术。

（三）联合脏器的切除

胰体尾癌易于累及胃、横结肠、脾脏、空肠起始部、左侧肾上腺、左肾及肾脂肪囊，如肿瘤可一并切除、且患者的情况可以耐受，应争取一期行联合脏器切除术。

（四）淋巴结的廓清

胰腺癌易发生淋巴结转移，已于前述（详见

胰头十二指肠切除术章节)。

1. **胰体尾癌淋巴结分站** 第一站：8a、8p、9、10、11、18组淋巴结；第二站：7、12a$_2$、12p$_2$、12b$_2$、13a、13b、14a、14b、14c、14d、14v、15、16a$_2$、16b$_1$、17a、17b组淋巴结；第三站：1、2、3、4、5、6、12h、12a$_1$、12p$_1$、12b$_1$、12c、16a$_1$、16b$_2$组淋巴结；详见表7-1。一般应清扫至淋巴结的第一、二站[18-28]。

2. **淋巴结的廓清** 在切除胰体尾时，应清扫胰腺上下缘的淋巴结、脾动脉周围和脾门的淋巴结、腹腔动脉周围的第9组淋巴结和胃左动脉周围的第7组淋巴结等。游离肝十二指肠韧带和胰头上缘，清扫肝十二指肠韧带内的第12a$_2$组淋巴结及肝总动脉周围的第8a、8p组淋巴结。Kocher切口，将胰头十二指肠翻起，暴露出下腔静脉和腹主动脉，清扫其周围的第16组淋巴结。

(五) 术中切除脾脏的问题

脾作为人体重要的免疫器官，在机体免疫方面，尤其在抗肿瘤免疫方面发挥的重要作用已被公认[62]。回顾分析中国医学科学院肿瘤医院所收治的胰体尾癌患者的治疗情况，胰体尾癌行胰体尾加脾切除术后有近50%的脾脏及其主要血管并未受累，而胰体尾癌行保留脾脏手术后的生存时间及预后均令人满意，其同期复发率及生存时间等指标也明显好于未保留脾而实际脾及主要血管病理证实未受侵的病例，同时避免了脾切除术后凶险性感染等一系列问题。因此，对脾和其血管未受累的患者行保留脾的胰体尾切除是可行的。目前，有关保留脾的胰体尾切除的报道日渐增多，但多局限于良性病变，对胰体尾恶性肿瘤而言，胰体尾加脾切除的术式仍被多数普外科医生采用。

(六) 术中应注意的事项

1. 探查和手术过程中应注意无瘤原则，注意胰腺癌的多中心起源的可能，避免遗漏病灶。

2. 在探查和游离过程中，手法要轻柔，避免损伤胃大弯侧血管弓、胃肠干，尤其要注意防止脾撕裂伤，造成不必要的出血和麻烦。如万一造成脾脏的撕裂，小的撕裂、出血不多时，可用小的干纱布按压于出血处，先行处理其他部位，多可自行止血。如撕裂口大、出血多，应先行脾门的结扎或先行将脾切除，控制出血。

3. 对初学者或经验欠缺者，应慎用顺行切除法行胰体尾切除，以避免发生不可逆转的大出血。

4. 为确保切缘的无瘤，切缘应距肿瘤至少3cm，必要时术中快速冰冻，如切缘阳性，应补切胰腺。

5. 胰腺近端尽量行鱼口状切口，并结扎主胰管，胰腺断端"8"字缝合，以预防术后胰瘘。对头侧胰管欠通畅或不通者，应行胰空肠的吻合术，以保证胰腺外分泌与肠管间的通畅。

6. 淋巴结清扫一般要求达第一、二站即可，不必清扫至第三站。

7. 对胰腺断端关闭不满意者，术后应放置引流管于胰腺断端处。

8. 对切除脾脏者，术后应每日监测血小板的变化，并于脾窝处放置引流管。

八、手术并发症及其防治

(一) 术后出血

按术后出血发生的时间可分为：术后急性出血(24小时内)，术后延迟出血。按出血的部位分为：

1. 腹腔出血

(1) 原因：技术性原因包括术中止血不彻底、术中低血压状态下出血点止血的假象或"短暂性"止血、结扎线结的脱落、电凝痂脱落，关腹前检查不够等。患者的原因包括凝血机制障碍等。

(2) 防治：手术中严密止血，关腹前仔细检查，重要血管进行缝扎，纠正患者的凝血机制障碍。小量、缓慢的出血，生命体征平稳，可行保守治疗，但必须严密观察；如出现生命体征不稳定或休克状态，应在快速纠正循环紊乱的同时，立即手术止血。对出血量大出血猛者应在纠正循环紊乱的同时尽快手术止血。

2. 消化道出血

(1) 原因：应激性溃疡出血，多发生在术后3天以上。可表现为呕血和（或）便血；吻合口出血，小量而缓慢的出血多表现为便血；出血量大时，可表现为呕血和（或）便血。

(2) 防治：对应激性溃疡出血，术前纠正患者的营养状况，尽量减轻手术和麻醉的打击，治疗主要采用保守治疗。对吻合口出血，吻合要牢靠，针距适中（切忌针距太大或太密），缝线结扎不要太松，尤其是深部打结时。如出血量小可采用保守治疗，包括药物、胃镜下止血、血管造影栓塞止血等；保守治疗无效，应再次手术止血。

3. 伤口出血

（1）原因：腹壁下血管的破裂出血，余同腹腔出血。

（2）防治：轻者加压包扎等保守治疗，重者可打开伤口、止血后再次重新缝合伤口。

4. 出血的诊断　依据病史和临床表现多可作出诊断，为了进一步明确诊断，必要时可行：①胃镜检查：如条件许可，在不影响吻合口愈合的情况下，最好在出血的24小时内进行检查，阳性率在70%～80%，同时可行局部治疗，局部药物的喷涂、钛夹的应用等。②肠系膜上动脉造影（SAG）：一般认为出血量大于0.3～0.5ml/min才能显示出血部位，阳性率在77%～90%。明确诊断后可同时行栓塞止血治疗为其优点。③^{99m}Tc显像：一般认为出血量大于0.1～0.3ml/min才能显示出血，但是^{99m}Tc显像不能明确显示出血的部位和性质，使其应用受限，用于下消化道出血效果更好。

（二）肠梗阻

手术后的肠梗阻可分为：

1. 机械性肠梗阻

（1）原因：广泛的肠粘连或粘连带、系膜孔破裂未关闭或遗漏致腹内疝、腹部切口疝、残余肿瘤的压迫等。

（2）防治：因机械性肠梗阻的病因不除，肠梗阻无法恢复，故一旦明确诊断，多需要尽早手术解除梗阻原因，恢复胃肠道的连续性。

2. 动力性肠梗阻

（1）原因：腹腔大手术或腹膜后操作范围较大或操作时间太长、电解质紊乱、低血压、糖尿病等。

（2）防治：治疗原则同常规的肠梗阻治疗，一般都采用非手术治疗，包括纠正病因：电解质紊乱的纠正，补充血容量，治疗糖尿病等；持续有效的胃肠减压；加强营养支持；适量的皮质激素和胃肠黏膜保护剂；适量的抗生素；中医中药；严密观察、耐心等待。

3. 炎性肠梗阻　术后早期炎性肠梗阻（early postoperative inflammatory ileus，EPII）。黎介寿教授认为EPII是指腹部手术后因创伤或腹腔内炎症等原因导致肠壁水肿和渗出，形成机械性和动力性同时存在的肠梗阻，一般发生在术后1～3周，是粘连性肠梗阻的特殊类型。亦有作者认为EPII多发生在近期腹部手术后的2～4周内。

EPII发生的机制尚不完全清楚，可能系腹腔内的异物如自体血液和组织碎屑等刺激腹膜单核巨噬细胞系统，产生大量细胞因子和炎性介质，导致无菌性炎症和肠管的粘连，从而致EPII的发生。其临床特点是：腹部手术肠功能短暂恢复后，再度发生肠梗阻，腹胀症状大于腹痛症状，虽然症状和体征明显但罕见绞窄；腹透或腹平片可见液气平面、肠腔内积液，可见肠壁增厚、肠袢成团、肠内无显影剂显示等；虽然有机械性因素，但绝大部分是因炎症导致广泛粘连所致；保守治疗效果好。

诊断的关键在于对EPII的正确认识，并结合其临床特点，诊断一般不难。治疗原则同常规的肠梗阻治疗，一般都采用非手术治疗。

非手术治疗包括：持续有效的胃肠减压；加强营养支持；适量的皮质激素和胃肠黏膜保护剂；肠道微生态制剂；适量的抗生素；中医中药；严密观察、耐心等待。非手术治疗期间应严密观察，密切关注病情的演变，如出现感染加重：高热、WBC升高、精神萎靡等；肠梗阻加重或绞窄：腹痛、腹胀加重，胃肠减压引流量增多、性质改变如血性引流液；肠间隙脓肿形成；腹部出现局部包块、变大、局部压痛明显、皮温增高等。应慎重考虑手术治疗。EPII经非手术治疗缓解的时间各作者报道的时间不一，最长可达58天，平均14.5～27.6天。

手术治疗的指征：①经非手术治疗病情反复、长时间不能缓解者，Pickleman认为10～14天；②出现肠绞窄迹象者；③出现肠间隙脓肿者。术中应特别注意：①EPII系广泛的肠壁水肿，分离过程中极易发生肠壁破裂，故应从梗阻的近端肠管膨胀处或远端肠管空虚处逐渐向梗阻部位分离，由易到难。尽量避免广泛的分离；②尽量避免肠道的切除，尤其是大段的肠道切除；③肠道破损处应仔细修补，随破随补、以免遗漏；④肠间隙脓肿应予以引流，必要时可先穿刺再切开，逐层切开，以免损伤肠管。

4. 胃瘫（gastroparesis）又名胃肠功能停滞综

合征、胃排空延迟综合征、术后胃无力征、术后胃瘫综合征（postoperative gastroparesis syndrome，PGS）、胃排空障碍综合征（functional delayed gastric emptying，FDGE）等。

（1）胃瘫的诊断标准：目前尚无统一的标准。常用的标准有：

①经一项或多项检查证实胃流出道无梗阻；胃引流液＞800ml/d，＞10天；无明显的水电解质及酸碱平衡异常；无致胃乏力的基础疾病，如糖尿病、结缔组织病等；未使用平滑肌收缩药。②腹部手术后，进食出现腹胀、反酸、恶心、呕吐，呕吐物为胃内容物；术后留置胃管＞7天，胃引流液＞600ml/d，夹闭胃管后出现恶心、呕吐；经影像学或胃镜检查无胃流出道梗阻。③Yew诊断标准：留置胃管≥7天，拔除胃管后出现恶性、呕吐、不能进食。

（2）诊断方法：依据病史、症状、体征，放射性核素标记的固体食物胃排空试验，胃肌电图、B超、上消化道造影、胃镜等。

（3）发生的机制和可能的原因：①局部因素：自主神经的损伤、术中切除范围广、腹膜后干扰重和手术时间长、胃小弯血管系膜切除太多或牵拉等干扰致功能受损等；②全身因素：高龄、体弱、营养状况差、贫血、低蛋白血症等。

（4）临床特点：多发生在腹部手术、胃肠功能恢复、并短暂进食后；每日经胃管引流出大量胃液；无明显的腹胀、腹痛等肠梗阻的症状和体征；可有少量的排气和排便；无需手术治疗；可持续很长时间，最长可达2～3个月；在一个突然的时刻可无明显原因（或莫名其妙）突然缓解。

（5）治疗措施：①置胃管，充分的胃肠减压，加强营养，心理治疗或心理暗示治疗；②胃肠道动力药物：胃复胺、马丁啉、红霉素的持续静脉滴入。胃肠道黏膜保护药物；③治疗基础疾病和营养代谢的紊乱：纠正贫血和低蛋白血症，治疗糖尿病，纠正水电解质和酸碱平衡紊乱等；④有学者建议行胃镜检查，快速向胃内充气使胃短期内膨胀，然后快速吸净胃内的气体，如此反复数次。如无效，2～3天后重复，2～3次后多能恢复；⑤如诊断明确，一定要耐心等待，切忌草率手术。

（三）感染

1. 腹腔感染

（1）原因：高龄、体弱、营养状况差，伴发贫血、糖尿病、术前大量应用皮质激素、急诊手术等；腹腔残留血液或冲洗液的引流不畅致感染，无菌原则不强致术野污染，术中粪便外溢污染术野，吻合口漏。

（2）防治：针对病因的预防。保守治疗针对病原菌应用抗生素（细菌培养+药敏试验）；充分引流，B超引导下的穿刺引流；加强营养。手术治疗：切开放置引流管，必要时反复冲洗引流；加强营养。

2. 伤口感染

（1）原因：高龄、体弱、营养状况差，伴发贫血、糖尿病等；术中粪便外溢污染术野，无菌原则不强致术野污染、脂肪液化等。

（2）防治：针对病因的预防。伤口局部红肿或有波动感处，穿刺指引下，必要时B超引导穿刺引导下，拆开数针达积液或积脓处，充分引流、不留死腔，局部可用抗生素盐水冲洗，加强换药。

3. 肺部感染

（1）原因：年老、体弱、伴发慢性肺部疾患，麻醉或恢复过程中的误吸，全麻时间长、气道干燥，气管插管拔除前吸痰不彻底，术后患者惧怕疼痛自主排痰不够，无菌原则不强致气道污染等。

（2）防治：主要是针对病因的防治。治疗包括充分的雾化吸入、助患者咳痰，适量应用抗生素，加强营养等；必要时气管镜协助吸痰或气管切开协助吸痰。

4. 泌尿道感染

（1）原因：反复多次插置尿管或置尿管时无菌观念不强，尿管放置时间太长，术中膀胱受干扰或刺激太重，膀胱功能未恢复就拔除尿管致尿潴留等。

（2）防治：主要是针对病因的防治。治疗包括适量应用抗生素、加强营养、多饮水、多排尿等。

（四）伤口裂开

1. 原因　腹壁伤口逐层缝合不确切，尤其是腹膜和前鞘两层；高龄、体弱、患者营养状况差或伴发糖尿病等；术后胃肠功能恢复不佳、肠胀气严重和术后大量腹水致腹压增加；术后患者剧烈咳嗽、呃逆或便秘等而未进行足够的保护。轻者（部分伤口裂开）表现为患者剧烈咳嗽时听到"砰"的一声，随之伤口敷料变湿或有血性渗出，皮肤缝合处可以裂开或完整，如皮肤完整者，用手指触摸伤口其下有空虚感；重者（伤口裂开大）腹腔内肠管可涌出腹腔外。

2. 防治　针对病因的防治，对高龄、体弱、患者营养状况差或伴发糖尿病等患者可采用预防性的减张缝合。一旦发生伤口裂开，应急诊再次伤口清创缝合，必要时行减张线缝合。

（五）切口疝

1. 腹部切口疝

（1）原因：腹壁伤口逐层缝合不确切，尤其是腹膜和前鞘两层；患者营养状况差或伴发糖尿病等；术后患者剧烈咳嗽、呃逆或便秘等而未进行足够的保护。

（2）防治：针对病因的防治，对高龄、体弱、患者营养状况差或伴发糖尿病等患者可采用预防性的减张缝合。①保守治疗：疝环比较小，无肠管嵌顿、不影响生活和工作时，可采用预防和治疗感冒和肺部疾患，尽量避免咳嗽尤其是剧烈的咳嗽和呃逆，治疗便秘。用腹带保护腹壁缺损处。②手术治疗：疝环大、疝内容物多、形成嵌顿，或影响患者的生活及工作时，行疝修补术，可以用自体腹膜重叠加强缝合，亦可用人工材料修补腹壁缺口。手术修补前后，也应协同采用针对基础疾病如习惯性便秘、顽固性咳嗽等的治疗，减轻腹压，否则容易复发。

2. 腹内疝

（1）原因：系膜孔关闭不牢靠或针距太大，术中系膜损伤未引起注意或关腹前遗忘。

（2）防治：针对病因的防治。腹内疝易形成肠梗阻或绞窄、嵌顿，多应尽早采用手术治疗。

（六）胰瘘

对胰体尾癌行胰体尾切除的患者，如头侧主胰管通畅，术后发生胰瘘的几率很低。一般认为，胰体尾切除术后胰瘘的发生率小于5%，且程度轻，易于恢复。发生胰瘘的高危因素有：头侧主胰管不通畅或阻塞；尾侧主胰管未结扎；尾侧胰腺断端关闭不确切等。

1. 胰瘘的诊断标准　目前尚无统一的胰瘘诊断标准。凡术后7天仍引流出含淀粉酶的液体者

即应考虑胰瘘可能。Johns Hopkins的标准：腹腔引流液中胰酶的含量大于血清值的3倍，每日引流量大于50ml。

2. 胰瘘的处理

（1）充分引流，必要时行扩大引流术。充分的引流是治疗和减少由胰瘘造成的进一步损害的先决条件。

（2）支持治疗：营养支持，热量（Q）124～145kJ/（kg·d）；氮（N）0.2～0.3g/（kg·d）；热卡与氮的比值（Q/N）413～620kJ/（kg·d）：1g/（kg·d）。纠正和保持内环境的稳定，微量元素的补充，预防性应用抗生素，胃肠道黏膜保护药物，少量多次新鲜血浆的输入以补充凝血因子等。

（3）生长抑素：奥曲肽（善宁）首次0.3mg im；然后1mg im，每日3次，约3～7天。施它宁6mg，24小时持续点滴，约3～7天。生长抑素可以减少胰腺周围引流液中胰酶的浓度和胰液量，降低胰瘘和胰腺残端相应并发症的发生率，缩短住院时间；术前应用生长抑素可明显减低胰十二指肠术后并发症率和胰瘘率，但对治疗已形成的胰瘘作用有限[36, 37]。

（4）生长激素（rhGH）：可改善蛋白合成、促进组织愈合；调节免疫反应，促进骨髓细胞的成熟，刺激巨噬细胞的移动，触发产生过氧离子、细胞因子产物的吞噬细胞，增强调理素的活化；降低分解代谢，促进蛋白的合成。生长激素应在高代谢期后使用，剂量0.03～0.06mg/d。可使酶谱改善、蛋白合成增加、胰岛素分泌增加，并发症发生率低。

生长激素（rhGH）应用的并发症：血糖升高和水钠潴留（多发生在应用时间超过7天者）。

生长激素和生长抑素的联合应用：首先要控制感染和营养支持。生长抑素减少胰液和胃肠液的分泌、促进瘘愈合。生长激素促进蛋白合成。生长抑素先用、生长激素后用。

应特别注意的是：在生长激素对肿瘤生长的促进作用未排除前，对肿瘤患者应慎重使用，尤其是肿瘤未完全切除的患者。

（七）血管栓塞性并发症

1965年，Trausseau报道了肿瘤与血管栓塞性疾病的关系，提出了癌症患者的血液无论有无炎症，均易发生血栓的观点。后人将癌症病人发生的

各种动、静脉血栓栓塞性疾病统称为Trausseau[63]综合征，包括：①自发性、游走性、复发性静脉血栓形成；②动脉血栓；③微血管病；④心内膜炎；⑤急性或慢性DIC；⑥周围血管性疾病；⑦缺血性心脏病。其中在临床工作中最严重的是深静脉血栓形成（deep venous thrombosis, DVT）和肺栓塞（pulmonary embolism, PE）。

Trausseau综合征多见于肿瘤晚期，但亦可早于肿瘤出现，被认为是隐性肿瘤，在排除血栓形成的其他危险因素后，Trausseau综合征被认为是癌症的先兆，可提示恶性肿瘤的存在，发生率为1%～11%。急性白血病的发生率为15%～25%，黏液癌的发生率更高，是其第二位的致死原因。恶性肿瘤患者中，Trausseau综合征的尸检发生率为50%。

1. 发生的机制　①血管内皮损伤；②血小板活化；③凝血活性增高；④抗凝血活性下降；⑤纤溶活性下降；⑥血流速度减慢。60%的癌症患者并发血液高凝状态（又名血栓前状态），血液高凝状态的首位原因是恶性肿瘤[64]。癌症患者的血液高凝状态和血流速度减慢等导致Trausseau综合征并促进癌症的扩散和转移。

手术创伤和全身麻醉是肿瘤患者围手术期发生Trausseau综合征的原因之一。大于40岁，腹腔肿瘤手术后Trausseau综合征的发生率为16.5%。手术后深部静脉血栓的发生率为6%～90%，肺栓塞的发生率为4%～22%，其中81.6%～98.5%为隐匿的。术后24～48小时，深静脉血栓形成，3%～10%的患者于术后4～22天导致肺栓塞，尤以胸、腹部手术后发生率为高[65,66]。文献报道，全麻时间大于30分钟，Trausseau综合征的发生率增高。深部静脉血栓和肺栓塞病史、年龄大于40岁、肥胖等亦是Trausseau综合征的高危因素。

恶性肿瘤术后栓塞性疾患的发生率理论上很常见，但大多数为隐匿性，文献报道为81.6%～98.5%，常不被人注意。

2. 早期诊断　因深部静脉血栓和肺栓塞绝大多数是隐匿的，所以早期诊断困难。生前确诊率，国外为10%～30%，国内仅7.8%。敏感的特异性检查可分为：①检测血小板激活的方法；②检测血液凝固激活的方法；③检测血栓形成伴有的纤维溶解激活的方法，及敏感性可达90%的静脉多普勒扫描、静脉造影和肺动脉造影等[66-69]。

3. 预防　血栓预防性措施适用于所有癌症患者，因为血栓前状态有利于血栓形成，使癌细胞逃避机械损伤和免疫攻击；阻塞毛细血管，使癌细胞易于黏附、侵袭和转移。弹性袜（PCS）和充气腓肠肌压迫器是深部静脉血栓有效的预防措施，可使深部静脉血栓的发生率降低至5.6%。对血栓前状态，低分子量肝素作为首选药物，使用简便、有效，副作用小[70]。皮下注射肝素5000U/12小时加双下肢弹性袜较单用皮下注射肝素，肺栓塞的发生率为4%∶1.5%（$P<0.001$）。另外，嘱患者循序渐进地下床活动，术后即开始陪护帮助下的四肢被动活动和按摩是简便易行的方法。

4. 治疗　除一般治疗外，可采用①抗凝治疗：肝素、法华令。②溶栓治疗：理论、实践和一般常识均支持对急性心肌梗死进行早期溶栓治疗，能取得较好效果，时间－效应关系在临床上是极为重要的。溶栓治疗的有效性和相对安全性在治疗急性心肌梗死、肺栓塞和动静脉血栓中已显示出来，常用的药物有链激酶（SK）、尿激酶（UK）、组织型纤溶酶原激活剂（TPA）等。溶栓治疗的指征：肿瘤已得到较好的控制；腹部静脉血栓形成在1周之内，血栓面积较大，导致了血流动力学的改变；③手术治疗：静脉切开取出栓子，尽早应用下腔静脉滤器（IVC filter）。确诊而及时治疗者，死亡率为7%，否则为60%。其中33%在发病后1小时内迅速死亡[71]。

癌症患者围手术期由Trausseau综合征诱发的肺栓塞后果是严重和危险的，常致患者死亡，并导致严重的医疗纠纷。及时诊断和有效的治疗是挽救生命的关键，而积极的预防更是事半功倍的措施。

（王成锋　赵　平）

第六节　胰腺癌的外科姑息治疗

胰腺癌是消化系统较常见的恶性肿瘤，其发病率逐年增高。由于胰腺位于腹膜后，其解剖部位隐蔽，毗邻重要的脏器多，且钩突部包绕肠系膜上血管，尤其胰头癌通过浸润极易侵犯邻近重要血管；胰腺周围有丰富的淋巴组织，即使病灶较小时就可引起淋巴系统的转移；胰腺周围有大量腹膜后神经丛，胰腺癌可直接浸润神经束膜，沿神经束扩散是其特有的转移方式。临床表现为病理进程迅速，恶性程度高，预后极差。又因发病时所表现出的上腹隐痛不适及消化不良等症状缺乏特征性，临床上常按胃十二指肠疾患进行诊治而延误治疗；在病变早期，腹部B超检查因受周围胃肠气体的影响，也较易漏诊。因此，当患者因梗阻性黄疸，明显消瘦，持续性上腹痛或腰背部疼痛，甚至发现腹部包块等严重症状而就诊时已多属病变晚期。虽然大量的临床研究表明，胰腺癌的最有效治疗是手术切除肿瘤，但是实际临床确诊为胰腺癌时仅约15%的患者有手术切除肿瘤的机会。所以，在尚无有效早期诊断方法可行的现阶段，寻求对中晚期占绝大多数的胰腺癌患者进行合理的综合性姑息治疗方法，对改善生活质量以期延长其生存期是极为重要的研究课题。

一、外科手术对晚期胰腺癌患者诊治的主要意义

1. 解除胆道梗阻及消化道梗阻。
2. 力争取得细胞病理学诊断依据，以指导治疗。
3. 缓解疼痛。
4. 明确是否已出现肝脏及腹膜转移。
5. 肿瘤标记定位，为术后放疗创造有利条件。

二、外科治疗方法

（一）剖腹探查

1. 麻醉方式　对计划作全腹盆腔探查，尤其需行姑息手术者，以全身麻醉加气管插管为宜。不仅可以保证良好的肌松效果，避免全腹触摸探查时引起患者的不适反应，而且更为安全可靠。

2. 切口选择

（1）上腹正中切口：适用于需全面探查腹盆腔者，或准备行胃肠吻合，或姑息性胰体尾、脾切除者，便于酌情延长切口，暴露上腹腔良好。

（2）经右侧腹直肌或腹直肌旁切口：尤其适用于不准备作全面探查，仅作胆道内引流或外引流者。

3. 探查要点

（1）是否有腹水。
（2）腹膜是否有种植转移结节。
（3）肝脏是否有术前影像未能发现的肿瘤结节。
（4）肿瘤与胰腺周围重要血管的关系。
（5）胆管受侵梗阻的平面。
（6）周围淋巴结的情况。
（7）十二指肠及空肠上端是否受侵，估计肠腔发生梗阻的趋势。
（8）对已有肝脏转移的胰体尾癌能否姑息切除等。

4. 术式选择　对无法切除的胰腺癌行姑息手术治疗时，应重点考虑的问题是：在以解除胆道及消化道梗阻，缓解肿瘤所致疼痛为主要目的的同时，应尽量避免因手术操作不当造成术后并发症的增加，导致免疫力的进一步降低。力求操作轻柔、快捷，对有梗阻性黄疸者，应力争行胆汁内引流术。

（1）胆道-空肠吻合：目的是解除胆道梗阻，同时要防止因手术所致的胆道逆行性感染。主要方式有：

1）胆囊空肠吻合术：是最常用的胆道内引流术式，操作简便，并发症少，但必须确认胆囊管通畅。其中①胆囊空肠Roux-en-Y吻合术：距Treitz韧带约15cm切断空肠，缝闭远侧断端后，将其侧壁与胆囊吻合，于该吻合口远侧约35cm处与近侧断端空肠作端侧吻合。②胆囊空肠袢式吻合术：距Treitz韧带约35～40cm之空肠侧壁与胆囊作吻合，再距该吻合口约15～20cm处将远、近侧空肠作侧侧吻合（Braun吻合）。

2）胆总管侧壁与空肠吻合：手术程序与胆囊空肠吻合类似，有的学者认为这种胆道内引流的减黄效果更好[72]，但需先解剖出胆总管，操作较为复杂。

3）肝总管侧壁与空肠吻合术：部分病例的胆囊管开口较低，术中探查判断肿瘤将侵犯其开口者，或因肿瘤晚期已侵犯胆囊管者，需作肝总管空肠吻合。

（2）胆道十二指肠吻合术：可将因梗阻扩张

的胆囊或胆管直接与十二指肠作侧侧吻合,操作简易,创伤小,手术并发症少,但因术后较易发生胆系感染而很少被采用。

(3) 胆囊造瘘外引流术:主要适用于高龄体弱,有严重的重要脏器功能障碍,尤其是合并胆道感染的梗阻性黄疸患者。但因长期大量的胆汁外引流,可致水电解质平衡紊乱及消化吸收不良,且长期的外引流将给患者带来心理压力和生活上的不便,故一般不被采用。

多采用邻近肿大胆囊经右侧腹直肌旁小切口开腹,于底体部切开胆囊,吸除淤积胆汁后插入蕈状引流管,围管将胆囊切口作荷包缝合,经右侧腹壁就近戳孔将管引出体外并作缝合固定,缝合腹壁切口。

(4) "T"管胆汁外引流术:适用于体质状况差,有严重的重要脏器功能障碍,而且肿瘤局部浸润广,甚至侵犯胆囊管开口,局部操作困难,或者合并胆道感染的患者。

多采用经右侧腹直肌或腹正中切口,解剖出受肿瘤侵犯梗阻以上之肝外胆管,酌情纵向切开扩张的胆管,插置"T"形引流管,缝合"T"管旁之胆管切口,经右侧腹壁戳孔将"T"管长臂引出体外,并作局部缝合固定。

(5) 胃空肠吻合术:胰头癌除了较常出现梗阻性黄疸外,尤其是胰钩突部癌,临床诊断时常因十二指肠受侵、受压致不同程度的梗阻,或者胰体尾癌晚期侵犯压迫十二指肠空肠曲致上消化道梗阻者,应行胃空肠吻合。为了防止肠液反流入胃,也多采用胃空肠袢式吻合加 Braun 吻合,或者作胃空肠 Roux-en-Y 吻合。

(6) 胆道空肠吻合加胃空肠吻合术:适用于胰腺癌既引起梗阻性黄疸又并发十二指肠梗阻,或者有十二指肠梗阻的明显倾向者。多见于晚期胰腺钩突部癌患者。

胆肠及胃肠分别作袢式加 Braun 吻合,虽然操作简便,且可防止术后逆行胆道感染及避免肠液反流入胃,但因所需肠段长,食物通过的肠段明显缩短,术后可能导致一定的消化吸收不良。故最好作胆肠 Roux-en-Y 吻合及胃空肠袢式加 Braun 吻合。

5. 细胞组织学检查　胰腺细胞学检查仍然是胰腺癌可靠的诊断指标。然而没有影像学的指征或手术,很难考虑做穿刺细胞学或活组织检查。胰液细胞学检查对胰腺癌早期诊断是有价值的,但要获取足够数量的胰液并非易事。胰腺是血供极为丰富的器官,而且胰头癌多继发胰管内压增高,胰管扩张,尤其是合并有黄疸的患者常伴有凝血功能障碍,活检时容易出血,若伤及胰管易致胰瘘。而且癌灶周围常伴有较明显的纤维组织增生,肿块表浅组织活检常得不到阳性结果,所以提倡术中细针穿刺抽吸细胞学检查。但是这要求有较高水平的细胞学诊断技术,有时需要病理细胞学医生亲临手术台协同取材。术前超声、CT 或 EUS 引导下细针穿刺或术中细针穿刺细胞学检查风险并未达到令人止步的程度。术中活检可能导致胰瘘,但没有可靠的病理学结果,外科医生举步维艰。中国医学科学院肿瘤医院腹部外科近年对所有手术的疑诊胰腺癌患者实施术中细针穿刺活检达 150 余例,准确率达 95% 以上,且未见因行穿刺出现胰瘘的现象。

6. 瘤周无水酒精注射镇痛　胰腺位于腹膜后,周围有大量的腹腔神经丛,晚期胰腺癌浸润压迫神经可致顽固性腰背部疼痛,对无法切除的胰腺癌,可酌情于瘤周间隙注射适量无水酒精,常可取得一定的镇痛效果,但注射时应注意避开周围的重要血管。

7. 近距离照射施源管的插植　对有条件的医院,术中由外科及放疗科医生协同操作,于瘤体插植放疗施源管引出体外,为术后作近距离照射作准备。同时有研究表明,术中放疗对姑息性治疗的患者生存期可能存在有利影响,以及对缓解疼痛改善生活质量有良好的效果[73]。

8. 瘤周减压及肿瘤标记　胰腺位于腹膜后区,晚期胰腺癌常生长快、瘤体大,由于前方的后腹膜限制而加重肿瘤对神经的压迫也是引起疼痛的主要因素。故切开瘤体周围紧张的后腹膜常取得减张缓解疼痛的作用。同时,对无法切除的肿瘤,可在其边缘组织缝置 3~4 枚金属标记,为术后放疗作准确定位。

9. 姑息性胰体尾切除术　在剖腹探查中,若发现已出现肝转移的胰体尾癌,而且原发肿瘤可切除,患者一般状况较好,应考虑行姑息性胰体尾癌切除,不仅可视为综合治疗的一部分措施,同时可免除因原发瘤的进展所导致的疼痛及肠道梗阻等。

10. 血管插管、皮下化疗泵埋植术　胰头癌经胃网膜右动脉插管至胃十二指肠动脉、胰十二指肠动脉，胰体尾癌经胃网膜右动脉插管至脾动脉，导管连接腹壁皮下植入式化疗泵。

（二）硬脊膜外插管

晚期不能切除的胰腺癌患者，由于癌浸润腹腔神经丛或合并有胰管受阻致管内压增高，常发生顽固性上腹及腰背部剧烈疼痛，椎管内硬脊膜外腔穿刺插管注射麻醉剂是一种有效的镇痛方法。

由麻醉医生先作硬脊膜外腔穿刺插置特制导管，确定理想麻醉节段平面后，再由外科医生将导管经皮下隧道引至前腹壁或胸壁皮下，导管末端连接输液注射泵后埋植于皮下，并作缝合固定，术后经泵注射麻醉镇痛剂，以提高止痛效果。

（三）腹腔镜手术

晚期胰腺癌患者免疫功能低下，而且常合并有低位胆道梗阻和（或）十二指肠梗阻，应用腹腔镜微创技术进行诊治具有一定的优越性[74, 75]：①对机体的创伤小，有利于保护免疫功能；②光学电子显像的放大作用，更有利于发现腹内脏器表面的肿瘤转移情况；③采用腹腔镜超声仪能较准确地判断胰腺肿瘤与毗邻重要血管的关系，探测肝内肿瘤转移情况；④肿瘤的穿刺细胞学或病理诊断；⑤手助腹腔镜不仅具有单纯腹腔镜的作用，而且能用手直接触诊肿瘤情况，使操作更为快速、安全；⑥腹腔镜可进行胆囊空肠及胃空肠吻合术；⑦用腹腔镜经胸腔入路，或者行胸腔镜内脏神经切除术能取得良好止痛效果；⑧由于切口小，创伤小，术后伤口疼痛轻微，胃肠功能恢复较快，减少肺部感染等并发症的发生。

（吴健雄　赵　平）

第七节　胰腺癌的可切除性预测

胰腺癌因其解剖学的特点，在临床诊断中很难早期发现，即使在临床上能早期进行治疗，也很难完全手术切除。在诊断时，80%以上的胰腺癌丧失了手术切除机会。胰腺癌的治疗和预后很大程度上取决于肿瘤浸润的程度、淋巴结和远处转移的出现，尤其是血管累及的出现[7]。由于胰腺本身缺乏被膜，肿瘤极易浸润至周围组织包括淋巴结、神经丛和血管，所以绝大部分病例就诊时已属晚期[76]。肿瘤的不可切除性多由于转移至肝或腹膜表面，包绕肠系膜静脉和动脉，较少见的为广泛淋巴结肿大或肿瘤超出外科术野的切除范围，术前评估可切除性则是术前准确预测这些情况，使无法手术切除的患者免遭手术之苦。同时，对可切除患者的过高估计，将剥夺患者手术切除的唯一机会[77]。所以，准确预测胰腺癌的可切除性成为胰腺癌外科治疗中至关重要的一环。

一、胰腺癌可切除性的标准及意义

胰腺癌的可切除性（resectability）是指手术可以完整摘除，显微镜下没有瘤细胞残留，没有侵犯邻近器官（不包括十二指肠），也没有血源性或远处转移者，反之为不可切除性肿瘤。术前胰腺癌可切除的标准一般为：①肿瘤局限于胰腺内，或直接侵犯胆总管、十二指肠、脾脏或胃（TNM分类的T1、T2、没有血管侵犯的T3）；②肿瘤没有侵犯周围的大血管，如腹腔动脉干、肝动脉、门静脉系统、腹主动脉或下腔静脉；③没有明显的淋巴结转移；④没有腹膜的种植转移、肝脏或其他远处转移。相对应胰腺癌不可切除的标准一般为：①胰周主要血管（包括门静脉主干及其属支、腹腔干及其分支、肠系膜上动脉、下腔静脉、腹主动脉等）的中断、闭塞，半环形至环形包埋；②邻近脏器或组织受累（十二指肠除外）；③发生了血行转移或腹膜种植；④胰腺区域内或远处淋巴结肿大且融合成团包埋了邻近大血管。胰腺癌可切除性的概念并非一成不变，随着手术、麻醉、血管外科、人工材料等相关学科的发展，联合血管切除的胰腺癌切除术已成为可能[7, 8, 10, 11]。有学者认为浸润血管长度<2cm较浸润血管长度>2cm者切除率明显增加，然而高切除率并未使生存率得到提高[11]。虽然远期效果尚无定论，而且是否使联合血管切除的胰腺癌切除手术成为标准手术尚有争议，但其使胰腺癌可切除性的概念成为一相对意义上的概念。联合血管切除的实施与否受多种因素的影响，如血管侵犯的程度、外科医生的理念和经验、所在医疗机构的技术水平以及其他相关因素[78]。准确预测其可切除性，可使平均寿命不足6个月的患者免遭手术打击，而通过各种微创介入手段如内镜下支架放置技术或经皮肝穿引流达到较好的姑息治疗效果，较剖腹手术相比可起到减少近期并发症发生率和降低死亡率的作用，而且可以降低患者的经济花费[79]。

二、与胰腺癌可切除性相关的技术及应用

（一）超声检查

超声诊断作为胰腺癌的常规检查，可以发现胰腺癌的占位性病变、胰腺组织萎缩伴有胰管和胆管的扩张（双管征）、肝脏的转移病灶[80]；彩色多普勒超声检查对肿瘤的血管侵袭性判断有一定的帮助，如发现：①血管内癌栓存在；②肿瘤包绕腹腔动脉干、肠系膜上动脉；③肿瘤包绕门静脉系统，即认为肿瘤不能切除（图7-22、23）。虽然腹腔胃肠道气体影响超声检查的准确率，肿瘤对门静脉侵犯诊断的敏感性为33.3%，特异性为93.9%；肝转移诊断的敏感性为35.9%，特异性为91.9%，但其操作无创、方便，仍是临床术前的常规检查。血管内超声可精确发现门静脉肿瘤侵犯的部位和长度，但它只能在术中进行。王菁等[81]应用彩色多普勒血流显像（color doppler flow imaging, CDFI）观察胰腺癌肿的声像图特征，探讨胰腺癌周邻血管累及与胰腺癌患者手术可切除性之间的关系，结果显示CDFI与CT的检出率无显著性差异（$P > 0.05$），其对于血管累及的诊断敏感性与手术结果相比，为69.4%，假阳性率为12.7%，作者认为CDFI可作为非损伤性的检测手段替代CT检查，而且通过显示胰腺肿瘤与周围血管的关系为指导手术治疗提供了重要依据。高上达等[82]将手术切除病理证实的39例胰头癌与42例壶腹癌声像图进行了对比，结果证实胰头癌最大径>3.0cm的占82.05%（32/39），而壶腹癌最大径≤3.0cm的占80.95%（34/42）；胰头癌组胆总管下段实体突入率为17.95%（7/39），而壶腹癌组为66.67%（28/42）；两组的手术切除率分别为17.95%（7/39）与78.57%（33/42）；二者比较均有显著性差异（$P < 0.01$）。从而证实二者不同的声像特点能提高其鉴别诊断率，对患者术前制定手术方案及评估预后有重要的临床意义。

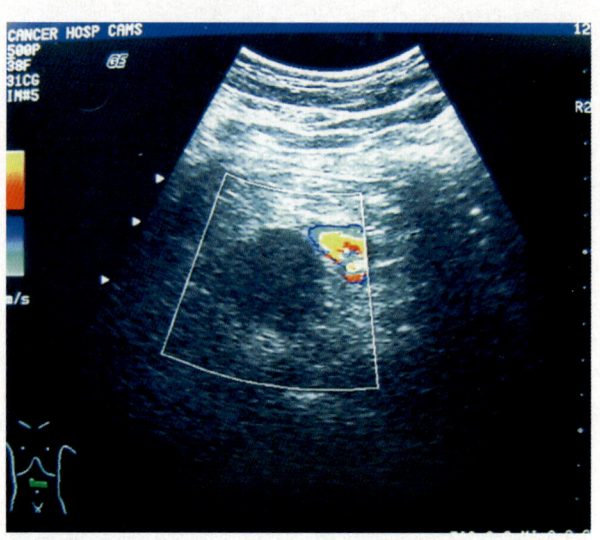

图7-22 钩突部癌与肠系膜上静脉轴位接触面的角度90°～180°

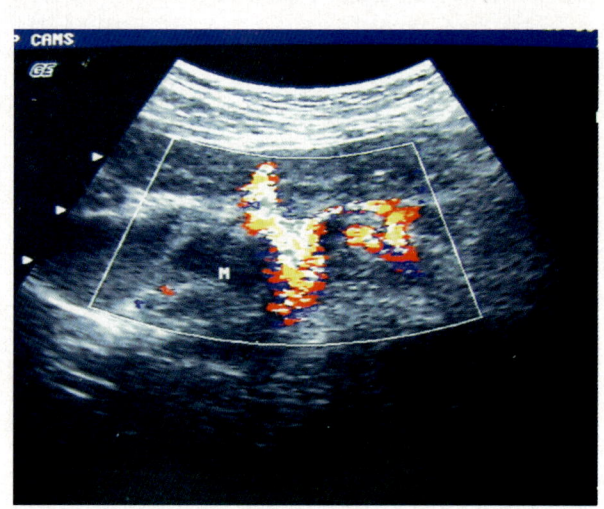

图7-23 胰头癌将腹腔动脉干包绕于肿瘤内

（二）CT扫描

CT是最为常用的胰腺癌诊断、分期、对治疗反应和治疗合并症进行评估以及随访的金标准[83]。CT对胰腺癌不可切除的判断准确率与外科发现接近100%。这一事实使CT成为胰腺癌可切除性评估的一种较为完美的扫描手段。然而，除非其他技术的联合应用，否则有约1/3被CT认为可切除的患者实为不可切除[84-88]。在RDOG的经验，传统CT在探测胰腺癌的血管累及方面，敏感性为47%，特异性为69%。其他报道其准确率自44%至66%不等。螺旋CT较传统CT有两大技术优势，其一为血循环中持续高浓度的对照材

料，其二为三维重建的能力。螺旋CT的出现，获取全胰薄层、静止的图像，进一步证实CT评估胰腺癌的准确性[87,88]。螺旋CT允许在不同循环阶段整个胰腺和邻近组织的成像。Boland等[87]比较了胰腺期（延迟扫描，40s）和门静脉期（延迟扫描，60~70s）胰腺螺旋CT的扫描结果，证实胰腺期成像较门静脉期成像能更清晰显示胰腺实质与毗邻血管的对比差异。Zeman等[88]报道应用螺旋CT对胰腺癌TNM分期的准确性，以外科手术结果为标准，T分期准确性为77%，N为58%，M为79%。Tieh等报道双期螺旋CT预测切除性准确率为90%，预测不可切除性准确率达91%。Vedantham等应用薄层胰腺期螺旋CT改良方法评估胰腺癌患者的胰周小静脉，胰十二指肠后上、胰十二指肠前下、胃结肠干等静脉77%~97%可显影，为进一步进行评估提供了客观依据。

近期很多学者认为，胰周小静脉扩张是CT发现主干静脉受侵或胰周肿瘤扩散的一种敏感征象，可作为肿瘤不可切除之诊断标准中的一条，因而提高了不可切除性胰腺癌的诊断准确率。孙丛等[89]报道正常胰腺胰周小静脉的显示率为73%~90%，在胰腺期优于肝脏期，胰周小静脉扩张者占不可切除性肿瘤的41%。李健丁等[90]回顾性分析了37例经手术证实的胰腺癌患者，螺旋CT对肿瘤不可切除判断准确率达100%，对可切除判断准确率为78.57%，证实螺旋CT对于判断胰腺癌的可切除性有重要的价值。缪传文等[91]通过对胰腺癌患者进行增强CT扫描及核磁共振成像的联合检查，对胰腺癌与门静脉的关系进行了分析，证实术前增强CT扫描可以判断肿瘤与血管的关系，核磁血管成像可清楚地显示肿瘤与门静脉的关系，对指导手术具有重要的参考价值。严志汉等[92]对42例拟诊胰腺癌又行手术治疗的患者应用螺旋CT双期扫描作出前瞻性的诊断和评估，结果判断可切除性的敏感性为89%，特异性为92%，准确性为91%，作者认为螺旋CT双期扫描判断胰周血管是否受侵的准确性较高，从而提高了可切除性判断的准确性，但对肝内小转移灶和腹膜种植的诊断存在局限性。纪建松等[93]分析了28例直径≤3cm的胰腺癌动脉期、静脉期的CT检出率以及血管和胰外受侵情况，对肿瘤的可切除性进行了评估，其评估可切除性的准确性为85.7%，不可切除性的准确率为100%。双期螺旋CT，尤其在动脉期，在检出≤3cm的胰腺癌方面具有一定的优越性。王静等[94]研究了螺旋CT泪滴状肠系膜静脉征与胰腺癌可切除性之间的关系，并与手术病理结果进行对照，结果在增强CT上，泪滴状肠系膜静脉征结合其他CT表现可明显提高胰头癌不可切除的敏感性和准确性，但对可切除的敏感性特异性无显著影响。

最近的报道试图将血管侵犯进行分度。Loyer等[95]建议将胰腺癌的血管浸润根据肿瘤-血管的接触面分为6种类型：① A型，肿瘤和（或）正常胰腺与血管之间存在正常的脂肪层；② B型，与血管之间有正常胰腺组织；③ C型，低密度肿瘤与血管为突面点状接触；④ D型，低密度肿瘤与血管为凹面接触，或部分包绕血管；⑤ E型，低密度肿瘤包绕邻近血管，两者之间脂肪间隔模糊或消失；⑥ F型，肿瘤致血管闭塞。作者认为A、B型患者的95%可进行不连同静脉的根治切除，而D型47%需行静脉切除，E、F型完全不能切除。此分类未能提供明确的可切除和不可切除的界限，亦未能将静脉和动脉的标准分开。Valls等[96]将血管侵犯按肿瘤-血管接触面分为无接触、接触面<50%和接触面>50%，认为CT可切除和不可切除总的准确率为76.9%。Lu等依据肿瘤包绕血管管腔的接触面将血管累及应用4分法进行评分，如接触面>50%（3级、4级），肿瘤则不可切除，敏感性、特异性分别达84%和98%。Nakayama[7]应用相同的标准，建议在评估动脉和静脉时分开。其同样认为3级、4级不可切除，但胰周动脉如腹腔干、肝动脉、肠系膜上动脉往往被纤维组织或炎性条索包绕，所以Lu等的标准不适于动脉。因其只注意肿瘤与血管的接触面，而未注意血管口径的变化和与肿瘤的关系。

以往对胰腺癌患者的胰周血管情况进行评价多使用单层螺旋CT，一般只根据轴位图像进行判断。虽然它对肿瘤不可切除性的判断准确率几乎可以达到100%，但其对肿瘤可切除性的判断准确率尚不令人满意，对于外科手术的提示性不够具体、不够直观。胰腺为多血管脏器，接受来自肝动脉、脾动脉和肠系膜上动脉的动脉血供，应用工作站和电脑软件，可从二维或三维进行血管成像重建，这样可准确描述血管包绕或侵犯[83]。

中国医学科学院肿瘤医院根据文献报道评估方法并进行改进，按血管轴位与肿瘤接触面的角度来划分其浸润程度（以周径360°划分）：Ⅰ级，未受侵；Ⅱ级，<90°；Ⅲ级，90°~180°；Ⅳ级，>180°。将各种影像学方法对血管受侵的评估结果与手术病理结果进行对比研究，结果分析采用Kappa值进行比较。Kappa值是判断不同观察者间，校正机遇一致后的观察一致性指标，常用于比较两者的一致性。目前对判断Kappa值一致性强度的意义尚有争议，但多数认为Kappa值在0.4~0.75有中度至高度一致性，>0.75时，有极好的一致性。

结果显示，CDFI对于肿瘤侵犯肠系膜上动脉（Kappa=0.28）、门静脉（Kappa=0.24）与肿瘤关系一致性尚好；对于侵犯下腔静脉（Kappa=0.66）、脾动脉（Kappa=0.65）、脾静脉（Kappa=0.68）与手术病理结果比较高度一致；而对于肿瘤侵犯肠系膜静脉与手术及病理相关性只轻度一致；同时对于肝总动脉、肝固有动脉、腹腔动脉干等的评估因受各种因素如胃肠积气、腹壁厚度等因素影响而有效观察例数尚少，无法进行Kappa相关性检验。CT对于肿瘤侵犯门静脉（Kappa=0.90）的评估结果与手术比较，显示最强一致性；对于肠系膜上静脉（Kappa=0.79）、脾静脉（Kappa=0.77）、下腔静脉、肝总动脉（Kappa=0.73）均显示与手术病理结果的高度一致性；对于肠系膜上动脉（Kappa=0.53）、脾动脉、肝固有动脉、腹腔动脉干、腹主动脉（Kappa=0.42）等显示中度一致性。MRI对于肿瘤侵犯脾静脉（Kappa=0.65）与手术病理结果高度一致；对于肠系膜上动脉（Kappa=0.50）、肠系膜上静脉（Kappa=0.45）、脾动脉（Kappa=0.50）显示中度一致；对于门静脉、腔静脉、肝总动脉、肝固有动脉、腹腔动脉干（Kappa=0.38）等均显示与手术病理的相关性尚好。EUS对于肿瘤侵犯脾静脉（Kappa=0.75）显示高度一致性；对于侵犯肠系膜上静脉（Kappa=0.47）有中度一致性；对于肿瘤侵犯肠系膜上动脉（Kappa=0.25）、门静脉、腔静脉、脾动脉、肝总动脉、肝固有动脉、腹腔动脉干、腹主动脉（Kappa=0.35）等均显示与手术病理的一致性尚好（表7-3，图7-24、25）。

有较多关于一种或两种影像学技术对胰腺癌血管累及与手术和病理相关性的报道，但应用CDFI、CT、MRI、EUS四种技术对其血管浸润情况与手术结果进行对比评估报道较少。本组资料显示，四种技术对血管受侵程度的评估均显示影像结果与术中评估结果有较好相关性。CDFI对于肿瘤侵犯肠系膜上动脉、腔静脉、脾动脉、脾静脉的评估与手术和病理存在显著相关性，但由于超声受影响因素较多，如胃肠道气体、腹壁厚度、检查者的经验等因素，而对于肿瘤侵犯肠系膜上静脉、门静脉与手术及病理相关性较差。亦有报

表7-3 各种方法对肿瘤血管侵犯程度的评估及与手术病理相关性Kappa检验

	CDFI			CT			MRI			EUS		
	Kappa	U	P	Kappa	U	P	Kappa	U	P	Kappa	U	P
SMA	0.28	3.41	0.00	0.53	6.51	0.00	0.50	6.04	0.00	0.25	0.59	0.00
SMV	0.13	1.29	0.20	0.79	12.77	0.00	0.45	6.79	0.00	0.47	5.56	0.00
PV	0.24	1.84	0.07	0.90	17.69	0.00	0.38	4.44	0.00	0.35	3.86	0.00
CV	0.66	1.08	0.04	0.73	4.13	0.00	0.38	4.44	0.00	0.35	3.86	0.00
SA	0.65	4.46	0.00	0.42	2.72	0.00	0.50	3.12	0.00	0.35	3.86	0.00
SV	0.68	5.14	0.00	0.77	9.18	0.00	0.65	3.74	0.00	0.75	8.84	0.00
CHA	----	----	----	0.73	4.13	0.00	0.38	4.44	0.00	0.35	3.86	0.00
PHA	----	----	----	0.42	2.72	0.00	0.38	4.44	0.00	0.35	3.86	0.00
CT	----	----	----	0.42	2.72	0.00	0.38	4.44	0.00	0.35	3.86	0.00
AA				0.42	2.27	0.00	----	----	----	0.35	3.86	0.00

注：SMA（superior mesenteric artery，肠系膜上动脉），SMV（superior mesenteric vein，肠系膜上静脉），PV（portal vein，门静脉），CV（cava vein，腔静脉），SA（splenic artery，脾动脉），SV（splenic vein，脾静脉），CHA（commom hepatic artery，肝总动脉），PHA（proper hepatic artery，肝固有动脉），CT（celiac trunk，腹腔干），AA（abdominal aorta，腹主动脉）

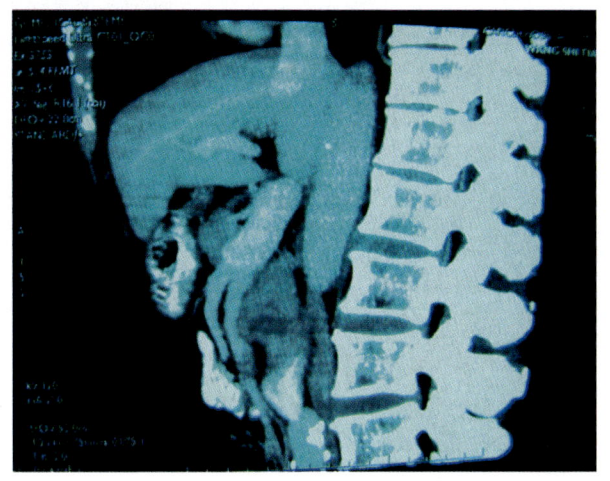

图7-24 胰头钩突部癌侵及肠系膜上静脉致其狭窄

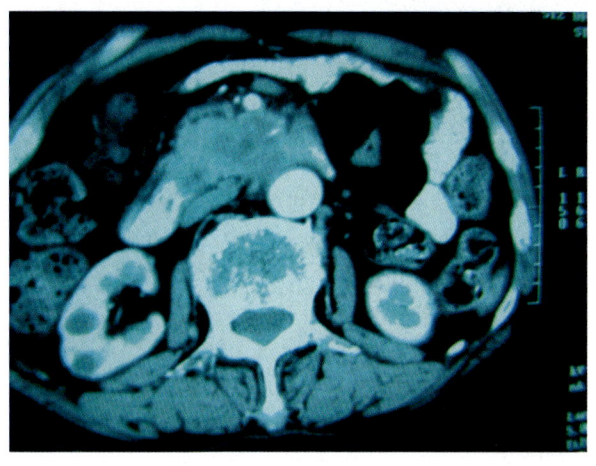

图7-25 胰头钩突部癌侵及肠系膜上静脉,动脉贴邻未受侵

道超声在胰腺癌可切除性预测相当或优于螺旋CT,但其报道例数较少,尚难以定论,另外其效果与应用仪器和检查者的经验密切相关。可见胰头部肿瘤行Whipple手术最为重要的血管肠系膜上静脉、门静脉尚不能独自作出与手术情况良好相关的评估,致使其不能作为唯一方法用于胰腺癌血管浸润情况的评估。MRI对于腹主动脉的评估结果与手术结果不符,而螺旋CT与EUS均显示与手术结果有较好一致性。经Kappa检验HCT对血管受侵评估一致性最高(Kappa = 0.42 ~ 0.90)。文献报道,常规非增强CT判断胰腺癌可切除性的准确度仅为37% ~ 45%,螺旋CT与常规CT相比,有如下优点:①可采用"容积式"薄层扫描和重叠重建,从而更清楚地显示胰腺及其周围的结构,有助于发现小病灶和邻近实质脏器、血管受累情况;②动脉期不仅有助于胰周动脉和病灶的最佳显示,而且有助于显示胰周空腔脏器和邻近系膜韧带受侵;③静脉期主要用于肝内转移灶和胰周静脉的最佳显示;④胰周血管3D-CTA(CT angiography)有助于判断血管有无受侵并了解他们的空间排列情况。本组资料显示只有螺旋CT具有独立预测肿瘤浸润血管的价值。越来越多的研究表明螺旋CT血管重建成像在胰腺癌术前的可切除性评价,尤其血管浸润的评估中起到越来越重要的作用。而随着多种MR成像技术的成熟,特别是快速扫描序列、脂肪抑制技术、磁共振胰胆管造影术(MR cholangiopan-creatography,MRCP)及三维动态对比增强MRA(3-dimensional dynamic contrast enhanced MRA,3D DCE MRA)的综合应用,使MRI在胰腺癌的诊断中显示出独特优势。一般认为,螺旋CT双期或三期增强扫描是胰腺癌诊断及可切除性判断的首选方法。然而Maria等研究认为,MRI和螺旋CT在检测胰腺癌病灶方面两者相似,但在评价胰腺癌是否可切除方面,MRI明显优于螺旋CT,我们的结果显示MRI和螺旋CT与手术评估结果均显示良好相关性,但未发现MRI较之螺旋CT有更多优势。

螺旋CT血管造影(CT arterial portography,CTAP)是一项方兴未艾的新技术,由于其具有快捷方便无创等优点,目前已应用于全身很多部位。CT血管造影对于决定胰腺癌可切除性关键血管的解剖学可提供合理的展示。有报道其与手术结果证实的敏感率达81% ~ 94%。尤其在探测肝脏1 ~ 2cm大小的病变时,CTAP明显优于其他技术方法。Varshney等[97]证实CTAP是探测肝转移和胰周主要血管侵犯敏感的方法。探测肝转移其敏感性达75%,特异性达71%;探测血管浸润其敏感性及特异性均达89%。Raptopoulos等认为CT血管造影较轴位成像技术更敏感。轴位成像联合CT血管造影的阴性预测率为96%,而单纯轴位成像技术仅为70%。但因其是有创检查,故应在行US和CT之后认为可切除的患者行此检查。随着更强有力的计算机硬件进入医疗市场，CT血管造影的作用和准确度会进一步增加。

CT扫描亦存在若干缺点：①较低的阴性预测价值，即CT预测其可以切除，经手术证实确已被切除的病例百分数。有报道其预测价值仅为56%，而在螺旋CT之前应用的动态CT，只有令人沮丧的28%的阴性预测价值[98]；② CT预测微小肝转移是很困难的。Valls等[96]报道55%的可切除的假阴性发现是由于未探测到微小肝转移。胰腺癌肝转移多为孤立的硬结病变，如无其他不可切除的发现时，诊断性腹腔镜排除此类患者是非常重要的；③ CT预测淋巴结转移分期是不精确的。Valls等[96]报道只有16.6%的淋巴结阳性患者被探及。这样低的探测率与以往报道相符[99]。说明淋巴结大小并非有否转移的明确特征。

（三）磁共振成像（MRI）

传统的MRI在胰腺癌的检测中有其局限性，主要由于运动伪影（呼吸、血管和肠蠕动的影响）和有限的空间及对照分辨率。然而，动态MRI克服了这些缺点。Ichikawa等报道在胰腺癌的局部扩展和血管浸润方面有与螺旋CT相当的敏感性和特异性。Rrie等报道MRI在小胰腺癌的探测方面优于CT。Taylor等[100]报道MRI在确定胰腺癌的可切除性方面阳性预测值达77%～88%，然而，MRI常过高估计血管浸润。有5%～32%的患者被MRI确认不可切除，然而最终能够切除。所以，MRI尚不能单独用于预测其可切除性。近来证实核磁血管造影可改善其血管浸润的预测[101]。龙玉等[102]对18例经手术和（或）病理证实的胰腺癌患者进行了磁共振检查，将肿瘤累及胰周血管的程度分为0～4级。18例肿瘤患者中，MRCP显示胆总管与主胰管均扩张呈现为典型"双管征"8例。在3D DCE MRA上，根据肿瘤与血管周径接触面>1/2为不能切除的标准，则门静脉受累56%（10/18），脾静脉受累39%（7/18），肠系膜上静脉受累67%（12/18），腹腔干及主要分支受累22%（4/18），肠系膜上动脉受累17%（3/18）。MRI判断2例可手术切除者，与手术结果相符。作者提出MRI快速扫描序列、脂肪抑制技术、MRCP及3D DCE MRA四大MR成像技术的综合应用能提供胰腺癌诊断及可切除性判断更有帮助的信息（图7-26、27）。

MRCP提供了胆汁的高密度信号与实质性器官和血管低密度信号的理想对照。MRCP正飞速发展和快速改进。非侵袭性且不需注射对照剂的特性，是其较ERCP的优势。MRCP在探测胆管、胰管的扩张和狭窄的敏感率可达93%～100%。其判断胆总管结石时，准确率达97%。所以，MRCP是梗阻性黄疸初步评估的极好技术。MRCP在胆胰管的评价中将取代ERCP，然而，MRCP和ERCP只提供有限的诊断和分期信息，需有其他横断面成像模式的补充。

近年来，MRI成像技术发展很快，尤其快速动态序列的开发，脂肪抑制技术的成熟，组织特

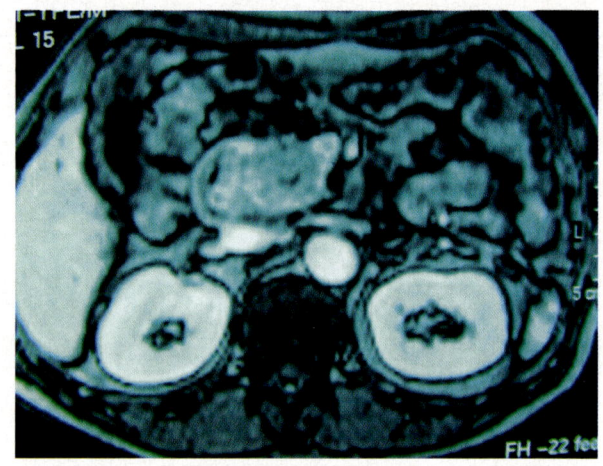

图7-26 胰头癌肠系膜静脉受侵90°～180°

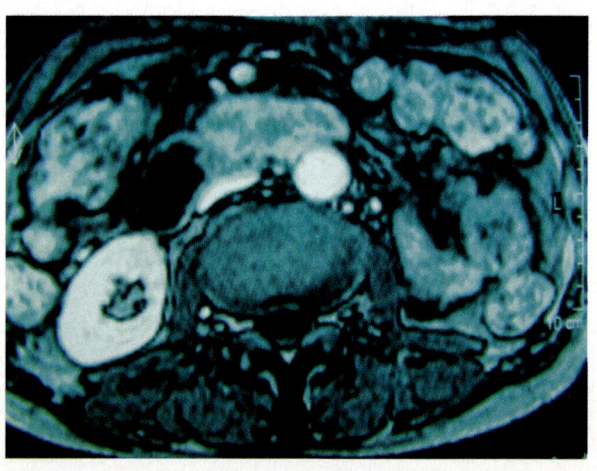

图7-27 胰头癌与下腔静脉受侵90°～180°

异性对比剂如胰腺靶向对比剂锰螯合物（Mn-DPDP）的开发，克服了以往的若干缺陷，使胰腺及其周围结构显示更加清晰。有报道MRI有更高的组织分辨率及发现肿瘤的多种途径。因此，在诊断小胰腺癌方面，MRI优于CT，但在评价胰周血管受侵方面，MRI因受化学位移伪影、血管伪影和空间分辨率较低的影响，与螺旋CT相比，哪一种更好，意见尚不统一。

（四）数字减影血管造影（DSA）

DSA显示血管受侵犯的表现常分为：①正常形态；②血管走形不规则；③血管被包裹狭窄；④血管闭塞伴侧支循环建立。如腹腔动脉干、肝总动脉、门静脉、肠系膜上动脉或静脉被肿瘤包裹变形或闭塞，则视为肿瘤不能切除[103]。Takahashi 等[104]根据门静脉受侵犯的程度进行分型：①Ⅰ型，正常形态；②Ⅱ型，门静脉一侧狭窄；③Ⅲ型，门静脉两侧狭窄；④Ⅳ型，门静脉完全闭塞。他们发现其中93%的Ⅰ、Ⅱ型、侵犯长度小于2cm的患者肿瘤只侵犯至门静脉中膜层，宜行扩大根治术，而肿瘤侵犯至门静脉腔内的患者术后生存时间均小于1年。DSA对胰腺癌血管侵犯判断的正确率明显低于MRA（69.2%：89.1%）和EUS（38%：81%），但DSA和CT的同时应用可以明显提高可切除性和肝转移判断的正确率[99,105]。此技术为创伤性技术，操作复杂，并且对肝转移和淋巴结转移显示较差。随着螺旋CT技术的应用，CT血管造影已逐步替代血管造影。

（五）正电子发射断层扫描（PET）

CT、B超、MRI等各种常规影像学检查在胰腺癌的可切除性判断中被广泛应用。然而，这些方法在胰腺癌的可切除性判断方面并非完全可靠。PET成像技术已应用于胰腺癌的评估。Heertum 等[106]报道 ^{18}F-FDG PET 在探测胰腺肿瘤时有较CT、B超、MRI等各种常规非侵袭性影像学检查更高的灵敏度。对于小于2cm的胰腺癌，^{18}F-FDG PET的灵敏度显著优于CT，而大于4cm的胰腺癌，CT要优于 ^{18}F-FDG PET。这与较大瘤体的较低代谢率有关。而且，^{18}F-FDG PET 在探测胰腺癌肝转移方面有良好效果，其总敏感度为70%，特异性为95%，其敏感度和特异性明显优于CT、超声、MRI。在直径大于1cm的病变，^{18}F-FDG PET探测肝转移的敏感度达97%。这样，其起到了修正原来较低分期的作用，尤其肝脏疑有大于1cm的病变时。有报道，在65例患者中 ^{18}F-FDG PET改变了43%患者的治疗措施。Nakata 等对37例胰腺癌患者的标准化摄入值（SUA）进行测量，其中13例切除肿瘤，24例未能切除。未能证实二组的 SUA 有何差别，但证实 SUA 对于不可切除胰腺癌是独立的预后指标[107]。孔令山等[108]用 ^{18}F-FDG 显像检测了23例胰腺占位性病变，发现14例胰腺高代谢区（SUV 3.1-6.8），其中3例伴多发性肝转移，1例肝转移伴腹膜后淋巴结转移，2例CT诊断为胰腺癌合并肝转移，但肝脏无阳性表现；3例因发现其他部位转移寻找原发灶；PET检查发现胰腺放射性浓聚影；5例胰腺癌术后PET发现1例肝脏、腹腔淋巴结转移。据国外文献报道，综合361例进行统计分析表明，^{18}F-FDG PET 在鉴别胰腺病变良恶性方面，对胰腺癌诊断的敏感度为89%，特异性为86%，阳性预测值为89%，阴性预测值为79%。综上所述，我们认为 ^{18}F-FDG PET显像对胰腺占位定性、鉴别诊断和术后随访具有重要的应用价值（表7-4）。

表7-4　^{18}F-FDG PET 对胰腺良恶性病变的鉴别诊断价值

作者	真阳性例数	真阴性例数	假阳性例数	假阴性例数	合计
Bares	25	11	2	2	40
Inokuma	24			1	25
Kato	14	7	2	1	24
Ho	8	4	2		14
Zimny	63	27	5	11	106
Diederichs	76	50	14	12	152
合计	210	99	25	27	361

(六)内镜超声(EUS)

EUS是一种能近距离接近消化道并提供高分辨率图像的独特影像学模式。是一种快速发展的对胰腺癌进行检查、分期、外科评估的方法。毗邻胰腺的内镜超声探头允许操作者对局部解剖细节进行直接探测。EUS可探测被传统超声或CT不能探测的小的胰腺病变。其对于小于2cm的胰腺病变可准确预测,敏感性达94%~98%,甚至100%[109]。而腹部B超的探测率为25%,ERCP为57%,CT为29%,血管造影为14%。几则报道其分期的敏感性、特异性和准确性高于B超和CT。其T分期的准确性为85%~100%。N分期的准确率EUS为22%~80%,CT为42%,B超为37%。中国医学科学院肿瘤医院应用EUS对胰腺癌的可切除性进行前瞻性的评估。对初步诊断为胰腺癌患者进行术前EUS检查,由2位内镜超声专家进行术前可切除性评估,以手术结果作为金标准进行对比,并与CT、MRI、B超诊断结果进行比较。结果38例患者接受了手术治疗,其中10例术前EUS认为可切除,实际术中切除8例,EUS评估胰腺癌可切除性的准确度为80%;28例术前EUS评估为不可切除,实际手术无法切除27例,EUS评估不可切除准确度为96.4%。提示EUS术前评估结果与手术结果一致性较好。应用EUS评估胰腺癌的可切除性是一种有效的方法(图7-28)[110]。

在上述工作的基础上,我们又应用EUS、US、CT和MRI四种影像学技术对胰腺癌肿瘤大小进行评估,并与手术病理结果进行比较(表7-5),结果采用直线回归检验,建立各种影像学检查测量肿瘤大小的直线回归方程$Y = \alpha + \beta X$。其中α为截距(intercept),代表除每一种影像学因素以外,其他对肿瘤大小测量的影响因素。β为回归系数(coefficient of regression)。结果显示,EUS肿瘤测量值(X)与手术病理测量值(Y)存在明显依存关系。其最大径回归方程为$Y = -0.0201 + 1.0250X$,最小径的回归方程为$Y = 0.0603 + 0.9873X$,α值(其他影响因素)对其测得值的影响均无统计学意义($P = 0.9038$, $P = 0.7090$)(表7-6)。

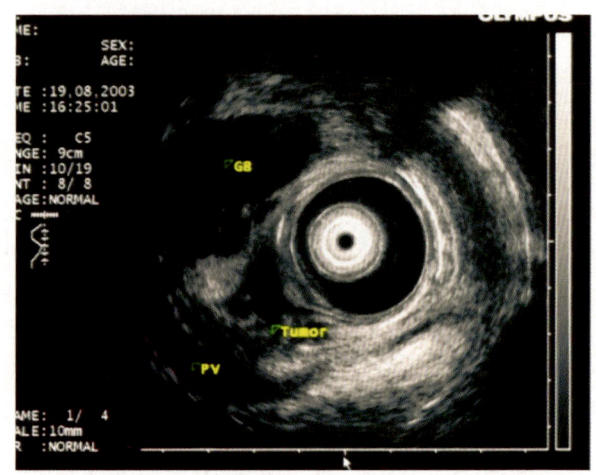

图7-28 EUS显示胰头部肿瘤侵及门静脉

表7-5 不同检测方法对肿瘤大小的测量值

方法	例数	最大径($\bar{x} \pm s$)	最小径($\bar{x} \pm s$)
手术	68	46.79 ± 16.99	38.10 ± 13.98
CDFI	49	45.98 ± 12.41	36.66 ± 9.38
CT	56	41.10 ± 13.35	35.5 ± 14.11
MRI	53	45.89 ± 23.74	34.2 ± 10.35
EUS	66	45.73 ± 15.47	37.41 ± 12.67

表7-6 不同检测方法对肿瘤大小测量回归方程的建立

方法	最大径		最小径	
	α (P)值	β (P)值	α (P)值	β (P)值
B超	2.0870 (0.0002)	0.3678 (0.0472)	1.0965 (0.0329)	0.7898 (< 0.0001)
CT	1.3312 (0.008)	0.8139 (< 0.0001)	2.1136 (< 0.0001)	0.3373 (0.0088)
MRI	3.6565 (< 0.0001)	0.0821 (0.3753)	1.5534 (0.0008)	0.6164 (0.0005)
EUS	-0.0201 (0.9038)	1.0250 (0.0426)	0.0603 (0.7090)	0.9873 (< 0.0001)

注:α代表其他因素对手术肿瘤大小的预测;β为所研究的影像学因素对手术肿瘤大小的预测

除MRI对肿瘤最大径测量值与手术病理结果不一致外（$P = 0.3753$），US、EUS、CT对肿瘤最大径和最小径及MRI对于最小径的测量均显示与手术病理结果的一致性，但结果显示US、CT、MRI的测量结果，其他相关因素（α）的影响均有统计学意义。EUS结果显示EUS测量结果与手术及病理测量结果最接近，经直线回归分析显示EUS对肿瘤大小测量所受干扰最少，与手术病理测量结果最接近，是评估肿瘤大小最准确的方法，最大径回归系数和最小径回归系数分别为1.0250（$P < 0.0001$）和0.9873（$P < 0.0001$）。本组资料显示US、CT、MRI、EUS四种技术对原发肿瘤最大径和最小径的评估均与手术及病理有较好相关性，但仅有EUS与手术病理结果最接近，具有独立预测价值（$r=0.8178$，$P < 0.0001$；$r=0.8152$，$P < 0.0001$）。EUS和US对肿瘤测量结果比CT、MRI更接近于手术病理实际测得值，与前者可任意角度观察寻找最大径和最小径及进行实际测量有关。

EUS可提供更准确的关于胰腺癌主要血管累及的评估结果。已经证实在预测胰腺癌的血管累及方面，EUS较传统CT和血管造影更为准确。EUS判断门静脉、脾静脉受侵，要比判断肠系膜上静脉的受侵更为准确。其对静脉的探测准确度要高于动脉。对于动脉的探测要进一步应用血管造影或CT血管造影是必要的。这些较US或CT更多的优点使之成为施行Whipple手术前需考虑实施的一项技术。

除上述优点，EUS也有局限性。EUS经常探及肿大淋巴结，但其不能将癌转移与炎性淋巴结鉴别。详细的超声图像特征如淋巴结面积、长径、形状和淋巴结结构不能将二者区分。并非所有的胰腺肿瘤均被EUS发现。如同时存在慢性胰腺炎或肿瘤与胰腺实质有相同的回声时，单靠EUS难以区别胰腺肿瘤和慢性胰腺炎。另外如曾实施括约肌切开术、胰胆管内放置支架，亦容易产生人为假象，影响探测结果[109]。此种情况已被EUS介导的细针针吸活检（FNA）克服。EUS和EUS介导的FNA扩展了其临床适应证，除掌握原发肿瘤、淋巴结和肝脏情况，可获得病理学诊断。另外EUS过多依赖于操作者的水平，一定程度上影响其作为首选的方法[111]。

各种影像学技术介导的经皮FNA是最常用的诊断胰腺癌的非外科手段。经皮FNA的敏感性45%～100%不等，特异性高达100%[112]。然而，B超和CT引导下FNA获得病理学诊断受到病变可视能力的限制。在最近的多中心研究中，56%的胰腺癌患者CT扫描不能显示肿块或只见胰腺非特异性扩大[113, 114]。ERCP连同细胞学刷取也是同样低的收获量，敏感性30%～56%不等。EUS介导FNA的优势除获得细胞学诊断的同时，获得了另外的分期情报和与精确肿瘤T、N分期相关的预后资料，避免了另外的诊断实验或（和）外科手术。资料显示，40%的胰腺癌通过EUS检查，同时有或无FNA，避免了开腹手术。外科不可切除性主要依靠EUS显示的门静脉受侵或EUS介导的FNA获得增大的腹腔淋巴结针吸物的阳性结果。在57%的患者中，EUS介导的FNA无需更进一步的诊断。在一多中心研究中，171例患者进行EUS介导的FNA的192个淋巴结，46例良性，146例恶性[115]，最后结果被临床随诊肯定（108个淋巴结）或被组织病理学证实（84个淋巴结）。这一研究显示EUS介导的FNA在评估淋巴结转移中总的敏感度为92%，特异性为93%，准确性为92%。如果以轴位15mm用作确定良性（<15mm）和恶性（>15mm）的分界时，EUS的敏感性为67%，特异性为50%，准确率为63%，均低于EUS介导的FNA（$P < 0.05$）。所以，EUS联合EUS介导的FNA在胰腺癌的诊断和分期中优于单用EUS。

Legmann等[116]比较EUS和双期螺旋CT在胰腺癌的诊断和分期中得出结论，认为此两种方法在胰腺癌的分期和可切除性预测方面无差异。当然，上述讨论的各种技术均受到相关专家技术熟练程度的影响。因此，其有效性、经验和当地专家的技术将显著影响一种技术的选择。如Lèvy等[117]通过前瞻性对内科消化病专家和外科医师关于胰腺癌的可切除性进行同样标准的问卷调查，结果在内科和外科专家之间存在着显著差异。

（七）腹腔镜（LP）及腹腔镜超声（LUS）技术的应用

在胰腺癌出现腹膜或肝表面相对较小的转移（直径1～2cm），而这些小转移又不能被CT发现时，腹腔镜显示了其极强的能力。在腹腔镜技术应用之前，相当数量被CT的标准认为可以切除的患者，在开腹时证实是不能切除的。腹膜小的种植转移对于作出是否施行Whipple手术的决定有巨大的影响。而CT对于肠系膜、腹膜和网膜的转移也经常难以发现[98]。然而，腹腔镜在术前的可切除性评估并非全部需要，因为近年来发展的影像学技术在相当的病例可提供充分的信息。LUS是一种较CT更准确的预测胰腺癌可切除性的方法。Taylor等[100]报道LUS可阻止53%的不必要的开腹手术。其肿瘤可切除性的阳性预测结果为91%。并认为是确定胰腺癌可切除性的另外一种准确的技术，对于胰头和壶腹周围有切除可能病变的处理提供指导。赵作伟等[118]对22例临床已确诊为胰头癌的病人术前行腹腔镜超声检查，发现肝表面及腹膜转移癌灶3例，肝内转移灶1例，超声引导穿刺活检证实为胰腺炎1例，避免了开腹手术。发现8例腹腔、腹膜后有肿大淋巴结或肿瘤侵犯局部血管，2例门静脉有瘤栓。腹腔镜超声检查提示9例可以手术切除，8例施行了胰十二指肠切除术。结果提示腹腔镜及其超声扫描可以判断胰头癌的可切除性，可以避免不必要的剖腹探查。虽然LUS是一种侵袭性技术，而且需要住院进行，但相对于不必要的开腹手术和长时间的住院治疗，必要时选择使用是非常值得的[100]。

三、与胰腺癌可切除性相关的其他指标

（一）血和骨髓中肿瘤细胞检测的生物学意义

应用分子生物学技术使检测微转移甚至单细胞播散成为可能。如应用PCR技术及针对组织特异性的基因转录方法已经证实胰腺癌患者血循环中存在癌细胞[119,120]。单细胞播散应为微转移的早期证据。应用特异性抗体（肿瘤抗原或细胞因子）增加了转移至腹膜、淋巴结[121,122]甚至骨髓[123,124]的孤立细胞的检测。Z'graggen等[125]应用特异的免疫细胞化学测定方法，检测胰腺癌患者血和骨髓中的孤立肿瘤细胞。在可切除的患者中，9%在血液中和23%在骨髓中检测到癌细胞。血液中癌细胞随UICC分期的升高而升高，而骨髓无此现象。血液中癌细胞的检测水平与可切除性（$P=0.02$）、疾病的进展程度（$P=0.08$）和腹膜播散有关（$P=0.003$）。

（二）腹膜细胞学与可切除性

胰腺癌易于早期播散，尤其转移至区域淋巴结、腹膜腔和肝脏。Makary等[126]发现胰腺癌患者脱落细胞学如呈阳性，甚至尚无腹水形成，常预示肿瘤不可切除。而且腹膜腔检测到癌细胞患者的生存率与存在肉眼可见的肝或它处转移患者的生存率相一致。所以，作者认为如能在腹膜腔检测到游离的胰腺癌细胞是手术切除的禁忌证，此时最好采用姑息对症治疗。

（三）胰腺肿瘤标志物与胰腺癌的可切除性

胰腺癌的血清学肿瘤标志物检测已广泛应用于临床，但目前应用于胰腺癌的肿瘤标志物大多敏感性低、特异性差，其中CA19-9是公认的对胰腺癌诊断及预后判断最有价值的指标。CA19-9是由单克隆抗体116NS19-9识别的抗原成分，即烟酸化的Lewis血型抗原（sialosyl-fucosyl-lactote-traose），为迄今为止报道的对胰腺癌敏感性最高的标志物。正常胰、胆管细胞，胃、结肠和唾液腺上皮细胞均可表达。血清正常值<37 U/ml。大部分胰腺癌患者血清CA19-9水平显著升高，且其水平与肿瘤的发展阶段相关。Glenn等报道CA19-9<1000 U/ml的胰腺癌患者55%可以手术切除，而>1000 U/ml的患者中89%是无法切除的。Schlieman等[75]通过对89例手术探查的胰腺癌患者术前检测血清CA19-9和CEA水平，由于CA19-9是经由胆道进行排泄，所以对存在梗阻性黄疸患者的CA19-9值根据其黄疸程度进行调整，结果显示病变局限性患者明显低于进展期及转移性患者。当以150U/ml作为界限时，决定可切除性的阳性预测价值为88%，同时未能发现血清CEA水平与胰腺癌的可切除性有相关关系。作者认为对那些影像学检查提示可切除的胰腺癌如术前血清CA19-9水平明显高于上述水平，则不可切除可能性大，需进一步通过其他诊断方法如诊断性腹腔镜进行确诊，避免不必要的开腹手术。

四、结 语

就现阶段而言，手术是延长胰腺癌生存期的最佳选择。然而胰腺癌确诊时多数已属晚期，适合手术治疗者不足15%。我们可以通过各种影像学技术及微创介入技术联合应用，较为准确地预测胰腺癌的可切除性，使平均寿命不足6个月的患者免遭手术打击。过多的术前检查会增加患者

的经济负担、较长时间的治疗耽搁，所以术前检查的安排既要合理、快速、安全，又要符合成本效用原则。准确预测胰腺癌的可切除性成为其治疗过程中至关重要的一环[127-131]。

（田艳涛　赵　平　王成锋）

第八节　胰腺癌的围手术期护理

由于胰腺癌的高致死率，其诊断对于患者及其家庭成员造成的打击是灾难性的。尽管胰腺癌患者的期别不同，接受的治疗方法也有所差异，但仅有3%的胰腺癌患者生存期为5年或5年以上[132]。作为一名肿瘤专科护士，不仅要照料胰腺癌患者的生理需求，而且应注意到患者的教育、经济、社会心理等因素对其护理质量所造成的影响。因此，富于同情心的、有知识的、支持性的护理对于胰腺癌治疗的所有阶段均是非常必要的[133]。

为保证手术治疗效果，必须重视术前准备和术后护理。术前采取各种措施，使患者尽可能接近生理状态，以提高其对手术的耐受性；术后护理是要求尽快协助患者恢复生理功能，防止发生并发症[134]。

一、手术前准备及护理

（一）护理评估

1. 患者对疾病的了解程度，对疾病状态的心理适应程度及社会支持情况。

2. 患者疼痛的部位、性质、程度；是否伴有厌食、恶心、呕吐、胀气、体重减轻；患者黄疸、皮肤瘙痒及二便颜色，是否有腹水体征，以提供相应的症状护理，提高其生活质量[135, 136]。

3. 患者营养状况，心、肝、肺、肾等重要脏器功能等，以了解患者对手术耐受力的情况。

4. 患者的自理能力，以采取不同的护理系统满足患者的需要。

（二）饮食护理

由于患者食欲差，吸收不良等而至明显营养缺乏、贫血、体重下降、血浆蛋白降低。营养不良影响术后伤口愈合，尤其是血浆蛋白低时，组织修复功能降低，因此必须做好术前饮食护理，应给予高碳水化合物、高蛋白、高维生素、低脂肪饮食以储备足够的能量。不能经口进食或进食不足者，应建立胃肠外营养途径，补充足够的热量、氨基酸、维生素、电解质，以维持患者良好的营养状态。

（三）睡眠休息护理

睡眠状况影响患者的情绪和食欲。对睡眠差的患者，应采取措施如睡前喝热牛奶、温水泡脚。面对即将到来的手术，很多患者可能有失眠现象，尤其是特别焦虑的患者，护理人员应为患者创造安静、舒适、清洁的环境，病室温度、湿度应适宜，以利其充分的睡眠休息。手术前1日，一般医师会开些安眠药给患者睡前服用，以帮助其睡眠。

（四）手术前准备[137, 138]

1. 皮肤准备　一般在手术前1天或手术当天进行，包括皮肤清洁和皮肤消毒。

（1）备皮范围上至两侧乳头连线，下至尺骨联合，左右均至腋中线。

（2）在执行此操作前，应向患者解释其目的和过程，并在温暖、舒适环境中进行。剃毛时须以锋利的剃刀顺着毛剃，剃刀与皮肤表面呈45°角，剃完毛后，请另1人检查，并须检查皮肤有无割破及发红等异常情况，如有，应详细记录并通知外科医师。

（3）清洁皮肤：患者行沐浴、洗头、剪指（趾）甲后更换衣裤。

2. 胃肠道的准备

（1）目的：①可避免手术时产生呕吐，造成呕吐物吸入阻塞呼吸道，吸入性肺炎及污染手术台；②可减少肠道细菌，降低感染。灌肠是为预防粪便污染腹膜腔，预防结肠损伤及能看清手术部位。

（2）内容：①禁食，一般术前1日中午正常清淡饮食，术前12小时开始禁食，术前4~6小时禁饮水；②灌肠，一般灌肠常在手术前晚间实施。

3. 手术前的卫生宣教

（1）目的：①使恢复期能顺利进行；②减少患者对未知的害怕；③减少对止痛剂的需要量；

④减少并发症的产生;⑤缩短住院日。

(2) 宣教的时间:因患者手术后会有伤口疼痛不适的问题,故宣教应于手术前进行,最好的宣教时间为接近手术的时间,过早进行患者可能会忘记;而过于接近手术时间,患者可能因接受手术麻醉前驱剂使用而无法接受卫生宣教。通常执行术前宣教时间为手术前1天。

(3) 宣教原则:①外科医师与护理人员提供的内容必须一致;②提供患者需要的资料;③使用患者能了解的语言和文字;④采用少量多次的方式教导患者,不要短时间内给患者大量的资料,而影响其学习效果;⑤时间充足以便患者能提出问题;⑥请患者重复卫生宣教内容及回复示教已教过的程序与技术,以了解其学习效果;⑦鼓励患者的重要亲友参与手术前准备和卫生宣教。

(4) 宣教范围

1) 深呼吸及咳嗽:①吸烟患者入院后立即劝其停止吸烟;②指导患者行深呼吸训练,每次10~15分钟,每日2~3次。其方法是将患者两手分别置于胸部和上腹部,肩、臂及腹部肌肉放松,用口慢慢深呼气,呼气末,手稍加力按压胸壁,然后放松,用鼻吸气,使胸廓充分扩张;③教患者深吸气后屏气,利用腹肌作用力咳嗽,将痰充分咳出,以达到有效咳嗽排痰。

2) 床上排便:患者由于术后切口疼痛,不能充分利用腹肌排尿,加之不习惯在床上排尿,容易发生术后尿潴留。因此,患者在术前1周应开始训练床上排尿,以养成轻松自如地在床上排尿的习惯。

3) 肢体运动,以预防静脉血栓:在病情许可情况下,应鼓励患者进行适当活动。卧床期间嘱患者在床上适当翻身活动,下肢做屈伸运动或抬腿锻炼,每日3次,每次5~10分钟,以防止静脉血栓发生。

(五) 手术晨准备

1. 病情观察　测量并记录患者的生命体征,包括血压、体温、脉搏、呼吸,有无感冒及其他病情变化,女患者有无月经来潮,发现异常应及时与医师联系。

2. 除去患者的唇膏、指甲油,以便于手术中观察患者血液循环情况。

3. 协助患者更换干净的病员服。

4. 手术前排尿　手术前排尿的目的为避免麻醉后造成失禁。通常在手术室通知来接患者时,护理人员让患者先排空膀胱。

5. 安留置管　遵医嘱给予留置胃管及尿管。

6. 手术前给药　手术前给药通常于手术前30分钟给予,给药后须特别注意患者的安全,不可让患者自己下床,将红灯放在患者伸手可及之处。

7. 重要物品的保管　取下患者身上所有的贵重物品,包括首饰、金钱,最好交由家属保管,如无家属可根据医院规定进行保管。

8. 取下患者的发卡、假发及任何活动的人工弥补物,如义齿、义眼等。

9. 备好物品　患者的病历、X线片、CT片、药品等交予手术室工作人员。

二、手术后护理

胰腺癌患者所经历的症状,无论是在手术前还是在手术后,均对患者生活的许多方面造成了影响。如:饮食、排泄、疼痛及睡眠型态紊乱,以及情绪变化,对大多数患者可造成影响。通过运用护理评估工具、同医生协作,在胰腺癌患者的营养支持、疼痛护理、信息及情绪支持、机体训练等方面采取更加积极主动的行动,以促进胰腺癌患者生活质量的提高。

(一) 术后常规护理

1. 麻醉清醒前护理

(1) 患者未清醒前应设特护,并严密观察病情进行护理。

(2) 安置合适卧位,患者行去枕平卧位,应保持其头部偏向一侧;如有舌根后坠,应将下颌向上托起或用舌钳将舌拉出,保持气道开放。

(3) 给予持续低流量吸氧2~3L/min。

(4) 及时将气管内痰液吸出,以保持呼吸道通畅。

(5) 患者未清醒前常有躁动,为防止坠床及输液管、引流管脱出,应用约束带约束。

2. 病情观察

(1) 生命体征评估:密切观察患者病情变化,监测生命体征,包括每隔15~30分钟测量1次血压、脉搏、呼吸,每4小时测量体温1次;至患者情况稳定后,每1小时测量1次;术后24小时可改为每2小时测量1次,直至术后48小时。以后病情平稳可改为每4小时测量1次。

(2)视觉评估:观察肤色、引流管是否接妥、伤口敷料情况,尤其是术后24~48小时内,注意观察切口敷料是否潮湿,引流液颜色及引流液量,疑有出血倾向,应立即报告医师,及时进行处理。

(3)评估意识恢复情况:术后患者意识恢复较慢时,注意有无表情淡漠、出虚汗等现象,并通过监测血糖及肝功能判断有无因低血糖、肝功能损害造成的意识障碍。

(二)疼痛护理

手术切口疼痛多发生于术后24小时内,24小时以后疼痛逐渐减轻。咳嗽、活动等刺激,可以加重疼痛。因此,应协助患者行半卧位以减轻切口张力。为患者安排安静治疗环境,限制访客。患者咳嗽时,在护士的协助指导下用双手按压伤口两侧,以利排痰。适当应用止痛剂,有止痛泵者教会患者使用。评估并记录疼痛发作次数、时间、性质、部位、促发因素、缓解方法及止痛剂效果。

(三)**各种引流管的护理**[139]

1. 护士应了解引流管放置的类别、部位及目的,以便观察护理。

2. 注意观察各种引流管引流液的性质及量、保持引流管通畅,并准确记录。

3. 防止引流管脱出 应将各种引流管固定良好;引流管远端应留出足够长度,以便患者活动时减少牵拉并防止脱出。改变姿势时,注意避免压迫或扭曲引流管,保持引流管通畅。

4. 腹腔引流管 行Whipple术后患者的腹腔放置引流管3~4根,分别是胆肠吻合、胰肠吻合旁上、下引流管,应注意不使引流管高于腹部,防止引流液倒流,引起逆行感染。术后24小时引流液为淡红或暗红色,一般不应超过200~300ml。术后第2天为少量浅红色浆液样,第3天为微量粉红色浆液样渗出液。如手术当日短时间内有大于300ml鲜红色血性液体流出,并伴有脉搏细数、血压下降,应考虑有出血可能,必须及时报告医生以便采取措施。

5. 胰腺引流管 胰腺引流管较细,应妥善固定,防止打折、扭曲或脱出。胰腺引流管接无菌引流袋,每周更换2次,注意无菌操作,预防逆行感染。引流量未进食时量少,进食后每日引流量可增多约300~500ml,颜色为乳白色。若无异常情况发生2~3周可拔除引流管。

(四)静脉输液管理

保持输液通畅,遵医嘱注意补充葡萄糖和维持水、电解质平衡。静脉补液时,应将高渗葡萄糖、抗生素、止血剂、保肝药物的用量分上下午有秩序地输入,以利吸收。

1. 输液时高渗性液体与渗透压较低液体混合输入。

2. 出现静脉炎症状 如沿静脉走向出现发红、疼痛、肿胀、发热时,应禁止在此肢体继续输液,局部以硫酸镁湿敷,配合理疗。

3. 胰腺癌术后,患者禁食时间长,禁食期间建立大静脉输液补充各种营养,促进患者术后康复,因此应做好大静脉护理。经中心静脉补液时,需严格注意无菌操作,防止气栓、血栓和感染。

(五)饮食管理

由于术后有多处胃肠吻合口,胃管留置时间长,一般5~7天,于排气后拔除胃管,观察1日如无不良反应,于第2日可少量饮水;逐步给予流质、半流质,直至正常饮食。

(六)体位与活动

手术后患者血压平稳,术后6小时可给予半卧位,床头抬高30°~40°。鼓励患者在床上肢体活动及翻身,以防止术后并发症的发生,同时促进机体恢复。但不宜过早下床活动,避免剧烈咳嗽,以免引起术后出血。提供生活护理,满足患者的需求,并根据病情指导和协助患者逐步恢复自理能力。

(七)护理效果评价

护理人员在照顾患者的过程中,除提供前述的护理措施外,亦应不断地评价护理目标是否达到,评估资料是否周全。同时应综合考虑患者的年龄因素,因为老年患者在接受大手术后,更易合并心肺方面的并发症,其营养状态及机体功能亦有所下降。因此需要更加密切地监测[140]。护理效果评价的项目包括:

1. 护理人员提供的护理措施是否使患者产生

的不适减至最低。

2. 患者是否获得足够的营养、充分的休息与睡眠。

3. 所提供的疼痛控制方法与技术是否有效。

4. 了解患者的心理反应及适应术后变化的技巧。

三、心理护理

患者及其家属被迫面对胰腺癌这一威胁生命的经历，包括被迫接受各种令人不愉快的诊断检查、治疗方式以及疾病的进展。这一诊断使患者不得不同时考虑生存期限和生活质量问题。在胰腺癌患者的护理方面存在着许多挑战。治疗、症状护理，以及心理、社会、精神等方面的支持在满足患者及其家属在疾病的治疗过程中是非常重要的[141]。在整个过程中，护理人员与患者接触机会最多，应评估患者与家属对于诊断检查与预后的心理情绪反应，与疾病并行的悲伤过程，同时也应了解患者与家属沟通的情况等，以提供必要的心理支持，有助于患者接受诊断并配合治疗、护理工作正常进行和机体康复。

（一）患者心理护理[142]

1. 常见心理问题及护理措施

（1）常见心理问题：癌症对于患者来说，无疑是一个巨大的冲击，虽然每个患者表现出来的情绪及行为反应有极大的不同，但是一般说来，当患者被告知罹患癌症时，特别是胰腺癌，这一死亡率高的疾病时，即意味着他将面临痛苦、死亡或丧失某个器官或功能的威胁。因此，可能会产生下列情绪反应。

1）震惊和否认期：在最初被诊断患有癌症时，患者大多无法接受此事实而不知所措。当患者的心理无法接受此事实的存在时，常认为医师诊断错误。

2）愤怒期：当无法逃避现实时，患者很快就会转换为愤怒。护理人员对于患者的愤怒应予以理解，因为患者面临了太多的失落，如健康、舒适感、事业、人际关系等。

3）磋商期：患者经过一段时间的愤怒发泄后，渐渐发现愤怒于事无补，因此慢慢平静下来，进入了磋商期。这段时期可能完全是内心的活动，护理人员较难观察出来。

4）忧郁期：当治疗进行中产生一些难以忍受的副作用，或治疗效果不佳导致癌症复发时，患者面对这些残酷的现实，会表现出忧郁、畏缩、悲伤、哭泣、沉默、食欲不振、无助感及绝望感等情绪反应，此期称为忧郁期。

5）接受期：虽然患者已能够接受罹患癌症的事实，但这毕竟是重大的失落，故患者往往情绪低落、易疲倦、对外界事物不似从前那般好奇，只关心自己及最亲近的家人，态度平和。

（2）护理措施

1）根据不同心理过程给予相应的心理护理：①否认期时患者知觉狭窄，应给予患者时间让他逐渐面对现实，并且在思想及生活上做一些调整。护理措施重点在于给予患者安全感，增进护患关系；以同情心护理患者，不要阻止患者情绪发泄。对患者提出的疑问给予肯定的回答。允许患者花一段时间去接受现实。有时相同的问题患者要重复问几遍，护理人员应表现耐心和关心，为患者提供正确的资料也是护理人员的责任之一；②护理处于愤怒期的患者，应该表现出严肃及关心的态度，不要谈笑风生；耐心倾听的技巧非常重要，最好能安排一段较长时间的会谈，鼓励患者说出心里感觉。对于各项常规程序的安排做清楚解释，以降低其焦虑。了解患者的心理状态，接受其行为，但对其过分的要求可给予拒绝。对家属说明患者愤怒的理由，他的怒气、挑剔，极可能怨天尤人，并非针对个人，而把周围的人当作发泄的对象，让家属能明了而接受患者的行为；③磋商期患者对病情存有很大希望，求生意志可能转强，如果能给予患者较仔细的疾病分析，解释各种治疗过程、效果及副作用，患者会努力与医护人员配合，也能忍受治疗带来的副作用；④对于忧郁期的患者，护理人员必须对其行为保持警觉，利用观察技巧正确察知患者心理情绪反应，以同情心接纳患者，了解其想传达的信息及隐藏于其中的涵义，尽可能提供协助与照顾。尽量避免让患者独处，增加探视的时间与次数。若患者忽视了个人卫生问题，应给予协助，以维持身体的清洁舒适。利用非语言的沟通技巧以示关心，例如握住患者的手、温和坚定的语气，均有助于建立信任感与平和的心境；⑤对于接受期的患者，护理人员应主动发现他的需要并满足他，继续利用沟通技巧，例如倾听、非语言沟通等技巧给予心理支持。

事实上，并非每位癌症患者都要经过全部这些哀伤过程。若护理人员能帮助患者面对接受诊断的这个危机时期，并在整个治疗过程中陪伴他，随时提供专业知识与心理支持，那么他在整个罹病过程中，将适应得比较好。

2）在对患者进行护理时，应考虑患者不同地域及不同文化背景的特点，并提供相应的心理支持[143]。

3）向患者提供各种治疗信息，帮助患者熟记各种治疗方案的作用、不良反应、预防和减轻反应的方法。

4）密切观察治疗过程中的并发症，及时解决患者在接受治疗期间的需要。

5）提供感情支持，以利于患者接受恶性肿瘤的诊断和治疗方案。

6）参与各种治疗方案的制定，及时与医生联系，保证治疗和护理的连续性。

7）制定个体化宣教目标、宣教计划、实施方法与效果评价。

8）面对今后60岁以上老年人在社会将成倍增加的趋势，须重视老年肿瘤患者的治疗与护理的研究。

9）减轻焦虑和压抑的心理应激，采取保护性护理措施。促进患者对生存环境的再适应，早期预计个体患者的生理改变，有针对性地预防与处理。

10）帮助患者达到最大程度的康复，让患者参加各种癌症支持性小组，如自助小组、咨询与治疗性小组、教育与讨论性小组等，有助于帮助患者减轻不良情绪反应。

11）恢复自我应付、自我控制、自我护理能力，调节癌症患者与家庭成员之间的"平衡"，通过收集患者各种引起食欲不振的原因，与营养部门配合，想方设法进行饮食调节。

12）增加患者的生活内容和人生乐趣，转移对疾病和伤痛的恐惧。建立家庭式病房，住最佳化卧室，谈最高兴的话语，让最能倾心交谈的人陪伴。鼓励患者说出自己的忧虑和痛苦，提倡患者、家属和医护人员一起讨论患者的心理状况，取得他们的配合，并鼓励和指导他们共同参与心理关怀和心理疏导。

2. 手术前心理评估及护理干预 对于胰腺癌患者，手术治疗是有效治疗的重要方式，因此重视患者术前这一特定时期的心理评估和护理干预，对于患者顺利地接受手术治疗是十分重要的。无论手术大小，患者在手术前总会有些情绪反应，对手术的害怕程度未必与疾病的严重性成正比。

（1）心理评估：①害怕疼痛与死亡：患者会担心开刀是否会疼痛，麻醉后是否会醒不来了，或于手术进行中是否会醒来；②对未知的害怕：患者面对不可预测的手术，这是最令患者感到害怕的。患者认为医护人员对其有所隐瞒而感到害怕，如果患者对其未来有较多的了解时，可减低害怕程度；③害怕分离：手术室是隔离单位，患者的亲人、朋友无法进入，而手术室的环境与工作人员对患者而言均十分陌生，会令其感到害怕、不安；④除了害怕外，患者亦常使用否认和退化两种防御机转：退化的患者会表现更依赖，可表现为哭泣、乱发脾气等。另外有些患者可能表现的"理智化"，他们不谈论自己的情绪，只理性地谈论病情及手术情况。

（2）护理干预：无论何种患者，医护人员均需正视患者的情绪反应，因为过于紧张的精神状态会影响患者的睡眠和食欲，还可通过神经内分泌系统影响机体免疫功能，对手术不利。鼓励患者说出他的感受，并提供有关该手术正确信息，给予患者及家属适当的支持。术前作好患者的心理护理，使其能接受手术治疗且能减轻其不适感。

向患者解释术前1日准备的内容和意义，解释术中、术后可能遇到的问题，使其做好思想准备，主动配合医疗和护理。①从患者入院到被送入手术室，护理人员与其接触的时间最多，此时亦有许多准备工作须执行。在整个过程中护理人员均须注意到患者的感受及本身说话的方式和态度，护理人员要以热情和蔼、关切同情的态度，深入浅出地讲解疾病的有关知识，有针对性地解除患者的思想顾虑，做好解释以消除患者对手术的恐惧；②护理人员应正视患者的问题，给予患者信心；③护理人员应注意倾听患者主诉，并转达给外科医师，以便提供患者所需要的资料；④鼓励患者询问有关此次手术的问题,向患者介绍情况要实事求是,恰如其分,有时不必将手术的危险性和预后向患者详细介绍,但对某些患者,又不能隐瞒真实情况,以取得患者合作接受治疗;⑤向接受大手术的患者介绍曾做相同手术成功的病友;⑥对手术和麻醉方法也应向患者说明,麻醉师访视可减轻患者对麻醉的恐惧。一些医院于手术前1天也可能会安排手术室护理人员到病房访视患者,可降低患者对手术室的陌生感。

(二) 家属的心理支持[144]

除患者本身的心理支持外,其主要亲友的支持与卫教亦很重要。亲友是患者的主要支持者,若他们具备手术的知识,能直接帮助患者并减轻患者的焦虑。

当患者家属听到确诊癌症的消息后,往往会产生忧虑、疑虑、恐惧和紧张的心理反应。护士要估计其对癌症的理解程度,即患者家属已知道些什么?对癌症的认识如何?他们有哪些反映?承受打击程度如何?有何要求?一个家庭中有一位成员被诊断为癌症,对全家而言是一种巨大的冲击,家人因而心力交瘁。家庭收入减少、医疗费用增加、生活步调被扰乱。家属在患者生病期间常忽视自己的健康,他们缺乏睡眠、饮食不定时、取消了规律的运动,因此护理人员除了注重患者的照顾外,家属的照顾也非常重要。

收集到这些信息后,护士必须向家属介绍:①有关癌症的知识;②现代化的科学设备和仪器在治疗管理中的作用;③麻醉和外科手术的进步与方法的改进。运用电子技术可在世界各地施行精细、复杂的手术;④一般医院有专门供患者家属等候休息的场所;如家属需离开医院,应留下他们的联络电话,并告知医院的电话,以便能及时联系;⑤提倡患者、家属和医护人员一起讨论患者的心理状况,取得他们的配合,并鼓励和指导他们共同参与心理关怀和心理疏导;⑥协助建立支持型的家庭环境,护理人员应善于提供患者心理、生理和护理诸方面的信息,使家庭成员支持患者。同时,还应真正地帮助患者与家属解决实际困难,如生理、家庭、经济等方面带来的烦恼和焦虑。

四、出院卫生宣教

1. 利用口头指导、卫教宣传册等进行。
2. 指导患者及家属出院后短期内沐浴时,使用温和的浴液清洗伤口周围皮肤,冲净后用毛巾蘸干,不可用力搓。观察伤口可能出现的如红、肿、热、痛等感染迹象,必要时及时就医。
3. 告知患者饮食注意事项,加强营养,食高蛋白、富含维生素类食物,饮食要卫生,忌暴饮暴食。
4. 需特别注意评估给予胰岛素后营养摄取改善情况。在居家照顾注意事项方面,告知血糖过高及过低的征象,以及糖尿病饮食的限制、胰岛素的使用、高血糖及低血糖的紧急处理措施;告知当出现下列现象,须立刻就医,如黄疸加剧、腹胀、腹痛加剧、发烧、解黑便、黏膜出血等。
5. 生活规律,注意休息,适量活动。
6. 保持良好的心情。
7. 忌烟酒。
8. 预防感冒,注意保暖与清洁。
9. 定期随诊复查。

(何瑞仙 徐 波)

参 考 文 献

1. 陈民斋主编. 外科学简史. 上海:上海科学技术出版社, 2001. 1-17
2. 袁世珍主编. 胰腺癌. 上海:上海科学技术出版社, 2001. 302-305
3. Michael E Debakey. A surgical perspective. *Annuals of Surgery*, 1991. 213:499-531
4. Wangensteen OH. *The rise of surgery: From empiric craft to scientific discipline.* Chap 1. Overview Univercity of Minnesota, 1978. 234-261
5. Garrison FH. *An introduction to the history of medicine.* 4th ed. Philadelphia: Sauuders Co, 1929. 263-278
6. 沈魁, 钟守先, 张圣道主编. 胰腺外科. 北京: 人民卫生出版社, 2000. 3-9
7. NakayamaY, Yamashita Y, Kadota M, *et al.* Vascular encasement by pancreatic cancer: correlation of CT findings with surgical and pathologic results. *J*

Comput Assist Tomogr, 2001, 25:337-342

8. Takahashi S, Ogata Y, Aiura K, *et al*. Combined resection of the portal vein for pancreatic cancer: preoperative diagnosis of invasion by portography and prognosis. *Hepato gastroenterology*, 2000, 47: 545-549

9. 张怡杰, 胡先贵, 唐岩, 等. 区域淋巴结廓清在胰十二指肠切除术中的临床意义. 中华外科杂志, 2003, 41：324-327

10. 胡志浩, 胡先贵, 刘瑞, 等. 联合血管切除术在胰头癌治疗中的临床意义(附34例报告). 中华肝胆外科杂志, 2002, 8：543-545

11. Park DI, Lee JK, Kim JE, *et al*. The analysis of resectabilty and survival in pancreatic cancer patients with vascular invasion. *J Clin Gastroenterol*, 2001, 32：231-234

12. Pedrazzoli P, Dicarlo V, dionogi R, *et al*. Standard versus extended lymphadenectomy associated with pancreatoduodenectomy in the surgical treatment of adenocarcinoma of the head of the pancreas. *Ann Surg*, 1998, 228: 508-517

13. Sarmiento JM, Nagorney DM, Sarr MG, *et al*. Periampullary cancers:are there differences? *Surg Clin North Am*, 2001, 81:543-555

14. Povoski SP, Karpeh MS, Conlon KC, *et al*. Association of preoperative billiary drainage with postoperative outcome following pancreaticoduodenectomy. *Ann Surg*, 1999, 230：131-142

15. 彭淑牖, 刘颖斌, 牟一平, 等. 捆绑式胰肠吻合术100例报告. 胰腺病学, 2001, 1:43-45

16. Peng SY, Mou YP, Cai XJ, *et al*. Binding pancreaticojejunostomy is a new technique to minimize leakage. *Am J Surg*, 2002, 183：283-285

17. Mason GR. Pancreatogastrostomy as reconstruction for pancreatoduodenectomy: review. *World J Surg*, 1999, 23：221-226

18. Yeo CJ, Cameron JL, Sohn TA, *et al*. Pancreaticoduodenectomy with or withoutextented retro-peritoneal lymphadenectomy for periampullary adenocarcinoma:comparison of morbidity and mortality and short-term outcome. *Ann Surg*, 1999, 229:613-622

19. Henne-Bruns D, Vogel I, Luttges J, *et al*. Surgery for ductal adenocarcinoma of the pancreatic head: staging, complications, and survival after regional versus extended lymphadenectomy. *World J Surg*, 2000, 24: 595- 601

20. Kayahara M, Nagakawa T, Ohta T, *et al*. Analysis of pancreatic lymph node involvement in pancreatic carcinoma: a significant indications for surgery? *Cancer*, 1999, 85:583-590

21. Benassai G, Mastrorilli M, Mosella F, *et al*. Significance of lymph node metastases in the surgical management of pancreatic head carcinoma. *J Exp Clin Cancer Res*. 1999, 18:23-28

22. 张延龄. 胰腺癌综合治疗要坚持循证医学的原则. 中国实用外科杂志, 2004, 24：257-258

23. Skandalakis LJ, Colborn GL, Skandalakis JE, *et al*. Surgical anatomy of the pancreas, In: Baker RJ, Fischer JE, eds. *Mastery of surgery*. 4th, ed. Philadelphia: Lippincott Williams & Wilkins, 2000. 1237-1257

24. Lim JE, Chien MW, Earle CC. Prognostic factors following curative resection for pancreatic adenocarcinoma:a population-based, linked database analysis of 396 patients. *Ann Surg*, 2003, 237: 74-85

25. Fernandez-Cruz L, Johnson C, Dervenis C. Locoregional dissemination and extended lymphadenectomy in pancreatic cancer. *Dig Surg*, 1999, 16:313-319

26. Zhu Z, Kleef J, Kayed H, *et al*. Nerve growth factor and enhancement of proliferation, invasion, and tumorigenicity of pancreatic cancer cells. *Mol Carcinog*, 2002, 35:138-147

27. Wollf RA, Abbruzzese JL, Evans DB. Neoplasms of the exocrine pancreas. In:Holland JF, Frei III E, eds. *Cancer medicine*. 5th ed. Singapore: Harcourt, 2000. 1436-1464

28. Hirai K, Kimura W, Ozawa K, *et al*. Perineural invasion in pancreatic cancer. *Pancreas*, 2002, 24: 15-25

29. Ishikawa O, Wada H, Ohigashi H, *et al*. Postoperative cytology for drained fluid from the pancreatic

bed after "curative" resection of pancreatic cancer: does it predict both the patients prognosis and the site of cancer recurrence? *Ann Surg*, 2003, 238 : 103-110
30. Richter A, Niedergethmann M, Sturm JW, *et al*. Long-term results of partial pancreaticoduodenectomy for ductal adenocarcinoma of the pancreatic head: 25-year experience. *World J Surg*, 2003, 27 : 324-329
31. 彭淑牖, 刘颖斌. 胰腺癌根治性切除的有关问题. 中国实用外科杂志. 2004, 24 : 266-268
32. Poon RT, Lo SH, Fong D, *et al*. Prevention of pancreatic anastomotic leakage after pancreaticoduodenectomy. *Am J Surg*, 2002, 183 : 42-52
33. Yeo CJ, Cameron JL, Lillemoe DL, *et al*. Does prophylactic octreotide decrease the rates of pancreatic fistula and other complications after pancreaticoduodenectomy? Results of a prospective randomized placedo-controlled trial. *Ann Surg*, 2000, 232 : 419-429
34. Fasy BN, Frey CF, Ho HS, *et al*. Morbiding, mortality,and technique factors of distal pancreatectomy. *Am J Surg*,2002, 183 : 237-241
35. Okamoto A, Tsuruta K. Fistulation methods: simple and safe pancreaticojejunostomy after pancreaticoduodenectomy. *Surgery*, 2000, 127 : 433-438
36. Srivastava S, Sikora SS, Pandey CM, *et al*. Determinants of pancreaticoenteric anastomotic leak following pancreaticoduodenectomy. *ANZ J Surg*, 2001, 71 : 511-515
37. Takano S, Ito Y, Oishi H, *et al*. A retrospective analysis of 88 patients with pancreaticogastrostomy after pancreaticoduodenectomy. *Hepatogastroenterology,* 2000, 47: 1454-1457
38. Suc B, Msika S, Fingerhut A, *et al*. Temporary fibrin glue occusion of the main pancreatic duct in the prevention of intraabdominal complication after pancreatic resection. Prospective randomized trial. *Ann Surg*, 2003, 237 : 57-65
39. Takano S, Ito Y, Watanabe Y, *et al*. Pancreaticojejunostomy versus pancreaticogastrostmy in reconstruction following pancreaticoduodenectomy. *Br J Surg*, 2000, 87 : 423-427
40. Lemaire EO, O'Toole D, Sauvanet A, *et al*. Functional and morphological changes in the pancreatic remnant following pancreaticoduodenectomy with pancreaticogastrotric anastomosis. *Br J Surg*, 2000, 87 : 434-438
41. Strasberg M, Drebin JA, Mokadam NA, *et al*. Propective trial of a blood supply-based technique of pancreaticojejunostomy: effect on anastomotic failure in the Whipple procedure. *J Am Coll Surg*, 2002, 194 : 746-760
42. Gouillat C, Chipponi J, Baulieux J, *et al*. Randomized controlled multicentre trial of somatostatin infusion after pancreaticoduodenectomy. *Br J Surg*, 2001, 88 : 1456-1462
43. Li-Ling J, Irving M.Somatostatin and octreotide in the prevention of postoperative pancreatic complication and the treatment of enterocutaneous pancreatic fistulas:a systematic review of randomized controlled trials. *Br J Surg*, 2001, 88 : 190-199
44. 田雨霖. 胰腺癌的外科治疗. 见: 沈魁, 钟守先, 张圣道主编. 胰腺外科. 北京:人民卫生出版社, 2000. 432-461
45. 钟守先. 胰腺癌. 见: 钟守先, 吕新生, 韩明总主编,胰腺外科. 长沙: 湖南科学技术出版社, 1997. 438-500
46. Fortner J G. Regional. Pancreatectomy for cancer of pancreas, ampulla and other related site. *ANN Surg*, 1984, 199:418
47. Takukazu Nagakawa.Regional Pancreatectomy: Translateral Retroperitoneal Approach. In: Harold J. Wanebo, ed. *Surgery for Gastrointestinal Cancer:A Multidisciplinary Approach*. Philadelphia; Lippincott-Raven Publishers, 1997. 427-436
48. Brooks JR. *Surgery of pancreas*. Philadelphia: W. B. Saunders Company, 1998. 272-283
49. Yeo CJ. Cameron JL, Lillemoe KD. *et al*. Pancreaticoduodenectomy for cancer of the head of the pancreas: 201 patients. *Ann Surgery*, 1995, 221:721-731
50. Trede M, Saeger H D, Schwall G, *et al*, Rescction

of pancreatic cancer — Surgical achievements. *Langerbeck's Arch Surg*, 1998, 383:121

51. Traverso LW, Longmire WP. Preservation of pylorus in duodenectomy: A follow-up evaluation. *Ann Surg*, 1980, 192:306

52. 钟守先, 曾宪九, 蔡力行, 等. 胰十二指肠切除术若干问题的探讨. 中华外科杂志, 1985, 12:721

53. Cooperman AM, Cancer of the pancreas: a dilemma in the treatment. *Surg Clin North Am*, 1981, 6 1:107

54. Grace PA, et al. Pancreatoduodenectomy with pylorus preservation for adenocarcinoma of the head of the pancreas. *Br J Surg*, 1986, 73: 647

55. Sharp KW, et al. Pancreatoduodenenctomy with pylorus preservation for carcinoma of the pancreas: a cautionary note. *Surgery*, 1989, 105: 645

56. Nagai H, et al. Lymphatic spread of T1 and T2 pancreatic cancer: a study of autopsy material. *Ann Surg*, 1986, 204: 65

57. Grant CS, et al. Anastomosis ulceration following subtotal and total pancreatectomy. *Ann Surg*, 1979, 190:1

58. Scott JW, et al. The role of vagotomy in pancreaticoduodenectomy. *Ann Surg*, 1980, 191:1

59. Martin FM, et al. Pylorus-preserving pancreatoduodenectomy. Results with 126 consecutive patients. *Neth J Surg*, 1988,World Congress on HPB Surgery (Suppl): 194

60. 赵玉沛, 等. 保留幽门的十二指肠切除术若干问题的探讨. 普外临床杂志, 1993, 8: 93

61. Andern-Sandlberg A, Neoptolemos JP. Resection for pancreatic cancer in the new millenninum. *Pancreatology*, 2002, 2(5):431-439

62. Benoist S, Dugue L, Sauvanet A, et al. Is there a role of preservation of the spleen in distal pancreatectomy? *J Am Coll Surg*, 1999, 188: 225-228

63. Walsh McMonagle D, Green D. Low-molecular-weight heparin in the management of Trausseau's syndrome. *Cancer*, 1997, 80:649

64. Dhami MS, Bona RD. Thrombosis in patients with cancer. *Postgrad Med*, 1993, 93:131

65. Britt LD, Zolfaghari D, Kenndy E, et al. Incidence and prophylactic of deep vein thrombosis in a high risk trauma population. *Am J Surg*, 1996, 172:13

66. Flinn WR, Sandager GP, Silva MB, et al. Prospective Surveillance for perioperative venous thrombosis. *Arch Surg*, 1996, 131:472

67. 李平. 口服避孕药与血栓形成. 国外医学情报. 1997, 11:8

68. 方圻主编. 现代内科学. 北京. 人民军医出版社, 1995:1467

69. 李健, 初丽君. 血栓形成的早期诊断. 国外医学情报, 1997, 7:7

70. Kakkar W, Cohen AT, Edmonson RA, et al. Low molecular weight versus standard heparin for prevention of venous thromboembolism after major abdominal surgery. *Lancet*, 1993, 341:259

71. Leaker M, Massicotte MP, Brooker LA, et al. Thrombolytic therapy in pediatic patients, A comprehensive review of the literature. *Thrombosis and Haemostasis*, 1996, 76:132

72. Tao KS, Lu YG, Dou KF. Palliative operation procedures for pancreatic head carcinoma. *Hepatobiliary Pancreat Dis Int*, 2002, 1:133-136

73. Saeki H, Sugimasa Y, Yamada R, et al. Intraoperative radiotherapy (IORT) for unresectable stage IVb pancreatic cancer. *Gan To Kagaku Ryoho*, 2002, 29: 2221-2223

74. Ammori BJ. Pancreatic surgery in the laparoscopic era. *JOP*, 2003, 4:187-192

75. Schlieman MG, Ho HS, Bold RJ. Utility of tumor markers in determining resectability of pancreatic cancer. *Arch Surg*, 2003, 138:951-955; discussion 955-956

76. Sironi S, De Cobilli F, Zerbi A, et al. Pancreatic carcinoma: MR assessment of tumor invasion of the peripanceatic vessels. *J Comput Assist Tomogr*, 1995, 19:739-744

77. Takahashi S, Ogata Y, Aiura K, et al. Combined resection of the portal vein for pancreatic cancer: preoperative diagnosis of invasion by portography and prognosis. *Hepato gastroenterology*, 2000, 47:545-549

78. Howard TJ, Chin AC, Streib EW, *et al*. Value of helical computed tomography, angiography, and endoscopic ultrasound in determining resectability of periampullary carcinoma. *Am J Surg*, 1997, 174:237-241
79. Tierney WM, Francis IR, Eckhauser F, *et al*. The accuracy of EUS and helical CT in the assessment of vascular invasion by peripapillary malignancy. *Gastrointest Endosc*, 2001, 53 : 182-188
80. Bennett GL, Hann LE. Pancreatic ultrasonography. *Surg Clin North Am*, 2001, 81 : 259-283
81. 王菁, 黄道中, 乐桂蓉. 彩色多普勒血流显像评估胰腺癌的可切除性. 放射学实践, 2003, 18: 442-443
82. 高上达, 何以牧, 林晓东, 等. 胰头癌与壶腹癌的超声鉴别诊断及其临床评价. 中国超声医学杂志, 2003, 19 : 378-381
83. Shams J, Stein A, Cooperman AM. Computed tomography for pancreatic diseases. *Surg Clin of North Am*, 2001, 81 : 283-306
84. Bluemke DA, Cameron JL, Hruban RH, *et al*. Potentially resectable pancreatic adenocarcinoma: Spiral CT assessment with surgical and pathologic correlation. *Radiology*, 1995, 197:381-385
85. Megibow AJ, Zhou XH, Rotterdam H, *et al*. Pancreatic adenocarcinoma. CT versus MR imaging in the evaluation of resectability. Radiology Diagnostic Oncology Group. *Radiology*, 1995, 195: 327-32
86. McCarthy MJ, Evans J, Sagar G, *et al*. Prediction of resectability of pancreatic malignancy by computed tomography. *Br J Surg*, 1998, 85:320-325
87. Boland GW, O'Malley ME, Saez M, *et al*. Pancreatic-phase versus portal vein-phase helical CT of the pancreas: Optimal temporal window for evaluation of pancreatic adenocarcinoma. *AJR*, 1999, 172:605-608
88. Zeman RK, Cooper C, Zeiberg AS, *et al*. TNM staging of pancreatic carcinoma using helical CT. *AJR*, 1997, 169:459-64
89. 孙丛, 周存升, 柳澄, 等. 胰周小静脉的观察在胰腺癌分期中的价值. 中国医学影像技术, 2002, 18(10): 1008-1010
90. 李健丁, 张华, 张跃珍. 螺旋CT扫描结合CA19-9检测在胰腺癌术前分期中的探讨. 中国医学影像技术, 2003, 19 : 702-704
91. 缪传文, 等. 胰腺癌侵及血管的术前影像学判断. 中华肝胆外科杂志, 2002, 8 : 536-538
92. 严志汉, 周翔平, 宋彬, 等. 螺旋CT双期扫描对胰腺癌可切除性的评价. 临床放射学杂志, 2000, 19 : 355-358
93. 纪建松, 龚建平, 范国华, 等. 小胰腺癌的螺旋CT检出及其临床意义. 苏州大学学报(医学版), 2003, 23 : 207-208
94. 王静, 陆建平, 吕桃珍, 等. CT泪滴状肠系膜上静脉征评价胰头癌不可切除性的意义. 中国医学影像技术, 2001, 17 : 111-113
95. Loyer EM, Davad CL, Dubrow RA, *et al*. Vascular involvement in pancreatic adenocarcinoma:reassessment by thin-section CT. *Abdom Imaging*, 1996, 21: 202- 206
96. Valls C, Andia E, Sanchez A, *et al*. Dual-phase helical CT of pancreatic adenocarcinoma: assessment of resectability before surgery. *AJR*, 2002, 178:821-826
97. Varshney S, Hacking CN, Johnson CD. CT arterial portography in the staging of pancreatic malignancy. International journal of pancreatology, 2000, 28 : 61-67
98. Menack MJ, Spitz JD, Arregui ME. Staging of pancreatic and ampullary cancers for resectability using laparoscopy with laparoscopic ultrasound. *Surg Endosc*, 2001, 15:1129-1134
99. Launois B, Stasik C, Bardaxoglou E, *et al*. Who benefits from portal vein resection during pancreaticoduodenectomy for pancreatic cancer? *World J Surg*, 1999, 23:926-929
100. Taylor AM, Roberts SA, Manson JM. Experience with laparoscopic ultrasonography for defining tumour resectability in carcinoma of the pancreatic head and periampullary region. *Br J Surg*, 2001, 88: 1077-1083
101. Sadick M, Diehl SJ, Lehmann KJ, *et al*. Evaluation of breath-hold contrast-enhanced 3D mag-

netic resonance angiography technique for imaging visceral abdomcnal arteries and veins. *Invest Radiol*, 2000, 35:111-117
102. 龙玉, 孔祥泉, 徐海波, 等. 多种MR成像技术在胰腺癌诊断及其可切除性探讨. 放射学实践, 2003, 18：237-240
103. lorenz M, Heinrich S, Staib-Sebler E, et al. Regional chemotherapy in the treatment of advanced pancreatic cancer—is it relevant? *Eur J Cancer*, 2000, 36：957-965
104. Ahmad NA, Kochman ML, Lewis JD, et al. Endosonography is superior to angiography in the preoperative assessment of vascular involvement among patients with pancreatic carcinoma. *J Clin Gastroenterol*, 2001, 32：54-58
105. Saldinger PF, Reilly M, Reynolds K, et al. Is CT angiography sufficient for prediction of resectability of periampullary neoplasms? *J Gastrointest Surg*, 2000, 4：233-237
106. Heertum RLV, Fawwaz RA. The role of nuclear medicine in the evaluation of pancreatic disease. *Surgical Clinics of North America*, 2001, 81:345-358
107. Nakata B, Nishimura S, Ishikawa T, et al. Prognostic predictive value of ^{18}F-fluorodeoxyglucose positron emission tomography for patients with pancreatic cancer. *Int J oncol*, 2001, 19:53-58
108. 孔令山, 周颖奇, 潘文舟, 等. ^{18}F-FDG PET显像在判断胰腺占位性质和术后随访的价值. 胰腺病学, 2002, 2：221-223
109. Bhuani MS. Endoscopic ultrasound in pancreatic diseases indications, limitations, and the future. *Gastroenterology Clinic of North America*, 1999, 28：747- 770
110. 田艳涛, 赵平, 王成峰, 等. 内镜超声检查用于胰腺癌可切除性评估. 中华消化内镜杂志, 2004, 8：232－234
111. Schwarz M, Pauls S, Sokianski R, et al. Is a peroperative multidiagnostic approach to predict surgical resectability of periampullary tumors still effective? *Am J Surg*, 2001, 182: 234-249
112. Pinto MM, Avila NA, Criscuolo EM. Fine needle aspiration of the pancreas: Five year experience. *Acta Cytol*, 1988, 32:39-42
113. Chang KJ, Wiersema M, et al. Multi-center collaborative study on endoscopic ultrasound (EUS) guided fine needle aspiration(FNA)of the pancreas. *Gastrointest Endosc*, 1996, 43:A507 (abstract)
114. Chang K, Nguyen P. Erickson RA, et al. The clinical utility of endoscopic ultrasound (EUS) guided fine needle aspiration (FNA) on the diagnosis and staging of pancreatic carcinoma. *Gastrointest Endosc*, 1997, 45:387-393
115. Wiersema MJ, Vilmann P, Giovannini M, et al. Endosonograhy-guided fine-needle aspiration biopsy: Diagnostic accuracy and complication assessment. *Gastroenterology*, 1997, 112:1087-1095
116. Legmann P, Vignaux O, Dousset B, et al. Pancreatic tumors: Comparison of dual-phase helical CT and endoscopic sonography. *AJR*, 1998, 170: 1315-1322
117. Lévy P, Boudet MJ, Zins M, et al. Preoperative nonresectability criteria used for pancreatic head adenocarcinoma: a practical survey among gastroenterologists and surgeons. *Pancreas*, 2000, 21: 333-337
118. 赵作伟, 谭广, 王洪江, 等. 腹腔镜及其超声扫描判断胰头癌切除率的临床应用及意义. 中国内镜杂志, 2003, 9: 18-19
119. Tada M, Omata M, kawai S, et al. Detection of ras gene mutations in pancreatic juice and peripheral blood of patients with pancreatic adenocarcinoma. *Cancer Res*, 1993, 53:2472-2474
120. Mohiuddin M, Ahmed MM, Venkatasubbarao K. c-Ki-ras mutation in peripherial blood of pancreatic cancer patients: A marker for early tumor metastasis. *Int J Radiat Oncol Biol Phys*, 1996, 34:161-166
121. Izbicki JR, Hosch SB, Pichlmeier U, et al. Prognostic value of immunohistochemically identifiable tumor cells in lymph nodes of patients with completely resected esophageal cancer. *N Engl J*

Med, 1997, 337:1188-1194
122. Schott A, Vogel I, Krueger U, *et al*. Isolated tumor cells are frequently detectable in the peritoneal cavity of gastric and colorectal cancer patients and serve as a new prognostic marker. *Ann Surg*, 1998, 227:372-379
123. Jauch KW, Heiss MW, Gruetzner U, *et al*. Prognostic significance of bone marrow micrometastases in patients with gastric cancer. *J Clin Oncol*, 1996, 14:1810-1817
124. Diel IJ, Kaufmann M, Costa SD, *et al*. Micrometastatic breast cancer cells in bone marrow at primary surgery: prognostic value in comparison with nodal status. *J Natl Cancer Inst*, 1996, 88: 1652-1658
125. Z'graggen K, Centeno BA, Castillo CF, *et al*. Biological implications of tumor cells in blood and bone marrow of pancreatic cancer patients. *Surgery*, 2001, 129(5):537-546
126. Makary MA, Warshaw AL, Centeno BA, *et al*. Implications of peritoneal cytology for pancreatic cancer management. *Arch Surg*, 1998, 133: 361-365
127. 田艳涛,赵平.前瞻性评估胰腺癌可切除性研究进展.中国肿瘤临床与康复, 2003, 11: 182-185
128. Soriano A, Castells A, Ayuso C, *et al*. preoperative staging and tumor resectability assessment of pancreatic cancer: prospective study comparing endoscopic ultrasonography, helical computed tomography, magnetic resonance imaging, and angiography. *Am J Gastroenterol*, 99:492-501
129. House MG. Predicting resectability of periampullary cancer with three-dimensional computed tomography. *J Gastrointest Surg*, 2004, 8:280-288
130. Vargas R. MDCT in Pancreatic adenocarcinoma: prediction of vascular invasion and resectability using a multiphasic technique with curved planar reformations. *Am J Roentgenol*, 2004, 182:419-425
131. Smith SL, Rajan PS. Imaging of pancreatic adenocarcinoma with emphasis on multidetector CT. *Clin Radiol*, 2004, 59:26-23
132. McEwen DR, Sanchez MM, Rosario A, Allen WE. Managing patients with pancreatic cancer. *AORN J*, 1996, 64：716-735
133. Coleman J. Supportive management of the patient with pancreatic cancer：role of the oncology nurse. *Oncology(Huntingt)*, 1996, 10(Suppl 9): 23-25
134. 高德彰主编.外科护理学.北京：光明日报出版社, 1992. 17-20
135. Wilson H, Butler LJ, Repetto G, Love J. Providing care to patients with pancreatic cancer: a retrospective chart review. *Can Oncol Nurs J*, 2000, 10：134-138
136. Held-Warmkessel J, Volpe H, Waldman AR. Symptom management for patients with pancreatic cancer. *Clin J Oncol Nurs*, 1998, 2：135-139
137. 赵静轩,韩忠福主编,外科疾病护理.北京:北京医科大学、中国协和医科大学联合出版, 1998.101-122, 149-152
138. 顾沛主编,外科护理学.上海：上海科学技术出版社, 2002. 146-152
139. 马双莲,丁钥,主编.临床肿瘤护理学.北京：北京大学出版社, 2003. 220
140. Lightner AM, Glasgow RE, Jordan TH, *et al*. Pancreatic resection in the elderly. *J Am Coll Surg*, 2004, 198：697-706
141. Sauter PK, Coleman J. Pancreatic cancer:a continuum of care. *Semin Oncol Nurs*, 1999, 15:36-47
142. 卢美秀,许淑莲主编.现代护理实务全书(第二卷).深圳：海天出版社, 1998. 185-187, 377-387
143. 旦志吉.藏民族文化背景病人的护理.西藏医药杂志, 2001, 22：65
144. 镰田ミツ子,陈淑英主编.新编护理学.上海：上海医科大学出版社, 1997. 472-473

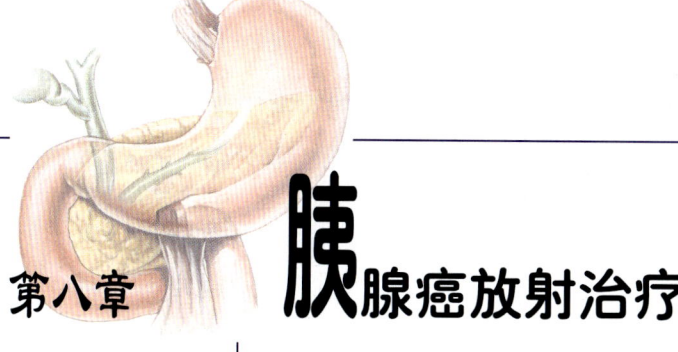

第八章 胰腺癌放射治疗

金晶
李晔雄

第一节 概 述

胰腺癌发现时仅有15%~20%的患者有手术切除的可能性,不能手术切除的胰腺癌患者日后主要死于胆道梗阻或肝转移引起的肝功能衰竭。可手术切除的患者,导致死亡的原因分别为瘤床复发、腹腔转移和肝转移,其中局部复发率高达50%~86%[1-5]。局部的高复发率和局部严重的症状,如疼痛,使放射治疗在胰腺癌的治疗中处于比较重要的地位。放射治疗与手术相结合的治疗包括术前放射治疗、术后放射治疗。但由于约80%胰腺癌患者就诊时已无手术切除的可能,可以进行术前或术后放射治疗的患者寥寥无几,患者需要放射治疗的目的更多是为了减轻局部疼痛症状,控制局部病变。由于胰腺周围正常器官和组织对放射线比较敏感,如脊髓、肾脏、肝脏、胃和小肠,而胰腺癌对放射线相对抗拒,这就限制了胰腺肿瘤的照射剂量,降低了放射线对胰腺癌的杀伤作用,不能达到足够的根治剂量,极大地影响了胰腺癌治疗的疗效,国内外放射治疗专家一度将胰腺癌视为放射治疗的禁区。不过人们一直以来仍在寻找对胰腺癌最适合的照射方法,多方面地尝试着各种各样的放射治疗方式,如术中照射、粒子植入和重粒子的治疗。近年来,随着新一代化疗药物的问世和在放射物理学方面突破性的进展,使人们对胰腺癌治疗又萌发了新的兴趣,希望在新一代化疗药物和放射物理学方面进展的帮助下,使胰腺癌的治疗能发生质的飞跃。

第二节 放射治疗疗效

一、可手术切除胰腺癌的放射治疗

(一)术前放化疗

术前放、化疗同术后放射治疗相比,人们认为有以下优势:不必推迟放射治疗时间,据报道25%胰腺癌患者因需要术后恢复,术后放射治疗需要推迟到10周后进行,甚至因术后恢复差,放弃了术后的放射治疗[6];在术前放射治疗期间出现远地转移的患者避免了不必要的剖腹探查[7];术前放化疗可以降低局部肿瘤分期,提高切除率;术前放化疗可以防止手术操作造成的腹腔内种植转移。日本和美国几家医院报告了术前放化疗治疗可手术切除胰腺癌的初步结果(表8-1)。研究的初步结果表明术前放射治疗胰腺癌的局部控制率令人鼓舞,局部复发率为9%~20%,而治疗导致的并发症和死亡率均在可接受的范围[8-11]。在此基础上,ECOG[12]收入了更多的病例数(n=53),其中22.6%患者术前放化疗期间因毒性反应、病情进展和死亡未行计划性剖腹探查，在剩余41例中，17例剖腹探查发现局部进展或远地转移未行根治性切除，24例（45.3%）最终行计划性根治术，其中位生存期为15.7个月，而全组的中位生存期为9.7个月。在该组中，43%患者疗中出现3～5级的肝功能损害。为了降低术前放化疗胃肠道的毒性反应，MDACC肿瘤中心[10]将术前放射治疗剂量降低到30Gy[30Gy/（10次·2周）]，还进行了10～15Gy的术中照射，8.6%（3/35）患者出现3度恶心和呕吐，其余未见3度以上的放化疗反应。随后，MDACC分析了在1990～1999年收治的可手术切除术前放化疗的132例患者，发现短疗程的术前放化疗与常规分割的术前放化疗相比，生存期无显著差别[13]。总之，虽然可手术切除胰腺癌的术前放化疗的初步结果令人鼓舞，但是，由于预测可否行根治性手术的标准不明确，而且治疗中发现病变出现远地转移的几率大、患者的身体状况不允许等，最终可行根治手术的患者比例很低，目前仅有少数研究所在进行术前放化疗的研究，具体结论需要前瞻性随机分组研究来证实。

表8-1 术前放疗±化疗治疗可手术切除胰腺癌的初步结果

作者	病例数	照射剂量(Gy)	化疗	中位生存期(月)	4年生存率(%)	局部复发率(%)
Ishikawa, et al [9]	23	50	---	15	22	20
Hoffman, et al [8]	11	50.4	5-FU/MMC	33	40	9
Staley, et al [11]	39	30～50.4 10 (IORT*)	5-FU	19	19	11
Pisters, et al [10]	35	30 10～15 (IORT)	5-FU	25	23	10

*术中放疗：intraoperative radiation therapy

(二) 根治术后放射治疗

迄今为止，关于胰腺癌根治术后辅助治疗一共有3个前瞻性随机分组研究。1985年，美国胃肠肿瘤研究组（GITSG）率先发表了一篇胰腺癌术后辅助治疗里程碑式的文章[14]，在GITSG这一研究方案中，胰腺癌术后分为观察组（22例）和术后辅助治疗组（21例）。辅助治疗方案为分段放射治疗（Dt40Gy，20次，6周完成；中间休息2周）与5-FU同步放、化疗，5-FU 500mg/m²，在两段放射治疗的头3天静脉注射，在以后的2年间继续每周静脉注射同样剂量的5-FU。结果表明接受术后辅助治疗的患者中位生存时间显著高于术后观察组（20个月：11个月），2年生存率治疗组43%，对照组18%（$P < 0.03$），5年生存率治疗组19%，对照组5%。这是人们首次认识到术后辅助治疗可以显著延长胰腺癌的生存率，但因为收治进度太慢（7年内收治不到50例）和术后辅助治疗的显著优越性而提前终止了该研究。后来，GITSG又补充分析了30例进行术后同步放化疗的病例，得出相似的结论[15]。

与上述结果不同的是，1999年欧洲EORTC 40891报告了一个"有意义的阴性结果"[16]。该研究收入胰头癌和壶腹癌病例208例，随机分为单纯手术组和术后同步放化疗组（化疗仅在放疗期间进行且为24小时静脉持续滴注，25mg/m²，在每段放射治疗的1～5天进行），结果显示中位生存期两组无显著差别（治疗组24.5个月，观察组19个月，$P = 0.208$），2年生存率治疗组和对照组亦无区别（51%：41%，$P=0.208$）。在胰头癌患者中，治疗组的5年生存率高于对照组（20%：10%），但是差别仍无显著意义（$P=0.099$）。虽然这个结果是阴性结果，但由于治疗组有20%左右的患者因术后并发症等原因未按要求进行术后辅助治疗，本着意向治疗（intent-to-treat）的原则，仍将这23例列入治疗组分析，因而人们认为本研究的结论是一个值得探讨的阴性结果，同时认为5-FU和放射治疗同步进行是安全的，能为绝大部分患者所耐受，仅7例（7/81）患者出现恶心和呕吐为主的Ⅲ度反应（WHO评级）。ESPAC-1关于胰腺癌术后辅助治疗的报告是迄今为止最大的临床报告（$n=541$）[17]，随后在2004年的新英格兰杂志上，作者对该研究又做了追踪报道[18]。这两个研究结果显示胰腺癌根治术后的辅助化疗结果比非化疗组好（$P=0.009$），而术后同步放化疗疗效反而比非术后同步放化疗差（$P=0.05$）。由于研究本身的设计问题和统计分析的偏倚，以及治疗的依从性差，人们对该研究得出的结论持怀疑态度[23, 24]。随后，陆续报告了多家非随机分组的关于胰腺癌术后辅助性放射治疗的结果（表8-2）[14-22]。

表8-2 胰腺癌术后放射治疗结果

研究方案	病例数	照射剂量(Gy)	化疗	中位生存期(月)	2年生存率(%)	局部复发率(%)
随机分组结果						
GITSG[14, 15]						
单纯手术	22	/	/	10.9	18*	33
术后放化疗[14]	21	40	5-FU	21	43	47
术后放化疗[15]	30	40	5-FU	18	46	55
EORTC40891[16]						
单纯手术	103	/	/	19	41	/
术后放化疗	104	40	5-FU	24.5	51	/
ESPAC-1 ($n=541$)[17]						
未行术后放化疗**	178	/	/	16.1	20	/
包括术后放化疗**	175	40	5-FU	15.5	10	/
ESPAC-1 ($n=289$)[18]						
无放化疗**	144	/	/	17.9	41	20
术后放化疗**	145	40	5-FU	15.9#	29	10
非随机分组结果						
Whittington[19]						
单纯手术	29	/	/	15	35	85
术后放化疗	19	>45	5-FU	15	30	55
Bosset[20]	14	54	/	23	50	50
Foo[21]						
单纯手术	89	/	/	12	25	/
术后放化疗	29	45~54	5-FU	22.7	48	7
Yeo[22]						
单纯手术	53	/	/	13.5	30	/
术后放化疗（常规组）	29	40~45	5-FU	21	44	/
术后放化疗（加强组）	21	50~57	5-FU+LV	17.5	22	/

*$P=0.03$；#$P=0.05$；LV：四氢叶酸
**未行术后放化疗：包括单纯手术者、术后化疗者
　包括术后放化疗：包括术后放化疗者、术后放化+化疗者

总之，由于胰腺癌能行手术切除的比例少，术前对能否行根治切除的预测标准不统一，术前放化疗的研究不能广泛开展，但是术前放射治疗期间，由于发现远地转移，会使部分患者避免不必要的剖腹探查。完成胰十二指肠切除术（Whipple手术）后的患者，术后放化疗可以提高一部分患者的局部控制率和长期生存率，但是不同的研究组结论不完全相同，需要进一步验证。正在进行的RTOG97-04旨在进一步证明术后同步放化疗的价值，同时比较了不同化疗方案的术后辅助治疗效果（5-FU和吉西他滨），我们期待着这一重要研究结果[25]。

二、不能手术切除胰腺癌的放射治疗

(一) 术前同步放化疗对不能手术切除胰腺癌的作用

手术是胰腺癌唯一的治愈手段，对治疗前判断不能手术的患者，一些研究者尝试用术前放化疗的方法缩小原发肿瘤，取得降低分期效果，从而使原来不能手术的病例转为可以手术。但实际上，治疗前明确判断能否手术比较困难，各家医院、各位外科大夫判断的标准不同。表8-3列举了进行不能手术切除胰腺癌术前同步放化疗的临床 II 期结果[26-29]。虽然进行了术前中~高剂量照射（45~50.4Gy），大多数研究结果并未显示期望的降期疗效。近年来，人们将新一代化疗药物（如紫杉醇、吉西他滨等）与术前放射治疗结合，但初步结果并未优于5-FU为主的术前同步放化疗的疗效[30]。

表8-3 不能手术切除胰腺癌的术前放化疗

作者	时间	例数	治疗	结果
Jussup[26]	1993	16	CI 5-FU+RT	2例可切除，生存20、22个月
Bajetta[27]	1999	32	5-FU+RT	7例PR行探查，5例切除，其中3例存活18、27、65个月
White[28]	1999	25	CI 5-FU+RT	8例探查，6例切除；64%SD或缩小
Safran[29]	2001	14	紫杉醇+RT	4例切除，1例达病理CR，9例肝转移

CI：持续静脉滴注；RT：放疗；CR：完全缓解；PR：部分缓解；SD：稳定

(二) 不能手术切除、局部晚期胰腺癌的放射治疗

绝大多数胰腺癌就诊时不能手术切除，其中局部晚期、尚未发现远地转移的患者是放射治疗的适应证，这也是放射治疗在胰腺癌治疗中的最大治疗领域。但是单纯放射治疗对这部分患者的疗效很差，放射治疗的主要目的是为了减轻疼痛症状。自20世纪60年代以来，欧美国家对不能手术切除、局部晚期的胰腺癌进行了一系列前瞻性随机分组研究，目的是控制局部病变，以期望得到长期生存的可能，研究包括以下几个方面：单纯放射治疗与同步放化疗的疗效比较、同步放化疗与单纯化疗疗效比较、同步放、化疗中高放射治疗剂量与中放射治疗剂量比较、同步放化疗中不同化疗药物的比较等，结果见表8-4。

1.同步放化疗与单纯放射治疗疗效对比　共有2个前瞻性随机分组研究着眼于这方面的研究。Mayo Clinic[31]将64例局部晚期胰腺癌分为两组：放射治疗+安慰剂与放射治疗+5-FU。放射治疗剂量为Dt35~37.5Gy的中剂量，4周内完成。同步放化疗组中位生存期显著高于单纯放射治疗组（10.4个月：6.3个月，$P<0.05$）。这个结果激励美国胃肠肿瘤研究组（GITSG）进行进一步研究[32]：他们将高剂量单纯放射治疗作为对照组（60Gy，10周内完成，即每照射Dt20Gy后，休息2周再进行下一轮放射治疗），另两个同步放化疗组为实验组（Dt40Gy/6周+5-FU，Dt60Gy/10周+5-FU）。放射治疗采用前后对穿野治疗，Dt40Gy后缩野至肿瘤区继续放射至60Gy。5-FU 500mg/m^2在每个放射治疗阶段开始的前3天给予静脉注射，同步放化疗或单纯放射治疗结束后，每周给予5-FU 500 mg/m^2，共2年或到肿瘤进展为止。由于在实验开始后不久，初步结果显示综合治疗组的近期疗效显著高于单纯放射治疗组，研究者停止了单纯放射治疗组的研究，而继续随机分组研究高放射剂量同步放化疗组与中放射剂量同步放化疗组。这项研究得出了两个重要结论：一是综合治疗（无论是高放射剂量同步放化疗还是中放射剂量同步放化疗）与单纯放射治疗相比，综合治疗组的中位生存期均显著高于单纯放射治疗组，是单纯放射治疗组结果的近2倍（12.4个月：9.1个月：5.7个月，$P<0.01$）。二是在同步放化疗的两组中，高放射剂量组与中放射剂量组相比，尽管前者的中位生存期比后者长，但是未达到统计学意义（12.4个月：9.1个月，$P=0.19$），即高放射剂量组同步放化疗的疗效与中放射剂量

表 8-4 不能手术切除胰腺癌放化疗的前瞻性临床实验结果

研究方案	病例数	中位生存期（月）	局部失败率（%）	2 年生存率（%）	P 值
Mayo Clinic[31]					
EBRT(35-37.5Gy/4 周)	32	6.3	/	/	< 0.05
EBRT(35-37.5Gy/4 周)+5-FU	32	10.4	/	/	
GITSG[32]					
EBRT(60Gy/10 周)	25	5.7	24	5	< 0.01*
EBRT(40Gy/6 周)+5-FU	83	9.1	26	10	0.19**
EBRT(60Gy/10 周)+5-FU	86	12.4	27	10	
ECOG[33]					
EBRT(40Gy/4 周)+5-FU	47	8.2	32	6	> 0.05
单纯 5FU	44	8.3	32	13	
GITSG[34]					
EBRT(54Gy/6 周)+5-FU	31	10.5	38	41 (1 年)	< 0.02
单纯 SMF	26	8	29	19 (1 年)	
GITSG[35]					
EBRT(60Gy/10 周)+5-FU	73	8.4	58	12	> 0.05
EBRT(40Gy/4 周)+ADM	70	7.5	51	6	
Taiwan[36]					
EBRT(50.4～61.2Gy)+5-FU	16	6.7	/	0	0.027
EBRT(50.4～61.2Gy)+GEM	18	14.5	/	15	

* 单纯高剂量放疗与放疗+化疗之比，差别有显著统计学意义（$P < 0.01$）
** 高剂量放疗+化疗与中剂量放疗+化疗相比，差别无显著性统计学意义（$P=0.19$）

组的疗效相近。

2. 同步放化疗与单纯化疗疗效比较　ECOG[33] 于 1985 年报告同步放化疗（40Gy/4 周+5-FU）与单纯化疗（5-FU）的随机分组实验。在这个方案中，与以往分段放射治疗不同，放射治疗是在 4 周内连续完成的，每周 5 次。可供分析的病例数 91 例，结果显示综合治疗疗效没有显著优于单纯化疗（中位生存期个 8.2 个月：8.3 个月，$P > 0.05$）。但是美国胃肠肿瘤研究组（GITSG）进行的类似研究（放射治疗+5-FU 与链脲霉素+MMC+5-FU）[34]，得出了相反的结论，综合治疗组疗效显著优于单纯化疗组，1 年生存率综合组 41%，化疗组 19%（$P < 0.02$）。

根据以上的随机分组研究结果，尤其是美国胃肠肿瘤研究组（GITSG）对局部晚期胰腺癌治疗的系列研究，认为对于局部晚期胰腺癌，综合治疗（同步放、化疗）疗效显著优于单一治疗（无论单纯放射治疗还是单纯化疗）。对局部晚期胰腺癌，同步放化疗是标准的治疗方案。

3. 同步放化疗中不同化疗方案的选择　在明确同步放化疗在局部晚期胰腺癌的治疗地位后，美国胃肠肿瘤研究组（GITSG）继续探索最优的同步化疗药物。他们在 1985 年发表了同步放化疗中化疗药物 5-FU 与阿霉素的疗效比较结果（见表 8-4）[35]。两组的治疗效果相当，但阿霉素组的治疗毒性反应率显著高于 5-FU 组（53%：36%，$P < 0.05$）。来自台湾的一项随机分组研究，以三维照射技术为基础，比较同步化疗药物 5-FU 与新一代化疗药物吉西他滨的疗效。结果表明，吉西他滨放化组无论是在治疗反应率（50%：12.5%，$P = 0.005$）、临床受益率（39%：6%，$P=0.043$）、中位进展时间（7.1 个月：2.7 个月，$P=0.019$）和中位生存期（14.5 个月：6.7 个月，$P=0.027$）均显著高于 5-FU 放化组[36]。由于胰腺周围组织和器官（如小肠、肝脏、肾脏、胃和脊髓）对放射线极为敏感，限制了胰腺的受照射剂量。传统的放射治疗技术只能通过多野照射技术，以避免照射胰腺周围重要的组织和器官。近几年来，随着放射治

疗技术突飞猛进的发展，使提高胰腺肿瘤照射剂量、同时减轻周围正常组织毒性反应成为可能。

总之，对于局部晚期、不能手术切除的胰腺癌，无论现有何种治疗，治疗效果均不佳，中位生存期在5.7～14.5个月。根据欧美国家一系列研究结果显示，同步放化疗治疗局部晚期胰腺癌，疗效好于单纯放射治疗或单纯化疗，所以欧美国家把以5-FU为主的同步放化疗作为局部晚期胰腺癌的标准治疗手段[37]。另外，新一代化疗药物如吉西他滨的出现，初步结果好于5-FU，还有其他化疗药物的不断涌现，如紫杉醇、希罗达、CPT-11和澳沙利铂等，均给胰腺癌的治疗带来一线希望。在放射治疗领域，三维适形放射治疗/三维调强适形放射治疗的出现，是放射治疗技术的一个飞跃，这项技术加强了对正常组织保护的同时增加了放疗剂量，给局部晚期胰腺癌的治疗带来了新的尝试，期望通过先进技术和药物的结合，使局部晚期胰腺癌的治疗取得突破。

三、术中放射治疗

术中放射治疗第一次由日本的Abe医生采用，用来治疗局部晚期恶性肿瘤[38]，随后广泛运用于临床。术中放射治疗是将高能加速器产生的高能电子线通过限光筒引导到需照射的部位进行照射，避开周围敏感组织和器官。因而术中照射的优点是靶向性好，对肿瘤部位集中剂量照射，同时保护周围正常组织和器官。术中放射治疗在胰腺癌治疗中的作用分为两方面：胰十二指肠切除术+术中放射治疗和不可手术切除胰腺癌探查术后的照射。

（一）胰十二指肠切除术后的术中放射治疗

术中放射治疗是在肿瘤大部切除后或部分切除后进行，肿瘤区域可能存在切缘不净、瘤床肿瘤局部残存或淋巴结残存等因素，术中放射治疗的目的是进一步提高局部控制率，因而治疗是以根治为目的。Zerbi等[39]回顾性比较Whipple术后行单纯术中放射治疗（$n=43$）和未行任何辅助治疗（$n=47$）的两组病例，术中放射治疗可以显著降低局部复发率（27%：56%，$P<0.01$），但并没有显著提高总生存率。Reni等[40]详细分析了术中放射治疗对不同分期胰腺癌的疗效。对于I/II期胰腺癌，胰十二指肠术后行术中放射治疗同单纯手术比较，术中放射治疗组可以显著降低局部复发率（27%：60%，$P=0.04$）、延长术后至局部复发时间（17.5个月：12个月，$P=0.003$）、提高5年总生存率（22%±10%：6%±6%，$P=0.01$）。对于III/IV期胰腺癌，如果术中放射治疗的射线能量大于9MeV，则可显著降低局部复发率，但对总生存时间无明显疗效。

Kawamura[41]回顾性分析了37例术中放疗的疗效，并与同期无术中放射治疗的40例（对照组）做比较。两组病例在年龄、性别、分期、手术切除率和手术方式等方面具有可比性：在37例术中放射治疗组中，28例为III/IV期胰腺癌（75.7%），40例对照组中为26例（65.0%）；手术分为完全切除、部分切除和未切除，未切除比例在术中放射治疗组为21/37（56.8%），在对照组为18/40（45.0%）。结果表明术中放射治疗组的中位生存期长于对照组（9.4个月：6.6个月，$P=0.091$），手术性质对两组的生存期无影响，例如无论是肿瘤完全切除术、部分肿瘤切除术，还是肿瘤未切除，术中放射治疗均不能显著延长中位生存期。但在未切除组中，术中放射治疗+术后同步放化疗（12例）与单纯接受术中放射治疗（9例）相比，术后同步放化疗可以明显延长中位生存期（11.2个月：5.8个月，$P=0.065$），并且术中放射治疗±术后同步放化疗可以使95%未切除肿瘤患者缓解疼痛症状。腹膜腔内播散和肝转移是最主要的治疗失败原因，另外术中放射治疗组有5例出现严重的并发症，主要为十二指肠瘘、胃十二指肠溃疡出血，以及十二指肠穿孔。其中4例因并发症死亡，1例经胃十二指肠切除术后好转，这5例患者的4例为手术不能切除的局部晚期患者，他们在接受术中放射治疗后又进行了术后的同步放化疗。其他研究报告认为术中放射治疗可以降低局部复发率（33%～36%），但中位生存期没有明显延长（表8-5）。

术前同步放化疗+手术探查+术中放射治疗是术中放射治疗的另一种形式，目的通过术前同步放化疗使肿瘤缩小，达到降低分期的目的，使术前不能手术的患者可以进行手术，并在术中进行照射，尽量控制肿瘤的局部播散。Breslin等[13]报告了132例进行术前同步放化疗+手术探查+术中放射治疗的病例。132例患者根据术前临床检查

表 8-5 胰十二指肠切除术后行术中放射治疗的疗效

研究组	病例数 IORT	病例数 无 IORT	肿瘤大体切除率(%)	淋巴结转移率(%)	中位生存期(月) IORT	中位生存期(月) 无 IORT
Staley[42]	33	0	18%	38%	19	
Nishimura[43]	55	102	45%	68%	6.5～15.5	5.3～13
Pisters[44]	20	0	10%	65%	25	
Kasperk[45]	19	25	32%	不详	10.5*	12*
Sindelar[46]	11	9	不详	75%	12	10
Dobelbower[47]	16	28	不详	不详	9～17.5	6.5～14.5
Zarbi[39]	43	47	37%	61%	19	12
Reni[40]						
临床Ⅰ/Ⅱ期	30	19	14%	不详	18.5*	13*
临床Ⅲ/Ⅳ期	97	57	48%	90%	14.5	12

IORT：intaoperative radiation therapy，术中放射治疗
*统计学显著意义

均可实施手术切除，44例术前同步放化疗剂量为45～50.4Gy/25～28次，88例为30Gy/(10次·2周)，5-FU为主要的同步化疗方案。其中70.5%患者接受了术中放射治疗。可供分析的129例中仅8%出现局部瘤床复发，与术前放射剂量无关(30Gy，9%；45～50.4Gy，11%)。多因素回归分析结果认为无论是术前放射剂量高低(30Gy：45～50.4Gy)、同步化疗的应用，还是术中放射治疗对该组患者的生存期均无显著影响，但是短疗程同步放化疗[30Gy/(10次·2周)]+胰十二指肠切除术+术中放射治疗对局部复发的控制有一定作用。

Mayo Clinic 报道了一个临床I/II期结果[48]，入组病例疗前诊断为局部晚期不能手术切除的患者。这27例患者进行术前同步放疗±化疗+手术探查+术中放射治疗。全组局部控制率为78%(21/27)，1、2、5年局部控制率为86%、68%和45%，70%患者最终出现腹膜腔内播散和(或)肝转移。中位生存期为14.9个月。2年和5年生存率为27%和7%。27例入组患者与该医院同期进行手术探查+术中放射治疗+术后放疗±化疗的56例患者相比，2年和5年生存率高于后者(6%，0，P=0.001)。作者认为术前放射治疗±化疗对分期具有更好的作用，因为部分患者在术前治疗期间出现远处转移，因而避免了不必要的局部治疗(手术探查或(和)术后放射治疗)，因此，真正完成术前同步放疗±化疗+手术+术中放疗患者的分期均较早，出存率高于术后治疗组。

Dobelbower[49]总结了31家报道不足1 000例不可手术切除胰腺癌患者进行术前/术后放射治疗+术中照射的治疗结果，中位生存期为5.8～13.5个月，50%～92%患者的疼痛症状得到缓解，30%患者疗后出现包括胃肠道出血、梗阻和穿孔在内的严重并发症。

(二)不可手术切除胰腺癌探查术+术中放射治疗

多家研究机构报告了例数有限的局部晚期胰腺癌术中放射治疗的结果，部分研究者认为与单纯放射治疗±同步化疗相比，术中放射治疗可以提高局部晚期胰腺癌患者的局部控制率和中位生存期(11.2～16个月：5.8～12个月)[47,50-52]，治疗副作用可以使患者耐受；但也有相反的意见，认为术中放射治疗+外照射与单纯外照射相比，并不能明显延长中位生存期，且治疗副作用显著[43]。在Nishimura的研究中[43]，局部晚期胰腺癌患者在术中照射20～25Gy后，进行外照射45～50Gy，胃和十二指肠的术中照射剂量限定在12Gy以下。尽管中位生存期在术中照射+外照射组并未比单纯外照射组延长，但术中照射组长期存活的病例数多于单纯外照射组。根据治疗后CT显示，术中照射+外照射后肿瘤完全消退率为7%(3/42)，部分缓解率为45%(19/42)；在术中照射野内复发者33%(12/42)，明显低于单纯外照射组(60%)[53]。但是 Nishimura 的这个研究同样报告

了术中放射治疗 + 外照射导致较高的治疗并发症,如消化道溃疡、穿孔、十二指肠纤维化和胰腺局部坏死。这些副作用提示无论是术中放射治疗还是单纯外照射,大分割单次放射治疗的剂量应有所限制,例如同样是术中放射治疗 + 外照射,术中放射治疗剂量在 10～20Gy 就很少引起非常严重的放射反应[13, 51]。达成共识的是,无论是已切除还是未被切除的胰腺癌,术中放射治疗剂量均不能一次给予20Gy以上的剂量,如果照射野内包括的胃、十二指肠或小肠的体积过多,术中放射治疗的剂量应限定在 12.5Gy 以下。表 8-6 为美国 MD Anderson 肿瘤中心放射治疗科对于胰

表 8-6　美国 MD Anderson 肿瘤中心放射治疗科对胰腺癌术中放射治疗的推荐剂量[56]

肿瘤情况	剂量（Gy）
根治切除,切缘阴性	10.0
无论何种术式,十二指肠全部在照射野内	12.5
切缘阳性或肿瘤未切除但十二指肠部分在照射野内	15.0
肿瘤大体切除或肿瘤未切除,十二指肠全部在照射野外	20.0

腺癌术中放射治疗剂量的限定。

为了进一步明确术中照射在局部晚期胰腺癌治疗中的作用,NCI 和 RTOG 分别进行了术中放射治疗的随机分组研究。在NCI的研究中[54],术中照射组接受能量为 18～22MeV 电子线 25Gy 的术中照射 +50Gy 术后放射治疗 +5-FU 同步化疗,对照组仅为同步放化疗（60Gy 分段放疗+5-FU）,两组的中位生存期均为 8 个月,局部控制时间术中照射组略长于对照组。在 RTOG85-05 的研究中[55],术中放射治疗组进行术中照射20Gy后,接受同步放化疗（50Gy+5-FU）,对照组仅接受同步放化疗（50Gy+5-FU）,该研究结果示两组的平均生存期均为 9 个月,术中照射20Gy 与常规同步放化疗方案相比,并没有提高局部晚期胰腺癌患者的生存期。

总之,由于胰腺癌发现时期别较晚,术前诊断往往与术中肿瘤情况不符,所以很难确定随机分组的入组条件,同时许多研究单位不具备术中放射治疗设备,个别治疗单位的小样本的报告结果很难阐述术中放射治疗在胰腺癌不同肿瘤情况时的治疗疗效,因而,目前无法给术中放射治疗的价值下肯定的结论。

四、其他照射方法

（一）^{125}I 粒子植入

^{125}I粒子植入配合外照射是另一个胰腺癌治疗的方法,20世纪70年代许多研究单位对此进行了尝试,一般用^{125}I与外照射相结合治疗不能手术切除的胰腺癌。^{125}I经皮穿刺进入胰腺肿瘤部位,存在精确定位问题,同时常造成出血、胰瘘和胰腺炎等并发症,因而该方法仅有少数医院使用,没有大宗病例的临床报道。用^{125}I结合外照射治疗胰腺癌的中位生存期为 7～11 个月,与单纯放化疗或术中照射相比,治疗效果无明显优势[57-60]。

（二）重粒子治疗

还有少数医院尝试性地用快中子、质子等重粒子治疗胰腺癌,前者是企图通过中子比常规高能 X 线优越的生物学效应以期得到更好的治疗比,后者期望通过物理学的效应得到更优的治疗比。Cohen 发表了目前最大宗的中子治疗结果,173例胰腺癌患者接受中子治疗,其中106例为单纯快中子治疗,另外 67 例同时接受 5-FU 化疗。快中子的剂量分别为 20、21～23 和 24～25nGy。虽然治疗后大部分患者的症状得到缓解,但是中位生存期仅为 6 个月,并且18% 的患者出现 WHO Ⅲ度以上的晚期并发症并导致 2 人死于治疗相关的并发症。最常见的晚期并发症是发生于治疗后 6～12 个月的胃肠溃疡,如果治疗剂量高于21nGy,并发症的发生率将显著增高。失败原因主要为远处转移,提示与化疗配合进行综合治疗的必要性[61]。RTOG研究组在 1989 年报道了快中子治疗局部晚期胰腺癌的随机分组研究。患者分为单纯接受快中子治疗组（$n = 23$）,快中子与常规射线混合治疗组（$n = 11$）和常规射线治疗组（$n = 15$）。三组的中位生存期依次为5.6个月、7.8 个月和8.3 个月,中位局部控制时间分别为6.7 个

月、6.5个月和2.3个月,虽然常规射线治疗组的局部控制时间低于前两个快中子治疗组,但3组之间的差别无统计学意义。由此显示,与常规射线的治疗结果相比,快中子治疗胰腺癌无明显优势[62]。鉴于以上的结果,近年来欧美国家的研究单位很少继续进行快中子治疗胰腺癌的深入研究。

第三节　放射治疗技术

一、常规体外照射技术

(一)照射前准备和照射体位

患者进行模拟定位前应嘱咐患者喝一定量水,以充盈胃部。以后在每次治疗前,应喝相同量水,使胃的充盈度每次相似。模拟定位和每次治疗体位均为仰卧位,双手上举,抱肘置于额头。

(二)照射范围和照射剂量

胰腺癌术后,应要求手术医生用金属标记物在术中将怀疑未切净的部位或未切除的肿瘤标记下来,以便作为确定术后放射治疗范围的凭证。如果没有或无法放置金属标记物,应根据治疗前的CT、钡餐造影和术中所见来确定照射范围。原则上应使用多野照射技术(三野或四野照射),尽量避免照射肿瘤周围的正常组织和器官,如肾脏、脊髓、肝脏、小肠和胃。外照射的射线一般采用6MV以上的高能X线。首先照射肿瘤侵犯部位、周围转移的淋巴结和可疑有转移的淋巴引流区,剂量为45～50Gy,然后根据术前CT或金属标记范围,给予局部补量到Dt60Gy。

1. 胰头癌的照射范围　如果病变位于胰头,照射野需包括其淋巴引流区,如胰十二指肠淋巴结、肝门区淋巴结、腹腔淋巴结和胰上淋巴结区。因为胰头与十二指肠内侧壁关系极为紧密或有时甚至胰头癌已经侵犯了十二指肠内侧壁,所以十二指肠内侧壁应包括在胰头癌照射的高剂量区内。为包括上述的淋巴引流范围,胰头癌照射范围前后野的上界为胸11椎体的上缘或中1/2椎体,下界为第2或3腰椎椎体下缘;内侧界应包括十二指肠降段(C环),或肿瘤内侧缘向右2～3cm,外侧界在肿瘤外界向外(左侧方向)2～3cm。这样右肾的50%可能在照射范围内,为了保证不损伤肾脏的功能,需保证左肾的2/3在照射

范围外(图8-1)。侧野的边界:上、下界与前后野的上下界相同,侧野的前界应在肿瘤前界前2～3cm,后界应在锥体后1/3左右以避免照射脊髓(图8-2)。由于侧野的照射范围内包括了大部分肝脏和部分双侧肾脏的体积,所以侧野的照射权重应限制在Dt15～18Gy以下。

2. 胰体、尾癌的照射范围　胰体肿瘤有时可

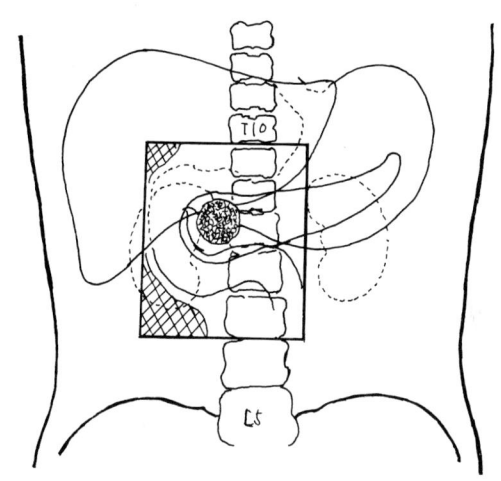

图8-1　胰头癌前后野的照射范围

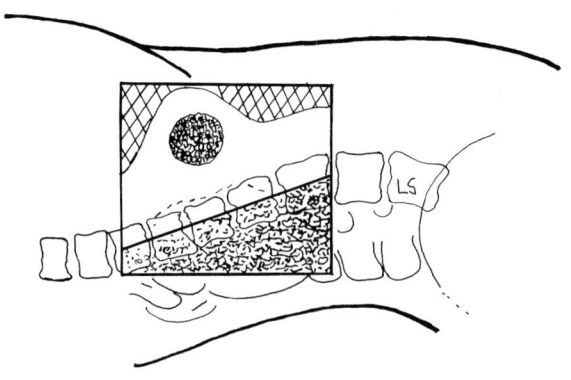

图8-2　胰腺肿瘤放射治疗侧野照射的范围

能位置略高于胰头肿瘤,所以上界按CT所示应高于胸椎11上缘以完全包括肿瘤,下界与胰头肿瘤设野相同。内、外侧界均距肿瘤边缘2～3cm,这样内侧界不必包括胰头/十二指肠降部(C环),就至少避免照射右肾的2/3,但左肾的一半在照射野内(图8-3)。侧野的照射野设计原则与胰头癌相同,最重要的是要使双侧肾脏照射剂量在Dt20Gy以下(见图8-2)。

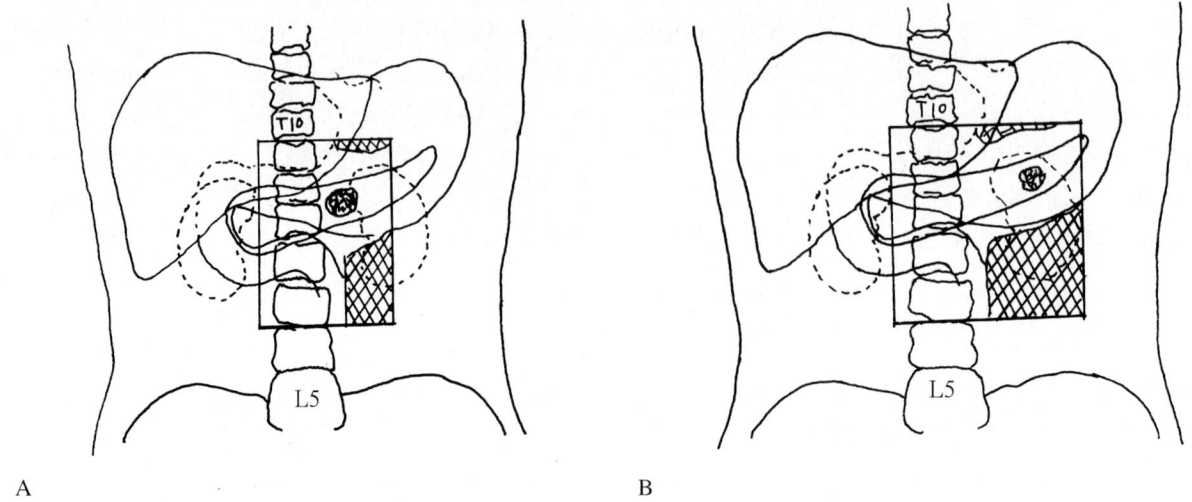

图 8-3 胰体（A）、胰尾（B）肿瘤的照射野

二、三维适形照射/适形调强照射（3D-CRT/IMRT）

近年来随着放射治疗技术的飞速发展，使更多的患者受益于三维适形照射/适形调强照射这一新的照射技术。3D-CRT/IMRT（3 dimentional conformal radiation therapy/intensity-modulated radiation therapy）通过在每一个照射野与肿瘤的形状相一致，使高剂量曲线集中在肿瘤区，从而使肿瘤得到高剂量的照射，而同时可以避免其周围正常组织和器官不必要的照射，因而提高了治疗比，IMRT比3D-CRT的适形度更好，也就是说对正常组织和器官保护得更好。

（一）治疗前的准备和CT模拟定位

为了显示胃和小肠的位置，定位前嘱咐患者分次口服20%泛影葡胺20ml+水1 500～2 000ml，具体如下：在定位前1.5～2小时口服800ml，定位前40分钟～1小时口服500～800ml，做CT模拟定位前口服剩余的200～400ml。患者仰卧位于CT模拟定位机上，双手抱肘置于头上，用真空垫或其他体部固定器进行固定，然后进行CT扫描。扫描范围一般在呼气位的膈顶至第4腰椎椎体下缘，确保肿瘤范围、淋巴引流区和感兴趣的正常组织器官(一般指全部肝脏、双侧肾脏、胃和部分小肠)包括在扫描的范围内，扫描的层距一般为3～5mm。

（二）靶区的勾画及处方剂量

CT模拟定位后图像传输到计划系统，需要医生根据每一层的CT图像对靶区进行确认和勾画。需要勾画的靶区包括：肿瘤区（gross target volume，GTV）、临床靶区（clinical target volume，CTV）、计划靶区（planning target volume，PTV）和危及器官（图8-4 A、B）。根据CT图像或根据术中置放的金属标记勾画GTV（包括原发肿瘤和转移的淋巴结），CTV则为处于不同部位原发肿瘤可能的淋巴引流范围（如胰十二指肠淋巴结区、肝门区、腹腔淋巴结区和肠系膜上动静脉淋巴引流区等），PTV为CTV外放5～10mm，目的是为了克服摆位误差。要勾画的危及器官包括肝脏、双侧肾脏、扫描范围内的脊髓、胃、扫描范围内的小肠。勾画好的靶区、危及器官以及两者之间的关系，可以通过射线方向观（beam's eye view，BEV）来观察。靶区处方剂量的确定与常规技术的外照射相同，即肿瘤和淋巴引流区照射结束后（PTV，Dt45～50Gy），缩野到GTV补量（总剂量Dt60Gy）。危及器官的限量为：脊髓≤40Gy，50%肝脏体积接受的照射剂量≤30Gy，50%双侧肾脏的体积接受的照射剂量≤20Gy。

（三）照射野的设计

用计划系统进行照射野的设计，一般可用共面或非共面技术进行二维或三维的照射野设计，或用IMRT技术设计照射计划。通过BEV显示每

A　　B

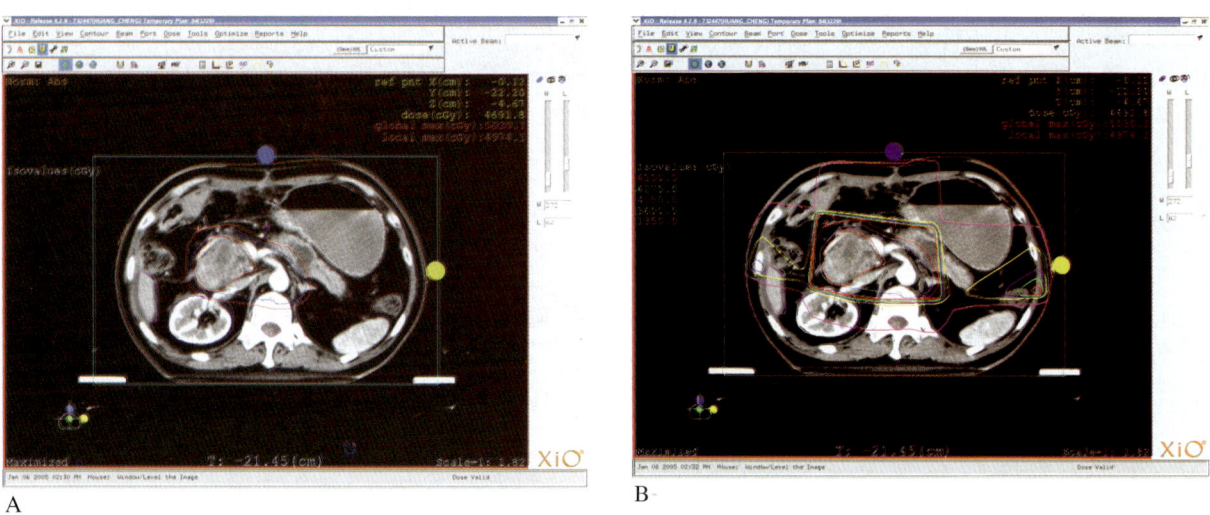

图 8-4　3D-CRT/IMRT 计划中勾画的靶区及危及器官(A)以及等剂量曲线(B)

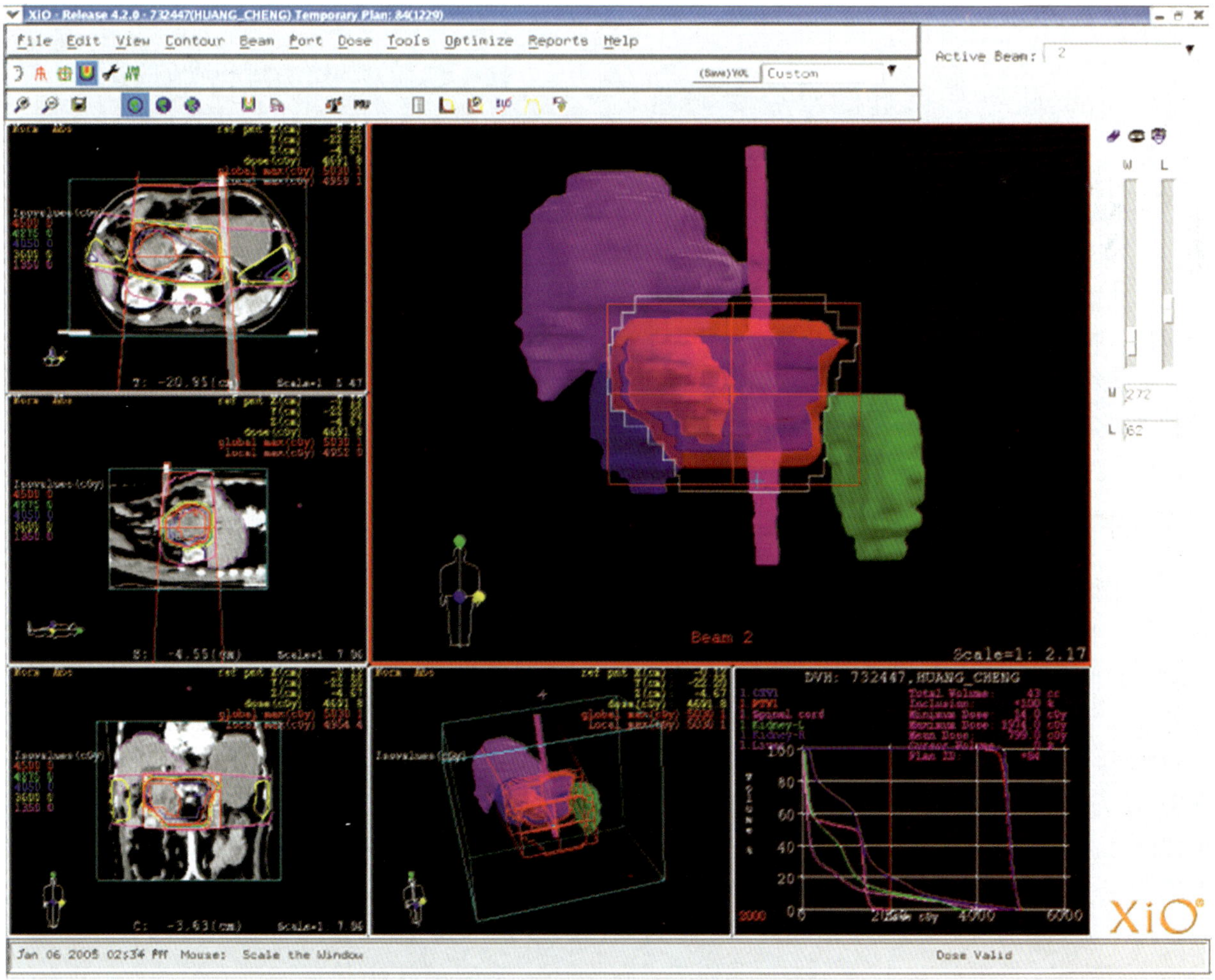

图 8-5　BEV 显示各个治疗野的情况并用剂量－体积直方图（DVH）评价计划

一个投照方向，用多叶光栅设备遮挡不必照射的正常组织或器官，使照射野的形状与该方向上的靶区形状相一致，对靶区和危及器官进行剂量计算并用剂量-体积直方图（dose-volume histogram, DVH）评价，最终得到满意的照射计划（图8-5）。整个3D-CRT/IMRT的设计过程见图8-6。

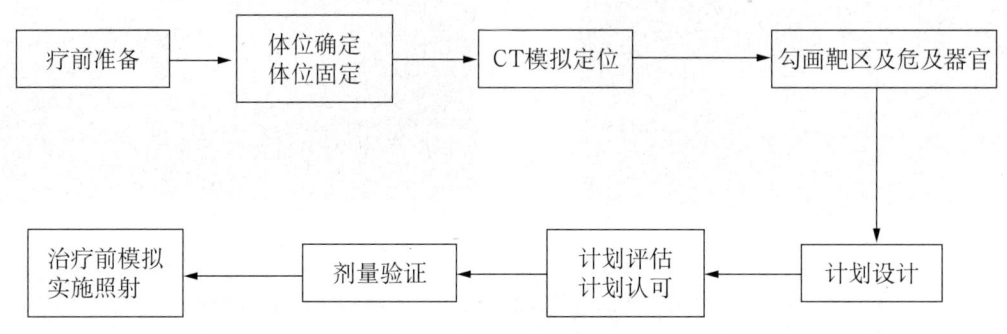

图8-6　3D-CRT/IMRT治疗定位、计划设计和实施的一般进程

第四节　胰腺癌放射治疗今后的研究方向

今后胰腺癌治疗的研究方向包括以下两个方面：①寻求新一代化疗药物与放射治疗的最佳组合；②放射治疗方面，以3D-CRT/IMRT治疗技术为基础，探讨适宜的治疗范围以及适宜的分割方式，以提高肿瘤照射剂量、降低胰腺周围正常组织和器官的受照射剂量，提高患者对治疗的耐受性。

一、选择最优的同步放化疗方案

对于局部晚期不能手术切除的胰腺癌已经确定以5-FU为主的同步放化疗方案为其标准的治疗方案，其他化疗方案与5-FU相比，未显示更优的疗效。近年来，由于新一代化疗药物的出现，如吉西他滨、希罗达、紫杉醇、奥沙利铂、CPT-11和R11577，人们希望可以将新一代化疗药物与放射治疗结合，得到比5-FU为主的同步化放疗更优的效果。目前这一类的研究尚处于临床I/II期试验，初步结果认为放射治疗与这些新一代药物结合，患者的耐受性尚可，无严重毒性反应发生，但是疗效如何尚待III期临床试验的结果。

二、探讨适宜的放射治疗野和适宜的分割方式

既往的放射治疗野不仅要求包括肿瘤区域（原发肿瘤和转移的淋巴结），还要包括相应部位的淋巴引流区，放射范围大，治疗的副作用大，运用同步放化疗后，治疗的副反应更大。有学者认为同步放化疗中出现严重的胃肠道急性或晚期毒性反应归因于放射治疗野过大，同时治疗失败的患者中仅有少数为单纯的野内复发，大多数为远处转移[29]，说明局部治疗并不能阻止肿瘤的转移，故而缩小放射治疗野或降低局部剂量对治疗结果无不良影响[63]，反而可提高治疗的耐受性。目前进行的不能手术切除的胰腺癌治疗的临床研究中，放射治疗多采用3D-CRT/IMRT技术，照射野仅包括病变区。

还有的研究者进行了放射治疗剂量的递增试验。McGinn等[64]在该研究中，使用标准的吉西他滨化疗剂量1 000mg/（m²·周），放射治疗剂量从单次剂量1.6Gy递增到最大单次剂量2.8Gy，相应的总治疗剂量为24～42Gy/3周。在这个研究中放射治疗范围较常规的范围小，仅仅包括病变区和外周1.0cm的范围，不进行周围淋巴结引流区的预防照射，目的是减轻局部治疗反应。作者认为该研究中吉西他滨的毒性反应与其他类似研究

一致，毒性反应程度是可以接受的。

另外，还有其他关于大分割放射治疗与吉西他滨的I/II期临床试验，隔周1次的吉西他滨化疗与放射治疗的联合治疗等临床研究。

参 考 文 献

1. Giffin JF, Smalley SR, Jewell W. et al. Patterns of failure after curative resection of pancreatic carcinoma. *Cancer,* 1990, 66:56-61
2. Ozaki H. Improvement of pancreatic cancer treatment from the Japanese experience in the 1980s. *Int J Pancreatol,* 1992, 12:5-9
3. Tepper J, Nardi G, Sutt H. Carcinoma of the pancreas: review of MGH experience from 1963 to 1973. Analysis of surgical failure and implications for radiation therapy. *Cancer,* 1976, 37:1519-1524
4. Westerndahl J, Andren-Sandberg A, Ihse I. Recurrence of exocrine pancreatic cancer-local or hepatic? *Hepatogastroenterology,* 1993, 40:384-387
5. Whittington R, Bryer MP, Haller DG, et al. Ajuvant therapy of resected adenocarcinoma of the pancreas. *Int J Radiat Oncol Biol Phys,* 1991, 21:1137-1143
6. Willett CG, Lewandrowski K, Warshaw AL, et al. Resection margins in carcinoma of the head of the pancreas. Implications for radiation therapy. *Ann Surg,* 1993, 217:144-148
7. Spitz FR, Abbruzzese JL, Lee JE, et al. Preoperative and postoperative chemoradiation strategies in patients treated with pancreaticoduodenectomy for adenocarcinom of the pancreas. *J Clin Oncol,* 1997, 15:928-937
8. Hoffman JP, Weese JL, Solin LJ, et al. A pilot study of preoperative chemoradiation for patients with localized adcnocarcinoma of the pancreas. *Am J Surg,* 1995, 169:71-77, discussion 77-78
9. Ishikawa O, Ohigashi H, Imaoka S, et al. Is the long-term survival rate improved by preoperative irradiation prior to Whipple's procedure for adenocarcinoma of the pancreatic head? *Arch Surg,* 1994, 129:1075-1080
10. Pisters PW, Abbruzzese JL, Janjan NA, et al. Rapid-fractionation preoperative chemoradiation, pancreaticoduodenectomy, and intraoperative radiation therapy for respectable pancreatic adenocarcinoma. *J Clin Oncol,* 1998, 16:3843-3850
11. Staley CA, Lee JE, Cleary KR, et al. Preoperative chemoradiation, pancreaticoduodenectomy, and intraoperative radiation therapy for adenocarcinoma of the pancreatic head. *Am J Surg,* 1996, 171:118-124, discussion 124-125
12. Hoffman JP, Lipsitz S, Pisansky T, et al. Phase II trial of preoperative radiation therapy and chemotherapy for patients with localized, resectable adenocarcinoma of the pancreas: An Eastern Cooperative Oncology Group study. *J Clin Oncol,* 1998, 16 : 317-323
13. Breslin TM, Hess KR, Harbison DB, et al. Neoadjuvant chemoradiotherapy for adenocarcinoma of the pancreas: treatment variables and survival duration. *Ann Surg Oncol,* 2001, 8 :123-132
14. Kalser MH, Ellenberg SS. Pancreatic cancer: Adjuvant combined radiation and chemotherapy following curative resection. *Arch Surg,* 1985,120: 899-903
15. Gastrointestinal Tumor Study Group. Further evidence of effective adjuvant combined radiation and chemotherapy following curative resection of pancreatic cancer. *Cancer,* 1987, 59:2006-2010
16. Klinkenbijl JH, Jeekel J, Sahmoud T, et al. Adjuvant radiotherapy and 5-fluorouracil after curative resection of cancer of the pancreas and periampullary region-phase III trial of the EORTC Gastrointestional Tract Cancer Cooperative Group. *Ann Surg,* 1999, 230 :776-784
17. Neoptolemos JP, Dunn JA, Stocken DD, et al. Adjuvant chemoradiotherapy and chemotherapy in respectable pancreatic cancer: a randomized controlled trial. *Lancet,* 2001, 358:1576-1585
18. Neoptolemos JP, Stocken DD, Friess H. A randomized trial of chemoradiotherapy and chemotherapy after resection of pancreatic cancer. *N Eng*

J Med, 2004, 350:1200-1210

19. Whittington R, Dobelbower RR, Mohiuddin M, *et al.* Radiotherapy of unresectable pancreatic carcinoma: a six year experience with 104 patients. *Int J Radiat Oncol Biol Phys,* 1981, 7:1639-1644

20. Bosset JF, Pavy JJ, Gillet M, *et al.* Conventional external irradiation alone as adjuvant treatment in respectable pancreatic cancer: results of a prospective study. *Radiother Oncol,* 1992, 24:191-192

21. Foo ML, Guderson LL, Nagorney DM, *et al.* Patterns of failure in grossly resected pancreatic ductal adenocarcinoma treated with adjuvant irradiation +/- 5 fluorouracil. *Int J Radiat Oncol Biol Phys,* 1993, 26:483-489

22. Yeo CJ, Abrams RA, Grochow LB, *et al.* Pancreaticoduodenectomy for pancreatic adenocarcinoma: postoperative adjuvant chemoradiation improves survival. A prospective, single-institution experience. *Ann Surg,* 1997, 225:621-633, discussion 633-636

23. Abrams RA, Lillemoe KD, Piantadosi S. Continuing controversy over adjuvant therapy of pancreatic cancer. *Lancet,* 2001, 358:1565-1566

24. Choti, MA. Adjuvant therapy for pancreatic cancer–The debate continues. *New Eng J Med,* 2004, 350:1249-1251

25. A phase III study of pre and post chemoradiation 5-FU vs pre and post chemoradiation gemcitabine for postoperative adjuvant treatment of resected pancreatic adenocarcinoma. RTOG 97-04

26. Jessup JM, Steele G, Mayer R, *et al.* Neoadjuvant therapy for unresectable pancreatic adenocarcinoma. *Arch Surg,* 1993, 128:559-564

27. Bajetta E, DiBartiolomeo M, Stani SC, *et al.* Cheomoradiotherapy as preoperative treatment in locally advanced unresectable pancreatic cancer patients: Results of a feasibility study. *Int J Radiat Oncol Biol Phys,* 1999, 45:285-289

28. White R, Lee C, Anscher M, *et al.* Preoperative chemoradiation for patients with locally advanced adenocarcinoma of the pancreas. *Ann Surg Oncol,* 1999, 6:38-45

29. Safran H, Moore T, Lannitti D, *et al.* Paclitaxel and concurrent radiation for locally advanced pancreatic cancer. *Int J Radiat Oncol Biol Phys,* 2001, 49:1275-1279

30. Safran H, DiPetrillo T, Iannitti D, *et al.* Gemcitabine, paclitaxel, and radiation for locally advanced pancreatic cancer: A phase I trial. *Int J Radiat Oncol Biol Phys,* 2002, 54:137-141

31. Moertel CG, Childs DS Jr, Reitemeier RJ, *et al.* Combined 5-fluorouracil and supervoltage radiation therapy of locally unresectable gastrointestinal cancer. *Lancet,* 1969, 2:865-867

32. Gastrointestinal Tumor Study Group. Therapy of locally unresectable pancreatic carcinoma: A randomized comparison of high dose (6000 rads) radiation alone, moderate dose radiation (4000 rads + 5-fluorouracil), and high dose radiation + 5-fluorouracil. *Cancer,* 1981, 48:1705-1710

33. Klaassen DJ, MacIntyre JM, Catton GE, *et al.* Treatment of locally unresectable cancer of the stomach and pancreas. A randomized comparison of 5-fluorouracil alone with radiation plus concurrent and maintenance 5-fluorouracil–an Eastern Cooperative Oncology Group study. *J Clin Oncol,* 1985, 3:373-378

34. Gastrointestinal Tumor Study Group. Treatment of locally unresectable carcinoma of the pancreas: comparison of combined-modality therapy (chemotherapy plus radiotherapy) to chemotherapy alone. *J Natl Cancer Inst,* 1988, 80:751-755

35. Gastrointestinal Tumor Study Group. Radiation therapy combined with adriamycin or 5-fluorouracil for the treatment of locally unresectable pancreatic carcinoma. *Cancer,* 1985, 56:2563-2568

36. Li CP, Chao Y, Chi KH, *et al.* Concurrent chemoradiotherapy treatment of locally advanced pancreatic cancer: Gemcitabine versus 5-fluorouracil, a randomized controlled study. *Int J Radiat Oncol Biol Phys,* 2003, 57:98-104

37. NCCN Clinical Practice Guidelines in Oncology. Version 2004

38. Abe M, Takahashi M, Yabumoto E, *et al.* Clinical

experience with intraoperative radiotherapy of locally advanced cancer. *Cancer*, 1980, 45:40-48
39. Zerbi A, Fossati V, Parolini d, *et al*. Intraoperative radiation therapy adjuvant to resection in the treatment of pancreatic cancer. *Cancer,* 1994,73 :2930-2935
40. Reni M, Panucci MG, Maria Ferreri AJ, *et al*. Effect on local control and survival of electron beam intraoperative irradiation for respectable pancreatic adenocarcinoma. *Int J Radiat Oncol Biol Phys,* 2001, 50 : 651-658
41. Kawamura M, Dataoka M, Fujii T, *et al*. Electron beam intraoperative radiation therapy (EBIORT) for localized pancreatic carcinoma. *Int J Radiat Oncol Biol Phys*, 1992, 23:751-757
42. Staley CA, Lee JE, Cleary KR, *et al*. Preoperative chemoradiation, pancreaticoduodenectomy, and introoperative radiation therapy for adenocarcinoma of the pancreatic head. *Am J Surg,* 1996, 171:118-125
43. Nishimura Y, Hosotani R, Shibamoto Y, *et al*. External and intraoperative radiotherapy for respectable and unresectable pancreatic cancer: Analysis of survival rates and complications. *Int J Radiat Oncol Biol Phys,* 1997, 39:39-49
44. Pisters PWT, Abbruzzese JL, Janjan NA, *et al*. Rapid-fractionation preoperative chemoradiation, pancreaticoduodenectomy, and intraoperative radiation therapy for respectable pancreatic adenocarcinoma. *J Clin Oncol,* 1998, 16:3843-3850
45. Kasperk R, Klever P, Andreopoulos D, *et al*. Intraoperative radiotherapy for pancreatic carcinoma. *Br J Surg*, 1995, 82:1259-1261
46. Sindelar WF. Clinical experience with regional pancreatectomy for adenocarcinoma of the pancreas. *Arch Surg,* 1989, 124:127-132
47. Dobelbower RR, Merrick HW, Khuder S, *et al*. Adjuvant radiation therapy for pancreatic cancer: A 15-year experience. *Int J Radiat Oncol Biol Phys,* 1997, 39:34-37
48. Garton GR, Gunderson LL, Nagorney DM, *et al*. High-dose preoperative external beam and intraoperative irradiation for locally advanced pancreatic cancer. *Int J Radiat Oncol Biol Phys,* 1993, 27: 1153-1157
49. Dobelbower PR, Konski AA, Merrick HW, *et al*. Intraoperative electron beam radiation therapy (IOEBRT) for carcinoma of the exocrine pancreas. *Int J Radiat Oncol Biol Phys*, 1991, 20 :113-119
50. The Gastrointestinal Tumor Studay Group. A multi-institutional comparative trial of radiation therapy alone and in combination with 5-fluorouracil for locally unresectable pancreatic carcinoma. *Ann Surg*, 1979, 189 : 205-208
51. Mohiuddin M, Regine WF, Stevens J, *et al*. Combined intraoperative radiation and perioperative chemotherapy for unresectable cancers of the pancreas. *J Clin Oncol,* 1995, 13 : 2764-2768
52. Roldan GE, Gunderson LL, Nagorney DM, *et al*. External beam versus intraoperative and external beam irradiation for locally advanced pancreatic cancer. *Cancer*, 1988, 61 : 1110-1116
53. Crane CH, Abbruzzese JL, Evans DB, *et al*. Is the therapeutic index better with gemcitabine-based chemoradiation than the 5-fluorouracil-based chemoradiation in locally advanced pancreatic cancer? *Int J Radiat Oncol Biol Phys*, 2002, 52: 1293-1302
54. Sindelar WF, Kinsella TJ. Randomized trial of introperative radiotherapy in unresectable carcinoma of the pancreas. *Int J Radiat Oncol Biol Phys*, 1986, 12 : 148
55. Tepper J, Noyes D, Krall J, *et al*. Introperative radiation therapy of pancreatic carcinoma: A report of RTOG 85-05. *Int J Radiat Oncol Biol Phys*, 1991, 21:1145
56. Crane CH, Beddar AS, Evans DB. The role of intraoperative radiotherapy in pancreatic cancer. *Surg Oncol Clin N Am*, 2003, 12:965-977
57. Peretz T, Nori D, Hilaris B, *et al*. Treatment of primary unresectable carcinoma of the pancreas with I-125 implantation. *Int J Radiat Oncol Biol Phys*, 1989, 17 : 931-935

58. Shipley WU, Nardi GL, Cohen AM, *et al*. Iodine-125 implant and external beam irradiation in patients with localized pancreatic carcinoma. *Cancer,* 1980, 45:709-714
59. Morrow M, Hilaris B and Brennan MF. Comparison of convensional surgical resection, radioactive implantation, and bypass procedures for exocrine carcinoma of the pancreas. *Annals of Surgery,* 1984, 199:1-5
60. Whittington R, Solin L, Mohiuddin M, *et al*. Multimodality therapy of localized unresectable pancreatic adenocarcinoma. *Cancer,* 1984, 54: 1519-1998
61. Cohen L, Hendrickson FR, Lennox AJ, *et al*. Pancreatic cancer: treatment with neutron irradiation alone and with chemotherapy. *Radiology,* 1996, 200 : 627-630
62. Thomas FJ, Krall J, Hendrickson F, *et al*. Evaluation of neutron irradiation of pancreatic cancer: Results of a randomized Radiation Therapy Oncology Group clinical trial. *Am J Clin Oncol,* 1989, 12 : 283-289
63. McGinn CJ, Zalupski MM. Radiation therapy with once-weekly gemcitabine in pancreatic cancer: current status of clinical trial. *Int J Radia Oncol Biol Phys,* 2003, 56(Suppl4):10-15
64. McGinn CJ, Zalupski MM, Shureiqi I, *et al*. Phase I trial of radiation dose escalation with concurrent weekly full-dose gemcitabine in patients with advanced pancreatic cancer. *J Clin Oncol,* 2001, 19: 4202-4208

第九章 胰腺癌的内科治疗

李叔宁 张兴人 王建元 杨建良 石远凯

第一节 总 论

胰腺癌的发病率近年来呈上升趋势。欧美的发病率为8～12/10万，据美国肿瘤协会（ACS）统计，2000年胰腺癌新发病28 300例，死亡28 000例，居恶性肿瘤死亡率的第4位，2002年新发病人增至33 000例。我国11个试点市县1988～1992年间肿瘤发病和死亡调查的结果显示，胰腺癌的发病率，男性为0.7～8.0/10万，居第8位，死亡率居第5～6位；女性为0.4～6.4/10万，居第11位，死亡率居第7～8位，大城市发病率高于农村。胰腺癌的生物学特点是死亡率高，早期出现严重的体重下降、代谢异常，甚至恶病质，是当今治疗最为困难、预后最差的恶性肿瘤之一。

可喜的是近20年来对胰腺癌的认识和治疗已取得了一些进展，主要包括：①手术死亡率下降，术后30天内死亡率由70年代的25%下降到1%～5%，越来越多的病人接受了手术，进而能够有机会接受辅助治疗；②对各种病理类型的理解更加充分，除了典型腺癌外，还可以区分出预后较好的和较差的类型，前者包括囊腺癌、黏液性囊腺癌、导管内乳头状黏液瘤、实性假乳头状瘤，后者包括产脂肪酶的腺泡癌、髓样癌、巨细胞样未分化癌，对这些病理类型的区分避免了分析结果时的混乱，可以准确地比较治疗效果；③现已认识到壶腹癌的预后与胰体尾癌的预后不同，由于后者发病率的限制，临床辅助治疗的研究应集中于壶腹癌；④对预后因素的认识，除了病理类型、起源部位是影响预后的主要因素外，其他主要有：肿瘤内含不良成分，淋巴结转移，切缘情况，肿瘤大小，术中失血；⑤使用5-FU单药和多药方案化疗的Ⅱ/Ⅲ期研究资料明显增加；⑥使用以影像学为基础的定位方法制定放疗计划，模拟CT定位有利于术后放疗的靶区更加精确，更符合病人的个体化；⑦以吉西他滨为基础的全身化疗及放疗增敏，比5-FU产生了有统计学意义的生存优势；⑧分子靶向治疗的应用引起了新的兴趣，如抗血管生成、EGFR、突变的 *ras* 基因等；⑨疫苗为基础的免疫治疗Ⅰ、Ⅱ期临床研究的开展等。

一、治疗原则

目前胰腺癌总的1年生存率为19%，5年生存率约4%。Bramhall[1]报告了13 560例，长期生存不到0.2%。尽管经各国学者多年的努力，疗效仍没有明显提高。胰腺癌首选的治疗方法为手术切除，手术相关死亡率现已降至5%左右，根治术后的5年生存率0～15%，国内报道平均生存期为17.6个月。但是胰腺癌早期发现很困难，诊断时仅有15%～20%的患者能够手术切除，40%为局部晚期，40%已有远处转移。而肉眼认为手术切除者，25%~60%镜下切缘为阳性，切缘阳性者术后生存期不到1年，与未切除而行姑息性化疗者相似。事实上，无论切缘阳性与否，单纯手术的疗效都很差，大部分根治术后病人都会复发，复发率与切除的程度无关。术后失败的原因主要是腹腔内特别是上腹部的微转移灶，其中局部复发率50%~86%，腹膜后种植率40%，肝转移率60%~90%，提示获得长期生存最重要的前提是彻底地清除局部肿瘤。另外，仅有局部复发而无远处播散的病例不到20%。这些结果说明既要治疗局部，又要兼顾远处播散，术后辅助治疗对改善长期生存至关重要。

辅助治疗的目的是清除亚临床病灶。在Ⅱ、Ⅲ期直肠癌，Ⅲ期结肠癌以及各期胃癌的前瞻性随机研究中辅助治疗已获得了成功，术后的局部控制率和生存有明显的改善，尤其是胃腺癌，得到了1级证据的支持，其治疗方案为化疗和上腹部放疗。但多年来，胰腺癌辅助治疗的作用仍未明确，存在的主要问题包括：①对转移癌缺乏有效的化疗药物；②放疗与化疗的综合模式和新技术的应用；③足量化疗和上腹部放疗的安全问题；④1985年美国胃肠肿瘤研究组（GITSG）发表的胰腺癌辅助治疗结果的合理性；⑤欧洲与美国的研究结果的差异。能够证实辅助治疗对胰腺癌的有效性将是生物学和临床的重要里程碑。

病变广泛的晚期胰腺癌，以改善生活质量为目的，可采取姑息手术、化疗、中医药、生物治疗等综合手段，并积极利用放疗、镇痛药物、营养药物等对症支持治疗。

二、内科治疗的作用

（一）术后辅助化疗

对胰腺癌有效的化疗药物有：5-FU、MMC、STZ、ADM、CCNU、IFO、EPI等。早期的几个研究中[2]（包括两个随机对照研究）采用FM（5-FU+MMC）或FAM（5-FU+ADM+MMC）方案治疗根治性切除术后的病人，没有发现单纯辅助化疗对生存率有益。

20世纪60年代就提出用5-FU和外照射作为术后辅助治疗的基础。5-FU单药或多药联合方案能够安全方便地与上腹部的放疗（50~54Gy）联合使用。GITSG[3-5]的结果提示放化疗联合的疗效优于单纯化疗，但并没能回答是否术后辅助治疗优于不治疗。1985年由GITSG[6]完成了第一个术后辅助治疗与无辅助治疗的前瞻性随机对照研究：对照组术后无辅助治疗，研究组术后给予放疗和5-FU单药化疗，并且在放疗完成后每周5-FU化疗1次，持续2年或直至疾病进展。研究组2年总生存率（overall survival，OS）为43%，对照组为18%，5年OS为18%和8%。该结果显示辅助治疗能够延长生存期，但此研究也成为争论的焦点，引起了广泛的兴趣和讨论，其主要缺陷是在7年中只收集了不到50例病人，病例数太少，这个缺陷使之不能成为以后临床研究的基础。以后Yeo等[7]的随机对照研究再次显示术后治疗组明显优于不治疗组。这两个研究的结论支持胰腺癌术后进行辅助化放疗。

然而欧洲的两个研究对使用5-FU为基础的化疗作为辅助治疗提出了质疑。欧洲肿瘤研究与治疗协作组织（EORTC）的胃肠道肿瘤协作组（GTCCG）[8]进行了一个随机研究，术后辅助治疗组与对照组的中位生存期和2年生存率并无差别。而另一个是欧洲胰腺癌研究组的随机对照研究ESPAC-1[9]，计划入选600例，比较放疗联合5-FU、单独化疗、或无辅助治疗的效果。2001年发表了该研究的初步结果，提示联合化放疗组不如单独化疗组，放疗的加入可能有害。这个结果引起了特别关注，由于该研究的设计中没有专门考察放疗的问题，采用的很多标准与北美的研究不同，而且该研究的随机性不好，所以还不能据此下结论。目前该放化疗联合组已经被关闭，单独化疗和无治疗组仍在继续（ESPAC-3），未来辅助治疗的命运可能就有赖于这个研究的结果。

回顾辅助治疗的研究，结论是：无论是否联合放疗，至今还没有肯定术后辅助化疗有益。辅助化疗只用于临床研究，不主张常规使用。

（二）术前（新辅助）治疗

理论上术前治疗有以下优点：①术前局部供氧好，肿瘤对治疗敏感；②不会因为术后恢复期而延迟化放疗；③术前治疗可降低分期，提高切净率；④几周的术前治疗后可使亚临床播散灶显现出来，25%的病人疗后重新分期可发现肝转移，使这部分病人避免了无意义的手术；⑤通过术前化放疗观察病灶变化,以此判断肿瘤对化放疗的敏感程度。

M.D.Anderson肿瘤中心1992年首先报道在术前给予50.4Gy的放疗,同时给予5-FU,由于胃肠道反应较多见,接受治疗的患者约1/3需住院,以后的研究[10]中减少了照射量(30Gy),结果显示术前化放疗的耐受性良好,与术后治疗比较,术前组提高了切除率,降低了分期,但在局部控制率,局部、远处转移率及生存期方面均无差异。

目前的结论是:术前化放疗对手术的完成无不良影响,似乎能够减少淋巴结的转移率,但对局部控制率和生存率无影响,术前辅助治疗目前还缺乏前瞻性的随机对照研究资料。

(三)不能切除的局部晚期胰腺癌

不能切除的局部晚期胰腺癌是指病变范围包括胰腺、邻近的区域淋巴结、肠系膜上静脉,相邻脏器,或者病变范围能够进入10cm×10cm的放射野内。诊断时此类病人大约占全部胰腺癌的40%。

局部晚期胰腺癌的标准治疗方案是放疗联合5-FU化疗。20世纪80年代已有几组研究显示放化疗联合的生存期优于单纯放疗或化疗,能够延长生存期[4,5,11]。

(四)复发、转移的晚期胰腺癌

对于复发、转移的病人,至今大部分研究表明化疗对延长生存期的影响很小,胰腺癌仍是化疗耐药的肿瘤,没有标准的治疗方案。此类病人往往伴有严重的疾病相关症状,如疼痛、体力衰弱、体重下降、厌食、恶心等,因此提高生活质量是治疗的主要目的。

早期Ⅰ、Ⅱ期研究5-FU单药的有效率为15%~20%,缓解期短,仅3~6个月。事实上从没有证据能促使5-FU成为晚期胰腺癌的标准治疗,近10年来的几个随机[12-15]研究均显示5-FU的缓解率低,并不优于最好的支持治疗(best support care,BSC)。

大部分的联合方案是以5-FU为基础的,近期有效率优于单药5-FU,但对生存期的影响无差异。早期应用最广泛的是FAM(5-FU+ADM+MMC)、SMF(STZ+MMC+5-FU)以及后来含有DDP的FP(5-FU、DDP)、FSP(5-FU、STZ、DDP)方案等,有效率(response rate,RR)为0~43%。而Ⅲ期研究表明[13-15],联合化疗的疗效并不优于单用5-FU,仅改善了RR,但中位生存期无差异,而且增加了毒性。总之,目前还没有证据任何联合方案在生存率方面优于5-FU单药。

化疗是否能改善生存?在含有无治疗对照组的随机研究中,在20世纪70~80年代完成的研究[16-19]未显示联合化疗对生存有益,两个近期的小组病例研究[20,21]中则显示化疗能够延长中位生存期3.5~4.4个月,相对于无治疗者2~4个月的中位生存期,这样短的生存期延长也是有意义的。

结论:①化疗对晚期胰腺癌自然病程没有大的影响,由于资料有限,晚期胰腺癌目前没有标准方案;②没有可靠的证据显示多数病人能从姑息化疗中受益,少数开放设计的研究发现有20%~35%临床获益,通常时间较短;③近期完成的随机研究方法学较为完善,提示晚期胰腺癌的治疗效果有限,姑息化疗的给予应有选择性,建议病人最好参加有对照的临床研究,还需要开发新的方案或治疗概念。

(五)化疗对生存质量/临床获益的影响

Cullinan[22]最早在1985年提出对晚期胰腺癌做姑息性治疗的疗效评价应包括体力状态、体重、疼痛及其他相关症状的改善,这些指标可以作为治疗后临床受益的评判因素。Anderson在1994年提出了临床受益反应(clinical benefit response,CBR)评估标准,至少下列一项指标好转并持续4周或以上,并且无任一指标恶化:①镇痛药用量减少≥50%;疼痛强度减轻≥50%;体力状况改善≥20分;②镇痛药用量、疼痛强度及体力状况稳定,非体液潴留的体重增加≥7%,持续4周或以上。新药吉西他滨(以及其他一些药物)尽管对生存期的改善不明显,但按照此标准评价则显示了明显的疗效。

至今为止,包括生存质量(quality of life,QoL)结果的研究很少。Palmer[20]的随机研究观察了化疗对病人焦虑和抑郁的影响,发现进入化疗组时抑郁就已经减轻。Glimelius[21]的随机研究中使用EORTC-QLQ-C30问卷对QoL进行了评价,在情感功能、疼痛、疲倦、食欲和呼吸困难指标上,化疗组的评分高。治疗组的QoL改善优于对照组,化疗组保持高QoL的时间比对照组更长。晚期病人化疗有利于QoL和症状控制,一般20%~35%的病人得到一过性改善。

（六）新药的研究

近年出现的新药如紫杉类、喜树碱类、草酸铂、吉西他滨等均有用于治疗胰腺癌的临床研究，疗效正在评价中，其中疗效最肯定的是吉西他滨，其他新药也多与吉西他滨组成联合方案进行研究。

1. 吉西他滨 单药吉西他滨对病人的缓解率并不优于其他药物，而肿瘤稳定率明显优于5-FU[12,23-28]。已有很多研究证实了吉西他滨单药的活性，对初治以及5-FU耐药的晚期胰腺癌的生存和QOL都有益处，能明显改善患者的症状，药物的Ⅲ/Ⅳ度毒性反应少见。遗憾的是从没有做过吉西他滨与BSC对照研究。不过根据吉西他滨与5-FU或金属蛋白酶抑制剂比较的Ⅱ/Ⅲ期随机研究（这些药物的活性低，疗效类似于BSC），吉西他滨组生存期明显延长，显示了吉西他滨对生存的正面影响，因而形成了将吉西他滨作为治疗新标准的趋势。

体外研究显示吉西他滨与5-FU、DDP等对多种肿瘤具有协同细胞毒作用。近年来各种吉西他滨和5-FU联合方案的临床研究迅速增加，总的RR为3.7%～25%，中位生存期4.4～10.3个月。吉西他滨联合5-FU口服制剂（希罗达，UFT）的初步[29,30]结果显示疗效与吉西他滨/5-FU持续输注方案相似。有两个随机研究[31,32]显示无论给药方式如何，吉西他滨联合5-FU并不优于吉西他滨单药，只是有改善生存期的倾向。Colucci[33,34]等的Ⅱ期、Ⅲ期研究显示吉西他滨与DDP的联合方案能够改善RR，但DDP的加入同时也增加了骨髓抑制和胃肠道毒性，目前还缺乏生存期的结果，并不推荐用于常规治疗。吉西他滨与其他新药的联合，包括与放疗、生物靶向药物的联合是近年研究的热点，但目前多数为Ⅰ/Ⅱ期研究，显示了较好的耐受性和疗效，确切的结果有待于开展Ⅲ期研究。

2. 奥沙利铂 奥沙利铂与多种抗肿瘤药物具有协同或相加作用，对5-FU和顺铂耐药的细胞株，奥沙利铂仍能发挥与5-FU的协同抗癌活性。

奥沙利铂与5-FU联合方案的RR为11%[35]，总生存期增加到8.5个月，提示奥沙利铂与抗代谢药物联合有协同作用。在2001年美国临床肿瘤学会（ASCO）年会上报道了两个多中心的Ⅱ期临床研究[36,37]。采用吉西他滨+奥沙利铂（GEMOX）方案或5-FU+LV+吉西他滨+奥沙利铂（FOLFU-GEMOX）方案，总RR 28.6%～29%，CR（完全缓解）11%，与吉西他滨/DDP联合疗效相似，耐受性良好。表明奥沙利铂联合吉西他滨的有效率高于吉西他滨单药，临床受益反应率高，耐受性好，将是治疗晚期胰腺癌的主要选择方案。而2004年ASCO会议报告的研究显示吉西他滨加入奥沙利铂并没有改善预后[38]。

3. 多西紫杉醇 多西紫杉醇单药治疗胰腺癌的RR 0～6%，中位生存期4～9个月，吉西他滨联合多西紫杉醇的Ⅰ/Ⅱ期临床研究中[39]，RR 5.5%～28%，疾病稳定率27.5%～92%，中位生存期5.7个月（4.7～6.1个月），显示有效，但生存期不优于吉西他滨单药。目前还没有Ⅲ期研究的资料。初步研究显示术前给予多西紫杉醇联合吉西他滨及放疗能够耐受并提高切除率[40]。

4. 伊利替康 伊利替康（Irinotecan）联合吉西他滨有剂量依赖性的协同作用。伊利替康治疗胰腺癌的报告较少，单药伊利替康的RR 9%～19%。与吉西他滨联合的RR 15%～20%，中位生存期6个月[41,42]。联合方案与吉西他滨单药比较的Ⅲ期研究正在进行中。正在进行的还有与5-FU/LV、泰素帝等联合方案的研究。

5. 希罗达 希罗达单药[43]CBR 24%，总有效率9.5%，SD 40%。临床前研究中希罗达和吉西他滨表现出协同抗癌活性。希罗达联合吉西他滨的Ⅰ/Ⅱ期研究中[44,45]RR是29%～33%，耐受性良好。目前ECOG和英国癌症研究组正分别进行Ⅲ期临床研究，比较希罗达和吉西他滨联合方案与吉西他滨单药的疗效。体外实验中希罗达与放疗、奥沙利铂具有协同作用，一些小组临床研究[46,47]也发现它们的联合治疗耐受性及有效率均较满意，值得进一步研究。

6. 培美曲塞（Pemetexed，ALIMTA） 培美曲塞是礼来公司开发的多靶点抗叶酸药物。体外研究中与吉西他滨有协同作用，单药有临床活性。与吉西他滨联合的RR 12.8%，SD（疾病稳定）59%，至进展时间3.6个月，与单药吉西他滨的比较正在研究中。

（七）生物免疫治疗及靶向治疗

生物免疫治疗和靶向治疗是近年来最为活跃

的研究领域，已经进入临床研究的药物有很多，如金属蛋白酶抑制剂、法尼基转移酶抑制剂、小分子细胞周期调节剂Ucn-01及抗肿瘤物质（antineoplaston）、核糖核酸还原酶抑制剂3-AP、环氧化酶（COX-2）抑制剂塞来昔布、EGFR单抗西妥昔单抗（cetuximab，C-225）、VGFR单抗贝伐单抗(Avastin)、HER-2跨膜蛋白抗体群司珠单抗等。另外还有肿瘤疫苗、IFN-α、腺病毒介导的TNF基因治疗等多种方法也在进行临床试验。在一个大的随机研究中[48]金属蛋白酶抑制剂与吉西他滨比较，生存期不优于吉西他滨。法尼基转移酶抑制剂与单药吉西他滨比较的随机II期研究，无进展生存及肿瘤稳定率均不如吉西他滨。生物靶向药物与化放疗联合治疗也是一个研究方向。吉西他滨联合抗EGFR单抗西妥昔单抗，肿瘤稳定率可达51%。群司珠单抗与吉西他滨联合对HER-2/neu阳性的病人，PR达24%，影像学缓解或CA19-9下降＞50%者47%。

尽管如此，目前也还没有哪种药物能够获得突破性的进展，无论当前的何种治疗手段，对晚期胰腺癌的疗效均很差，生存率很难有大的提高，这就促使我们必须另辟蹊径，寻找全新的治疗途径。预计胰腺癌的治疗还将会需要相当长时间的探索。

（石远凯　杨建良）

第二节　胰腺癌的化学药物治疗

一、概　述

胰腺癌是危害人类健康的常见恶性肿瘤，占全部恶性肿瘤的3%[49]。胰腺癌的发病率与死亡率非常接近。胰腺癌的主要治疗手段是手术切除，由于胰腺的解剖位置，胰腺癌早期诊断很困难。不幸的是，在过去的40年，只有为数不多的病人可能从根治性手术切除（改良Whipple术式）获得益处。70%～80%的胰腺癌病人在诊断时，由于病变为局部晚期或出现远处转移而失去手术切除的机会。晚期胰腺癌病人预后很差，中位生存时间通常不超过6个月，只有极少数的病人能带瘤稳定生存。90%病人在治疗后1年内死亡。根治性手术、放疗或化疗（单药或联合方案）未能明显改善病人生存率。

二、胰腺癌的治疗原则

胰腺癌化学药物治疗（化疗）有以下方式，即：术前化疗（新辅助化疗）、辅助化疗和姑息性化疗。对不同临床分期胰腺癌选用不同的化疗方式。

I期胰腺癌约占所有胰腺癌的20%，采用手术切除治疗。完全手术切除的病人5年生存率为15%～20%，最终病人会出现局部复发或远处转移。但I期病人术后辅助治疗有争议，很少有临床研究数据支持此期病人术后接受辅助化疗。

在1987年，胃肠研究组（Gastrointestinal Study Group）证明手术＋放疗（40Gy）＋5-FU优于单独手术组。但随后的欧洲肿瘤研究和治疗协作组织（European Organisation for Research and Treatment of Cancer，EORTC）临床研究未能证明此结果[50]。在2001年11月发表的一项临床研究显示辅助化疗可能对病人有益，此结果提示可选择吉西他滨进行术后辅助化疗。根据B级循证医学的证据，术后5-FU＋放疗可能作为某些病人个体化治疗的选择[9]。

IIA期胰腺癌大多数从技术角度无法手术切除，根据C级循证医学证据，标准治疗方法为胰腺切除术。与I期相似，辅助化疗或5-FU＋放疗的辅助治疗是有争议的。根据I级循证医学证据水平，对无法手切除但无远处转移的病人可选择5-FU＋放疗[5]。

IIB期胰腺癌中只有很有限的病人可接受根治性胰腺切除。根据C级循证医学证据，选择5-FU＋放疗＋姑息性胆管和（或）肠道改道术是标准的治疗方法。化放疗（4000cGy＋5-FU静脉推注）疗效优于单一放疗，而放疗优于化疗，但单一放疗仅能缓解症状，对生存无明显改善[4]。

III期胰腺癌由于病变侵犯血管而无法手术切除。根据II级循证医学证据水平，放疗＋5-FU有较小但明显的生存优势[4, 5]。

IV期胰腺癌预后较差，根据I级循证医学证据水平，吉西他滨或5-FU治疗是合理的治疗选择[14]。

三、常用化疗方案

在过去5-FU是治疗胰腺癌最常用的药物，其他药物与5-FU相比，未能提高肿瘤缓解率。胰腺癌病人常因为体重减轻、体力状态较差、严重疼痛、出现黄疸和肝转移、生活质量较差，因此在胰腺癌的治疗中，肿瘤内科专家希望能通过化疗在降低肿瘤负荷的同时，最大限度缓解病人的症状，提高病人的生活质量，改善病人的生存。在胰腺癌的化疗中，常用的药物主要为GEM（有效率5.4%~11%），5-FU（0~12.5%），MMC（27%），Streptozocin（11%），ADM（8%），IFO（6%~22%），CPT-11（9%~10%），TPT（0~10%），TXT（20%）。除GEM业已证明可改善生活质量，其他药物临床验证有效率较低，可重复性差，且未能改善病人的生活质量[51]。

1994年，美国和欧洲曾先后有两组多中心Ⅱ期临床研究，Casper等人[24]入选44例初治胰腺癌病人，选择GEM 800~1500mg/m²，每周1次，连用3周，休息1周，部分缓解率为11%（5/44例），14例稳定时间超过4个月，中位生存时间5.6个月，1年生存率23%。Carmichael等人[25]入选34例晚期胰腺癌，部分缓解率6.3%（2/32例），中位生存时间6.3个月。虽然这两项临床研究客观有效率不高，但研究者发现即使无肿瘤客观缓解病人的症状却可得到缓解和改善。

1997年，Burris等人在JCO发表有关吉西他滨治疗晚期胰腺癌的Ⅲ期临床研究，首次提出CBR的概念（CBR，clinical benefit response，临床获益反应），证明与5-FU相比，吉西他滨有较高的客观有效率，改善病人的生活质量，延长病人的生存，1年生存率有所提高。从此，有关胰腺癌的药物治疗进入了全新的阶段。

（一）GEM（吉西他滨）单药和以GEM为主的联合方案

晚期胰腺癌目前仍不可治愈，对这些病人治疗重点应放在缓解病人的症状，提高病人的生活质量。所以根据GEM对胰腺癌有较佳的姑息治疗的疗效，以及毒性反应轻微的特点，临床研究中把GEM的临床获益率作为主要观察项目。治疗研究新药计划（TIND，treatment investigational new drug program）采用疾病相关症状改善（DRSI，disease-related symptom improvement）作为观察指标[28]。DRSI的定义为①疼痛评分改善、镇痛分级降低、躯体状态评分（KPS）改善20分以上；②如果前三项稳定，与基线值相比体重（净重）增加7%以上。TIND研究中，4周期GEM治疗后，DRSI为18.4%，客观有效率中，CR1.4%，PR10.6%，中位生存时间4.8个月，1年生存率15%。另外两项临床研究采用临床反应受益率（CBR）作为临床主要观察项目。CBR评价分为有效和无效，有效的主要标准包括疼痛评分降低>50%、镇痛药物用量降低>50%和KPS提高20%以上；次要标准为体重增加7%以上。主要标准中只要有一项有效，其他两项稳定，则评价为有效。主要标准中有一项无效，则评价为无效。三项主要指标稳定，次要指标有效，即为有效。在胰腺癌治疗中CBR是一项重要的评价指标。GEM因可改善病人的生活质量被美国FDA在1997年批准上市治疗胰腺癌。

其他Ⅱ期临床研究取得了相似的结果。Crino等[52]对26例初治和7例5-FU治疗后的病人进行GEM的安全性和疗效分析。ORR12%（均为PR），15例稳定，14例进展。中位生存时间33周，18例病人症状得到改善。Aykan等[53]以GEM治疗晚期胰腺癌有效率为14%。Manzano等[54]选择GEM治疗初治胰腺癌，CBR27%，而Petrovic等临床研究的CBR为33%。Karasek等[27]采用GEM 1 000mg/m²，每周1次，连用3周，休息1周，PR为12%（12例），SD46%（46例），CBR27%。Ulrich-Par等[55]采用高剂量GEM治疗43例胰腺癌病人，GEM剂量为2 200 mg/m²，第1天和第15天，总有效率为21%，1例CR（2%），8例PR（19%），18例SD（42%），中位进展时间5.3个月，中位生存时间8.8个月，1年生存率26.3%，CBR44%（16例），中位CBR时间27周。Fink等[56]采用强的松保护下试图提高GEM的剂量强度，研究结果表明，最大耐受剂量为2 600mg（1 688 mg/m²），剂量超过1 000 mg/m²未显示优势。分别有2例CR和PR，中位生存时间7个月，1年生存率38%。

1. GEM + DDP 在临床前研究中，GEM与DDP具有协同抗肿瘤活性，Heinemann等[57]采用GEM 1 000 mg/m²，第1、8、15天，顺铂50 mg/m²，第1天和第15天，每28天重复，41例病人中，总有效率为11.5%，中位生存时间8.3个月，Ⅲ/Ⅳ度白细胞降低分别为29%和6%，Ⅲ/Ⅳ度血小板减少分别为16%和13%，Ⅲ/Ⅳ度贫血发生率为13%和0。Philip等用同样的治疗方案，总有效率为36.4%，其中2例CR，6例PR，中位生存时间7.4个月。Li等[58]比较了GEM单药与GEM+DDP联合化疗，中位生存时间（MST）和中位进展时间（TTP）GEM单药组分别为4.6个月和2.8个月，联合组为5.6个月和2.8个月；CBR分别为36%和29%；有效率分别为12%和10%。Colucci等[59]进行了随机比较GEM和GEM+DDP的研究，治疗方案为：GEM单药组1 000 mg/m^2，每周1次，连用7周，休息1周；GEM+DDP组，GEM剂量同单药组，DDP 25 mg/m^2，每周1次，连用7周，休息1周；之后每周1次，连用3周，每4周为一周期。单药组总有效率为10%，CBR为45%（10/22例），联合组有效率31%，CBR 38%。王兴元等[60]对42例中晚期胰腺癌病人采用Colucci相同的治疗方案，单药组有效率为6.7%，联合组有效率为10%，CBR分别为76%和80%，1年生存率为21%。与国外相似临床研究相比，客观有效率较低。作者认为，治疗晚期胰腺癌的客观有效率和CBR，GEM单药与GEM+DDP方案相比无显著性差别，晚期胰腺癌病人GEM基础上联合DDP会加重病人胃肠道反应，影响病人对治疗的耐受性。建议选择GEM单药或联合其他毒性较低的药物如5-FU或草酸铂。Viret等[61]报告GEM 1 000 mg/（m^2·W），连用3周，DDP 60 mg/m^2，第15天，每4周重复，或GEM单药1 000 mg/m^2，连用7周休息1周，之后每周1次，连用3周休息1周。联合组中位TTF为65天，单药组为76天；中位OST分别为241天和201天；联合组PR 7%，SD 48%，单药组分别为5%和46%。作者认为GEM联合DDP未能提高疗效，主张单药治疗胰腺癌。

以往化疗强调药物剂量强度，但是过高的剂量强度会增加毒性反应，使病人生活质量有所下降，加之胰腺癌病人体力状态较差，因此有些学者对胰腺癌的化疗药物剂量强度进行了探讨。Waterston等[62]选择GEM 1 000 mg/m^2，第1、8天，DDP 60 mg/m^2，第1天，每21天重复，而未采用GEM 1 250 mg/m^2，DDP 70～80 mg/m^{2}的剂量强度的方案，结果发现，25/28的病人（89%）疼痛未加重，21例病人（77%）体重增加至少10%或体重稳定，13例低蛋白血症中8例（29%）蛋白水平有所改善或稳定，12例病人（43%）CA19-9降低>50%，9例病人为CR或PR，12例病情稳定。并有3/28例的肿瘤期别降低并成功接受胰腺切除。此方案血液学毒性反应轻微，93%出现Ⅰ/Ⅱ度贫血，Ⅲ/Ⅳ度的发生率仅为2%；46%的病人出现Ⅰ/Ⅱ度白细胞降低，Ⅲ/Ⅳ度白细胞降低仅为17%。此外，此方案的治疗费用仅为标准治疗方案的1/3，而且目前病人中位生存时间超过11个月。

目前GEM是治疗胰腺癌的标准化疗药物，根据药代动力学原则，最优化的GEM静脉滴速有助于提高疗效。GEM标准治疗方法为静脉滴注大于30分钟，根据GEM作用机制，固定剂量滴速[10 mgmg/(m^2·min)]具有药代动力学优势，可能提高疗效。在一项Ⅰ期临床研究中[63]，固定剂量滴速[10 mgmg/(m^2·min)]能够保持GEM具有稳态的血药浓度26.5 nmol/L，足以保持dFdCTP在细胞中最大浓度，相对提高GEM的剂量强度从而提高疗效。有作者建议延长给药时间或采用固定剂量滴速方法治疗晚期胰腺癌。Tempero等[64]进行GEM标准静脉滴注30分钟与固定剂量滴速[10 mg/(m^2·min)]比较的Ⅱ期临床研究，病人随机进入GEM每周2 200 mg/m^2 30分钟和每周1 500 mg/m^2，滴速为10 mg/(m^2·min)，每周1次，连用3次，4周重复。标准滴速和固定剂量滴速有效率分别为2.7%和16.6%。标准滴速组中位期生存和1年生存率为4.7个月和0，而固定剂量滴速组中位生存期和1年生存率为6.1个月和23%。

Ko等[65]采用GEM 1 000 mg/m^2[滴速10 mg/(m^2·min)]和低剂量DDP 20 mg/m^2，第1、8天，每21天重复。17/35例病人（48.6%）CA19-9降低50%，8/41例（19.5%）客观疗效为MR/PR。Geliber等[66]报告GEM治疗40例晚期胰腺癌，给予GEM 1 000 mg/m^2[10 mg/(m^2·min)]，每周1次，连用7周，之后每周1次，每4周连用3周。6/38例病人疗效评价为PR，7例为MR，13例为SD，12例为PD。ORR（ITT）为15%。CBR为44%（14/32），17/25（68%）CA19-9降低大于25%。中位TTF和中位TTP分别为17周和19周。中位生存期为40周。1年生存率为25%。作者认为采用固定剂量滴速的方法可提高GEM的治疗指数。

胰腺癌可切除病例仅为11%～24%，提高手术切除率可改善病人的生存。术前化疗可能提高手术切除率,进而提高病人的生存率。Palmen[67]报告50例病人接受2周期新辅助化疗,24例病人随机接受 GEM 1 000 mg/m², 每周1次,共6周,26例接受 GEM 1 000 mg/m² + DDP 25 mg/m² 每周1次的治疗。27例(54%)手术切除,分别为单药组9例(38%)和联合组18例(69%),1年生存率分别为单药组46%,联合组61%。

2. 5-FU + DDP 有学者发现5-FU具有时间药效学特点,而且5-FU + DDP可延长病人无进展生存时间。Levi等[68]对5-FU时间调节法和持续静脉滴注基础加或不加DDP进行研究,加DDP组使中位PFS由2.1个月提高到3.2个月,中位生存期由5.4个月提高到8.3个月。5-FU单药持续静脉滴注和时间调节法的中位生存时间分别为6.1个月和6.7个月。DDP降低进展机会44%,降低死亡机会20%。但加用DDP明显增加Ⅲ/Ⅳ度毒性反应。作者认为5-FU基础上加用DDP可延长胰腺癌病人的无进展生存,有改善生存的趋势。5-FU常用的给药方法为:1 000mg/(m²·d)或400~500mg/(m²·d)连用5天。另外一种胸苷酸合成酶抑制剂Tomudex,虽然抑制胸苷酸合成酶作用强于5-FU,但在临床研究中有效率令人失望,只有2/42例[69]。

3. GEM+5-FU 自从1957年上市以来,5-FU一直是治疗消化道肿瘤有效的药物。醛氢叶酸可增加5-FU与TS酶以及四氢叶酸三聚体的结合,可增强5-FU的细胞毒作用。在GEM进入临床前,是一种有效的治疗胰腺癌的药物。有些作者对GEM + CF + 5-FU方案进行临床研究。CF/5-FU采用De Gramont或AIO的方法,GEM剂量为1 000~1 500mg/m²,第3天给药,每2周重复。总生存时间8个月,Ⅲ/Ⅳ度中性粒细胞降低发生率为22.6%,Ⅲ/Ⅳ度血小板减少发生率6%。根据5-FU的生物学特性,人们主张持续静脉滴注,认为可提高疗效。Dicostanzo等[26]对85例晚期胰腺癌进行GEM单药与GEM + 5-FU联合方案的比较,其中64例可评价疗效。GEM单药有效率为10%,联合组有效率为19%,两组治疗失败时间为13周。

Poyzos等[70]的临床研究显示,GEM + CF + 5-FU方案的CBR率为50%,有效率(PR)为20%,1年生存率为25%,无Ⅲ/Ⅳ度毒性反应,有30%病人出现Ⅱ度白细胞降低和Ⅱ度腹泻。

Lencionic等[71]进行I/II期临床研究,GEM 1 000mg/m², CF 250 mg/m²和5-FU 1 400~2 000 mg/m²持续静脉滴注,第1、8、15天,每28天重复。在21例可评价疗效病人中,CR和PR各为1例。但Oettle等[72]进行的II期临床研究中,GEM 1 000 mg/m², CF 200mg/m²和5-FU 750 mg/m²持续静脉滴注,每周1次,连用4周,休息2周,毒性反应轻微,无需降低剂量,未见有效病例。

(1)如何合理安排GEM与5-FU和CF给药顺序才能发挥最大的效果,Castellan等[73]进行了确定最佳给药顺序的临床研究,一组GEM在第1天给药,并于5-FU/CF之前使用;另一组,GEM则在5-FU/CF之后,第3天给药。GEM剂量为1 000~1 250 mg/m², CF 200 mg/m², 5-FU 400 mg/m²静脉推注和600 mg/m²持续静脉滴注,第1和2天。总有效率为19.3%,CBR为50%,中位生存期8.5个月,两组客观疗效无差别,GEM在5-FU/CF后给药,毒性反应发生率较高。

(2)GEM与持续静脉滴注5-FU的联合方案:Hidalgo等[74]对GEM + 静脉推注5-FU和GEM+持续静脉滴注5-FU进行了比较。GEM 700~1 000 mg/m²,每周1次,连用3周,5-FU 200 mg/m²持续静脉滴注,每4周重复,剂量限制性毒性为中性粒细胞降低。客观有效率为19.2%,其中CR 1例,PR 4例,CBR为45%(10/26例),中位生存期10.3个月,1年生存率39.5%。同样,Borner等进行了相同的临床研究,有效率为25%,MR率25%。Anchisi等[75]采用GEM 1 000 mg/m²第1、8天,5-FU 200 mg/m²持续静脉滴注第1~15天,每3周重复,总有效率为25%,中位生存期为21周。

Riedel等[76]采用不同的给药计划,GEM 1 000 mg/m², 30分钟静滴,5-FU 2 000 mg/m² 24小时持续静滴,第1、8、15天,每28天重复,有效率为14%(2/14例),SD 50%(7/14例),1年生存率为36%。

Shulman等[77]进行II期临床研究,GEM 600 mg/m²,第1、8、15天,5-FU 200 mg/m²持续静脉滴注第1~21天,每28天重复,总有效率为13%,中位生存时间8个月。

Rodrique-lescure等[78]采用GEM 800~1 400

mg/m² 和 5-FU 3 000 mg/m² 48 小时持续静脉滴注，每周 1 次，连用 3 周，每 4 周重复，总有效率为 19%，其中 1 例 CR，3 例 PR。

（3）GEM 与每周静脉推注 5-FU 的联合方案：Cascinu 等[79]采用每周 GEM 和每周静脉推注 5-FU 的治疗方法，GEM 1 000 mg/m² 和 5-FU 600 mg/m²，每周 1 次，连用 3 周，休息 1 周，每 4 周重复，2/54 例为 PR，中位生存期为 7 个月。Berlin[80]采用同样的治疗方法，总有效率为 14%，中位生存期为 4.3 个月，1 年生存率为 8.6%。Pastoreli 等[81]的临床研究中，总有效率为 13%，体力改善率为 69.9%，中位生存期 7.5 个月。

4. GEM + 草酸铂　动物试验证明[82]GEM + 草酸铂具有抗肿瘤的协同作用。根据临床前资料，先用 GEM 24 小时后再用草酸铂，对肿瘤有明显的协同治疗作用[83]，对胰腺癌采用序贯给药方法，分别为 GEM 第 1 天，草酸铂第 2 天，或草酸铂第 1 天，GEM 第 2 天，进行药代动力学研究，剂量为 GEM 1 000 mg/m²［滴速 10 mg/(m²·min)］，草酸铂 100 mg/m² 静滴 2 小时，每 2 周重复。有效率为 30%，CBR 为 50%，中位 PFS 和 OS 时间分别为 5.5 个月和 9.5 个月，1 年生存率为 40%。对不同给药顺序进行的药代动力学研究显示两组间没有差别，作者认为，GEM + 草酸铂作为胰腺癌一线化疗方案，不同的给药顺序对药代动力学指数无明显影响。

（1）GEM + 草酸铂是治疗 GEM 耐药胰腺癌有效方案：GEM 是治疗胰腺癌的标准药物，但对 GEM 耐药的晚期胰腺癌如何进行治疗，一直是人们期待解决的问题[84]。van Laethen 等[85]对此进行了 GEM + 草酸铂方案的 II 期临床研究。共有 30 例 GEM 治疗后进展的病人入组。治疗方案为 GEM 1 000 mg/m²［静脉滴注 100 分钟，10 mg/(m²·min)］第 1 天，草酸铂 100 mg/m² 静脉滴注第 2 天，每 2 周重复。30 例可评价病人中，7 例（23.3%）为 PR，SD 持续 8 周的病人为 10 例（30%），SD 持续少于 8 周 1 例，PD 11 例（36%），中位缓解时间 5 周，中位 TTP 4 个月，中位生存期 4 个月，CBR 为 16/31（51.6%）。作者认为，对标准 GEM 治疗耐药的晚期胰腺癌，GEM + 草酸铂是耐受良好的有效方案。

（2）GEM + 草酸铂（GemOx）、GEM + 希罗达（CapGem）和希罗达 + 草酸铂（CapOx）三组方案的比较[47]：A 组希罗达 1 000 mg/m²，1 天 2 次，第 1～14 天，草酸铂 130 mg/m² 静脉滴注第 1 天；B 组希罗达 825 mg/m² 1 天 2 次，第 1～14 天，GEM 1 000 mg/m² 静脉滴注第 1、8 天；C 组 GEM 1 000 mg/m² 静脉滴注第 1、8 天，草酸铂 130 mg/m² 第 8 天，三组均为每 3 周重复。作者认为毒性反应轻微，是耐受良好的化疗方案。

5. GEM + 多西紫杉醇联合方案　GEM 单药治疗胰腺癌，客观缓解率较低。最近对紫杉类药物有进一步的研究。在体外，半合成的紫杉类药物多西紫杉醇对胰腺癌细胞有明显的抑制作用。Rougier 等[86]报告多西紫杉醇治疗晚期胰腺癌有效率为 29%。但毒性反应较重，17 例病人均发生 III/VI 度粒细胞降低，13% 病人出现浮肿。随后紫杉醇具有相似的疗效。Fahlke 等[87]希望 GEM 联合多西紫杉醇能提高胰腺癌的缓解率。GEM 1 000 mg/m² 和多西紫杉醇 35 mg/m² 每周 1 次，连用 3 周，休息 1 周，每 4 周重复。总有效率为 20%，1 例为完全缓解（1.8%），10 例为部分缓解（18.2%），稳定为 50.9%，25.5% 病人肿瘤进展，中位生存时间为 8.1 个月，1 年生存率为 29%。

Kakolyris 等[88]采用 GEM 1 000 mg/m² 第 1、8 天，多西紫杉醇 100 mg/m² 第 8 天，每 21 天重复，27 例病人中，PR 7.4%，CBR 43.7%（7/16），中位生存时间为 7 个月。非血液学毒性轻微，III/IV 度血液学毒性包括中性粒细胞降低（10.5%）和血小板降低（7.9%）。

在 Cascinu 等[89]进行的 II 期临床研究中，最大耐受剂量 GEM 1 000 mg/m² 第 1、8 天，多西紫杉醇 70 mg/m² 第 8 天，27 例病人中，只有 1 例 PR，3 例 CBR。中位生存时间为 5.4 个月。

Clark 等[90]进行 GEM + 多西紫杉醇的临床研究中，24 例病人有效率为 8%，毒性反应明显。而采用每周方案的治疗方法，病人耐受性较好，疗效较佳。

Lueck 等[91]采用 GEM 800～1 000 mg/m²，多西紫杉醇 35 mg/m² 每周 1 次，有效率 23%（3/13 例），剂量限制性毒性为 III/IV 度胃肠道反应和中性粒细胞降低。

（1）GEM + 多西紫杉醇联合方案同步放化疗：Pipa 等[92]认为多西紫杉醇和 GEM 是治疗胰腺癌的有效药物，而且是放疗增敏剂，同时确定了与放疗同步治疗时GEM的最大耐受剂量。对GEM＋多西紫杉醇→GEM＋放疗进行II期临床研究。多西紫杉醇65 mg/m^2（静脉滴注时间大于1小时），GEM 1 000 mg/m^2（静脉滴注时间大于30分钟）第1、15、29天，在第43天进行放疗（D$_t$ 50.4Gy）＋ GEM 500mg/m^2 静滴30分钟，1周2次，共12次。之后病人进行重新分期和考虑是否手术切除，共有24例入组，毒性反应包括III度呕吐、脱水、疲乏、低蛋白血症水肿，7例出现III/IV度血液学毒性，无粒细胞减少所致发热病例。19例可评价疗效病人中，有效率为57%（7/19），其中1例为CR，无一例病人出现局部进展，14例病人接受手术切除，11例病人为切缘阴性。

(2) GEM＋多西紫杉醇作为胰腺癌的新辅助化疗方案：Gnent对61例局部晚期胰腺癌进行GEM＋草酸铂新辅助化疗的II期临床研究。GEM 800～1 000mg/m^2，多西紫杉醇25～45mg/m^2，第1、8、15天，每4周重复，术前化疗2～3周期。化疗后，48/61例（79%）成功手术切除，所有切除均为根治术。经过中位时间32个月的随访，48例中36例生存，1年生存率为85%，预计3年生存率为69%。接受新辅助化疗手术切除病人的OS和DFS明显优于未接受化疗的病人。作者认为无法手术切除的胰腺癌接受GEM＋多西紫杉醇新辅助化疗明显降低肿瘤期别，5个病人中有4例可手术切除，生存明显延长。

6. GEM与伊立替康（CPT-11）的联合方案 近年来进行拓扑异构酶抑制酶治疗胰腺癌的研究，Topotecan对胰腺癌没有明显疗效，在一项EORTC的临床研究，CPT-11治疗34例胰腺癌，有效率为3/34例。有作者选择GEM＋CPT-11作为一线方案治疗晚期胰腺癌，Stathopoulos等[42]采用GEM 900mg/m^2 第1、8天，CPT-11 300 mg/m^2 第8天，每21～28天重复，PR为15%（3/20）。Rocha Lima等[41]采用GEM 1 000mg/m^{2}和CPT-11 100mg/m^2 第1、8天，每21天重复，总有效率20%，中位生存时间6个月。III/IV度毒性反应包括中性粒细胞降低（13.3%和2.2%）、血小板降低（6.7%和2.2%）、呕吐（2.2%和2.2%）和腹泻（6.7%和0）。

(1) 固定剂量滴速（FDR，fixed-dose-rate）GEM＋CPT-11方案：GEM FDR 增加细胞内GEM，因而与标准静滴方法相比，有更好的疗效。

GEM和CPT-11有相加或协同作用，很少或无重叠毒性。Sun等[93]报告了GEM＋CPT-11的I期临床研究。GEM按照10 mg/(m^2·min)进行剂量爬坡，之后CPT-11静滴60分钟，第1、8天，每21天重复。在GEM 1 000 mg/m^2、CPT-11 100 mg/m^{2}剂量水平时，虽未达到最大耐受剂量，但出现剂量限制性毒性，主要为IV度粒细胞减少和III血小板降低。17例病人中，4例为PR，9例为SD。此项临床研究结果令人鼓舞。

(2) GEM＋DDP，GEM＋多西紫杉醇和GEM＋CPT-11的比较：

Kulke等[94]对比较3项常用化疗方案的CALGB98904 II期临床研究进行总结，病人随机分为4组，A组：GEM 1 000 mg/m^2 第1、8、15天，DDP 50mg/m^2 第1、15天，每28天重复；B组：GEM 1 500 mg/m^2（FDR）第1、8、15天，每28天重复；C组：GEM 1 000 mg/m^2 第1、8、15天，多西紫杉醇40mg/m^2 第1、8天，每21天重复；D组：GEM 1 000 mg/m^2 第1、8天，CPT-11 100 mg/m^2 第1、8天，每21天重复。4组方案中，毒性反应有所不同，中性粒细胞降低发生率GEM＋DDP组最高为51%，GEM＋CPT-11组最低为11%，贫血发生率GEM＋DDP最高为18%，血小板减少发生率GEM＋DDP组最高为45%，腹泻发生率GEM＋CPT-11组最高为20%。

7. GEM＋S-1治疗转移性胰腺癌 S-1是5-FU的前药，在体内释放5-FU，提高疗效降低毒性反应。Nakamura等[95]报告GEM＋S-1治疗转移性胰腺癌的I/II期临床研究。I期临床研究确定的推荐II期剂量为S-1 60 mg/(m^2·d) 口服，第1～14天，GEM 1 000 mg/m^2，第8、15天，每21天重复。1例（7%）CR，6例（40%）PR，4例（27%）SD，PD 4例（27%），总有效率为47%。III/IV度白细胞降低29%，中性粒细胞降低35%，贫血12%，血小板降低18%。作者认为，GEM＋S-1是耐受良好且有效的胰腺癌化疗方案。

(二) CPT-11

有作者试图采用非GEM的药物治疗胰腺癌。Funakoshi等[96]选择初治的转移性胰腺癌给予CPT-11 100 mg/m^2 静滴90分钟，第1、8、15天，每4周重复，10/37例（27%）PR，中性粒细胞减少、腹泻和呕吐是最常见的不良反应，中位生存期为7.3个月。作者认为CPT-11是治疗胰腺癌的有效药物。

1. CPT-11 + 5-FU/CF治疗化疗抗拒的胰腺癌 Ng等[97]认为CPT-11是治疗胰腺癌的有效药物，与5-FU有协同作用，因此进行了CPT-11 + 5-FU/CF 2周方案的II期临床研究。CPT-11 180 mg/m^2，CF 125 mg/m^2，5-FU 400 mg/m^{2}静脉推注，之后1 200 mg/m^{2}48小时持续静脉滴注，每2周重复。15例病人入组，13例可评价疗效，13例接受过GEM单药或联合化疗，9例接受过5-FU化疗方案，5例病人接受过二线以上的化疗。结果：38%SD，其中3例CA19-9降低大于30%，6例病人进展。中位无治疗失败生存（FFS）为76天，中位生存期97天，中位稳定期181天。50%病人出现III/IV中性粒细胞降低，14%出现III度粒细胞降低所致的脓毒血症。4/11例病人疼痛得到控制，3/4例病人体重减轻得到改善。

2. CPT-11 + 多西紫杉醇治疗晚期胰腺癌 CPT-11和多西紫杉醇是新的治疗胰腺癌的有效药物，临床前证据显示多西紫杉醇与CPT-11具有协同作用而毒性反应没有重叠。Burtness等[98]认为，多西紫杉醇35 mg/m^{2}和CPT-11 50 mg/m^2，第1、8、15、21天，每35天重复，是安全、耐受性良好的方案，并进行了II期临床研究。结果显示，7/33例（21.2%）病人PR，1例为CR（3%），总有效率24.2%，稳定率为39.4%（13/33），中位生存期8.7个月。CR病人在34个月随访时仍存活，化疗后11.5个月，PET检查无复发证据。作者认为CPT-11/多西紫杉醇每周方案是治疗晚期胰腺癌有希望的有效方案。

四、肿瘤疫苗

MUC-1是一种跨膜蛋白，在许多肿瘤细胞上存在过度表达。MUC-1联合自体树突细胞可增强抗肿瘤免疫功能，诱导MUC-1特异性CD4+和CD8+T淋巴细胞。MUC-1联合自体树突细胞治疗胰腺癌是安全免疫疗法。

五、砷剂

在体外，三氧化二砷对胰腺癌具有明显的抑瘤作用。Aklilu等报告三氧化二砷治疗GEM耐药的胰腺癌，未见客观疗效，但治疗方法安全，毒性反应较低，需要进一步研究。

六、胰腺癌的靶向治疗

近年来，胰腺癌的全身治疗有了较大的进步，随着对肿瘤分子生物学理解的深入，人们试图另辟蹊径，提高疗效和降低毒性反应。在早期的临床研究中，肿瘤坏死因子和干扰素未能提高疗效。目前，研究重点多放在抑制与肿瘤生长、增殖、血管生成和浸润相关的信号传导途径。

（一）法尼基转化酶抑制剂

胰腺癌经常发生ras基因突变，可通过抑制转录后处理抑制Ras基因蛋白。

（二）群司珠单抗

30%~40%的胰腺癌有HER-2/neu过度表达，进行群司珠单抗+GEM联合治疗胰腺癌的临床研究。

（三）抗血管生成因子

1. GEM + 沙利度胺（thalidomide） 尽管接受标准的GEM治疗，转移性胰腺癌中位生存期仅为4~6个月，90%胰腺癌有K-ras突变，因而造成VEGF的过度表达，而沙立度胺是免疫调节剂，并具有抗血管生成作用，有作者选择GEM+沙利度胺，希望能提高疗效。Maples等[99]报告II期临床研究结果，GEM 1 000 mg/m^2，第1、8、15天，每28天重复，沙利度胺每天由200 mg/m^{2}升至最大耐受剂量。3/21例PR，3/21例SD，5/21例PD；CBR 35%；中位生存期183天；9/27例生存期大于6$^+$个月，4例生存超过1年；中位TTP 112天；55%病人CA19-9降低大于50%。作者认为，与GEM单药的历史资料相比，GEM + 沙利度胺是一项有希望的联合治疗方案，可延长TTP和提高CBR有效率。

2. 贝伐单抗（Bevacizumab）+ GEM II期临床研究

胰腺癌血管内皮细胞生长因子（VEGF）和受体过度表达。临床前研究显示，抗VEGF抗体抑制胰腺癌细胞生长，增强GEM抗肿瘤活性。VEGF表达量与胰腺癌病期相关，影响胰腺癌病人的生存。贝伐单抗10mg/d，GEM 1 000mg/m^2，第1、15天，42例可评价疗效病人中，PR21%，SD45%[100]。

（四）表皮生长因子受体单克隆蛋白 C225

C225与细胞毒药物具有协同作用，从MD-Anderson癌症中心得到的资料[101]，C225与GEM具有相加作用。Xiong等[102]应用西妥昔单抗（Cetuximab, C225）合并GEM治疗41例晚期胰腺癌，PR 12.2%（5/41例），1年无进展生存率12%，总生存率39%。Porlerfield等[103]报告埃罗替尼（Tarceva）+GEM治疗14例胰腺癌，PR 7%，SD 63%。

（五）基质金属蛋白酶抑制剂

合成的MMPIs包括Bimastat和Marimastat。Marmastat为口服的抑制剂，现选择胰腺癌进行评价疗效。

（六）Cox-2抑制剂塞来昔布（Celecoxib）

Marini等[104]报告塞来昔布+GEM治疗32例晚期胰腺癌，临床收益率46%，1年生存率36%。

七、晚期胰腺癌病人的治疗策略

晚期胰腺癌病人体力状态较差，治疗目的在于改善病人的生活质量，减轻病人的症状。全身化疗一方面可明显改善病人的生活质量，但同时会因为药物毒性反应影响病人对治疗的耐受性。对体力较佳的病人，全身化疗是合理的选择，但GEM+5-FU、GEM+DDP和GEM+L-OHP三个方案疗效和毒性反应比较如何？从目前资料，GEM+L-OHP可能是较佳的化疗方案。而对体力较差的病人，可选择GEM或其他药物单药化疗、最佳支持治疗、靶向治疗或激素疗法。对化疗后复发或进展后的胰腺癌如何选择治疗，建议可选GEM+L-OHP、GEM+DOC、GEM+CPT-11等方案。无法手术切除的胰腺癌预后很差，所以提高手术切除率非常重要，选择GEM+L-OHP和GEM+DOC作为术前化疗可提高手术切除率。对胰腺癌应进行术后辅助化疗的研究，明确术后辅助化疗的价值。

目前，GEM是标准的治疗胰腺癌药物，但需要注意的是GEM可改善病人的生活质量，客观有效率不高。随着人们对胰腺癌分子生物学理解的深入，寻求更具疗效的新药应是今后努力的重点。

（王兴元）

第三节 胰腺癌的生物治疗

胰腺癌是目前预后较差、死亡率极高的肿瘤。绝大多数患者就诊时已是胰腺癌的中晚期，并失去了手术切除的机会。胰腺癌应用手术、化疗和放疗三大常规疗法治疗的5年生存率不足5%，因此亟须寻求新的、有效的治疗方法。近些年肿瘤的生物治疗研究已有了长足的进步。新的抗肿瘤免疫疗法、基因疗法、抗血管生成、肿瘤特异的增殖病毒等新方法的研究报道层出不穷。对于胰腺癌生物治疗的难度较高，治疗需要慎重。胰腺与乳腺、前列腺等不同，它是人体内不可缺少的重要器官，不可以实行针对胰腺组织特异性的攻击。目前，人们针对胰腺癌的生物治疗已开展了广泛的探索性实验研究，也进行了众多临床研究，并取得了一定进展，为胰腺癌的治疗点燃了新的希望。

一、细胞因子治疗

伴随着分子生物学技术的发展，人们可以将生物体内微量的难以提取的细胞因子应用基因工程手段进行工业化生产，所以这些重组蛋白成为新一代的生物药品。

细胞因子主要由机体免疫细胞及体细胞产生的，许多细胞因子具有免疫调节功能。其中与抗肿瘤治疗相关的细胞因子主要有白细胞介素（IL）、干扰素（IFN）、肿瘤坏死因子（TNF）、集落刺激因子（CSF）等几大类型。除少数细胞因子如IFN和TNF有直接抑制肿瘤作用外，绝大多数的细胞因子是通过免疫调节作用间接地产生抗肿瘤作用。还应注意到细胞因子往往具有多重效应，参与多种生理和病理过程，如感染、炎症、组织损伤等。有些因子虽然具有增强抗肿瘤免疫作用，甚至进入临床Ⅰ、Ⅱ期研究，但由于其产生的严重毒副作用而被中止了临床研究，如IL-1、TNF-α、IL-12。目前应用于肿瘤临床治疗取得疗效的细胞因子主要为IFN-α、IFN-γ、IL-2、GM-CSF等。由于IL-12具有明显的增强抗肿瘤免疫效应，目前又恢复了临床研究。我国研究人员也对减弱毒性的突变型TNF-α进行了临床研究，但尚无对胰腺癌治疗的研究报道。

干扰素（interferon）是较早用于临床治疗肿瘤的基因工程药物。干扰素可分为α、β和γ。IFN-α和β以前称为Ⅰ型干扰素，主要由白细胞、成纤维细胞等在细菌、病毒等刺激下产生。IFN-α由166~172个氨基酸的亚型组成，无糖基，分子量约为19kD。IFN-β是含166个氨基酸的糖蛋白，分子量为23kD。IFN-α、β有广谱抗病毒作用，促进多数细胞主要组织相容性复合体Ⅰ类分子的表达，提高巨噬细胞、NK细胞、细胞毒性T细胞（CTL）抗肿瘤作用。IFN-γ以往称为Ⅱ型干扰素，主要由活化T细胞和NK细胞产生。IFN-γ成熟分子是由143个氨基酸组成的糖蛋白，以同源双体形式存在，分子量为40kD。它可上调多种细胞主要组织相容性复合体Ⅰ类和Ⅱ类分子表达，上调血管内皮细胞间黏附分子-1的表达。干扰素对多种肿瘤近期疗效较好，如毛细胞白血病、慢性髓样细胞白血病、淋巴瘤、Kaposi肉瘤、皮肤癌、肾细胞癌、神经胶质瘤和骨髓瘤等。干扰素可抑制肿瘤细胞增殖，诱导NK、细胞毒性T细胞等杀伤细胞，协同IL-2增强淋巴因子活化的杀伤细胞（LAK）活性，上调抗原递呈细胞或肿瘤细胞MHCⅠ类分子表达（IFN-γ可同时上调MHCⅠ类分子和Ⅱ类分子表达），增强免疫效应。

IFN-α在胰腺癌的临床治疗中的疗效不很显著，但与化疗联合应用时可显著提高疗效。Scott Wadler等报道应用IFN-α联合化疗(5-FU)治疗胰腺癌的临床Ⅱ期研究[105]，在21例胰腺癌患者中1例（5%）部分缓解（PR），11例（52%）病情稳定(SD)，中位生存期13个月。Dippold报道5-FU，叶酸（folinic acid，FA）和IFN-α2a联合应用治疗晚期胰腺癌，8例（14%）PR，8例（14%）MR，28人（49%）SD[106]。

白细胞介素2（IL-2）是由T细胞、NK细胞分泌，最初称为T细胞生长因子(T cell growth factor, TCGF)，分子量15.5kD，它可促进CTL、NK细胞增殖，提高杀伤靶细胞的细胞毒效应，在体外诱导淋巴因子活化的杀伤细胞(LAK)，并促使它们产生IFN-γ、TNF-α；促B细胞增殖、分化、分泌免疫球蛋白；高剂量IL-2可活化巨噬细胞。体内给予高剂量IL-2通常引起体温升高和血管渗漏综合征（vascular leak syndrome, VLS）等副作用。在胰腺癌的治疗中，单纯IL-2难以产生抗肿瘤效果。Abdel-Wahab M等将IL-2与化疗联合应用，采用动脉导管输入法治疗已失去手术机会的晚期胰腺癌，结果联合治疗组与单纯化疗组相比明显减轻了疼痛，增加了体重，免疫指标提高。肿瘤显著缩小，中位生存期从对照组的5.6个月提高到11.9个月[107]。

Lygidakis NJ等应用IL-2、IFN-γ联合化疗进行区域治疗不能手术切除的胰腺导管癌[108]。结果联合治疗组的中位生存期可达14.1个月（n=17），对照组仅为4.5个月。其中有8例病人经免疫化疗后，肿瘤又可以切除，再次开腹探查时未见肿瘤，并且其中6例术后3年仍无瘤生存。该研究组还应用IL-2、IFN-γ联合化疗治疗手术切除（n=274）或姑息性手术（n=238）的胰腺癌患者[109]。这种免疫化疗明显提高了术后病人的生活质量，并且中位生存期分别提高到32个月和16个月。免疫治疗联合化疗确实提高了胰腺癌治疗的疗效。

粒细胞巨噬细胞集落刺激因子(granulocyte-macrophage colony stimulating factor, GM-CSF)是由T细胞、B细胞、单核巨噬细胞、内皮细胞和成纤维细胞产生。成熟的人GM-CSF由127个氨基酸组成，与小鼠GM-CSF有54%同源性，但生物学作用具有种属特异性。GM-CSF在临床治疗肿瘤中主要是作为升血药物。它可促进粒细胞、巨噬细胞等免疫细胞的增殖。GM-CSF单独应用无直接抗肿瘤效应。但是GM-CSF作为瘤苗佐剂、转基因瘤苗被广泛研究。在肿瘤免疫治疗中GM-CSF另一个重要应用领域是在体外扩增树突状细胞（DC），制备DC瘤苗。

二、抗体相关的治疗

应用细胞工程制备单克隆抗体以来，有关抗体工程的研究得到了较大的发展，并成为一类新的生物药物。有些抗肿瘤相关抗原的抗体本身即有抗肿瘤活性；也有通过肿瘤生长依赖的细胞因子及其受体的抗体抑制肿瘤；通过抗血管生成相关的抗体阻断肿瘤组织的营养供应，也可达到抗肿瘤的目的；还可以将抗体作为肿瘤导向工具，携带化疗药物、活化化疗药物的酶类、毒素、放射性核素等形成生物导弹治疗肿瘤。另外，肿瘤抗原表位的抗体（anti-idiotype antibody）的抗体可变区模拟了抗原表位的空间结构，因此该抗体可作为疫苗进行免疫诱发针对该肿瘤相关抗原的免疫反应。

抗HER-2/neu基因产物的抗体群司珠单抗单独体内应用有抑瘤作用,但是治疗效果非常有限。当该抗体的应用与化疗相结合可显著提高疗效。Safran用免疫组化测定,发现在154例胰腺癌患者中有21%过量表达HER-2/neu[110],也有人认为在17%～82%之间[111]。这为应用群司珠单抗治疗胰腺癌奠定了基础。进而这个研究组应用群司珠单抗和吉西他滨治疗HER-2/neu过度表达的已发生转移的胰腺癌[112]。在32例病人中,有2例(6%)部分缓解,中位生存期为7个月,1年生存期为19%。

西妥昔单抗(IMC-C225)是抗人EGFR的人鼠嵌合抗体。EGFR在人的胰腺癌组织中有30%～50%过量表达[113]。因此,应用西妥昔单抗治疗胰腺癌成为可能。当西妥昔单抗与吉西他滨联合应用治疗EGFR高表达晚期胰腺癌的多中心Ⅱ期临床研究[114],在41例中有5例(12%)获得部分缓解(PR),26例(63.4%)疾病稳定(SD),平均稳定期为3.8个月,中位生存期7.1个月。1年存活率和无疾病进展率分别为31.7%和12%,而单纯吉西他滨治疗组分别为18%和9%。并发现患者治疗后发生皮肤损伤副作用的生存期相对延长。

利用抗体和抗原特异性结合的特性,可将抗体作为特异导向的载体,与药物、毒素、酶和放射性核素结合,输入体内可特异性地杀伤肿瘤细胞。免疫毒素治疗是导向治疗的一种。在胰腺癌的治疗方面,研究较多的免疫毒素是PNU214565,它是将抗上皮细胞生长因子受体(EGFR)的单克隆抗体C242的Fab和金葡菌肠毒素A(SEA)利用基因重组技术表达的融合蛋白。Alpaugh应用PNU214565在Ⅰ期临床研究中治疗的4例晚期胰腺癌[115],其中1例肝转移部分缓解,但2000年以后未见其后续的研究报道。

应用单克隆抗体和放射性核素结合治疗胰腺癌的临床研究很少见,多数为实验动物研究。其中抗MUC1的单克隆抗体PAM4分别用 ^{111}In、^{99}Tc、^{131}I、^{90}Y 标记,进行了动物体内研究[116]。用放射性核素标记的抗体注入体内,肿瘤部位的放射性核素摄取量显著增高,但疗效并不显著。当低剂量 ^{90}Y-PAM4和吉西他滨联合应用时中位生存期达24周,单纯吉西他滨治疗为10周,单纯 ^{90}Y-PAM4治疗为16周。临床仅观察了多种放射性核素标记的PAM4在胰腺癌组织中的集聚能力,但至今尚无临床治疗效果的报道。

三、生物反应调节剂(BRM)

生物反应调节剂是指从动物、植物、微生物提取的具有增强免疫功能的单质或复合物。如已成为临床制剂的OK432、香菇多糖等。

Virulizin是牛胆汁提取物,主要通过激活单核巨噬细胞系统增强细胞介导的免疫反应[117]。Virulizin诱导血液中的大单核细胞、腹腔巨噬细胞、肺泡巨噬细胞等的杀伤肿瘤的效应,与常见的BRM作用相似甚至更强。通常BRM活化巨噬细胞会促使前列腺素E2(PGE_2)合成增加,PGE_2具有免疫负调节作用,因此会降低抗肿瘤效应。往往应用前列腺素合成酶抑制剂(吲哚美辛)可阻断这种反馈抑制作用,提高细胞毒活性。而Virulizin诱导的细胞毒活性较高,加入吲哚美辛并未改变杀伤效率,似乎与PGE_2产生无关。头颈部肿瘤病人经化疗后的外周血大单核细胞用IFN-γ和脂多糖(lipopoly-saccharide,LPS)诱导的细胞毒效应还不如Virulizin作用强。Virulizin也可显著增强化疗后胰腺癌患者大单核细胞的细胞毒效应。在加拿大蒙特利尔综合医院C01(Ⅰ、Ⅱ期)研究中用Virulizin治疗了13例晚期胰腺癌,中位生存期为5.2个月,1年生存率为31%。在美国Rush-Presbyterian-St. Luk医学中心也作了Virulizin的(Ⅰ、Ⅱ期)临床研究。35%病人病情稳定至少3个月,1年生存率为18%。2002年Virulizin的临床(Ⅰ、Ⅱ期)研究报道中,19例晚期胰腺癌的治疗中有1例完全缓解,中位生存期为6.7个月,6个月的生存率为58%,并提高了生存质量。

四、细胞过激免疫治疗

细胞过激免疫治疗通常是指将患者免疫细胞在体外进行活化以及扩增,产生或提高抗肿瘤活性后,再回输到患者体内。其中研究较为广泛的有淋巴因子活化的杀伤细胞(lymphokine activated killer,LAK)、细胞因子诱导的杀伤细胞(cytokine induced killer,CIK)和肿瘤浸润性淋巴细胞

(tumor-infiltrating lymphocyte，TIL)。前两者杀伤肿瘤的作用是不受主要组织相容性复合物（major histocompatibility complex，MHC）的限制，具有广谱杀瘤效应。而TIL的杀瘤效应是针对肿瘤抗原特异性的，并且受MHC限制的，聚集到肿瘤部位的作用更强。

然而，有关细胞过激免疫治疗胰腺癌的临床研究极少。Kobari M选择了29例Ⅲ、Ⅳ期的晚期胰腺癌分成两组[118]。对照组行胰腺癌切除术结合肝门静脉内放射治疗。实验组除了上述处理外联合应用门静脉灌注LAK和IL-2。对照组因手术意外死亡2例。对照组死前发生肝转移为10/15（67%），实验组为3/12（25%）。局部复发对照组为14/15（93%），实验组为7/12（58%）。对照组生存期3～31个月，实验组4～48个月，统计学处理两组没有差异。而且所有病人都死于肿瘤复发。但是3年存活率对照组为0，实验组达36%。

五、肿瘤疫苗

肿瘤细胞与正常细胞不同点在于：失去接触抑制，具有浸润性，正常的调控失衡，并且可以产生肿瘤特异性抗原（tumor specific antigen，TSA），或肿瘤相关抗原（tumor associated antigen，TAA）。前者为肿瘤细胞特有的抗原，后者可在某些正常组织中有少量表达。肿瘤疫苗的免疫基础首先是肿瘤抗原。

人们早期发现的人类肿瘤相关抗原主要是胚胎性抗原，如：甲胎蛋白（alfa fetal protein，AFP）和癌胚抗原（carcinoembryonic antigen，CEA）。这些可溶性抗原主要采用血清学方法测定。虽然，这些抗原可诱导机体产生特异性抗体，却不能诱导产生肿瘤特异性的排斥反应。应用单克隆抗体技术发现了大量肿瘤相关抗原，但它们一般不能作为肿瘤排斥抗原，仅可作为肿瘤的辅助诊断依据和生物导弹攻击的靶子。肿瘤特异性抗原虽然在小鼠模型中采用移植方法得到证实，称为肿瘤特异性移植抗原（tumor specific transplantation antigen，TSTA），但是，长期以来却未能证实人类肿瘤是否存在TSA。

对于胰腺癌Yutaka Kawakami等人试图用胰腺癌细胞系在体外诱导CTL[119]，但不能被很好扩增。其中发现胰腺癌细胞表达诱导T细胞凋亡或抑制的FasL或RCAS-1。RCAS-1的高表达与胰腺癌的不良预后有关，并有可能作为胰腺癌的标志物。应用SEREX方法人们从胰腺癌中分离出新的肿瘤/睾丸抗原KU-TES-1，以及在胰腺癌和多种其他肿瘤中高表达的HSP-105。有人研究与胰腺癌相关的突变的K-ras多肽可诱导$CD8^+$和$CD4^+$的T细胞。此外，HER-2/neu、WT-1、P53、生存素（survivin）、hTERT等也在胰腺癌有过度表达，并有可能诱导抗胰腺癌特异性的免疫反应。B细胞淋巴瘤2（Bcl-2）是调节细胞凋亡的关键因子[120]，在许多肿瘤细胞中呈过度表达。最近，Andersen发现胰腺癌患者体内自发地产生针对Bcl-2的细胞毒性T细胞，预示着Bcl-2也可能作为治疗胰腺癌的靶抗原。

绝大多数胰腺癌疫苗仍处于实验动物研究阶段，少部分进行了以晚期胰腺癌为对象的临床Ⅰ/Ⅱ期试验。国际上称为Gvax的转GM-CSF基因瘤苗在临床上被广泛研究，其中包括了对于胰腺癌的临床研究。他们将GM-CSF表达质粒转染到胰腺癌细胞系内，进行冻存。免疫当天解冻复苏细胞，150Gy照射灭活后制成具有分泌GM-CSF功能肿瘤疫苗。用$\geq 10 \times 10^7$个转基因瘤苗重复免疫8例胰腺癌手术后的患者，其中有3例对自体肿瘤细胞产生迟发超敏反应（DTH），并且无瘤生存超过25个月[121]。

人们发现癌基因K-ras在多数胰腺癌中发生突变。Apple SK报道利用细胞学样品，PCR方法检测46例胰腺癌，其中44例（95.7%）发生K-ras突变[122]，而12例良性病例和2例胰岛细胞瘤均为阴性。也有人应用胰腺导管刷获取标本，经基因检测发现：在146例慢性胰腺炎中57例（39%）K-ras发生一点或多点突变。在随访（中位随访期为42个月）的44例K-ras突变的病例中有4例发生胰腺导管腺癌，而68例野生型K-ras病例无一例癌变[123]。有人把突变的K-ras作为胰腺癌早期诊断的标志之一，以及用K-ras多肽作为疫苗。

Gjertsen MK等应用突变K-ras多肽疫苗进行了治疗胰腺癌的Ⅰ/Ⅱ期临床研究[124]。他们将人工合成的突变K-ras多肽与GM-CSF混合后皮内注射，免疫胰腺癌患者。在可评价的43例中25例产生对突变K-ras多肽特异性免疫反应。其中1例PR 28个月。在肿瘤切除的病例中有9例SD，中位生存期25.6个月，历史对照为16.7个月。在不能切除的病例中11/34（32%）SD，并且都产生免疫反应。所有对疫苗产生免疫反应的病例中位生存期为148天，无反应的仅为61天。

MUC-1为表达于腺上皮细胞表面的糖蛋白，其编码基因含大量小的重复序列（tanden repeat）。在正常腺上皮细胞，MUC-1均重度糖化，但在胰腺癌细胞表面，MUC-1经常未糖化，暴露原掩盖的肽链，成为免疫识别的靶子。在临床研究中，有人应用MUC-1多肽加BCG免疫治疗胰腺癌，可引起免疫反应，但未见肿瘤缩小。

DC瘤苗是国内外研究的热点，临床研究也有了初步结果。一般有效率在百分之几到百分之十几，与其他瘤苗相比，疗效并没有显著提高。并且，没有见到有关DC瘤苗治疗胰腺癌的临床研究报道。

在肿瘤相关抗原加工呈递过程中，热休克蛋白（HSP）起着运送抗原肽的作用。肿瘤细胞内已结合肿瘤抗原肽的热休克蛋白被提取后可作为瘤苗，并且不受MHC限制，而诱导宿主产生的肿瘤特异的CD8$^+$CTL却是受MHC限制的，并且诱导过程中必须有专职抗原呈递细胞（antigen presenting cell，APC）参与。其可能的机制是：外来的HSP-抗原肽复合物被APC捕捉后释放抗原肽交叉进入自身MHC I类分子呈递过程。此外，HSP70作为肿瘤抗原呈递分子可诱导自身γδCTL。短暂热处理可诱导的新鲜肿瘤细胞质及胞膜HSP70的表达，该细胞可刺激自身γδCTL杀伤瘤细胞，抗HSP70抗体处理靶细胞则抑制了γδCTL杀伤瘤胞作用。正常细胞HSP70无此作用，因此γδCTL是通过识别HSP70-抗原肽复合物产生效应。Lewis JJ等于1999年报道了用胰腺癌自体肿瘤提取的HSPgp-96和抗原肽复合物免疫治疗胰腺癌切除术后5例病人[125]。期中3例无瘤生存期分别为11、22和24个月，1例术后11个月复发，1例术后7个月死亡。该研究组于2003年再次报道了对10例胰腺癌切除术后病人，用胰腺癌细胞中提取的热休克蛋白/多肽复合物（HSP/Peptide-complex，HSPPC-96）免疫治疗结果，其中3例分别存活1.6、1.7和5年[126]。

除了应用肿瘤细胞、肿瘤抗原多肽、DC瘤苗、HSP瘤苗以外，人们也将促进肿瘤生长的激素作为免疫原。如Aphton公司研制了一种抗胃泌素的瘤苗[127]。用称为DT的大分子为载体，与合成的胃泌素17相似肽附着在一起称为"G17DT"。在英国治疗晚期胰腺癌II期临床研究中，G17DT瘤苗仅采用一种剂量，且无其他治疗，结果中位生存期明显延长达297天。在欧洲的III期临床研究中治疗预先未接受其他治疗的晚期胰腺癌，结果胰腺癌IV期病人用G17DT免疫治疗后的中位生存期比对照组延长53%，其中25%的患者生存期延长了106%。

六、基因治疗

肿瘤基因治疗主要是通过阻断原癌基因的激活或恢复抑癌基因的功能，从而对肿瘤产生生长抑制或诱导凋亡的作用，目前已成为肿瘤生物治疗最引人注目的研究领域。随着分子生物学的发展，与胰腺癌有关的某些关键基因已被确认，目前基因治疗所针对的靶基因主要有：K-ras、p53、p16、DPC4等。

（一）癌基因的基因治疗

ras癌基因家族在正常细胞中具有重要作用，包括K-ras、N-ras和H-ras三个成员，每一种ras基因都分别编码一种鸟苷酸结合蛋白，分子量为21 000，Ras蛋白位于细胞膜内表面，在细胞增殖分化信号从激活的跨膜受体传递到蛋白激酶的过程中起作用[128]。

与胰腺癌有关的ras基因主要是K-ras基因，70%~100%的胰腺癌中有K-ras基因的突变，研究表明，胰腺癌初期就存在K-ras基因的突变，并且随着病变进展而增强。K-ras基因位于人12号染色体上，编码的2.0kb的转录子在种间高度保守，转译为P21蛋白。该基因最主要的突变方式是点突变，基因扩增的方式较少见，其中点突变主要发生在第12位密码子上，少数发生在第13和61位密码子上。K-ras基因的突变会导致P21蛋白GTPase活性降低，与GTPase活化蛋白的结合能力也降低，进而导致Ras蛋白与GTP的持续结合，促进细胞增殖恶变[129]。

对于癌基因的过度活化，可以使用反义核酸技术、核酶和RNAi技术来进行阻断。

反义核酸技术的原理是通过阻抑从DNA到mRNA的转录过程或从mRNA到蛋白质的翻译过

程，从而阻断细胞中蛋白质的合成。通过适当的载体进行转染以产生质粒衍生的反义mRNA可内源性抑制翻译，通过反义寡核苷酸可外源性抑制翻译。目前应用反义寡聚脱氧核苷酸（asODN）阻断肿瘤细胞中癌基因的表达已有很多报道。将反义K-ras质粒转染至含有K-ras突变的胰腺癌细胞株，可使P21蛋白减少，从而抑制癌细胞的生长。Ras-1激酶抑制因子（KSR1）可以作为一个新的分子靶点治疗依赖Ras途径的人类恶性肿瘤，应用反义寡核苷酸使KSRI失活可以治疗胰腺癌。例如，通过给荷panc-1肿瘤的裸鼠连续输注KSRI反义寡核苷酸，可使肿瘤逐渐缩小[130]。

具有剪切能力的RNA称为核酶。同蛋白酶一样，核酶能够形成特异的酶-底物复合体，即通过其本身的RNA序列按碱基互补规则与底物RNA序列相结合，体现了底物的碱基配对特异性。核酶可与RNA互补结合这一特点用于破坏肿瘤细胞中因突变而高度表达的癌基因。如对Capan-1细胞系的研究证明，核酶能降解K-ras的mRNA，阻断其表达，可以特异性治疗K-ras突变[131]。

其他的胰腺癌相关癌基因还有c-erbB-2和C-myc等[132]。CaSm癌基因在87%人胰腺癌中过度表达。表达CaSm反义RNA的腺病毒可以减少内源CaSm mRNA的表达，降低无贴壁依赖性生长。肿瘤内注射Ad-α CaSm（表达CaSm反义RNA的腺病毒）可延长人胰腺癌SCID鼠模型的存活期。

（二）抑癌基因的基因治疗

抑癌基因具有负性调控细胞生长和增殖的作用，突变或缺失时会丧失促进细胞生长和增殖的功能。

1. p53基因位于人类染色体17p，全长20kb，编码53kD的核内磷酸化蛋白，是细胞生长周期中的负调节因子，与细胞周期调控、DNA修复、细胞分化、细胞凋亡等重要的生物学功能有关[128]。

约58%～100%的胰腺癌细胞株、75%的胰腺癌异种移植瘤和近70%的胰腺癌中存在p53基因失活，由此丧失调节细胞周期的重要作用[133]。与K-ras基因不同，p53基因的失活是胰腺癌发生过程中的一个晚期事件。因p53基因突变存在于多种肿瘤中，而且某些良性胰腺疾病中也可出现p53阳性，故p53基因在胰腺癌中的应用有待深入研究。

针对p53基因的治疗主要是通过载体将野生型p53基因转染至胰腺癌细胞中，可以诱导细胞凋亡，促进P21蛋白表达，明显抑制肿瘤细胞增殖。在胰腺癌裸鼠腹腔内注射野生型p53抑癌基因载体，可明显抑制胰腺癌及腹腔转移肿瘤的生长，同时在人胰腺癌细胞株种植于裸鼠皮下胰腺癌模型中也得到相似的结论。同时有研究表明，在野生型p53的基因替代不起作用的胰腺癌细胞系中可以使用p73作为抗癌药物。例如缺失p53的AsPC-1细胞不能产生p53介导的凋亡，而应用腺病毒介导的p73过度表达可以诱导凋亡[134]。

另外，p53基因的表达还可增加胰腺癌细胞对放疗、化疗的敏感性，野生型p53基因联合化疗或放疗的治疗方案对p53功能缺失的肿瘤治疗效果优于单纯使用化疗或放疗，其作用效果主要取决于化疗药物的种类、药物浓度、p53的表达量和给药次序[135]。

2. p16抑癌基因位于染色体9p，是肿瘤抑制基因INK4家族的一员，是细胞周期的有效调控者，又是抑制肿瘤细胞生长的关键因子[128]。p16能特异性抑制有丝分裂前体复合物周期蛋白DI-CDK4/6的活性，使细胞分裂处于静止状态。p16可与细胞周期素D竞争结合CDK4，CDK4可使视网膜母细胞瘤Rb蛋白磷酸化，而Rb在控制真核细胞周期中起重要作用，因此p16基因的突变、缺失或甲基化会引起细胞增殖调控失活。

约80%的胰腺癌中存在p16基因失活，其他肿瘤中也存在p16基因失活、丢失，但发生率一般较低[136]。p16基因的突变及蛋白表达异常，与胰腺癌的发生、浸润转移及临床分期有明显的相关性。p16基因的缺失出现在胰腺组织非典型增生阶段，通常为继K-ras突变后的第2个遗传学改变，甲基化是引起p16缺失的主要原因。由于大部分胰腺癌中存在p16基因缺失，而同时又具有正常的Rb蛋白，使得这一基因成为胰腺癌基因治疗的重要目的基因。在裸鼠胰腺癌模型研究中，p16基因的腺病毒载体可明显抑制肿瘤的生长。体外及小鼠的体内实验证实，腺病毒转导p16基因后可引起肿瘤细胞凋亡和生长抑制[137]。

3. SMAD4/DPC4基因定位于染色体18q，编码转化生长因子β（TGF-β），在TGF-β信号传导系统中起重要作用。DPC4基因的缺失可使细胞过度增殖，形成肿瘤[128]。

90%的胰腺癌存在染色体18q区域的等位基因缺乏。约30%的胰腺癌中存在DPC4纯合子缺失，约20%的胰腺癌中有DPC4的点突变，而其他肿瘤中的DPC4基因失活率通常小于10%，DPC4的突变发生在癌变过程的后期，与浸润转移有一定关系，被认为是胰腺癌较晚期的遗传学改变[138]。

将野生型DPC4转染至胰腺癌中可恢复其正常的细胞传导途径，虽然不能抑制肿瘤的生长，但可改变细胞的形态和黏附性。将其转染裸鼠的皮下胰腺癌后，可抑制肿瘤细胞的增殖。应用腺病毒转染SMAD4基因，可以抑制免疫缺陷鼠体内胰腺肿瘤的生长[139]。

（三）DNA 错配修复基因治疗

DNA错配修复基因（MMR gene）是分散在基因组里的短小DNA重复序列，有个体差异，内在突变率低，作用是保护基因内部的完整性，与癌遗传易感性密切相关。这些分散在基因组里的短小DNA重复序列不断反复的突变可形成一种特殊的分子表型，称为"微卫星灶不稳定性"（microsatellite instability，MSI），MMR基因的失活不会直接导致癌的发生，而是使得基因修复功能减弱，导致有关基因的突变，从而促使肿瘤很快发展。

MSI在约4%的胰腺癌中存在，干预这种微卫星灶不稳定性可以调控胰腺癌的发生和发展。胰腺癌微卫星灶不稳定性的研究结果目前尚有争议，比较肯定的是有相当比例的胰腺癌中存在微卫星灶不稳定性，这可能与地域或种族有关[140]。

（四）"自杀"基因的基因治疗

"自杀"基因的基因治疗又称基因导向的酶解药物前体治疗（gene directed enzyme pro-drug therapy，GDEPT）。采用来源于细菌或病毒的基因转入肿瘤细胞内，表达出具有酶活性的功能蛋白，从而将肿瘤内非毒性药物前体转变为具有较强细胞毒性的药物，可以干扰肿瘤细胞的生长。GDEPT的特点是药物前体可导致转染细胞的死亡，并且可以通过"旁观者效应"将周围细胞杀死，这种"旁观者效应"可能是由于毒性物质自由扩散、通过缝隙连接渗入到邻近未被转染的细胞或激活免疫反应来发挥作用。因此，当10%～30%肿瘤细胞被转染后，肿瘤的生长即受到抑制并消退[141]。

最常用的酶解药物前体治疗是将"自杀"基因单纯疱疹病毒胸腺嘧啶激酶（HSV-TK）转染至肿瘤组织，TK基因产物能将前体药物ACV或GCV转化为对分裂细胞具有杀伤作用的代谢产物，因此表达HSV-TK的肿瘤细胞被特异性地杀死。目前胰腺癌中较多采用CEA启动子和erbB2启动子构建HSV-TK，这两种基因在胰腺癌中高表达，使得TK仅表达于肿瘤细胞。体内外研究证实，转染HSV-TK后再给予GCV治疗，可有效杀伤胰腺癌细胞。另外，在小鼠的腹腔内注射HSV-TK可以减少腹腔胰腺癌的种植转移。使用复制缺陷型重组病毒载体HSV-TK/GCV自杀基因治疗系统转染SW1990细胞，对于常规治疗无效的人胰腺癌有明显作用[142]。

胞苷脱氨酶（CD）也被用于基因治疗，CD基因存在于细菌和真菌，哺乳动物中没有，CD基因产物可以使一系列嘧啶类似物如5-FC脱氨基而变成具有细胞毒性的5-FU。构建含有嵌入CD基因的巨细胞病毒启动子的腺病毒载体，转染至鼠胰腺癌细胞株Panc02中，可导致体外CD的表达和对5-FC敏感性的增加。

通常自杀基因治疗要求特定细胞递送，从而限制了宿主毒性。在针对鼠胰岛素启动子（RIP）的研究中，体外使用RIP-CD和5-FC处理，可以获得胰腺癌特定的细胞毒性，并引起人胰腺癌细胞凋亡，说明RIP可应用于人胰腺癌特定细胞自杀基因治疗[143]。

综上所述，有关胰腺癌的基因治疗主要限于临床前的实验研究，伴随着基因治疗体内应用方法的不断完善，预计近几年有可能进入临床研究。

七、抗血管生成（antiangiogenesis）

从理论上讲肿瘤细胞的繁殖是需要营养供应，若阻断肿瘤的血液供应可抑制肿瘤生长，失去营养供应的肿瘤会发生坏死。目前已知有多种抑制或促进肿瘤血管生成的因子。其中血管抑素（angiostatin）、内皮抑素（endostatin）、抗血管内皮细胞生长因子（VEGF）或血管内皮细胞生长因子受体（vascular endothelial growth factor receptor，VEGFR）

抗体研究较为广泛。环氧合酶（cyclooxygenase-2，COX-2）与增加血管生成，促进肿瘤生长有关，因此COX-2的抑制物也可作为抗血管生成剂。干扰素（IFN）、白细胞介素12（IL-12）也具有抗血管生成作用。血管形成首先伴随着基质降解酶的释放来破坏基底膜，使内皮细胞能够迁移和侵入细胞外基质（ECM），形成毛细血管样结构。金属蛋白酶（matrix metalloproteinase，MMP）家族能降解各种基底膜骨架成分。而金属蛋白酶组织抑制物（tissue inhibitor of MMP，TIMP）尤其是TIMP2有抑制MMP降解细胞外基质复合物的活性从而可抑制肿瘤血管新生。

在实验动物的研究中许多抗血管生成制剂取得了显著疗效，如重复注射内皮抑素最终可完全抑制肿瘤生长，并且未产生任何毒副反应。然而，临床研究结果尚不尽如人意，远不如动物实验结果。原因可能是多样的：抑制剂分布不能集中在肿瘤部位、局部浓度不高、肿瘤内分布不完全、肿瘤细胞对其不敏感等。因此，抗肿瘤血管生成与其他疗法联合应用，也在进行研究，有可能取得更好的疗效。对于胰腺癌抗血管生成的研究仅限于动物实验，尚未进行临床研究。

八、选择性增殖病毒

20世纪70年代已发现38种在动物或人体内具有抗肿瘤作用的病毒，其粗提物用于晚期病人治疗疗效不显著。近30年，伴随着病毒学和分子生物学的发展，利用病毒嗜细胞性和在细胞内繁殖破坏细胞的性质治疗肿瘤成为现实。对病毒基因进行改造，使其只在感染的肿瘤内繁殖，在正常细胞中失去繁殖能力，这样在肿瘤内不断繁殖的病毒可杀死肿瘤，被复制和释放出来的病毒可进一步感染和杀死其他肿瘤，达到彻底消除肿瘤的目的，完成任务的病毒不再复制。

1997年美国ONYX公司在 Nature Medicine 杂志上发表了ONYX-015选择性增殖病毒抗肿瘤的研究[144]。ONYX-015是将E1B(55kD)基因去除的腺病毒。E1B是腺病毒表达的早期蛋白，具有与P53蛋白相结合并抑制其功能的能力，使细胞丧失p53功能而不断分裂繁殖，由此产生大量病毒。由于50%以上肿瘤的p53发生突变，失去了对病毒复制的抑制作用，所以E1B缺陷的腺病毒可在肿瘤组织中大量繁殖导致肿瘤细胞裂解死亡。而正常细胞p53功能是完整的，可抑制E1B缺陷的腺病毒的复制，终结了病毒的传播。实验研究表明正常细胞可以抵抗和抑制E1B缺陷的腺病毒的复制和细胞裂解效应，而对于众多的肿瘤细胞系无论是p53突变或是正常均显著遭到破坏。这与原来推测的原理不完全一致，但更有利于抗肿瘤治疗的应用。最初ONYX-015临床研究是选择表浅肿瘤，如头颈部肿瘤，便于将增殖病毒直接注入肿瘤区域。对胰腺癌的临床研究则采用开腹或CT引导下直接注入瘤内。在治疗胰腺癌的临床I期研究中选择不能手术的病人进行治疗，在治疗的23例中91%的患者出现流感样症状，一般不超过48小时[145]。其中6人的肿瘤缩小35%～45%（MR），10例病情至少稳定3个月。从治疗时间算起，存活6个月占40%，存活12个月的为9%。应用ONYX-015联合吉西他滨的I/II期临床研究中[146]，21例晚期胰腺癌病人中2例PR，2例（10%）MR，6例SD，11例进展(PD)或因治疗毒性退出研究。无一例发生胰腺炎。67%的病人存活6个月，29%存活达1年，其中1例存活3年以上。中为生存期为7.5个月。该制剂在我国也正在进行临床研究，其改进型肿瘤选择性增殖病毒已取得了重要进展。

九、展　望

21世纪是生命科学蓬勃发展的世纪，人们将利用生物技术解决人们的衣食住行。肿瘤的生物治疗将成为一种常规疗法，他与其他三大常规手术、化疗、放疗有明显的互补性。手术解决不了肿瘤转移的问题，以及亚临床病灶的清除；化疗的严重毒副作用，往往给人体造成巨大的伤害。肿瘤耐药性的产生使化疗无能为力；放疗也存在局限性，大剂量照射也同样造成严重的副作用。对转移和亚临床病灶的治疗也很有限，同样存在肿瘤对放射治疗的耐受性。生物治疗与其他常规疗法的互补性是多方面的。对化疗不敏感的肿瘤生物治疗仍可获得疗效；主动性免疫治疗可获得特异性免疫记忆，对于防止肿瘤的复发、转移占有重要地位；抗肿瘤新生血管治疗具有广谱性；免疫导向治疗对于提高疗效，减少毒副作用，以及对转移和亚临床病灶的清除具有重要价值；基因治疗，肿瘤特异性表达多种效应基因，综合强化了治疗效果；肿瘤特异的增殖病毒可以不断杀死癌细胞。新的生物治疗手段与常规疗法联合应用，发挥各自所长，为挽救癌症患者展现出光明的前景。

目前，胰腺癌的生物治疗研究仍处于实验研究阶段，其中只有少部分进入了临床研究。从临床生物治疗研究来看，虽然获得了疗效，但是距人们的期望值相距尚远。伴随着免疫学和分子生物学等研究的不断进展，对肿瘤逃逸机制的深入了解，对于生物治疗方法学的不断完善，最终将为攻克胰腺癌发挥出不可估量的巨大作用。

（张叔人 李 宁）

参 考 文 献

1. Bramhall SR, Neoptholemos J. Adjuvant pancreatic cancer. In: Neoptolemos JP, Lemine NR, eds. *Pancreatic Cancer: Molecular and Clinical Advances.* Oxford: Blackewell Sciencw Ltd, 1996. 288-307
2. Splinter TA, Obertop H, Kok TC, *et al*. Adjuvant chemotherapy after resection of adenocarcinoma of the periampullary region and the head of the pancreas. A non-randomised pilot study. *J Cancer Res Clin Oncol*, 1989, 115: 200-202
3. Picozzi VJ, Kozarek RE, Rieke JW, *et al*. Adjuvant combined modality therapy for resected, high-risk adenocarcinoma of the pancreas using cisplatin, 5-FU and alpha-interferon: Update of a phase II trial (Abstract). *Proc Am Soc Clin Oncol*, 2000, 266a
4. Moertel CG, Frytak S, *et al*. Therapy of locally unresectable pancreatic carcinoma: A randomized comparison of high dose (6000 rads) radiation alone, moderate dose radiation(4000rads+5-fluorouracil), and high dose radiation+5-fluorouracil. *Cancer,* 1981,48:1705-1710
5. Gastrointestinal Tumour Study Group. Treatment of locally unresectable carcinoma of the pancreas: Comparison of combined-modality therapy (chemotherapy plus radiotherapy) to chemotherapy alone. *J Natl Cancer Inst*, 1988, 80:751-755
6. Kalser MH, Ellenberg SS. Pancreatic cancer-adjuvant combined radiation and chemotherapy following curative resection. *Arch Surg*, 1985, 120:899-903
7. Yeo CJ, Abrams RA, Grochow LB, *et al*. Pancreaticoduodenectomy for pancreatic adenocarcinoma. Postoperative adjuvant chemoradiation improves survival. *Ann Surg*, 1997, 225: 621-636
8. Klinkenbijl JH, Jeekel J, Sahmoud T, *et al*. Adjuvant radiotherapy and 5-fluorouracil after curative resection of cancer of the pancreas and periampullary region: Phase III trial of the EORTC Gastrointestinaln Tract Cooperative Group. *Ann Surg*, 1999, 230: 776-782
9. Neoptolemos JP, Dunn JA, Stocken DD, *et al*. Adjuvant chemoradiotherapy and chemotherapy in respectable pancreatic cancer: A randomized control trial. *Lancet*, 2001, 358:1576-1585
10. Spitz FR, Abbruzzese JL, Lee JE, *et al*. Preoperative and postoperative chemoradiation strategies in patients treated with pancreaticoduodenectomy for adenocarcinoma of the pancreas. *J Clin Oncol*, 1997, Mar,15(3):928-937
11. Klaassen DJ, MacIntyre JM, Catton GE, *et al*. Treatment of locally unresectable cancer of the stomach and pancreas: a randomized comparison of 5-fluorouracil alone with radiation plus concurrent and maintenance 5-fluorouracil—an Eastern Cooperative Oncology Group study. *Clin Oncol,* 1985, Mar, 3(3):373-378
12. Burris HA, Moore MJ, Anderson J, *et al*. Improvements in survival and clinical benefit with gemcitabine as first line therapy for patients with advanced pancreas cancer: A randomized trial. *J Clin Oncol,* 1997, 15:2403-2413
13. Cullinan S, Mallinson CG, Wieaned HS, *et al*. A phase III trial on the therapy of advanced pancreatic carcinoma. Evaluations of the Mallinson regimen and combined 5-fluoroaracil, doxorubicin, and cisplatin. Cancer, 1990, 65:2207-2212
14. Rougier P, Ducreu M, Douillard JY, *et al*. Efficacy of 5-FU+cisplatin(FUP) compared to bolus 5-FU (F) in advanced pancreatic carcinoma(APC):A randomized trial from the French Anticancer Cen-

ters Digestive Group(FNLCCDG). *Proc Am Soc Clin Oncol*, 1999, 18: A1050 (abstr)

15. Maisey N, Chau I, Norman A, *et al*. A randomized trial of protracted venous infusion 5-fluorouracil with or without mitomycin-C, in advanced pancreatic cancer. *Proc Am Soc Clin Oncol*, 2001, 20: A507

16. Mallinson CN, Rake MO, Cocking JB, *et al*. Chemotherapy in pancreatic cancer: results of a controlled, prospective, randomized multicentre trial. *Br Med J*, 1980, 281:1589-91

17. Frey C, Twomey P, Keehn R. Randomized study of 5-FU and CCNU in pancreatic cancer: report of the Veterans Administration Surgical Cancer Chemotherapy Study Group. *Cancer*, 1981, 47:27-31

18. Andersen JR, Friis-Moller, Hancke S. A controlled trial of combination chemotherapy with 5-FU and BCNU in pancreatic cancer. *Scand J Gastroenterol*, 1981, 16:973-975

19. Andren-Sandberg A, Holmberg JT, Ihse I, *et al*. Treatment of unresectable pancreatic carcinoma with 5-fluorouracil, vincristine, and CCNU. *Scand J Gastroenterol*, 1983, 18:609-612

20. Palmer KR, Kerr M, Knowles G, *et al*. Chemotherapy prolongs survival in inoperable pancreatic carcinoma. *Br J Surg*, 1994, 81:882-885

21. Glimelius B, Hoffman K, Sjoden PO, *et al*. Chemotherapy improves survival and quality of life in advanced pancreatic and biliary cancer. *Ann Oncol*, 1996,7:593-600

22. Cullinan SA, Moertel CG, Fleming TR, *et al*. A comparison of three chemotherapeutic regimens in the treatment of advanced pancreatic and gastric cancer: fluorouracil vs fluorouracil and doxorubicin vs fluorouracil, doxorubicin and mitomycin. *JAMA*, 1985, 253:2061-2067

23. Rothenberg ML, Moore MJ, Cripps MC, *et al*. A phase II trial in patients with 5-FU-refractory pancreatic cancer. *Ann Oncol*, 1996, 7:347-353

24. Casper ES, Green MR, Kelsen DP, *et al*. Phase II trial of gemcitabine in patients with adenocarcinoma of the pancreas. *Invest New Drugs*, 1994, 12: 29-34

25. Carmoichael J, Fink U, Russel RC, *et al*. Phase II study of gemcitabine in patients with advanced pancreastic cancer. *Br J Cancer*, 1996, 73:101-105

26. Di Costanzo F, Sdrobolini A, Carlini P, *et al*. Randomized trial of gemcitabine alone or with 5-fluorouracil continuous infusion in the treatment of advanced pancreatic cancer: A phase II multicenter study of the GORIC. *Ann Oncol*, 2000 (suppl 4), 11:61 (abstr278)

27. Karasek P, Nemec J, Bednarik O, *et al*. Treatment of advanced pancreatic with gemcitabine as a single agent: A multicenter trial. *Ann Oncol*, 2000 (suppl 4), 11:61 (abstr290)

28. Storniolo AM, Enas MH, Brown CA, *et al*. An investigational new drug treatment program for patients with gemcitabine: Results for over 3000 patients with pancreastic carcinoma. *Cnacer*, 1999, 85:1261-1268

29. Herrmann R, Borner M, Morant R, *et al*. Combining gemcitabine (GEM) and capecitabine(CAP) in advanced pancreatic cancer. Results of a phase I trial. *Proc Am Soc Clin Oncol*, 2000, 19:267a (abstr 1038)

30. De Castro J, Alvarez LM, Jaraiz AR, *et al*. Phase II trial of gemcitabine and UFT modulated by leucovorin in patients with advanced pancreatic cancer. *Proc Am Soc Clin Oncol*, 2000, 19:267a (abstr 1040)

31. Di Costanzo F, Sdrobolini A, Carlini P, *et al*. Gemcitabine(GEM) alone or in combination with 5-FU continuous infusion(CI) in the treatment of advanced pancreatic cancer(APC):A GOIRC randomized phase II trial. *Proc Am Soc Clin Oncol*, 2001, 20: A612 (abstr)

32. BerlinJ, Catalano P, Thomas J, *et al*. A phase III study of gemcitabine in combination with 5-FU vs gemcitabine alone in patients with advanced pancreatic carcinoma(E2297): An Eastern Cooperative Oncology Group(ECOG) trial. *Proc Am Soc Clin Oncol*, 2001, 20:A505 (abstr)

33. Colucci G, Giuliani F, Gebbia V, *et al*. Gemcitabine alone or with cisplatin for the treatment of patients with locally advanced and/or metastatic pancreastic carcinoma: A prospective, randomized phase III study of the Group Oncologico dell'italia Meridionale. *Cancer*, 2002, 94:902-910
34. Li C P, Chao Y. A prospective randomized trial of gemcitabine alone or gemcitabine + cisplatin in the treatment of metastatic pancreatic cancer. *ASCO*, 2004, abstr4144
35. Rougier P, Ducreux M, Ould Kaci M, *et al*. Randomized phase II study of oxaliplatin alone (OXA),5-fluorouracil alone(5-FU), and the two drug(OXA-FU) combined in advanced or metastatic pancreatic adenocarcinoma(APC). *Proc Am Soc Clin Oncol*, 2000, 19:262a (abstr1018)
36. Louvet C, Andre T, Lledo G, *et al*. Gemcitabine-oxaliplatin(GEMOX) combination in advanced pancreatic carcinoma: A Gercor multicenter phase II study. *Proc Am Soc Clin Oncol*, 2001, 20: A506 (abstr)
37. Garnier C, Rebischung C, Chirpaz E, *et al*. Phase II study of a combination with leucovorin(LV), 5-FU bolus and infusion(FU), gemcitabine(GEM) and oxaliplatin(L-OHP)(FOLFU GEMOX regimen) in locally advanced (LA) and metastatic (M) pancreatic carcinoma(APC). *Proc Am Soc Clin Oncol*, 2001, 20:A620 (abstr)
38. Viret F, Ychou M, Lepille D, *et al*. Gemcitabine in combination with cisplatin(GP) versus gemcitabine (G) alone in the treatment of locally advanced or metastatic pancreatic cancer: final results of a multicenter randomized phase II study. *ASCO*, 2004，abstr 4118
39. Volker Heinemann. Gemcitabine-based combination treatment of pancreatic cancer. *Seminars in Oncology*, 2002, 29(suppl 3): 25-35
40. Pipas JM, Barth RJ, Zaki B, *et al*. Docetaxel/gemcitabine followed by gemcitabine and radiotherapy in patients with pancreatic adenocarcinoma. *ASCO*, 2004, abstr 4109
41. Roche Lima C, Savarese D, Bruckner H, *et al*. Multicenter phase II trial of first-line irinotecan and gemcitabine (Irinogem) in patients with locally advanced or metastatic pancreatic cancer (PC). *Proc Am Soc Clin Oncol*, 2000, 19:263a (abstr 1023)
42. Stathopoulos G, Rigetos G, Dimopoulos M, *et al*. First-line treatment of pancreastic carcinoma with gemcitabine (GMB) in combination with irinotecan (CPT-11): Preliminary results of a multicenter phase II study. *Proc Am Soc Clin Oncol*, 2000, 19: 319a (abstr1260)
43. Cartwright TH, Cohn A, Varkey JA, *et al*. Phase II study of oral capecitabine in patients with advanced or metastatic pancreatic cancer. *J Clin Oncol*, 2002 Jan 1, 20(1):160-164
44. Campos LT, Alvarez RH, Sanford DB, *et al*. Gemcitabine(GEM) and capcitabine(CPC) in advanced pancreatic cancer (APC) and solid tumors. A single institution experience. *Pro Am Soc Clin Oncol*, 2001, 20:A2315 (abstr)
45. Herrmann R, Borner M, Morant R, *et al*. Combining gemcitabine(GEM) and capcitabine(CAP) in advanced pancreatic cancer. Results of a phase I trial. *Proc Am Soc Clin Oncol*, 2000, 19:A1038 (abstr)
46. Joseph M, Russo S, Plants B, *et al*. UAB's experience with concurrent capcitabine(CAP) and radiotherapy(RT) in Pts with resected or locally advanced pancreatic cancer. *ASCO*, 2004, abstr 4188
47. Heinemann V, Golf A, Seipelt G, *et al*. randomized trial of capcitabine plus oxaliplatin versus capcitabine plus gemcitabine versus gemcitabine plus oxaliplatin in advanced pancreatic cancer. *ASCO*, 2004, abstr 4108
48. Bramhall SR, Rosemurgy A, Brown PD, *et al*. Marimastat as first-line therapy for patients with unresectable pancreatic cancer: A randomized trial. *J Clin Oncol*, 2001, 19:3447-3455
49. Ferlay J，Bray F，Sankila R，*et al*. Cancer incidence,mortality and prevalence *in the European* Union 1999, IARC Presslyon

50. Kinkenbijl JH, Jeekel J, Sahmoud T, et al. Adjuvant radiotherapy and 5-fluorouracil after curative resection of pancreatic cancer. Gastrointetinal Tumor *Study Group. Cancer*, 1987, 59:2006-2010
51. Skeel RT, ed. *Handbook of Cancer Chemotherapy*. 5th ed. Philadelphia: Lippincott Williams & Wilkins, 1999
52. Crino L, Mosconi AM, Calandri, et al. Gemcitabine in advanced pancreatic cancer. *Am J Clin Oncol*, 2001, 24:296-298
53. Aykan F, Argon A, Alici S, Bulutlar G.. A phase II trial of gemcitabine in patients with advanced pancreatic cancer (APC). *Proc Am Soc Clin Oncol*, 2000, 19:A1241
54. Manzano H, Esquerdo G, Rita J, et al. Clinical benefit with gemcitabine (GEM) as first-line therapy for patients with advanced pancreatic cancer (APC). *Ann Oncol*, 1998, 9(Suppl 4): A256
55. Ulrich Par H, Kornek GV, Radener M, et al. A phase II trial of biweekly high dose gemcitabine for patients with metastatic pancreatic adenocarcinoma. *Cancer*, 2000, 88:2505-2511
56. Fink M, Uebelhack U, Seltsam A, et al. Gemcitabine (GEM) 6h infusion every two weeks with prednisolone (PRED) for treatment of pancreatic cancer. *J Cancer Res Clin Oncol*, 2000, 126:5
57. Heinemann V, Quietzsch D, Syzmala M, et al. Gemcitabine (GEM) versus gemcitabine plus cisplatin (CIS) in locally advanced and metastatic pancreatic cancer: A phase III study. *Onkologie*, 2000, 23 (Suppl 7):12
58. Li CP, Chao Y, Veterans T, et al. A prospective randomized trial of gemcitabine alone or gemcitabin + ciaplatin in the treatment of metastatic pancreatic cancer. *Proc Am Soc Clin Oncol*, 2004, 23:4144
59. Colucci G, Riccandi F, Giuliani F, et al. Randomized trial of gemcitabine (GEM) alone or with cisplatin (CDDP) in the treatment of advanced pancreatic cancer (APC): A phase II multicenter study of the southern Italy Oncology Group. *Proc Am Soc Clin Oncol*, 1999, 18:A961
60. Wang XY, Ni QX, Feng FY, et al. Gemcitabine (G) or gemcitabine plus cisplatin (GC) as first-line treatment in Chinese patients with locally advanced (LAPC) and metastatic pancreatic cancer (MPC): a muticenter, randomiged study. *Proc Am Soc Clin Oncol*, 2002, 21:616
61. Viret F, Ychon D, Lepille L, et al. Gemcitabine in combination with cisplatim (GP) versus gemcitabine (G) alone in the treatment of locally advanced or metastatic pancreatic cancer: Final results of a multicentre randomized phase II study. *Proc Am Soc Clin Oncol*, 2004, 23: 4118
62. Waterston AM, Glasgow A, Thiliginayan A, et al. A non-intensive gemcitabine-cisplatin regimen in pancreatic cancer significantly improve quality of life and pharmacoeconomics with high response rates. *Proc Am Soc Clin Oncol*, 2004, 23: 8155
63. Okada S, Sakata Y, Matsuno S, et al. Phase II Study of docetaxel in patients with metastatic pancreatic cancer : a Japanese cooperative study , Cooperative Group of Doctaxel for Pancreatic Cancer in Japan. *Br J Cancer*, 1999, 80:438
64. Tempero M, Plunkett W, Kuiz VHV, et al. Randomised phase II trial of dose intense gemcitabine by standard infusion vs fixed dose rate in metastatic pancreatic adenocarcinoma. *Proc Am Soc Clin Oncol*, 1999, 18:1048
65. Ko AH, Dito E, Schilinger B, et al, A phase II study of fixed-dose rate (FDR) gemcitabine plus cisplatin for metastatic pancreatic adenocancinoma. *Proc Am Soc Clin Oncol*, 2004, 23: 4107
66. Gelibter A, Di Cosimos , Ruggeris EUS, et al. Fixed dose rate gemcitabine infusion in advanced pancreatic and biliary carcinoma.:A phase II study. *Proc Am Soc Clin Oncol*, 2004, 23:4182
67. Palmer DH, Stocken DD, Buckels JAC, et al. A randomized phase II trial of neoadjuvant chemotherapy for patients with resectable pancreatic cancer: Gemcitabine alone vs gemcitabine combined with cisplatin. *Proc Am Soc Clin Oncol*, 2004, 23: 4215

68. Levi FA, Tubianna-Mathien N, Focan C, et al. Chronomodulated (chrono) vs constant (Cst) rate infusional 5-fluorourcil (CFU) with or without cisplatin (CDDP) in patient with advanced or metastatic pancreatic cancer. A multicenter randomized trial of the chronotherapy group of the European Organization for Research and Treatment of Cancer CEORT (05962). *Proc Am Soc Clin Oncol*, 2004, 23: 4117

69. Pazdur R, Meropol NJ, Casper E, et al. Phase II trial of ZD1694 (Tomudex) in patients with advanced pancreatic cancer. *Invest New Drug*, 1996, 13:355-358

70. Polyzos A, Tsavaris N, Kosmas C, et al. A phase II study of gemcitabine (GEM) plus 5-fluorouracil (5-FU) modulates by leucovorin (LV) for advanced pancreatic cancer. *Proc Am Soc Clin Oncol*, 2000, 19: 1229

71. Lencioni M, Falcone A, masi G, et al. Phase I-II study of gemcitabine (GEM) in combination with 24 hours continuous infusion (CI) of 5-fluorouracic (5-FU) and Leucovorin (LV) in patients with advanced pancreatic cancinoma (APC). *Proc Am Soc Clin Oncol*, 2000, 19: 1235

72. Oettle H, Pelzer U. Hochmuth K, et al. Phase II trial of gemcitabine (GEM) with 24 hours infusion of 5-fluorouracic (FU) and folinic acid (FA) in patients with advanced pancreatic cancer. *Proc Am Soc Clin Oncol*, 1999, 18:A1132

73. Castellano D, Paz-Ares L, Pronk L, et al. A phase I/II clinical and pharmacologic study of dose-escalating and dose-sequencing of admistration of gemcitabine (G) and folinic acid (FA) / fluorouracic (FU) in advanced pancreatic cancer (APC). *Proc Am Soc Clin Oncol*, 2000, 19:A1133

74. Hidalgo M, Custellano D, Paz-Ares L, et al. Phase I-II study of gemcitabine and 5-fluorouracil as a continuous infusion in patients with pancreatic cancer. *J Clin Oncol*, 1999, 17: 585-592

75. Anchisi S, Delaloge B, Petite S, et al. Gemcitabine (GEM) and continuous infusion 5-FU (CIF) is active and well tolerated in advanced or metastatic pancreatic cancer. *Proc Am Soc Clin Oncol*, 2000, 19:A1280H

76. Riedel C, Wein A, Wehler M, et al. High-dose 5-fluorouracil (FU) 24h-infusion with gemcitabine (GEM): tolerable and efficient in palliative outpatient treatment of pancreatic cancer. *Proc Am Soc Clin Oncol*, 2000, 19:A1248

77. Shulman K, Kindler H, Lael T, et al. Phase II study of gemcitabine (G) and continuous intravenous infusion (CIV) 5-fluorouracic (5-FU) in advanced pancreatic cancer (PC): a university of Chicago phase II consortium study. *Proc Am Soc Clin Oncol*, 2000, 19:A1126

78. Rodrugne Z, Lescure A, Carrato A, et al. Phase I-II study of gemcitabine (GEM) and weekly 48-hour continuous infusion (CI) if high dose 5-fluorouracil (5-FU) in advanced endocrine pancreatic cancer (APC). *Proc Am Soc Clin Oncol*, 1999, 18:A1145

79. Cascinu S, Silva RR, Barni S, et al. A combination of gemcitabine and 5-flurouracil in advanced pancreatic cancer, a report from the Italian Group for the Study of Digestive Tract Cancer(GISCAD). *Br J Cancer*, 1999, 80: 1595-1598

80. Berlin JD, Adak S, Vaughn DJ, et al. A phase II study of gemcitabine and 5-flurouracil in metastatic pancreatic cancer: an Eastern Cooperative Oncology Group study (E3296). *Oncology*, 2000, 58: 215-218

81. Pastorelli D, Pedrazzolis S, Spenti C, et al. Phase II study with gemcitabine(GEM) and 5-flurouracil (5-FU) in advanced pancreatic cancer (APC). *Proc Am Soc Clin Oncol*, 2000,19:A1110

82. Moschidis A, Papageongious A, Tsavaridis D, et al. Gemcitabine in combination with oxaliplatin in pancreatic (PAN-02) tumor bearing mice. *Proc Am Soc Clin Oncol*, 2004, 23:4153

83. Airoldi M, Cattel L, Passera R, et al. Clinical and pharmacokinetic study of gemcitabine (GEM) - oxaliplatin (OXA) association in metastatic or locally advanced pancreatic adenocarcinoma. *Proc Am Soc Clin Oncol*, 2004, 23:2059

84. Gnant M, Kuehrer I, Teleky B, *et al*. Effect of neoadjuvant chemotherapy with gemcitabine and docetaxel on 3-year survival and resective rate in previously unresectable locally advanced pancreatic cancer. *Proc Am Soc Clin Oncol*, 2004, 23: 4234

85. van Laethen JL, Polus M, Marechal R, *et al*. Gemcitabine and oxaliplatin (GEMOX) in gemcitabine-refractory advanced pancreatic cancer: A phase II study. *Proc Am Soc Clin Oncol*, 2004, 23:4119

86. Rougier P, De ForniM, Adenis A, *et al*. Phase II study of taxotere in pancreatic adenocarcinoma. *Proc Am Soc Clin Oncol*, 1994, 13:200

87. Fahlke J, Ridwelski K, Schmidt C, *et al*. Combination chemotherapy with docetaxel and gemcitabine in patients with metastatic or locally advanced pancreatic carcinoma: Results of a multicenter phase II study. *Proc Am Soc Clin Oncol*, 2004, 23: 4101

88. Kakolyris S, Stathopoulos G, Tsararis N, *et al*. First line treatment with docetaxel (D) and gemcitabine (G) in patients with advanced pancreatic cancer (APC): a multicentre phase II study. *Proc Am Soc Clin Oncol*, 1999, 18: 960

89. Cascinus S, Gaspanini G, Catalano V, *et al*. Phase I-II study of gemcitabine and docetaxel in advanced pancreatic cancer: a report from the Italian Group for the Study of Digestive Tract Cancer (GISCAD). *Ann Oncol*, 1999, 10:1377-1379

90. Clark J, Ryan D, Rulke M, *et al*. Phase II study of gemcitabine and docetaxel in patients with metastatic pancreatic cancer. *Proc Am Soc Clin Oncol*, 2000, 19:A1238

91. Lueck A, Ridwelski K, Lippent H. Phase I study of a treatment with gemcitabine and docetaxel weekly in advanced panereatic cancer. *Ann Oncol*, 1998, 9(Suppl 4):A249

92. Pipas JM, Barth RJ, Zaki B, *et al*. Docetaxel / gemcitabine followed by gemcitabine and radiotherapy in patients with pancreatic adenocarcinoma. *Proc Am Soc Clin Oncol*, 2004, 23:4109

93. Sun W, Theobald ME, Hershock D, *et al*. A phase I trial of fixed-dose-rate (FDR) gemcitabine and irinotecan combination in patients with advanced pancreatic and biliary cancer. *Proc Am Soc Clin Oncol*, 2004, 23:4112

94. Kulke MH, Niedz-Wiecki D, Tempero MA, *et al*. A randomized phase II study of gemcitabine / cisplatin, gemcitabine fixed dose rate infusion / docetaxel, or gemcitabine/irinotecan in patients with metastatic pancreatic cancer (CALGB89904). *Proc Am Soc Clin Oncol*, 2004, 23:4011

95. Nakamura K, Yamaguchi T, Ishihara T, *et al*. A phase I/II study of gemcitabine (GEM) with oral S-1 in metastatic pancreatic cancinoma. *Proc Am Soc Clin Oncol*, 2004, 23:4134

96. Funakoshi A, Okusaka T, Ishii H, *et al*. Phase II study of irinotecan (CPT-11) alone in patients with metastatic pancreatic cancer. *Proc Am Soc Clin Oncol*, 2004, 23:4102

97. Nq M, Norman AR, Cunningham D, *et al*. Phase II trial evaluating a 2 weekly regimen of Irinotecan (IR) and 5-Fu/leucovorin (LV) in patients with metastatic pancreatic cancer refractory to chemotherapy. *Proc Am Soc Chlin Oncol*, 2004, 23:4229

98. Burtness B, Sipples R, Mirto G, *et al*. Phase II trial of Irinotecan / docetaxel combination for advanced pancreatic cancer. *Proc Am Soc Clin Oncol*, 2004, 23:4116

99. Maples WJ, Stevenson J, Sumrall SV, *et al*. Advanced pancreatic cancer: A multicenter institutional trial with gemcitabine and thalido-mide. *Proc Am Soc Clin Oncol*, 2004, 23:4082

100. Rindler HL, Friberg G, Stadler WM, *et al*. Bevacizumab (B) plus gemcitabine (G) in patients with advanced pancreatic cancer (PC): Updated results of a multicenter phase II trial. *Proc Am Soc Clin Oncol*, 2004, 23:4009

101. Bruns CJ, Portera CA, Tsan R, *et al*. Regression of human pancreatic carcinoma growing orthotopically in athymic nude mice blockade of epidermal growth factor receptor (EGFR) sig-

naling in combination with gemcitabine. *Proc Am Soc Assoc Cancer Res*, 1999, 40:23
102. Xiong HQ Rosenberg A, Lobuglio A, et al. Letuximab, a monoclonal antibody targeting the epidermal growth factor receptor, in combination with gemcitabine for advanced pancreatic cancer: A multicenter pahse II trial. *J Clin Oncol*, 2004, 22:2610
103. Porterfield BW, Dragovich T, Patnaik A, et al. Erlotinib+gemcitabine in patients with unresectable pancreatic carcinoma: Results from a phase I trial. *Proc Am Soc Clin Oncol*, 2004, 23:4110
104. Marini G, Simoncini E, Valeamonicof, et al. Gemcitabine(GEM) plus celecoxib in advanced pancreatic carcinoma: A phase II study. *Proc Am Soc Clin Oncol*, 2004, 23:4103
105. Wadler S, Damle S, Haynes H, et al. Phase II/pharmacodynamic trial of dose-intensive, weekly parenteral hydroxyurea and fluorouracil administered with interferon alfa-2a in patients with refractory malignancies of the gastrointestinal tract. *J Clin Oncol*, 1999 Jun, 17(6):1771-1778
106. Dippold W, Bernhard H, Meyer zum Buschenfelde KH. Chemotherapy in advanced pancreatic cancer. *Int J Pancreatol*, 1997, 21 : 39-41
107. Abdel-Wahab M, El-Shennawy F, Agha S, et al. Evaluation of cell mediated immunity in advanced pancreatic carcinoma before and after treatment with interleukin-2 (IL-2). *Hepatogastroenterology*, 1999, 46 (Suppl1): 1293-1296
108. Lygidakis NJ, Ziras FA, Kyparidou E, et al. Combined immunopharmaceutical therapy of patients with unresectable pancreatic carcinoma. *Hepatogastroenterology*, 1995, 42:1039-52
109. Lygidakis NJ, Berberabe AE, Spentzouris N, et al. A prospective randomized study using adjuvant locoregional chemoimmunotherapy in combination with surgery for pancreatic carcinoma. *Hepatogastroenterology*, 1998, 45:2376-2381
110. Safran H, Steinhoff M, Mangray S, et al. Overexpression of the HER-2/neu oncogene in pancreatic adenocarcinoma. *Am J Clin Oncol*, 2001, 24 : 496-499
111. Novotny J, Petruzelka L, Vedralova J, et al. Prognostic significance of c-erbB-2 gene expression in pancreatic cancer patients. *Neoplasma*, 2001, 48 : 188-191
112. Safran H, Iannitti D, Ramanathan R, et al. Herceptin and gemcitabine for metastatic pancreatic cancers that overexpress HER-2/neu. *Cancer Invest*, 2004, 22 : 706-712
113. Herbst RS, Shin DM. Monoclonal Antibodies to target epidermal growth factor receptor-positive tumors. *Cancer*, 2002 Mar 1, 94 : 1593-1611
114. Xiong HQ, Rosenberg A, LoBuglio A, et al. Cetuximab, a monoclonal antibody targeting the epidermal growth factor receptor, in combination with gemcitabine for advanced pancreatic cancer: a multicenter phase II trial. *J Clin Oncol*, 2004, 22 : 2610-2616
115. Alpaugh RK, Schultz J, Mcaleer C, et al. Superantigen-targeted therapy: phase I escalating repeat dose trial of the fusion protein PNU-214565 in patients with advanced gastrointestinal malignancies. *Clin Cancer Res*, 1998, 4: 1903-1914
116. Gold DV, Cardillo T, Goldenberg DM, Sharkey RM. Localization of pancreatic cancer with radiolabeled monoclonal antibody PAM4. *Crit Rev Oncol Hematol*, 2001, 39 : 147-154
117. Ferdinandi ES, Braun DP, Liu C, et al. Virulizin-A review of its antineoplastc activity. *Exp Opin Invest Drug*, 1999, 8 : 1721-1735
118. Kobari M, Egawa S, Shibuya K, et al. Effect of intraportal adoptive immunotherapy on liver metastases after resection of pancreatic cancer. *Br J Surg*, 2000, 87 : 43-48
119. Kawakami Y, Okada T, Akada M. Development of immunotherapy for pancreatic cancer. *Pancreas*, 2004, 28 : 320-325
120. Andersen MH, Svane IM, Kvistborg P, et al. Immunogenicity of Bcl-2 in patients with cancer.

Blood, 2005, 105 : 728-734
121. Jaffee EM, Hruban RH, Biedrzycki B, *et al*. Novel allogeneic granulocyte-macrophage colony-stimulating factor-secreting tumor vaccine for pancreatic cancer: a phase I trial of safety and immune activation. *J Clin Oncol*, 2001, 19 : 145-156
122. Apple SK, Hecht JR, Novak JM, *et al*. Polymerase chain reaction-based K-ras mutation detection of pancreatic adenocarcinoma in routine cytology smears. *Am J Clin Pathol*, 1996, 105 : 321-326
123. Arvanitakis M, Van Laethem JL, Parma J, *et al*. Predictive factors for pancreatic cancer in patients with chronic pancreatitis in association with K-*ras* gene mutation. *Endoscopy*, 2004, 36: 535-542
124. Gjertsen MK, Buanes T, Rosseland AR, *et al*. Intradermal ras peptide vaccination with granulocyte-macrophage colony-stimulating factor as adjuvant: Clinical and immunological responses in patients with pancreatic adenocarcinoma. *Int J Cancer*, 2001 May 1, 92 : 441-450
125. Lewis JJ, Janetzki S, Livingston PO, *et al*. Pilot trial of vaccination with autologous tumor-derived gp96 heat shock protein-peptide complex in patients with resected pancreatic adenocarcinoma. *35th Annual Meeting of the American Society of Clinical Oncology*, 1999, 18: 438
126. Maki RG, Lewis JJ, Janetzki S, *et al*. Phase I study of HSPPC-96 vaccine in patients with completely resected pancreatic adenocarcinoma. *Eur J Cancer*, 2003, Suppl. 1 : S19
127. Gastrin 17 vaccine-Aphton: Anti-gastrin17 immunogen, G17DT. *Biodrugs*, 2003,17: 223-225
128. 曾益新主编. 肿瘤学. 北京: 人民卫生出版社, 1999. 26-79
129. Fukushima H, Yamamoto H, Itoh F, *et al*. Association of matrilysin mRNA expression with K-ras mutations and progression in pancreatic ductal adenocarcinomas. *Carcinogenesis*, 2001,22 : 1049-1052
130. Xing HR, Cordon-Cardo C, Deng X, *et al*. Pharmacologic inactivation of kinase suppressor of ras-1 abrogates ras-mediated pancreatic cancer. *Nat Med*, 2003, 9 : 1267-1268
131. Kijima H, Scanlon KJ. Ribozyme as an approach for growth suppression of human pancreatic cancer. *Mol Biotechnol*, 2000,14 : 59-72
132. Ramirez PJ, Vickers SM. Current status of gene therapy for pancreatic cancer. *Curr Surg*, 2004, 61 : 84-92
133. Bouvet M, Bold RJ, Lee J, *et al*. Adenovirus-mediated wild-type p53 tumor suppressor gene therapy induces apoptosis and suppresses growth of human pancreatic cancer. *Ann Surg Oncol*, 1998, 5 : 681-688
134. 秦仁义, 陈立模. 胰腺癌的综合治疗. 中国实用外科杂志, 2004, 24 : 306-309
135. 靳大勇. 胰腺癌的分子生物学治疗. 中国实用外科杂志. 中国普外基础与临床杂志, 2004, 4: 279-280
136. 赵玉沛, 戴梦华. 胰腺癌生物治疗现状与进展, 2002, 9 : 371-373
137. Tseng JF, Mulligan RC. Gene therapy for pancreatic cancer. *Surg Oncol Clin N Am*, 2002, 11: 537-569
138. Hahn S A, Schutte M, Hopue ATMS, *et al*. DPC4, a candidate tumor suppressor gene at human chromosome 18q21.1[J]. *Science*, 1996, 271: 350-353
139. Duda DG, Sunamura M, Lefter LP, *et al*. Restoration of SMAD4 by gene therapy reverses the invasive phenotype in pancreatic adenocarcinoma cells. *Oncogene*, 2003, 22 : 6857-6864
140. 李慧, 郑建明. 基因突变与胰腺癌. 肿瘤防治杂志, 2004, 11 : 206-209
141. Wang XP, Yazawa K, Yang J. Specific gene expression and therapy for pancreatic cancer using the cytosine deaminase gene directed by the rat insulin promoter. *J Gastrointest Surg*, 2004, 8 : 98-108

142. Fogar P, Greco E, Basso D, *et al*. S.Suicide gene therapy with HSK-TK in pancreatic cancer has no effect in vivo in a mouse model. *Eur J Surg Oncol*, 2003, 29 : 721-730
143. Wang J, Lu XX, Chen DZ, *et al*. Herpes simplex virus thymidine kinase and ganciclovir suicide gene therapy for human pancreatic cancer. *World J Gastroenterol*, 2004, 10 : 400-403
144. Heise C, Sampson-Johannes A, Williams A, *et al*. ONYX-015, an E1B gene-attenuated adenovirus, causes tumor-specific cytolysis and antitumoral efficacy that can be augmented by standard chemotherapeutic agents. *Nat Med*, 1997, 3: 606-608
145. Mulvihill1 S, Warren1 R, Venook A, *et al*. Safety and feasibility of injection with an E1B-55 kDa gene-deleted, replication-selective adenovirus (ONYX-015) into primary carcinomas of the pancreas: a phase I trial. *Gene Therapy*, 2001, 8: 308-315
146. Hecht JR, Bedford R, Abbruzzese JR, *et al*. A phase I/II trial of intratumoral endoscopic ultrasound injection of ONYX-015 with intravenous gemcitabine in unresectable pancreatic carcinoma1 *Clinical Cancer Research*, 2003, 9 : 555-561

第十章 胰腺癌的中医药治疗

林洪生
卢雯萍
刘浩

第一节 概　述

胰腺癌属中医伏梁、积聚、腹痛、黄疸等病症范畴[1]。有关对胰腺癌的描述与认识，中医很早就有记载：如《素问·六元正纪大论》中说："木郁之发……民病胃脘当心而痛，上支两胁，膈咽不通，饮食不下"；《难经·五十六难》"心之积，名曰伏梁，起脐上，大如臂，上至心下，久不愈，令人病烦心"；《活人录汇编》"心之积为伏梁……乃胆中之气积累而成耳，苟因心境不畅，情志郁结，气逆胆中……久则形容憔悴，饮食日减，食亦无味，虚寒晨热"。现代中医学将胰腺癌统称为"胰癌"，多认为是由于情志失调、食饮不节等因素导致肝郁脾虚，湿热蕴蒸，瘀毒内阻而成，晚期则肾气亏损，气血阴阳俱虚。胰腺癌病位在胰，其本则属肝胆，同时涉及脾胃等脏腑，总属本虚标实之证，辨证论治多以疏肝利胆、健脾利湿、解毒化瘀为主。目前，临床上多采用中西医综合治疗的方法，特别是中医药在配合肿瘤放、化疗减毒增效；治疗晚期肿瘤，减轻痛苦，提高生活质量，延长生存时间；促进肿瘤术后康复，控制复发转移等方面具有一定作用和优势[2, 3]。

第二节　胰腺癌的病因病机

中医学对胰腺癌的病因病机的认识概括起来有下列几种观点：

一、脏腑内虚

中医学认为："邪之所凑，其气必虚"。人体正气亏虚，机体抗癌能力降低，六淫邪毒才能乘虚侵入人体，日久耗伤气血，导致正虚邪盛形成肿瘤。"正气存内，邪不可干"，因此扶助正气，维护机体内环境的平衡与稳定，对于防治胰腺癌有着重要意义。

二、气滞血瘀

气血是维持生命活动及生理功能的物质基础，气行则血行，气滞则血凝，气滞血瘀日久，则郁结成块，形成肿瘤，清代王清任说："肚腹结块，必有有形之血"。气血失调容易引起"血瘀"，瘀血是胰腺癌发生的重要原因。

三、痰湿邪毒

痰湿是脏腑功能失调和紊乱造成的病理产

物。脾虚不能运化水谷，导致水湿不化，津液不布而成湿毒痰邪，或由于肾阳不足，水气上泛亦能化为痰邪。这些痰湿邪毒，内蕴脏腑，阻塞经络，郁而成结，日久形成胰腺癌。

四、情志内伤

古代医学家认为肿瘤的发生、发展与情志变化关系密切，人的七情（喜、怒、忧、思、悲、恐、惊）太过或不及，即过度兴奋与压抑均会引起气机的变化，影响肿瘤的发生、发展。

五、六淫之邪

现代医学认为肿瘤发病与自然环境中致癌因素密切相关，祖国医学也认为六淫之邪（风、寒、暑、湿、燥、火六种邪毒）客于经络是肿瘤致病的因素之一，也就是肿瘤的发病与天时、地理、环境等外界因素有一定的关系。

总之胰腺癌的病因极其复杂，临床上中医主要通过审证求因的方法来寻找发病的内在原因用以指导实践。

第三节 胰腺癌的中医治疗

一、辨证论治

（一）肝郁脾虚

主症：上腹或胁肋隐痛、胀痛，或上腹闷胀不适，倦怠乏力，纳呆食少，时有恶心。有时上腹部触及肿块。舌质淡红，苔薄白，脉弦细。

治法：舒肝健脾，软坚散结。

方药：逍遥散加减。

柴胡6g，当归12g，茯苓12g，白术10g，枳壳10g，香附10g，生黄芪18g，莪术10g，姜半夏10g，陈皮6g，郁金10g，元胡10g，太子参12g。

（二）湿热蕴阻

主症：上腹胀满，深压可能触及包块，纳差，恶心呕吐，消瘦，一身面目俱黄，全身瘙痒，大便秘结而呈白色，小便色黄而刺痛，舌苔黄腻，脉弦滑。

治法：清热利湿，解毒和胃。

方药：茵陈蒿汤加减。

茵陈20g（后下），栀子10g，生大黄10g，龙胆草10g，党参12g，香附10g，金钱草15g，龙葵20g，白英15g，半枝莲30g，丹参30g，车前草10g，黛蛤散10g，六一散10g。

（三）瘀毒内结

主症：上腹疼痛，累及腰背，呈持续钝痛，或阵发性剧痛，夜间尤甚，可伴呕吐不安，胁下肿块，恶心厌食，羸瘦乏力，大便失调，腹泻，尿黄，苔白厚，脉弦数。

治法：破瘀散结，舒肝清热。

方药：膈下逐瘀汤合黄连解毒汤加减。

丹参30g，丹皮10g，桃仁10g，红花10g，莪术15g，三棱10g，郁金10g，蒲黄10g，胡黄连10g，黄柏10g，乌药10g，元胡10g，白屈菜15g，鸡内金15g，当归10g，穿山甲15g，徐长卿10g，白花蛇舌草30g。

（四）气血两虚

主症：消瘦倦怠，面色苍白，腹胀疼痛，腹中包块，神疲乏力，动则汗出，心慌，舌质淡或有瘀斑、瘀点，苔薄白，脉沉细无力。

治法：益气养血，化瘀散结。

方药：八珍汤加减。

党参15g，黄芪30g，白术10g，茯苓15g，猪苓10g，当归12g，白芍10g，鸡血藤30g，枸杞子15g，元胡12g，八月札15g，浙贝10g，炙鳖甲30g（先煎）。

（五）肝肾阴虚型

主症：面色无华，形体消瘦，腰膝酸软，头晕眼花，腹部肿块坚硬，或青筋暴露，纳差欲呕，口渴欲饮，或下肢浮肿，舌淡、苔黄少津，脉细无力。

治法：滋补肝肾，扶正培本。

方药：一贯煎加味。

生地12g，沙参12g，当归12g，麦冬12g，枸杞子12g，菟丝子10g，怀山药15g，猪茯苓（各）15g，熟地12g，鸡血藤15g，续断15g，牛膝10g，玉竹12g，玄参12g，五味子10g，大腹皮10g，党参12g。

二、常见症状的治疗

（一）疼痛

胰腺癌多伴有疼痛症状，严重影响了患者的生活质量。中医药在癌痛治疗中可发挥多种效应，可作为癌症止痛三阶梯用药前的治疗或配合阿片类药物应用。中医药治疗疼痛主要采用清热、散寒、祛湿、理气、活血、化痰、补虚、安神等疗法。现代研究表明：乌头、马钱子、细辛、半夏、天南星、桂枝、元胡、刘寄奴、白芍、白屈菜及虫类药如水蛭、土元、蜈蚣、全蝎、鼠妇、僵蚕等能提高实验动物的痛阈值，显示较好的镇痛作用，临床配合三阶梯止痛用药亦有助于提高疗效。一些新型中药制剂如蟾酥止痛膏、桂参止痛合剂、榄香烯乳注射液、岩舒注射液亦可用于胰腺癌的止痛治疗。

（二）发热

发热是肿瘤患者的常见症状，约有2/3的肿瘤患者在病程中伴有发热。引起发热的原因主要有细菌、病毒、真菌等病原微生物的感染；癌性发热；药源性发热；放疗引起的发热。中医治疗发热多采用辨证论治的方法，包括：①肝郁气滞者，治宜疏肝降火、理气解郁，方用丹栀逍遥散加减；②湿热胶结者，治宜清热利湿、宣壅开郁，方用三仁汤、甘露消毒丹或藿朴夏苓汤加减；③邪郁少阳者，治宜和解少阳、舒利肝胆，方用小柴胡汤加减；④热伤气阴者，治宜清热调营、益气养阴，方用竹叶石膏汤加减；⑤气血不足者，治宜调补气血、甘温除热，方用补中益气汤加减。另外中药也有一些效果好的退热药，如青蒿、银柴胡、地骨皮等，但需要结合中医辨证用药。

（三）黄疸

黄疸是晚期胰腺癌的常见症状，中医认为黄疸与热蕴湿阻有关，根据临床表现可分为阳黄、阴黄两类。"阳黄"的特点是黄色鲜明，伴有发热、口渴、心烦、便干或黏滞不爽、舌苔黄而厚腻、脉弦滑或滑数，多属实证；"阴黄"的特点是黄色晦暗，伴有神疲肢倦、精神委靡、低热不扬、大便溏薄、舌淡或肿大有齿痕、苔白或腻、脉濡缓或细，多为虚证。

对于黄疸的治疗，祖国医学多有论及，临证关键在于对病机的把握。一般认为湿邪内阻或湿与热结是引起黄疸的主要原因，同时脾、胃、肝、胆等脏腑功能失常在黄疸发病中亦发挥了一定作用。因此黄疸的施治、利湿为第一要旨。在利湿的基础上，可据其脏腑归属及寒、热、虚、实之证，随证化裁。

1. 阳黄　多与湿热互结有关，治当清热利湿。属热多湿少者，以清热解毒为主，辅以利湿退黄，方用茵陈蒿汤加味；属湿多热少者，则予利湿化浊，兼以清热降火，方选沈氏黄疸丸合茵陈五苓散加减；属湿热并重、搏结难解者，则清热、利湿皆为必需，以使湿热分而消之，方用茵陈蒿汤合栀子柏皮汤加减。

2. 阴黄　多责之于寒湿，治当健脾调中、温化寒湿，方用茵陈术附汤、茵陈附子干姜汤加减，亦可用理中汤合茵陈五苓散化裁。至于因瘀致黄，症见身目发黄而晦暗、面色青紫暗滞、皮肤朱纹赤缕、舌质青紫或有瘀斑者，宜化瘀消积、利胆退黄，方用膈下逐瘀汤或桃红四物汤加减。

临床在应用上述药物的基础上，同时配合清开灵注射液用于"阳黄"治疗有助于进一步提高疗效。

（四）腹水

腹水常见于胰腺癌的晚期阶段，中医治疗多采用行水消肿，缓缓图功的方法。峻下逐水、泻大便以去水气对治疗胰腺癌腹水，弊多利少，得不偿失，有时可能会导致更严重的并发症，加速疾病的恶化。因此，一些传统的利水方剂如十枣汤、舟车丸等临床应用的机会很少，所涉药物如牵牛子、巴豆、大戟、芫花、甘遂等亦多列为遣药之禁忌（但取其外用如敷脐以消水者，不在此属）。胰腺癌腹水辨治可分以下四型。

1. 脾虚水泛　此为临床最常见者，除腹水外还可伴有乏力倦息、下肢水肿、大便稀薄、舌淡脉缓等症状，治宜健脾化湿、理气行水。方用实脾饮或参苓白术散加减，药如黄芪、党参、白术、茯苓、薏苡仁、猪苓、白扁豆、厚朴、木瓜、陈皮、泽泻等。

2. 湿热蕴结　症见腹大坚满、小便不利、烦热口渴、舌红苔黄腻，治宜清热除湿、利尿导浊，方用中满分消丸或八正散加减，药用黄芩、黄连、知母、芦根、木通、车前子、滑石、猪苓、茯苓、山栀、生甘草、竹叶等。

3. 脾肾阳虚　症见腹大腹胀、如囊裹水、畏寒神怯、四肢不温、舌体胖大有齿痕、脉沉迟，治宜温肾暖脾、化气行水，方用牛车肾气丸合五苓散及真武汤加减，药如附子、肉桂、干姜、牛膝、车前子、茯苓、薏苡仁、猪苓、黄芪、白术、丹皮、白芍等。

4.肝脾血瘀　症见腹大、腹壁脉络怒张、或有胁肋刺痛、或大便发黑、舌暗有瘀斑、脉涩，治宜活血化瘀、通络行水，方用桃红四物汤合苓桂术甘汤加减，药用桃仁、红花、益母草、泽兰、生地、当归、元胡、桂枝、白术、茯苓、猪苓、泽泻、生甘草等。

对于胰腺癌的腹水或浮肿，利水药的应用要妥当，此时患者多为虚实夹杂，因此利水的同时万万不可忘记扶正，健脾益气中药应会增加疗效。

第四节　胰腺癌的中西医结合治疗

胰腺癌的综合治疗是根据患者病情进展与机体整体状况，将各种治疗手段（包括手术、化疗、放疗、中医药等）合理安排，有机结合以获得最佳的临床效果[4, 5]。中医中药治疗对于促进肿瘤病人术后康复；对放化疗减毒增效；肿瘤稳定期或缓解期控制复发转移；对晚期肿瘤减轻痛苦，改善生存质量，延长生命等方面均有一定作用和优势。

一、配合手术治疗

（一）术后恢复期

患者手术后由于正气受损造成免疫力下降，脏器功能紊乱，伤口难以愈合或发生术后并发症。中医常采用扶正培本、补益气血的方法，促进患者身体尽快康复。

治法：补益气血。

方药：十全大补汤加减。

党参15 g，白术10g，茯苓15g，黄芪15g，当归10g，熟地12g，枸杞子15g，鸡血藤15g，川芎10g，女贞子12g等。

（二）术后稳定期

对于肿瘤处于稳定或缓解期的患者，常采用益气、解毒、活血的方法提高机体免疫监视功能，抑制残留癌细胞，预防肿瘤复发和转移。

治法：益气，解毒，活血。

方药：生黄芪30g，党参12g，白术10g，云苓10g，香附10g，枳壳10g，白花蛇舌草30g，半枝莲15g，龙葵15g，白英15g，莪术10g，夏枯草15g，赤芍15 g，鸡血藤30g，八月札15g，凌霄花15g。

二、配合化学治疗

（一）治疗消化道反应

患者化疗初期常表现为食欲不振，腹胀，全身乏力，恶心呕吐，舌质淡白，苔薄白，脉细。

治法：健脾和胃。

方药：香砂六君子汤加味。

党参12g，白术10g，茯苓15g，陈皮10g，半夏10g，木香6g，砂仁5g，焦三仙各15g，旋覆花10g，大腹皮10g。

胃胀严重者加香附10g，枳壳10g，柴胡6g，郁金10g；恶心呕吐严重加竹茹10g，干姜10g。

（二）治疗骨髓抑制

患者化疗中后期常出现白细胞、血小板明显下降，神疲，乏力，头晕，睡眠欠佳或口腔溃疡，舌淡苔白，脉细无力。

治法：补益气血，滋补肝肾。

方药：健脾益肾方加味。

生黄芪30g，当归15g，太子参10g，白术15g，茯苓15g，女贞子12g，枸杞子12g，菟丝子10g，补骨脂12g，鸡血藤30g，石苇15g，阿胶15g。

头晕乏力严重者加升麻10g，柴胡10g，熟地12g；气短心慌严重者加丹参10g，酸枣仁12g；麦冬12g，炙甘草6g。口腔溃疡严重者加黄连10g，玄参12g，丹皮10g，白及10g。

（三）治疗全身反应

患者动脉插管化疗或全身化疗后常出现发热、疼痛、腹胀、较严重的恶心呕吐或便秘，舌淡苔白，脉细。

治法：调补气血，化湿解毒。

方药：四君子汤加减。

党参20g，白术15g，茯苓15g，元胡10g，茵陈15g，栀子10g，黄连10g，菊花10g，蒲公英15g，熟大黄5g，焦三仙各10g，山楂15g。

三、配合放射治疗

（一）减轻放疗副作用

中医认为放射线作用于人体会造成热毒耗气伤阴，损及津液脏腑多表现为局部红、肿、热、痛，倦怠乏力，纳呆食少，口干喜冷饮，心烦，小便黄赤，大便干结，舌红或暗红，苔黄，脉弦、滑、数。

治法：益气养阴，清热解毒。

方药：生地15g，麦冬12g，五味子10g，玄参15g，葛根10g，地骨皮10g，玉竹15g，知母10g，沙参10g，芦根15g。

（二）提高放疗效果

大量临床与实验研究表明放射治疗时加用活血化瘀，清热解毒中药可以改善肿瘤病灶周围血液循环，增加血氧供应，调节结缔组织代谢，对放疗有一定的增敏作用，同时提高患者的耐受性。

治法：活血化瘀，清热解毒。

方药：桃红四物汤加味。

桃仁15g，红花15g，川芎15g，丹皮15g，生地30g，赤芍15g，蒲公英15g，银花15g，黄芩15g。

（三）治疗放疗并发症

胰腺癌放射治疗时除了一般的放疗反应，常发生比较严重的胃肠道充血水肿，局部组织肿胀，表现为剧烈的恶心呕吐，局部疼痛等症状，中医多采用行气消胀，和胃止痛的方法治疗。

治法：行气消胀，和胃止痛。

方药：党参10g，竹茹10g，旋覆花10g，柿蒂10g，木香10g，茯苓10g，白术10g，赤芍10g，郁金10g，焦三仙各10g。

中西医结合治疗肿瘤是具有中国特色的综合治疗模式。"综合"治疗包括两层含义：一是要充分利用现有的各种治疗手段治疗肿瘤；二是要全面考虑患者病情进展与机体整体状况，合理安排治疗以获得最佳的效果，而不能将各种治疗手段简单地加减。

中医药治疗是肿瘤综合治疗的重要组成部分。目前，医学界比较公认的中医药治疗胰腺癌的优势主要体现在以下几点：①减轻手术后副反应及并发症；②对放化疗期间的减毒增效作用；③术后、放、化疗后长期坚持服用中药可稳定病情，提高远期效果，减少复发转移可能；④对于晚期不能接受手术及放化疗的患者可以起到改善生存质量、延长生命的作用；⑤预防和治疗癌前病变等。由于胰腺癌的发现多为晚期，放化疗效果较差，随着医学模式的转变，医学工作者已逐渐认识到生存质量和生存期的延长对肿瘤病人有着决定意义，而肿瘤大小只是治疗评价中的次要结局指标。"带瘤生存"的理念也正为越来越多的患者所接受，中医药的疗效特点正符合这一趋势。因此，合理的中西医结合治疗，特别是在综合治疗中适时的选择中医药可以明显减轻患者的症状，提高生存质量，延长生存时间。

特别应该提出的是中西医结合治疗肿瘤，应根据病人病情进展、机体邪正消长状态，采取不同的阶段性的治疗策略：当初诊邪盛时，应尽可能利用各种方式打击和消灭肿瘤（攻邪为主），同时要注意保护正气（辅以扶正）；待肿瘤负荷大大降低以后，即将治疗重点转以扶正为主，最大限度地促进造血机能和免疫功能的恢复（重建正气）；经过免疫功能和骨髓功能的重建，必要时还可转入以打击肿瘤为主的第三阶段，巩固疗效，尽可能地清除潜在体内的残存癌细胞；以后再进入长期的扶正治疗（扶正为主，抑癌为辅的中医药治疗）。实践证明中西医的合理用药需要有丰富的经验和技巧，恰当的治疗能在一定程度上提高治疗的效果。

第五节 胰腺癌中医药治疗进展

胰腺癌是预后较差的消化道肿瘤之一，近年来其发病率呈上升趋势。中医药对胰腺癌有一定的治疗作用，现将近年来有关的临床与实验研究进展概述如下：

一、病因病机

邱佳信等[6]认为脾虚是胰腺癌患者患病的根本，尽管有时有毒热、湿阻、痰凝、气滞、血瘀等表现，但都是在脾虚基础上衍生而来。王沛等[7]认为胰腺癌不外乎三种病因：一为脾胃湿热，乃气机不畅，脾湿郁困，郁久化热，湿热蕴结，日久成毒；二为肝脾郁结，乃情志郁怒，肝郁气滞，饮食不节，过食厚味，脾失运化，结胸膈痛所致；三为心脾实热，乃素宿毒热，耗阴伤血，阴虚内热，血热妄行，心火上炎所致。周仲瑛等[8]认为胰腺癌多为肝脾两伤，土败木贼，气不化水，湿热痰毒互结引起。尤建良等[9]认为本病中焦脾胃功能失调是关键。只有在调理后天脾胃的基础上参以理气、化湿、消积之法，才能药中肯綮。王庆才[10]认为该病多由七情郁结或饮食失调，久而肝脾受损，脏腑失和，脾运受阻，湿热内蕴，瘀毒内结所致。

二、中医治疗

孙钰等[11]报道采用中药榄香烯灌注和（或）经泵灌注治疗晚期胰腺癌11例，与化疗灌注胰腺癌11例对照，结果临床受益率（包括对疼痛、体力状况及体重改变综合评估）：榄香烯组优于化疗组（$P<0.05$）；瘤体变化（PR+NC）：榄香烯组8例，化疗组9例（$P>0.05$）；生存期、中位生存期：榄香烯组4.8～24.4个月、9.5个月，化疗组3.4～15.2个月、6.3个月（$P<0.05$）；毒副作用：榄香烯组明显低于化疗组（$P<0.05$），上述结果显示出：采用榄香烯介入治疗为晚期胰腺癌中医治疗开辟了新的有效途径。杨炳奎等[12]报道，根据中医辨证论治将本病分为四型：①湿热毒邪型：方用黄连解毒汤和茵陈蒿汤加减；②瘀积气滞型：方用莪术散加减；②脾虚湿热型：方用香砂六君子汤、排气饮加减；④正虚邪实型：方用参麦散、沙参麦冬汤加减，共治疗中晚期胰腺癌患者68例。结果有效率52.94%，3年生存率19.12%，临床症状明显缓解，治疗前后测定CAl9-9、TNF、ERFR、PR、LTR的变化数据有统计学意义。杨金祖等[6]报道以健脾理气为主，配合清热解毒、祛湿化痰、软坚散结、行气活血中药，由太子参、白术、茯苓、鸡内金、红藤、夏枯草、牡蛎等组成基本方，治疗胰腺癌患者16例。结果未能手术者4例，生存时间为6～15个月；行姑息改道术的9例，生存时间为9～32个月；行根治术3例，1例已生存57个月，有2例生存超过5年，最长的现已生存74个月。尤建良等[9]报道运用调脾抑胰方治疗晚期胰腺癌42例，药用：潞党参、炒白术、苏梗、枳实、全瓜蒌各10g，茯苓、茯神、姜半夏各12g，陈皮6g，怀山药15g，薏苡仁、炒谷芽、炒麦芽各20g，猪苓、徐长卿、八月札各30g，42例患者，生存期0.5～1年17例，2年20例，2年以上5例，其中最长已生存5.5年，平均生存期1年4个月。王庆才等[10]报道以疏肝理气、健脾利湿、解毒抗癌、散瘀止痛为主，药用柴胡、枳壳、郁金、干蟾皮、鸡内金各10g，八月札、白术、猪茯苓、薏苡仁、半枝莲、白花蛇舌草各30g，生山楂15g，辨证加减治疗晚期胰腺癌13例。结果生存期均超过半年，平均生存期13个月。

三、中西医结合治疗

贺用和等[13]报道采用中西医结合治疗中晚期胰腺癌63例。将患者分为单纯中药组，化疗+中药组和介入+中药组。单纯中药组方用膈下逐瘀汤加减，化疗+中药组用膈下逐瘀汤加减+短程全身化疗，介入+中药组用膈下逐瘀汤加减+动脉插管化疗灌注术。结果显示：介入+中药组效果最好，有效率23%；半年、1年生存率分别为83%和58.3%，与单纯中药组、化疗+中药组相比差异显著（$P<0.01$）。王炳胜等[14]报道晚期胰腺癌患者58例随机分成两组，28例行放疗和介入化疗（A组），对照组30例放疗、介入化疗及益气活血中药并用（B组）。益气活血中药由黄芪30g，太子参30g，茯苓15g，白术10g，丹参30g，赤芍30g，三棱10g，鸡血藤30g，茜草30g，甘草10g等组成。结果A、B两组近期有效率为53.6%和67.6%（$P>0.05$）。腹痛、黄疸症状缓解率A组分别为57.1%、50.0%，B组分别为83.3%、76.7%，两组比较有显著性差异（$P<0.05$）。消化道反应B组（4例）明显轻于A组（11例，$P<0.05$）。1、2年生存率A组分别为50.0%、21.4%，B组分别为80.0%、46.6%，两组比较有显著性差异（$P<0.05$）。临床结果提示益气活血中药能减轻放化疗所致的消化道反应，改善临床症状，延长1～2年生存期。王桐等[15]报道15例晚期胰腺癌患者行胆肠内引流术，术后早期采用清热解毒、疏肝利胆、活血化瘀、通里攻下之法，方用大承气汤及大柴胡汤加减。术后晚期以扶正固本为主，方用十全大补汤、升脉散、补中益气汤等。为了预防胰瘘，给予妥善营养支持，术后使用5-FU或替加氟，结果15例术后无并发症，出院后仅2例死亡，分别存活11个月和12个月；其余13例平均存活已达11.1个月。刘鲁明等[16]报道将晚期胰腺癌患者56例随机分为化疗组和中西医结合药物组进行治疗。中西医结合药物组根据中医辨证原则加用中药：脾虚气滞型（六君子汤加减）；气滞湿阻型（二陈汤加减）；湿热郁结型（三仁汤加减）；

阴虚型（沙参麦冬汤加减）。经长期随访结果显示，中西医结合药物组1年、2年、3年生存率分别为55.37%、34.61%、25.96%，中位生存期为16.3个月；而化疗组1年、2年生存率分别为21.95%、7.31%，中位生存期为7.5个月。两组比较差异有显著性（$P<0.05$）。而且中西医结合药物治疗组的肿块缩小率和肿瘤并发症的改善率也远远优于单纯化疗组。

四、实验研究

三氧化二砷是中药砒霜和雄黄的主要有效成分。张兴荣等[17]报道，将不同浓度的三氧化二砷与胰腺癌细胞株SW1990、SW8902共同孵育。用HE染色光镜观察可见凋亡小体形成，流式细胞仪检测在Gl期前出现二倍体凋亡峰，细胞DNA抽提电泳后发现凋亡特征性梯带，同样提示三氧化二砷可诱导胰腺癌细胞凋亡。陈其奎等[18]报道将不同浓度的三氧化二砷处理胰腺癌细胞株SW1990，用MTT法测定细胞增殖情况，并利用电子显微镜、流式细胞仪以及免疫组化染色等检测细胞凋亡情况。同时采用肾包膜下种植胰腺癌移植瘤的裸鼠模型，三氧化二砷腹腔注射裸鼠给药。对照组采用等量生理盐水给药。结果提示三氧化二砷能有效抑制体外培养的SW1990生长，能诱导SW1990细胞株的细胞周期阻滞和细胞凋亡，能显著抑制裸鼠肾包膜下胰腺癌移植瘤的生长。徐如堂等[19]报道日本研究人员采用人胰腺癌细胞株SUTT-2细胞进行体外单层培养，添加5-FU及中药柴胡桂枝汤等，结果显示柴胡桂枝汤能够抑制人胰腺癌SUTT-2细胞增殖且优于单独使用5-FU的作用。

第六节 胰腺癌治疗常用中药

一、治疗胰腺癌常用中草药

八 月 札

【来源】本品为木通科植物木通[*Akebia quinata* (Thunb.) Decne]、三叶木通[*Akebia trifoliata* (Thunb.) Koidz]、白木通[*Akebia trifoliata* (Thunb.) Koidz. var.*austrailis* (Diels) Rehd.]的干燥或成熟果实。

【性味与归经】甘、寒，归肝经。

【功能与主治】舒肝理气，活血止痛，除烦利尿，抗癌。用于胰腺癌、胃癌、肝癌、乳腺癌，并用于肝胃气痛，胃热食呆，烦渴，赤白痢疾，腰痛，胁痛，疝气，痛经，子宫下垂，胸胁痛，肝胃痛，睾丸痛。

【化学成分】木通的果实含糖类及鞣质。茎枝含木通皂苷，为常春藤皂苷元与齐墩果酸的葡萄糖与鼠李糖苷，并含多量钾盐。种子含脂肪油约17%～18%，其中主要含油酸甘油酯，亚麻酸甘油酯等。

【药理作用】

1. 抗肿瘤作用 对S180、S37均有抑制作用；对消化系统肿瘤和乳腺癌有较好的治疗作用。

2. 抗菌作用 本品有较广谱的抑菌作用，木通果实煎液对金黄色葡萄球菌、绿脓杆菌、福氏痢疾菌及大肠杆菌有抑制作用。

仙 鹤 草

【来源】本品为蔷薇科植物龙牙草[*Agrimonia pilosa* Ledeb var *japonica* (Miq) Nakai]的干燥地上部分。夏、秋二季茎叶茂盛时采割，除去杂质，干燥。

【性味与归经】苦、涩、平。归心、肝经。

【功能与主治】收敛止血，健胃，解毒，抗肿瘤。用于胰腺癌、胃癌、肺癌、膀胱癌、肝癌、劳伤脱力、痈肿等。

【化学成分】仙鹤草全草含仙鹤草素（Agrimoniin），已知有仙鹤草甲素、仙鹤草乙素、仙鹤草丙素、仙鹤草丁、仙鹤草戊素和仙鹤草己素等6种，尚含鞣质、甾醇、皂苷和挥发油等。

【药理作用】

1. 抗肿瘤作用 本品对人体子宫颈癌细胞培养株系JIC-26体外实验有抑制作用，抑制率在90%以上。小鼠在接种MM2腺癌细胞前或后，给予仙鹤草素10mg/kg腹腔注射，结果肿瘤几乎全部被排斥，无论口服或静注，给药均能延长荷瘤动物的存活期。仙鹤草素又能抑制MH134肝癌及Meth-A纤维肉瘤的生长。体外培养不加小牛血清时，仙鹤草素对MM2细胞呈现强大的细胞毒作用，它的IC_{50}为20mg/ml，但是若在培养基中加入胎牛血清,则其作用减弱到原来的4%左右,即 IC_{50} 为 $62.5\mu g/ml$。给C3H/He小鼠用仙鹤草素10mg/kg,腹腔注射后4~10天,白细胞总数明显升高。在分类方面,单核及嗜酸粒细胞的百分率减少到对照水平,但单核细胞仍保持高百分率水平。腹腔注射仙鹤草素4天后,细胞毒性腹腔渗出细胞数明显增加,呈剂量依赖型曲线,贴壁细胞似为巨噬细胞。MM2乳癌细胞及NH134肝癌细胞的 ^3H-胸腺嘧啶核苷摄取率明显受到抑制。体内腹腔注射或体外激活之细胞和 $0.1\mu Ci$ 和 ^3H-TbR培养24小时,测定其放射性。发现仙鹤草素腹腔注射的小鼠脾脏肿大,脾重量增加,脾细胞具有摄取 ^3H-TbR之能力。这些结果表明,仙鹤草素是一种强的抗肿瘤鞣酸,其抗肿瘤作用可能是由于药物通过对肿瘤细胞以及某些免疫细胞的作用而增强宿主的免疫反应所致,但详细的作用原理,尚未清楚。鞣花酸能防止某些化学物质破坏遗传基因而引起癌症,至少防止多环芳香碳氢化合物、亚硝酸和黄曲霉素致癌。早有报道,鞣质,水解型鞣质诱发肝癌部位肉瘤。致癌原理:认为可能与鞣质中Q3的含量低有关,有人认为鞣质及其他聚酚类的植物成分能在体内催化亚硝酸盐和二级胺发生反应,形成有致癌作用的N-亚硝胺。其他如抗菌、杀虫、抗炎、止血作用。

2.毒副作用 仙鹤草全草煎剂口服,仙鹤草素肌肉注射或静脉注射,有最多1次用3次(15ml),最大剂量曾在2小时内注射6支(30ml)的,均未发现任何副作用与中毒症状。仙鹤草酚,小鼠口服给药的 LD_{50} 为599.8mg/kg和453.3mg/kg。

白花蛇舌草

【来源】本品为茜草科耳草属植物白花蛇舌草(Hedyotis diffusa Willd)[olddnlandia diffusa (Willd)Roxb],同属植物伞房花耳草(水线草)[H. Corymbosa(L)Lam.O.Corymbosa L]也作本品入药。

【性味与归经】苦、甘、寒。归心、肝、胃三经。

【功能与主治】清热解毒,利尿消肿,活血止痛,抗菌消炎,治疗各种肿瘤,尤其是胰腺癌、胃癌、肝癌及肺癌,还可治痈肿疔疮、跌打损伤、毒蛇咬伤。

【化学成分】含三十一烷、豆甾醇、乌索酸、齐墩果酸、β-谷甾醇、谷甾醇-D-葡萄糖苷,对位香豆酸、黄酮苷及白花蛇舌草素。此外,尚含阿魏酸类似结构的羟基桂皮酸、三萜酸类及多糖类。

【药理作用】本品粗制剂,体外实验仅在高浓度下对艾氏腹水癌、吉田肉瘤及多种白血病癌细胞有抑制作用;而体内实验用于大鼠吉田肉瘤、小鼠子宫颈癌U-14、肉瘤S-180及淋巴瘤L-1腹水型等几种移植性肿瘤的实验治疗,则均无明显疗效。因而试管内抗肿瘤实验中,本品只有高浓度下始显阳性反应,应认为是非特异性的。但白花蛇舌草素进行体外实验,有抗噬菌体作用和抑制腹水性肝瘤细胞作用,每日给小鼠1mg连用9天,对小鼠移植性肉瘤S180的生长抑制为57.4%,可使癌细胞的核分裂像尤其是有丝分裂像显著抑制,癌组织变性坏死亦较对照组为明显。所含三萜酸类对淋巴肉瘤1号腹水型、子宫颈癌14、肝癌实体型、多糖对淋巴肉瘤1号腹水型、艾氏腹水癌皮下型均有显著抑制作用。齐墩果酸抑制S180的生长。

此外还有抗菌、提高免疫功能、调节中枢神经等作用。

白英

【来源】为茄科植物白英(Solanum Lyruatum Thanb)的全草。

【性味与归经】苦、辛、微寒。归肝、胆经。

【功能与主治】清热解毒、祛风化瘀、利胆退黄,抗癌。治胰腺癌、胃癌、肝癌、直肠癌、黄疸等。

【化学成分】白英含有多种甾体生物碱,包括番茄烯胺、澳洲茄胺、蜀羊泉碱、α-苦茄碱和β-苦茄碱等。

【药理作用】

1.抗肿瘤作用 本品体外对人体子宫颈癌细胞株培养系JTG-26有抑制作用,抑制率在90%以上。体内筛选抑制率在0%~25%,对正常细胞无抑制作用。另外,日本大阪大学微生物病研究所,通过在癌细胞培养液和正常细胞培养液中,注入本品,1ml培养液中注入 $500\mu g$,连续注入6天,发现白英可将癌细胞完全杀死,正常细胞虽停止繁殖，但对其没有损害。

2. 对机体防御机能的影响　能促进机体的抗体生成，增强机体非特异性的免疫生物学反应。

3. 抗菌作用。

4. 毒性　大剂量引起喉头烧灼感及恶心、呕吐、眩晕、瞳孔散大、出现惊厥性肌肉运动的同时表现全身性衰弱。

莪　术

【来源】本品为姜科植物莪术[*Curcuma zedooaria* (Berg.) Rosc.]、郁金 (*C.aromatica* Salisb) 或广西莪术 (C.KwangsiensisS.Lee etC.F.Liang) 的根茎。

【性味与归经】苦、辛、温。入肝、脾经。

【功能与主治】行气破瘀，消积止痛，化聚消症，治疗胰腺癌、胃癌以及症瘕积聚、宿食不消、肝脾肿大、血瘀腹痛。

【化学成分】莪术中主要为挥发油类成分，其量为1%～2.5%油中主要成分为半萜烯类，其中以莪术酮为主要成分。

【药理作用】

1. 抗癌作用　莪术注射液口服及腹腔注射对小鼠S180肉瘤有抑制作用。复方莪术汤 0.125g/kg、0.25g/kg、1.0g/kg腹腔注射或灌胃，对小鼠肝瘤实体瘤（HSA）、S180实体瘤及肝癌（H22）实体瘤均有显著抑制作用，其抑制率分别为38.3%、44.6%和25%。复方莪术汤 1.0g/kg，每日灌服，连续5天显著促进小鼠脾淋巴细胞转化。0.25 g/(k·d) 连续5天腹腔注射，促进小鼠腹腔巨噬细胞及脾淋巴细胞对S180瘤细胞DNA合成的抑制作用。1.0 g/(k·d) 灌胃，连续5天，促进小鼠淋巴细胞对K562Ehrlich瘤细胞的杀伤功能。温莪术有效成分β-榄香烯对某些腹水癌有一定疗效。能显著延长艾氏腹水癌和腹水型ARS小鼠的生存时间。β-榄香烯对体外培养的肝癌细胞有较强的杀伤作用，艾氏腹水癌小鼠腹腔注入β-榄香烯，显微镜下可看到癌细胞形态有明显改变，直至细胞碎裂。β-榄香烯使艾氏腹水癌细胞核酸含量明显减少，尤以RNA含量减少更为显著。从掺入实验来看，多次给药明显抑制 3H-TdR 和 3H-UR 掺入癌细胞，表明β-榄香烯可能抑制了癌细胞DNA和RNA的合成，导致癌细胞核酸含量的减少。另有实验证明β-榄香烯对RNA聚合酶有明显的抑制作用；加入β-榄香烯后DNA融点下降，吸收光谱位移及荧光强度增加，表明β-榄香烯可与DNA相结合。DNA的损伤或模板活性降低可能是β-榄香烯的细胞毒性作用的原因之一。100%温莪术注射液 0.3～0.5 ml给小鼠腹腔注射，对肉瘤S180有较好疗效，抑制率平均达50%以上，但对小鼠艾氏腹水癌无效。用从C.wen-chowensis温莪术挥发油中得到的结晶Ⅰ（莪术醇）结晶Ⅱ（莪术双酮），实验发现两药 175mg/kg 皮下注射对小鼠肉瘤37、宫颈癌U14、艾氏腹水癌ECA均有较高抑制率，但对肉瘤180的抑制作用较弱。莪术醇对小鼠肉瘤的细胞核代谢有抑制作用。体外实验表明：莪术醇及莪术双酮对艾氏腹水癌细胞有明显破坏作用，能使其变性坏死。关于莪术抗癌的作用方式既有直接作用，也有宿主的免疫反应参与。此外，还有抗菌消炎、抑制溃疡、改善微循环等作用。

2. 毒性反应　临床使用的莪术油注射液（内含莪术油1%，吐温80 10%）小鼠腹腔注射及肌肉注射 LD_{50} 分别为 819.8 mg/kg 及 789.1mg/kg，但此制剂吐温80含量甚高，对莪术油毒性有影响。莪术醇及莪术双酮对小鼠腹腔注射的急性 LD_{50} 分别为 250 mg/kg 与 414mg/kg，又7天连续腹腔注射的亚急性 LD_{50} 分别为 163.4 mg/kg 与 215mg/kg。溶解度较高的莪术醇邻苯二甲酸酯对小鼠腹腔注射的急性LD_{50}为 136mg/kg。莪术油和鲜莪术油注射液体外均显示溶血，对照组吐温80也显示溶血，仅出现时间稍有延长，家兔分别肌注莪术挥发油 20；1.0；0.5ml的体内溶血实验仍见引起溶血的结果提示：莪术的制剂引起的溶血原因，应包括莪术挥发油本身。小鼠灌胃莪术浸剂 15 mg/kg连续4天和7天两组，镜检见肝、肾有明显损害，可致渐进性肝细胞坏死，以停药后3周左右坏死最为明显，肾脏一般为充血、肾小管上皮细胞明显肿胀。

夏枯草

【来源】本品为唇形科植物夏枯草 (*Prunella vulgaris* L.) 的花序、果穗或全草。

【性味与归经】苦、辛、寒。归肝、胆经。

【功能与主治】清肝火，散结消肿，治疗胰腺癌、乳腺癌、肺癌、胃癌、淋巴瘤以及高血压、肝炎等。

【化学成分】夏枯草的成分主要有三萜，酚酸，甾体多糖苷及单萜，维生素B_1，黄酮及其糖苷，多糖和香豆素等。

【药理作用】动物实验证明，夏枯草对小鼠肉瘤S180，小鼠子宫颈癌14有抑制作用。煎剂能抑制S180及艾氏腹水癌的生长。夏枯草的水溶液灌胃给药，对小白鼠宫颈癌14的抑制率为42.2%，水浸乙醇提取物水溶部分对小白鼠宫颈癌14的抑制率为34.1%，说明夏枯草的确有抑制癌细胞的作用。本品100% 煎剂每小鼠 0.4～0.6 ml 皮下注射，每日 1 次，连用 2 周，对艾氏腹水癌及肉瘤 S180 均有抑制作用。

夏枯草还有降血压、抗菌消炎、抗组胺作用。

蟾 皮

【来源】本品为蟾蜍科动物中华大蟾蜍（*Bufo bufo gargarizans* Cantor）或黑眶蟾蜍（*Bufo melanostictus* Schneider）的皮。

【性味与归经】辛、凉、微毒。归心、肺、脾、大肠经。

【功能与主治】清热解毒、利水消肿、软坚化痰。治胰腺癌、胃癌、肺癌、肝癌、食管癌、痈疽肿毒、瘰疬、疳积腹胀。

【化学成分】含华蟾蜍毒素类、蟾蜍碱、蟾蜍甲碱、甾醇、华蟾次素等。

【药理作用】蟾皮提取的华蟾素（内有多种生物碱和一定量的氨基酸和还原糖），具有抗肿瘤、促进免疫、抗病毒、消炎等作用，体外实验表明：华蟾素2mg/ml对三种消化系统肿瘤瘤株（人胰腺癌、胃癌 MNK45，人肝癌 SMMC-7721，人结肠癌 LOVO）均有杀伤作用，其机制为直接杀伤肿瘤细胞DNA，导致肿瘤细胞坏死，同时还有使小鼠血清中 IgG 值升高，白细胞数和 T 淋巴细胞百分比提高的作用。

薏苡仁

【来源】本品为禾科植物薏苡仁[*Coix lacryma-jobi*L. Var ma-yuen（Roman）Stapf]的干燥成熟种仁。

【性味与归经】甘、淡、凉。归脾、胃、肺经。

【功能与主治】健脾渗湿、除痹止泻、清热排脓。治疗胰腺癌、胃癌、肠癌、肺癌以及水肿、脚气、小便不利、湿痹拘挛、脾虚泄泻、肺痈、肠痈等。

【化学成分】主要含淀粉、蛋白质、脂肪油、棕榈酸、硬脂酸、油酸、亚油酸、亚麻酸甘油酯、类脂等。薏苡仁还含有薏苡仁酯、薏苡素、阿魏酰豆甾醇、阿魏酰菜子甾醇、薏苡多糖A、B、C、中性葡萄糖 1～7 等。

【药理作用】薏苡仁醇提取物腹腔注射对小鼠艾氏腹水瘤有抑制作用，能明显延长动物生存时间。从薏苡仁醇提取物中分离出对小鼠艾氏腹水瘤癌细胞有抑制作用的两个部分，其一能使原浆变性，另一可使核分裂停止于中期。此外实验还发现薏苡仁具有抗肿瘤增效以及调节中枢神经系统、抑制心率等作用。

薏苡仁丙酮提取物对小鼠口服最大耐受量10ml/kg，薏苡素对小鼠1次性腹腔注射500ml/kg后，仅出现短暂镇静作用。

大 黄

【来源】为蓼科植物掌叶大黄（*Rheum palamtum* L.）、唐古特大黄（*R. Tuangguticum* Maxim ex Balf.）或药用大黄（*R. Officinale* Bail）的根和根茎。

【性味与归经】苦寒，入脾胃、大肠、肝、心包经。

【功能与主治】泻热毒，破积滞，行瘀血。主治胰腺癌、胃癌、肠癌、肝癌等以及湿热便秘、谵语发狂、腹痛泻痢、湿热黄疸、阑尾炎、痈疔、积聚。

【化学成分】大黄主要含蒽醌类衍生物，其含量为3%～5%，一部分为游离状态，如大黄酸、大黄酚、大黄素、芦荟大黄素等，大部分为结合状态，结合状态的蒽醌类化合物是泻下作用的主要成分，有大黄酸的葡萄糖苷，大黄酚的葡萄糖苷，大黄素的葡萄糖苷等还有属于双蒽醌类的番泻苷A、B、C、D、E、F。另一类成分是鞣质类成分。大黄中的鞣质类成分没有食子酸的葡萄糖苷，有桂皮酰基葡萄糖苷，儿茶酸葡萄糖苷等。这类成分有止泻作用。此外，大黄还有二苯乙烯苷类、色酮类、萘酚苷类、苯丁酮类等成分。

【药理作用】5mg/kg 的大黄酸及大黄素对小鼠黑色素瘤的抑制率分别为76%和73%，大黄素对酪氨酸酶有显著的竞争性抑制作用，这种抑制作用可能是大黄抗黑色素瘤的作用机制之一，大黄素浓度在10μg/mg时，对人肺癌细胞A-549细胞的分裂有抑制作用，对肺癌A-549细胞的DNA的生物合成有明显抑制作用，大黄素和大黄酸对艾氏腹水癌也有抑制作用，药用大黄的粗提取物皮下注射对小鼠S37有抑制作用，大黄素对艾氏腹水癌细胞呼吸的抑制较强，50%的抑制浓度为20 mg/ml，大黄酸对癌细胞的酵解有明显作用，在250 mg/ml抑制率为60%，大黄的抗癌作用主要是抑制癌细胞的氧化和脱氢。

二、治疗胰腺癌常用中成药

治疗胰腺癌的中成药众多，主要分三类：①抗肿瘤药：抗肿瘤中药主要是抑制肿瘤生长、改善症状、延长生存时间。所选药物主要是以清热解毒、软坚散结为主。这类药物多用于晚期肿瘤，或用于放化疗无效患者。②放化疗辅助用药：这类药应用于放疗过程中，可起到减轻放化疗毒性或增加疗效作用，以健脾和胃，补益气血为主。③其他辅助药：其中有手术后的康复用药，补益类药和一些解决其他症状的药，如升血药、止痛药等[20]。

（一）抗肿瘤药

西黄丸

【主要成分】牛黄、麝香、乳香、没药等。

【功能主治】解毒消痈，化痰散结，活血化瘀。临床多用于各类肿瘤，化脓性骨髓炎，淋巴结核等。

【用量用法】丸剂：口服，每次3克，每日2次，温开水或黄酒送服。

【用药说明】个别人口服后发生药物性皮炎。不易久服，有虚火者不宜。孕妇忌服。长久以来，该方多用于肿瘤患者的治疗，有一定疗效，特别是对合并炎症的肿大淋巴结，效果较为明显。应注意久服伤胃，故该药不宜久服。

华蟾素注射液

【主要成分】干蟾皮等。

【功能主治】清热解毒，消肿止痛，活血化瘀，软坚散结。杀伤肿瘤细胞、抑制肿瘤细胞生长及乙肝病毒复制，减轻放疗辐射与化疗的毒副作用，用于胰腺癌、肝癌、胃癌、肺癌、乳腺癌。

【用量用法】静脉点滴：每日或隔日1次，每次10~20ml，用5%葡萄糖注射液500ml稀释后缓慢滴注，每疗程4周，用药1周后休1~2日，或遵医嘱服用。肌肉注射：每日2次，每次2~4ml，疗程同静脉点滴。口服：片剂，每次2片，每日2次，疗程同上。口服液：每次10ml，每日2~3次，疗程同上。

【用药说明】个别人用药后30分钟左右出现发冷、发热，10分钟后恢复正常。少数静点后局部刺激，应减低滴速；个别人有荨麻疹、皮炎，停药后消失，即可正常用药。避免与剧烈兴奋心脏药合用；心脏功能异常者慎用。该药对中晚期胰腺癌、胃癌有一定疗效，静脉点滴效果尤佳。但对血管壁有刺激，输液速度宜慢，最好行锁骨上静脉穿刺输液以减轻刺激。

榄香烯乳注射液

【主要成分】莪术。

【功能主治】用于胰腺癌、胃癌、肺癌、乳腺癌、骨转移癌等多种肿瘤，并对恶性肿瘤引起的腹腔积液、胸腔积液有效。

【用量用法】静脉注射，每次400~600ml，连用15天为一疗程；也可用于介入治疗，胸腹腔注射给药以及局部瘤体注射。

【用药说明】少数人可发生静脉炎，最好应用锁骨下静脉注射，或以3%芒硝溶液外敷。有部分患者初用发热，预防方法：给药前30分钟口服强的松或解热镇痛药，本品低剂量时有较强的活血作用，对血小板减少症或有出血倾向者慎用。极少病人会发生过敏或胃肠道反应，应对症处理。该药从莪术中提取挥发油制成，实验及临床证实对多种肿瘤细胞有抑制作用，而且可以升高白细胞，保护免疫功能，缓解疼痛，多用于各类肿瘤晚期。

平消胶囊

【主要成分】郁金、枳壳、仙鹤草、五灵脂等。

【功能主治】活血化瘀、止痛散结、清热解毒，扶正祛邪。用于胰腺癌、胃癌、肺癌等恶性肿瘤，具有缓解症状，抑制瘤体，改善生活质量的功效。

【用量用法】口服。胶囊，每次4～8粒，每日3次。片剂，每片0.23克，每次4～8片，每日3次，连续用药3个月为一疗程。

【用药说明】毒性轻微。肝功能异常者慎用。该药适用于胰腺癌、胃癌、肺癌、肝癌、食管癌和骨肿瘤，有一定疗效。个别病人应用后有轻微胃部不适，不影响用药。

（二）放化疗辅助用药

健脾益肾冲剂

【主要成分】党参、白术、枸杞子、菟丝子等。

【功能主治】健脾益肾，能清除体内有害自由基，提高免疫功能，保护血象，增强化疗疗效，并对肿瘤转移有抑制作用。能提高患者生存质量，延长生存期。主要用于体虚久病的胰腺癌、胃癌及其他肿瘤患者，可配合手术及化疗用药。

【用量用法】口服。每日2次，每次1袋，温开水冲服。可长期服用或遵医嘱。

【用药说明】未见明显不良反应及毒性。

贞芪扶正胶囊

【主要成分】黄芪、女贞子等。

【功能主治】益气，滋阴，补肾。提高机体免疫功能，减轻放化疗反应，保护骨髓和肾上腺皮质功能，用于各种疾病引起的虚损，配合手术、放射线治疗、化学治疗，促进正常功能的恢复。

【用量用法】口服。胶囊剂，每粒0.5克，每次3～4粒，每日3次，或遵医嘱。冲剂，每次一袋，每日3次，温开水冲服。

【用药说明】少数病人服药后有口干口苦。应参考中医辨证，酌量加减。本方适用于气阴两虚型患者，合并放化疗应用可减轻副反应，有提高免疫功能的作用。

3. 其他辅助用药

益血生胶囊

【主要成分】鹿血、黄芪、阿胶、紫河车、熟地黄等。

【功能主治】健脾生血，补肾填精。用于脾肾两虚所致的血虚诸证，以及各种类型的贫血及血小板减少症。对慢性再生障碍性贫血也有一定疗效。

【用量用法】口服。每日3次，每次4粒。

【用药说明】虚热者慎用。该药在实验及临床使用均证实对放、化疗所致的血像下降有较好的治疗作用，特别是提升血小板作用。

元胡止痛片

【主要成分】延胡索、白芷。

【功能主治】理气、活血、止痛，用于气滞血瘀的腹痛、胁痛、头痛及月经痛。

【用量用法】口服。片剂，每次4～6片，每日3次，或遵医嘱。颗粒，开水冲服，每次一袋，每日3次。

【用药说明】该药用于肿瘤一级疼痛，如胸腹部钝痛、头痛及其他部位疼痛。偶有恶心、眩晕、乏力，但过量可出现呼吸抑制，帕金森病等表现。阴虚火旺者慎用。孕妇忌用。

（林洪生　卢雯萍　刘　浩）

参 考 文 献

1. 郁仁存主编.中医肿瘤学.北京:科学出版社，1985
2. 孙燕，余桂清主编.中西医结合防治肿瘤.北京:北京医科大学中国协和医科大学联合出版社，1995
3. 朴炳奎.肿瘤中医治疗的特色及其在中医综合治疗中的位置.见: 孙燕，储大同主编.中国临床肿瘤学教育专辑(2000)，北京: 中国医药科技出版社，2000
4. 李佩文主编.癌症的中西医最新对策.北京: 中国中医药出版社，1995
5. 张宗岐主编.临床肿瘤综合治疗大全.北京: 奥林匹克出版社，1995
6. 杨金祖.邱佳信教授治疗胰腺癌的实验介绍——附16例疗效分析.陕西中医，2001，22：354-355
7. 浙江中医学院学报编辑部.胰腺癌，骨肉瘤.浙江中医学院学报，1992，16：54
8. 龙明照，金妙文.周仲瑛治疗消化系恶性肿瘤经验介绍.国医论坛，1996，11：17
9. 尤建良，赵景芳.调脾抑胰方治疗晚期胰腺癌42例.浙江中医杂志，2000，35：238
10. 王庆才，张磊.中医药治疗晚期胰腺癌13例.四

川中医, 1996, 14：20
11. 孙钰, 范忠泽. 榄香烯介入治疗胰腺癌的临床研究. 临床荟萃, 2004, 13：11-13
12. 杨炳奎, 昌介格. 中医药治疗中晚期胰腺翘68例临床观察. 中国中医基础医学杂志, 2002, 8：55-57
13. 贺用和, 林洪生. 中西医结合治疗中晚期胰腺癌63例临床观察. 中国中医药信息杂志, 2001, 8：65-66
14. 王炳胜, 刘秀芳. 益气活血中药在中晚期胰腺癌放化疗中的作用. 中国中西医结合杂志, 2000, 20：736-738
15. 王恫, 孔隶. 中西医结合治疗晚期胰腺癌效果分析. 中国中西医结合外科杂志, 2000, 6：173-174
16. Liu Luming, Liang Cun, Lin Sheng You. Therapeutic evaluation on advanced pancreatic cancer treated by integrative Chinese and western medicine- clinical analysis of 56 cases. *CJIM*, 2003, 9：39：43
17. 张兴荣, 蔡洪培, 邓志华, 等. 三氧化二砷诱导胰腺癌细胞凋亡的实验研究. 肝胆胰外科杂志, 2001, 3：156
18. 陈其奎, 袁世珍. 三氧化二砷诱导胰腺癌细胞凋亡与分化作用的研究. 第三届全国中西医结合实验医学学术研讨会论文集, 1999. 311
19. 徐如堂. 汉方药对人胰腺癌细胞作用的体外实验研究. 国外医学中医中药分册, 1997, 19：45-46
20. 郑莜萸主编. 中药新药临床研究指导原则. 第2版. 北京：中国医药科技出版社, 2002. 6

第十一章 胰腺癌的综合治疗

王润艳彬 闫东 李兴槐 田晔涛 王元 李雄 金晶 王成锋

胰腺癌发病凶险，其特点为病程短、进展快、死亡率高，中位生存期仅为4～6个月，约80%的患者在临床确诊时已失去手术机会。中晚期胰腺癌患者症状重（黄疸、剧烈的疼痛等），生活质量差。因此，对胰腺癌患者，尤其是中晚期患者，延长其生存期、提高生活质量尤为重要。目前，胰腺癌治疗的方法有：手术治疗、放疗、化疗、生物治疗、基因治疗、中医中药治疗等。但正如前述，胰腺癌的总体治疗效果并不满意，5年生存率仅5%。因此，在强调胰腺癌的早期诊断、早期治疗的同时，综合治疗在胰腺癌、尤其是晚期胰腺癌治疗中的作用日趋显现。

第一节 胰腺癌的外科治疗

手术切除仍是治疗胰腺癌最有效、最直接、最主要的手段，但由于胰腺癌患者临床表现的不典型性、辅助检查手段的非特异性、就诊时多为中晚期，手术切除率仅有20%左右，另外40%为局部进展期、40%为晚期[1]。近年国外研究表明，胰腺癌直径＜1cm时，病变主要局限于导管内皮，根治术后5年生存率为100%；而直径为1～2cm时，多有局部淋巴结、血管、淋巴管、神经、胰腺包膜等部位的侵犯，术后5年生存率降为40%左右。胰腺癌术前可切除性的判断标准[2]为：①肿瘤局限于胰腺内或仅有局部、可联合切除的邻近器官如胆总管、十二指肠、胃、脾等脏器的浸润；肿瘤与邻近血管的关系为受压、接触或受侵小于血管周径的1/3；②无明显的、不可切除的淋巴结转移；③无远处脏器、腹膜、网膜的转移。通过术前仔细的体检、影像学检查，多可判定能否切除。无法切除或未能探查的原因依次为：肠系膜上静脉和（或）门静脉受侵、肝转移、周围脏器（包括：胃、肝门、脾、结肠、十二指肠等）受侵、广泛转移、中量以上腹水、腔静脉受侵、肿瘤巨大，其他原因有：腹腔动脉、结肠中动脉、腹主动脉等受侵、腹腔内广泛粘连等[2]。虽然近年来胰腺癌术后的并发症和死亡率已明显下降，但术后的长期生存率仍不能令人满意，5年生存率仅5%～15%，中位生存时间仅10～18个月[3]。

胰腺癌尤其是胰头癌多伴有胆道和（或）消化道梗阻，为此，手术解除梗阻、提高生活质量，活组织检查，放射野标记，腹腔化疗泵置入等手段在不能切除的胰腺癌的治疗中占有重要的地位[2]。因此，必须加强胰腺癌的综合治疗，以提高胰腺癌的治疗效果。

一、标准的根治性手术治疗

一般认为，标准的胰头十二指肠切除术（PD）、保留幽门的胰头十二指肠切除术（PPPD）、全胰切除术（TP）对胰腺癌手术后的长期生存无明显的影响。Kedra 报道[4]212 例胰腺癌手术治疗后的中位生存时间分别为 PD 18 个月、PPPD 16 个月、TP 17 个月，三者间差异无显著意义（$P=0.23$）。

二、扩大切除术

对胰腺癌患者行扩大切除术和（或）扩大淋巴结清扫术的治疗效果尚有很大的争议，欧美国家的学者多持反对意见，而以日本学者为代表的一方多主张行扩大切除术[5-8]。Benassai 等研究后发现，对淋巴结转移阳性的胰腺癌，淋巴结清扫至第一站和第二站的患者，其术后 1、2、5 年的生存率分别为 48.7%、23.1%、5.1% 和 92.9%、64.3%、14.3%；Pedrazzoli 等进行的前瞻性、多中心、随机性研究也得出了相似的结论，即对淋巴结转移的患者行扩大切除术是有益的[9, 10]。门静脉切除本身对治疗效果没有影响，但经组织病理学证实的血管侵犯和侵犯的程度与术后长期生存有关。

胰腺癌侵及门静脉分型：I 型：肿瘤侵及血管外膜；II 型：肿瘤侵及血管中膜；III 型：肿瘤侵及血管内膜；IV 型：肿瘤侵入血管内。对有血管侵犯者术后 5 年生存率分别是，I 型 18%、II 型 20%、III 型 0、IV 型 0；I、II 型中，97% 的患者侵犯血管的长度小于 2cm，而 III、IV 型中 60% 的长度大于 2.1cm，故作者建议肿瘤侵犯血管小于半周、长度小于 2cm 者为门静脉切除的指征，超出此范围者切除门静脉无意义[11]。

三、姑息性切除术和（或）减瘤术

当肿瘤无法达到根治性切除，有肉眼肿瘤残留时，为姑息性切除。减瘤术属于姑息性手术，减瘤术可最大程度地减少肿瘤细胞和肿瘤负荷，增强残余肿瘤细胞对放、化疗的敏感性，既通过增加增殖细胞的比例，减少化疗周期中消灭肿瘤细胞的数量，改变肿瘤细胞内氧和营养物质的分布，减少耐药细胞的增殖。减瘤术强调的是术中尽量多地切除肿瘤[12]。进展期胰腺癌是否行姑息性切除争议较大。探查发现明确无法根治性切除者，做姑息性切除是不适宜的，至今尚未有一项随机对照研究证明姑息性切除能改善患者的预后[13]。

四、减症术和（或）探查活检术

（一）单纯胆道转流术

黄疸可加重肝功能的损害，进而影响一系列的代谢变化和其他脏器的功能，内引流减黄可以起到缓解症状、提高生活质量、延长生存期的作用[14]。进展期胰腺癌经内引流减黄治疗后中位生存期达到 9 个月，1 年、2 年生存率分别为 38.7%、8.1%[15]。单纯胆道转流术包括胆囊空肠吻合术、胆总管十二指肠吻合术、胆总管空肠吻合术、胆囊外引流术、胆道支架置入术等。

1. 记忆合金支架植入术（经皮经肝穿刺、经十二指肠镜、经腹腔镜） 用于各种原因导致的无法手术切除的恶性梗阻性黄疸、已手术探查行减黄手术失败者、术前引流为手术切除做准备。可以放置引流管或金属内支架做胆汁内引流、外引流或内外引流。同时支架置入时为肿瘤局部的近距离放疗提供了机会和途径。

2. 常用的支架 有 Angiomed 胆总管支架、Strecker 胆管支架、Accuflex 胆管支架、Cragg 胆管支架、Gianturco-Z 胆管支架、国产螺旋支架。众多学者认为自膨式金属支架较球囊扩张式支架更适用于胆道梗阻。对胆道梗阻患者可以立即置入金属支架，亦可以先放置胆管内外引流管、1~2 周后再置入金属支架。支架置入后 21 天可开始接受放疗。支架置入后再梗阻的原因：淤胆、局部胆管内膜增生或肿瘤向支架内生长可造成胆管的再梗阻。

3. 引流成功的标志 引流 72 小时后，总胆红素下降 30%、胆总管直径缩小[16]。但引流可引起一系列并发症，尤其是感染性并发症[17]。目前减黄的方式主要有开腹胆肠吻合术和内镜下的置管术。前者创伤大、住院时间长，但效果肯定、维持时间长、可同时行预防性和治疗性胃肠吻合，解除梗阻；后者创伤小、恢复快、并发症率低，但对伴有肠道梗阻者不能同时行胃肠吻合，是其最大的不足；根据不同情况可酌情运用。对肿瘤不能切除、能耐受开腹探查的患者，多数学者主张行开腹内引流术。

（二）单纯胃肠道转流术

包括胃空肠 Roux-en-Y 吻合术。

（三）胆道、胃肠联合转流术

胆囊空肠+胃空肠吻合术、胆囊十二指肠+胃空肠吻合术、胆总管空肠+胃空肠吻合术、胆道支架置入+胃空肠吻合术等。

（四）其他术式

包括探查活检术（活检成功率76.9%）、化疗泵置入术、无水酒精注射术、放射野置标记术等。

五、活组织检查

（一）术中活检

胰腺癌是否活检争议较大。早期可切除的胰腺肿瘤不主张针吸活检；不能耐受手术者，决定放化疗前，不能切除者行活检是必要的。但经皮胰腺穿刺有发生出血、急性胰腺炎、胰瘘、脓肿等并发症的可能；在内镜超声（EUS）和腹腔镜（LS）引导下穿刺可引起种植转移；穿刺的敏感性仅为50%～70%，且阴性结果并不能排除肿瘤。

（二）微创活检术（细胞学或组织学）（经腹腔镜、经十二指肠镜）

组织细胞学检查对于胰腺癌的诊断仍是最有价值的手段。但胰腺癌术前组织细胞学诊断是目前国内外的一大难题，即使是在术中也很困难。经影像学诊断高度可疑的胰腺癌患者，术前超声或CT引导下细针穿刺、术中细针穿刺或切取活检具有致胰瘘、出血等风险，同时阴性结果并不能起到排除诊断的作用。

（三）经十二指肠镜组织细胞学检查

其优势是无需手术，经十二指肠进针避免了胰漏的风险，在内镜超声引导下穿刺效果更好、准确性更高。

（四）经腹腔镜组织细胞学检查和腹腔镜超声检查

①LUS是判断肿瘤能否切除的最可靠的方法；②LUS阳性和阴性判断值分别为97%和96%；③LUS判断胰腺肿瘤能否切除的价值优于CT（97%：79%，$P < 0.005$）；④LUS属于创伤性检查。LUS引导下穿刺活检部位更准确、效果更好，但亦有出血和胰漏的风险。

（王成锋）

第二节 胰腺癌的放射治疗

放射治疗可以直接杀死肿瘤细胞，达到抑制肿瘤生长、延长生存的目的，是治疗的需要；对胰腺癌浸润胰周神经丛、伴腰背部疼痛的患者，放射治疗可以减轻症状，提高患者的生活质量。放疗对不能切除的胰腺癌或切除后预防局部复发有重要作用。但胰腺癌对放疗不敏感，放射治疗的肿瘤致死剂量较高，由于胰腺特有的解剖特点，周围脏器如胃、小肠、肝脏、骨髓等对放射治疗的耐受性低，易于受到损害，影响了胰腺癌的放射治疗。胰腺癌与其他学科联合的综合治疗主要包括以下两个方面：①可手术切除胰腺癌术后的放射治疗；②局部晚期、不能手术切除胰腺癌的同步放、化疗。

一、可手术切除胰腺癌的术后放射治疗

由于胰腺癌发现时80%患者的病期较晚，适合做手术的患者比例约为15%～20%。即便进行了根治性手术，局部复发仍为治疗失败的主要原因之一。而且术后可能存在手术切缘阳性、肿瘤肉眼切除但显微镜下肿瘤残存等问题，因而术后放射治疗成为必需。迄今为止，关于胰腺癌根治术后辅助治疗一共有3个前瞻性随机分组研究。1985年，由美国胃肠肿瘤研究组（GITSG）首次发表了胰腺癌术后辅助放、化疗的结果[18]，在GITSG这一研究方案中，胰腺癌术后分为观察组（22例）和术后放、化疗组（21例）。放射治疗方案为分段放射治疗（Dt40Gy，20次，6周完成；中间休息2周）+5-氟尿嘧啶（5-FU）同步化疗，5-FU500mg/m^2，分别在两段放射治疗的头3天静脉输注，同步放、化疗结束后，在随后的2年间继续每周静脉注射同样剂量的5-FU。结果表明接受术后辅助治疗的患者中位生存时间显著高于术后观察组（20个月：11个月），2年生存率治疗组43%，对照组18%（$P < 0.03$），5年生存率治疗组19%，对照组5%。这是人们首次认识到术后辅助治疗可以显著延长胰腺癌的生存率，但因为收治进度太慢（7年内收治不到50例）和术后辅助治疗的显著优越性而提前终止了该研究。后来，GITSG又补充分析了30例进行术后同步放化疗的病例，得出的结论相似[19]。

1999年欧洲EORTC40891报告了一个"有意义的阴性结果"[20]。该研究收入胰头癌和壶腹癌病例208例，随机分为单纯手术组和术后同步放化疗组（化疗在放疗期间进行且为24小时静脉持续滴注，5-FU 25mg/m^2，在每段放射治疗的1~5天进行），结果显示中位生存期两组无显著差别（治疗组24.5个月，观察组19个月，$P=0.208$），2年生存率治疗组和对照组亦无区别（51%：41%，$P=0.208$）。但是在胰头癌患者中，治疗组的5年生存率高于对照组（20%：10%），而差别仍无显著意义（$P=0.099$）。虽然这个结果是阴性结果，但是因为在治疗组有20%左右的患者因术后并发症等原因未按要求进行术后辅助治疗，本着意向治疗（intent-to-treat）的原则，仍将这23例列入治疗组分析，因而人们认为本研究的结论是一个值得探讨的阴性结论，同时认为5-FU和放射治疗同步进行是安全的，能为绝大部分患者所耐受，仅7例（7/81）患者出现恶心和呕吐为主的III度反应（WHO评级）。

Neoptolemos 等人[21]（ESPAC-1）报道了迄今为止最大的关于胰腺癌术后辅助治疗的临床报告（$n=541$），患者分入2×2析因分析组（$n=285$）、单纯辅助化疗组（$n=188$，5-FU 425mg/m^2+亚叶酸钙（CF）20mg/m^2，第1~5天，28天/周期，共6周期）和单纯术后同步放化疗组（$n=68$，Dt40Gy/20次×4周+5FU，放疗的第1~3天和第16~18天）。在2×2析因分析组中再随机将患者分为观察组、同步放化疗组、化疗组和同步放化疗+化疗组共4个组（研究设计见图11-1）。结果分析时仅分析各组进行术后同步放化疗和单纯化疗两个因素。结果表明术后同步放化疗不能显著提高中位生存期（术后放化疗组15.5个月，无术后放化疗组16.1个月，$P=0.24$）；而术后辅助化疗可以显著提高中位生存期（19.7个月：14个月，$P=0.0005$）。随后，该作者于2004年3月在新英格兰杂志上单就2×2析因分析组289例的治疗结果进行了更新报告[22]，在这个报告中随诊期延长到47个月，但是得出的结论同前相仿。不过这个临床研究在实验设计和病例选择上存在重大偏差，而且患者的治疗依从性差，在所有接受化疗的患者中，33%未完成规定的化疗周期，17%根本未接受化疗，故而人们认为从这两篇文章得出的结论值得商榷[23, 24]。随后，陆续报告了多家非随机分组的关于胰腺癌术后辅助性放射治疗的结果（表11-1）[18-21, 24-27]。总之，由于胰腺癌能行根治手术的比例少，术后放化疗可以提高一部分患者的局部控制率和长期生存率，但是不同的研究组结论不完全相同，需要进一步验证。正在进行的RTOG97-04旨在进一步证明术后同步放化疗的价值，同时比较了不同化疗方案的术后辅助治疗效果（5-FU和吉西他滨），我们期待着这一重要研究结果[28]。

二、不能手术切除、局部晚期胰腺癌的综合治疗

局部晚期的胰腺癌指的是不能手术切除、暂无远地转移的胰腺癌，这部分患者占初诊患者的40%左右，放射治疗是这部分胰腺癌患者的常用治疗手段，但是仅以止痛为目的[29]。自20世纪60年代以来，欧美国家对不能手术切除、局部晚期的胰腺癌进行了一系列前瞻性随机分组的研究，目的是减轻症状、控制局部病变，以期望得到长期生存的可能，研究包括：单纯放射治疗与同步放化疗的比较、同步放化疗与单纯化疗疗效比较、高剂量同步放化疗与中剂量同步放化疗比较、同步放化疗中不同化疗药物的比较等，结果见表11-2。

（一）同步放化疗与单纯放射治疗疗效对比

共有两个前瞻性随机分组研究着眼于这方面的研究：Mayo Clinic研究所[30]将64例局部晚期胰腺癌分为两组：放射治疗+安慰剂与放射治疗+5-FU。放射治疗剂量为Dt35~37.5Gy的中剂量，4周内完成。同步放化疗组中位生存率显著高于单纯放射治疗组（10.4个月：6.3个月，$P<0.05$）。这个结果激励美国胃肠肿瘤研究组（GITSG）进行进一步研究[31]，他们将高剂量单纯放射治疗作为对照组（60Gy，10周内完成，即每照射Dt20Gy

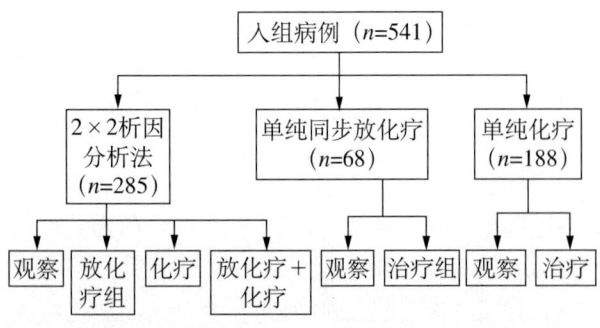

图 11-1　ESPAC-1 研究方案治疗分组图示

表 11-1 胰腺癌术后放射治疗结果

研究方案	病例数	照射剂量(Gy)	化疗	中位生存期(月)	2年生存率(%)	局部复发率(%)
随机分组结果						
GITSG[18, 19]						
单纯手术	22	/	/	10.9	18*	33
术后放化疗	21	40	5-FU	21	43	47
术后放化疗	30	40	5-FU	18	46	55
EORTC40891[20]						
单纯手术	103	/	/	19	41	/
术后放化疗	104	40	5-FU	24.5	51	/
ESPAC-1(n=541)[21]						
无放化疗	178	/	/	16.1	20	/
术后放化疗	175	40	5-FU	15.1	10	/
ESPAC-1(n=289)[21]						
无放化疗	144	/	/	17.9	41	20
术后放化疗	145	40	5-FU	15.9#	29	10
非随机分组结果						
whittington[24]						
单纯手术	29	/	/	15	35	85
术后放化疗	19	>45	5-FU	15	30	55
Bosset[25]	14	54	/	23	50	50
Foo[26]						
单纯手术	89	/	/	12	25	/
术后放化疗	29	45~54	5-FU	22.7	48	7
Yeo[27]						
单纯手术	53	/	/	13.5	30	/
术后放化疗（常规组）	29	40~45	5-FU	21	44	/
术后放化疗（加强组）	21	50~57	5-FU+LV	17.5	22	/

*P = 0.03; #P = 0.05

后，休息2周再进行下一轮放射治疗），另两个同步放化疗组为实验组（Dt40Gy/6周+5-FU，Dt60Gy/10周+5-FU）。放射治疗采用前后对穿野治疗，Dt40Gy后缩野至肿瘤区继续放射至60Gy。5-FU($500mg/m^2$)在每个放射治疗阶段开始的前3天给予静脉注射，同步放化疗或单纯放射治疗结束后，予500 mg/(m^2·周），共2年或到肿瘤进展为止。由于在实验开始后不久，初步结果显示综合治疗组的近期疗效显著高于单纯放射治疗组，研究者停止了单纯放射治疗组的研究，而继续随机分组研究高放射剂量同步放、化疗组与中剂量同步放、化疗组。这项研究得出了两个重要结论：一是综合治疗（无论是高剂量同步放化疗还是中剂量同步放化疗）与单纯放射治疗相比，综合治疗组的中位生存期均显著高于单纯放射治疗组，将近是单纯放射治疗组的2倍（12.4个月：9.1个月：5.7个月，$P < 0.01$）。二是在同步放化疗的两组中，高放射剂量组与中放射剂量组相比，尽管前者的中位生存期比后者长，但是未达到统计学意义（12.4个月：9.1个月，$P=0.19$）。

（二）同步放化疗与单纯化疗疗效比较

1985年ECOG[32]报告同步放化疗（40Gy/4周+5-FU）与单纯化疗（5-FU）的随机分组实验。在这个方案中，与以往分段放射治疗不同，放射治疗是在4周内连续完成的。可供分析的病例数91例，结果显示综合治疗疗效没有显著优于单纯化疗（中位生存期8.2个月：8.3个月，$P > 0.05$）。但是美国胃肠肿瘤研究组（GITSG）进行的类似

表 11-2　不能手术切除胰腺癌放、化疗的前瞻性临床实验结果

研究方案	病例数	中位生存期(月)	局部失败率(%)	2 年生存率(%)	P 值
Mayo Clinic[30]					
EBRT(35～37.5Gy/4 周)	32	6.3	/	/	$P < 0.05$
EBRT(35～37.5Gy/4 周)+5-FU	32	10.4	/	/	
GITSG[31]					
EBRT(60Gy/10 周)	25	5.7	24	5	$P < 0.01$*
EBRT(40Gy/6 周)+5-FU	83	9.1	26	10	$P = 0.19$**
EBRT(60Gy/10 周)+5-FU	86	12.4	27	10	
ECOG[32]					
EBRT(40Gy/4 周)+5-FU	47	8.2	32	6	> 0.05
单纯 5-FU	44	8.3	32	13	
GITSG[33]					
EBRT(54Gy/6 周)+5-FU	31	10.5	38	41(1 年)	< 0.02
单纯 SMF	26	8	29	19(1 年)	
GITSG[34]					
EBRT(60Gy/10 周)+5-FU	73	8.4	58	12	> 0.05
EBRT(40Gy/4 周)+ADM	70	7.5	51	6	
Taiwan[38]					
EBRT(50.4-61.2Gy)+5-FU	16	6.7	/	0	0.027
EBRT(50.4-61.2Gy)+Gem	18	14.5	/	15	

* 单纯高剂量放疗与放疗 + 化疗之比，差别有显著统计学意义（$P < 0.01$）
** 高剂量放疗 + 化疗与中剂量放疗 + 化疗相比，差别无显著性统计学意义（$P = 0.19$）
EBRT：external-beam radiotherapy，外照射
SMF：链佐星、丝裂霉素、5-FU

研究（放射治疗 +5-FU 与链佐星 + 丝裂霉素 +5-FU）得出了相反的结论，综合治疗组疗效显著优于单纯化疗组，1 年生存率综合组 41%，化疗组 19%（$P < 0.02$）[33]。

根据以上随机分组的研究结果，尤其是美国胃肠肿瘤研究组（GITSG）对局部晚期胰腺癌治疗的系列研究，认为对于局部晚期胰腺癌，综合治疗（放疗 + 化疗）疗效显著优于单一治疗（无论单纯放疗还是单纯化疗）。对局部晚期胰腺癌，同步放化疗是标准的治疗方案。

（三）同步放化疗中不同化疗方案的选择

在明确了同步放化疗在局部晚期胰腺癌的治疗地位后，美国胃肠肿瘤研究组（GITSG）继续探索最优的同步化疗药物。他们在 1985 年发表了同步放化疗中化疗药物 5-FU 与阿霉素的疗效比较结果（见表 11-2）[34]。两组的治疗效果相当，但阿霉素组的治疗毒性反应率显著高于 5-FU 组（53%：36%，$P<0.05$）。吉西他滨是近几年新出现的一类化疗药物。它是核苷类似物，在细胞内经过核苷激酶的作用转化为具有活性的二磷酸核苷(dFdCDP)和三磷酸核苷(dFdCTP)，二者能抑制 DNA 还原酶的活性，从而抑制 DNA 的合成。1997 年 Burris 报告一个重要的临床随机分组实验：用吉西他滨或 5-FU 治疗局部晚期或已有远处转移的胰腺癌，结果表明吉西他滨可以显著提高中位生存期和患者的生活质量[35]。自此，吉西他滨被广泛地运用于胰腺癌的治疗中，有替代标准化疗药物 5-FU 的趋势。人们也开始尝试用吉西他滨与放射治疗同步放、化疗，治疗不能手术切除的胰腺癌。在体外实验中，吉西他滨和放射治疗与单纯

放射治疗相比，能增加细胞的致死率，而且这一效果可持续96小时[36, 37]。来自台湾的一项随机分组研究，以三维照射技术为基础，比较同步化疗药物5-FU与新一代化疗药物吉西他滨的疗效。结果表明，吉西他滨放化组无论是在治疗有效率（50%：12.5%，$P=0.005$）、临床受益率（39%：6%，$P=0.043$）、中位进展时间（7.1个月：7个月，$P=0.019$）和中位生存期（14.5个月：6.7个月，$P=0.027$）均显著高于5-FU放化疗组[38]。另外，各国研究者对其他同步放、化疗的方案进行了临床I/II期研究，这些药物包括紫杉醇、希罗达、奥沙利铂和CPT-11等，初步结果表明这些药物与放射治疗联合，安全性较好，绝大多数患者可以耐受，进一步的临床疗效尚待观察。

简而言之，对于局部晚期、不能手术切除的胰腺癌，无论现有何种治疗，治疗效果均不佳，中位生存期在5.7～14.5个月。根据欧美国家一系列研究结果显示，同步放化疗治疗局部晚期胰腺癌，疗效好于单纯放疗或单纯化疗，所以欧美国家把以5-FU为主的同步放、化疗作为局部晚期胰腺癌的标准治疗手段[39]。另外，新一代化疗药物如吉西他滨的出现，初步结果好于5-FU，随着其他化疗药物的不断涌现，如紫杉醇、希罗达、CPT-11和奥沙利铂等，均给胰腺癌的治疗带来一线希望。在放射治疗领域，三维适形放射治疗/三维调强适形放射治疗的出现，是放射治疗技术的一个飞跃，这项技术增加对正常组织保护的同时增加肿瘤的照射剂量，给局部晚期胰腺癌的治疗带来了新的尝试，期望通过先进技术和药物的结合，使局部晚期胰腺癌的治疗取得突破。

（金　晶　李晔雄）

第三节　胰腺癌的化疗

综合治疗在很多常见肿瘤中已经取得较好效果，是当前肿瘤治疗的明显趋势。如何根据病人的具体情况有计划地应用现有的治疗手段提高治愈率，改善病人的生活质量无疑是临床肿瘤学家追求的主要目标。

一、胰腺癌化疗概况

胰腺癌对化疗不敏感，单药的有效率仅20%左右，目前临床上应用最多的是5-FU、吉西他滨、紫杉醇和铂类等（表11-3）[40]，联合化疗优于单药化疗，但并没有证据证明联合化疗可以提高生存率（表11-4）。近年来出现了一些新的胰腺癌的化疗方案（表11-5）[41]。

表11-3　单药对胰腺癌的疗效

化疗药物	例数	有效率
氟尿嘧啶（5-FU）	251	26%
丝裂霉素（MMC）	53	21%
表柔比星（EPI）	50	22%
异环磷酰胺（IFO）	83	26%
泰素帝（TXT）	23	21%
吉西他滨（GEM）	39	13%
阿霉素（ADM）	15	13%

表11-4　胰腺癌的联合化疗和单药化疗的对比

联合化疗方案	例数	有效率（CR+PR）	TTP
吉西他滨 + 顺铂（DDP）	42	7%+48%	65天
吉西他滨	41	5%+46%	76天
吉西他滨 + 顺铂（DDP）	21	10%+29%	2.8个月（TTF）
吉西他滨	25	12%+36%	2.8个月（TTF）
吉西他滨 +UFT	10	25%	1.9个月
吉西他滨	9	35%	5个月
吉西他滨 +DDP+EPI+5-FU	54	40%	39%（1年生存）
吉西他滨	54	9%	23
吉西他滨 + 奥沙利铂（OXA）	156	17%	5.5个月
吉西他滨	157	29%	3.4个月

表 11-5 胰腺癌常用的化疗方案

化疗方案		剂量（与放疗同时）	剂量（单独化疗）
DDP+GEM	DDP	20mg/m²	80mg/m²
	GEM	400～600 mg/m²	800mg/m²
DDP+5-FU	DDP	20mg/m²	80mg/m²
	5-FU	500mg	350mg/m²
GEM+OXA	GEM	400～600 mg/m²	800mg/m²
	OXA	60mg/m²	60～90mg/m²

1. 按给药的途径化疗可以分为 全身化疗和区域性化疗（经动脉栓塞化疗）。

由于全身化疗效果不满意、副作用大，患者多难以接受。而区域性化疗通过胰腺主要的供血动脉，给予高剂量的化疗药。方法有：经肠系膜上动脉、经脾动脉灌注化疗；经术中胃网膜右动脉置管进入胃十二指肠动脉灌注化疗等。

2. 按给药的时间化疗可以分为 术前化疗、术中化疗和术后化疗。

二、与胰腺癌个体化化疗相关的新技术

（一）ATP 生物荧光肿瘤体外药敏检测技术（ATP-TCA）

应用人体新鲜肿瘤组织的体外药敏检测研究已有几十年的历史。大量国外临床研究表明肿瘤体外药敏检测与临床疗效有一定的相关性；体外药敏检测能够较好地指导临床用药、提高临床疗效、延长患者的生存[42]。

目前体外药敏检测的方法主要有：软琼脂克隆形成实验（HTCA）、四唑蓝比色法（MTT）、细胞毒性差异染色法（DiSC）、胸腺嘧啶掺入法（³H-T）、肾包膜下移植法（SRCA）等。但因可评价率低、实验周期长、敏感性差、阳性预测值低、存在假阴性，难于产业化等而应用受限[43]。

理想的、临床可以应用的肿瘤化疗药敏实验应具备以下条件：①只使用少量的肿瘤材料就可以进行，这样不影响肿瘤的病理检查、组化分析和分子生物学分析；②在培养细胞少于 5×10^6 时可以测定多种药物或药物组合；③可以在至少6个药物浓度梯度下得到完整的实验数据；④高于 90% 的结果评估率；⑤有明确的评估实验结果的标准和说明；⑥结果重复性好；⑦与药物在体内的实际情况有较好的相关性；⑧临床符合率高。

1987年，Perras首先将ATP-TCA法用于新鲜卵巢癌组织的药敏检测。之后，欧、美、日等进行了大量的相关临床研究，测试结果与临床疗效具有较好的相关性[44]（表 11-6）。

数十年来，对一些恶性肿瘤的化疗有了明显改善，但多数肿瘤、特别是实体肿瘤的疗效仍很差。这与肿瘤的个体差异性，即同一组织类型、分化程度相同的肿瘤对同一药物的敏感性不同，以及多重抗药性（原发性、继发性）等因素有关；同时肿瘤的发生发展具有多阶段、多基因的特点，而同一肿瘤的基因特点和发生阶段都可能有

表 11-6 ATP-TCA 法与临床疗效相关研究资料

时间	国家	肿瘤类型	结果
1988年	美国	卵巢癌	阳性预测值92%，阴性预测值90%，整体预测精确值86%
1990年	日本	胃癌	整体预测精确值88.9%
1993年	瑞士	乳腺癌	阳性预测值90%，阴性预测值86%，整体预测精确值85%
1995年	美英德	卵巢癌	整体预测精确值92%
1996年	英国	乳腺癌	整体预测精确值76%
1997年	日本	胃肠肿瘤	阳性预测值64%，阴性预测值100%，整体预测精确值84%
2000年	美国	卵巢癌	阳性预测值66%，阴性预测值89%，敏感性95%，特异性44%
2000年	德国	淋巴瘤	阳性预测值86%，阴性预测值100%
2001年	美国	卵巢癌	阳性预测值83%，阴性预测值56.5%

极大的差别，表现为形态和生物学特征上极大的不同，由于肿瘤细胞异质性的存在，同一肿瘤对化疗药物具有不同的反应性，因此，个体性化疗是肿瘤化疗能否成功的关键因素。选择个体性的敏感药物，可以减少化疗的盲目性，避免无效药物对机体的损害，提高治疗的成功率，延长患者的生存期。

肿瘤药敏试验在肿瘤的个体化治疗中起重要的作用，促进了人们对肿瘤生物学特性的认识。目前常用的药敏试验方法均有不足之处，临床符合率特别是敏感性预测的准确率尚不能令人满意。而每一种药物在体液内的浓度各自不同，并受体重、给药途径及肝、肾功能的影响，肿瘤的立体形状、细胞增殖动力学及异质性等都会影响试验结果及临床相关性。同时，试验结果和临床疗效的改善除有赖于技术的改进外、还有赖于对肿瘤生物学特性的进一步认识及对药物动力学、药理学知识的进一步了解。而肿瘤药敏试验在临床治疗中的意义在于：①确定肿瘤对化疗药物的敏感性，制订个体化的治疗方案[45]；②为非常规化疗肿瘤制订有效的治疗方案[46]；③研究和确定新的化疗方案和治疗原则[47]；④抗肿瘤药物的筛选和应用[48]；⑤对现有化疗方案疗效的评估[49]。

（二）化疗药物可注射胶局部注入术（经腹腔镜、十二指肠镜）

大量临床试验结果表明，胰腺癌化疗比较有效的药物有氟尿嘧啶、阿霉素和丝裂霉素等，但疗效均不超过20%。一些新药如吉西他滨、多西紫杉醇、CPT-11的应用虽然提高了临床疗效，但其对患者生存期的延长仍不理想，这既取决于胰腺癌的生物学特性、个体差异，还与其用药的剂型、给药途径有关。因此，如何在化疗前了解个体癌组织对化疗药物的敏感性，从而筛选出有效药物进行个体化治疗，已经成为临床医师极为关注的问题。近年来国外采用新型局部治疗技术如动脉插管药物灌注治疗胰腺癌取得了很大的进展。因此，如将个体肿瘤药敏测试与动脉插管灌注化疗相结合，进行有的放矢的个体化治疗，必将提高疗效。

近年来国际上化疗药物新剂型——化疗药物可注射胶研究取得了重大进展。"化疗药物可注射胶"在常温下为液体，注入肿瘤部位后在体温（37℃）诱导下30分钟内原位成胶后逐渐降解，实现在肿瘤部位靶向释放抗肿瘤药物，在局部形成高药物浓度、较常规给药高数十倍，药物持留时间为72小时，而常规给药仅1小时，临床试验结果证实该剂型在晚期肿瘤的局部治疗方面疗效显著，且无明显毒副作用。2001年，顺铂/表柔比星（DDP/EPI）可注射胶被FDA批准治疗晚期、复发转移性头颈部鳞癌（head and neck squamocellular carcinoma，HNSCC），临床Ⅲ期试验结果表明，该剂型和用药途径具有良好的治疗效果，能有效控制局部疾病进展，其整体有效率为29%；治疗起效时间短（平均21天），产生局部和全身的药物相关毒副作用低，治疗获益率高，提高了患者的生存质量；对于既往放疗和含铂方案化疗效果不佳的患者仍然具有较好的疗效。目前国际上尚无化疗药可注射胶应用于实体瘤的报道。

（三）ATP生物荧光肿瘤药敏技术（ATP-TCA）指导下的经动脉血管灌注化疗

动脉插管灌注治疗能够提高胰腺癌组织中的药物浓度，从而改善药物的临床疗效，同时，由于药物经肝脏的第一次过肝效应，使其外周血药浓度下降，对全身毒副作用减少。ATP-TCA是目前最先进的肿瘤药敏检测技术，该技术具有整体预测值高，敏感性和特异性均好的特点，这两种新型技术有机结合在一起并且应用于临床，必将极大提高胰腺癌的局部治疗效果。

三、胰腺癌化疗在综合治疗中的争议与展望

多年来争论最主要的问题是，胰腺癌是否值得化疗？晚期病人化疗和最好的支持治疗（BSC）相比是否有优势？目前几乎已经达成共识，吉西他滨应当成为基本治疗方案。靶向治疗应当有很好的前景，但目前仍然资料较少，需要进一步观察。第二个问题是：化疗+手术的结果是否优于手术？目前已经有了胰腺癌辅助化疗和术前化疗的资料，但得到结论仍然需要实践和积累资料。第三，对于多数局部晚期很难根治性切除的病人应当如何处理？看来目标应当是综合治疗。

我们认为，由于新药的出现，术前化疗和同步放化疗已经得到令人鼓舞的结果。第一，对于晚期的胰腺癌病人，术前放化疗或化疗的目标是

争取部分病人肿瘤可能切除，从而达到治愈的可能；第二，胰腺癌术后需要强力支持治疗，这时除了可能的高营养和免疫促进剂以外，我们还有调理的中药。待到病人迅速从术后康复以后，根据病理检查应给予相应的放疗或加化疗消灭可能存在的残存肿瘤。如果继续保护病人的免疫机能，有可能部分病人可以长期存活。第三，靶向治疗给予我们新的支持，适当应用，例如术后比较长期地应用，可能有助于病情的巩固，从而提高治愈机会。

（王成锋　王兴元　田艳涛）

第四节　胰腺癌的介入治疗

胰腺癌是一直未能解决的威胁人类健康的主要问题。由于胰腺癌诊断的困难性、肿瘤的侵袭性和自身血供的特殊方式，使之缺乏有效的系统治疗手段，目前，胰腺癌的治疗仍然是十分棘手的问题。很多药物对胰腺癌的疗效有限，用于胰腺癌的化疗药物单药有效率均不超过26%；新药（如吉西他滨、泰素帝、CPT-11等）的临床应用虽提高了有效率，改善了患者的生存质量，但对延长远期生存率并不理想；胰腺癌放疗的相关临床研究资料也不充分，所以胰腺癌的综合治疗尚不成熟，最重要的原因是未能提高生存率，总的预后多年来并无大的改善，仅有1%~4%的胰腺癌在诊断后能生存5年。实际上胰腺癌的发病率与死亡率基本一致。

针对胰腺癌首选的治疗方法仍为手术切除。但由于胰腺癌症状隐匿，发现时多为局部进展期或伴有远处转移，文献报告确诊患者手术可切除率胰头癌为15%，胰体癌为10%[50]。由此可见，手术切除率低、5年生存率低是胰腺癌的特点，寻求准确的诊断方法和有效的综合治疗方法是具有重大现实意义和社会效益的课题，尤其是对于不能手术切除的中晚期胰腺癌开展新的治疗手段成为迫切的临床需求。

胰腺癌患者的生存率主要取决于疾病的广度和诊断时的行为状态。广度可分为三类：可切除性、局部晚期和转移性。可切除的肿瘤，中位生存期可达15~24个月，但由于不精确的术前分期、较差的手术技术和未能施行综合治疗等因素，单纯手术切除术后肿瘤局部复发率高达85%；局部晚期而非转移性患者中位生存期为6~12个月，有证据表明，对局部晚期的病人采用含氟尿嘧啶的化放疗可使分期下降，较不治疗或只作放疗可获得更好的生存期；已远处转移的胰腺癌中位生存期很短，仅为3~6个月[51]。近年来很多姑息性微创治疗技术加入到胰腺癌综合治疗的队伍当中，单一或联合用于胰腺癌术前、术中及术后治疗，可达到控制肿瘤生长的目的，取得了不同的临床疗效[52]。其中，作为微创治疗技术之一的介入治疗发展最为迅速，越来越广泛的用于中晚期胰腺癌的姑息治疗，成为中晚期胰腺癌综合治疗中的重要手段之一。由于动脉灌注化疗（intra-arterial infusion chemotherapy）可明显提高肿瘤局部的药物浓度，而全身毒副作用明显低于全身化疗，因此区域性动脉灌注化疗应用日益广泛，文献报告[52-58]与既往全身化疗数据比较，区域性动脉灌注化疗可抑制肿瘤生长，明显改善疾病相关症状，在提高有效率，有限延长中位生存期，减少复发和肝脏转移的同时，改善患者的生存质量，而全身毒副作用降低。

2004年美国临床肿瘤会议上，两组术前化疗的结果特别引起重视。其中，Gnant等报告的61例T2-4NxM0的患者术前应用吉西他滨+多西紫杉醇2~3周期，结果显示手术切除率为75%，1年生存率85%，3年生存率69%。这一结果令人振奋，如果新辅助化疗可提高手术切除率，继而提高远期生存率,那么作为特殊形式新辅助化疗的经动脉灌注化疗能否在此领域有所突破尚待临床研究。

为了明确区域性动脉灌注化疗与全身化疗在药代动力学的特征和全身毒副作用方面的差异，Mitsutsuji等[59]进行了经动脉灌注5-FU与全身输注5-FU相关的药代动力学研究。动脉灌注组，将导管置于狗的胃十二指肠动脉和脾动脉，持续灌注5-FU 10分钟以上；静脉输注组，经静脉滴注5-FU；治疗后分别采集各组血样、肝脏和胰腺的标本，测定5-FU的浓度。结果显示，全身药物浓度动脉灌注组高于静脉输注组，胰腺平均组织浓度动脉灌注组明显高于静脉输注组。提示经动脉灌注5-FU可获得局部高的药物浓度，而正常胰腺组织、肝脏和十二指肠无药物毒副作用产生。这一研究结果从药代动力学的角度验证了经动脉灌注化疗局部药物浓度高于静脉给药。中国医学科学院肿瘤医院在主持"九五"国家攻关课题《支气管肺癌介入治疗技术的应用研究》中，也曾进行了药代动力学的研究，结果显示，无论何种药物，经动脉灌注化疗后呈二室开放模型，并在灌注化疗后20～30钟内，动脉的血药浓度始终明显高于静脉血药浓度，这种药代动力学的特性使肿瘤局部药物浓度明显高于静脉给药的血药浓度，并同时降低全身毒副作用，可明显提高有效率。

另外，灌注靶器官对药物的代谢能力为首过效应（first pass effect），主要是指药物第一次通过靶器官时被代谢和摄取的现象，不同组织器官对不同药物的代谢差异很大。由于药物的首过效应，动脉灌注化疗较全身化疗局部药物浓度加大的同时，可明显减少器官外药物的吸收量，从而降低全身毒副作用。由此可见，经动脉灌注化疗与经静脉给药的最本质区别在于药物的首过效应。

尽管如此，应当特殊指出的是，针对中晚期胰腺癌的任何治疗均为姑息性治疗，明显延长生存期的可能性不大[54～60]，治疗旨在改善患者生存质量，改善疾病相关症状。因此不提倡采用可造成较大不良反应，同时对患者并不产生明确疗效的剧烈治疗手段和药物。客观上，肿瘤可因治疗而消退，但患者主观上并不感觉受益，而介入治疗近期疗效好，改善患者疾病相关症状明显，同时毒副作用小，正由于此，近年来介入治疗在中晚期胰腺癌的治疗中具有明显的优势而备受推崇。但受到胰腺癌自身特殊血供方式的限制，胰腺肿瘤的介入治疗与肝癌的介入治疗相比较明显滞后。

一、经血管介入治疗

（一）适应证

1. 影像学检查估计手术切除有困难或不能手术切除的中晚期胰腺癌。
2. 术前新辅助灌注化疗。
3. 术后预防性灌注化疗或辅助化疗。
4. 出现严重梗阻性黄疸者，应在成功引流2周后行动脉灌注化疗。

（二）禁忌证

无绝对禁忌证，但有下列情况时应慎用或禁用。

1. 有一般血管造影及造影剂应用禁忌证的患者。
2. 明显恶病质，Karnofsky评分≤70分，全身状况差，伴多器官功能衰竭的患者。
3. 有出血和凝血功能障碍性疾病不能纠正及明显出血倾向者。
4. 肝、肾功能差，超过正常参考值3倍的患者。
5. 血像低的患者：WBC＜$2.5×10^9$/L，PLT＜$30×10^9$/L。
6. 多脏器转移的患者。
7. 严重高血压及动脉硬化者不宜行经皮血管内药盒导管系统植入术(percutaneous intravascular port-catheter system implantation，PCS)。

（三）操作方法

1. 必备设备 血管造影机，高压注射器。
2. 一次性耗材 穿刺针，鞘组，导丝，导管等。
3. 药物 非离子型造影剂及化疗药物，血管造影及介入治疗常规用药（肝素、局麻药、地塞米松等）。化疗药物一般选用铂类、阿霉素类、5-FU、吉西他滨等单药、两联或三联给药。
4. 介入治疗前准备

（1）常规检查肿瘤标记物、血常规、肝肾功能、出凝血时间、电解质、心电图、左心室射血分数，以了解患者全身及主要脏器状况，决定有无治疗禁忌证，并便于术后观察对比。

（2）腹部CT扫描或其他影像学检查，以了解腹部病变情况及除外转移。

（3）取得组织学诊断。

（4）碘过敏试验。

（5）术前1天洗澡，穿刺部位及外阴部备皮。

（6）禁食、水12小时。

（7）签署介入治疗及接受碘造影知情同意书。

（8）如应用大剂量顺铂（＞100mg/次）灌注化疗，应在灌注顺铂前针对可能造成的肾毒性进行解救，通常于动脉灌注化疗前6小时给予生理盐水或葡萄糖溶液1000ml加15%氯化钾10ml静脉滴注；治疗前一次性给予20%甘露醇125ml静脉滴注。

（四）介入治疗操作步骤

1. 动脉穿刺技术　患者仰卧于血管造影检查床，常规消毒铺巾，2%利多卡因或普鲁卡因穿刺侧腹股沟区局部麻醉；应用Seldinger穿刺法，经右（左）侧股动脉穿刺，引入导丝，并置入鞘组。

2. 选择性血管造影术（selective angiography）

经导丝引入导管，于X线透视下将导管超选择性分别置于腹腔动脉和肠系膜上动脉，插管成功后，行动脉造影，以确定肿瘤部位、肿瘤大小及是否形成肿瘤血管（动脉扩张、增多、扭曲为肿瘤血管）、血管的解剖结构等。造影一般取正位，必要时可斜位或侧位。通常使用非离子型造影剂，造影剂总量为12～15ml，流速2～4ml/s，图像采集应包括动脉期、静脉期和实质期。胰腺接受数支血管的血液供应。胰头部主要接受肝总动脉分出的胃十二指肠动脉、胰十二指肠下动脉供血；胰体部接受胰背动脉、胰横动脉、肠系膜上动脉的分支等供血；胰尾部接受脾动脉分出的胰大动脉、胰尾动脉和胰横动脉供血。胰腺癌为少血供肿瘤，典型的血管造影表现为胰腺内或周围动脉出现肿瘤包绕动脉征，动脉期可见血管局限性狭窄，规则或不规则，僵直，严重者可完全闭塞。静脉期可显示脾静脉、门静脉或肠系膜上静脉近端出现压迹，血管狭窄或闭塞。某些病例可显示细小异常肿瘤血管。

3. 一次冲击性选择性动脉灌注化疗　采用超选择性动脉插管技术，确定肿瘤的供血动脉后，一次性将化疗药物灌注于靶血管内，灌注时将化疗药物充分稀释（每种化疗药物稀释至200ml左右），缓慢推注，推注时间不低于20～30分钟。伴有肝转移的患者须行肝总动脉或肝固有动脉灌注化疗，高血供者可行栓塞治疗。治疗间隔多在30～45天，重复多次，否则难以保证疗效。药物选择以细胞周期非特异性药物及联合用药为佳。目前临床多选用铂类、阿霉素类和5-FU联合用药；或选用盐酸吉西他滨（吉西他滨，Gemcitabine hydrochloride）单药或联合用药，吉西他滨已被证实可明显改善胰腺癌患者疾病相关症状，获得较大临床受益率（clinical benefit rate/response,

CBR），因此被美国FDA批准作为中晚期胰腺癌的一线用药。笔者单位首先在国内将吉西他滨用于胰腺癌的动脉灌注化疗，CBR为30.76%（与文献相比$P<0.01$）[52]。各种化疗药物的药量根据患者的肝肾功能、血像、机体状况等决定。通常，肝肾功能正常、血像正常者，顺铂单次用量为100～120mg；吉西他滨单次用量为1.2～2.0g；表阿霉素单次用量为80～100mg；5-FU单次用量为1000mg。

4. 持续性动脉灌注化疗　将导管临时留置于动脉内5～7天，或行导管药盒系统植入术（PCS），选择细胞周期特异性药物或非特异性药物灌注，灌注时间根据药物的特性决定，如5-FU可连续灌注120小时。持续性动脉灌注化疗在用药方法、灌注时间等的可计划性和可控性均优于单次冲击性灌注化疗，因此，更符合全身化疗原则，用药范围扩大，疗效可以得到较大改善，尤其适合于胰腺癌这类少血供肿瘤的动脉灌注化疗。

5. 血流再分配术后动脉灌注化疗　采用手术结扎胰腺周围血管，或使用钢圈栓塞胰腺周围血管等技术，使得胰腺周围血供再分配，然后将导管置于脾动脉（治疗胰腺原发肿瘤）和肝固有动脉（治疗肝转移瘤），与导管药盒系统相连，持续灌注化疗药。文献报告[61,62]，血流再分配后，血流动力学发生改变，此后动脉内持续灌注化疗药物，对原发病变和肝转移瘤而言，可明显减轻临床症状，抑制肿瘤生长并延长生存时间，提高疗效。

（五）术后处理

1. 术毕拔管，穿刺部位压迫止血10～15分钟后局部加压包扎，平卧回病房。回病房后，患者平卧24小时，局部加压包扎制动12～24小时，穿刺侧肢体保持伸直。

2. 介入治疗后观察生命体征，并密切观察穿刺肢体：穿刺点有无出血、血肿、肢体感觉和运动功能及足背动脉搏动。

3. 无特殊情况常规应用广谱抗生素及补液3天，以防感染并加快化疗药物代谢物的排泄；对症治疗：如止吐、退热、止痛等。

4. 严密监测治疗后肝肾功能、血常规、电解质等变化。

5. 如使用大剂量顺铂灌注化疗，应详细记录出入量，密切观察尿量。

6. 如使用大剂量顺铂灌注化疗，介入治疗后应再次给予20%甘露醇125ml快滴，以达利尿的目的，一般每日液体总量3000～4000ml。输液从给药前6小时开始，连续3天。输液中根据尿量每次给予速尿40mg，静脉冲入。每输入1000ml液体给予15%氯化钾5～10ml。

（六）并发症及处理

1. 血管狭窄及闭塞　多发生于长期灌注化疗的靶动脉。由于留置导管等长期刺激和化疗药物的损害，使动脉内膜增生，导致血管狭窄和闭塞。胰腺癌的供血动脉管径细小，应尽量避免使用对血管内膜刺激性较大的药物，如丝裂霉素，或采取减少用量、充分稀释、避开管径细小血管灌注等方法。

2. 插管动作应尽量轻柔，以避免刺激血管，造成痉挛。

3. 应尽量使用毒性小、渗透压低的非离子型造影剂。

4. 化疗药物应充分稀释，缓慢推注，有条件者应采用注射泵将药物匀速注入，因手推注射难以达到匀速注射和保证要求的灌注时间。灌注前可经静脉或动脉给予地塞米松5～10mg，经临床对比研究表明，可减轻灌注化疗后的化疗反应及栓塞术后综合征（embolism syndrome）[63]。

5. 介入治疗后一般并发症　灌注化疗后可引起肝肾功能损害、骨髓抑制、胃肠道反应；栓塞治疗后可导致发烧、疼痛等栓塞术后综合征，应密切观察，及时发现，对症治疗，多在10～20天恢复。

6. 与胰腺血管有关的并发症　在胰腺某个管径细小的血管分支行血管造影时，可导致腹痛和血清淀粉酶升高。应尽量避免超选择至管径较细血管插管后，过量或过高压力快速注射造影剂，一旦出现腹痛，应立即停止注射造影剂，并后撤导管使受阻的血管分支保持通畅，否则将造成胰腺坏死的严重并发症。同时，由于胰腺的特殊性，在灌注化疗时，亦不能过多使用化疗药物，一旦发生正常胰腺组织的坏死，后果十分严重。

二、梗阻性黄疸的介入治疗

胰腺癌在整个病程中，约60%～90%的病例可出现无痛性梗阻性黄疸，肿瘤越靠近壶腹周围黄疸出现得越早，早期出现无痛性黄疸者约占10%～20%。梗阻性黄疸常呈持续性并进行性加重，梗阻性黄疸介入治疗的目的是开通梗阻的胆管，主要针对没有手术机会的梗阻性黄疸，降低胆管内压，保持胆红素的正常肠-肝循环，使患者得以延长生命，争取时间，为后续治疗创造条件。

梗阻性黄疸的介入治疗主要包括：经皮经肝穿刺肝内胆管内外引流术（PTCD）、内镜胰胆管造影引流（ERCP）和胆管内支架（涵管）置入术。

（一）经皮经肝穿刺肝内胆管内外引流术（PTCD）

1. 适应证

（1）由胆管及其周围组织良、恶性病变引起的梗阻性黄疸。

（2）良、恶性梗阻性黄疸行内镜逆行性胰胆管造影（ERCP）失败者。

（3）肠道术后不能行ERCP者。

（4）先天性胆管囊肿和化脓性胆管炎。

2. 禁忌证　相对禁忌证，可根据实际情况和需要考虑。

（1）难以纠正的出血倾向。

（2）大量腹水。

（3）肝功能衰竭。

（4）多囊肝。

3. 术前准备

（1）详细询问有无出血史。

（2）检查血小板计数、凝血酶原时间、部分凝血活酶时间、国际标准化比率、血肌酐和胆红素。

（3）复习影像学检查资料（CT、MRI、MRCP、ERCP）和相关检查。

（4）术前给予抗生素。

4. 器械

（1）21G穿刺针和0.018英寸导丝配套的同轴扩张系统。

（2）0.035英寸弯头普通和超硬超滑导丝。

（3）5F 40cm长曲棍球棒导管。

（4）0.035英寸、145cm长的Amplatz超硬导丝。

5. 操作步骤

（1）患者取仰卧位，先行经皮经肝胆管造影，分别行前后位、右前斜位、左前斜位点片。

（2）将0.018英寸导丝置于肝内周围胆管。

（3）采用Seldinger技术置入同轴扩张器，0.035英寸导丝和5F曲棍球棒导管。

（4）送入曲棍球棒导管至梗阻近端，试探性将0.035英寸弯头超硬超滑导丝越过病变（可能须更换不同形状的导管和（或）0.035英寸弯头超硬超滑导丝越过病变）。

（5）若不能通过梗阻，则置放8F外引流管，2~7天后再试（胆道系统经引流减压后或许可通过梗阻）。

（6）一旦通过梗阻，将导丝送入十二指肠和空肠。

（7）沿导丝跟进5F曲棍球棒导管。

（8）将超滑导丝更换为0.035英寸、145cm长Amplatz超硬导丝。

（9）扩张穿刺道至8F。

（10）置放8F或10F胆汁内外引流管（internal-external biliary drainage，IE-BD）。

（11）IE-BD导管远端要超过壶腹，在十二指肠内形成袢环。

（12）借助导管内的丝线将远端的袢环锁定。

（13）注入造影剂确认侧孔通畅，确保梗阻两端都有侧孔。

（14）用3-0单丝尼龙线将引流管缝到皮肤上或专用不干胶固定器上。

6. 胆汁外引流

（1）接外引流袋，患者每日需引流数次。

（2）胆汁引流损失的电解质需通过口服或静脉补充，如乳酸林格液。

（3）外引流常常是必要的，但不是首选的引流手段，因为日常的引流管护理和胆盐的损失会给患者带来额外的不便和不适。

7. 胆汁内外引流

（1）仅在导丝通过梗阻段后才能放置内外引流管。

（2）引流管由内引流部和外引流部两部分组成。

（3）内引流部由跨梗阻段两侧的带多侧孔的导管远侧部分和将导管锚于十二指肠的固定袢结构构成。

（4）外引流部允许将患者的胆汁引向体外。

（5）外引流部保留了经皮穿刺胆管系统的通道，以便进行后续操作。

8. 术后处理

（1）卧床休息6小时，继续应用抗生素。

（2）术后第1周，每8小时用5~8ml生理盐水冲洗引流管1次，若出现胆道出血则应增加冲洗次数。

（3）密切观察引流量、电解质、血红蛋白、白细胞数和胆红素。

（4）确保内外引流管保持外引流至少5天。

（5）如引流时间延长，补充损失的电解质尤为重要。

9. 常见并发症

（1）疼痛。

（2）引流管堵塞、脱出和皮肤穿刺点感染。

（3）引流管周围渗漏腹水。

（4）胆管炎和化脓性胆管炎。

（5）肝周出血、肝内血肿或胆道出血（胆血漏）。胆道出血是由于肿瘤表面破溃出血，或与胆管相邻的肝动脉或门静脉分支损伤所致，多可自行停止。

（6）金属支架腐蚀脱入十二指肠，伴腹痛和（或）消化道出血。

（7）腹腔出血：主要是由于穿刺过程中肝包膜破损所致，发生率为2%。

（二）胆管内支架（涵管）置入术

内支架（涵管）置入术是指在影像学设备导引下，通过导管、导丝，将支架（涵管）放置于空腔管道的狭窄处，使之再成形的一系列技术。可用于由胰腺癌引起的梗阻性黄疸，与PTCD相比，优点为永久性内引流，免除了携带外引流袋的不方便及因胆汁丢失造成的消化不良和水电解质紊乱，使患者的生存质量明显提高。

1. 适应证与禁忌证　同PTCD。一般在PTCD后1~14天进行，对伴有严重胆道感染者在感染控制后进行。

2. 器材　除PTCD所用器材外，尚需用5F眼镜蛇导管，7F-8F导管鞘、超滑导丝、超硬导丝、8~10mm球囊扩张导管。内支架或内涵管可根据情况选用，内涵管有专用的推送系统和与直径相应的扩张器和推送器。

3. 操作步骤

（1）PTCD，引流1～14天。

（2）支架置入前给予镇静剂。

（3）沿引流导管送入超硬导丝，拔除引流管后经导丝置入导管鞘。

（4）将眼镜蛇导管经导管鞘插入并超选择性插管至狭窄胆管的近端。先用超滑导丝试行通过狭窄，将导管跟进十二指肠内。经导管送入超硬导丝,撤出导管。当导丝难以通过狭窄段时，首先透视下观察导管是否位于狭窄段，切勿硬性操作。

（5）沿超硬导丝将球囊导管通过狭窄段，使用稀释的造影剂充盈球囊，使之轻度膨胀，以显示狭窄对球囊的压迹，并拍片记录。

（6）此后再用力对狭窄段实施扩张，压力维持30秒以上，反复扩张狭窄段，至狭窄对球囊的压迹全部消失。

（7）撤出球囊导管经导丝送入支架释放系统至狭窄段，推注造影剂以确认支架位置，且须超越狭窄两端1cm以上。

（8）透视下缓慢释放支架。

（9）撤出支架释放系统，经导丝送入引流管，造影了解狭窄段的通畅情况，如支架未完全张开，不必再扩张，一般于24小时后可自行完全张开。

（10）保留引流管48小时以上，经造影复查确认通畅后方可拔管。

4. 术后常规抗炎、止血，胆汁引流不畅时应将引流管开放，行外引流。

5. 内涵管置入　前期操作与内支架置入相同。超硬导丝通过胆道狭窄段后，先用8F以上扩张器再次扩张通道及狭窄处，一般不需球囊导管扩张。然后沿导丝送入内涵管，并用专用的推送器将内涵管小心推至狭窄处，使内涵管跨过狭窄段两端。撤出推送器后，再送入引流管，行造影复查，了解胆道是否通畅，并保留引流管48～72小时，再次造影证实内引流通畅后方可拔管。

6. 并发症　其并发症与PTCD相似，但由于需行胆管扩张及支架置入，胆道出血的发生率较PTCD高，可达40%；当支架和内涵管置入后，对局部起到压迫作用，一般出血可自行停止。其他并发症包括：假道形成、胰腺炎、支架移位、通道再狭窄及闭塞。

三、腹腔神经丛阻滞（NCPB）

胰体尾癌常可累及腹腔神经丛、肠系膜神经丛，从而导致上腹部、腰背部疼痛，疼痛往往较显著。可于CT导引下经脊柱旁入路，或于CT/超声导引下经左叶入路，对腹腔动脉两旁的腹腔交感神经节注射麻醉药和神经灭活药物，致腹腔神经丛阻滞麻醉，从而治疗胰腺癌晚期的顽固性疼痛。

（一）禁忌证

1. 肠梗阻。

2. 无法纠正的凝血功能障碍。

3. 过敏反应。

（二）术前准备

1. 复习病史和体征。

2. 复习影像学资料　CT、MRI和其他检查。

3. 实验室检查　凝血功能。

4. 签署知情同意书。

（三）器械

1. CT扫描仪/超声扫描仪。

2. 22G 6英寸或8英寸穿刺针。

3. 非离子型造影剂。

4. 局部麻醉　1%利多卡因皮肤和针道麻醉；0.25%的丁哌卡因腹腔内临时性神经节阻滞。

5. 神经灭活药　无水酒精或苯酚，无水酒精可达到更持久的疼痛缓解（如果使用酒精，准备同等量的麻醉剂）。

6. 保持静脉通道，2～3L生理盐水备用。

（四）操作步骤

1. 患者体位　俯卧位利于由后向前穿刺操作（CT导引）；仰卧位利于经肝左叶由前向后穿刺（CT或超声导引）。

2. 静脉点滴　生理盐水100ml/h，以便于暂时性阻滞时使用镇静剂，或灭活神经组织时给予全身麻醉药；保持静脉输液20小时。

3. 寻找靶向目标　取俯卧位，于CT导引下确定穿刺平面，根据图像通常从第12胸椎开始寻找腹腔动脉；由足侧斜向头侧轻度成角，有助于避开肺组织；超声导引下定位于腹腔动脉的两侧。

4. 局部皮肤和针道麻醉。

5. 穿刺至阻滞点：俯卧位者于腰大肌前方，相应椎体的侧前方，主动脉或下腔静脉的后方；

仰卧位患者经肝左叶直接到达预定位置。

6. 注入3~4ml造影剂，如穿刺位置正确，可见于膈脚前方与主动脉相连处形成一个造影剂池（应不在血管内）。

7. 注射10ml 0.25%丁哌卡因进行暂时性阻滞（每周重复），或10ml无水酒精缓慢灭活神经（可加入一些局麻药）。

8. 拔出穿刺针，创可贴包扎；注意观察有无直立性低血压。

（五）术后处理

1. 静脉输液24小时。
2. 卧床休息。
3. 出院前24小时随访，出院后随访1周。

（六）并发症

1. 低血压　由于内脏血管扩张所致，通过静脉输液和卧床24小时对症处理。
2. 如果存在肠梗阻，可加重腹痛，这可能是由于交感神经阻滞后，副交感神经兴奋导致肠动力增加所致。
3. 出血　尤其以肝左叶作为入路时。
4. 气胸。
5. 肠穿孔。
6. 血管损伤。
7. 血管内注射神经灭活药物。

如果定位准确，发生率很低。

（李　槐　闫　东　王　彬）

第五节　其他综合疗法

一、放射性粒子组织间植入治疗（interstitial brachytherapy）

放射性粒子是用钛合金外壳将低能量放射性核素密封制成短杆状固体放射源，钛合金外壳隔绝了能参与人体代谢的放射元素与人体内环境的接触，避免了放射源的丢失以及对环境的核污染，能精确控制放射源的治疗剂量。

（一）放射性粒子治疗的机制

局部植入放射源是一种先进、有效的局部治疗手段。它是通过微创的方式，将多个封装好的、具有一定规格、活度的放射性核素，经施源器或施源导管直接施放到瘤体组织内，对肿瘤组织进行照射，达到治疗肿瘤的目的。目前该技术在胰腺癌治疗的报道显示在提高疗效方面具有一定的临床应用价值。

γ射线具有破坏肿瘤细胞核DNA的作用，使肿瘤细胞失去繁殖能力而凋亡。在肿瘤的生长过程中，只有一小部分肿瘤细胞在持续繁殖（活跃期细胞）。细胞周期分为四个时相，DNA合成前期（G1期）、DNA合成期（S期）、DNA合成后期（G2期）和有丝分裂期（M期）。细胞周期中，在DNA合成期和有丝分裂期只需要少量的γ射线（3cGy），即能破坏肿瘤细胞的DNA，使肿瘤细胞失去繁殖能力；而其他阶段的肿瘤细胞对γ射线的敏感性差，静止期（G0期）的肿瘤细胞对γ射线不敏感。外放疗分次短期的照射只能对肿瘤繁殖周期中的一部分时相的细胞起治疗作用，照射结束后其他时相的肿瘤细胞仍能很快恢复繁殖能力，肿瘤细胞受任何刺激都能激发静止期细胞转化为活跃期细胞，而细胞的倍增时间明显缩短，因此在两次照射的间隙内肿瘤细胞仍能迅速生长，直接影响外照射的效果。

^{125}I粒子植入技术可以在肿瘤局部低剂量连续照射，放射周期长（半衰期60天），经过软件计算的剂量和足够的半衰期时间，使肿瘤细胞全部失去繁殖能力，克服了由于肿瘤细胞周期变化对放射治疗造成的放疗不敏感，提高了恶性肿瘤的杀伤效果。^{125}I粒子的有效半径为1.7cm，通过调整组合放射粒子的间距，重叠的γ射线能量可以有效覆盖肿瘤全部，以及与肿瘤边缘正常组织内的亚临床区域。随着离放射源的距离的延长，γ射线能量迅速衰减，对周围正常组织的影响明显减少，所以更安全。^{125}I粒子连续低剂量率（0.07~0.09Gy/h）照射具有放射生物学优势，包括晚反应组织内的亚致死损伤修复和乏氧细胞氧合。由于物理剂量分布的改善，正常组织的并发症明显降低，与外照射相比，降低了每个照射剂量单位的生物损伤效应[64]。国内外初步研究已显示该技术有可能提高晚期胰腺癌的疗效，Syed等报道18例无法切除的胰腺癌粒子治疗后中位生存期14个月，但尚需要更严格的临床实验研究加以证实。

（二）常用的放射性粒子

^{198}Au（金）半衰期短，2.7天，最大能量为

1.2MV。操作人员需特别的防护。

^{125}I（碘）半衰期为70天，最大能量为27kV，初始剂量率为8～10cGy/h。操作人员不需特别的防护。因能量低、穿透距离短，故要求非常精确的种植粒子；由于其初始剂量率低，对分化较快的肿瘤其疗效需进一步探讨。

^{192}Ir（铱）半衰期为72天，最大能量为400kV的γ射线。操作人员不需特别的防护。优势是可通过调整植入针的位置达到改进剂量分布的目的。

^{169}Y（钇）光子能量为93kV，初始剂量率为12.5cGy/h。优势是剂量分布更均匀，周围组织受量更小。缺点是在300kV处有一个小的光子峰。

^{103}Pd（钯）半衰期为17天，最大能量为21kV，初始剂量率为20 cGy/h。其优势同^{125}I，缺点是剂量衰减太快。

目前研究显示：粒子治疗肿瘤局部控制率高，并发症发生率低，提高了肿瘤患者的生存率[65]。

（三）放射性粒子植入的方式

细针穿刺技术、缝合及粘合技术、手术中植入、超声和CT引导下植入、胸腹腔镜下植入。

（四）永久性粒子种植治疗肿瘤的优、缺点和并发症

1. 优点　①剂量分布更适形于肿瘤的形状和大小；②随着放射性核素的衰变，肿瘤照射时间延长，病灶接受较高剂量的照射，周围正常组织损伤较小；③减少了患者和操作人员的治疗时间及核辐射损伤。

2. 缺点　①需要住院；②部分患者需要手术；③仍有一定的盲目性。

3. 并发症　穿刺误入血管引起组织栓塞、放射性粒子移动入血管致组织栓塞、放射剂量过大致组织坏死、空腔脏器吻合口漏等[66]。

二、间质化疗

间质化疗（interstitial chemotherapy）是局部化疗的一种，兴起于20世纪80年代，到90年代这一技术逐渐成熟且在头颈部、皮肤等恶性肿瘤的治疗中取得了很好的临床疗效。目前，对于晚期胰腺癌患者还缺乏能够显著提高其生存率的有效治疗手段，探讨间质化疗在胰腺癌治疗中的应用非常必要。间质化疗的方法是通过手术、穿刺等途径把化疗药物和载体所形成的混合物植入肿瘤内部，利用载体在体内的缓慢降解而达到对化疗药物的控释作用，使化疗药物在局部形成高浓度，达到器官靶向治疗的目的，且延长化疗药物的作用时间。目前，间质化疗已经被广泛应用于治疗头颈部恶性肿瘤、皮肤鳞癌、基底细胞癌、前列腺癌、肝癌等实体性肿瘤，并且取得了很好的临床效果。

间质化疗用于胰腺癌的综合治疗已完成一些有价值的临床和实验研究。Smith等[67]用间质化疗治疗小鼠人胰腺癌移植瘤，结果显示间质化疗能够有效抑制肿瘤生长，肿瘤体积平均减少72%～79%，而对照组的腹腔、瘤体内直接注射化疗药物则不能使肿瘤体积缩小。Hanyu[68]将丝裂霉素缓释剂用包埋或者穿刺的方法治疗了220例包括胰腺癌、胆管癌等在内的不可切除的晚期肿瘤患者，发现这种治疗方法对70%的患者有减轻疼痛的作用，对33.3%的有消化道症状的肿瘤患者有减状作用，同时也没有发现明显的毒副作用。中国医学科学院肿瘤医院腹部外科承担的国家"十五"攻关课题将间质化疗应用于局部进展期胰腺癌的化疗，术中将5-FU缓释剂多点植入瘤体以及淋巴引流区，在已完成的20余例患者中收到较好的近期效果，没有出现明显的全身毒性，也没有胰瘘发生。其远期效果正在观察中。

三、胰腺癌的生物治疗、基因治疗和靶向治疗

肿瘤在发生、发展和治疗干预时，都伴有机体免疫力的减低；为了治疗肿瘤、预防由于宿主免疫力低下所致的肿瘤发展、侵袭、复发、转移等的发生，采用特异性或非特异性的手段来提高患者的免疫力是可行的。细胞因子治疗（非特异性的治疗）包括：白细胞介素-2、干扰素、核糖核酸、细胞毒素等，通过直接杀死肿瘤细胞、调节免疫细胞、降低放化疗的毒副作用、增加肿瘤细胞对化疗药的敏感性、促进宿主的抗肿瘤反应等作用起到治疗肿瘤的作用。主动免疫治疗是以肿瘤的某一部分（肿瘤细胞、肿瘤提取物等）作为抗原，刺激宿主产生抗体，达到治疗肿瘤的目的。但人类肿瘤细胞的抗原普遍较弱，所以20世纪末应用的瘤苗因疗效欠佳已基本放弃。目前应用的多是经转基因技术制备的修饰瘤苗。肿瘤免

疫治疗多选在大部分瘤细胞得到控制、机体的免疫状态得到恢复、机体内瘤细胞数小于 $10^6 \sim 10^8$ 时，或与放化疗交替应用，效果更好。基因治疗和靶向治疗的报道多为临床试验阶段，临床大面积的应用尚需时日。

四、胰腺癌的热疗

瘤体内的乏氧代谢使肿瘤内呈酸性环境，而肿瘤细胞在酸性环境下对热的敏感性增高。肿瘤细胞周期中对放射线不敏感的 S 期细胞，对热的敏感性高。胰腺癌属于对放疗和化疗敏感性低的低氧肿瘤，但对热敏感性高，44℃以上的温度可以对胰腺癌细胞有很强的抑制作用。同时，温度高可以阻止放射线和化疗药对组织细胞的损害。因此，目前一般将热疗与放疗或化疗结合应用，以提高疗效，降低副作用。但目前尚没有大样本、前瞻性、对照研究的病历报告证明温热治疗对胰腺癌的疗效。

五、胰腺癌的中医中药治疗

详见胰腺癌的中医治疗章节。

六、综合治疗

综合治疗是目前肿瘤治疗的规范和趋势，在许多常见肿瘤中已经取得了较满意的效果。鉴于胰腺癌对许多化疗药物不敏感、放射治疗效果不佳，胰腺癌的综合治疗尚不成熟。孙燕院士总结各研究单位的资料后，将目前胰腺癌综合治疗的方案归纳如下：Ⅰ、Ⅱ期患者，手术治疗、随诊+放化疗；Ⅲ期（T3N0M0、T3N1M0）的患者，手术治疗+放化疗或术前化疗+手术+术后放化疗；ⅢB、Ⅳ期的患者，放疗化。据美国胃肠肿瘤研究组（GITSG）的资料，胰腺癌术后接受放化疗治疗组和对照组，中位生存时间分别为 20 个月和 11 个月，2 年和 5 年生存率分别为 43% 和 18%、19% 和 5%（$P < 0.03$）。

胰腺癌经放、化疗等治疗后可起到使部分患者肿瘤缩小、淋巴结消失、肿瘤分期降低等作用。术前新辅助放化疗可使肿瘤与周围血管的浸润从受压型变为接触型、接触型变为分离型，增加手术的切除率、降低手术切缘阳性率和肿瘤残留率；减少肿瘤的复发，延长患者的长期生存。动物实验证明，区域性动脉灌注化疗后，可在胰腺周围组织间形成明显的炎性反应，形成"炎症水帘"，使肿瘤易于血管分离，提高切除率；同时，区域性动脉灌注化疗可使局部血流缓慢，肿瘤内产生低氧环境，能增加化疗药的细胞毒作用，促进肿瘤的坏死和凋亡。

目前，欧美国家对局部进展期胰腺癌进行了大量的前瞻性研究，包括围手术期的放化疗（radiochemotherapy），可降低临床分期、增加手术切除率、减少术后复发、提高生活质量，取得了令人鼓舞的疗效，但对改善长期生存的意义目前尚不充足，而且综合治疗的标准尚不统一，无法比较疗效。国内这方面的研究非常罕见，有待医学同仁们的努力。

（王成锋）

参 考 文 献

1. Pelage JP, Soyer P, Boudiaf M, et al. Carcinoid tumours of the abdomen: CT features. *Abdom Imaging*, 1999, 24: 240-245
2. 王成锋, 赵平, 李文波, 等. 进展期胰腺癌 299 例. 世界华人消化杂志, 2003, 11: 679-680
3. Andren-Sandberg A, Neoptolemos JP. Resection for pancreatic cancer in the new mollennium. *Pancrearology*, 2002, 2: 431-439
4. Kedra B, Popieda T, Sierzega M, et al. Prognosis factors of long-term survival after resective procedures for pancreatic cancer. *Hepatogastroenterology*, 2001, 48: 1762-1766
5. Yeo CJ, Cameron JL, Sohn TA, et al. Pancreaticoduodenectomy with or without extented retro-peritoneal lymphadenectomy for periampullary adenocarcinoma: comparison of morbidity and mortality and short-term outcome. *Ann Surg*, 1999, 229: 613-622
6. Henne-Bruns D, Vogel I, Luttges J, et al. Surgery for ductal adenocarcinoma of the pancreatic head: staging, complications, and survival after regional versus extended lymphadenectomy. *World J Surg*, 2000, 24: 595-601
7. Kayahara M, Nagakawa T, Ohta T, et al. Analysis

of pancreatic lymph node involvement in pancreatic carcinoma: a significant indications for surgery? *Cancer*, 1999, 85: 583-590
8. Benassai G, Mastrorilli M, Mosella F, *et al*. Significance of lymph node metastases in the surgical management of pancreatic head carcinoma. *J Exp Clin Cancer Res*, 1999, 18: 23-28
9. Pedrazzoli S, Dicarlo V, Dionigi R, *et al*. Standard versus extended lymphadenectomy associated with pancreatoduodenectomy in the surgical treatment of adenocarcinoma of the head of the pancreas: a multicenter, prospective, randomized study. Lymphadenectomy Study Group. *Ann Surg*, 1998, 228: 508-517
10. Benassai G, Mastrorilli M, Mosella F, *et al*. Significance of lymph node metastases in the surgical management of pancreatic head carcinoma. *J Exp Clin Cancer Res*, 1999, 18 : 23-28
11. Takahashi S, Ogata Y, Aiura K, *et al*. Combined resection of the portal vein for pancreatic cancer: preoperative diagnosis of invasion by portography and prognosis. *Hepatogastroenterology*, 2000, 47: 545-549
12. 王成锋, 邵永孚, 兰忠民, 等. IVa期肝癌的外科治疗. 中华肿瘤杂志, 2000, 22 : 252-255
13. Gouma DJ, van Dijkum EJ, van Geenen RC, *et al*. Are there indications for palliative resection in pancreatic cancer? *World J Surg*, 1999, 23: 954-959
14. Povosiki SP, Karpeh MS, Conlon KC, *et al*. Association of preoperative billiary drainage with postoperative outcome following pancreaticoduodenectomy. *Ann Surg*, 1999, 230: 131-142
15. Molinari M, Helton WS, Espat NJ. Palliative strategies for locally advanced unresectable and metastatic pancreatic cancer. *Surg Clin North Am*, 2001, 81: 651-666
16. Lillemoe KD, Cameron JL, Yeo CJ, *et al*. Pancreaticoduodenectomy. *Ann Surg*, 1996, 223: 718-728
17. Padillo J, Puente J, Gomez M, *et al*. Improved cardiac function in patients with obstructive jaundice after internal billiary drainage. *Ann Surg*, 2001, 234:652-656
18. Kalser MH, Ellenberg SS. Pancreatic cancer: Adjuvant combined radiation and chemotherapy following curative resection. *Arch Surg*, 1985, 120: 899-903
19. Gastrointestinal Tumor Study Group. Further evidence of effective adjuvant combined radiation and chemotherapy following curative resection of pancreatic cancer. *Cancer*, 1987,59: 2006-2010
20. Klinkenbijl JH, Jeekel J, Sahmoud T, *et al*. Adjuvant radiotherapy and 5-fluorouracil after curative resection of cancer of the pancreas and periampullary region — phase III trial of the EORTC Gastrointestinal Tract Cancer Cooperative Group. *Ann Surg*, 1999, 230 : 776-784
21. Neoptolemos JP, Dunn JA, Stocken DD, *et al*. Adjuvant chemoradiotherapy and chemotherapy in respectable pancreatic cancer: a randomized controlled trial. *Lancet*, 2001, 358: 1576-1585
22. Abrams RA, Lillemoe KD, Piantadosi S. Continuing controversy over adjuvant therapy of pancreatic cancer. *Lancet*, 2001, 358:1565-1566
23. Choti, MA. Adjuvant therapy for pancreatic cancer-the debate continues. *New Eng J Med*, 2001, 350:1249-1251
24. Whittington R, Dobelbower RR, Mohiuddin M, *et al*. Radiotherapy of unresectable pancreatic carcinoma: a six year experience with 104 patients. *Int J Radiat Oncol Biol Phys*, 1981, 7: 1639-1644
25. Bosset JF, Pavy JJ, Gillet M, *et al*. Conventional external irradiation alone as adjuvant treatment in respectable pancreatic cancer: results of a prospective study. *Radiother Oncol*, 1992, 24:191-192
26. Foo ML, Guderson LL, Nagorney DM, *et al*. Patterns of failure in grossly resected pancreatic ductal adenocarcinoma treated with adjuvant irradiation +/- 5 fluorouracil. *Int J Radiat Oncol Biol Phys*, 1993, 26: 483-489
27. Yeo CJ, Abrams RA, Grochow LB, *et al*. Pancreaticoduodenectomy for pancreatic adenocarcinoma: postoperative adjuvant

chemoradiation improves survival. A prospective, single-institution experience. *Ann Surg*, 1997, 225: 621-633, discussion 633-636
28. A phase III study of pre and post chemoradiation 5-FU vs pre and post chemoradiation gemcitabine for postoperative adjuvant treatment of resected pancreatic adenocarcinoma. RTOG 97-04
29. Thomas PRM. Radiotherapy for carcinoma of the pancreas. *Semin Oncol*, 1996, 23: 213-219
30. Moertel CG, Childs DS Jr, Reitemeier RJ, *et al*. Combined 5-fluorouracil and supervoltage radiation therapy of locally unresectable gastrointestinal cancer. *Lancet*, 1969, 2: 865-867
31. Gastrointestinal Tumor Study Group. Therapy of locally unresectable pancreatic carcinoma: A randomized comparison of high dose (6000 rads) radiation alone, moderate dose radiation (4000 rads + 5-fluorouracil), and high dose radiation + 5-fluorouracil. *Cancer*, 1981, 48: 1705-1710
32. Klaassen DJ, MacIntyre JM, Catton GE, *et al*. Treatment of locally unresectable cancer of the stomach and pancreas. A randomized comparison of 5-fluorouracil alone with radiation plus concurrent and maintenance 5-fluorouracil—an Eastern Cooperative Oncology Group study. *J Clin Oncol*, 1985, 3: 373-378
33. Gastrointestinal Tumor Study Group. Treatment of locally unresectable carcinoma of the pancreas: comparison of combined-modality therapy (chemotherapy plus radiotherapy) to chemotherapy alone. *J Natl Cancer Inst*, 1988, 80: 751-755
34. Gastrointestinal Tumor Study Group. Radiation therapy combined with adriamycin or 5-fluorouracil for the treatment of locally unresectable pancreatic carcinoma. *Cancer*, 1985, 56: 2563-2568
35. Burris HA, Moore MJ, Andersen J, *et al*. Improvements in survival and clinical benefit with gemcitabine as first-line therapy for patients with advanced pancreas cancer: A randomized trial. *J Clin Oncol*, 1997, 15 : 2403-2413
36. Lawrence TS, Eisbrusch A, Shewach DS, *et al*. Gemcitabine-mediated radiosensitization. *Semin Oncol*, 1997, 24(Suppl 7): 24-28
37. Milas L, Fujii T, Hunter N, *et al*. Enhancement of tumor radioresponse in vivo by gemcitabine. *Cancer Res*, 1999,59:107-114
38. Li CP, Chao Y, Chi KH, *et al*. Concurrent chemoradiotherapy treatment of locally advanced pancreatic cancer: Gemcitabine versus 5-fluorouracil, a randomized controlled study. *Int J Radiat Oncol Biol Phys*, 2003, 57 : 98-104
39. NCCN Clinical Practice Guidelines in Oncology. Version 2004
40. 王奇璐. 胰腺癌. 见: 孙燕主编. 内科肿瘤学. 北京:人民卫生出版社, 2001. 630-639
41. 孙燕. 胰腺癌内科治疗和综合治疗. 胰腺癌临床研究进展, 2004, 1-4
42. Fujita K, Kubota T, Matsuzaki SW, *et al*. Further evidence for the value of the chemosensitivity test in deciding appropriate chemotherapy for advanced gastric cancer. *Anticancer Res*, 1998, 18: 1973-1978
43. Sevin BU, Perras JP, Averette HE, *et al*. Chemosensitivity testing in ovarian cancer. *Cancer*, 1993, 71: 1613-1619
44. O'Meara AT, Sevin BU. Predictive value of the ATP chemosensivity assay in epithelial ovarian cancer. *Gynecol Oncol*, 2001, 83: 334-342
45. Kurbacher CM, Grecu OM, Stier U, *et al*. ATP chemosensitivity testing in ovarian and breast cancer: early clinical trials. *Recent Results Cancer Res*, 2003, 161: 221-230
46. Neuber K. Treosulfan in the treatment melanoma: from chemosensitivity testing to clinical trials. *Recent Results Cancer Res*, 2003, 161: 81-92
47. Di Nicolantonio F, Neale MH, Knight LA, *et al*. Use of an ATP-based chemosensitivity assay to design new combinations of high-concentration doxorubicin with other drugs for recurrent ovarian cancer. *Anticancer Drugs*, 2002, 13:625-630
48. Cree IA. Chemosensitivity testing as an aid to anticancer drug and regimen development. *Recent Results Cancer Res*, 2003, 161: 119-125
49. Kubbacher CM, Cree IA, Brenne U, *et al*. Hetero-

geneity of in vitro chemosensitivity in perioperative breast cancer cells to motoxantrone versus doxorubicin evaluated by a microplate ATP bioluminescence assay. *Breast Cancer Res Treat*, 1996, 41:161-170
50. Martin D Abloff, ed. *Clinical Oncology*. 第 2 版. 北京: 科学出版社, 2001. 1749
51. R. E. Pollock, 主编. 孙燕, 汤钊猷等, 译者. 临床肿瘤学手册. 第 7 版. 长春: 吉林科学技术出版社, 2001. 482
52. Lorenz M, Heinrich S, Staib-Sebler E, et al. Regional chemotherapy in the treatment of advanced pancreatic cancer—is it relevant? *Eur. J. Cancer*, 2000, 36:957-965
53. Papachristou E, Link KH, Schoenberg MH. Regional celiac artery infusion in the adjuvant treatment of pancreatic cancer. *Anticancer Res*, 2003, 23 : 831-834
54. Bayar S, Unal E, Tez M, et al. Regional chemotherapy for advanced pancreatic carcinoma. *Hepatogastroenterology*, 2003, 50 : 550-552
55. Ji Z, Wang Y, Chen X, Wu T. Peripancreatic artery ligation and artery infusion chemotherapy for advanced pancreatic carcinoma. *Chin Med J (Engl)*, 2003, 116 : 89-92
56. Gansauge F, Link KH, Rilinger N, et al. Adjuvant regional chemotherapy in resected advanced pancreas carcinoma. *Chirurg*, 1996 Apr, 67 :362-365
57. Papachristou E, Link KH, Schoenberg MH, et al. Regional celiac artery infusion in the adjuvant treatment of pancreatic cancer. *Anticancer Res*, 2003, 23 : 831-834
58. Ohigashi H, Ishikawa O, Nakamori S, et al. Evaluation of intra-arterial infusion chemotherapy and radical pancreatectomy in patients with locally advanced pancreatic cancer. *Gan To Kagaku Ryoho*, 1993, 20 : 1672-1675
59. Mitsutsuji M, Suzuki Y, Iwanaga Y, et al. An experimental study on the pharmacokinetics of 5-fluorouracil regional chemotherapy for pancreatic cancer. *Ann Surg Oncol*, 2003, 10 : 546-550
60. Meyer F, Grote R, Lippert H, et al. Marginal effects of regional intra-arterial chemotherapy as an alternative treatment option in advanced pancreatic carcinoma. *Langenbecks Arch Surg*, 2004 , 389 : 32-39
61. 刘德忠, 李槐, 曾辉英, 等. 经动脉灌注健择治疗中晚期胰腺癌临床疗效初步观察。中国医学影像技术, 2000, 16 : 928-929
62. Homma H, Doi T, Mezawa S, Takada K, et al. A novel arterial infusion chemotherapy for the treatment of patients with advanced pancreatic carcinoma after vascular supply distribution via superselective embolization. *Cancer*, 2000, 89 : 303-313
63. 曾辉英, 李槐, 刘德忠, 等. 康泉加地塞米松预防肝动脉化疗栓塞术后副反应的临床观察. 中华肿瘤杂志, 1998, 4 : 263
64. Taschereau R, Roy R, Pouliot J. Relative biological effectiveness enhancement of a ^{125}I brachytherapy seed with characteristic X rays from its constitutive materials. *Med P Hys*, 2002, 29: 1397-1402
65. Tapen EM, Blasko JC, Grimm PD, et al. Reduction of radioactive seed embolization to the lung following prostate brachytherapy. *Int J Radiant Oncol Biol Phys*, 1998, 42:1063-1067
66. Gelblum DY, Potters L, Ashley R, et al. Urinary morbidity following ultrasound-guided transperineal prostate seed implantation. *Int J Radiant Oncol Biol Phys*, 1999, 45:57-67
67. Smith JP, Stock E, et al. Intratumoral chemotherapy with a sustained-release drug delivery system inhibits growth of human pancreatic cancer xenografts. *Anticancer Drugs*, 1995, 6 : 717-726
68. Hanyu F, Nakamura M, et al. Clinical study of controlled-release preparation of mitomycin C in the treatment of inoperable cancer patients. *Gan To Kagaku Ryoho*, 1988, 15 : 3087-3093

第十二章 胰腺癌内镜诊断

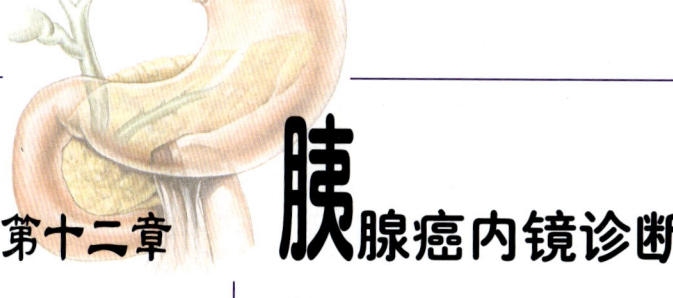

王贵齐

第一节 内镜在胰腺肿瘤诊治中的应用

一、内镜下逆行胰胆管造影术

经内镜逆行胰胆管造影术（endoscopic retrograde cholangio-pancreatography，ERCP）是在内镜下经十二指肠乳头插管注入造影剂，逆行显示胰胆管的造影技术，该技术于1968年由Mc Cune首先报道，各国学者纷纷进行尝试，并迅速在全世界范围内得到广泛的开展与普及[1-3]。陈敏章教授等1978年在国内首次报道了ERCP技术，之后该技术在全国推广，特别是近十年由于广泛的交流，使得该技术现已在全国普及，ERCP目前已经成为胰腺疾病的重要诊断方法，随着近年来新技术的进步，其已经成为治疗的重要途径。

（一）胰腺疾病ERCP检查的适应证
1. 原因不明的黄疸。
2. 胰腺恶性肿瘤。
3. 慢性胰腺炎、胰腺囊肿、胆源性胰腺炎者。
4. 有上腹症状，但常规检查未能证实胃、十二指肠、肝脏病变而疑诊有胰腺疾病者。

（二）胰腺疾病ERCP检查的禁忌证
1. 有消化道梗阻，内镜不能进入十二指肠降部者。
2. 碘过敏者。
3. 有心肺功能不全者。
4. 有上消化道内镜检查禁忌证者。

（三）ERCP检查前准备

内镜最常用的为侧视性十二指肠镜，各个厂家现生产各种不同规格的十二指肠镜，主要有两种，一种应用于诊断用途的十二指肠镜。另一种为钳子管道较大的治疗型十二指肠镜。毕罗Ⅱ式手术者有时应用前视的内镜也可行ERCP检查。为提高ERCP的成功率现已有各种形状功能的导管及导丝，以适应各种类型的乳头结构。

ERCP检查最严重的并发症是胆管和胰腺的感染，因而在进行ERCP检查时必须进行内镜、导管、导丝及附属器械的清洗消毒工作，避免在行ERCP检查时产生逆行感染。

目前多应用无菌水溶性碘剂，临床上常用的有泛影葡胺等。近年来出现的非离子型造影剂和优维显等对胰腺组织基本无刺激，对碘过敏者也可应用，是比较理想的造影剂，但是其费用较高。造影的浓度一般选在30%～50%，该浓度显示胆管及胰管已经足够，造影剂浓度高有时会遮蔽结石影而导致假阴性。

造影前病人行碘过敏试验，术前6小时禁食水。术前半小时肌注哌替啶50mg，安定10mg，

654-2 10mg 或解痉灵 10mg。

（四）胰腺疾病在 ERCP 检查的所见

1. **胰腺癌** 主要表现为胰管狭窄、梗阻双管症、侧支破坏、稀疏及移位等。

（1）胰管梗阻：胰管梗阻的形态各异，有锥形、杯口形、充盈缺损等。胰管的偏心性狭窄则为胰腺癌的特征。梗阻的近端胰管多正常，远端胰管多扩张。

（2）胰管狭窄：主要表现为主胰管单发局限性狭窄，主胰管的管壁僵硬。如主胰管及其分支有肿瘤的侵袭可伴有狭窄周围及狭窄远端的不规则斑点状影。如有癌性囊肿形成，则可见不规则的囊状造影剂的充盈区。

（3）合并胆管梗阻、扩张：胰腺肿瘤位于胰头时可以压迫胆管或侵及胆管，引起胆管狭窄、梗阻，同时伴有梗阻以上胆管的扩张。

（4）正常胰管：少数胰腺肿瘤由于未侵及主胰管而表现为正常胰管，这种情况一般多出现在胰腺肿瘤的早期，但此时如果加压注射造影剂时胰腺腺泡显影，这时可在胰腺实质中发现充盈缺损。

2. **胰腺囊肿** 胰腺囊肿按其有无上皮覆盖分为真性胰腺囊肿及假性胰腺囊肿。

（1）假性胰腺囊肿：大多与胰管相通，ERCP多可显影，可由胰腺炎或胰腺癌引起，由于胰管梗阻胰液流出受阻引起梗阻远端出现囊肿。

（2）真性胰腺囊肿：真性囊肿一般不与胰管相通，ERCP多不能显影。与胰管相通的真性囊肿其囊壁光滑，胰管多正常。真性囊肿可以独立存在。

二、经口胰管内镜在胰腺肿瘤诊治中的应用

经口胆胰管镜又称子母镜，它是由母镜十二指肠镜和子镜胰管镜组成。

（一）适应证

1. 胰腺癌侵犯主胰管者。
2. 胰管结石。
3. 各种原因引起的梗阻性黄疸，需要进一步明确梗阻原因者。

（二）禁忌证

ERCP 的禁忌证亦为子母镜的禁忌证。

（三）子母镜临床应用的效果评价

自1975年子母镜开始临床应用以来，特别是近年来器械发生了很大的改进，使子镜更容易插入，目前子镜插入的成功率已经达90%左右。由于子镜可以进入胰管进行更为直观的观察，同时还可对于可疑的病变进行活检及刷取细胞学检查，提高了胰腺癌的检出率，有文献报道，应用子母镜检出仅浸润至黏膜层的早期胰腺癌的报道，而在此时B超、CT及核磁等技术均无法发现这些病变。

三、内镜下胰管引流术在胰腺肿瘤诊治中的应用

胰腺肿瘤可能引起胰管狭窄及梗阻，导致胰腺正常分泌受阻，胰腺炎反复发作。近年来开展的内镜下胰管内外引流治疗一些胰腺肿瘤病人，为胰腺癌的减症治疗增加了一种新的治疗方法及手段。

（一）适应证

胰腺肿瘤经ERCP检查示胰管有明显病变或胰管狭窄梗阻者，可考虑行内镜下胰管引流术。

（二）引流方法

1. **鼻胰管外引流术（PND）** 先行ERCP了解胰管病变情况，如有近端胰管的狭窄，按ERCP方法向胰管方向插入一段扩张管或扩张球囊，扩张胰管的狭窄部，然后根据扩张后胰管的直径选择合适的鼻胰管。

2. **胰管内引流术** 对长期引流的患者可进行内引流术，操作方法基本上与外引流方法相同，只是应用内引流管替代鼻引流管，内引流管留在胰管内。

四、内镜超声在胰腺肿瘤诊治中的应用

目前胰腺癌的早期诊断仍然相当困难，临床上所发现的胰腺癌多为中晚期病例，只有约30%左右的病例可行外科手术，同时外科手术切除率低且治疗效果较差。自从 20 世纪 80 年代内镜超声检查（endoscopic ultrasonography，EUS）应用于临床以来，其目的主要想发现早期胰腺癌。通过多年的临床实践，发现此种方法确能显示胰腺的各个部位及各个部位的占位性病变，同时能对病变的手术切除可能性作出一定的判断。如未发生转移，胰十二指肠切除的可能性主要依赖于肿瘤和相邻血管组织即肠系膜上动脉（SMA）、肠系膜上静脉（SMV）和门静脉（PV）等的关系，而

内镜超声检查能清楚显示胰腺及其比邻结构。

中国医学科学院肿瘤医院使用 GF-UM2000（Olympus）型电子超声内镜对 38 例经 B 超、多层螺旋 CT、MRI 及胰腺肿瘤标志物检查初步诊断的胰腺癌患者，手术治疗前进行了 EUS 检查，超声频率为 5.0、7.5、12 和 20 MHz，分别于十二指肠和胃内全方位显示胰腺及其比邻结构，并采用放大图形及频率变化法对可疑部位进行比较显示研究。

（一）胰腺癌可切除性的标准

参照国内外标准，胰腺癌不可切除的标准一般为：①胰周主要血管（包括门静脉主干及其属支、腹腔干及其属支、肠系膜上动脉、下腔静脉、腹主动脉等）的中断、闭塞，半环形至环形包埋；②邻近脏器或组织受累（十二指肠除外）；③发生了血行转移或腹膜癌变；④胰腺区域内或远处淋巴结肿大且融合成团包埋了邻近大血管。除此之外，则认为可切除。

（二）EUS 对胰腺癌可切除性及不可切除性的评估

中国医学科学院肿瘤医院报道 38 例胰腺癌中，胰头癌 20 例（52.6%），其中累及胰颈 2 例，钩突部癌 1 例；胰腺体尾部癌 16 例（42.1%）；胰尾癌 2 例（5.3%）。全部患者接受手术，其中 10 例术前 EUS 评价为可切除，实际术中可切除 8 例，评估可切除准确度为 80%。术前 EUS 评价为不可切除 28 例，实际术中不可切除 27 例，另 1 例胰体尾肿瘤包绕脾动静脉，且脾静脉、门静脉、肠系膜上静脉汇合处与肿瘤呈癌性浸润状态，EUS 预测不可切除，但因浸润面积不及管周的 1/2，予以连同部分血管壁一并切除后修补。本组病例 38 例中，29 例（76.3%）未能切除，其中 20 例由于肿瘤包绕血管，12 例既有大血管累及同时侵及横结肠系膜根部或空肠起始部等周围脏器，7 例由于淋巴结广泛转移，2 例术中发现多发肝转移。EUS 评估可切除的敏感性为 88.9%，特异性为 93.1%，阳性预测价值为 80%，阴性预测价值为 96.4%。将其评估结果与手术结果进行对照，并以手术结果为金标准进行统计学 Kappa 检验分析。Kappa 值为 0.790，U 值为 4.88（$P<0.01$），即 EUS 术前评估结果与手术结果一致性较好。统计学结果提示 EUS 术前评估方法对于胰腺癌术前可切除性评判具有重要的临床参考价值。

胰腺癌可切除性的概念亦是一相对意义上的概念。中国医学科学院肿瘤医院报道 1 例胰体尾癌肿瘤包绕脾动脉及脾静脉、门静脉和肠系膜上静脉汇合处与肿瘤呈癌性浸润状态，但因程度不及周径的 1/2，予以连同部分血管壁一并切除后修补。术后病理报告切缘净，无肿瘤组织残留。可见胰腺癌可切除性的概念并非是一成不变的。随着手术、麻醉、血管外科、人工材料等相关学科的发展，联合血管切除的胰腺癌切除术已成为可能。

（三）内镜超声与 B 超、CT、MRI 确诊率的比较

EUS 诊断胰腺癌的确诊率为 97.4%（37/38），CT 诊断胰腺癌的确诊率为 94.6%（35/37），MRI 为 89.5%（4/38），B 超为 73.5%（10/38）。EUS 与 B 超确诊率经统计学处理，差异有显著性（$P<0.01$），而与 CT、MRI 的确诊率比较，差异无显著性（$P>0.05$）。而且，EUS 在小胰腺癌的探测方面显示了极强的能力。其可探测被传统超声或 CT 不能探测的小胰腺病变。尤其小于 2cm 的胰腺病变可准确预测，敏感性达 94%～98%，甚至 100%。中国医学科学院肿瘤医院报道 1 例直径 1.5cm 的小胰头癌，B 超、CT、MRI 仅证实胆道梗阻扩张的存在，均未能发现肿块，只有 EUS 准确证实肿块的存在部位及大小。几则报道 EUS 分期的敏感性、特异性和准确性均高于 US 和 CT。其 T 分期的准确性为 85%～100%。N 分期的准确率 EUS 为 22%～80%，CT 为 42%，US 为 37%。Legmann 等比较 EUS 和双期螺旋 CT 在胰腺癌的诊断和分期中得出结论，认为此两种方法在胰腺癌的分期和可切除性预测方面无差异。B 超检查简便，易行，无痛苦，无创伤，在显示肝转移灶、胆总管和胰管扩张等简便有效，尤其彩色多普勒血流显像在评估胰腺癌血管浸润和可切除性方面亦显示其优势。CT 和 MRI 能清楚显示肿瘤及侵犯程度，在显示癌肿蔓延至周围邻近器官或远处转移的范围方面，明显优于 B 超和 ERCP，甚至优于 EUS 和 IDUS。可见，这数种检查方法可互相弥补，选择时应符合成本效益原则，合理选择与搭配。

（四）胰腺肿瘤内镜超声的表现

近 10 余年来，EUS 已逐步在我国广泛应用，有关其对胰腺癌的诊断和评估已有数篇报道[4, 5]。比邻胰腺的内镜超声探头允许操作者对局部解剖细节进行直接探测，EUS是一种对胰腺癌进行检查、分期及外科可切除性评估等具有较高临床价值的方法。胰腺癌的超声内镜通常表现为低回声实质性肿块，有时内部可见不规整斑点，呈圆形或结节状，边缘粗糙，典型的病变其边缘呈火焰状，病变浸润周围大血管时，表现为血管边缘粗糙及被肿瘤压迫等现象。肿瘤远处转移、浸润血管、淋巴结转移等不可切除的原因致使80%以上胰腺癌患者失去手术机会，其中约半数患者属局部进展期。中国医学科学院肿瘤医院报道的未能切除的29例胰腺癌中，20例（68.3%）存在不同程度包绕主要血管，可见重要血管受侵是制约胰腺癌手术可切除性的重要因素，EUS可提供较为准确的关于胰腺癌主要血管累及的评估结果[6]。其在胃体后壁扫描能显示胰腺前方被膜、脾动脉、肠系膜上动脉、腹主动脉和左肾；在十二指肠能显示十二指肠肠壁与胰腺的关系以及门静脉、肠系膜上静脉、下腔静脉、腹主动脉。本组结果进一步证实，在预测胰腺癌的血管累及方面，EUS较传统CT和血管造影准确。EUS判断门静脉、脾静脉受侵，要比判断肠系膜静脉的受侵更为准确，其对静脉的探测准确度要高于动脉。对于动脉的探测要进一步应用血管造影或CT血管造影。这些较US或CT更多的优点使之成为施行胰十二指肠切除手术前需考虑实施的一项检查。

（五）内镜超声在胰腺肿瘤诊治中的局限性

EUS经常探及肿大淋巴结，但其不能将癌转移与炎性淋巴结鉴别。详细的超声图像特征如淋巴结面积、长径、形状和淋巴结结构不能将二者分开。另外并非所有的胰腺肿瘤均能被EUS发现。如同时存在慢性胰腺炎或肿瘤与胰腺实质有相同的回声时，单靠EUS难以区别胰腺肿瘤和慢性胰腺炎[7, 8]。中国医学科学院肿瘤医院报道1例胰体尾部癌曾因此情况诊断为慢性炎症可能，最终证实为胰腺癌。另外如曾实施括约肌切开术、胰胆管内放置支架，亦容易产生人为假象，影响探测结果。上述情况已被EUS介导的细针针吸活组织检查（FNA）克服。文献已经证实EUS联合EUS介导的FNA在胰腺癌的诊断和分期中明显优于单用EUS。

当然，EUS及其相关技术的应用和效果无疑受到内镜超声医师技术熟练程度的影响，因此，对EUS工作者技术的培训与提高非常重要。EUS是一种难度较大的消化内镜技术，术者除要掌握一般胃镜及十二指肠镜的操作技术，尚应熟练掌握体外B超的图像及人体胸腹腔的断层结构。随着这项技术在我国进一步的推广和应用，其诊断和评估的临床效果会不断得到提高。

五、内镜超声引导下的细针穿刺技术

由于内镜超声能够较为清晰地显示整个胰腺，因此，内镜超声引导下细针穿刺能够对胰腺的任何部位进行细针穿刺活检及细胞学检查。同时由于经胃及十二指肠对胰腺进行穿刺，避免了穿刺针经过腹腔，因此基本上可以消除肿瘤种植的危险性。近年来内镜超声引导下的细针穿刺针吸活检及细胞学检查发展较为迅速，与其他手段相比，内镜超声引导下的细针穿刺针吸活检及细胞学检查在胰腺肿瘤的诊疗中取得了较好的结果，其敏感性为85%～90%，特异性为100%[9, 10]。

（一）适应证

1. 胰腺肿瘤。
2. 胰腺囊肿的引流。
3. 腹腔神经丛的神经封闭及阻滞。

（二）禁忌证

1. 凝血机制障碍。
2. 病人处于衰竭状态。
3. 通过内镜超声引导下细针穿刺活检所获得的信息已经不能改变病人的治疗方案的制定（已经有组织学证据证明肿瘤已经远隔转移）。

（三）内镜超声引导下的细针穿刺活检及细胞学检查在胰腺肿瘤诊治中的优势

1. 明确诊断　并不是所有的胰腺肿瘤都是腺癌，活检及细胞学检查可以帮助我们将胰腺的腺癌与胰腺淋巴瘤、无功能性神经内分泌肿瘤、胰腺囊实性乳头状瘤区分。特别是一些手术前很难区分的非肿瘤性胰腺炎，如果在治疗前有一个较为明确的细胞学或病理诊断，对于胰腺肿瘤的治疗显得尤为重要。

2. 为放射治疗及化疗提供依据　胰腺肿瘤外科切除的几率较低，因此胰腺肿瘤的治疗一般需要联合放射治疗和化疗等治疗方法来提高胰腺肿

瘤手术切除的几率。而胰腺肿瘤治疗前如果获得组织学或细胞学的明确诊断，对于制定合理的治疗方案、选择敏感的药物都是极为重要的[11,12]。

3. 胰腺肿瘤腹腔神经丛的神经封闭及阻滞 对于一些无法进行外科手术切除的胰腺肿瘤患者，由于其疼痛明显需要进行内镜超声引导下的腹腔神经丛的药物封闭及阻滞，提高患者的生存质量。

第二节　介入超声在胰腺疾病中的应用

介入超声及胰管穿刺造影已经在胰腺肿瘤的诊断和鉴别诊断等方面广泛应用于临床。

一、超声引导下的胰腺肿块的针吸细胞学检查及组织学活检

（一）适应证

胰腺实性肿物及可疑的胰腺弥漫性肿物需进一步确定其性质，超声能够清晰地显示病变，均为针吸细胞学检查的适应证，细胞学检查可以提供较为明确的证据证明其是良性或恶性。细针切取组织活检则对胰腺癌等作出组织学诊断。

（二）禁忌证

合并急性胰腺炎或慢性胰腺炎有急性发作者。伴腹水、全身衰竭、腹胀明显或有严重出血倾向者均不适宜作此项检查。

（三）术前准备及操作方法

由于胰腺位于腹膜后方，穿刺时不可避免地要通过胃肠，因此，在穿刺前应禁食水12小时以上，或服用泻药、灌肠。以减少胃肠内容物或减轻腹胀，患者多取仰卧位，穿刺路径应选择皮肤距离肿物最近的距离为好。同时要注意避开胰腺周围的大血管、胆囊、胆总管及胰管等。

二、超声引导下的胰管穿刺造影

胰管造影是近年来发展的一项新的检查技术，目前已经成为显示胰管、抽吸胰液及诊断胰腺肿瘤的一种有效的方法。但是由于胰腺位置较为深在，其周围大血管丰富且解剖关系较为复杂，胰管穿刺技术难度较大。因此，临床并不普遍应用胰管穿刺技术，只是将其作为内镜下逆行胰胆管造影（ERCP）的一项补充检查手段。

（一）适应证

1. 影像学诊断（B超、CT及核磁等）提示有胰管扩张而原因不明者。
2. 疑有胰腺肿瘤或壶腹肿瘤行ERCP检查不成功或胰管不显影者。

（二）禁忌证

合并急性胰腺炎或慢性胰腺炎有急性发作者。合并腹水、全身衰竭、腹胀明显或有严重出血倾向者均不适宜作此项检查。

三、超声引导下的胰腺肿瘤穿刺的临床意义

1. 胰腺穿刺针吸细胞学检查及组织学活检可以明确胰腺肿瘤的性质、范围。通过穿刺可以在术前确诊，对手术方式及切除范围提供重要的依据。

2. 超声引导下的胰腺穿刺定位准确，成功率高，造影时胰管显示较为清晰，细胞学检查和组织学活检特异性均较高。同时细针穿刺又较为安全，并发症的发生率较低，是目前诊断胰腺肿瘤较为安全可靠的方法。

参 考 文 献

1. Huibregtse K. The Wallstent for malignant billary obstruction. *Gastrointest Endosc Clin North Am*, 1999, 9: 491-502

2. Brand B, Thonker SF, Obytz S, et al. Stent retriever for dilatation of pancreatic and bile duct stricture. *Endoscopy*, 1999, 31: 142-145

3. Binmoeller KF, Rathod VD, Soehendra N. Endoscopic therapy of pancreatic strictures. *Gastrointest Endosc Clin North Am*, 1998, 8: 461-467

4. 年卫东, 张齐联. 内镜超声检查20年回顾. 中华消化内镜杂志, 2002, 19: 197-198

5. 牛燕陵, 许国铭, 李兆申, 等. 内镜超声对胰腺癌的诊断. 中华消化内镜杂志, 2002, 19: 208-210

6. Yusoff IF, Mendelson RM, Edmunds SE, et al. Preoperative assessment of pancreatic malignancy using endoscopic ultrasoun. *Abdom Imaging*, 2003, 28: 556-562

7. Yamao K, Okubo K, Sawaka A, et al. Endolumenal ultrasonography in the diagnosis of pancreatic

diseases. *Abdom Imaging*, 2003, 28:545-555
8. Opacic M, Rustemovic N. Endoscopic ultrasonography and diagnostic algorithms in diseases of the gastrointestinal tract. *Lijec Vjesn*, 2003, 125: 192-199
9. Eloubeidi MA, Jhala D, Chhieng DC, *et al*. Yield of endoscopic ultrasound-guided fine-needle aspiration biopsy in patients with suspected pancreatic carcinoma. *Cancer*, 2003, 99: 285-292
10. Tada M, Komatsu Y, Kawabe T, *et al*. Quantitative analysis of K-ras gene mutation in pancreatic tissue obtained by endoscopic ultrasonography-guided fine needle aspiration: clinical utility for diagnosis of pancreatic tumor. *Am J Gastroenterol*, 2002, 97: 2263-2270
11. Bhutani MS. Endoscopic ultrasound guided anti-tumor therapy. *Endoscopy*, 2003, 35: S54-S56
12. 张齐联. 内镜超声检查的现状与展望. 中华消化内镜杂志, 1998, 15: 195-197

第十三章　胰腺癌病人疼痛、生活质量及心理评估

罗健
谭诗生

第一节　胰腺癌疼痛评估

疼痛是一种令人不快的感觉和情绪上的感受，伴有实际的或潜在的机体组织损伤，疼痛永远是主观感觉[1]。疼痛体验是心—身的复合产物，它包括三个方面的内容：疼痛的感觉、疼痛的心身反应和疼痛的认知成分。

一、胰腺癌疼痛的流行病学

胰腺癌为恶性程度极高的消化系统恶性肿瘤，伴随的癌症疼痛发生率也很高。由于胰腺位置隐匿，80%～90%胰腺癌患者初诊时已发生侵袭转移，30%～40%的胰腺癌患者以疼痛为首诊原因，几乎所有的胰腺癌患者在病程中都会体验到不同程度的癌痛[2]。

Kelsen及同事[3]在一项有关胰腺癌患者术前或化疗前的横断面中调查发现，初诊胰腺癌患者中有37%无疼痛体验，63%有疼痛发生，其中34%伴有轻度癌痛，29%首诊时已有中至重度癌性疼痛，21%患者的疼痛程度≥30mm（视觉模拟量尺法，visual analogue scale，VAS法）[4]。Grahm[5]在研究中发现有73%的胰腺癌患者在初诊时已发生疼痛。Gilbert在进行前瞻性研究中也发现有78%的初诊病人有腹部疼痛，47%的患者伴有腰背部疼痛。Caracem[6]认为胰腺癌患者的疼痛发生率随着原发肿瘤的进展而明显升高，约30%～60%在相对局限的早期胰腺癌患者和超过80%的晚期胰腺癌患者均有疼痛体验。

胰腺癌疼痛部位多发生于腹部，伴或不伴有腰背部疼痛。Caracem[6]报告约有50%～60%的胰腺癌患者发生腹痛相关的腰背痛，有5%～10%的胰腺癌患者以腰背痛为首诊原因。李楚强[7]则报告77.6%的胰腺癌患者有腹痛，其中70%患者以腹痛为首发症状。滕仁智[8]在研究360例不同胰腺位置的癌症所导致的疼痛发生率时报告：胰头癌、胰体尾癌和全胰癌的腹痛和背部疼痛发生率分别为83.7%与23.3%、97.7%与32.6%、95.7%与42.6%，以腹痛为首发症状者分别为54.8%、93.0%、73.8%。

二、胰腺癌疼痛的生理机制

临床上癌症疼痛按病因分类大致可分为四大类：①直接由癌肿病灶引起的疼痛；②与癌症相关的疼痛；③与癌症治疗相关的疼痛；④与癌症无关的疼痛，如关节炎、风湿病等。

胰腺位于机体上腹部与左季肋部的腹膜后间隙中，与许多脏器和血管相毗邻。胰腺的神经支配有：①来自腹腔神经丛及其他神经丛伴随动脉走行的神经纤维，这是胰腺交感神经部分；②来

自右腹腔神经节及肠系膜上丛所组成的胰头丛；③来自左腹腔神经节，主要分布在胰尾。胰腺的痛觉纤维位于交感神经内，主要经胰头丛、胰支及腹腔神经丛随内脏大神经、内脏小神经和腰交感干上传。所以一旦胰腺发生肿瘤，则很容易导致早期疼痛。具体引起胰腺癌疼痛的原因归纳起来如下：①胰腺癌肿直接压迫胰腺周围神经引起神经性疼痛；②肿瘤压迫胰管等引起胆、胰管内高压或压迫周围脏器引起的内脏牵张痛；③胰腺癌引起的胰腺慢性炎症而引起的疼痛；④肿瘤压迫血管引起血循环阻塞，可能引起疼痛甚至局部组织坏死；⑤胰腺癌病人本身的社会心理因素，如焦虑、抑郁、消沉、沮丧、紧张等情绪也会引起疼痛，并在很大程度上影响对癌症引起的疼痛体验和持续时间。

倪晓东等[9]对38例胰腺癌进行回顾性分析认为，疼痛与胰腺癌进展程度有显著性相关，如出现疼痛则提示病变已处于晚期。其中肿瘤位置、大小、TNM分期以及肿瘤对动静脉系统、胰内神经、胰腺前方被膜、腹膜后组织的受侵是疼痛的主要影响因素。

三、胰腺癌疼痛的心理评估

疼痛感觉非常复杂，疼痛不仅仅是机体组织损伤的生理反应，而且是一种复杂的多维的生理—心理学现象，包括了生理、感觉、情感、认知、行为和社会文化等因素的共同作用，不同的人对疼痛程度和感觉的描述存在比较大的差异。

在评估胰腺癌疼痛时同样应遵循癌症疼痛评价的一般性原则[10]：①相信患者关于疼痛的诉说；②对患者关于疼痛的诉说做一个详细的记录；③评估患者的心理状态；④进行全面的体格检查尤其神经系统检查；⑤回顾及制定患者的诊断性检查项目；⑥进行积极的镇痛治疗，以提高患者接受诊断性检查的顺应性；⑦重新评价患者对镇痛治疗的反应；⑧诊断治疗方案应遵循个体化原则；⑨明确治疗目的；⑩积极与患者及家属共同讨论治疗方案。

对癌痛的评估，医务人员应以患者的疼痛主诉和主观评估为主，家属提供的信息为辅，结合相应的患者客观体征，对癌痛作出详细而全面的评估。

（一）疼痛的主观评估

就是患者对感觉到的疼痛进行自我主观评定。常用方法有：

1. 主诉疼痛分级法（verbal rating scale，VRS） 将疼痛程度分为：无痛；轻度——可耐受，不影响睡眠，可正常生活；中度——疼痛明显，睡眠受干扰，需使用一般性止痛等治疗；重度——疼痛剧烈，伴有强迫体位、自主神经功能紊乱等，睡眠严重受干扰，需要及时、强烈镇痛治疗。

2. 数字疼痛分级法（numerical rating scale，NRS） 将一条长100mm长的直线划为十等份，从左到右依次标有0、1、2、3、4、5、6、7、8、9、10，其中0代表无痛，10代表患者能想象的最剧烈的疼痛，然后让患者根据自己的疼痛体验在此直线上画上一个数字，以表示疼痛的程度。

3. 视觉模拟量尺法（visual analogue scale，VAS） 由一条长100mm长的直线构成，直线的两端有文字说明。左边为1，代表无痛，右边为100，代表患者能想象的最剧烈的疼痛，从1～100之间是一个连续体，然后让患者根据自己的疼痛体验在此直线上标记，测量从左端到标记点的距离，所在毫米数就是疼痛分数。

4. 疼痛评估卡（memorial pain assessment card，MPAC） 由三组视觉模拟量尺组成（VASs），分别用来测量疼痛强度、疼痛缓解程度和情绪状况，并采用了Tursky评价表的一系列评价疼痛的描述方法。

（二）疼痛的多维问卷评估

临床上常综合运用以上两种分级方法并结合问卷方法对疼痛进行多维问卷评估。临床常用疼痛问卷有以下两种：

1. 简明疼痛问卷（brief pain questionnaire，BPQ） 是一种能够自我测试，浅显易懂，方法简单的疼痛评价调查表，它包括与疼痛有关的多项内容（病史、疼痛强度、位置、性质）和疼痛对患者活动能力的影响，对了解病因有很大帮助。该量表已被翻译成多种语言（包括中文）在不同国家使用，其结果表明在不同文化和语言环境下，癌性疼痛的严重程度及其所产生的影响都极为相似。

2. 麦肯吉尔疼痛问卷（McGill pain questionnaire，MPQ） 是目前国外最流行使用的疼痛问卷之一，它以4个经验参数产生的分值为基础，进行有效项累计分值。该问卷包含20类78个形容词，能较好地评估疼痛。但由于语言上的限制（形容词太多），该问卷在一定程度上使患者在理解和完成方面造成了一些困难和障碍。由于我国汉语难以准确表达众多形容词词义，使该问卷难以在我国使用。

（三）胰腺癌疼痛镇痛疗效的客观评价

鉴于胰腺癌位置较特殊，并且胰腺癌临床疗效较差，生存期短以及多数患者伴有腹痛等特点。近年来有学者[11、12]提出，采用临床受益反应（clinical benefit response，CBR）指标来评价胰腺癌治疗效果。CBR指标包括三个方面：腹痛、Karnofsky身体状况评分和体重变化。腹痛、Karnofsky评分作为CBR的主要指标，主要根据疼痛程度和止痛药物使用量以及Karnofsky评分变化来衡量。CBR共分为三级：阳性改善、阴性改善和稳定。详细评价标准见下表。因此，胰腺癌疼痛疗效评价（尤其针对抗癌药物）可简单分为阳性改善、稳定和阴性改善三级（表13-1）。

另外，参照实体瘤疗效评价标准，临床上也将疼痛治疗后疗效分为4级：①完全缓解（CR）：治疗后完全无痛；②部分缓解（PR）：疼痛较治疗前明显减轻，睡眠基本不受影响，能正常生活；③轻度缓解（MR）：疼痛较前减轻，但仍明显，睡眠受干扰；④无效（NR）：与治疗前相比无减弱或加重。

表13-1 胰腺癌临床受益反应（CBR）评价标准[12]

观察指标 评价标准	腹 痛（主要指标）			Karnofsky评分 （主要指标） 每周评价	体 重 （次要指标） 每周评价
	疼痛程度 （NRS法） 每天评价	麻醉药物使用量 （按吗啡量毫克计） 每周评价			
阳性改善	较基线改善≥50%，并维持≥4周（设定需治疗的最小疼痛程度≥20mm）	较基线减少≥50%，并维持≥4周（设定需治疗的麻醉药最小量≥10mg）		较基线≥20，并维持≥4周（对KPS评分50以上者）	排除体腔积液因素，较基线≥7%，并维持≥4周
阴性改善	较基线恶化并维持≥4周	较基线恶化并维持≥4周		较基线恶化并维持≥4周	除外阳性改善，统一评为非阳性改善
稳定	以上二者以外其他情况	以上二者以外其他情况		以上二者以外其他情况	

第二节 胰腺癌患者生活质量评估

胰腺癌恶性程度高，进展迅速，死亡率居高不下，预后差，约有60%~80%的患者初诊时已有疼痛症状的出现，大多数患者已失去手术治疗机会，不治疗者中位生存期仅6个月左右，对这类患者的治疗目的主要是姑息性的，疗效评价应从症状缓解（尤其是控制疼痛）、改善生活质量、提高局部控制率和生存情况等方面综合分析。

目前国际上均有大量的针对胰腺癌生活质量临床研究文献。复习文献，用于胰腺癌生活质量评价的量表总的说来可分为两大类：癌症通用性量表及胰腺癌特异性量表。

一、癌症通用性量表

适合于各种癌症患者使用，实际上是测定癌症患者生活质量的共性部分，文献中常用的通用性量表有：

1. 癌症病人生活功能指标（functional living index-cancer，FLIC） 由Schipper（1984）[13]制订。该量表包括躯体健康和能力、心理健康、因癌症造成的困难、社会健康和恶心5个领域22个条目（即项目，问题，指标），每个条目的回答均在一条1~7的线段上划记。它比较全面地描述了病人的活动能力、执行角色功能的能力、社会交往能力、情绪状态、症状和主观感受等，可用于癌症病人生活质量的自我测试，也可用作鉴定特异性功能障碍的筛选工具。目前已有正式的中文版发行。

2. 癌症康复评价系统（cancer rehabilitation evaluation system，CARES） 由 Schag（1990）[14]制订。该量表包括139个项目，用于全面评价癌症病人的生命质量。1991年作者将其简化为含59个项目的简表（CARES-SF），包含躯体、心理、医患关系、婚姻和性功能共5个主要方面。

3. 欧洲癌症研究与治疗组织（EORTC）生命质量核心量表（quality of life questionnaire-core 30，QLQ-C30）[15] 该组织于1986年开始研制面向癌症病人的核心量表（共性量表），在此基础上增加不同的特异性条目（模块）即构成不同病种的特异性量表。20世纪90年代初，含30个条目的QLQ-C30第一、二版相继问世，它由5个功能子量表（躯体、角色、认知、情绪和社会功能）、3个症状子量表（疲劳、疼痛、恶心呕吐）、1个总体健康状况子量表和一些单一条目构成，共30个条目。目前已修订为第三版，EORTC可提供核心量表和肺癌中文版等供临床研究（系版权量表，使用者需申请）。

4. 癌症治疗功能评价系统一般量表（functional assessment of cancer therapy-general，FACT-G）由美国David Cella等研制[16]。第4版FACT-G由27个条目构成，包括躯体状况（7条）、社会/家庭状况（7条）、情感状况（6条）和功能状况（7条）5个部分。特定癌症的量表由共性模块外加各自的特异模块构成，因此，FACT-G可用于各种癌症的生命质量评价，有中文版可供临床应用。

5. 中国癌症患者化学生物治疗生活质量量表（quality of life questionnaire for Chinese cancer patients with chemobiotherapy，QLQ-CCC） 由罗健、孙燕（1996）[17]研制，主要涉及患者5个方面：躯体方面16个指标，包括7个与癌症及其治疗无关的指标，9个与癌症及其治疗有关的指标；精神及心理方面5个指标；社会方面5个指标；其他方面（总体主观感觉方面）9个指标，他们共同构成患者的生活质量。

6. 癌症患者生命质量测定量表系列（quality of life instruments for cancer patients，QLICP） 由万崇华（2003）[18]编制，该系列量表包括了我国常见癌症的生活质量测定量表，也分为共性模块QLICP-G和特异性模块；其中已完成共性模块QLICP-G和肺癌量表QLICP-LU、乳腺癌量表QLICP-BR、头颈部肿瘤量表QLICP-HN、直肠癌量表QICP-CR的研究，其他癌症量表正在研究中。

7. 疾病影响量表（sickness impact profile，SIP） 由Bergner（1976）[19]编制，该量表包括躯体功能、心理以及其他非独立项目（如睡眠、饮食、家务、娱乐、工作等）。该量表系非癌症特异量表。

8. 消化道相关生活质量表（gastrointestinal quality of life index，GQLI） 由Spitzer（1981）[20]编制。该量表适用于消化道疾病生活质量评估，内容包括躯体功能、心理健康、社交、性功能，一般疾病症状和消化道特异症状。GQLI也系非癌症特异量表。

二、胰腺癌特异性量表

该类量表仅仅针对胰腺癌患者，能较准确地反映胰腺癌患者的特有症状和心理特征。均采用一个共性模块与胰腺癌特异模块相结合评估患者生活质量。

1. EORTC-QLQ-PAN26[21] 该量表是在QLQ-C30核心量表基础上附加QLQ-PAN26进行评估的。QLQ-PAN26共有26个与胰腺癌患者密切相关的条目，包括胰腺癌特有症状、治疗不良反应及心理状况，如疼痛、饮食改变、黄疸、大便习惯改变、情绪问题、恶病质、消化不良、胃肠胀气、口干、味觉改变等方面。该量表目前正在欧洲9个研究中心进行III期临床试验，尚未在其他地区验证使用。

2. FACT-Pa[22] 该量表是在FACT-G共性模块基础上附加FACT-Pa量表，对胰腺癌患者进行生活质量评估的。该量表包括以下几个方面内容：躯体功能（7个条目），家庭/社会功能（7个条目），心理功能（6个条目），胰腺和肝胆症状（9个条目）。该量表目前已修订为第4版本，在国外已经很广泛使用，但我国尚未见有该量表的临床应用文献报告。

3. QLICP-PA[18] 该量表是在我国自行研究的QLICP-G共性模块上加上QLICP-PA对胰腺癌患者进行生活质量评估的，目前正在研究当中，尚未有相关文献报道。

第三节 胰腺癌患者的心理状况

癌症的诊断一旦被确诊，自然会导致一系列的情感反应。现有的各种研究已经证明，各种类型的癌症患者均有不同程度的心理痛苦和抑郁发生。

在一项较全面的早期研究中[23]，美国肿瘤心理学研究协作组（Psychosocial Collaborative Oncology Group，PSYCOG）报道了在三个肿瘤中心随机选择的215例门诊和住院患者采用DSM-III诊断标准，结果47%的患者被诊断为心理障碍，其中，68%的患者存在抑郁、焦虑或二者兼有的心理调整障碍，13%严重抑郁，8%器质性精神障碍，7%人格障碍，4%焦虑。大多数抑郁表现为抑郁调整障碍和严重抑郁，近90%的心理障碍是疾病的表现或对疾病或治疗的反应。

Burkbery等[24]研究了住院肿瘤患者抑郁发生率，用修订的DSM-III标准排除躯体症状后，发现其中24%有严重抑郁，10%中度抑郁，14%则有抑郁表现，如"伤感"情绪，44%除肿瘤外无任何抑郁症状。

到目前为止，由于缺乏对照研究，尚不能确定特定类型肿瘤中特定的心理障碍的发生率。但一个不争的事实是，胰腺癌的抑郁障碍发生率非常高。早在20世纪30年代，Tashin[25]就已经描述了胰腺癌与抑郁心理障碍之间的关系。Holland等[26]在进行的一项对照研究中，比较了107例进展期胰腺癌和101例进展期胃癌的抑郁发生率，胰腺癌患者抑郁、焦虑、疲乏、意识紊乱等情绪障碍发生率大大高于胃癌患者。McDaied等[27]经调查研究发现胰腺癌抑郁症发生率高达50%。Kelsen[28]等在研究胰腺癌疼痛、抑郁以及对生活质量的影响中发现，38%的患者有重度抑郁（即贝克抑郁问卷BDI分值≥15）。

然而，有关抑郁与胰腺癌之间的相互关系目前仍不甚明了，包括抑郁是因为胰腺癌本身产生的结果还是诊断胰腺癌后产生的一种精神反应等目前临床仍未能作出明确解释[28]。CanRoline等[29]对大样本参加保险人群进行了回顾性的抑郁与胰腺癌之间关系的调查研究，发现患精神疾患的男性较没有精神疾患人员发生胰腺癌的几率高2.4倍，患抑郁症患者发生胰腺癌的几率是患其他消化道肿瘤的4.6倍，是患其他部位恶性肿瘤的4.1倍。他们认为抑郁症是胰腺癌的病因之一。而Holland等[28]则认为胰腺癌高发心理障碍和情感变化可能原因之一是肿瘤介导的旁癌综合征，产生对抗肿瘤释放蛋白的抗体，该蛋白可能通过血脑屏障与5-羟色胺受体结合，或者自身抗体的产生刺激了抗独特型抗体的出现，后者可作为5-羟色胺的替代受体，使突触区5-羟色胺浓度降低而导致精神、情感障碍。同时在西方国家大多数患者都很清楚胰腺癌的预后，疾病一旦确诊，死亡的威胁或者在持续性疼痛、不适的影响下，也可能是抑郁心理障碍发生的主要原因之一。

针对肿瘤患者抑郁的诊断，已经有很多诊断量表和系统来评估。美国国家心理健康研究所（National Institute of Mental Health，NIMH）对抑郁症状的描述是：①持续的悲伤、紧张和空虚；②感觉无望和悲观；③感觉内疚、无助和无价值观；④对既往感兴趣的事和物包括性均失去兴趣；⑤感到精力不够、疲乏和做事变慢；⑥出现记忆困难，并难以对事物作出决定；⑦失眠、早醒或睡过头；⑧厌食和体重下降；⑨想到死亡，有自杀或自杀倾向；⑩急躁，没有耐心。并规定如果每天出现5条或5条以上症状并持续2周，而且已经影响了日常生活（如工作、生活起居、照顾小孩和其他社会生活）时，则应诊断为抑郁症。

在临床上，肿瘤心理治疗中常用的用于评估心理症状、抑郁和焦虑的量表有：90项症状量表（SCL-90，Derogates，1975）；简明症状问卷（BSI，Derogates，等1982）；简明心境状态量表（PMS，MeMair等，1971）；贝克抑郁问卷（BDI，Beck等，1961）；汉密顿抑郁量表（HDS，Hamilton，1960）；抑郁自评量表（SKDS，Zung，1965）；汉密顿焦虑量表（HAS，Hamilton，1959），焦虑自评量表（SRAS，Zung，1971）。这些量表在我国均有临床版使用报告。

参 考 文 献

1. IASP Sub-committee on Taxonomy. Pain terms: a list with definitions and notes on usage. *Pain*, 1980, 8：249-252

2. van Geenen RC, Keyzer-Dekker CM, van Tienhoven G. et al. Pain management of patients with unresectable peripancreatic carcinoma. *World J Surg*, 2002, 26: 715-720
3. Kelsen DP, Portenoy RK, Thalter HT, *et al*. Pain and depression in patients with newly diagnosed pancreas cancers. *J Clin Oncol*, 1995, 13: 748-755
4. Grahm AL, Andren-Sandsery. A prospective evaluation of pain in exocrine pancreatic cancer. *Digestion*, 1997, 58:542-549
5. Lillemoe KD, Cameron JI, Kaufman HS, *et al*. Chemical splanchnicectomy in patients with unresectable pancreatic cancer. A prospective randomized trial. *Ann Surg*, 1993, 217: 447-455
6. Caracem A, Portenoy RK. Pain management in patients with pancreatic carcinoma. *Cancer*, 1996, 78(3 Sup): 639-653
7. 李楚强, 王连源. 胰腺癌的临床特点及早期诊断探讨. 广东医学, 1998, 19: 412-414
8. 滕仁智, 沈魁, 何三光, 等.360例胰腺癌临床分析———影响早期诊断有关因素的探讨.中国医科大学学报, 1986, 15 :123-128
9. 倪晓光, 赵平, 白晓枫. 胰腺癌疼痛与临床病理学关系的探讨. 实用癌症杂志, 2003, 18: 414-416
10. Foley KM. Pain assessment and cancer pain. In: Doyle D, Hanks SW, Mac Donald RN, eds. *Oxford textbook of palliative medicine*. Oxford: Oxford University Press. 1993, 748-765
11. Cullinan, Moertel SA, Fleming CG, *et al*. A comparison of three chemotherapeutic regimens in the treatment of advanced pancreatic and gastric carcinoma. *JAMA*, 1985, 253: 2061-2067
12. Burris HA, Moore MJ, Anderson J, *et al*. Improvements in survival and clinical benefit with gemcitabine as first-line therapy for patients with advanced pancreas cancer: a randomized trial. *J clin Oncol*, 1997, 15 : 2403-2413
13. Schipper H, Clinch J, McMurray A, *et al*. Measuring the quality of life of cancer patients: the Functional Living Index-Cancer: development and validation. *J Clin Oncol*, 1984, 2 : 472-483
14. Schag CA, Ganz PA,Heinrich RL. Cancer rehabilitation evaluation system-short form (CARES-SF). A cancer specific rehabilitation and quality of life instrument. *Cancer*, 1991, 68 : 1406-1413
15. Aaronson NK, Ahmedzai S, Bergman B, *et al*. The European Organization for Research and Treatment of Cancer QLQ-C30: A quality-of-life internment for use in international trials in oncology. *J Natl Caner Inst*, 1993, 85:365-376
16. Cella DF, Tulsky DS, Gray G, *et al*. The Functional Assessment of Cancer Therapy scale: Development and validation of the general measure. *J Clin Oncol*, 1993, 11 : 570-579
17. 罗健, 孙燕, 周生余. 中国癌症患者化疗生物治疗生活质量量表(QLQ-CCC)的编制. 中华肿瘤杂志, 1997, 1916: 437-439
18. 万崇华, 罗家洪, 张灿珍, 等.癌症患者生命质量测定量表体质研究.中国行为医学科学, 2003, 12: 341-342
19. Bergner M, Bobbitt RA, Pollard WE, *et al*. The sickness impact profile: validation of a health status measure. *Med Care*, 1976, 14:57-67
20. Eypasch E, Williams J I, wood-Dauphines S, *et al*. Gastrointestinal quality of life index: development validation and application of a new instrument. *Br J Surg*, 1995, 82:216
21. Fitzsimmons D, Johnson CD, George S, *et al*. Development of disease specific quality of life (QOL) questionnaire module to supplement the EORTC study Group on Qualify of Life. *Eur J Cancer*, 1999, 35 : 939-941
22. Cella DF, Bonomi AE. Measuring qualitg of life: 1995 update oncologcy. 1995, 9(sup11):47-60
23. Derogatis LR,Morrow GR. Fetting J, *et al*. The prevalence of psychiatric disorders among cancer patients. *JAMA*, 1983, 249 : 751-757
24. Burkberg JB, Penman J G, Holland JC. Depression in hospitalized cancer patients. *Psychosom med*, 1984, 46 : 199-212
25. Yaskin J. Nervous symptoms at earliest manifestation of cancer of the pancreas. *JAMA*, 1931, 96: 1664-1668
26. Holland JC, Koruna AH, Tross S, *et al*. Compara-

tive psychological disturbance in patients with pancreatic and gastric cancer. *Am J Psychiatry*, 1986, 143 : 982-986
27. McDaniel JS; Musselman DL, Porter MR, *et al.* Depression in patient with cancer. *Arch Gen Psychiatry*, 1995, 52 : 89-99
28. Massie MJ, Chertkov L, Roth AJ. Supportive Care and Quality of Life: Psychological Issues. In: DeVita VT, Hellma S, Rosenberg SA, eds. *Cancer: Principles and Practice of Oncology*. 6th ed. Lippincott Williams & Wilkins, 2001
29. Caroline P, Robert F, Bradley N. Relationship between depression and pancreatic cancer in the general population. *Psychosom Med*, 2003, 65: 884-888

第十四章 胰腺内分泌肿瘤

杨志英
钱家鸣

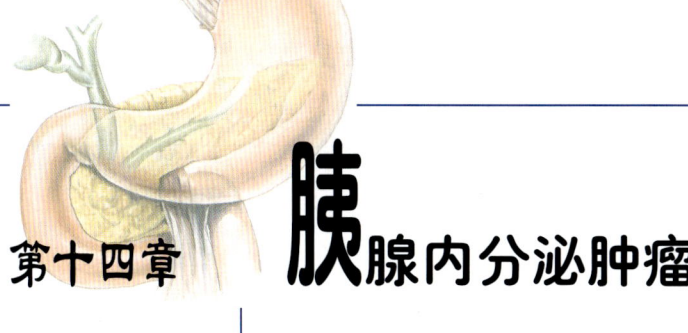

第一节 胰腺内分泌肿瘤概论

胰腺内分泌肿瘤（pancreatic endocrine tumors, PETs）是一组较少见或罕见的肿瘤，多发生于胰腺胰岛细胞，年发病率一般为4/100万[1]。虽然称为胰腺内分泌肿瘤，事实上有相当一部分肿瘤可发生在其他部位，例如有40%~50%的胃泌素瘤发生在胃窦及十二指肠，54%的生长激素释放因子瘤发生于肺，44%的生长抑素瘤发生于十二指肠和空肠，10%的VIP瘤（vasoactive intestinal polypeptidoma, VIPoma）发生于肾上腺和神经系统等[2, 3]。胰腺内分泌肿瘤按其功能状态可分为功能性胰岛细胞瘤或无功能胰岛细胞瘤，其中无功能胰岛细胞瘤占30%~40%[4]；按其分泌的激素及由此引起的临床症状，可分为胰岛素瘤、胃泌素瘤、胰高糖素瘤、VIP瘤、生长抑素瘤、胰多肽瘤、生长激素释放因子瘤等；由于胰多肽瘤分泌的胰多肽多不引起临床症状，很多被临床归入无功能胰岛细胞瘤。在功能性胰岛细胞瘤中可产生正常胰腺所固有的激素，如胰岛素、胰高糖素、生长抑素、胰多肽等；也可产生正常胰腺所不分泌的激素即异位激素，如胃泌素、血管活性肠肽、生长激素释放因子等。功能性胰腺内分泌肿瘤是自主分泌释放激素不受正常的生理调控，因此出现高激素血症而导致一系列症状和体征。

胰腺内分泌肿瘤可由一种或几种不同胰岛内分泌细胞组成，免疫组化检查有时可以发现在同一肿瘤中或同一个肿瘤细胞中可以含有不同激素分泌颗粒，因此可产生或分泌多种激素，但通常只有一种激素是主要的，对临床征象起决定性作用，而其他伴随激素可无明显的生理意义或在不同程度上影响或改变患者的临床表现、演变过程及预后。有研究表明能分泌多种激素的肿瘤通常提示是恶性的[5]。这些伴随激素不引起症状的原因可能有：①分泌量不足以引起症状；②分泌的是无活性或活性低的激素原；③不同激素间互相拮抗抵消其作用；④由于肿瘤细胞缺陷，肿瘤只能合成某种激素但不释放入血[6]。在一个病人身上在不同时期可发生不同的胰腺内分泌肿瘤[7]。

胰腺内分泌肿瘤所产生的激素既是引起患者各种临床症状的基础，又是内分泌肿瘤确诊的标志物，还是观察病程发展、评价治疗效果和及时发现复发的标志。主要胰腺内分泌肿瘤的概况见表14-1。在胰腺内分泌肿瘤的相对发病率上国内与欧美国家有所不同，国内以胰岛素瘤为主，在协和医院的资料中胰岛素瘤约占80%，胃泌素瘤仅占2.5%，而欧美胃泌素瘤所占百分比与胰岛素瘤接近或相等[8]。

表 14-1 胰腺内分泌肿瘤概况

肿瘤名称	细胞类型	分泌激素	临床症状	肿瘤发生部位	恶性	单发
胰岛素瘤	B	胰岛素	低血糖	胰腺	5%~10%	>90%
胃泌素瘤	G	胃泌素	消化性溃疡、腹泻、反流性食管炎	胰腺、十二指肠、胃	50%~70%	30%
胰高糖素瘤	A	胰高糖素	皮肤坏死性迁徙性红斑、糖尿病、贫血、低氨基酸血症	胰腺	50%~80%	88%~90%
血管活性肠肽瘤（VIPoma）	D1	血管活性肠肽	胰性腹泻	胰腺、神经节母细胞	37%~68%	98%
生长抑素瘤	D	生长抑素	糖尿病、脂肪泻、胆囊病变	胰腺、十二指肠、小肠	84%~92%	90%
生长激素释放因子瘤（GRFomas）	-	生长激素释放因子	肢端肥大症	肺、胰腺、小肠	30%	70%
胰多肽瘤及无功能胰岛细胞瘤	PP	胰多肽或无	无症状或腹泻等	胰腺	64%~92%	60%

胰腺内分泌肿瘤在生物学特性、组织病理表现及诊断治疗方法等方面有着很多相同的特点。

一、胰腺内分泌瘤共同的生化特性

胰腺内分泌肿瘤细胞起源于胚胎期胰小管的多能干细胞，为APUD（amine precursor uptake and decarboxylation）系统肿瘤[9]的组成部分，具有共同的生化特点：能摄取胺前体，经脱羧作用产生生物原胺，在此基础上通过复杂的生物合成过程而产生具有生物活性的多肽类激素；胰腺内分泌肿瘤多含有神经元特异性烯醇化酶（NSE）、突触素（synaptophysins）、铬粒素（chromogranin A、B或C）等神经内分泌细胞标志物，这些标志物可通过肿瘤的免疫组化法来鉴定。在胃肠道神经内分泌肿瘤中90%~100%有铬粒素升高，在类癌及其他神经内分泌肿瘤中亦有升高。铬粒素为一族分泌性蛋白，广泛分布在神经内分泌细胞或肿瘤的神经内分泌颗粒中，铬粒素蛋白主要有三种，铬粒素A、B、C，其氨基酸结构不同，但有若干共同的生化特点，铬粒素的生理作用尚不清楚，但其在胰腺内分泌肿瘤诊断中是重要的循环标志物，而且在早期检测残余肿瘤及肿瘤复发具有重要意义[10]。在胰腺内分泌肿瘤中还存在着非特异性激素的升高，如降钙素在42%的胰腺内分泌肿瘤有升高，约63%的功能性胰腺内分泌瘤有α-hCG或β-hCG的增高，有人认为hCG升高可能提示为恶性，但目前尚未得到证实[11, 12]。胰腺内分泌肿瘤还常是多发性内分泌肿瘤的组成部分，在MEN-1中存在无功能胰腺内分泌肿瘤的达80%~100%，存在功能性胰腺内分泌肿瘤的达80%[13, 14, 15]。

二、胰腺内分泌肿瘤的组织病理学特征

胰腺内分泌肿瘤细胞有着共同的组织病理特征，这些细胞单纯根据病理形态而不结合临床表现、激素测定及免疫组化检查很难确定它的类型。胰腺内分泌肿瘤的大体解剖表现为多细胞的粉红色结节，类似副脾结节或充血的淋巴结，多没有完整的包膜，与周围界限清，一般质地较周围组织略硬，在一些病程较长的肿瘤可有大量的纤维组织，甚至有钙化及骨化，少数病例表现为囊性[16]。胰岛素瘤与胃泌素瘤通常瘤体较小（<2cm），而其他胰腺内分泌肿瘤的瘤体直径则相对较大，经常超过5cm。光镜下瘤细胞与正常胰岛细胞相似，核常呈不同程度的异型性，核分裂罕见，肿瘤细胞根据生长方式分为实体型、脑回型、腺型及难于分类型，A、B细胞肿瘤多为脑回型，G细胞及VIP细胞多为腺型。电镜在鉴别内分泌肿瘤细胞类型上有一定的局限性，只有当肿瘤细胞含有某型正常内分泌细胞所具有的典型和特征性分泌颗粒时，才有鉴别诊断作用，但大多数胰腺内分泌肿瘤的分泌颗粒不典型。目前可以应用免疫组化法鉴定肿瘤细胞内分泌颗粒的激素类型，这对诊断有很大意义。免疫组化检查及电镜

检查有时可见在同一病人可在同时或异时发生不同的肿瘤，在同一肿瘤中可有多种肿瘤细胞，在同一肿瘤细胞甚至在同一肿瘤分泌颗粒中可检测到不同的肽类激素[17-19]。病理形态学及DNA倍体类型都不是胰腺内分泌肿瘤确诊良恶性的指标[20]，诊断恶性内分泌肿瘤的可靠依据是出现转移（主要是肝及淋巴结、晚期可有骨转移）或瘤细胞广泛浸润周围组织或脏器等。瘤体大小与临床症状无明显相关性，而与良恶性密切相关[21,23]。2000年WHO确定了新的胰腺内分泌肿瘤的临床病理分级标准（表14-2），这一标准综合考虑了临床表现和肿瘤的生物学行为以及分子生物学的进展，包括：肿瘤大小、局部侵犯、肿瘤细胞的高核浆比、异型性、坏死、染色体及核仁异常、每高倍视野有2个以上的有丝分裂、超过2%的Ki-67阳性肿瘤细胞、免疫组化有P53蛋白积聚、神经及血管的侵犯等[22,23]。恶性胰腺内分泌肿瘤的转移一般先达区域淋巴结，而后达到肝，晚期也可转移到骨等。胰腺内分泌肿瘤导致死亡的最主要原因是由于肝转移导致的肝功能衰竭。

表 14-2　WHO 胰腺内分泌肿瘤的临床病理分级

1. 分化好的内分泌肿瘤
    A. 良性表现：位于胰腺内，无血管浸润，肿瘤 < 2 cm *，< 2 个有丝分裂 / 高倍视野 < 2% 的 Ki 阳性细胞
        a. 功能性内分泌肿瘤：胰岛素瘤
        b. 非功能性内分泌肿瘤
    B. 不确定表现：位于胰腺内，肿瘤 > 2 cm 或有血管浸润，> 2 有丝分裂 / 高倍视野 > 2% 的 Ki 阳性细胞
        a. 功能性内分泌肿瘤：胃泌素瘤、胰岛素瘤、胰高糖素瘤、VIP 瘤、生长抑素瘤及导致其他综合征的内分泌肿瘤 +
        b. 非功能性内分泌肿瘤
2. 分化好的内分泌癌
    有大体标本上的局部侵犯和（或）转移的低度恶性内分泌癌
        a. 功能性内分泌肿瘤：胃泌素瘤、胰岛素瘤、胰高糖素瘤、VIP 瘤、生长抑素瘤及导致其他综合征的内分泌肿瘤
        b. 非功能性内分泌肿瘤
3. 低分化的内分泌癌
    高度恶性的（小到中间细胞）内分泌癌

* 肿瘤 < 2cm 意味着接近 100% 的良性可能，< 3cm 意味着 90% 的良性可能
+ 导致其他综合征的内分泌肿瘤，例如异位生成 ACTH 的内分泌肿瘤导致的 Cushing 综合征、肢端肥大症、巨人症及高钙血症

三、胰腺内分泌肿瘤的诊断

胰腺内分泌肿瘤一般根据其特有的特征性临床表现，如胰岛素瘤的 Whipple 三联征、胰高糖素瘤的坏死性迁徙性皮肤红斑、胃泌素瘤的顽固性消化道溃疡、VIP 瘤的顽固性大量水样腹泻等给出一个初步的印象性诊断，再对这些临床怀疑的病例进行相应的激素测定或激发试验（详见各功能性胰腺内分泌肿瘤节）来确诊肿瘤类型。

在定性诊断明确后，定位诊断就格外重要了，所有胰腺内分泌肿瘤都有相同或相似的定位诊断方法，在所有胰腺内分泌肿瘤中尤以胰岛素瘤及胃泌素瘤的定位诊断困难，常常成为临床的难点。

（一）非侵入性检查方法

1. B超检查　胰腺内分泌肿瘤的 B 超表现通常是在正常胰腺组织中出现一弱回声。当肿瘤 < 1.5cm 时B超很难发现。但因其经济、方便且可反复检查，故一致认为可作为常规检查方法。

2. CT检查　同B超检查一样，对 < 1～1.5cm 的肿瘤很难发现，只有当肿瘤直径大于 3～4cm，改变了胰腺正常轮廓形态时，普通 CT 才能观察到，增强CT可以提高胰腺内分泌肿瘤的检出率，有报道应用腹腔动脉和肠系膜动脉插管注射造影剂与CT合用可明显提高检出率，但此方法较复杂而未能推广应用。目前螺旋CT尤其16排及64排螺旋CT应用于临床，明显提高了胰岛素瘤的检出率，有报告表明螺旋CT诊断PETs原发瘤的敏感性达90%，特异性达100%，准确率达92%，对转移瘤的敏感性达100%，特异性达80%，准确率达96%[24]。

3. MRI检查　磁共振成像是诊断胰腺内分泌肿瘤的一种新技术，经验有限，从有限的经验中似乎效果不满意，但是随着MRI技术的成熟，随着快速成像、脂肪抑制或脂肪饱和技术及新对比剂MnDPDP（锰合成剂）等的应用，使确诊率有明显提高。在MRI T_1 权重自旋（SE）中肿瘤比正常胰腺组织呈轻度的减弱信号，而在 T_2 权重像中为一较亮的高强度信号，如应用脂肪抑制技术及对比增强剂，使腹膜后及周围脂肪来的高信号受到抑制，而血管丰富的肿瘤得到增强使小的肿瘤能显示，其敏感度较B超、CT及血管造影为高，有可能成为最敏感的非侵入性检查方法。

4. 胰腺内分泌肿瘤的生长抑素受体核素显像（SRS，somatostatin receptor scintigraphy）　近年来发现高亲和力的生长抑素受体（SSTR）分布在胰腺内分泌肿瘤细胞表面，应用受体结合实验及体外放射自显影技术已证明80%～90%[25]神经内分泌肿瘤如垂体瘤、胰腺内分泌瘤、类癌、小细胞肺癌、甲状腺髓样癌、嗜铬细胞瘤等含有高密度的SSTR，由于SSTR在胰腺内分泌肿瘤中的广泛及高密度的分布，已开始应用核素标记的生长抑素长效类似物与肿瘤SSR结合，行核素扫描检查，最初使用的是 ^{123}I-Tyr3-octreotide（或SDZ-204090），由于 ^{123}I 主要由肝脏清除，使腹部背景很高，现已常用 ^{111}In-[DTPA-D-phe1]-octreotide，其主要由肾脏排泄（24h排出90%），^{111}In半衰期长（67.2h），肝内积存少，肠背景浅，这样在24～48h后放射背景的干扰降至很低而将肿瘤呈现出来，扫描显像必须用单光子发射体层扫描（SPECT），平扫显像阳性率低。胰腺内分泌肿瘤SRS核素扫描的敏感率在80%以上[26-28]，最近有报告显示SRS诊断PETs原发瘤的敏感性达80%，特异性达100%，准确率达83%，对转移瘤的敏感性达96%，特异性达80%，准确率达93%[24]。对SRS核素扫描检查阴性的原因可能有：①肿瘤表达生长抑素受体少；②所表达的受体不同亚型（现已知SSTR亚型有5种），尤其是缺乏SSTR 2型受体，其他亚型的SSTR受体可能与八肽生长抑素类似物（或其他SS类似物）结合力低。SSTR核素扫描不仅为胰腺内分泌肿瘤的诊断带来了新的方法和思路，而且对其分期以及预判生长抑素类似物的治疗效果也有重要作用[29]。SRS核素扫描对胰腺内分泌肿瘤的治疗也有启发作用（如SSTR结合内放射治疗）。SRS核素扫描检查对＜1～1.5cm的肿瘤的诊断有一定的局限性，而且它对肿瘤大小和精确位置的信息是有限的，只能给出一个大致的方位。

5. PET　正电子发射体层扫描检查（positron emission tomography，PET）近年来开始应用于临床，其应用正电子发射体 ^{11}C、^{13}N、^{15}O 或 ^{18}F 标记的氨基酸及其衍生物（如 ^{11}C-5-HTP，^{11}C-L-DOPA）以及 ^{13}NH、^{15}O-H_2O、^{18}F 标记的氟化脱氧葡萄糖（如 ^{18}F-FDG）等示踪剂对肿瘤组织进行蛋白质代谢及葡萄糖代谢显像。一般临床常用的是 ^{18}F-FDG，但在神经内分泌肿瘤的显像研究中，^{18}F-FDG的显像结果较差[30]，现主要用于分化较差的高度增殖的恶性神经内分泌肿瘤中。而因胰腺内分泌肿瘤作为APUD系肿瘤的一部分，能摄取胺前体，经脱羧作用产生生物原胺，在此基础上通过复杂的生物合成过程而产生具有生物活性的多肽类激素，因此 ^{11}C 标记的5-HTP（^{11}C-5-HTP）及 L-DOPA（^{11}C-L-DOPA）被应用于诊断神经内分泌肿瘤取得了较好的结果[31-34]。其不仅具有诊断价值，而且还可利用其监测各种内科药物治疗的效果[31,34]。但由于检查费用昂贵限制了其临床应用。

（二）. 侵入性检查

1. 内镜超声检查（EUS）　应用内镜超声检查是近年来的新进展，经内镜通过十二指肠及胃体部进行腔内超声检查可以躲开经腹超声检查时的腹腔脏器干扰，可以对胰腺进行全面的更为满意的观察，其敏感率可达80%，它可以发现＜1.5cm的肿瘤，对异位肿瘤或淋巴结转移瘤亦有较好的检出率，EUS对于胰腺内分泌肿瘤有较大的诊断价值。

2. 选择性动脉造影（digital subtractive angiography，DSA）　胰腺内分泌肿瘤为多血运肿瘤，进行胃十二指动脉、肠系膜上动脉、脾动脉及胰背动脉插管动脉造影，其阳性表现为肿瘤充盈染色、血管扭曲增多，其敏感度依肿瘤大小及位置而异。副脾、肿大淋巴结、不透光的肠袢等皆可误认为是肿瘤而误导手术，血管造影对较小肿瘤或已经手术探查的病人显影率低。

3. 动脉刺激静脉取血（arterial stimulating and

venous sampling，ASVS）或选择性动脉激发实验（SALS/SAIC，selective arterial injection of secretin / calcium） 是近年来报道的一种较新的定位胰岛素瘤及胃泌素瘤的方法，在选择性动脉插管造影后，注射钙剂（胰岛素瘤）或促胰液素（胃泌素瘤）等，在肿瘤的引流静脉取血测定胰岛素及胃泌素水平。一般是在胰十二指肠动脉、脾动脉、肠系膜上动脉及肝动脉分别插管，于注药前先取血测激素的基值，在动脉内注射钙剂（0.0125mmol/kg）或促胰液素（30U），然后在30、60、120秒时由静脉取血测激素值，上述各动脉分别依次进行，当供应肿瘤的动脉内注射后肿瘤受到刺激短期内分泌大量激素，一般30～60秒达高峰，2分钟后恢复近基值。根据胰十二指肠上动脉供应胰头上1/2和十二指肠、肠系膜上动脉分支（胰十二指肠下动脉）供应胰头下1/2及十二指肠下部，脾动脉供应胰体尾的解剖基础而估计大致的肿瘤部位。此方法的阳性标准：胰岛素瘤峰值高于2倍基值即有诊断价值，胃泌素瘤升高＞50%或大于几个时间点激素浓度标准差2倍（2s）或较注射前高80pg/ml者为阳性，胰岛素瘤此方法阳性率达90%～100%，胃泌素瘤的阳性率为77%～89%（平均86%）。协和医院应用此方法检测11例胰岛素瘤，阳性率为90.9%[35]。

4. 经皮经肝穿门静脉置管分段取血测定胰岛素或胃泌素（PTPC或PVS） 胰腺的静脉血回流到脾静脉、肠系膜上静脉及门静脉，如胰腺内存在不断释放胃肠激素的内分泌肿瘤，在肿瘤附近的静脉血内必定有一胰岛素含量升高的峰值。而离肿瘤较远的部位静脉血的含量可不高，或由于血流的稀释而水平下降。但是静脉回流变异较多，且受肿瘤周期性分泌的影响，从大静脉取血可出现假阴性或定位错误，而从小静脉如胰十二指肠静脉、胰体尾小静脉等取血技术要求高，不易成功。采用经皮经肝门静脉分段取血测定激素定位肿瘤的方法是：先经皮经肝穿刺门静脉，放入导管至脾静脉达脾门，在透视定位监视下分段取血进行激素测定，当激素浓度梯度＞50%时为阳性。

激素浓度梯度的计算公式为：
浓度梯度%=[（选择性取血区激素浓度－外周血激素浓度）÷外周血激素浓度]×100%

PTPC诊断胰腺内分泌瘤的准确率在70%～90%。

在侵入性诊断方法中，除EUS外，ASVS及PTPC并不是作为定位诊断的常规检查，其选用应根据病情而决定，尤其是对胰岛素瘤，如果诊断明确而又首次手术者，可直接手术探查，手术中探查比术前定位的正确率要高得多，特别是有术中B超帮助，手术成功率更有了保障，文献报道75%～95%的肿瘤在术中可以扪及，只有少数位于胰头沟部的直径几毫米的胰岛素瘤扪诊困难。Mayo Clinic除了术前作腹部B超外已不做其他检查而直接手术。北京协和医院的经验在首次手术探查中胰岛素瘤的发现率在95%以上。但是对胃泌素瘤、影像诊断不能提供线索的胰腺内分泌瘤、复发再次手术者或疑为多发性胰腺内分泌瘤的病例，入侵性检查还是必要的。

四、胰腺内分泌肿瘤的治疗

胰腺内分泌肿瘤具有相对共同的治疗原则：手术治疗为主的，以化疗、生物治疗以及对症治疗为辅的综合治疗。

（一）手术治疗

手术治疗是胰腺内分泌肿瘤唯一的治愈手段，手术治疗可以达到两个目的：①切除肿瘤达到根治目的；②消除肿瘤分泌激素引起的内分泌症状。由于胰腺内分泌肿瘤的生物学特性又各有其特点，故其手术治疗效果差异较大。胰腺内分泌肿瘤的切除原则是扩大根治，尽量切除一切可切除的肿瘤及远处转移病灶（包括肝转移灶切除等）。采取扩大根治的理由是：①神经内分泌肿瘤的预后较其他胰腺恶性肿瘤好；②患者内分泌症状严重程度与残留肿瘤量平行；③无论原发及转移性胰腺良恶性内分泌肿瘤均是膨胀性而非浸润性生长，有利于切除肿瘤组织；④尽量切除肿瘤组织后有利于提高术后化疗的效果。手术治疗的方法主要有：肿瘤摘除、胰尾或远侧胰腺切除、胰腺局部切除、Whipple手术、广泛肝转移的恶性内分泌肿瘤的联合脏器切除甚或肝移植等[36]。

（二）非手术治疗

内科非手术治疗是一种对症的姑息性治疗，主要用于病人术前的准备时期、术中未能发现肿瘤的病人或已无法切除的恶性胰腺内分泌肿瘤病人的治疗。

1. 对症治疗 如治疗腹泻的洛哌丁胺、控制胃酸分泌的质子泵抑制剂等。

2. 减少激素过度分泌 如具有广泛胃肠道以及胃肠肽类激素分泌释放抑制效应的生长抑素及其长效类似物，如奥曲肽（octreotide）及其超长效剂型善龙（Sandostatin LAR），其对胰岛素瘤症状的控制效果较差，因在胰岛素瘤中有30%～50%的肿瘤缺乏SSTR2,5受体，对胃肠道内分泌肿瘤的总的有效率在30%～70%左右[37]。二氮嗪可抑制胰岛素的分泌。其他如激素、钙通道阻滞剂、交感神经阻滞剂及苯妥英钠等，这些药物均有一些抑制分泌的作用，但作用因人而异，疗效并不理想。

3. 抗肿瘤治疗 控制或延缓肿瘤的进展，如全身化疗以及介入动脉栓塞或化疗等。常用的药物有链脲霉素（streptozotocin, STZ），其通过抑制DNA的合成作用，而有选择性地损害胰岛细胞，特别是能抑制已有转移的恶性胰岛细胞，其有效率在不同的肿瘤中差异较大，如其对90%的恶性VIP瘤病人有效，而仅对5%～40%的恶性胃泌素瘤病人有效。总体而言，其对恶性胰腺内分泌肿瘤的有效率为30%～60%，是单药化疗中最有效的药物。其他化疗药物包括：5-FU、多柔比星（DOX, doxorubicin）、氯脲霉素（CZT, chlorozotocin）、氮烯咪胺（DTIC, dacarbazine）、等亦是较常用的化疗药物。这些药物可单独应用也可以联合应用，一般可达到20%～60%的有效率。对于肝转移的病例也可经肝动脉插管或埋入式化疗导管作肝转移肿瘤的局部灌注化疗。目前一线的联合化疗方案为链脲霉素联合多柔比星，其有效率可达69%，方案：链脲霉素500mg/m^2，静脉注射，D1～5；多柔比星50mg/m^2，D1及D22。6周重复。

4. 生物治疗 α干扰素，可以减少激素的过度分泌及诱导肿瘤缩小，有效率可达50%。α干扰素与生长抑素及其类似物合用可有协同作用[38]。

5. 核素内放射治疗 近来已经报告应用^{111}In-pentetreotide 和 ^{125}I-MIBG 核素内放射治疗胃肠道胰腺内分泌肿瘤并取得了有意义的结果[39]。

五、胰腺内分泌肿瘤的预后

胰腺内分泌肿瘤的预后取决于肿瘤的类型、发生部位、能否手术切除、有无肝转移、是否为MEN-1等。不同的胰腺内分泌肿瘤其预后有较大的不同，以最常见的胰岛素瘤和胃泌素瘤为例，胰岛素瘤90%的病人经手术治疗可得到治愈；胃泌素瘤的手术治疗效果较差，仅有30%的病例能够得到手术治愈，总的5年生存率只有62%～75%，10年生存率为47%～53%[40]。胰外胃泌素瘤远期疗效（65%）好于胰内胃泌素瘤（37%）。胃泌素瘤如能完全切除其5年生存率可提高到90%，不能切除者5年生存率只有43%。美国国立卫生研究院（NIH）对212例胃泌素瘤进行了长期的前瞻性随访研究，发现无肝转移病人的15年生存率为96%，明显高于有肝转移病人的39%的生存率[41]。MEN-1型胃泌素瘤恶性率低，15年生存率达63%，预后好于散发型胃泌素瘤。

六、胰腺内分泌肿瘤与MEN-1

多发性内分泌肿瘤（multiple endocrine neoplasia, MEN）是一个病人同时或先后发生多个内分泌腺肿瘤或增生的综合征，常为家族性，呈常染色体显性遗传表现。按其发病特征、累及的腺体及染色体异常的部位可分为三型（详见MEN节），在这三型之外还可出现混合型。三型MEN中MEN-1（Wermer综合征）主要累及甲状旁腺、胰腺及垂体，其中累及胰腺者高达80%，其染色体变异位置在11号染色体长臂靠近着丝点的11q13区域。MEN-1与胰腺内分泌肿瘤关系见表14-3。区分散发型与MEN-1型胰腺内分泌肿瘤具

表14-3 MEN-1与胰腺内分泌肿瘤

胰腺内分泌肿瘤	合并MEN-1（%）	MEN-1中发病率（%）
胰岛素瘤	7.6～12	21
胃泌素瘤	25	54
VIP瘤	5	1
胰高糖素瘤	3～5	3
生长抑素瘤	40	不详
GRF瘤	33	不详
PP瘤或无功能胰岛细胞瘤	15	80～100

有非常重要的意义，MEN-1型胰腺内分泌肿瘤发病年龄较轻，恶性率明显低于散发型，肿瘤常是多发的（少部分病人为多发微腺瘤或增生），常在切除肿瘤若干年后重新出现相同或不同的胰腺内分泌肿瘤，因伴有其他内分泌器官的肿瘤，其症状复杂多变。由于胰腺内分泌肿瘤与MEN-1关系密切，故对MEN-1病人及胰腺内分泌肿瘤特别是多发性胰腺内分泌肿瘤病人要尽可能给予相应的检查、诊断及治疗。对MEN-1病人及家属的及时筛查及随访有可能发现早期胰腺内分泌肿瘤。

第二节　胰岛素瘤

胰岛素瘤（insulinoma）是种少见的疾病，国外报告年发病率在0.8～0.9/100万，它又是最常见的胰腺内分泌瘤，在国内约占胰腺内分泌肿瘤的80%～90%，而国外资料胰岛素瘤占胰腺内分泌肿瘤的30%～50%，几乎占所有神经内分泌肿瘤的1/3。北京协和医院曾宪九教授1981年对北京和全国21个省市70家较大医院的通讯调查，共收集501例胰岛素瘤病例。北京协和医院2001年报告已经诊断并治疗近220余例胰岛素瘤病人[42]。笔者2001年统计1981～1999年国内文献共报告胰岛素瘤1 400余例[43]。

胰岛素瘤几乎均发生在胰腺内，只有极少的病例发生在胰腺外（国外报道占1%～3%，协和医院的资料为1.4%，笔者总结国内文献病例中异位胰岛素瘤为1%）。胰岛素瘤中多发肿瘤国外文献报告占5%～15%，国内文献报告占8.7%，而胰岛增生国外报告占4%～6%，国内文献报告占4.4%。胰岛素瘤的恶性率国外报告<10%，国内文献报告4.4%。胰岛素瘤位于胰头、体、尾的几率大致相等。75%～80%胰岛素瘤直径<2cm。胰岛素瘤好发于青壮年，国外的资料报道发病年龄在22～76岁，平均为45岁，国内文献报告0.5～83岁，平均38.8岁。国外报告男女之比为2:3[44]，而与此相反北京协和医院的资料男女之比为2:1，国内文献报告为1.3:1。国外文献报道胰岛素瘤中MEN-I的发生率在7.6%～12%[1,45]，国内数据不详但似乎没有这么高的比例。合并MEN-I的胰岛素瘤更多见多发肿瘤。儿童很少发生腺瘤而以胰岛细胞增生为多见。

一、病　理

胰岛素瘤呈圆形或椭圆形，与周围界限清，质地比胰腺略硬，大的肿瘤可有囊性变及出血，镜下见肿瘤细胞的形态结构与正常细胞相似，电镜下部分肿瘤细胞可见典型的B细胞分泌颗粒（即有电子密度高的晶体核心和很宽的空晕）。胰岛素瘤组织中的分泌颗粒较正常胰岛细胞少且免疫活性胰岛素含量亦下降，而类胰岛素原物质（PLC）在肿瘤浸出液中的含量比正常胰腺组织高，因此胰岛素瘤中胰岛素的储备能力下降可能是导致胰岛素释放增加和高胰岛素血症的原因。除B细胞外，肿瘤中有时还可见到A、D、PP、G等内分泌细胞。

还有两种能引起机体低血糖的胰腺弥漫性疾病，一是胰岛微腺瘤，在胰腺某一区域内有多发的很小且无包膜的结节，亦有人称其为腺瘤样增生。还有一种是胰岛细胞增殖症，这种弥漫性增生在婴幼儿多见，其病理特点是胰岛与导管结构及外分泌细胞相混杂，可见到它像芽孢样突出在导管结构中，其大小及数量均有增加，有研究认为测定胰腺胰岛面积的百分比，超过正常的1.9%则有诊断增生的意义。

胰岛素瘤良恶性的诊断依据主要是有无淋巴结和肝等远处转移，有无周围组织及血管的侵犯来确定。

二、临床表现

胰岛素瘤患者的典型症状为低血糖发作，1935年Whipple提出了以他名字命名的三联征，即典型的低血糖发作症状，发作时血糖低于2.8mmol/L（50mg/dl），摄入葡萄糖可使症状迅速缓解。在清晨或傍晚空腹时或在劳累后出现症状，有时亦可因精神刺激、发烧或月经来潮等而诱发。出现的症状多样，均与低血糖有关。主要表现为两组相关联的症状。

（一）交感神经兴奋的症状

由于低血糖引起大量儿茶酚胺的代偿性释放而导致的肾上腺素增高，表现为出冷汗、面色苍白、心慌、四肢发凉、手足震颤、饥饿无力等，约65%的病人有这类症状。

（二）神经精神方面的症状

由于中枢神经系统低血糖引起。脑神经系统主要依赖葡萄糖供给能源，低血糖时能量供给不足而引起功能紊乱产生症状。大脑皮质最先受累，继而中脑、脑桥和延髓相继受到影响。表现为头痛、头昏、视力模糊、焦虑不安、精神恍惚、意识不清、反应迟钝、举止失常、昏睡不起等。如不及时治疗，长期低血糖可使大脑进一步受损，病情逐渐加重，出现精神异常，思维混乱，躁狂及行为异常，甚至出现失语和瘫痪。有的病人可出现类似癫痫大发作相似的突然意识丧失、牙关紧闭、四肢抽搐、瞳孔散大、大小便失禁等。

约半数以上的病人可同时具有神经精神症状和交感神经兴奋症状；1/3的病人仅有神经精神症状，1/10的病人仅有交感神经兴奋症状。低血糖症状的发作可以自行缓解，缓解后如正常人，也可在进食和注射葡萄糖后迅速缓解，而对发作时的情况不能记忆。一部分病人自己认识到适时（尤其是夜间）加餐或有发作先兆时立即吃糖可以预防发作。然而长期的加餐病人往往肥胖，体重超过正常人。

三、诊　断

胰岛素瘤因其症状多样而易被误诊为神经官能症、自主神经功能紊乱、癫痫、精神分裂症、脑瘤等。在国外文献中尚有误诊为酒精中毒和其他药物的作用。这种误诊往往是诊断较晚的原因。国外的统计从发病到确诊的平均时间为3年。北京协和医院的资料中55%的病人病史中曾被误诊，最长的1例达10年之久，4例曾被误收入精神病院治疗。笔者总结的国内文献病例中，在描述完整的1 047例病例中591例有误诊史，误诊率达56.4%。287例有明确误诊说明的病例中：误诊为癫痫139例、精神分裂症45例、神经官能症29例、癔病21例、脑血管病12例、脑肿瘤7例，其他24例。误诊的主要原因是对胰岛素瘤的认识不足，因此诊断的首要是根据临床表现考虑到有胰岛素瘤的可能。

诊断首先应确定症状是否是由低血糖引起，其次是低血糖的原因是否是由于高胰岛素血症，最后确定是否有肿瘤存在及尽可能明确肿瘤的部位。

（一）空腹血糖的症状发作时血糖测定

胰岛素瘤患者的空腹血糖常低于正常值3.9mmol/L（70mg/dl），最低时仅可微量。空腹血糖值的变化较大，有的患者一次测定可以在正常范围，因此需要反复多次测定才能检出低血糖。北京协和医院外科对胰岛素瘤患者进行空腹血糖检查，90%的患者低于血糖正常值，只有67%的患者低于2.8mmol/L（50mg/dl），有少部分病人血糖在正常范围。近年来多数学者以空腹血糖低于2.12mmol/L（40mg/dl）作为诊断低血糖的标准。

（二）胰岛素测定及空腹血糖与胰岛素比值（IRI/G）

胰岛素瘤分泌过量的胰岛素、胰岛素原等活性物质，所以测定患者空腹血免疫反应性胰岛素（IRI）水平是比测定血糖更为直接的依据。正常人空腹血IRI的含量＜25μU/ml，而患者往往升高。但外周血中的IRI含量往往受肿瘤的周期性分泌方式、胰岛素的代谢及其他脏器功能等多种因素的影响，因此胰岛素值亦不能作为绝对的诊断依据。直接测定门静脉血的胰岛素含量才具有更重要的意义。北京协和医院的经验是单独测定外周血清IRI只有75%的病人高于正常，如能在空腹或发作低血糖症状同时测定血糖和胰岛素，并计算免疫活性胰岛素（U/L）与血糖（mg/dl）的比值（IRI/G），这一比值比单独测血糖或胰岛素对诊断有更大的帮助。正常人IRI/G＜0.3（0.12 ± 0.05，$\bar{x} \pm s$），而进行了该项测定的胰岛素瘤患者在IRI/G均＞0.3（1.79 ± 1.75，范围0.35～5.80），只是对波动于0.3左右的患者需多次测定，并做进一步检查。

（三）抑制试验和激发试验

由于发作时血糖的测定对诊断胰岛素瘤具有重要的价值，因此在无自发性发作时可采用激发试验或抑制试验以诱发低血糖。

正常人的血糖如低于4.9mmol/L（90mg/dl），胰岛细胞的分泌即受到抑制，停止释放胰岛素。当血糖在2.2～2.8mmol/L（40～50mg/dl）时，则血中的IRI测不到。胰岛素瘤病人对血糖浓度的反应要比正常小得多，当降低血糖水平时，不能平行地降低血中的IRI，这是由于胰岛素瘤不受控制地释放胰岛素。

1. 饥饿和运动试验　这是常用而敏感的抑制

试验。病人晚餐后禁食，当低血糖症状出现立刻取血测定血糖及 IRI，并静脉注射葡萄糖中止试验。本试验是最简单可靠的诊断试验，文献报告约72%的胰岛素瘤患者于24小时内出现低血糖症状，92%～98%于48小时内出现症状，而在72小时无例外地均有低血糖发作。如果禁食72小时仍无发作，应中止试验。

2. 胰岛素抑制试验　给予肌注胰岛素，正常人内源性胰岛素分泌可被外援性胰岛素的应用所抑制，而胰岛素瘤病人因瘤细胞的分泌不受抑制而继续释放，所以血浆胰岛素水平可升高，并出现低血糖。

3. 血清C肽测定及抑制试验　胰岛B细胞释放胰岛素的同时释放相同摩尔浓度的C肽。C肽抑制试验的方法是：肌注胰岛素后（医用胰岛素不含C肽），诱发低血糖（2.2mmol/L以下）时内源性胰岛素分泌在正常人即被抑制，C肽含量下降。然而胰岛素瘤患者因肿瘤自主地不断分泌胰岛素及C肽而不受抑制，血清C肽含量不变。

4. 促胰岛素分泌物质（secretagogue）的激发试验　胰岛素瘤病人的胰岛素分泌虽对血浆低血糖水平不很敏感，但对有些促胰岛素分泌的物质较敏感。这些试验是基于胰岛素瘤患者对这些物质的刺激有分泌大量胰岛素的反应，从而引起血糖水平下降。当空腹试验结果模棱两可难于诊断时，这些试验是有帮助的。这些试验包括甲苯磺丁脲(D860)试验、胰高血糖试验及钙激发试验等。

（1）甲苯磺丁脲（D860）试验是最古老的典型的刺激试验，亦较其他试验常用。方法是静脉内缓慢注入1gD860液，胰岛素释放立即开始。10分钟内免疫活性胰岛素即可出现峰值，血糖水平可突然下降而出现症状，故需密切观察病情。出现症状时，立即取血测胰岛素浓度及血糖，然后静脉注入葡萄糖中止试验。一般在给药后5、10、15、30分钟，以后每半小时测血糖和胰岛素，如有低血糖（低于2.77mmol/L）发作和高胰岛素血症（高于20U/L）持续维持到注药后120～180分钟，则支持有内源性胰岛素来源异常而有助于诊断胰岛素瘤，其正确率可达85%左右。但本试验在一些严重营养不良、肝病、晚期恶性肿瘤及氮质血症的病人可呈假阳性。

（2）注射钙剂能刺激胰岛素的分泌，从而用以作为激发试验。剂量为每小时4～10mg/kg，由静脉滴入，每10分钟测血糖及胰岛素，同时密切观察病情，往往可取得很好的效果。胰高糖素试验虽然可使胰岛素水平升高，但是它亦刺激肝脏释放葡萄糖，使血糖下降不明显而使得试验不敏感。

5. 血浆胰岛素原和胰岛素比值测定　胰岛素瘤病人的血浆胰岛素原几乎都有增高，尤其是IRI总含量中它占的百分比多有增高。正常人胰岛素原与胰岛素的比值小于22%，而胰岛素瘤病人的比值要高于正常值约20%，恶性肿瘤的比值则更高，往往在60%以上。然而有肝、肾功能不全或甲状腺功能亢进者其比值亦可增高。

四、鉴别诊断

胰岛素瘤的主要表现为低血糖，因此要鉴别诊断胰岛素瘤引起的低血糖与其他原因引起的低血糖。

（一）内源性胰岛素生长与转化异常

1. 胰岛增生　主要发生在婴幼儿，是婴幼儿发生低血糖的最常见原因，可引起嗜睡、昏迷不醒、成长缓慢和癫痫发作等，测空腹血糖低于2.2mmol/L，血胰岛素高于20U/L 可诊断为胰源性，这种病人一般不采用饥饿及激发实验，更不必行侵入性检查而以直接手术探查为宜，成人胰岛增生多在术中诊断。

2. 抗胰岛素抗体或抗胰岛素受体自身抗体的生成　这些抗体的生成使胰岛素的代谢发生紊乱，它的廓清受到抵制而出现高胰岛素血症。测定这类自身抗体有助于确诊。

3. 非胰岛素瘤性恶性肿瘤　有些非胰岛素瘤性恶性肿瘤可以刺激胰岛素的释放或本身分泌胰岛素样物质，加上巨大肿瘤对葡萄糖的利用增加或有肝组织的明显破坏或对胰岛素分泌功能的干扰等，均可引起低血糖，如小细胞肺癌、肾上腺腺癌、巨大腹膜后肿瘤、巨大肝肿瘤等。这些较易鉴别，因为肿瘤往往较大易于发现。

（二）糖摄入不足，或排出丢失过多

1. 慢性酒精中毒或营养不良，使葡萄糖摄入不足引起低血糖。

2. 各种与糖代谢有关的酶或激素的缺乏，如葡萄糖-6-磷酸酶缺乏；肝糖原的异生和合成受到损害而致低血糖，这类病人有低血糖而无高胰岛素血症，测定胰岛素水平及查找病因有助于诊断；严重的弥漫性肝病等。

3. 糖的过度丢失　如糖尿病人，败血症高热，巨大肿瘤等使糖过分消耗或丢失导致低血糖，这类病人诊断并不困难。

（三）药物性因素

外源性胰岛素、磺胺基类（sulfonglureas）、降糖氨酸（hypoglycin）、双胍类均可诱发低血糖。阿司匹林、喷他脒、氟哌啶醇、奎宁等亦可诱发低血糖。诊断需详细询问用药史，有时欺骗性低血糖难以发现，需靠血C肽和胰岛素测定来鉴别。

五、定位诊断

胰岛素瘤在定性诊断明确后，定位诊断是首先要明确的问题（表14-4）。因胰腺位置深在、胰岛素瘤通常较小且约10%左右为多发，故在定位诊断上有一定的困难。笔者总结国内文献报告胰岛素瘤的定位诊断方法有12种[46]，可分为三大类：

表14-4　胰岛素瘤的定位诊断方法及阳性率

方　法	检查例数	阳性	阳性率(%)
1. BUS	508	170	33
2. EUS[1]	10	9	90
3. 术中BUS	57	50	87.7
4. CT及增强CT	312	143	45.8
5. 动脉增强CT	11	11	100
6. MRI	42	25	59.5
7. DSA[2]	192	128	66.7
8. PTPC[3]	65	58	89.2
9. 术中PTPC	15	13	86.7
10. ASVS[4]	6	6	100
11. 术中美蓝染色	15	14	93.3
12. 术中胰腺分段阻断血糖测定	2	2	100

1. 内镜超声（EUS, Endoscopic ultrasonography）
2. 数字减影血管造影（DSA, digital subtractive angiography）
3. 经皮经肝门脉分段取血测胰岛素（PTPC, percutaneous transhepatic portal vein catheterization）
4. 动脉钙刺激肝静脉取血测胰岛素（ASVS, arterial stimulating and venous sampling）

（一）术前非侵入性检查方法

因为80%以上的胰岛素瘤体积小于2cm，其组织密度与正常胰腺相近，所以各种非侵入性影像学检查敏感率都有一定的局限性。

1. B超检查　胰岛素瘤的B超表现通常是在正常胰腺组织中出现一弱回声。当肿瘤<1.5cm时B超很难发现。B超诊断胰岛素瘤的阳性率一般在20%～30%，国内文献总结病例的阳性率为33%。虽然B超诊断胰岛素瘤的敏感率不高，但其经济、方便且可反复检查，故可作为常规检查。

2. CT检查　CT很难发现<1.5cm的肿瘤，只有当肿瘤直径>3～4cm，改变了胰腺正常轮廓形态时，普通CT才能观察到，增强CT可以提高胰岛素瘤的检出率，但总体检出率仍在30%～50%，国内文献总结病例的阳性率为45.8%。

3. MRI检查　磁共振成像诊断胰岛素瘤的经验较少，在国内文献资料中其阳性率为59.5%。胰岛素瘤在MRI的表现为T1加权中肿瘤比正常胰腺组织呈轻度的减弱信号，而在T2加权中为一较亮的高强度信号，如应用脂肪抑制技术及对比增强剂，使腹膜后及周围脂肪来的高信号受到抑制，血管丰富的胰岛素瘤得到增强，可显示小的肿瘤，其敏感度较B超、普通或增强CT高。

（二）术前侵入性检查

1. 超声内镜检查　经内镜通过十二指肠及胃体部进行腔内超声检查由于可以躲开经腹超声检查时的腹腔脏器干扰，对胰腺进行全面的更为满意的观察，其阳性率可达80%以上（国内文献为90%），它可以发现<1.5cm的肿瘤，对异位肿瘤或淋巴结转移瘤亦有较好的检出率，EUS对于胰岛素瘤有较大的诊断价值。

2. 选择性腹腔动脉造影　因胰岛素瘤为多血运肿瘤，其DSA检查阳性率在50%～70%之间（国内文献病例为66.7%），假阳性率高是其缺点之一，副脾、肿大淋巴结、不透光的肠袢等皆可误认为是肿瘤而误导手术，血管造影对较小肿瘤或已经手术探查的病人显影率低。

3. 动脉增强CT　又称血管造影CT，是近年来发展的一种新的定位胰岛素瘤的方法，国内经验较少。方法是先行DSA检查，检查阴性则将导管放在腹腔动脉，经腹腔动脉注射造影剂同时进行胰腺的CT扫描，每1～2分钟重复扫描直至5～10分钟。在造影开始时肿瘤与正常胰腺均增强无法分辨，延迟20秒后，正常胰腺组织内造影剂迅速排泄，肿瘤内造影剂排泄较慢，故产生密度对比而使肿瘤显现。国内文献病例资料的阳性率为

100%。

4.动脉刺激静脉取血（ASVS）或选择性动脉激发实验（SALS/SAIC） 是近年来发展的另一种新的定位胰岛素瘤的方法,国内金征宇、赵平等率先在国内报道,其方法是经股静脉放置导管至肝静脉,于动脉注钙剂前先取肝静脉血测胰岛素基值；经股动脉分别在胰十二指肠动脉、脾动脉、肠系膜上动脉及肝动脉分别插管,注射钙剂（0.0125mmol/kg）,然后在30、60、120秒时由肝静脉取血测胰岛素。当供应肿瘤的动脉内注射钙剂后肿瘤受到刺激短期内分泌大量激素,一般30~60秒达高峰,2分钟后恢复近基值。根据胰十二指肠动脉供应胰头上1/2和十二指肠、肠系膜上动脉分支供应胰头下1/2及十二指肠下部,脾动脉供应胰体尾的解剖基础而估计大致的肿瘤部位。此方法的阳性标准：胰岛素瘤峰值高于2倍基值即有诊断价值,国外报告此方法阳性率达90%~100%。

5.经皮肝穿门静脉置管分段取血测定胰岛素（PTPC） PTPC诊断胰腺内分泌瘤的准确率在70%~90%（国内文献病例资料为89.2%）。此方法较为复杂、并发症较高,现临床已较少应用。

(三)术中定位检查方法

主要有术中B超、术中PTPC、术中美蓝染色及术中胰腺分段阻断血糖测定。

1.术中B超 即在手术中如探查阴性时应用超声直接行胰腺全面检查。此方法技术设备简单、可行性强,是术中探查阴性时的首选。国内文献病例资料的阳性率达87.7%。

2.术中PTPC 在术中各种方法无法找到肿瘤时,可在术中行门脉穿刺分段取血测胰岛素。如有快速胰岛素测定的条件则术中检测定位,如无快速胰岛素测定的条件则在术后检测,指导下一次手术。术中PTPC较术前PTPC简单、危险相对小,阳性率相当,国内文献病例资料术中PTPC的阳性率在86.7%。

3.术中美蓝染色 在手术开始前或术中经外周静脉滴注美蓝溶液（5mg/kg配成500~1000ml生理盐水美蓝溶液,总量不超过375mg,30~60分钟滴入）。一般在滴注美蓝0.5~1小时胰腺呈淡蓝色,而胰岛素瘤呈深蓝或紫褐色。也可在术中经脾动脉或胰十二指肠上动脉快速注射美蓝2ml,观察胰腺染色情况。此方法简单,可在临床中试用。国内文献病例资料应用此方法阳性率达93.3%。

4.术中胰腺分段阻断血糖测定 方法是解剖游离胰腺后,由左向右分段阻断胰腺,检测外周血血糖变化来判断胰岛素瘤的位置。国内报告2例均阳性,其临床应用意义有待观察探讨。

对胰岛素瘤的各种定位检查方法,其选用应根据病人情况及本单位的条件经验而决定,如果诊断明确而又首次手术者,可直接手术探查,手术中探查比术前定位的正确率要高得多,特别是有术中B超帮助,手术成功率更有了保障,文献报道75%~95%的肿瘤在术中可以扪及,只有少数位于胰头钩突直径几毫米的胰岛素瘤扪诊困难。北京协和医院的经验在首次手术探查中胰岛素瘤的发现率在95%以上。对于术中探查及术中B超阴性病人、复发再次手术者或疑为多发性胰岛素瘤的病例,可选用上述各种侵入性检查方法。

六、治 疗

(一)手术治疗

1.手术过程 外科手术切除肿瘤是治愈胰岛素瘤唯一有效的方法。因此一旦确诊后应尽早进行手术治疗。手术一般在全麻下进行,术中每20分钟应检测血糖水平一次,如血糖在30mg/dl（1.6mmol/L）以上又无低血糖发作可不给葡萄糖液,如低于30mg/dl,可给5%葡萄糖液匀速滴入使病人血糖保持在一恒定水平中。目的是防止手术中血糖过低,还可在肿瘤完全切除前后检测血糖水平变化。切口选择双肋缘下横弧形切口,术中应全面探查胰腺特别是胰头钩突及胰尾部。方法是打开胃结肠韧带后拉胃,沿胰体尾下缘打开后腹膜,沿胰后间隙钝性将胰体尾后背分开,以右手拇、食指行双合扪诊,从胰体至胰尾脾门仔细检查。探查胰头钩突需将十二指肠侧腹膜打开,沿胰头钩后间隙分离直到胰头钩突的背面完全暴露,以左手拇、食指进行双合扪诊。大于2cm的肿物及胰表面的肿瘤易于发现,而胰内肿瘤需反复仔细扪诊,对术前已作定位检查的在可疑区作仔细扪诊,对任何可疑的结节必须经细针穿刺细胞学检查肯定是胰岛素瘤后才做切除,肿瘤切除后需行冰冻切片病理检查以证实。术中B超有助于发现探查未能找到的肿瘤,如术中探查及术中B超均未发现时,可作术中穿刺门脾静脉分段取血快速测定胰岛素,如无快速测定胰岛素的条件,可以在术后测定为再次手术做参考。

2. 手术切除的方法 有肿瘤摘除、胰体尾切除、肿瘤部位胰腺局部切除及胰十二指肠切除,有肝转移时如有可能行联合脏器切除等。近年来腹腔镜胰岛素瘤摘除术亦被应用于临床,取得了一定的效果。腹腔镜胰岛素瘤单纯摘除用于肿瘤较小、孤立、表浅时,方法是沿肿瘤包膜逐渐与肿瘤分离直到完整切除肿瘤。胰体尾切除主要用于较大、深在或多发的胰体尾肿瘤及胰岛增生的病例,如有可能应保留脾脏。胰腺局部切除,是切除肿瘤及周围胰腺的方法,此方法创伤大,术后并发症多,现已较少使用,对胰头单个较大的肿瘤可采用保留十二指肠的胰头部分切除术。胰十二指肠切除术只适用于切除巨大胰头钩突肿瘤。如为恶性胰岛素瘤转移至肝脏则尽可能将原发瘤及转移瘤切除甚至可行 Whipple + 半肝切除及肝移植等。这可减轻病人的症状,延长生存期。笔者总结统计的国内文献中共有1 106例病例进行手术治疗,手术方式为肿瘤摘除718例,胰体尾切除296例,胰腺部分切除55例,Whipple 手术8例,肿瘤未能切除10例,术中未能找到19例。

3. 术中血糖及胰岛素水平监测 胰岛素瘤切除中,血糖监测具有重要意义,血糖监测即不输葡萄糖或均匀给予葡萄糖使术中血糖水平衡定,在切除肿瘤前后多次测定血糖水平。肿瘤切除后血糖水平升到切除前2倍或切除1小时内上升到5.6mmol/L(100mg/dl)以上,即可认为切除干净。只有当肿瘤完全切净后血糖才可能达到标准水平。血糖升高的速度是不同的,30分钟内有30%的患者切除肿瘤后可达标准,60分钟内有80%的病人可达标准,其余病人可能需时更长,约5%的病人血糖检测不满意。另一种更为确切的方法是检测肿瘤切除前后门、脾静脉血胰岛素水平,如肿瘤完全切除,其胰岛素水平立即下降到正常水平。

4. 并发症 胰岛素瘤切除手术最常见的并发症是胰瘘,发生率在8%~23%(国内文献报告胰瘘发生率为15.7%),而胰头颈部肿瘤术后胰瘘发生率可达50%,胰瘘可引起严重后果,如感染、出血、假性囊肿等。预防主要靠术中正确的手术方法及胰管的妥善处理。引流管放置要合适,有利于胰瘘后的处理。术后延长禁食期及应用长效的抑制胰腺分泌的药物奥曲肽有助于预防。胰岛素瘤最严重的并发症是出血坏死性胰腺炎(国内文献报告胰腺炎发生率为0.6%),这往往与手术中反复的胰腺探查造成的胰腺损伤有关。因此手术中要操作轻柔,尽可能减少损伤。其他并发症还有出血、胰腺假性囊肿等。

5. 手术治疗结果 90%病人术后低血糖症状消失,手术死亡率在1%~5%,有的病人可在术后多年症状复发,这多因有新肿瘤发生。有的病人可在多年后出现其他胰腺内分泌肿瘤。有少数病人因病程较长而遗留智力障碍、记忆力差等神经系统症状。笔者总结统计的国内文献病例中共有1 085例报告治疗结果,其中治愈989例(91.2%)、未愈44例(4.1%)、复发26例(2.4%)、死亡26例(2.4%)。

(二)内科治疗

胰岛素瘤的内科治疗是姑息性对症治疗,用于术前准备及无法切除的肿瘤。虽然内科治疗不能治愈病人但可防止低血糖发作,改善病人生活质量,延长生存期。

1. 饮食治疗 这是最简单的治疗方法,及时进食,增加餐次,多食含糖食物,晚间加餐,多食吸收缓慢之食物,如精玉米、荞麦面、豆面等食品。由于过量进食病人往往肥胖明显。

2. 药物治疗

(1)抑制胰岛素分泌的药物:二氮嗪(Diazoxid),通过肾上腺能刺激作用直接抑制胰岛素释放和增加胰高糖素释放来升高血糖。可作为术前准备及长期治疗应用。每日150~800mg,分3次口服。先从低剂量开始逐渐增量直至最大量600~800mg。主要副作用为胃肠道不适及水钠潴留。进食时服药、限制食盐和利尿剂可减轻副作用。约50%~60%病人症状可以得到控制。

长效生长抑素类似物:奥曲肽 50~150μg,3次/日,皮下注射;最大剂量为750μg,3次/日,皮下注射。奥曲肽抑制正常胰岛细胞的分泌,也能抑制胰岛素瘤的分泌。它短期使用可使近40%病人的症状得到缓解,但它不能长期抑制肿瘤的分泌,且随时间的延长所需剂量也越来越长,副作用也日益增加[47],其主要副作用为胃肠道症状以及有部分病人出现胆囊炎甚至需要行胆囊切除术。最近一种新的奥曲肽超长效微球剂型善龙（Sandostatin LAR）被应用于临床，治疗无法手术根治的恶性内分泌肿瘤，取得了良好的效果，20mg臀部肌肉深部注射，每4周1次。

（2）其他：如激素类、钙通道阻滞剂、交感神经阻滞剂及苯妥英钠等，这些药物均有一些抑制胰岛素分泌作用，但其疗效不理想。

3. 化疗 对已有转移而未能手术切除的病人可以给予化疗。

第三节 胃泌素瘤

胃泌素瘤（gastrinoma）又称卓-艾综合征（Zollinger-Ellision syndrome，ZES），1955年由Zollinger和Ellision首先报告2例临床表现为高胃酸分泌、难治性消化性溃疡和胰腺内非B细胞瘤的病人。人们将这种具有三联征特点的疾病称为卓-艾综合征。后来人们从卓-艾综合征病人肿瘤组织中及血中检测出能显著刺激胃酸分泌的胃泌素的水平明显增高，从而肯定了此病是由于肿瘤组织分泌过多的胃泌素引起的。

胃泌素瘤是一种少见的疾病，美国学者报告其占消化性溃疡病人的0.1%～1%，国内的发病率不清但明显低于国外。胃泌素瘤病人中男性多于女性，两者之比为2:1～3:2。发病年龄7～90岁，主要分布在30～50年龄组。胰外胃泌素瘤约占全部的3/4，胰外最常见部位在十二指肠，约90%的胃泌素瘤位于被称为胃泌素瘤三角的区域（上起自胆囊、胆总管上部，下至十二指肠水平部，内至胰腺颈体交界部），70%为多发性。胃泌素瘤可分为两类：一是散发型，约占胃泌素瘤总数的70%～80%，可发生在胰腺或十二指肠，经常表现为恶性；另一类为MEN-1相关型，约占总数的20%～30%，多为良性，几乎均发生在十二指肠，具有家族遗传的特点，发病年龄相对较轻，恶性率较低[48]。另有部分ZES可由腹腔淋巴结（特别是胰腺周围淋巴结）、卵巢、肝脏及肠系膜肿物引起，很罕见的偶有腹腔外的ZES如心脏[49]、释放胃泌素的肺非小细胞肺癌[50]被报道。在这些胰腺及十二指肠外最常见的是腹腔淋巴结，到底是异位于淋巴结内的胰腺组织发生的胃泌素瘤还是由未发现的胃泌素瘤转移而来尚不十分清楚，最近一些研究报告倾向于存在原发于腹腔淋巴结的胃泌素瘤[51-53]。Norton等回顾总结138例散发型胃泌素瘤病人中有16例（12%）经11年的长期随访为淋巴结原发的胃泌素瘤[51]。

一、病 理

大体及光镜检查甚至电镜检查胃泌素瘤与其他胰腺内分泌肿瘤无明显差异，较难区分肿瘤的类型，除非肿瘤中含有典型的G细胞分泌颗粒。免疫组化检查有助于诊断。约有10%～50%的病人瘤组织中含有其他胃肠激素，如胰岛素、胰多肽、胰高糖素、生长抑素等，可以有也可无相关临床表现。胃泌素瘤与胰岛素瘤一样在组织形态学上很难鉴别良恶性，诊断主要靠临床的肿瘤转移征象来确定，约1/2～2/3的胃泌素瘤表现为恶性，肿瘤多转移至局部淋巴结、肝等。多数恶性胃泌素瘤进展比较缓慢。

二、临床表现

胃泌素瘤的临床表现主要与胃酸分泌过多有关。

（一）消化性溃疡及胃食管反流性疾病

大约70%～90%胃泌素瘤的病人有明确的消化性溃疡病史，与普通的溃疡病患者相似，两者不论在临床表现还是胃镜检查所见均不易区别，只是胃泌素瘤病人的溃疡症状较重，对抗溃疡药物治疗反应较差，而且常常复发，容易发生出血或穿孔的并发症。溃疡病变可以分布在胃、十二指肠和空肠上段，位于胃或十二指肠者约占75%左右，其中以十二指肠溃疡更为多见，溃疡常常中等大小，有的亦有直径大于2cm的大溃疡，溃疡可发生于十二指肠的降部、水平部或升部，发生在十二指肠球部以下者占14%，有11%的溃疡发生在空肠。胃泌素瘤的溃疡以单发的为多，但也可能是多发性的。胃切除后，溃疡常易在吻合口边缘或吻合口以远部位复发。胃泌素瘤病人也常常伴有反流性食管炎、食管溃疡或并发食管狭窄和Barrett食管。

（二）腹泻及脂肪泻

大约有60%～70%以上的胃泌素瘤患者有腹泻症状，大约有10%～20%的病人以腹泻为首发临床表现。病人出现腹泻可能有多种因素：①最主要的原因是由于胃酸过多的缘故。胃泌素瘤患者十二指肠和空肠肠腔内的pH可以分别降低至1和3.6，肠黏膜受到盐酸的侵袭而损伤。同时在低pH环境中，增强了胃蛋白酶的活性，后者亦能损害小肠黏膜，结果肠黏膜出现充血、水肿、糜烂、出血或浅溃疡，小肠黏膜绒毛变粗变短，固有膜内有中性多型核细胞和嗜酸性细胞浸润。②除了胃酸之外，血液循环中的过量胃泌素可以直接作用于小肠黏膜而增加水和钾的分泌量，并减少空肠黏膜对钠和水的回吸收。③正常人的Brunner腺只限于十二指肠黏膜，而胃泌素瘤病人的Brunner腺不仅数量增多，而且分布部位增广，可能超过Treitz韧带，延伸到空肠。④有的胃泌素瘤除了分泌胃泌素外还分泌血管活性肠肽（VIP），后者使分泌性腹泻更为加重。有些胃泌素瘤病人可以发生脂肪泻，原因可能为：①pH对胰脂肪酶的活性有显著影响。小肠肠腔内的低pH环境使脂肪酶的活性明显降低，削弱了水解脂肪的能力，使脂肪不能转化为脂肪酸；②小肠肠腔内的pH过低时，胆酸的溶解度下降，而易于沉积，使肠道内的胆酸含量不足。这些因素引起肠道内脂肪消化和吸收不良，最终可出现脂肪泻。

（三）贫血

由于肠道内的脂肪吸收发生障碍，随之影响各种脂溶性维生素的吸收。肠腔内的pH较低时，可以干扰内因子与维生素B12的结合，从而影响维生素B12的吸收，使患者出现贫血症状。

（四）MEN-1组成部分的胃泌素瘤

这类患者会有相应的多发性内分泌肿瘤的临床表现：如甲状旁腺功能亢进，因血钙增高而导致纤维囊性骨炎和泌尿系统结石；垂体肿瘤因释放ACTH或生长激素增多而出现库兴综合征患者。另外，胃泌素瘤的非B细胞瘤常常分泌胃泌素以外的多肽激素，有时除了胃泌素之外的其他多肽激素也参与一些临床症状。如有的胃泌素瘤病人伴有胰高糖素瘤的皮炎、糖尿病等临床表现。

三、诊　断

典型的胃泌素瘤临床特征是高胃酸分泌性消化性溃疡、腹泻、高胃泌素血症、胰腺内或胰腺外有非B细胞瘤。对于有这种典型的临床表现的病人，诊断虽并不十分困难，但在病程早期不易与普通的消化性溃疡区分开来，而且有部分病人可能没有消化性溃疡。近年来由于质子泵抑制剂（PPIs, proton pump inhibitors）的临床广泛应用使胃泌素瘤的临床过程和表现更加复杂且可明显延误诊断[54]。如果消化性溃疡病患者有下列临床征象时，应考虑胃泌素瘤的可能性：①上消化道有多发性溃疡；②溃疡病变位于十二指肠球部以下的部位；③经足量有效的抗溃疡药物治疗后而无明显效果；④外科手术治疗后，溃疡很快复发；⑤伴有原因不明的腹泻；⑥溃疡病的家族史非常明显；⑦同时伴有甲状旁腺瘤和垂体腺瘤；⑧胃酸分泌量显著增多和（或）血清胃泌素水平明显升高。

怀疑胃泌素瘤的可能性时，应进行以下检查以求明确诊断。

（一）定性诊断

1. 钡餐及胃镜检查　这两种检查方法对胃泌素瘤虽不能作出确诊的结论，但可以提供重要的线索。能够明确有无消化性溃疡以及溃疡的大小、数目和部位。可以显示空腹胃液量的多少和胃黏膜皱襞是否粗大。胃泌素瘤患者的十二指肠和小肠黏膜皱襞也往往增宽增粗，肠腔可能扩张和存有大量的液体。胃及十二指肠内发现隆起病变或结节时，通过内镜超声检查可提供进一步的诊断依据。

2. 胃酸分泌量的测定　胃泌素瘤患者的胃酸量和胃酸排出量往往明显增多。大约有90%以上的胃泌素瘤患者的基础胃酸排出量（BAO）超过15mmol/h，有的病人高达150 mmol/h。胃大部切除后患者的BAO也常常大于5mmol/h。胃泌素瘤病人经五肽胃泌素刺激后的最大胃酸排出量（MAO）增加的幅度不如正常人或普通十二指肠溃疡病人高，这是因为胃泌素瘤患者的壁细胞在大量胃泌素持续的刺激下，其基础胃酸分泌量已接近最大胃酸分泌量。正常人或普通十二指肠溃疡病人的BAO/MAO之比值常小于0.6，而胃泌素瘤患者常大于0.6。不过，这一比值对胃泌素瘤的诊断并不完全可靠，因为有50%～60%的胃泌素瘤患者BAO/MAO之比值也可小于0.6。还需注意的是有12%左右的普通十二指肠溃疡病人，其BAO亦可大于15mmol/h。

3. 血胃泌素的测定 高胃泌素血症与高胃酸分泌一样对诊断胃泌素瘤有重要的意义。正常人和普通的十二指肠溃疡患者的空腹血清胃泌素水平常低于100pg/ml，而胃泌素瘤病人则往往高于150pg/ml，有的病人高达450 000pg/ml。胃泌素瘤患者的空腹血清胃泌素水平常有波动现象，每日的水平可以高低不一，因此对疑诊胃泌素瘤的病人，还应连续多日测定。如果患者的空腹血清胃泌素水平高于1 000 pg/ml和BAO大于15mmol/h，BAO与MAO的比值超过0.6，再加以溃疡病的临床表现，则胃泌素瘤的诊断可以明确。

4. 胃泌素激发试验 临床采用的激发试验有三种：①促胰液素试验；②钙刺激试验；③试餐试验。这三种激发试验中以促胰液素试验的诊断意义最大，因为它不仅操作方便，副作用少，更主要的是能较明确地判断所得结果。

（1）促胰液素试验：促胰液素对正常人有抑制胃泌素释放的作用，对胃泌素瘤的患者则有刺激作用，所以给正常人或其他普通十二指肠溃疡病人注射促胰液素后，血清胃泌素水平不会上升，而胃泌素瘤患者注射之后则会明显增高。方法是给病人静脉注射纯的促胰液素2mg/kg，在注射前的10和1分钟，以及注射后的2、5、10、15、20和30分钟分别取血测定血清胃泌素的含量。胃泌素瘤患者在注射后5分钟内，血清胃泌素即明显增高，如果比注射前的基础水平增高200pg/ml或以上，则为阳性。大约90%的胃泌素瘤患者呈现阳性反应。

（2）钙刺激试验：钙离子对正常人、普通消化道溃疡患者及胃泌素瘤患者都有刺激胃泌素的作用，但是对胃泌素瘤患者的刺激强度更大。此试验的方法为给患者以每小时5mg/kg剂量的葡萄糖酸钙连续静脉滴注3小时，在滴注前和滴注后每30分钟取血1次，分别测定血清钙和胃泌素含量，约有80%的患者在刺激后的血清胃泌素含量明显升高，如果比注射前升高400pg/ml或以上，则为阳性反应。正常人和普通十二指肠溃疡患者在刺激后血清胃泌素也会有轻度升高。因为钙刺激试验的敏感性和特异性均不够理想，现在已不常使用，多被促胰液素试验所取代。

（3）试餐试验：进食是一种生理性刺激，可以促使G细胞释放胃泌素，标准试餐由20g脂肪、30g蛋白质、25g碳水化合物组成。病人吃标准试餐前15和1分钟，吃后每15分钟分别取静脉血1次，连续90分钟，大约50%的胃泌素瘤患者进标准餐后，血清胃泌素水平有明显升高。不过，胃窦G细胞增生的病人进餐后血清胃泌素水平也会升高。所以试餐试验的敏感性和特异性很低。

在行胃泌素检查前，如患者服用PPIs则需停药1周后检查，服用H_2受体阻滞剂则需停药2天后检查。胃泌素检查如能和胃酸共同检查，则可提高诊断率，如果胃泌素升高而胃的pH＞2则胃泌素瘤的可能性不大。如果胃泌素水平升高达10倍且胃pH＜2则胃泌素瘤的诊断可以肯定。如果胃泌素水平升高小于10倍且胃pH＜2则约66%的可能为胃泌素瘤，这时需行激发试验和基础胃酸排出量（BAO）检查以排除其他使胃泌素升高的疾病（如幽门梗阻、幽门螺杆菌感染、胃窦G细胞增生、慢性肾衰及短肠综合征等）[55]。在胃泌素瘤病人中激发试验有87%～90%的阳性率，且当胃pH＜2.1时，几乎没有假阳性[56]。

（二）定位诊断

胃泌素瘤的术前定位较为困难，主要因胃泌素瘤的瘤体往往较小（＜2cm），多数病人的胃泌素瘤不止一个，且胃泌素瘤的分布范围较广泛。用于定位检查的方法主要有上消化道钡餐、内镜胃十二指肠检查、B超、CT、MRI、选择性血管造影、SRS受体核素检查、PTPC及ASVS等以及术中超声、术中内镜十二指肠透照检查等。胃泌素瘤的定位检查应该同时采用数种方法来取长补短，进行综合分析。原则上先易后难，上消化道钡餐及内镜胃十二指肠检查是必要的，B超和CT扫描应是常规，尽管其阳性率较低，SRS有较B超、CT和MRI更高的敏感性和特异性，但它对肿瘤大小和精确位置的信息是有限的[57, 58]，必要时行选择性动脉造影、PTPC及ASVS。总体上胃泌素瘤的定位诊断效果不满意。表14-5列出胃泌素瘤各种定位方法的敏感性及特异性

四、治 疗

（一）手术治疗

在所有胰腺内分泌肿瘤中，只有胃泌素瘤的手术治疗的争议最为明显。在早期胃泌素瘤的外科治疗主要针对复发性、难治性消化性溃疡并发

表 14-5　胃泌素瘤定位诊断方法的敏感性和特异性

定位方法	敏感性（%）	特异性（%）
原发瘤		
B 超	21～28	92～93
CT	35～59	83～100
MRI	21	33
SRS 核素检查		
选择性血管造影	35～68	84～94
PTPC	70～90	33～90
ASVS	77～89	100
术中超声	83	-
术中内镜胃肠壁透照	83	88
转移瘤		
B 超	14～63	100
CT	35～72	98～100
MRI	67	96～100
SRS 核素检查	22～64	-
选择性血管造影	33～86	100

各种严重并发症，由于无有效的抑酸药物，多采用全胃切除以减少胃酸分泌，减轻症状，避免并发症。直接针对胃泌素瘤本身的治愈率是很差的，除去行胰十二指肠切除手术的病人外的手术治愈率很低，仅有 0～10%[59]。强效抑酸药的问世已明显减少了全胃切除术的适应证，现多用于手术未能发现及切除原发肿瘤而内科治疗无效尤其是应用质子泵抑制剂等强效抑酸药后仍难以奏效者。另外胃泌素瘤与胃类癌的发生有一定的关系，在散发型胃泌素瘤病人中胃类癌的发生率 < 2%，而在MEN-1 型胃泌素瘤病人中胃类癌的发生率可达 13%～37%，其中有 10%～20%的这种与高胃泌素血症相关型胃类癌为恶性的，这些病人也需要行全胃切除术[60]。

随着人们对胃泌素瘤的认识，特别是对 MEN-1 型胃泌素瘤与散发型胃泌素瘤认识的进步，各种检查手段的发展，针对肿瘤本身的手术治愈率有了明显的提高。现在对散发型胃泌素瘤的手术治疗的观点比较一致，由于散发型胃泌素瘤中60%～90%为恶性[61]，如不手术切除而仅靠药物控制，肿瘤将出现侵袭转移，明显影响病人的长期生存。有研究结果表明胃泌素瘤术后即有60%患者的疾病得到控制，5年治愈率达40%，10年达34%[62]，在他们的 123 例病人的手术经验中，

93%的病人找到了肿瘤，在最后的81例病例均找到了肿瘤。在一项包括124例病人的外科手术的长期研究结果表明手术可明显降低肝转移的发生率（23% vs 3%，$P < 0.003$），并且延长了生存期，尽管生存期的延长尚无统计学意义（$P=0.085$）[63]。胃泌素瘤的手术治疗在原则上应尽可能手术根治，完全切除肿瘤，这是根治本病的唯一方法。胃泌素瘤的术前定位极为重要，尽管采取各种方法进行术前定位，但仍有较多病人术前定位为阴性，然而即使未能术前定位的病人仍需剖腹探查。术中探查的重点应放在胃泌素瘤三角，胰腺的探查方法与胰岛素瘤相同，胰外探查重点放在十二指肠，范围应包括小肠、肝、系膜根部、腹膜后及盆腔等。术中 B 超及术中十二指肠内镜透照检查均有助于发现肿瘤。对术中发现的可疑结节、淋巴结均需行病理检查，有部分病人可仅有淋巴结内胃泌素瘤而未发现原发灶甚至探查阴性。发现肿瘤后胰内的肿瘤切除与胰岛素瘤相同，胰外的肿瘤以局部切除为主。除非有根治性切除的把握，胰十二指肠切除是不提倡的。对于探查阴性的病人不提倡行盲目的胰或十二指肠切除。对于探查阴性的病人或已无法切除的病人，可行全胃切除术（不应行胃大部切除）或胃迷走神经切除术，这可明显减轻术后症状，减少抑酸药的用量，而且切除全胃有时在有些病人中可见有肿瘤的消退[64]。无论原发灶发现与否及切除与否局限性肝转移灶应尽量手术切除，未切除者 5 年生存率仅20%～38%，切除后可达79%。部位深在难以切除者，可行瘤体内无水酒精注射，肝动脉栓塞或结扎疗效均差。总的手术根治性切除率仅占30%。

对 MEN-1 型胃泌素瘤，因其病情相对较轻，多为多发十二指肠肿瘤（70%～80%），较难治愈性切除，较少恶性，抑酸药的治疗效果满意，外科手术的价值受到置疑。一般只有在肿瘤大于 2cm 时，因其可能发生恶性肝转移而需手术治疗。在 MEN-1 型胃泌素瘤病人中有 50%～60%的病人有淋巴结转移，但淋巴结转移与生存期不相关[62,65]。MEN-1 型胃泌素瘤一般均有甲状旁腺功能亢进甲旁亢，这类病人应在开腹手术前先行甲状旁腺手术，使血钙正常，纠正甲旁亢后可降低基础胃酸分泌、空腹血胃泌素水平，使阳性刺激试验转阴并增加抑酸药的敏感性[65]。

（二）内科治疗

内科药物治疗的基本目的是控制胃酸分泌、抑制肿瘤的生长。抑制胃酸分泌的常用药物为：①H_2受体拮抗剂，如西咪替丁（Cimetidine）、雷尼替丁（Ranitidine）、法莫替丁（Famotidine）及尼沙替丁（Nizatidine）等。其拮抗胃壁细胞膜上组胺2型受体，抑制胃酸的分泌；②质子泵抑制剂，如奥美拉唑（Omeprazole）、兰索拉唑（Lansoprazole）、潘妥拉唑（Pantoprazole）。其抑制胃壁细胞泌酸过程中所必需的H^+-K^+-ATP酶，使氢离子不能释放到细胞外，是目前最强的抑酸药；③长效生长抑素类似物，奥曲肽（Octreotide）及善龙（Sandostatin LAR），其具有抑制胃壁细胞释放胃酸及G细胞释放胃泌素。临床上刚开始应用，效果有待于观察；④恶性胃泌素瘤可行化疗。常用药物有链脲霉素（Streptozotocin）、5-FU、阿霉素（Adriamycin）等。化疗的效果有限。

第四节　胰高糖素瘤

胰高糖素瘤（glucagonoma）是起源于胰岛A细胞的内分泌肿瘤，非常罕见，其发病率不详。1942年由皮肤科医生Becker首先报道一例胰腺恶性肿瘤伴有皮肤坏死性红斑、口舌炎、糖尿病、贫血、体重下降、重度抑郁及静脉血栓等特殊症状的病人。后来人们发现此类病人的肿瘤由胰岛A细胞组成，并在肿瘤组织中检测到高浓度的胰高糖素，且病人血中亦有胰高糖素升高，从而确定此病是由于胰腺肿瘤分泌大量胰高糖素引起的，McGavran医生将其命名为胰高糖素瘤综合征。Wilkinson医生将胰高糖素瘤引起的典型的皮肤病变命名为坏死性迁徙性红斑（necrolytic migratory erythema）。胰高糖素瘤由胰岛A细胞产生，分泌大量胰高糖素不受控制地进入血液，从而产生一系列代谢异常而致病。血浆胰高糖素含巨胰高糖素、大分子胰高糖素、真性胰高糖素及低分子胰高糖素4种分子量不同的成分，肿瘤主要分泌大分子胰高糖素。胰高糖素的主要生理功能是促进肝糖原分解和糖异生，抑制糖酵解和脂肪生成。故在胰高糖素瘤时大量胰高糖素经门静脉进入肝脏导致糖原分解增加，血糖升高，糖异生的增强使血氨基酸水平明显降低，影响蛋白质代谢，脂肪合成减少且分解增加，这一系列因素构成了胰高糖素瘤的病理生理基础。

国外报道本病女性多于男性，男女之比为1∶2～3，平均年龄52岁（19～73岁），无儿童病例，合并MEN-1少见（约3%～5%）[66]。在不同的报告中肿瘤直径平均在5～10cm（0.4～35cm），几乎所有肿瘤均发生在胰腺（曾有1例报告发生在十二指肠），约占总数50%～80%的肿瘤发生在胰尾，50%～100%的肿瘤为恶性[67,68]，90%的肿瘤为单发。笔者总结胰高糖素瘤国内文献病例共34例，其中男22例，女12例，男女之比1.8∶1，此与国外病例相反。平均年龄47.6岁（28～66岁）。34例中，肿瘤单发者33例，占97.1（33/34），多发1例，占2.9%（1/34），为2个肿瘤。位于胰体尾部30例（88.2%），胰头4例（11.8%），无异位病例。在明确报告肿瘤大小25例中直径在10cm以上者4例（16%），5～10cm 9例（36%），2～5cm 9例（36%），2cm以下3例（12%），肿瘤最大直径17.5cm，平均5.23cm，9例未报告肿瘤大小，其中7例未接受手术。在29例报告良恶性的病例中，良性占17.2%（5/29），恶性占82.8%（24/29）。恶性病人中绝大多数为肝转移（22例），1例为腹腔淋巴结转移[69]。

一、临床表现

胰高糖素瘤较难早期发现，多因其他疾病或体征到医院检查时偶然发现胰腺肿瘤。本病最具特征性的临床表现是皮肤坏死性迁徙性红斑及糖尿病。

（一）糖尿病

多数胰高糖素瘤病例出现糖尿病，国内文献病例中58.8%有糖尿病，35.3%糖耐量异常。但胰高糖素瘤病人的糖尿病通常不重，原因可能与胰腺激素之间的相互制约有关：①胰高糖素促进肝糖原分解，血糖升高，高血糖刺激胰岛素分泌增加，这一反馈抑制机制防止血糖升高过多；②增多的胰高糖素导致D细胞分泌内源性生长抑制激素增加，起到抑制肿瘤细胞分泌胰高糖素的作用，从而降低血糖。

（二）坏死性游走性红斑

胰高糖素瘤最具特征性的临床表现是反复出现的、经久不愈的坏死性游走性红斑（necrolytic

migratory erythema, NME），大多数病例均有此皮损表现（国外病例报告NME的发生率达67%～90%，国内病例中85.7%有此表现），因此多数病例均有长期在皮肤科就诊的病史，容易误诊，国内病例中有1例误诊长达10年。仔细分析，NME仍有其固有特点：①好发部位为臀部、腹股沟、下肢、下腹部等皮肤皱褶易摩擦部位及口角等处；②通常皮疹初起时为高出皮面的红斑，其后中心逐渐苍白，出现水疱，继而水疱破溃，结痂，痂壳脱落后遗留皮肤色素沉着，1次皮损过程为1～2周；③皮损范围不断向外扩展，新老皮疹交替出现，临床上可以见到红斑、水疱、结痂、色素沉着并存的情况；④皮损活检特点为上层表皮坏死溶解，角质层部分浮起形成水疱，而表皮下层和真皮层正常。皮损形成的机制尚不完全清楚，胰高糖素本身并不引起皮损，其可能与低氨基酸血症、锌缺乏等有关。有时锌缺乏患者以及丙型病毒性肝炎病人也有类似坏死性迁徙性红斑的皮肤病损[70]，应注意鉴别诊断。

（三）贫血

贫血是大多数胰高糖素瘤病人的症状之一，在国内病人中贫血者占76.5%。一般为正常细胞性贫血。长期的低氨基酸血症、高分解代谢、消耗、营养不良等因素是造成贫血的常见原因，此外有学者认为胰高糖素抑制红细胞生长也是可能的原因之一。这类病人的贫血通常是正色素正细胞型，骨髓穿刺检查一般不出现红细胞生成异常。其血清铁、维生素B12和叶酸水平正常。常用的铁剂及维生素B12的方法不能纠正其贫血。进展期的恶性胰高糖素瘤和有肝转移的病人贫血程度重。

（四）口舌炎

口舌炎也是胰高糖素瘤较常见的症状，表现为口角溃烂、舌质绛红、开裂状如牛肉，口腔疼痛影响进食，经久不愈，如此也可导致贫血及消瘦。此症常伴皮疹出现，国内病例中有66.7%的病人有口角炎和舌炎，而口腔溃疡很少见。

（五）低氨基酸血症及消瘦

胰高糖素是分解代谢性激素，其增加氨基酸的分解代谢，故胰高糖素瘤病人100%有低氨基酸血症，血中氨基酸水平可比正常低1/2以上。氨基酸的分解代谢增加、负氮平衡、恶性病变的消耗、糖尿病的影响，以及舌炎疼痛影响进食等因素，胰高糖素瘤病人通常出现消瘦。国内病例中90%出现消瘦，有近30%的病人有低蛋白血症，甚至有部分病人有肌萎缩。

（六）其他

如1/3病人发生抑郁；外阴阴道炎发生率为12%；30%的病人有静脉血栓形成，严重血栓引起的肺梗死可以致死；15%的病人有腹泻现象。

二、诊 断

依据NME、糖尿病、口舌炎、贫血、消瘦、低氨基酸血症等临床表现，配合血浆胰高糖素水平、空腹血糖、糖耐量实验、血浆白蛋白水平、血浆氨基酸谱分析等实验室检查，胰高糖素瘤的定性诊断通常不难确定。但必须对NME及其合并的糖尿病的具体特点有足够的认识，进行皮损活检是必要的，否则极易误诊。由于本病的恶性率高，长期误诊的危害极大。

1. 测定血浆胰高糖素水平　正常血浆胰高糖素值是25～250pg/ml。在空腹时，血浆胰高糖素浓度超过1 000pg/ml才有确诊价值。肝功能不全、肾功能衰竭、重型应激反应、低血糖症、糖尿病酮症酸中毒、菌血症、饥饿以及家族性胰高糖素血症均可有血胰高糖素水平达500pg/ml以上者，有少数无症状或瘤体较小的胰高糖素瘤病例，血浆胰高糖素值在1 000pg/ml以下。

2. 皮疹和部分周围正常组织的活检在组织学上若符合前述坏死性迁徙性红斑的改变，对断定病情有帮助。但是必须与其他不典型的皮肤病鉴别。

3. 血中氨基酸水平的测定　糖原性氨基酸浓度低于正常的25%即有诊断意义。

4. 胰高糖素瘤的体积一般较其他胰腺内分泌瘤大，多在5～10cm，定位诊断的难度相对较小。B超和CT是首选的定位诊断方法，它们可以发现胰腺原发肿瘤的部位，还可发现淋巴结及肝转移结节。其他无创及有创检查可根据情况选择性使用。

三、治 疗

手术切除肿瘤是治疗胰高糖素瘤最主要的方法，也是唯一可能获得治愈的方法。但由于胰高糖素瘤在发现时多已有广泛转移，手术根治率较低。术式有胰体尾切除、胰腺部分切除、肿瘤摘除、Whipple术等，由于胰高糖素瘤通常较大并多位于胰尾部，故胰体尾切除术最为常用，必要时同时切除脾脏。国内34例病人中25例接受手术者即有17例为胰体尾切除术。对于肝转移的病灶应尽量争取切除，如此至少可以减少胰高糖素的分泌，达到减轻症状的效果。对于晚期失去手术时机的病例可以试行化疗，链脲霉素、氮烯咪胺（DTIC）、阿霉素、5-FU、丝裂霉素等可能有一定疗效，但应用尚少，经验尚难以总结。生长抑素长效类似物奥曲肽能使67%的病人皮疹好转，75%的病人血胰高糖素水平下降，但随时间延长它的疗效下降、用药量增加、副作用增加，其意义尚有待观察。α干扰素单用或与生长抑素合用对控制肿瘤生长及缓解症状有较好的效果。静脉补充锌、氨基酸及必需脂肪酸常能有效控制症状，减轻皮疹，改善营养状况，纠正贫血，但对肿瘤本身无作用。

本病大多为恶性，易误诊，发现确诊时已多为晚期并伴有肝转移，患者由于长期的营养不良、消瘦、贫血已经严重衰竭，但由于肿瘤生长缓慢，恶性病人有可能长期存活（最长可达20年）[71]，且有研究表明很多恶性病人的死亡与肿瘤无关[68]。在这种情况下，经过手术、生长抑素等积极的综合治疗，仍然有可能获得较高的缓解率和较长的生存期。

第五节 血管活性肠肽瘤

1958年Verner和Morrison首次报告了2例以顽固性腹泻和低血钾为主要表现的胰岛细胞瘤，人们将之命名为Verner-Morrison综合征。1967年，Marks等报告了以水样泻和无胃酸为主要表现的胰岛细胞瘤，并将其命名为WDHA综合征（watery-diarrhea-hypokalemia-achlorhydria syndrome），也有人称其为胰性霍乱（pancreatic cholera）。后来的研究发现此类病人的肿瘤组织中含有分泌VIP的细胞，血浆VIP浓度亦明显升高，并且给予正常健康志愿者静脉持续输注VIP 10小时后，所有受试者均出现水样泻，临床表现与WDHA综合征病人一致，从而证实肿瘤分泌大量的VIP是WDHA综合征病人的病因。血管活性肠肽瘤（VIPoma）的发病率极低，国外报告年发病率在1/1000万，国内到2001年只有约21例零散的病例报告。成人的发病年龄平均为49～50岁（32～81岁），女性略多于男性。儿童的发病年龄平均在2～4岁（10个月～9岁）。VIPoma合并MEN-1的几率较小，只有5%。胰外VIPoma占总数的16%，主要发生在交感神经，包括分泌VIP的神经节瘤、神经节母细胞瘤、嗜铬细胞瘤、化学感受器瘤等，此类肿瘤约占成人VIPoma的5%左右，儿童VIPoma几乎均由神经节瘤引起。VIPoma的恶性率为36%～68%，胰外VIPoma恶性率为10%，明显低于胰内VIPoma（50%～70%）。

一、临床表现

（一）腹泻

VIPoma的基本临床特征是伴有重度低血钾的大量分泌性腹泻。初期表现为发作性或间歇性，以后发展成为持续性水泻，在禁食后每日大便量仍在500ml以上，80%以上的病人每日腹泻量＞3L。病人伴有严重的脱水及电解质紊乱。大便检查无脓血，脂肪泻少见或轻微。VIPoma出现严重水泻的原因是由于肿瘤产生大量的VIP所致，VIP具有促进小肠、结肠分泌水及钾、钠、氯、碳酸氢盐等电解质的作用。有时VIPoma可同时分泌PHM（peptide histidine methionine，其与VIP共有同一前体肽，与VIP有相似但弱得多的作用）、促胰液素、抑胃肽、前列腺素等，这些激素也可能是引起腹泻的附加原因。

（二）低或无胃酸

VIP可抑制胃酸的分泌，约70%的病人有低胃酸或无胃酸的表现。有时部分肿瘤还分泌神经降压素、生长抑素等，它们也可能是低或无胃酸的原因。

（三）其他

有时可见其他非特异性症状，如消瘦、腹部绞痛、潮红等。部分病人有高钙、低磷、低镁，低镁有时可引起手足搐搦。部分病人有胆囊扩张。

二、诊　断

VIPoma的诊断需要明确：①是否有大量分泌

性腹泻；②是否有血浆 VIP 的明显升高；③明确胰内或胰外有无肿瘤的存在。

1. 分泌性腹泻　VIPoma 分泌性腹泻的特点：①大便量大于 1L/d，80% 的病人大于 3L/d。如大便量小于 700ml/d，VIPoma 的可能性不大；②禁食 48～72 小时大便量仍大于 500ml/d；③大便呈淡茶水样，无脓血；④大便内含大量的钾、钠、氯及碳酸氢盐等电解质，渗透压与血浆相近。

2. 血浆 VIP 测定　正常人血浆 VIP＜170pg/ml。文献报告两组 VIPoma 病人血浆 VIP 水平分别为 965pg/ml（225～1850pg/ml）和 702pg/ml（159～2530pg/ml）。血浆 VIP 应在空腹下测定，并应多次测定，尤其是在腹泻发作时取血测定。

3. 在明确有大量分泌性腹泻，有血浆 VIP 的明显升高后，应行影像学检查以确定胰腺内或胰腺外的肿物存在。VIPoma 通常较大（＞3cm），其诊断相对容易，B 超、CT、MRI、选择性血管造影等检查可达 80%～100% 的检出率，对于 1～3cm 的肿瘤可达到 50% 的检出率。对未能检出的肿瘤，生长抑素受体核素扫描检查及侵入性检查（如 PTPC 等）有助于诊断。

三、治　疗

1. 积极纠正水、电解质及酸碱平衡紊乱。
2. 手术治疗　原则和方法与前述的胰腺内分泌肿瘤相同，应努力切除一切可以切除的原发灶及转移灶。手术能使 33% 的病人全部症状缓解，使 30% 的病人治愈。
3. 药物治疗

（1）生长抑素类似物：奥曲肽是目前最有效的药物，可使 90% 的病人腹泻减轻，65% 的病人腹泻停止。但随应用时间延长疗效下降用药量增加，且不能控制恶性肿瘤的发展。

（2）化疗：对恶性 VIPoma 的疗效有限，用药及疗效与其他恶性胰腺内分泌肿瘤相同。

（3）其他药物：如皮质激素、吲哚美辛、可乐定、噻嗪类、锂剂、普萘洛尔、胃复安、苯乙哌啶、洛哌丁胺、血管紧张素 II、去甲肾上腺素等可能有一定作用，增加近段小肠的吸收及抑制小肠的分泌。

肝转移病灶的介入栓塞及化疗可取得一定的疗效。

第六节　生长抑素瘤

生长抑素瘤（somatostatinoma，SSoma）是起源于胰腺及小肠 D 细胞的内分泌肿瘤，分泌大量的生长抑素（SS，somatostatin）引起一系列临床症候群。此病 1977 年首次报道，极为罕见。SSoma 中 56%～75% 位于胰腺内，其中 67%～80% 位于胰头。胰外 SSoma 主要位于十二指肠（43%）、壶腹部（48%），少见于空肠（5%）及胆囊管（5%）。90% 的 SSoma 为单发性，平均直径为 4.9cm（1.5～10cm）。总的 SSoma 恶性率为 84%，其中胰内 SSoma 恶性率为 92%，小肠 SSoma 恶性率为 69%。SSoma 的平均发病年龄为 50 岁（30～84 岁）。胰内 SSoma 的男女发病比为 1∶2，小肠 SSoma 中男性占 60%。

一、临床表现

主要临床表现见表 14-6。

表 14-6　生长抑素瘤的临床表现

临床表现	发生率（%）	
	胰内 SSoma（27 例）	小肠 SSoma（21 例）
临床表现		
糖尿病	95	21
胆囊疾病	94	43
腹泻	97	36
体重下降	90	44
实验室检查		
脂肪泻	83	12
低胃酸	86	17

大约 5% 的 SSoma 同时伴有其他内分泌病变，如 MEN-1 或混合型 MEN、胰岛素瘤等，由此可产生相应的复杂的临床表现。

二、诊　断

本病在临床症状上无特异性且多不很重，因此多在检查中偶然发现。确诊主要靠：血浆生长抑素水平升高、有胰内或胰外的肿瘤及肿瘤组织细胞内的免疫组化检查 SS 反应阳性。SSoma 通常体积较大，容易定位诊断。

三、治 疗

手术治疗是治愈SSoma的唯一手段，但SSoma在发现时多已有广泛的转移而失去手术根治的机会，手术的原则及方法同前述。

内科治疗主要是对症及支持治疗，化疗等抗肿瘤治疗效果不理想，肝转移的介入治疗可起一定的作用。总的治疗效果及预后不佳。

第七节 生长激素释放因子瘤

生长激素释放因子瘤（GRFoma）是1982年首次报道的一种内分泌肿瘤，其分泌大量生长激素释放因子，刺激垂体分泌生长激素而引起肢端肥大症。GRFoma主要发生在肺部（54%），还可发生在胰腺（30%）、空肠（7%）及其他部位（12%），胰腺内的GRFoma主要位于胰尾部。GRFoma的恶性率为30%。30%的GRFoma为多发性且均为MEN-1的组成部分。

一、临床表现

GRFoma的主要临床表现为：①肢端肥大症。GRFoma的肢端肥大症与普通肢端肥大症无区别，其在全部肢端肥大症中仅占不足2%；②其他内分泌表现。主要有胃泌素瘤表现、库欣综合征及胰岛素瘤的表现等。胰腺GRFoma合并胃泌素瘤和库欣综合征者各为40%；③肿瘤本身引起的局部症状，如隐痛不适、局部包块等。

二、诊 断

GRFoma的诊断主要靠临床表现及血GRF、生长激素水平的测定。GRFoma病人血中GRF与生长激素水平均明显增高。生长激素水平女性病人可高于10μg/L，男性可高于5μg/L，而正常人及非GRFoma的肢端肥大症病人的生长激素水平一般不超过0.2μg/L。血GRF水平超过300pg/ml有诊断意义。GRFoma通常较大，一般＞6cm（1～25cm），定位诊断相对容易。

三、治 疗

GRFoma的手术治疗原则和方法与其他胰腺内分泌肿瘤相同。手术不能切除的肿瘤或作为手术前准备时可用药物控制，常用药物主要有：①溴隐停（bromocriptine），其通过激动垂体细胞的多巴胺受体，减少生长激素的释放，改善病人的症状。②奥曲肽，可使生长激素的释放量明显减少，症状明显改善。

第八节 无功能胰岛细胞瘤及胰多肽瘤

无功能胰岛细胞瘤为来源于胰岛内分泌细胞的无临床特异性内分泌表现的肿瘤。无功能胰岛细胞瘤并非无分泌功能，其没有临床特异性内分泌表现的原因可能是：①其分泌的物质不引起明显的临床表现，如分泌的胰多肽（PP）；②分泌的激素过少，不致引起明显的临床表现；③分泌多种功能相拮抗的激素；④肿瘤细胞功能缺陷，只能合成但不能释放；⑤或者肿瘤细胞只能合成激素原而不能进行进一步的加工修饰。胰多肽瘤（PPoma）是大量分泌PP（pancreatic polypeptide）的胰腺内分泌肿瘤，一般无明显PP相关的特异的临床表现，主要表现为肿瘤的局部症状。在动物及人体的实验中显示PP具有促进小肠水及电解质的分泌，抑制胰腺的胰液、电解质及酶的分泌，使胆囊的收缩减弱，增强Oddi括约肌的张力，促进胃肠运动等。但在临床上病人多无与此肽相关的特异性的临床表现，无特异性表现的原因目前尚不清楚，可能与分泌的胰多肽样物质无活性有关。临床上多将其诊断为无功能胰岛细胞瘤，以前的无功能胰岛细胞瘤中可能有50%～75%的病人是PPoma。组织学上PPoma和无功能胰岛细胞瘤相似，免疫组化检查有时也难以将它们与其他胰腺内分泌肿瘤分开，免疫组化检查PPoma和无功能胰岛细胞瘤的肿瘤组织中可含有多种胃肠肽。目前尚无资料说明PPoma和无功能胰岛细胞瘤在生物学行为、临床表现有不同，因PPoma在临床表现及诊治上与无功能胰岛细胞瘤较难区别，故放在一起讨论。在MEN-1病人的尸检胰腺组织中几乎均可见到无功能胰岛细胞瘤。

PPoma和无功能胰岛细胞瘤通常较大（多＞5cm）、单发（MEN-1组成部分的病人常为多发），国外报道其发生在胰头、体、尾的比率为14:2:3，恶性率为64%～92%。发病年龄多在40～60岁，性别无明显差异。笔者2002年总结国内文献病例237例[72]，其中男女之比1:2.9，女性明显多于男性。平均年龄为34.2岁（4～72岁），女性平均年龄29.6岁，男性平均年龄40.5岁，女性病人年龄明显小于男性。肿瘤单发者占99%。肿瘤发生在胰头钩部、胰体部、胰尾部的比例为1.4：1：1，胰外肿瘤占5.4%。93.3%的肿瘤直径大于3.0cm。在237例中，良性占65.0%，恶性占35.0%。

一、临床表现

主要由于肿瘤局部生长、压迫及远处转移（主要是肝）引起。如局部的肿块、饱胀感、上腹隐痛不适、恶心、呕吐等，胰头肿物压迫胆总管或肿物的广泛肝转移可引起黄疸，压迫阻塞胰管引起胰腺炎等。在国内文献报告169病例中的临床表现见表14-7。

表14-7　169例病人主要临床表现

临床表现	例数	%
腹部包块	132	77.6
腹痛	65	38.2
腹胀	34	20.0
消瘦	26	15.3
黄疸	23	13.5
食欲不振	23	13.5
腹部不适	22	12.9
恶心、呕吐	12	7.1
发热	9	5.3

二、诊　断

无功能胰岛细胞瘤除腹部包块及压迫症状外，很少有特异性的临床表现。其临床表现主要由于肿瘤局部生长、压迫及远处转移（主要转移至肝、淋巴结，晚期可致骨转移）引起。如局部的肿块、饱胀感、上腹隐痛不适、恶心、呕吐等，胰头肿物压迫胆总管或肿物的广泛肝转移可引起黄疸，压迫阻塞胰管引起胰腺炎等。由于缺乏功能性胰腺内分泌肿瘤的表现，故其较难与胰腺或腹膜后其他肿瘤鉴别，大多在手术后病理证实。因此无功能胰岛细胞瘤术前的定性诊断较为困难，术前诊断的要点首先是要能在术前想到本病，再进行相应的辅助检查，主要通过实验室检查及影像学检查及细针穿刺细胞学检查等来鉴别诊断。实验室检查包括：①血胰多肽检测。血浆PP检查有一定的意义，但血浆PP水平升高并不是PPoma的绝对指标，文献报道22%～71%的功能性胰岛细胞瘤血浆PP升高。另外，老年人、肠袢切除后、嗜酒、慢性肾功能不全、糖尿病等病人以及餐后也可有血浆PP升高的现象。有研究认为阿托品抑制试验可能有鉴别意义，无胰腺内分泌肿瘤的病人血浆PP可降低50%，但这一方法无广泛的临床验证，其实际意义尚未确定。②血嗜铬粒素（chromogranin A、B或C）及神经元特异性烯醇化酶（NSE）是较为特异的神经内分泌细胞标志物，对其的检测有助于内分泌性胰腺细胞瘤的诊断，有研究表明其对无功能胃肠道胰腺内分泌肿瘤的敏感性为55%，特异性为94%[73]。影像学检查包括：①血管造影检查（DSA）：无功能胰岛细胞瘤为高血供肿瘤，而胰腺外分泌恶性肿瘤多为低血供肿瘤，在血管造影检查上有一定区别。对异位的无功能胰岛细胞瘤，血管造影较难与腹膜后肿瘤等其他肿瘤鉴别。②生长抑素受体核素显像检查：对鉴别内分泌肿瘤和其他胰腺或腹膜后间质肿瘤有明显意义，其对无功能胃肠道胰腺内分泌肿瘤的敏感率为77%，特异性为94%[72]。细针穿刺细胞学检查对胰腺占位性病变具有十分重要的意义，是术前定性诊断胰腺占位病变的首选方法。无功能胰岛细胞瘤体积一般较大（90%以上的肿瘤＞3.0cm），定位诊断并不困难，B超及CT多可准确定位。

三、治　疗

手术切除是无功能胰岛细胞瘤的首选治疗方法，对胰腺内分泌肿瘤无论良恶性，手术切除的原则是扩大根治，尽量切除一切可切除的肿瘤及远处转移病灶（包括肝转移灶切除等）。采取扩大根治的理由是：①良性无功能胰岛细胞瘤有可能转变为恶性；②胰腺恶性内分泌肿瘤的预后较其他胰腺恶性肿瘤好；③无论原发及转移性胰腺良恶性内分泌肿瘤均是膨胀性而非浸润性生长，有利于切除肿瘤组织；④尽量切除肿瘤组织后有利于提高术后化疗的效果。协和医院曾进行多例Whipple加半肝切除手术，效果较为满意。无功能胰岛细胞瘤如能在术前诊断，对决定手术方式及判断预后有较大帮助。从文献报告的结果看，恶性无功能胰岛细胞瘤的远期疗效和预后远远好于胰腺外分泌肿瘤,因此对有肝转移的恶性无功能胰岛细胞瘤的手术态度要比胰腺外分泌恶性肿瘤积极,并且要进行积极的综合治疗。对国内文献病例中的52例恶性无功能胰岛细胞瘤随访结果1年生存率为76.2%,3年生存率为62%,5年生存率为53.1%。

国外报道无功能胰岛细胞瘤恶性率为64%~92%,与国内35%左右的恶性率不同,原因不清,可能有诊断标准的差异,也可能存在人种差异。无功能胰岛细胞瘤的良恶性病理诊断较为困难,核分裂像及异型性并不能确定为恶性,周围组织及血管的浸润,淋巴结及肝等的转移是恶性的标志。

内科综合治疗与其他胰腺恶性内分泌肿瘤一致。

第九节 导致其他少见综合征的内分泌肿瘤

一、ACTH瘤

有些胰腺内分泌肿瘤病人可伴有库欣综合征。在MEN-1型胃泌素瘤病人中19%存在库欣综合征,散发型胃泌素瘤中5%存在库欣综合征。这些病人的库欣综合征一般较严重,有转移的病人对化疗反应差,预后不佳。一些病人的库欣综合征可以出现在其他临床表现之前。

二、神经降压素瘤

有少数报道伴有分泌神经降压素的胰腺内分泌肿瘤,其分泌的神经降压素(neurotensin)具有降低血压、抑制胃酸分泌、减弱胃肠运动、刺激胰腺分泌、降低体温的生物效应。临床上可引起腹泻伴低血钾、心动过速、体重下降、糖尿病、发绀、低血压、皮肤潮红等。VIPoma和胃泌素瘤病人血浆神经降压素也可增高,但这些病人的临床表现与神经降压素正常的VIPoma和胃泌素瘤病人并无不同,因此有人认为是否存在独立的神经降压素瘤尚有待研究。

(杨志英 钱家鸣)

参 考 文 献

1. Service FJ, McMahon MM, O'Brien PC, et al. Functioning insulinoma - incidence, recurrence, and long-term survival of patients: A 60-year study. *Mayo Clin Proc*, 1991, 66:711-719
2. Jensen RT. Pancreatic endocrine tumors:recent advances. *Ann of Oncol*, 1999, 10(Suppl 4): S170-S176
3. DelValle J. 卓-艾综合征. 见: 陈元方, T. Yamada, 主编. 胃肠肽类激素基础与临床. 北京: 北京医科大学、中国协和医科大学联合出版社, 1997. 678-700
4. Eriksson B, Oberg K. Neuroendocrine tumors of the pancreas. *British Journal of Surgery*, 2000, 87:129-131
5. Harmmar S, Sale G. Multiple hormone producing islet cell carcinomas of the pancreas. A morphological and biochemical investigation. *Hum Pathol*, 1975, 6:349-362
6. Chiang HC, O'Dorisio TM, Huang SC, et al. Multiple hormone elevations in patients with Zollinger-Ellison syndrome: prospective study of clinical significance and of the development of a second symptomatic pancreatic endocrine tumor syndrome. *Gastroenterology*, 1990, 99: 1565
7. Jensen RT, Norton JA. Endocrine neoplasms of the pancreas. In: Yamada T, et al, eds. *Textbook of Gastroenterology*. 2nd ed, Vol 2. Philadelphia: Lippincott , 1995. 2131-2160
8. Mukai K, Greider MH, Grotting JC, et al. Retrospective study of 77 pancreatic endocrine tumors using the immunoperoxidase method. *Am J Surg Pathol*, 1982, 6:387-399
9. Pearse AGE. The APUD concept and hormone production. *Clin Endocrinol Metab*, 1980, 17:211-22
10. Baudin E, Gigliotti A, Ducreux M, et al. Neuron-specific enolase and chromogranin A as markers of neuroendocrine tumors. *Br J Cancer*, 1998, 78: 1102-1107
11. Ruschoff J, Willemer S, Brunzel M, et al. Nucleolar organizer regions and glycoprotein-hormone alpha-chain reaction as markers of malignancy in

endocrine tumors of the pancreas. *Histopathology*, 1993, 22:51-57

12. Kahn CR, Rosen SW, Weintraub BD, *et al*. Ectopic production of chorionic gonadotropin and its subunits by islet-cell tumors. A specific marker for malignancy. *N Engl J Med*, 1977, 297: 565

13. Metz DC, Jensen RT, Bale AE, *et al*. Multiple endocrine neoplasia type 1: clinical features and management. In: Bilezekian JP, Levine MA, Marcus R, eds. *The Parathyroids*. New York: Raven press, 1994. 591

14. Norton JA, Jensen RT. Multiple endocrine neoplasia. In: DeVita Vt, Hellman S, Rosenberg SA, eds. *Cancer: Principles and Practice of Oncology*. 5th ed. Philadelphia: Lippincott-Raven Publishers, 1997. 1273

15. Norton JA, Levin B, Jensen RT. Cancer of the endocrine system. In: DeVita Vt, Hellman S, Rosenberg SA, eds. *Cancer: Principles and Practice of Oncology*. 4th ed. Philadelphia: JB Lippincott, 1993. 1333

16. Thompson NW, Eckhauser FE, Vinik AI, *et al*. Cystic neuroendocrine neoplasms of the pancreas and liver. *Ann Surg*, 1985, 199: 158-164

17. Leone BE, Mangili F, Vagani A, *et al*. Coexpression of insulin and somatostatin in single secretory granules of a pancreatic endocrine tumor. *Pathol Res Pract*, 1993, 189:458-462

18. Williams AJ, Coates PJ, Lowe DG, *et al*. Immunochemical investigations of insulinomas for islet amyloid polypeptide and insulin: evidence of differential synthesis and storage. *Histopathology*, 1992, 21:215-223

19. Liu TH, Tseng HC, Zhu Y, *et al*. Insulinoma: an immunocytochemical and morphologic analysis of 95 cases. *Cancer*, 1985, 56:1420-1429

20. Graeme-Cook F, Bell DA, Flotte TJ, *et al*. Aneuploidy in pancreatic insulinomas does not predict malignancy. *Cancer*, 1990, 66:2365-2368

21. Danforth DN, Gorden P, Brennan MF. Metastatic insulin-secreting carcinoma of the pancreas: clinical course and the role of surgery. *Surgery*, 1984, 96: 1027-1036

22. Lack EE. Pancreatic endocrine neoplasms. In: Lack EE, ed. *Pathology of the pancreas, Gallbladder, Extrahepatic Biliary Tract and Ampullary Region*. New York: Oxford University Press, 2003. 323-373

23. Rindi G, Capella C, Solcia E. Introduction to a revised clinicopathological classification of neuroendocrine tumors of the gastroenteropancreatic tract. *Q J. Nucl Med*, 2000, 44:13-21

24. Kumbasar B, Kamel R, Tekes A, *et al*. Imaging of neuroendocrine tumors accuracy of helical CT versus SRS. *Abdominal Imaging*, 2004, 29:696-702

25. Krenning EP, Kweckeboom DJ, Bakker WH, *et al*. Somatostatin receptor scintigraphy with [^{111}In-DTPA-D-Phe]- and [^{123}Tyr^3]-octreotide: the Rotterdam experience with more than 1, 000 patients. *Eur J Nucl Med*, 1993, 20: 716-731

26. Kisher O, Weinel RJ, Geks J, *et al*. Value of somatostatin receptor scintigraphy for preoperative localization of carcinoids. *World J Surg*, 1996, 20:162-167

27. Lebtahi R, Cadiot G, Sarda L, *et al*. Clinical impact of somatostatin receptor scintigraphy in the management of patients with neuroendocrine gastroenteropancreatic tumor. *J Nucl Med*, 1997, 38:853-858

28. Chiti A, Fanti S, Savelli G, *et al*. Comparison of somatostatin receptor imaging, computed tomography and ultrasound in the clinical management of neuroendocrine gastroenteropancreatic tumors. *Eur J Nucl Med*, 1998, 25:1396-1403

29. Tiensuu Janson E, Westlin JE, Eriksson B, *et al*. [^{111}In-DTPA-D-Phe]-octreotide scintigraphy in patients with carcinoid tumor- the predictive value for somatostatin analogue treatment. *Eur J Endocrinol*, 1994; 131:575-576

30. Adams S, Baum R, Rink T, *et al*. Limited value of fluorine-18 fluorodeoxyglucose positron emission tomography for the imaging of neuroendocrine tumors. *Eur J Nucl Med*, 1998, 25:79-83

31. Orlefors H, Sundin A, Lilja A, et al. Positron emission tomography (PET) with 5-hydroxytryptophan (5-HTP) in the diagnosis and treatment follow-up of carcinoid tumor. *J Clin Oncol*, 1998, 7: 2534-2541

32. Sundin, Eriksson B, Bergstrom M, et al. Demonstration of [^{11}C]-5-hydroxy-L-trytophan accumulation and decarboxylation in carcinoid tumors by specific positioning labeling in positron emission tomography. *Nucl Med Biol*, 2000, 27:33-41

33. Ahlstrom H, Eriksson B, Bergstrom M, et al. Pancreatic neuroendocrine tumors: diagnosis with PET. *Radiology*, 1995, 195: 333-337

34. Bergstrom M, Eriksson B, Oberg K, et al. In vivo demonstration of enzyme activity in endocrine pancreatic tumors-decarboxylation of ^{11}C-dopamine. *J Nucl Med*, 1996, 36: 32-37

35. 金征宇, 赵平, 李晓光, 等. 经动脉钙剂刺激试验术前定位诊断胰岛素瘤的价值. 中华放射学杂志, 2002, 36:44-47

36. Ringe B, Lorf T, Dopkens K, et al. Treatment of hepatic metastases from gastroenteropancreatic neuroendocrine tumors:role of liver transplantation. *World J Surg*, 2001, 25:697-699

37. Behr TH, Arnold R, Wied M. Somatostatin analogues in the treatment of endocrine tumors of the gastrointestinal tract. *Expert Opinion on Pharmacotherapy*, 2002, 3 : 643-656

38. Fjallskog ML, Sundin A, Westlin JE, et al. Treatment of malignant endocrine pancreatic tumor with a combination of α-interferon and Somatostatin analogs. *Medical Oncology*, 2002, 19 : 35-42

39. Charles N, Marc F, Anne-Laure G, et al. Long-term efficacy of radionuclide therapy in patients with disseminated neuroendocrine tumor uncontrolled by conventional therapy. *J Nucl Med*, 2004, 45 : 1660-1668

40. Maton PN, Lack EE, Collen MJ, et al. The effect of Zollinger-Ellison syndrome and omperazole therapy on gastric oxyntic endocrine cells. *Gastroenterology*, 1990, 99: 943

41. Yu F, Venzon DJ, Goebel SU, et al. Prospective study of the clinical course, prognostic factors and survival in patients with long-standing Zollinger-Ellison syndrome. *J Clin Oncol*, 1999, 17: 615-630

42. Zhao YP, Wang X, Yang B, et al. Pancreatic insulinomas: experience in 220 patients. *Chin J Surg*, 2000, 38: 10-13

43. 杨志英, 刘展, 赵平, 等. 国内近20年胰岛素瘤的回顾分析. 中华医学杂志, 2001, 81 : 757-758

44. Grant CS. Surgical aspects of hyperinsulinemic hypoglycemia. *Endocrinol Metab Clin North Am*, 1999, 28:533-554

45. Boukhman MP, Karam JM, Shaver J, et al. Localization of insulinomas. *Arch Surg*, 1999, 134:818-822

46. 杨志英. 1078例胰岛素瘤的定位诊断. 外科理论与实践, 2001, 6 : 87-90

47. Wynick D, Anderson JV, Williams SJ, et al. Resistance of metastatic pancreatic endocrine tumors after long-treatment with the somatostatin analogue octreotide (SMS 201-995). *Clin Endocrinal* (Oxf), 1989, 30: 385

48. Roy P, Venzon DJ, Shojamanesh H, et al. Zollinger-Ellison syndrome: clinical presentation in 261 patients. Medicine, 2000, 79: 379-411

49. Noda S, Norton JA, Jensen RT, et al. Surgical resection of intracardiac gastrinoma. *Annals of Thoracic Surgery*, 1999, 67: 532-533

50. Abou-SaifA, Lei J, Mcdonald TJ, et al. A new cause of Zollinger-Ellison syndrome: non-small cell lung cancer. *Gastroenterology*, 2001, 120: 1271-1278

51. Norton JA, Alexander HA, FrakerDL, et al. Possible primary lymph node gastrinomas: occurrence, natural history and predictive factors: a prospective study. *Ann Surg*, 2003, 237:650-659

52. Herrmann ME, Ciesla MC, Chejfec G, et al. Primary nodal gastrinomas: an immunohistochemical study in support of a theory. *Arch Pathol Lab Med*, 2000, 124: 832-835

53. Perrier ND, Batts KP, Thompson GB, et al. An immunohistochemical survey for neuroendocrine cells in regional pancreatic lymph nodes: a plau-

sible explanation for primary nodal gastrinomas? *Surgery*, 1995, 118:957-965
54. Corleto VD, Annibale B, Gibril F, et al. Dose the widespread use of proton pump inhibitors mask, complicate and/or delay the diagnosis of Zollinger-Ellison syndrome. *Aliment Pharmacol Ther*, 2001, 15: 1555-1561
55. Roy P, Venzon DJ, Feigenbaum KM, et al. Gastric secretion in Zollinger-Ellison syndrome: Correlation with clinical expression, tumor extent and role in diagnosis — a prospective NIH study of 235 patients and review of the literature in 984 cases. *Medicine* (Baltimore), 2001, 80: 189-222
56. Frucht H, Howard JM, Slaff JI, et al. Secretin and calcium provocative tests in the Zollinger-Ellison syndrome: a prospective study. *Ann Intern Med*, 1989, 111: 713-722
57. Gibril F, Reynolds JC, Doppman JL, et al. Somatostatin receptor scintigraphy: its sensitivity compared with that of other imaging methods in detecting primary and metastatic gastrinomas: a prospective study. *Ann Intern Med*, 1996, 125:26-34
58. Alexander HR, Fraker DL, Norton JA, et al. Prospective study of somatostatin receptor scintigraphy and its effect on operative outcome in patients with Zollionger-Ellison syndrome. *Ann Surg*, 1998, 222:228-238
59. Norton JA, Jensen RT. Resolved and unresolved controversies in the surgical management of patients with Zollinger-Ellison syndrome. *Ann Surg*, 2004, 240: 757-773
60. Norton JA, Melcher ML, Gibril F, et al. Gastric carcinoid tumors in multiple endocrine neoplasia-1 patients with Zollinger-Ellison syndrome can be symptomatic, demonstrate aggressive growth, and require surgical treatment. *Surgery*, 2004 Dec,136 (6): 1267-1274
61. Jensen RT, Gardner JD. Gastrinoma. In: Go V L W DiMagno E P, Gardner J D, et al, eds. *The Pancreas: Biology, Pathobiology and Disease*. 2nd ed. New York: Raven Press, 1993. 931-978
62. Norton JA, Fraker DL, Alexander HR, et al. Surgery to cure the Zollinger-Ellison syndrome. *New England Journal of Medicine*, 1999, 341: 635-644
63. Fraker D L, Jensen RT. Pancreatic endocrine tumors. In: V T DeVita, S Hellman and S A Rosenberg, eds. *Cancer: Principles and Practice of Oncology*. 5th ed. Philadelphia: Lippincott-Raven Publishers, 1997. 1678-1704
64. Morowitz DA, Levice AE. Maligant Zollinger-Ellison syndrome. Remission of primary and metastatic pancreatic tumor after gastrectomy. Report of a case and review of the literature. *Am J Gastroenterol*, 1986, 81:471-473
65. Jensen RT. Management of the Zollinger-Ellison syndrome in patients with multiple endocrine neoplasia type 1. *J Intern Med*, 1998, 243: 477-488
66. Wermers RA, Fatourechi V, Kvols LK. Clinical spectrum of hyperglucagonemia associated with malignant neuroendocrine tumors. *Mayo Clinic Proceedings*, 1996, 71: 1030-1038
67. Stacpoole PW. The glucagonoma syndrome: clinical features, diagnosis, and treatment. *Endocrine Reviews*, 1981, 2: 347-361
68. Wermers RA, Fatourechi V, Wynne AG, et al. The glucagonoma syndrome. Clinical and pathologic features in 21 patients. *Medicine*, 1996, 75: 53-63
69. 刘展, 杨志英, 唐伟松, 等. 胰高糖素瘤的诊治. 消化外科, 2005, 4 : 329-332
70. El Darouti M, Abu EE. Necrolytic acral erythema: a cutaneous marker of viral hepatitis C. *International Journal of Dermatology*, 1996, 35: 252-256
71. Nightingale KJ, Davies MG & Kingsnorth AN. Glucagonoma syndrome: survival 24 years following diagnosis. *Digestive Surgery*, 1999, 16: 68-71
72. 杨志英, 赵平, 刘展, 等. 无功能性胰岛细胞瘤237 例分析. 中华医学杂志, 2002, 82: 87-90
73. Cimitan M, Buonadonna A, Cannizzaro R, et al. Somatostatin receptor scintigraphy versus chromogranin A assay in the management of patients with neuroendocrine tumors of different types: clinical role. *Annals of Oncology*, 2003, 14: 1135-1141

第十五章　胰腺囊腺瘤和囊腺癌

赵平
田艳涛

第一节　概　述

胰腺囊腺瘤和囊腺癌是一类少见的胰腺外分泌肿瘤，约占胰腺肿瘤的1%，胰腺囊性肿瘤的10%～15%，胰腺囊腺瘤和囊腺癌发病之比约1.5：1。Becourt报道了首例胰腺囊腺瘤后，1934年Liechtenstein发现胰腺囊腺瘤可发生恶变。我国陈海琼在1965年首次报道了4例胰腺囊腺瘤；80年代初期，曾宪九[1]又报道了6例胰腺囊腺瘤和囊腺癌，此后20年间，国内外许多专家学者对胰腺囊腺瘤和囊腺癌进行了较多的研究。

胰腺囊腺瘤和囊腺癌病因尚不明了，组织学起源上也有争议，一般认为胰腺囊性肿瘤起源于中央腺泡细胞和管状细胞，也有人认为起源于导管上皮基质细胞。胰腺囊腺瘤和囊腺癌发病率较低，Cubilla在300万名住院病人中统计其发病率不到0.1‰，在连续2 587例尸解中仅发现1例。曾宪九在6万住院病人中发现6例（0.1‰）。长海医院在15年间收治23名胰腺囊腺瘤和囊腺癌病人，占同期住院患者人数的0.146‰。解放军总医院2 331例尸检中仅发现1例，在142 134例活检标本中发现6例。根据我国文献综合分析，胰腺囊腺瘤仅占胰腺恶性肿瘤的1%，囊腺瘤和囊腺癌之比约为1.5：1。与胰腺实体瘤相比，发病率明显低[2]。

第二节　分类与临床病理特点

1978年Compagno[3]根据胰腺囊性肿瘤的临床病理分析，提出以下分类标准：

一、浆液性囊腺瘤

又称微囊腺瘤和富糖原囊腺瘤，为最常见的胰腺囊性肿瘤。起源于胰腺中央的腺细胞，占胰腺外分泌肿瘤的1%，占胰腺囊性病变的4%～10%，多见于女性，男女比例为1：2～1：9。发病年龄50～80岁，多在60岁以上。2/3发生在胰体尾部。大体观察，浆液性囊腺瘤外观为大的球形或椭圆形多房的囊性肿瘤，分界清楚，通常6～11cm大小，最大直径可达25cm以上。切面为无数大小不等、直径1～2cm的微囊和放射状纤维间隔形成的蜂房状、海绵状或肺泡状结构，越向外围囊越大。囊内含稀薄、清亮的液体，囊液富含糖原，没有或很少黏液。肿块中央纤维基质常见星芒状瘢痕或钙化。组织学检查，其囊壁一般较光滑，内衬1～2层扁平上皮或立方上皮，少有乳头状结构，胞浆透明，内富含糖原，PAS染色阳性，核小圆形，核仁不明显，小囊之间的纤维梁索内有大量Langerhan胰岛。通常为良性，一般不发生恶变。免疫组化黏蛋白（mucin）和CEA染色阴性。

二、黏液性囊腺瘤

又称巨囊腺瘤。较浆液性囊腺瘤少见，占胰腺外分泌肿瘤的1%，女性多见，男女发病率为1:2～1:6，发病年龄多在50～60岁。多发生于胰尾部，囊肿一般较大，多在7～13cm之间，最大可达30cm。可以是单囊，也可以是多个直径＞2cm的大囊组成的多囊性病变，囊内含有蛋清样厚而混浊的黏液，有时呈棕色或血性。通常囊肿与主胰管不交通。镜下囊壁由产生黏液的高柱状上皮构成，细胞大小较一致，通常无异型，有时呈乳头状生长突入囊腔。乳头上皮多为高柱状假复层，增生活跃，囊壁间隔纤维组织一般较薄，其间可见实性腺瘤组织小灶，缺乏正常小叶与导管结构。根据囊壁上皮的异型程度区分良恶性。上皮没有异型称黏液性囊腺瘤，有重度异性即为黏液性囊腺癌，二者之间为交界性肿瘤。黏液性囊腺瘤有潜在的恶性，恶变的早期仅在囊壁或房间隔局部出现恶性病变，必须多处取材以免误诊。免疫组化CEA、CA19-9阳性，囊液内CEA、CA19-9也可以升高。Warshaw等发现有部分浆液性囊腺瘤也可呈巨囊性肿瘤，因此，单纯根据囊肿的大小鉴别上述两类肿瘤是不可靠的。浆液性和黏液性囊腺瘤的简要特征比较见表15-1[4]。

表15-1　两种囊腺瘤的特征

浆液性囊腺瘤	黏液性囊腺瘤
切面呈蜂窝状	单个或多个较大囊腔
切面中央有放射状钙化	囊内有乳头状隆起
囊腔＜2cm	囊腔＞2cm
含浆液	含黏液
骰状上皮含糖原	柱状上皮
很少恶变	常易恶变

曾有报告80%黏液性囊腺瘤可发现局部非典型增生或恶性表现，因而有人认为胰腺黏液性囊性肿瘤没有良性的，均应作为恶性看待，只不过恶性表现是隐性还是显性而已[3,5]。故在诊断黏液性囊腺瘤时，应注意多取材检查有无浸润，当发现囊腺瘤的乳头增生明显活跃时，特别要注意瘤细胞的间变形态，如核大深染、核分裂像多、病理性核分裂及腺管背靠背、共壁等恶性特征，还要观察瘤细胞是否穿透基底膜、向囊壁浸润及围绕神经纤维浸润等恶性现象，以免造成误诊。

三、黏液性囊腺癌

也属巨囊性肿瘤，发病年龄平均为55岁。男女发病率大约1:2。一般认为起源于胰腺大导管的上皮，部分学者认为胰腺囊腺癌多数由黏液性囊腺瘤恶变而来，瘤体越大，癌变的可能性越大。胰腺囊腺癌的临床表现与胰腺囊腺瘤相似，临床上难以鉴别，囊性肿块一般很大，呈多囊性，内有大量黏液，有明显的包膜，与邻近脏器可有粘连或侵蚀，但较少呈浸润性生长。囊壁厚薄不一，房腔大小不等，内含大量黏液，亦可含陈旧性或新鲜血液。镜下见由明显异型的细胞构成癌巢，癌巢扩张形成囊腔，常见囊壁癌细胞呈乳头状生长入腔内，甚至充满囊腔，其包膜的上皮可以不完整或呈部分缺如的裸区。因此在同一囊性肿瘤中可见到部分呈正常上皮，部分呈非典型增生和部分呈癌性上皮的表现。良恶性的界限常欠清楚。多数囊腺癌病例可见囊腔内有菜花样物，有明显的间质浸润，有时血管被肿瘤细胞充满，病变细胞核增大、深染，有丝分裂在黏液性囊腺癌者中占88%。

第三节　临床表现

一、临床症状

囊性肿瘤生长缓慢，早期无任何不适，仅当肿瘤生长压迫周围脏器时才出现症状。30%～50%的患者没有任何症状，因体检或其他疾病检查或手术时发现，部分病人因为偶然发现腹部肿块就诊。主要症状有：

（一）上腹部胀痛不适

为最常见的症状，系肿瘤生长压迫周围脏器导致疼痛。约50%以上浆液性囊腺瘤和超过90%黏液性囊性肿瘤患者出现上腹部疼痛，有时伴腰背痛，一般为轻度疼痛，没有发热、恶心、呕吐，由于疼痛不剧烈和没有特异性，多数患者未予重视而没有及时就诊。

（二）上腹部肿块

约2/3患者偶然触及上腹部肿块，肿块表面光滑，可以推动，没有压痛。

（三）黄疸或消化道梗阻

不到10%患者由于肿块压迫胆总管出现黄疸，但黄疸程度轻，上升速度慢。肿块压迫十二指肠可出现恶心、呕吐等消化道梗阻症状。

（四）急性胰腺炎或糖尿病

肿瘤压迫或侵犯主胰管导致胰液引流不畅，将近5%的患者表现为急性胰腺炎发作；肿瘤侵占胰腺实质可导致内分泌功能不全，患者出现糖尿病或糖耐量异常。

（五）其他

10%～25%的患者合并胆囊结石，少数病人有体重下降，个别有上消化道出血，也有因囊肿破裂、囊液流入腹腔内出现腹膜炎症状的报道。

二、体格检查

大部分患者查体时可触及上腹部肿块，边界较清，尚可推动，表面光滑，无压痛，表面无血管杂音。

三、实验室检查

（一）血清肿瘤标记物

若肿瘤与主胰管相通，囊腺癌患者血清CA19-9可明显升高，手术切除后下降，肿瘤复发、转移，可再度升高，CA19-9可作为囊腺癌术后监测复发的指标。囊腺瘤患者CEA、CA19-9基本正常。

（二）囊液分析

术前或术后抽吸囊液做酶学、癌标和细胞学检查有鉴别诊断意义。获取囊液的途径有B超引导下细针穿刺、术中穿刺抽吸、ERCP时经十二指肠穿刺抽吸和腹腔镜检查并穿刺抽吸。Hammel等[6]认为术前囊液分析在诊断上非常有价值，囊液CA19-9＞50 000u/ml，CEA＞400ng/ml，在区分假性囊肿与黏液肿瘤上有很强的特异性，但不能提供恶性肿瘤的诊断依据。有人认为穿刺可能导致肿瘤细胞种植和出现严重并发症，因而对是否行术前穿刺抽取囊液分析有争议。

1. 细胞学检查 在对囊性病变的囊液行细胞学检查时，若涂片上有黏稠的浆液或黏液细胞，对诊断囊性肿瘤有很高的特异性[7]。该方法尤其对诊断黏液性肿瘤价值较大，若囊液涂片观察到含有糖原的黏液或黏液细胞，即诊断黏液性囊性肿瘤。诊断黏液性囊腺瘤的敏感性54%～87%，黏液性囊腺癌50%～75%。发现恶性肿瘤细胞即可确诊。由于肿瘤常常发生局部恶变，没有阳性发现也不能排除囊腺癌。约60%的浆液性囊腺瘤和有退行性变的囊性肿瘤囊液中可能无脱落的上皮细胞。因此，当囊液呈炎性表现而无上皮细胞时不能鉴别假性囊肿和囊性肿瘤。

2. 淀粉酶 假性囊肿淀粉酶均升高，囊性肿瘤一般不与主胰管相通，囊液淀粉酶不升高，有一定鉴别意义。但是，当肿瘤的囊腔与胰管相通时，囊液淀粉酶可升高。Lewandrowski等[4]报道的囊液淀粉酶，假性囊肿为543～36 610U/L，囊性肿瘤为44～34 400U/L，其中43%的囊性肿瘤淀粉酶水平与假性囊肿有重叠，只有当淀粉酶很低时才可能提示囊性肿瘤。故根据囊液淀粉酶鉴别假性囊肿和囊性肿瘤并不可靠。

3. 糖类抗原 囊液中的肿瘤标记物不同于血清中的肿瘤标记物，其特点是特异性明显增高。多糖类抗原，如CEA、CA15-3、CA72-4、CA125在20世纪80年代中期研究较多。Pinto等报道的囊液CEA水平，黏液性囊腺瘤为22ng/ml，黏液性囊腺癌为141ng/ml，明显高于假性囊肿3.2ng/ml和浆液性囊腺瘤8.2ng/ml；Lewandrowski等[4]认为，当CEA＞26ng/ml时，即提示为黏液性肿瘤，但不能鉴别良恶性。这并不重要，因为黏液性囊腺瘤和囊腺癌均需切除。CA15-3、CA72-4鉴别黏液性囊腺癌的价值优于CEA；CA15-3＞70 U/L时，诊断囊腺癌的特异性可达100%；CA72-4＞70 U/L时，囊腺癌即能与囊腺瘤和假性囊肿相鉴别；CA72-4＞150 U/L时，诊断囊腺癌的特异性和敏感性均可达100%。

4. 相对黏稠度（relative viscosity，RV） Lewandrowski采用定量黏度计（Ostwald黏度计）测定囊液RV，与正常血浆RV（1.4～1.8）比较。结果表明，当RV＞1.63时，诊断黏液性囊肿的敏感性为89%，特异性为100%；如果RV＜1.63，强烈提示非黏液性囊肿。此法最大优点是测定迅速，适合术中使用。

（三）胰液K-ras基因突变分析

半定量PCR方法检测胰液K-ras基因突变，43%囊性肿瘤阳性。近期Bartsch分析了K-ras基因对于胰腺囊性肿瘤潜在恶变的作用，期望对诊断胰腺囊腺癌有帮助。

四、影像学检查

（一）腹部X线片

11%浆液性囊腺瘤患者腹部X线平片提示肿瘤有日晒状钙化，为特征性改变。肿瘤体积大，上消化道钡餐可显示十二指肠曲扩大或胃、结肠被推移。没有更多特异性改变。

（二）B超

可显示病变的部位、形态、范围大小和周围脏器的关系，其主要表现为病变部位边界清楚，内部呈蜂窝状囊性回声，囊肿小，分布密集；黏液性囊性肿瘤B超表现为无回声的单房或多房团块，团块可随体位不同而变动，囊肿较大，后壁常有增强效应，如果明显厚薄不均、房内见粗大不规则乳头状赘生物常提示囊腺癌，有时在彩色多普勒上能测出囊壁有血流。另外有价值的是可见到肿瘤侵犯邻近的肠系膜血管或脾动脉[7]。腔内超声对检测小肿瘤、囊内黏液结节或囊内固体成分有帮助，在实际检测中对肿瘤类型的正确判断可达32%～43%。

（三）CT

浆液性囊腺瘤CT提示为边界清楚、边缘光滑的蜂窝状低密度肿块，含多个微囊，CT值8～12Hu，13%的病例有中央卫星斑或日光放射状钙化，增强后囊间隔有强化。黏液性囊腺瘤提示肿块边界清，由>2cm的多个囊或单个大囊组成，偶有边缘钙化，囊内有结节或指状凸起提示可能有恶变，肿瘤边缘的炎症改变也可能是恶性的表现。囊腺癌CT提示囊壁厚薄不均，外壁光滑，内壁有不规则凸起结节，增强后囊壁、囊间隔和囊壁凸起均有强化，囊壁有钙化或厚度>2cm高度提示恶性。Johnson[8]提出在CT图像上区别肿瘤类型以囊肿大小和数目为主要依据：浆液性囊腺瘤<2cm，多于6个；黏液性肿瘤>2cm，小于6个。Rilinger[9]指出CT有价值的诊断指标包括：①肿瘤内囊肿数目；②各个囊肿壁的外形；③囊肿大小；④囊肿内分隔；⑤囊性实性部分之比；⑥中央瘢痕；⑦整个肿瘤大小；⑧胰腺内肿瘤位置；⑨肿瘤外形/浸润；⑩局部转移；⑪钙化；⑫囊性部分的CT值。多数报告对浆液性囊腺瘤和黏液性囊腺瘤的确诊率可达90%～95%。David报道囊腺瘤22例，20例行CT检查，50%患者发现胰腺囊性肿物，45%患者可发现胰腺软组织肿块，20%病例有局部钙化表现[10]。另外，CT还有分辨黏液性和浆液性液体的能力，为术前定性提供了更多信息[11]。螺旋CT的应用，克服了常规CT屏气扫描造成的层面不连续性缺点，使病变的显示更加准确。分辨率的提高则使肿瘤的囊性性质显示更加明确。双期增强扫描有利于肿瘤供血特点的观察以及肿瘤周围血管的显示。

（四）MRI

随着技术的进展，MRI在胰腺囊性肿瘤的诊断上也具有相当的价值。MRI具有更好的软组织分辨率，可以多方位地分析肿瘤与周围脏器的关系。显示肿瘤的囊性性质优于CT。李明利[12]报道6例黏液性囊性肿瘤的MRI检查，在显示病变位置、大小、范围以及细节上与CT不相上下。在小的囊性肿瘤的显示上优于CT。磁共振胰胆管显像（MRCP）还可以显示肿瘤和胰管的关系，显示肿瘤是否侵犯了胆胰管系统。随着MRI成像速度的加快和空间分辨率的不断提高，MRI将具有越来越重要的价值。

（五）ERCP

囊性肿瘤与主胰管一般不相通，ERCP可发现主胰管被推移压迫，部分患者有胰管狭窄或梗阻，其远端胰管扩张。Compagno认为ERCP若显示胰管梗阻、闭塞或胰管、胆管与囊肿腔相通可提示为恶性病变。磁共振胰胆管显像（MRCP）可提供胰管系统完整影像，并可替代ERCP。

（六）血管造影

浆液性囊腺瘤血运丰富，动脉造影可显示囊肿区血管增多，较大血管被推移位，由此与无血运的胰腺假性囊肿和血运不丰富的胰腺癌相鉴别。囊腺癌血管造影为乏血供型。

第四节 诊断与鉴别诊断

一、诊断

囊性肿瘤最常被误诊为假性囊肿，Warshaw报道约为1/3，Lewandrowski报道浆液性囊腺瘤误诊率为33%，黏液性囊腺瘤为40%，黏液性囊腺癌为41%，特别是大囊性浆液性囊腺瘤几乎均被误诊。提高对本病的认识、仔细询问病史、认真分析实验室和影像学的检查结果,是降低误诊率的关键。

(一) 病史

囊性肿瘤的临床症状与假性囊肿很相似,都主要表现为上腹部胀痛不适。但假性囊肿与胰腺潴留性囊肿通常有胰腺炎发作史或胰腺炎的危险因素,如高脂血症、嗜酒、胆石症等。囊性肿瘤中,除导管内乳头状产黏液肿瘤,通常少有胰腺炎发作。

(二) 血清学检查

良性囊性肿瘤血清CEA、CA19-9、CA125、CA72-4多正常,基本无助于鉴别诊断。黏液性囊腺瘤患者血清CEA升高提示恶性可能。囊腺癌血清CEA、CA19-9可能有明显升高。

(三) 影像学检查

腹部平片无特异性,日光放射状钙化对诊断浆液性囊腺瘤有帮助。CT是主要的诊断手段,可以显示肿瘤的位置、辨别囊肿的形态、囊内容物的特点、囊肿内有无实性成分和钙化、囊周的改变、胰管的改变等。腹部CT是检查此病最有效的检查方法,腹部超声检查在此病的诊断上与CT相比无明显优势。影像学技术引导下经皮囊肿穿刺细胞学检查对于术前肿瘤分类有一定帮助。但也有作者认为穿刺很难获得必需的上皮细胞并存在种植、播散风险,而不主张应用[13]。

(四) 术中探查

手术探查瘤体时,肿瘤一般包膜完整,不规则圆形或分叶状,表面常有扩张的静脉,边缘光滑,粘连多数不太明显,即使肿瘤已达相当大程度,压迫了周围组织和器官,也较少浸润和转移,囊体和正常胰腺组织有明显的界限,外观难以区别囊肿的性质。术中囊壁活检可明确病变的性质,但病理检查的结果与取材部位有关,Warshow[7]报道,40%~70%胰腺囊性肿瘤的包膜上皮可以不完整或呈部分缺损的裸区,缺失范围在5%~98%,仅65%的黏液性囊腺瘤被覆上皮含有黏液成分;在同一囊内有正常分化的良性区域,亦有不同程度的恶性区,可呈散在分布,在同一区域内亦有良性和恶性之分,因此在同一囊内可见囊腺瘤、囊腺癌和囊腺瘤恶变的病理表现。因此,术中探查必须包括囊腔内的全面探查,囊内出现乳头状凸起者多提示囊腺癌。活检应多点、多处取材,避免误诊。Kubota[14]报道术中超声检查有助于对某些类型如明显炎症的假性囊肿、黏液囊腺癌以及难以触及或看不到的潴留性小囊肿等病变进行手术治疗。

总之,仅凭病史、临床表现、肿瘤外观来判断其性质是不完全可靠的,诊断的关键在于对本病的认识,充分对该病在各种影像学以及探查中的特殊表现进行认真分析,才能减少误诊的发生。

二、鉴别诊断

鉴别诊断除胰腺假性囊肿外,另外还有潴留性囊肿、胰腺真性囊肿、其他类型的囊性肿瘤,如导管内乳头状产黏液肿瘤、乳头状囊实性肿瘤、胰岛细胞瘤囊性变等。

(一) 胰腺假性囊肿

Warshow[7, 15]的研究指出:一半以上的胰腺囊腺瘤误诊为假性囊肿。后者有胰腺炎发作或胰腺外伤史占60%~80%,另外可有嗜酒或胆道病史。急性胰腺炎后出现的假性囊肿,3周后称为慢性假性囊肿,囊壁厚度多超过0.6cm,随着时间的推移,囊壁逐渐增厚。其病变多位于胰外,囊内没有分隔及乳头状结构,极少有囊壁钙化。囊腔内可有如阴沟泥样或破棉絮状坏死组织,囊液淀粉酶增高。而囊性肿瘤起病隐蔽,常无明显诱因,囊壁厚度多在0.5cm以内,不随时间延长而增厚,囊肿在5cm以下时症状较轻,但是肿瘤后期也可出现胰腺炎和胆管阻塞等并发症。Sand[13]研究发现,假性囊肿和各类瘤性囊肿中胰腺炎相关蛋白(pancreatitis-associated protein,PAP)都增高,不能作为胰腺囊肿鉴别诊断的依据。在囊液肿瘤其他标记物中,CEA的测定有很大意义,CEA在黏液性肿瘤中会呈典型升高,其值>26μg/L,而在假性囊肿或浆液性肿瘤中则含量很低。CA125在黏液性囊腺癌中含量较高,而在假性囊肿中数值很低。CA19-9则对囊性肿瘤鉴别诊断意义不大[4, 16]。囊液的相对黏稠度(RV)在良性和恶性黏液性肿瘤与非黏液性肿瘤、假性囊肿鉴别时非常有用,当大于正常血清黏稠度时,可以肯定地诊断为黏液性肿瘤,而血清黏稠度低于正常时则见于假性囊肿、浆液性肿瘤和偶见的低黏液含量的黏液性肿瘤[17]。

B超在其鉴别诊断上有价值，在显示囊性肿瘤内部结构可见瘤体内密度不均，囊性和实性混合，有时可见到肿瘤侵犯邻近的肠系膜血管或脾动脉。我们认为在无胰腺炎病史的基础上呈单房的，内仅有少数分隔的假性囊肿与囊腺瘤不易鉴别，因此在超声诊断应注意：①假性囊肿可同时有胰腺实体炎症表现，胰管呈串珠状扩张等；②假性囊肿可与胰管相通，胰胆管造影显示率为70%，超声略低些；③动态观察瘤体大小的改变，短期内缩小，甚至消失则为胰腺假性囊肿；④超声引导下瘤体穿刺抽囊液检查，如淀粉酶含量高，则提示胰腺假性囊肿；淀粉酶不高，黏液含量多，则黏液性囊腺瘤或黏液性囊腺癌可能性大；淀粉酶不高，黏液极少或无，糖原含量高，则多为浆液性囊腺瘤；⑤由于胰腺囊腺瘤血供丰富，彩色多普勒若能显示内部血流，则是与无血供的胰腺假性囊肿鉴别的好方法。详细病史、B超、CT、ERCP等综合分析对鉴别假性囊肿和肿瘤性囊肿有较大帮助。

假性囊肿的处理与囊性肿瘤完全不同，大部分囊肿能自行吸收，只有少量需行引流手术。探查时，假性囊肿没有完整的壁而以邻近器官为壁周围粘连紧密，术中活检证实囊壁无上皮组织为诊断依据。但Warshaw[15]发现72%黏液性囊腺瘤的内衬上皮不完整，缺乏上皮的裸区占囊壁的40%~90%。囊腺癌的分化程度是非常不均匀的，高、低分化可同时存在，因此单靠术中活检是不够的，有时会导致诊断错误。在诊断时，外科医生需要对病情进行综合判断而不能仅凭某一项指标[18]。

（二）胰腺导管内乳头状产黏液肿瘤

发病率目前尚不清楚，文献报道可能占囊性肿瘤的3%~5%。多见于60岁以上男性，男女发病比为4~15:1。主要表现为急性胰腺炎反复发作或慢性胰腺炎的症状，如腹痛、腹泻、消瘦、糖尿病等。ERCP显示十二指肠乳头和（或）副乳头扩大，有黏液溢出，胰管明显扩张是特征性改变。组织学可见病变胰管扩张，胰管上皮被乳头状肿瘤上皮替代，管腔内黏液积聚。治疗主张整块切除胰腺病变及其侵犯的周围脏器，确保胰腺切缘无肿瘤残留。

（三）胰腺乳头状囊实性肿瘤

1959年由Frantz首先命名。文献中又称乳头状囊性肿瘤、实性-囊性肿瘤、实性-乳头状囊性肿瘤。有证据表明起源于胰腺的多能干细胞，属于胚胎性肿瘤。其病因不明，未能肯定性激素的作用，在囊性肿瘤中不到5%，多见于年轻女性，90%患者发病年龄15~35岁。临床表现2/3患者为偶然发现腹部肿块就诊，少数伴腹痛不适。组织学特点，肿瘤内由实性区、假乳头区和囊性区混合组成，假乳头区肿瘤细胞以纤细的纤维血管为轴心形成分支状假乳头，其对神经内分泌颗粒标志物均呈阴性。15%为恶性，多属低度恶性。治疗首选切除肿瘤，切除后预后良好[19]。

（四）胰岛细胞瘤囊性变

占囊性肿瘤的3%~5%，好发于胰体尾部，多见于50~60岁患者，男女发病率相同。临床表现为2/3的患者有上腹痛，1/4可触及肿块，1/3表现为有功能性肿瘤。对于功能性肿瘤，生化检查有助于诊断。治疗首选切除肿瘤。

第五节 治疗及预防

一、治疗

（一）浆液性囊腺瘤

通常是良性病变，手术切除全部瘤体可完全治愈。有学者建议，已确诊的无症状的浆液性囊腺瘤可进行观察，尤其肿瘤较大位于胰腺头颈部或年老体弱不能耐受手术者。但Horworth[21]通过对25例胰腺囊性肿瘤（其中浆液性囊腺瘤12例）的诊治提出，虽有影像学、组织学和生化检查，术前鉴别其良恶性仍是困难的。同时胰腺手术的并发症和死亡率在有经验的医生手里已大大降低，故考虑对浆液性囊腺瘤和黏液性囊性肿瘤均予手术切除。这一观点的提出是基于以下理由：①术前应用常规检查囊性肿瘤的良恶性是不可靠的，除非取得病理组织学证据；②囊性肿瘤不予切除存在潜在不良后果，浆液性囊腺瘤也同样有恶变的可能[11]；③胰腺手术的并发症和手术死亡率已降低；④治愈性切除预后良好；⑤囊腺癌存在复发的危机，术中冰冻切片证实为恶性者，更应行根治性切除和淋巴结清扫。另外，浆液性囊腺瘤被误诊为胰腺假性囊肿而采用囊肿内引流或外引流术是不少见的。

(二) 黏液性囊腺瘤

具有恶性潜质，部分病例有局部恶变，应积极手术治疗。治疗原则是将囊性肿瘤以及所在的部分胰腺组织一并切除。体尾部可以采取肿瘤切除加胰体尾、脾切除，胰头部囊腺瘤可行胰十二指肠切除等术式。有报告在完整切除标本中，80%黏液囊腺瘤可发现局部有非典型增生或恶性表现[11]。更应强调的是，恶变的黏液性囊腺瘤早期往往是低度恶性的，完全切除后可获长期生存。

(三) 黏液性囊腺癌

手术原则同胰腺癌，但与胰腺癌相比，黏液性囊腺癌恶性程度较低，病程发展慢，手术切除率较高，术后生存期较长。文献报道5年生存率为17%～68%。Warshaw报道术后6个月至10年无复发征象者占76%，术后若肿瘤复发，还可再次手术切除。在病人情况允许并在除外假性囊肿时，应积极手术切除肿瘤。肿瘤若侵犯门静脉、肠系膜上静脉，可施行包括切除一段静脉的肿瘤切除术，然后行静脉端端吻合术。有淋巴结转移或肿瘤不能切除者一般预后不良。长期生存与切缘是否残留癌组织、有无淋巴结转移、癌分化程度以及癌细胞含DNA倍体的情况有关[21]。只有年老体弱不能耐受大手术或肿瘤已转移者，才考虑姑息性内、外引流术减黄，解除消化道梗阻。

对于胰腺囊性肿瘤患者，手术切除的时机、手术的彻底性与生存率明显相关。术中常见两种错误：一是误诊为假性囊肿行内引流术；二是发现肿瘤体积大，与周围脏器粘连，完全切除有困难，仅做部分切除，术后肿瘤继续生长或发生恶变。手术彻底切除肿瘤可获较长期的生存。在治疗中晚期胰腺癌广泛转移和重要脏器受累时可行旁路手术，除此以外任何部分切除或引流手术都是不恰当的。

二、预 后

胰腺浆液性囊腺瘤和良性黏液性囊腺瘤手术切除可获长期生存。有恶变的黏液性囊腺瘤恶性程度低，胰腺囊腺癌也属低度恶性，生长缓慢，转移较晚，手术效果明显优于实性胰岛管腺癌。Mayo医院20例胰腺囊腺癌全切除者5年生存率为68%，姑息性切除者14%，1996年Ridder报道的手术切除率90%，术后5年生存率56%，远比实体瘤为高。David[10]报道术后5年生存率在浆液性囊腺瘤为90%；黏液性囊腺瘤为100%；黏液性囊腺癌仅为29%。DNA流式细胞测定有助于判断患者的预后及指导术后辅助治疗。该组21例行DNA流式细胞测定，17例整倍体肿瘤的5年生存率为87%；10年生存率为44%，而4例非整倍体肿瘤（包括3例囊腺癌和1例浆液性囊腺瘤），其1年生存率为0。因而建议对非整倍体肿瘤术后应采取相应的化疗和放射治疗。

(赵 平 田艳涛)

参 考 文 献

1. 曾宪九, 张建希, 陈梅龄. 胰腺囊腺瘤和囊腺癌的诊治经验及教训. 中华外科杂志, 1981, 19: 51-54
2. 沈魁, 钟守先, 张圣道. 胰腺外科. 北京: 人民卫生出版社, 2000, 383-387
3. Compagno J, Oertel JE. Mucious cystic neoplasm of the pancreas with overt and latent malignancy (cystadenocarcinoma and cystadenoma). A clinicopathologic study of 41 cases. *Am J Clin Pathol*, 1978, 69: 573-580
4. Lewandrowski KB, *et al*. Cyst fluid analysis in the differential diagnosis of pancreatic cysts: A comparison of pseudocysts, serous cystadenomas, mucinous cysticne plasms, and mucinous cyst adenomas. *Ann Surg*, 1993, 217: 41
5. 孙建华. 胰腺囊腺瘤的诊断和治疗经验. 国外医学外科学分册, 1996, 23: 183-184
6. Hammel P, Levy P, Voitot H, *et al*. Preoperative cyst fluid analysis is useful for the differential diagnosis of cystic lesions of the pancreas. *Gastroenterology*, 1995, 108: 1230-1235
7. Warshaw AL, Compton CC, Lewandrowski K, *et al*. Cystic tumours of the pancreas, new clinical, radiologic, and pathologic observations in 67 patients. *Ann Surg*, 1990, 212: 432-445
8. Johnson CD, Stephens DH, Charboneau JW, *et al*. Cystic pancreatic tumor: CT and sonographic assessment. *AJR*, 1988, 151: 1133-1138

9. Rilinger N, Bernbard B, Häberle H, *et al*. Differnzierung zystischer adenome des pankreas im CT. Röotgenpraxis, 1994, 47: 103-107
10. Brenin DR, Talamonti MS, Yang EY, *et al*. Cystic neoplasms of the pancreas. A clinicopathologic study, including DNA flow cytometry. *Arch Surg*, 1995, 130: 1048-1054
11. Minami M, Itai Y, Ohtomo K, *et al*. Cystic neoplasms of the pancreas:comparison of MRI imaging with CT. *Radiology*, 1989, 171: 53-56
12. 李明利, 王磊, 冯逢, 等. 胰腺黏液性囊性肿瘤的影像诊断. 中国医学科学院学报, 2003, 25: 608-611
13. Sand JA, Hyoty MK, Mattila J, *et al*. Clinical assessment compared with cyst fluid analysis in the differential diagnosis of cystic lesions in the pancreas. *Surgery*, 1996, 119: 275-280
14. Kubota K, Noie T, Sano K, *et al*. Impact of intraoperative ultrasonography on surgery for cystic lesions of the pancreas. *World J Surg*, 1997, 21: 72-76
15. Warshaw AL. Cystic tumors mistaken for pancreatic pseudocysts. *Ann Surg*, 1987, 205: 393-396
16. Pinto MM, Meriano FV. Disgnosis of cystic pancreatic lesions by cytologic examination and carcinoembryonic antigen and amylase assays of cyst contents. *Acta Cytol*, 1991, 35 :456-463
17. Lewandrowski K, Lee J, Southern J, *et al*. Cyst fluid analysis in the differential diagnosis of pancreatic cysts: a new approach to the preoperation assessment of pancreatic cystic lesions. *Am J Roentgenol*, 1995, 164: 815-819
18. 黄晓强, 刘永雄, 纪文斌. 胰腺囊腺癌的诊断与鉴别（附7例报告). 军医进修学院学报, 1995, 16: 242-245
19. Lam KY, Lo CY, Fan ST. Pancreatic solid-cystic-papillary tumor: clinicopathologic features in eight patients from Hong Kong and review of the literature. *World J Surg*, 1999, 23: 1045-1050
20. Horvath KD, Chabot JA. An aggressive resectional approach to cystic neoplasms of the pancreas. *Am J Surg*, 1999, 178: 269-274
21. 王本茂. 少见的胰腺肿瘤. 肝胆胰外科杂志, 1998, 10: 57-58

第十六章　胰腺肿瘤防治的进展与展望

赵平　田艳涛

胰腺癌被认为是"癌中之王"并不过分。胰腺癌与大多数癌症相比，由于其位置隐匿，早期缺乏症状与体征，又无行之有效的检查手段。早期发现、早期诊断极为困难，大多数病人在就诊时已是中晚期，绝大多数患者已经失去手术根治的机会，因此其中位生存期仅为 4~6 个月[1]。

胰腺癌病程进展快，转移早。对于化疗、放疗又不敏感，治疗效果不佳，预后较差。尽管国内外学者在胰腺癌的诊治方面做了大量的工作，但是结果仍是令人沮丧的。过去认为欧美国家胰腺癌发病率高，但是最近20年间我国胰腺癌发病率上升了4位，达到5.1/10万。诸如上海、北京这样的大城市已经接近欧美国家的胰腺癌发病率，死亡率也成为我国癌症死亡榜上第 6~7 位的恶性肿瘤。因此，我们不得不对胰腺癌的发病、死亡引起高度的重视，不得不花费更多的气力提高我国胰腺癌的诊治水平。

第一节　重视胰腺癌流行病学研究

一、胰腺癌发病的相关高危因素

胰腺癌的病因尚不清楚，流行病学调查发现吸烟、高脂肪饮食、咖啡、酒精等可能与胰腺癌的发生有密切关系。早在1985年，国际癌症研究机构就宣布吸烟是胰腺癌的重要原因。分子生物学的研究发现，多数胰腺癌细胞捕获K-ras原癌基因突变[1]。每日吸烟超过2盒，且烟龄超过20年的胰腺癌患者，39% 的病例发生 K-ras 原癌基因突变，与对照组比较差异有显著意义。实验证实高脂肪饮食可以引起鼠胰腺的生理学和形态学变化[2]。吸烟并伴有高脂饮食摄入者发生胰腺癌的危险性更高。咖啡因可以通过干扰细胞对DNA损伤与修复的反应、细胞凋亡过程的调节以及细胞周期衔接的完整性而影响癌的发生。所以，少量饮用咖啡有预防胰腺癌发生的作用，而大量饮用咖啡可能成为胰腺癌发病的危险因素[3]。有学者报道大量饮用咖啡的胰腺癌患者发生 K-ras 原癌基因突变的频率更高。酒精饮料对胰腺癌发生的影响尚有争议。对不吸烟胰腺癌患者的病例对照分析提示，长期饮啤酒者胰腺癌发病危险性是对照组的 3 倍，而饮葡萄酒者与对照组相似。另外，定量分析提示，体重指数（体重/体表面积）大于或等于28.3kg/m^{2}的男性人群发生胰腺癌的危险性增加，这可能与超负荷者的胰岛素代谢紊乱有关。

糖尿病和慢性胰腺炎对胰腺癌的发病率有所影响。临床研究发现有糖尿病病史 5 年以上的患者是胰腺癌发病的高危人群。由于目前尚未建立起理想的胰岛素依赖型糖尿病动物模型，致使胰腺癌与糖尿病因果关系的基础研究结论争议颇大。基础研究提示，胰岛素与类胰岛素生长因子可以促进体外胰腺癌细胞的生长[4]。大约5%~6%胰腺癌患者有慢性胰腺炎[5]，Simon总结多国协作研究的结果提示，慢性胰腺炎患者发生胰腺癌的危险性每10年累积增加2%。虽然上述因素尚难解释胰腺癌的发病原因，但积极避免这些相关因素可望降低胰腺癌的发病率。然而要真正控制胰腺癌的高危因素，从根本上降低胰腺癌发病率还需要大量资金支持，疾病预防部门的宣传教育和相关知识的普及提高，改变不良生活习惯，以达到从根本上降低胰腺癌发病率的长远目标。

二、胰腺癌高危人群的确定和合理筛查程序的建立

胰腺癌高危无症状人群的确定是十分困难的。其危险因素包括：①一般情况：如年龄大于50岁、男性、肥胖；②生活方式如吸烟史、饮酒史、饮食习惯；③既往病史如Ⅱ型糖尿病、慢性胰腺炎病史；④胰腺癌家族史；⑤遗传易感性；⑥是否暴露于致癌物等。消化系统症状可作为另一组确定高危人群的指标，这些指标之间如何权重需要在临床筛查研究中进一步地认定。

目前对胰腺癌高危人群的确定仍不统一，有研究者认为对年龄在50岁以上，有较长吸烟史、高脂肪高胆固醇饮食习惯，并具有以下4项特征的人群要进行随诊：①上腹痛，部位不清或影响腰背部，胃肠检查阴性；②难以解释的体重减轻；③突发糖尿病，无肥胖及糖尿病家族史；④难以解释的胰腺炎反复发作。美国国立癌症研究所（NCI）指出胰腺癌的危险因素为：①年龄60岁以上；②吸烟：发病率增高2~3倍；③糖尿病；④男性；⑤非洲系美国人：比亚洲系或白种人的发病率高；⑥家族史：若父母兄弟有胰腺癌史，其发病率增至3倍，有大肠癌或卵巢癌家族史发病率也增加；⑦慢性胰腺炎。Wong[6]报道遗传性胰腺炎患者患胰腺癌危险性极高，60岁时为20%，70岁时为40%，所以欧洲遗传性胰腺炎和家族性胰腺癌登记处（The European Registry of Hereditary Pancreatitis and Familial Pancreatic Cancer, EUROPAC）主持对遗传性胰腺炎患者进行前瞻性多中心筛查，高危人群进行胰液K-ras基因突变的分子生物学检测。并提出对此类高危患者制定合理的二次筛查方案是非常必要的。James[7]在对家族性胰腺癌流行病学研究显示，家族性胰腺癌占被调查胰腺癌总数的3.6%，发病年龄较散发病例提前，年龄<50岁发病者明显多于散发病例（36.7%：18.3%；$P=0.017$），且吸烟史更易诱发胰腺癌。

对胰腺癌的早期筛查一直是一个难点问题，原因有以下几个方面：①胰腺癌发病率低，即使在胰腺癌高发的国家其发病率也仅为10/10万；②目前临床尚无行之有效的筛检手段，血清肿瘤标记物和分子标记物的敏感性和特异性都不高，而影像学检测手段B超、CT、ERCP和EUS对胰腺癌早期诊断都不够理想，胰腺癌特别是小胰腺癌的影像学诊断和鉴别诊断仍然很困难；③缺乏特异性的临床表现；④成本效益问题。以上各方面的原因导致到目前为止国内外依旧没有能被广泛认同的筛查程序。

对临床上怀疑胰腺癌和胰腺癌高危个体，应首选无创性检查手段进行筛查，如B超和血清学肿瘤标志物CA19-9，粪便K-ras基因突变等阳性者再行CT、MRI检查，可疑者再进入胰腺癌诊断检查程序。肿瘤标志物的联合检测并与影像学检查结果相结合，可提高阳性率，有助于胰腺癌的早期诊断。用ERCP检查收集纯胰液，刷取脱落细胞行细胞学检查、癌基因突变和肿瘤标志物检测，这是近年来胰腺癌早期诊断的一项重要进展，它能显著提高早期胰腺癌的检出率[8]。另外，许多新的影像学检查手段已逐渐开始应用于胰腺癌的早期诊断，如胰管镜、胰管内超声、动态螺旋CT、PET等，可使越来越多的小胰腺癌得以发现[9]。同时，由于胰腺癌是基因与环境共同作用的结果，因此，筛选在胰腺癌发病过程中多个环节上起作用的分子和起关键性调控作用的基因，揭示肿瘤在基因水平的本质，对肿瘤早期诊断及基因治疗将产生深远影响。而蛋白质组学研究的发展为寻找新的肿瘤标志物提供了新的途径，尽管对胰腺癌的血清和基因标志物研究很多，但目前尚缺乏具有高度敏感性、高度特异性和准确性的标志物。总之，建立既高效、快速又符合成本效益原则的胰腺癌筛查方案是胰腺癌预防和早期诊断至关重要的一环，也是我们今后应该努力的方向。

第二节　早期诊断——提高胰腺癌治疗效果的突破点

一、积极开展基础研究，寻找敏感高效的胰腺癌早诊标志物

胰腺癌早期诊断就是要在胰腺癌早期阶段发现并作出诊断，以便早期进行根治性手术切除，使患者预后良好。如前所述，直径<2cm的胰腺癌术后5年生存率为19%～41%，而直径<1cm的微小胰腺癌术后5年生存率可达67%；随肿瘤增大胰腺癌的生存率明显降低，由此可见胰腺癌早期诊断的重要性。然而胰腺癌在早期阶段无明显症状，又没有特异性强的实验室检测指标，因此很难发现早期病人；胰腺的局部解剖因素使其病变极易早期扩散至周围组织，临床诊断者多为中晚期患者，所以手术很难达到根治切除，治疗效果往往很差。日本斋藤统计3 238例资料完整的胰腺癌，Ⅰ期患者仅为74例（2.3%），我国郑树森报道321例胰腺癌，早期（Ⅰ、Ⅱ期）仅17例。中国医学科学院肿瘤医院腹外科1980～2000年间收治的365例胰腺癌患者中Ⅰ期患者仅24例（7%）[10]。国内外学者在早期胰腺癌诊断方面已经作出了不少努力，尤其在分子生物学和影像学方面取得了不少进展，但目前仍无可靠的早期诊断方法。另外，有症状的患者在确定胰腺癌时，绝大多数已是中晚期，作者建议胰腺癌的早期诊断应由胰腺癌患者推向亚健康人群，通过定期筛查，找出可疑人群，并对其进行重点检查与监测。如用PCR扩增DNA和限制片段长度多态性（RELP）可快速检出75%～93%的K-ras突变，突变扩增特异性系统（ARMS）可检出在密码子12的连续变化，敏感性达100%；95%的胰腺癌患者可检出端粒酶活性，粪便K-ras突变的DNA分析等方法可用于胰腺癌的普查。胰腺癌基因诊断研究目前方兴未艾，为早期发现胰腺癌开辟了一条新的途径。努力寻找与胰腺癌关系密切、特异性强的基因标志物也是基因诊断的研究方向。

早期胰腺癌的诊断必须寻找胰腺癌特异性标志物，而且这些标志物的测定必须是简单易行。近年来对胰腺癌标志物进行了大量的研究，在众多的肿瘤标志物中，最有价值的是CA19-9检查，其敏感性为68%～99%，但5%～20%慢性胰腺炎患者、伴有胆管炎的梗阻性黄疸CA19-9也可升高。CA19-9阳性者，如胰腺炎标志物PSTI（胰腺分泌性胰蛋白酶拮抗物）<13.5 ng/ml，可除外胰腺炎，两者联合检测特异性可达96%。CA19-9值的高低有助于判断胰腺疾病的良恶性。CA50和CA19-9同属糖蛋白抗原，在胰腺癌患者中的检出率为50%。39%的胰腺癌患者可见到血清CEA水平升高，可作为胰腺癌术后复发和转移的诊断指标。人端粒酶逆转录酶（hTERT）编码端粒酶的催化亚单位，是端粒酶活性必不可少的要素，60%胰腺癌和42%胰腺导管内乳头状黏液性肿瘤（IPMT）患者hTERT mRNA阳性表达，而慢性胰腺炎患者均无hTERT mRNA表达；40%的胰腺癌和33%IPMT患者胆汁中发现癌细胞，所有癌细胞阳性的标本均有hTERT mRNA表达。另外文献报道CAM17.1黏蛋白的敏感性和特异性均高，尤其对无黄疸型胰腺癌，分别为89%和94%，优于CA19-9；神经加压素受体在75%的胰腺外分泌细胞癌中呈选择性高表达，而在慢性胰腺炎和胰腺内分泌肿瘤中均无表达；血丙酮酸激酶M_2型同工酶（TuM_2-PK）的敏感性和特异性分别为86%和72%，联合血液CA19-9检测对胰腺癌的敏感性、特异性分别为96%和74%。TuM_2-PK不受胆汁淤积的影响，所以对无黄疸的胰腺癌，TuM_2-PK对于CA19-9是一个很好的补充，但这些肿瘤标志物的检测在国内尚不普遍[10]。

现代分子生物学技术不断地发展和应用，使胰腺癌基因学方面的研究取得了较大的进展，为胰腺癌的早期诊断和治疗开辟新的途径。通过采用含有人类全长基因的cDNA表达谱芯片，从中可寻找与胰腺癌密切相关的基因，以便将来建立简单、方便、敏感性和特异性高的基因诊断方法，实现胰腺癌的早期诊断[11]。基因是遗传信息的携带者，蛋白质是基因工程的执行体。在完成人类基因组计划（human genome project，HGP）的过程中，人们发现基因组学的研究不能揭示细胞内的动态变化过程，从而转向研究细胞内蛋白质组成及其活动规律的一门新的学科——蛋白质组学（proteomics）。蛋白质组学对揭示细胞癌变过程中的关键性变化提供了新的途径，为寻找胰腺癌特

异的诊断标志物带来了希望[12]。实现肿瘤早诊，必须寻找更加敏感、特异的血清学胰腺癌标志物与无创的影像学检查相结合，建立有效筛查方法。中国医学科学院肿瘤医院应用抗体芯片比较蛋白质组学研究方法分离得到的蛋白质凝溶胶蛋白（gelsolin）在Ⅰ、Ⅱ期胰腺癌组织中表达明显降低，阳性率分别为20%（3/15）和21.1%（4/19），提示该蛋白质为胰腺癌发生中的早期分子事件，对胰腺癌的辅助诊断、疗效监测具有一定的意义。因此，通过运用蛋白质组学新技术，筛选胰腺癌与正常胰腺组织之间差异表达的蛋白质，寻找和鉴定胰腺癌相关或特异的生物标志分子，有助于认识胰腺癌发生发展规律，为胰腺癌的早诊提供候选的预警分子[13]。

二、新的胰腺影像及腔镜技术的开发与应用

（一）影像学技术的应用

胰腺癌影像诊断的核心问题是要确定病灶位置、对病灶进行分期、对肿物性质进行判断及其预测可切除性[8,14,15]。胰腺癌影像学的共同特征为胰腺形态异常、胰腺肿块界限不清或向周围蟹足样浸润，肿块密度低于正常胰腺，肿块内有液化坏死为肿块挤压的占位效应，胆管及胰腺周围血管受累的表现。主胰管阻塞、狭窄、不规则充盈缺损或排列不整齐、囊状改变等。主胰管及胆总管截断，出现双管征等。

1. 彩色超声　检查的优点是操作简便、无创，可多轴面观察，能显示胆管有无梗阻及部位，但其视野小，受肠道气体及脂肪的影响大，诊断准确率仅60.7%。超声诊断作为胰腺癌的常规检查，可以发现胰腺癌的占位性病变、胰腺组织萎缩伴有胰管和胆管的扩张（双管征）、肝转移病灶。彩色多普勒超声检查对肿瘤的血管侵袭性判断有一定的帮助，如发现：①血管内癌栓存在；②腹腔动脉干、肠系膜上动脉肿瘤包绕；③门静脉系统肿瘤包绕。腹腔胃肠道气体对超声检查的准确率有一定影响，肿瘤对门静脉侵犯诊断的敏感性为33.3%，特异性为93.9%；肝转移诊断的敏感性为35.9%，特异性为91.9%，但超声检查无创、方便，仍可作为术前的常规检查。血管内超声可精确发现门静脉肿瘤侵犯的部位和长度，但它只能在术中进行。

2. CT　多数胰腺癌呈等密度或稍低密度改变，可显示肿块及其周围结构，并可估价血管受侵情况，螺旋CT检查可发现90%~95%的胰腺导管腺癌，较传统CT有两大技术优势：其一为血循环中持续高浓度的对照材料，其二为三维重建的能力。螺旋CT的出现，可获取全胰薄层、静止的图像，进一步证实CT评估胰腺癌的准确性，对判断不能切除的准确性达80%~100%，对判断可切除的准确性较低。螺旋CT血管造影以及二维或三维重建技术如容积显示技术（volume-rendered technique，VRT）、最大密度显示法（maximum intensity projection，MIP）、表面阴影显示法（shaded surface display，SSD）等所得到的血管重建图像，对于胰腺的诊断和可切除性的评估提供了客观依据[16]。

3. MRI　当肿瘤未引起胰腺轮廓异常改变时不能为MRI所发现，中晚期胰腺癌肿块形状不规则，T_1WI为低/等信号，T_2WI为高信号，肿瘤内有液化坏死时呈混杂的高信号，可显示扩张的胰胆管、血管受累情况，发现肿大的淋巴结。甚至可发现直径为0.8cm的小胰腺癌。核磁胰胆管显像（MRCP）检查诊断正确率为70%~100%，可显示胰腺癌特征性胆胰管同时扩张的双管征及低信号或混杂信号的肿块影。其优点是无需造影剂、无创伤。缺点是空间分辨率低，不能显示未扩张的胰管分支，其（容积透视等）三维成像技术掩盖了主胰管内的一些微小病变。超速磁共振成像（ultrafast MRI，UMRI）是目前诊断肝脏有否转移的最好方法，其准确率达93.5%，血管受侵89.1%，淋巴结转移80.4%，显著高于CT、MRI和US。

4. 超声内镜（EUS）　EUS以胃后壁和十二指肠作为窗口探查胰腺，避免了胃肠道气体和腹壁脂肪的干扰。EUS在5mm以上的胰腺病灶可表现出低回声区或同时伴有近段胰管扩张，敏感性为98%。在EUS下还可以行细针穿刺活检（EUS-FNA）。EUS的诊断准确率为75%，细针穿刺的细胞学检测准确率为73%，穿刺液中的准确率为61%，三者结合对恶性肿瘤的诊断敏感性为92.9%。

5. 管腔内镜超声（intraductal endoscopic ultrasonography，IDUS）　是通过内镜将微小探头伸入主胰管，可清晰显示胰管、胆管和胰周围结构。用三维腔内超声技术（3D-IDUS）可显示肿瘤的

轮廓及与周围组织相互关系。可显示胰管内的病变和邻近主胰管内的病变；判断胰腺癌侵犯的深度；显示胰腺癌周围的脉管如门静脉系统、胆管和下腔静脉，对小胰腺癌的检出率几乎达到100%。

6. 腹腔镜超声（LUS） 检查确定肿瘤阳性还是阴性的准确率分别为97%和96%。LUS判断胰腺肿瘤能否切除的价值优于CT（97%：79%，$P = 0.005$）。它是判断胰头肿瘤能否切除和壶腹癌能否切除的最可靠的方法，准确率可达91%。血管内超声（IVUS）检查是通过肠系膜上静脉的属支插入IVUS导管，进入肝内门静脉，随后逐步退出，观察肝内至胰腺段门静脉。以回声带显示门静脉壁，回声带完整提示门静脉无侵犯，如回声带闭塞、可诊断门静脉受侵。敏感性、特异性和准确率分别为96.6%、92.3%和94.5%。

7. 经口胰管镜检查 细胰管镜（直径3.3～4.5mm）可行活检，但需行乳头肌切开术（endoscopic sphincterectomy，EST）才能进入主胰管。超细胰管镜（直径0.75～0.8mm）无需行EST，但不能行活检。在胰管镜下收集胰液或用特制的细胞刷在可疑的部位刷取脱落细胞进行检查。主胰管原位癌可表现为乳头状、不规则状或结节状黏膜，多伴有糜烂、出血。胰管镜不能进入胰管分支，可漏诊原发于胰管分支的原位癌。

8. 正电子发射断层摄影（PET） PET是用标记的^{18}F脱氧葡萄糖（FDG）作为增强剂、利用肿瘤组织摄取葡萄糖能力强和已糖激酶活性增强，肿瘤组织较正常及炎性组织保留更多的FDG的原理显示肿瘤。其准确率及敏感性优于CT、EUS，可发现CT、EUS所不能发现的淋巴结和小的肝转移灶，并可用于与慢性胰腺炎的鉴别[17]。Ca van Kouwen等[18]报道在87%的慢性胰腺炎是阴性的，而在胰腺癌或胰腺癌合并慢性胰腺炎时多呈阳性，认为PET监测慢性胰腺炎患者发生的早期胰腺癌有较好潜能。

（二）建立一套符合成本效益原则的诊断程序和规范

如何根据我国国情及不同医疗单位所拥有的人员情况及医疗设备，建立一套既符合国际诊疗规范又适合我国国情的合理的检查方法的组合和程序是非常重要的。国外在这方面做了很多有益的探索。Tierney等认为在壶腹周围病变的评估中，CT与EUS可以互相取长补短。CT作为首选检测项目以首先检测有无远处转移。鉴于EUS在探测血管浸润方面的敏感性，用EUS来评估胰腺癌的血管浸润，尤其当CT的结果有争议时。当EUS和CT的结果不一致时，第三种影像学检查如传统血管造影或核磁血管造影（MRA）加以考虑。在其报道的一组病例中，如果手术的决定只依靠CT时，不必要的手术探查为11例（23%），而如果手术的决定依赖CT或EUS中的一种时，只有4例（9%）进行了不必要的手术探查。Schwarz等[16]通过对95例良恶性壶腹周围病变的多种检查手段包括CT及MIP技术、MRI、MRCP、EUS、ERCP、DSA和PET等手段，结果证实CT在未放置胆管支架之前，是最为有效的检测手段，正确诊断率为88%，可切除性准确率为71%。如CT未能发现明确的肿瘤，再行EUS检查。不确定的肿瘤侵及静脉应行MRI或EUS进一步确诊。血管造影已不作为常规检查手段。不能确定的肿瘤或可疑的转移应进一步行PET检查。合理的检查方法的组合和检查程序将使其达到最佳效果。术前多种检查手段的应用对于胰腺癌的诊断和可切除性做到较为准确地预测，但过多的检查会增加患者的经济负担和心理负担，较长时间的治疗耽搁和较重的经济负担，甚至由于介入和腔镜技术造成的治疗并发症等均需进行考虑。所以术前检查的安排即要合理、快速、安全，又要符合成本效益原则[19]。

总之，目前还没有早期胰腺癌的诊断有效的筛查方法，也缺乏可靠的诊断方法。要提高早期胰腺癌的检出率必须重视对高危人群的监测，临床上应警惕胰腺癌的报警症状，正确选择影像诊断，联合应用分子生物学和免疫学方法，对临床标本进行特异的基因标记和肿瘤标志物检测。相信今后随着影像学技术的发展，以及胰腺癌分子生物学研究的不断深入，胰腺癌的早期诊断率必将有更大提高。

第三节 胰腺癌外科治疗的循证医学准则

一、胰腺癌的手术范围

有关肿瘤治疗的一些原则问题一直很难统一，但在21世纪国际学术界对肿瘤临床治疗达成了三点共识：①应由经验医学向循证医学转变；②应根据每位患者机体状况、肿瘤类型、侵犯范围和发展实施个体化治疗；③推行标准化治疗，通过规范化的综合治疗提高肿瘤的治愈率[10]。

胰腺癌外科治疗是其中最典型的例子。1935年Whipple成功施行第1例胰十二指肠切除手术之后，该手术就成了胰头癌外科治疗的经典手术。1973年Fortner提出区域性胰腺切除术，此后Brooks、Remine等专家倡导全胰切除手术，一度形成胰腺癌手术治疗的高潮。由于传统的Whipple手术切除范围往往不够，常有较高的局部复发率。钟守先对北京协和医院行Whipple手术的64例切除标本进行回顾性的病理分析，发现有22例肿瘤未能切净，占34.4%。其中钩突部残留的17例（占肿瘤残留的77.3%），有胰腺残端残留的3例，另2例在胆总管切缘有残留。作者认为很有必要扩大切除范围。日本一些学者较广泛地开展了扩大的胰头癌根治术。至1998年，日本统计胰头癌合并门静脉切除占22%，Nakao、Ishikawa、Takahashi对怀疑侵犯肠系膜上静脉、门静脉的病例常规进行联合切除，发现术后并发症并没有增多，手术死亡率与传统的胰十二指肠切除术大致相同（5%左右），在专业的外科医师组甚至更低，术后平均生存时间为14.1个月，显示出良好势头。但Moore等对Fortner倡导的区域性胰腺切除术提出质疑，认为该手术意义不大。赞成者认为扩大切除术提高了胰头癌的切除率，并且对可能发生转移或已经转移的胰周淋巴结和软组织进行了清扫，减轻病人的肿瘤负荷，可改善病人的生存质量，有望提高生存率；反对者则认为，扩大手术范围并切除腹腔内重要血管，增加了手术危险性和手术死亡率，其术后发生并发症的机会增高，并不能提高5年生存率。Fortner本人认为，术后效果不佳的原因是所选病例均为第Ⅱ、Ⅲ期病人。Ignazio等也认为选择年龄在70岁以下、全身状况良好的病人效果会更好。我国胰头癌多数属中晚期，切除率仅为18.6%，5年生存率≤7%，其手术方式大多为Whipple手术，而胰头癌的扩大切除和胰周软组织的清扫尚未广泛开展。

20世纪90年代以来，合并门静脉和（或）肠系膜静脉整块切除的报告日增，手术并发症未升反降。曾天定报道联合肠系膜上静脉、门静脉切除17例，其中位生存期为17.7个月，4例生存5年以上；对照组为3.8个月，差异具有显著性。骆明德等报道联合肠系膜上静脉、门静脉切除6例，3例获得根治性切除，无手术死亡。赵龙栓等报道胰十二指肠并门静脉切除8例，其中4例切除门静脉超过4cm，用人造血管门静脉重建，2例已经存活20个月以上，效果满意。由于扩大切除术显著提高了胰头癌切除率，在国内开展这类手术的医院正逐渐增多。陈福真等报告了42例联合血管切除的胰十二指肠切除术，存活超过3年者19例，超过5年者6例。然而，所见报道多为回顾性，且例数较少，前瞻性大样本分组对照研究少见，所以胰腺癌扩大切除的远期效果尚无定论[20, 21]。

由此可见，胰腺癌手术方式的选择、术前减黄的实施与否、广泛的淋巴结清[22]的纷争均应以循证医学为准则。评价任何临床治疗方法的金标准是前瞻性随机对照研究，其要求不同组别的样本量应足够大，以满足不同差别的需要，但迄今为止，符合要求的大样本随机对照研究尚少[23]。现代医学中，由于医疗技术的进步和发展已经达到相当高的水平，手术方法的改进往往难以带来疗效的巨大差别，通常只能轻微提高生存率，甚至生存率并无改变，只是生活质量有所提高。因此有必要通过控制外部影响因素、增大样本量来确定疗效。这方面，在肿瘤外科治疗领域显得特别重要，但又特别困难。如胰十二指肠切除术各种不同吻合方式的效果比较，均需以循证医学为根据，进行前瞻性大样本随机对照研究。Tran等[24]对170例胰腺和壶腹癌的患者进行前瞻性多中心随机对照研究，观察标准胰十二指肠切除术和保留幽门的胰十二指肠切除术在手术时间、失血量、死亡率、并发症、住院时间、胃排空延迟的出现等的差别，只是在术后体重减轻方面标准胰十二指肠切除术稍好于保留幽门的胰十二指肠切除术，上述其他方面均无差别，经随访总的长期生存率和无瘤生存率亦无差别。

二、胰腺癌术前减黄的争议[25]

（一）术前减黄有无必要

胰头癌病人致梗阻性黄疸是很常见的临床表现，在根治术前是否需常规作胆道引流术，黄疸对预后的影响如何，有两派不同的处理意见。主张术前减黄者认为梗阻性黄疸常伴有内毒素血症和继发性感染，可引起机体的免疫调节紊乱，导致肝、肾功能衰竭甚至多器官衰竭等严重并发症，并增加术后并发症的发生率，延长患者住院时间。Cooperman坚持术前胆道内支架减黄，因术前的减黄可以缩短住院时间，且未增加手术后感染的几率；另外，对于生存时间较短的患者来说，减黄后的肿瘤重新分期可以避免不必要的手术。复旦大学华山医院胰腺癌诊治中心总结了"减黄、介入治疗和手术切除——三阶段法"治疗进展期胰腺癌的经验，认为术前减黄有利于改善肝功能，明显提高了患者对手术创伤和介入治疗的耐受性，进而达到提高根治性手术切除率的目的。

另一派认为术前减黄与否并不影响其治疗效果，术前的内支架减黄有可能增加术后感染机会，没有减黄的必要。一些病例的回顾性总结以及前瞻性对比研究的结果显示，术前减黄并无多大益处，并不会降低手术死亡率及术后并发症的发生率。荷兰一组胰头癌311例，其中232例术前作减黄处理，把黄疸程度分为3组（＜40，40～100及100μmol/L），其术后并发症发生率与对照组相比无明显差别。

因此，术前是否减黄还不能定论，对于黄疸存在时间长、肝功能有损害、全身状态较差，又不能切除的胰腺癌患者仍需进行术前减黄，尤其需要进行新辅助治疗者。

（二）术前减黄的指征和引流方式的选择

1. 指征　术前黄疸严重到何种程度需要引流，采取何种方法引流最佳，目前还没有统一的意见。有学者主张如病人呈重度黄疸（总胆红素＞342μmol/L，即＞20mg/dl），可采用鼻胆管引流等措施作术前减黄，对于中、轻度黄疸病人，则不需常规作术前减黄。一般认为黄疸持续时间长（2周以上）、胆红素＞172～342μmol/L（即＞10～20mg/dl）、肝肾功能不全或术前须接受放化疗者需要作胆道引流减黄。

2. 引流方式的选择

（1）术前内引流减黄：众所周知，对黄疸病人实施手术极具危险性。因此，对胰腺癌行胰十二指肠切除的病例，术前胆道引流可以减轻因梗阻性黄疸所造成的肝脏损害，对其肝功能恢复可能有一定的帮助。但是，有些学者却对术前经皮经肝胆道引流持反对意见。对术前胆道引流的前瞻性随机研究显示：无论经皮经肝胆道引流，还是经内镜胆道引流，对手术结果都无明显影响。这些内引流减黄的方法不仅无益，相反还可能是有害的。胆道放置内支架引流不可避免地会引起胆道感染，延长胰周反应时间，偶尔还会引发重症胰腺炎。术前放置胆道内引流支架是胰十二指肠切除术后引起并发症，尤其是感染并发症的主要原因。由此可见，术前胆道内引流并不一定恰当。但假若切除手术因为任何原因需要延迟，则可考虑暂时性胆道内引流。

（2）姑息性长期胆道引流：对于伴有远处转移、高龄或手术高危的胰腺癌病例，如不适合接受剖腹探查手术，可考虑作姑息性长期胆道引流。而对于能够耐受剖腹探查的病例，另一选择则为以手术内引流减黄。选择经皮胆道引流还是经内镜胆道引流很大程度上取决于操作者的经验和技术。但对于术后病例，由于解剖结构改变的关系，经皮胆道引流可能是唯一可行的方法。

我们的经验是术前减黄可以明显降低术后并发症的发生率，贻误手术时机的情况并不十分突出。对于术前预测不能切除的胰头癌没有必要进行减黄。减黄对于病人的全身情况改善不无好处。问题的关键在于减黄的操作是否安全有效。经皮穿刺胆管引流术（PTBD）减黄的操作难度大，风险也较大，经皮肝穿发生的大出血、术后引流不畅继发感染、胆血瘘一旦出现，常常致命。因此，许多单位越做越少了。内镜下逆行胆管内引流术（ERBD）或安放支架的风险稍小，但技术操作要求高，国内能够开展的单位尚不多。手术引流的方案不可取，引流手术明显地造成第二次手术的困难。临床上见于基层医院诊断为胆囊炎决定手术，直到术后才发现胰腺肿瘤。术前减黄的不支持者还主张采取水化治疗减少对肾脏的损害，采取补充凝血因子的方法纠正凝血机制的异常。上述意见的不同目前还无法作出评价，需要有多中心的前瞻性大样本研究予以确定。

三、微创技术在胰腺肿瘤外科中的应用

对胰腺癌患者，尤其无法获得手术切除的患者，如何达到以较小的创伤，获得最明确的诊断和最大的治疗效果是医学界同仁们急需解决的问题。为此新的微创技术应运而生。尤其多种微创技术的联合应用在胰腺癌的治疗中显示了较好的发展前景。腹腔镜下胰体尾切除术国内外均有成功的报道，效果是肯定的。但腹腔镜下胰十二指肠切除术，因其手术复杂，手术时间长，术中和术后并发症率和死亡率高，争议很大，国内外报道较少。Gagner 曾报道了 10 例腹腔镜下胰十二指肠切除。至于其是否达到微创的目的尚无定论。Schmidt[26]报道应用腹腔镜引导获取的腹膜细胞学结果与胰腺癌的不可切除性相关，腹膜细胞学阳性同时胰腺腹侧边缘破坏提示肿瘤无法切除的敏感性和特异性分别为 100%和 96%，对无法切除者行腹腔镜下胃空肠吻合及内镜引导放置内支架等微创措施，减少了开腹手术的并发症。由于高能聚焦超声热疗可明显降低肿瘤内的血流和代谢，抑制肿瘤生长，并与化疗联合产生协同作用。二者联合应用与单纯应用化疗比较收到较好的临床效果。有报道应用内镜超声引导下无水乙醇注射，进行腹腔神经丛阻滞治疗胰腺癌引起的疼痛，收到较好近期效果。经腹腔镜行晚期胰腺癌的胆肠吻合、胃肠吻合、胆管内涵管和区域性化疗药盒的置入及腹腔镜引导无水乙醇注射，以及经腹腔镜完成腹腔神经阻断或切断术等也都逐步开展。经介入手段行胰腺癌的基因治疗已经有很多学者将二者结合起来，应用在胰腺癌动物模型以及一些临床试验中，国内已经进入 I 期临床试验阶段。经动脉灌注化疗、瘤内注射治疗临床除常用无乙醇瘤内注射外，尚有胶体^{32}P 瘤内注射、化疗药物瘤内注射、光动力治疗、亚油酸锂（Li-GLA）瘤内注射、生物反应调节剂（BRM）瘤内注射、微波固化治疗等先后进入动物或临床试验阶段，虽远期疗效尚不肯定，但前景令人瞩目。

第四节 胰腺癌诊治的基础研究

近年来，胰腺癌手术范围的扩大、放化疗的应用，并未给胰腺癌治疗的被动局面带来改观。人们越来越意识到深入探究其分子机制，才有可能从根本上改变其被动局面。有关胰腺癌的基础研究非常活跃，涉及胰腺癌的各个领域，如胰腺癌的发生发展过程中各种癌基因和抑癌基因的异常表达、胰腺癌的基因治疗、免疫治疗、胰腺癌细胞耐药的分子机制等诸多方面[27]。

一、胰腺癌的分子变化基础

胰腺癌的特殊之处在于一个原癌基因（K-ras）的突变是其他所有遗传事件的先导。K-ras 在胰腺癌细胞中有很高的突变率。K-ras 突变在胰腺癌中的高发生率和早期发生提示这个基因起着重要作用。胰腺癌中最常见发生突变的抑癌基因是 p53、p16 和 DPC$_4$。这种遗传特性能将胰腺导管腺癌与其他的胃肠道上皮性肿瘤区分开，这些突变也代表着胰腺癌和胰腺良性疾病的差别，有可能将两者区分开。确定和理解这些突变对于以基因为基础的筛查试验和基因治疗的发展是至关重要的。K-ras 在胰腺癌中的突变通常发生于 12 号密码子上。这些突变中高比例的 G 到 A 的突变与由烷化剂引起的突变相似，这表明环境中的致癌物在胰腺癌的发生中发挥了作用，进一步的遗传研究将阐明饮食因素、吸烟、饮酒和环境有毒物质对发病的意义。端粒（telomere）是真核细胞线形染色体末端由端粒 DNA 和端粒蛋白质构成的一种特殊结构，是富含 GC 的高度保守的重复核苷酸序列。端粒酶是一种能延长端粒末端的核酸蛋白酶，其活化与恶性肿瘤的发生发展密切相关。端粒酶与胰腺癌的恶性侵袭行为密切相关，其活性增强者易出现对凋亡诱导药物的耐受，其在胰腺良性病变和慢性胰腺炎很少探及，而 80%胰腺癌的胰液可检测出活化的端粒酶[28]。通过 PCR 技术检测胰液端粒酶活性，渴望成为胰腺癌早期诊断敏感的定量指标[29]。Argilla 等[30]通过体外试验发现在病毒癌基因诱发的胰腺癌，即使缺少了端粒

酶，端粒的数量和相对长度在其肿瘤进展期仍将保持稳定，因此阐明端粒酶活性影响的机制有助于认识细胞增殖、分化和癌变的调控机制。一些遗传性综合征，如遗传性胰腺炎、家族性非典型多发痣黑色素瘤（FAMMM）综合征、Peutz-Jeghers综合征、家族性乳腺癌（BRCA-2）、遗传性非息肉病结直肠癌（HNPCC）综合征、Li-Fraumen综合征等易诱发胰腺癌，存在各种基因功能的改变[31]。需要进一步从分子学和细胞信息通路揭示肿瘤发生的全貌，从而发展预防策略。另外，胰腺癌发生发展中的甲基化异常已受到广泛关注，其主要发生在肿瘤抑制基因，导致其失活和表达静默，并促进肿瘤发展。与其他肿瘤一样，胰腺癌的基因甲基化异常也是广泛而又复杂。随着高通量DNA芯片分析等新技术更多地运用，还会有更多新的甲基化异常基因会被发现，为提高胰腺癌诊治疗效提供新的探索途径。

二、基因治疗

近年来，随着免疫和分子生物学在肿瘤发生、发展和转移机制领域研究的不断深入，为恶性肿瘤的治疗提供了新的研究方向。免疫和基因治疗成了治疗肿瘤新的希望。肿瘤的基因治疗即针对恶性肿瘤发生的遗传学背景，引入外源性目的基因到肿瘤细胞或其他体细胞内以纠正或补偿缺陷基因，从而达到治疗的目的。由于肿瘤发生中多个基因参与肿瘤细胞的突变，人们尝试采用置换或修改基因的方法来治疗肿瘤。基因治疗大致包括以下几种方法：①置换突变的癌基因；②补充缺失的抑癌基因；③化学增敏以增加化疗药物的敏感性；④病毒增殖溶瘤治疗；⑤免疫激活。常用的基因治疗载体是病毒载体，包括腺病毒、逆转录病毒、腺相关病毒（AAV）、天花病毒和疱疹病毒等。体外实验证明疱疹病毒（G207）能溶解多个胰腺癌细胞株，而松鼠猴（saimiri）疱疹病毒能特异性溶解胰腺癌细胞株而不影响结肠癌细胞株[32]。虽然病毒载体能将外源基因稳定地插入靶细胞的染色体中，且感染效率也较高，但病毒载体存在的缺陷即其靶向性和组织特异性较差，可控性小和潜在的致癌性限制了其在基因治疗中的应用。提高病毒载体靶向性和组织特异性可通过有复制能力的限制性腺病毒载体来实现，

该载体只能在肿瘤细胞内存在的真核启动子的控制下复制，如连接有CEA启动子的腺病毒只能在表达CEA的细胞内选择性复制从而针对特定的肿瘤细胞[33]。近年来非病毒载体的研究日趋活跃，目前处于实验研究中的有重组细菌（沙门菌、李斯特菌和志贺菌等）、DNA或RNA微粒系统（基因枪）、脂质体等。另外，一系列研究表明，许多药物能诱导胰腺癌细胞凋亡。诱导凋亡可能是药物抑制胰腺癌细胞生长的机制之一。Li等[34]通过体外研究显示三氧化二砷对人胰腺癌细胞系（AsPC-1）通过时间和剂量依赖的方式，抑制癌细胞的增殖。同时抗凋亡蛋白Bcl-2呈时间依赖性降低，而P21蛋白、GADD45和GADD153表达显著增强，这些发现提示三氧化二砷具有对胰腺癌进行治疗作用的潜能。Hwang等[35]报道活化的血小板衍生生长因子受体成为胰腺癌肿瘤细胞和肿瘤内皮细胞治疗的一个新的分子靶点，经应用其酪氨酸激酶抑制剂STI571（Gleevec），能够明显抑制裸鼠原位移植瘤模型的胰腺癌生长，减少了磷酸化PDGFR-α、PDGFR-β的表达和细胞的增生，降低了平均血管密度，增加了肿瘤细胞的凋亡，效果优于吉西他滨（gemcitabine），为胰腺癌新的靶向治疗带来了新的希望。尽管药物诱导胰腺癌细胞凋亡的研究已经取得很大进展，但目前仍有许多问题尚未解决，如体外诱导凋亡与临床治疗反应是否一致、药物如何启动凋亡机制杀伤胰腺癌细胞等[36]。细胞凋亡的深入研究将为胰腺癌的药物治疗提供新的思路和靶点，并将更好地指导胰腺癌药物治疗的研究和实践[37-40]。

核酶（ribozyme）是由Alman发现的一种具有剪切能力的RNA，其可以用来特异性地结合于作用靶点，并且以其本身的酶活性进行剪切，这些优势非常有利于利用核酶来破坏肿瘤细胞中因突变而高度表达的癌基因。体外体内均证实Ras核酶可以特异性地下调Ras蛋白的表达，Sakuma等[41]通过试验证实Ras核酶导入胰腺癌细胞系（MIA PaCa-2）后，明显降低细胞K-ras的mRNA水平，显示了逆转癌细胞恶性潜能的作用。免疫球蛋白超家族成员癌胚抗原相关细胞黏附分子6（CEACAM6）决定一系列肿瘤细胞的恶性表型[42]。Duxbury等[43]报道应用系统调控siRNA介导的基因沉默技术成功抑制了鼠胰腺癌移植瘤模型肿瘤

的生长，其是通过特异性地抑制CEACAM6来实现对胰腺癌肿瘤细胞的靶向治疗的，显示了较好的应用前景。胰腺癌基因治疗及免疫治疗虽刚刚起步，但我们有理由相信胰腺癌的基因治疗和免疫治疗将取得突破性进展，胰腺癌基因分子刀技术会有效提高胰腺癌治愈水平。可以预见基因治疗作为一种全新的胰腺癌治疗手段，将一定程序改变人类疾病治疗的进程。

三、胰腺癌细胞耐药的分子机制

胰腺癌的特点是病程短、进展快、死亡率高，不能切除的胰腺癌1年生存率＜10％，5年生存率＜5％，有报告13 560例胰腺癌长期生存者＜0.2％。究其原因是诊断晚，80％～85％的病例在诊断时已不能手术或出现转移。生物学行为上亦有其特点，早期播散至区域淋巴结，即使影像学检查正常，也有亚临床肝转移。尚可沿神经束转移，一般先侵及胰腺内的神经，然后沿神经束扩散到胰腺外的神经丛。故化疗在晚期胰腺癌治疗中有不可取代的作用。而且新辅助（术前）化疗、辅助（术后）化疗、联合化放疗、介入治疗等综合治疗日益受到重视。胰腺癌分子生物学知识的进展，对发展新的治疗策略提供了许多新的治疗靶点和思路[44]。众所周知，胰腺癌对化疗的敏感性不高，胰腺癌细胞对许多化疗药物不敏感或耐药。有学者发现胰腺癌中P-糖蛋白（P-gp）、多药耐药相关蛋白（MRP）及肺耐药基因产物有较高的阳性表达。认为这三种耐药基因的表达在胰腺癌多药耐药现象中占有重要地位。进一步发现化疗药物长期作用后，胰腺癌细胞对5-FU和吉西他滨产生获得性耐药是由于抑凋亡基因 bcl-xL 和 mcl-1上调，从而产生获得性耐药。阻断这些抑凋亡基因表达可能提高胰腺癌细胞对5-FU和吉西他滨的敏感性，从而产生治疗作用。

四、胰腺癌浸润和转移的发生机制

各国专家学者正在研究胰腺癌的生物学行为，发现导致胰腺癌预后极差的原因除了胰腺癌患者就诊时已属晚期外，其侵袭和转移的能力仍是制约和影响胰腺癌治疗的关键所在。胰腺癌具有其他实体肿瘤共有的血行和淋巴转移，而且胰周浸润，特别是胰后和胰外神经丛浸润的发生率很高。即使达到了组织学根治的病人，其预后仍然不佳。因此，胰腺癌的浸润和转移及对策研究是21世纪前期的研究热点。

从分子生物学水平来看，胰腺癌浸润和转移的发生包括肿瘤细胞增殖、胰腺癌细胞从原发肿瘤脱落、脱落癌细胞游走能力提高、进入细胞外基质和血液循环、黏附于细胞外基质和血管壁、周围组织浸润、肿瘤血管生成、远隔器官转移等一系列过程。这些过程均与癌细胞产生的多种细胞因子及受体表达的改变密切相关。研究发现，原癌基因的激活和抑癌基因的失活，可促使胰腺导管癌细胞增殖因子的过度分泌及其相应受体表达的改变，从而使正常的胰腺导管上皮增生转化成胰腺癌。一般认为，仅有生长因子-受体系统过度表达，不足以导致肿瘤的发生；但在基因突变的情况下，各种生长因子-受体系统过度表达可促进恶性病变增殖。胰腺癌细胞的浸润、转移受胰腺癌浸润、转移调节基因的调控，其中包括 ras、c-erbB2、CCND等转移基因，其存在或表达增强会引起胰腺癌浸润和转移的发生，以及nm23、Smad4等转移抑制基因，它们通过表达基质蛋白水解酶抑制剂和提高癌细胞的免疫原性抑制胰腺癌细胞的浸润和转移。胰腺癌浸润、转移调节基因与胰腺癌细胞自分泌的各种增殖因子通过细胞跨膜信号传递途径相互联系、相互影响，联合作用于胰腺癌浸润和转移的整个过程。胰腺癌的浸润、转移包括4个主要过程：诱导细胞相互分离，脱落的胰腺癌细胞游走能力提高，产生具有分解细胞外基质的蛋白酶及血管内皮细胞浸润。胰腺癌的浸润和转移是由多因素参与、多步骤控制的一个复杂的生物学过程。分子生物学领域的进展使我们对胰腺癌的浸润和转移机制有了更深入的认识，并对胰腺癌综合治疗提供了重要的理论依据。

五、胰腺癌的肿瘤血管生成

大量研究结果证实：实体肿瘤的生长和代谢需要持续的血管生长，肿瘤血管生成（angiogenesis）与肿瘤的生长、浸润、转移及预后有密切关系[45]。近年来，包括血管抑素（angiostatin）、内皮抑素（endostatin）等一批靶向肿瘤血管的强效内源性血管抑制因子的发现，使人们对肿瘤血管生成有了更多的认识。通过病毒载体或非病毒载体介导外源抑制血管新生的基因干预肿瘤的血管生成，从而达到治疗肿瘤的目的，已成为当今具有广阔应用前景的临床抗肿瘤治疗措施。Bangard等[46]通过血管生成替代标志物，应用动态对照强化MRI的观察方法证实了表皮生长因子受体单克隆抗体（EGFR-MAB）EMD72000对胰腺癌裸鼠动物模型的抗血管形成的效果，并进行定量分析。Ryschich等[47]通过动物显示在胰腺癌肿瘤血管生成过程中，肿瘤血管内皮细胞膨胀，从而增大了血管的内径，其作用甚至大于形成新的血管，以此来代偿肿瘤血管生成的不足。胰腺癌的肿瘤血管生成能反映肿瘤的恶性程度，组织中微血管密度可作为胰腺癌分化、转移与预后分析的指标。我国学者探讨了PGE2对胰腺癌PC-3细胞株血管内皮生长因子（VEGF）表达的影响。发现PGE2可上调胰腺癌PC-3细胞株VEGF的分泌，其可能在COX-2参与胰腺癌新生血管生成的过程中起着重要的介导作用。进一步发现COX-2与胰腺癌新生血管生成密切相关，其高表达促进了胰腺癌新生血管生成；可能作用机制是上调促血管生成因子VEGF的表达。抗血管生成是胰腺癌治疗的一个全新领域，探索新的血管生成抑制剂在原发和转移性肿瘤中的治疗作用已成为当今研究的热点。虽然有许多重要的新生血管抑制剂不断涌现，并在实验动物中有效地抑制了肿瘤的生长和转移灶的产生，但在病人中尚未开展广泛的研究。抗血管生成基因治疗的研究更具前景，是最有可能将抗血管生成治疗应用到临床的途径之一[48]。基因治疗的本质就是局部产生抗血管生成蛋白，但不干扰生理状态下的血管生成。基因治疗具有明显的优越性，如通过基因转移技术可使肿瘤组织局部在相当长的时期内稳定表达血管生成抑制因子，而不需经常注射外源性药物以维持有效浓度；直接以肿瘤组织内皮细胞为靶细胞的抗血管生成基因治疗则可以避免长期使用肿瘤血管生成抑制因子可能诱导肿瘤出现的"耐药现象"；基因治疗策略的靶向性更为明显，对正常组织血管生成的影响较小。抗肿瘤血管生成基因治疗丰富了胰腺癌综合治疗的内容，但许多问题有待进一步探索，如基因治疗的技术、高效及特异靶向载体的构建、基因转染的方法等，但抗胰腺癌血管生成基因治疗正日益受到重视，必将成为胰腺癌重要综合治疗措施之一。

第五节 建立专业队伍，加强科研协作

一、重视胰腺癌的综合治疗

（一）胰腺癌的放化疗

胰腺癌的综合治疗尚未形成成熟合理的治疗模式。如中华医学会外科分会胰腺外科学组进行了一次全国性的胰腺癌诊断和外科治疗现状的统计调查，1990～1995年6年间接受外科治疗的1008例患者中，术后联合应用放化疗者仅7例[49]。国内有关新辅助放化疗与手术的联合应用尚少报道。动物实验证实，区域性动脉灌注介入治疗可在胰腺周围组织间产生明显的炎症反应，导致"炎症水帘"，使得肿瘤易于与血管分离，提高手术切除率。区域性动脉灌注时局部血供减缓，可产生肿瘤内的低氧环境，能增强化疗药物的细胞毒作用，促进肿瘤的坏死和凋亡。另有文献报道，胰腺癌术前放化疗可起到使部分患者肿瘤缩小、淋巴结消失、肿瘤分期降低等作用。同时，新辅助放化疗可使肿瘤与周围血管的浸润从受压型变为接触型，接触型变为分离型，使手术切缘不净、术中残留的现象减少，增加了胰腺癌的切除率，减少了肿瘤的复发，使部分不可切除胰腺癌变为可以手术切除[50,51]。Reber等报道38例病理学证实的Ⅱ或Ⅲ期胰腺癌，经影像学证实无法一期切除，经应用5-FU、LV、MMC及双嘧达莫联合化疗方案，6例经影像学复查认为有手术切除可能而进行手术探查，4例获得根治切除，中位生存期达到41个月。Yeung等报道对26例病理学证实的胰腺癌行术前化疗（5-FU、MMC）和放疗后手术探查，手术切除率达38%。日本学者Taoka等[52]对6例Ⅳb期患者（日本标准）进行6种药物联合新辅助化疗，结果5例有效，有效率83%，其中4例经影像学判断肿瘤缩小至可以切除程度，经手术探查3例行根治性切除。随访4～23个月均健在，显示了较为乐观的前景。Joensuu等[53]的报道同样显示术前同步放化疗在局部进展期胰腺癌的综合治疗中收到较好效果。国外亦有联合应

用新辅助放化疗及超声内镜引导下局部注射免疫调节剂，使肿瘤分期降低的报道。从总体上讲，对胰腺癌进行单一外科治疗效果不符合恶性肿瘤治疗的现代化标准，探索一种更为有效的治疗模式是我们奋斗的目标。正如Rradley在一篇报道中认为，外科手术不能"治愈"胰腺癌，即使术后生存5年以上者，随着随访时间的延长，大部分病人仍将死于肿瘤复发，因此，认为各种外科手术都是"姑息性"的，单纯外科手术不能达到"治愈"胰腺癌的目的，强调综合治疗的重要性。因此，胰腺癌术前、术中、术后的放化疗日趋受到人们的重视。有资料表明，胰腺癌的放化疗对克服胰腺癌的多药耐药性和改善生活质量有积极作用。对于化疗药物的选择，鉴于胰腺癌的多药耐药性机制不明，化疗效果不理想。美国推出5-FU+GEM，国内亦作了些尝试；法国采用5-FU和奥沙利铂联用。临床资料表明这些药物的联合应用对胰腺癌的镇痛作用效果甚佳，能否延长生存期尚待继续观察。第二军医大学长海医院的研究表明，维A酸、奥曲肽对胰腺癌有化疗增敏作用。浙江大学逸夫医院提出晚期胰腺癌术后同步放化疗可增加疗效，延长生存时间。复旦大学华山医院报告采用调强适形放疗技术，可明显缓解胰腺癌病人的疼痛和改善生活质量，重要的是胰腺癌辅助放化疗对胰腺癌术后微癌灶的清除也有重要作用。所以，对术中放疗的应用，术后放疗的辅助治疗或放化疗的联合应用指征值得临床医生了解，并有待多科协同的进一步研究。

（二）胰腺癌的其他姑息治疗

近期除姑息性手术外，临床上将胰腺癌的介入治疗、射频治疗、^{125}I内放射治疗、近距离放疗、超声聚集治疗等方法联合应用，作为不能切除肿瘤的姑息治疗，其效果各家报道不一，但有一点是公认的，这些治疗不能同治愈性根治术相提并论。然而，对于确实不能切除或有肝转移的病人，这些方法的合理应用给病人带来了改善生活质量的希望。目前更多的关注是如何缓解胰腺癌病人的镇痛治疗，胰腺癌介入治疗的镇痛效果是肯定的。鉴于冷冻、射频、超声聚焦在胰腺癌治疗方面仍是新事物，治疗费用高，研究设计需遵循循证医学原则，对于能够治愈性切除的胰腺癌的判断更应认真，不能轻易使病人失去手术时机。胰腺癌诊治的艰难性决定我们的临床医生更应将个人的临床专业知识、临床经验与现有的最佳临床研究结果和病人的选择相结合，为病人制定最佳的综合治疗医疗方案，使病人真正受益。Koeppler等[54]回顾性分析了连续收治的127例晚期胰腺癌患者，43例（33.9%）为局部进展期，84例（66.1%）出现远处转移，根据具体情况，分别在门诊接受支持疗法和以5-FU和GEM为主的联合化疗或放化疗，症状得到有效缓解，6个月、12个月、24个月、36个月总的生存率分别达到65%、32%、14%和7%，收到较好临床效果。

二、建立专业队伍及多中心科研协作网

在目前绝大多数医院中，胰腺肿瘤还没有成立专科，胰腺癌的病人分散在各个病区中，治疗不能集中，经验不能总结，疗效自然不能提高，事实证明凡是有专业队伍成立的单位，这项工作就能顺利开展，并取得良好成绩。目前在我国北京、上海、武汉等大城市的数家医院相继成立胰腺癌诊治中心，在基础、临床等各领域取得了可喜的科研成果，显示出良好的发展势头。21世纪是信息时代，一个人的时间和知识范围是有限的，要对所有专业都进行深入研究是不可能的，划分专业是大势所趋。胰腺肿瘤外科的特别之处还在于，手术并发症、术后生存率和外科医生的手术技巧相关。外科医生切除的病例越多，治疗的患者预后越好，并发症出现率越低。Johns Hopkins医院报告，住院死亡率与医院实施胰腺手术的频次有明显的关系[55,56]。在1990～1995年手术量较大的Johns Hopkins医院，切除的死亡率为1%，旁路手术为4%；而中等手术量的医院（年手术数少于20例）切除的死亡率为7%，旁路手术为11%；低手术量的医院（年手术数少于5例）切除死亡率为19%，旁路手术为15%。因此在大的胰腺中心进行胰腺癌切除手术相对更安全。由于胰腺癌特殊的生物学特性，诊断时能够手术切除的仅占20%。大型医院20年左右的手术切除胰头癌大宗病历报道最多不过百例，且多为回顾性分析的病例总结。故要进行前瞻性的大样本循证医学研究，必须走多家医院科研协作的方式，才能得出科学可靠的结论，正如著名胰腺外科专家钟守先教授在第四届全国胰腺癌学术研讨会上所

大力提倡的"大协作的必要性"。另外，若与国际医学界接轨，就必然参加国际医疗单位之间的科研协作，同时参照国际胰腺癌诊治的相关规范，有助于实现世界各国医学相关资源共享，共同制定出人类攻克胰腺癌的战略。可见建立一支胰腺癌防治的专业队伍是大势所趋。通过具有丰富经验的胰腺中心完成基层专业人员的技能培训和继续教育，从而提高胰腺癌防治的整体水平。

三、加强多学科协作，提高胰腺癌诊治效果

国内外致力于胰腺癌的专家学者都已意识到，要在有限的时间内发现和确诊胰腺癌，需要外科、内科、影像诊断、病理细胞学诊断、腔镜科、生化检验等多学科协作；在治疗上，更应内科、外科、介入治疗科、放疗科、免疫治疗科协调一致，单靠任何一个科室，都难以收到理想的效果[25,57,58]。所以，胰腺癌诊治的多学科协作成为现阶段当务之急。总之，胰腺癌的诊治急需多方位、多层次的临床科研协作。只有这样，才能在胰腺癌的诊断治疗上取得可喜进步。

第六节 存在的问题与展望

在过去的10年中，传统的医学技术有很大的发展，使得胰腺癌的诊断、分期和治疗都有宝贵的进展。但是对胰腺癌病人总体生存率的改善还微不足道。这些不佳的预后促使科学家去探索其他治疗胰腺癌的方法。分子技术的快速进展使人们获得了改善这一疾病不良预后的新的希望。虽然胰腺癌无症状人群的筛查仍然是不现实的，但是新的筛查技术和对高危人群的识别使得实现定向人群筛查更进了一步。一些新的分子技术正在发展以改善诊断的敏感性和特异性。分子技术可能在胰腺癌治疗方面产生最大的影响。一些新的"设计药物"的治疗策略正在进行胰腺癌临床试验，它们的结果令人拭目以待。

作为13亿人口的大国，我国每年新增胰腺癌病例总数大约为5万～6万，而且发病率仍呈明显上升趋势。如何做好胰腺癌的防治工作对于我国整个肿瘤防治工作的提高均有重要影响。从近年来国内有关胰腺癌防治工作总体情况分析，呈现以下特点：①国内胰腺癌诊治水平及经验正与世界先进水平相接近，但总体来看，跟踪较多，创新较少；②多数有价值的临床和研究工作集中在少数大型医院及胰腺中心，地区级尤其基层医院在胰腺癌的诊治方面尚缺乏足够的经验，需通过多种渠道予以普及提高；③我国胰腺癌总体诊治状况仍很严峻，总的5年生存率尚无实质性改观；④从近年来公开发表的论文总体看，回顾性经验总结多，前瞻性随机对照研究少；⑤在胰腺癌的治疗上，有扩大切除与微创介入多学科协作治疗并存的趋势。人类若彻底战胜癌症，胰腺癌则是非常重要的一次战役。胰腺癌的攻克必须全方位、多层次，从流行病学、发病机制的分子生物学研究、早期诊断、综合治疗多层次多学科协作，多家科研医疗机构有组织地统一起来，来共同面对人类的这一敌人，相信胰腺癌诊治的被动局面终将会得到扭转。

（赵 平 田艳涛）

参 考 文 献

1. Dong M, Nio Y, Tamura K, *et al*. Ki-ras point mutation and p53 expression in human pancreatic cancer: a comparative study among Chinese, Japanese, and Western patients. *Cancer Epidemiol Biomarkers Prev*, 2000, 9: 279-284

2. Duell EJ, Holly EA, Bracci PM, *et al*. A population-based, case-control study of polymorphisms in carcinogen-metabolizing genes, smoking, and pancreatic adenocarcinoma risk. *J Natl Cancer Inst*, 2002, 94:297-306

3. Vineis P. Ki-ras mutations and a cup of coffee: cause, confounder, effect modifier, or what else? *J Epidemiol Community Health*, 1999, 53: 685

4. Fisher W. Diabetes: risk factor for the development of pancreatic cancer or manifestation of the disease? *World J Surg*, 2001, 25:503-508

5. Whitcomb DC, Pogue-Geile K. Pancreatitis as a risk for pancreatic cancer. *Gastroenterol Clin North Am*, 2002, 31:663-678

6. Wong T, Howes N, Threadgold J, *et al*. Molecular diagnosis of early pancreatic ductal adenocarcinoma in high-risk patients. *Pancreatology*, 2001, 1

(5):486-509
7. James TA, Sheldon DG, Rajput A, et al. Risk factors associated with earlier age of onset in familial pancreatic carcinoma. *Cancer*, 2004, 101: 2722-2726
8. Logrono R, Wong JY. Reporting the presence of significant epithelial atypia in pancreaticobiliary brush cytology specimens lacking evidence of obvious carcinoma: impact on performance measures. *Acta Cytol*, 2004, 48:613-621
9. Mcbride G. Screening methods may offer early diagnosis of pancreatic cancer. *J Natl Cancer Inst*, 2004, 96 : 1571
10. 赵平. 我国胰腺癌诊治策略的研究. 胰腺病学, 2002, 2(4): 193-195
11. Esteller M, Corn PG, Baylin SB, et al. A gene hypermethylation profile of human cancer. *Cancer Res*, 2001, 61: 3225-3229
12. Srinivas PR, Srivastava S, Hanash S, et al. Proteomics in early detection of cancer. *Clinical Chemistry*, 2001, 47 : 1901-1911
13. Lu Z, Hu L, Evers S, et al. Differential expression profiling of human pancreatic adenocarcinoma and healthy pancreatic tissue. *Proteomics*, 2004, 4: 3975-3988
14. Grenacher L, Klauss M, Dukic L, et al. Diagnosis and staging of pancreatic carcinoma: MRI versus multislice-CT–A Prospective Study. *Rofo*, 2004, 176:1624-1633
15. Vaishali MD, Agarwal AK, Upadhyaya DN, et al. Magnetic resonance cholangiopancreatography in obstructive jaundice. *J Clin Gastroenterol*, 2004, 38:887-890
16. Schwarz M, Pauls S, Sokianski R, et al. Is a preoperative multidiagnostic approach to predict surgical resectability of periampullary tumors still effective? *Am J Surg*, 2001, 182: 234-249
17. Zimny M. Diagnostic imaging of pancreatic cancer — the role of PET. *Front Radiat Ther Oncol*, 2004, 38 : 67-75
18. Ca van Kouwen M, Jansen JB, van Goor H, et al. FDG-PET is able to detect pancreatic carcinoma in chronic pancreatitis. *Eur J Nucl Med Mol Imaging*, 2005, 32: 399-404
19. Mcmahon PM, Haalpern EF, Fernandez-del Castillo C, et al. Pancreatic cancer: cost-effective of imaging technologies for assessing resectability. *Radiology*, 2001, 221 : 93-106
20. Park DI, Lee JK, Kim JE, et al. The analysis of resectability and survival in pancreatic cancer patients with vascular invasion. *J Clin Gastroenterol*, 2001, 32 : 231-234
21. Poon RT, Fan ST, Lo CM,et al. Pancreaticoduodenectomy with en bloc portal vein resection for pancreatic carcinoma with suspected portal vein involvement. *World J Surg*, 2004, 28:602-608
22. Connor S, Bosonnet L, Ghaneh P, et al. Survival of patients with periampullary carcinoma is predicted by lymph node 8a but not by lymph node 16b1 status. *Br J Surg*, 2004, 91:1592-1599
23. Pedrazzoli P, Dicarlo V, dionogi R, et al. Standard versus extended lymphadenectomy associated with pancreatoduodenectomy in the surgical treatment of adenocarcinoma of the head of the pancreas. *Ann Surg*, 1998, 228: 508-517
24. Tran KT, Smeenk HG, van Eijck CH, et al. Pylorus preserving pancreaticoduodenectomy versus standard Whipple procedure: a prospective, randomized, multicenter analysis of 170 patients with pancreatic and periampullary tumors. *Ann Surg*, 2004, 240 : 738-745
25. 邹声泉, 龚建平主编. 外科学——前沿与争论. 北京: 人民卫生出版社, 2003. 622-644
26. Schmidt J, Fraunhofer S, Fleisch M, et al. Is peritoneal cytology a predictor of unresectability in pancreatic carcinoma? *Hepatogastroenterology*, 2004, 51:1827-1831
27. MacKenzie MJ. Molecular therapy in pancreatic adenocarcinoma. *Lancet Oncol*, 2004, 5:541-549
28. Mizumoto K, Tanaka M. Detection of telomerase activity in patients with pancreatic cancer. *Methods Mol Med*, 2004, 103:199-206
29. Ohuchida K, Mizumoto K, Ishikawa N, et al. A

highly sensitive and quantitative telomerase activity assay with pancreatic juice is useful for diagnosis of pancreatic carcinoma without problems due to polymerase chain reaction inhibitors. *Cancer*, 2004, 101:2309-2317
30. Argilla D, Chin K, Singh M, *et al*. Absence of telomerase and shortened telomeres have minimal effects on skin and pancreatic carcinogenesis elicited by viral oncogenes. *Cancer Cell*, 2004, 6: 373-385
31. Lynch H, Deters C, Lynch J, *et al*. Familial pancreatic carcinoma in Jews. *Fam Cancer*, 2004, 3:233-240
32. Stevenson AJ, Giles MS, Hall KT, *et al*. Specific oncolytic activity of herpesvirus sai miri in pancreatic cancer cell. *Br J Cancer*, 2000, 83:329-334
33. Lan KH, Kanai F, Shiratori Y, *et al*. In vivo selective gene expression and therapy mediated by adenoviral vectors for human carcinoembronic antigen-producing gastric carcinoma. *Cancer Res*, 1997, 57:4279-4283
34. Li X, Ding X, Adrian TE. Arsenic trioxide causes redistribution of cell cycle, caspase activation, and GADD expression in human colonic, breast, and pancreatic cancer cells. *Cancer Invest*, 2004, 22: 389-400
35. Hwang RF, Yokoi K, Bucana CD, *et al*. Inhibition of platelet-derived growth factor receptor phosphorylation by STI571 (Gleevec) reduces growth and metastasis of human pancreatic carcinoma in an orthotopic nude mouse model. *Clin Cancer Res*, 2003, 9:6534-6544
36. Gervasoni JE Jr, Hindenburg AA, Vezeridis MP, *et al*. An effective in vitro antitumor response against human pancreatic carcinoma with paclitaxel and daunorubicin by induction of both necrosis and apoptosis. *Anticancer Res*, 2004, 24 :2617-2626
37. Eibl G, Reber HA, Wante MN, *et al*. The selective cyclooxygenase-2 inhibitor nimesulide induces apoptosis in pancreatic cancer cells independent of COX-2. *Pancreas*, 2003, 26:33-41
38. Semba S, Moriya T, Kimura W, *et al*. Phosphorylated Akt/PKB controls cell growth and apoptosis in intraductal papillary-mucinous tumor and invasive ductal adenocarcinoma of the pancreas. *Panceas*, 2003, 26:250-157
39. Katz MH, Spivack DE, Takimoto S, *et al*. Gene therapy of pancreatic cancer with green fluorescent protein and tumor necrosis factor-related apoptosis-inducing ligand fusion gene expression driven by a human telomerase reverse transcriptase promoter. *Ann Surg Oncol*, 2003, 10:762-772
40. Grunwald V, Hidalgo M. Developing inhibitors of the epidermal growth factor receptor for cancer treatment. *J Natl Cancer Inst*, 2003, 95:851-867
41. Sakuma T, Kijima H, Nishi M, *et al*. An anti-K-ras ribozyme suppresses oncogene expression and cell growth of human pancreatic cancer. *Tokai J Exp Clin Med*, 2004 ,29:35-42
42. Duxbury MS, Ito H, Benoit E, *et al*. CEACAM6 is a determinant of pancreatic adenocarcinoma cellular invasiveness. *Br J Cancer*, 2004, 91:1384-1390
43. Duxbury MS, Matros E, Ito H, *et al*. Systemic siRNA-mediated gene silencing: a new approach to targeted therapy of cancer. *Ann Surg*, 2004 Oct, 240 : 667-674, discussion 675-676
44. McBride G. Researchers optimistic about targeted drugs for pancreatic cancer. *J Natl Cancer Inst*, 2004, 96:1570-1572
45. Weidner N, Semple JP, Welch WR, *et al*. Tumor angiogenesis and metastasis-correlation in invasive breast carcinoma. *N Engl J Med*, 1991, 324 : 1-8
46. Bangard C, Gossmann A, Papyan A, *et al*. Magnetic resonance imaging in an orthotopic rat model: Blockade of epidermal growth factor receptor with EMD72000 inhibits human pancreatic carcinoma growth. *Int J Cancer*, 2005, 114: 131-138
47. Ryschich E, Schmidt E, Maksan SM, *et al*. Expansion of endothelial surface by an increase of vessel diameter during tumor angiogenesis in experimental and hepatocellular and pancreatic cancer. *World J Gastroenterol*, 2004, 10:3171-3174

48. Matusuda km, Madoiwa S, Hasumi Y, *et al*. A novel strategy for the tumor angiogenesis-targeted gene therapy: generation of angiostatitin from endogenous plasminogen by protease gene transfer. *Cancer Gene Ther*, 2000, 7 : 589-596

49. 沈魁, 马刚, 郭克建. 胰腺癌诊断与外科治疗现状 1008 例调查分析. 中华外科杂志, 1998, 36: 766-769

50. Moutardier V, Magnin V, Turrini O, *et al*. Assessment of pathologic response after preoperative chemoradiotherapy and surgery in pancreatic adenocarcinoma. *Int J Radiat Oncol Biol Phys*, 2004, 60:437-443

51. Sasson AR, Wetherington RW, Hoffman JP, *et al*. Neoadjuvant chemoradiotherapy for adenocarcinoma of the pancreas: analysis of histopathology and outcome. *Int J Gastrointest Cancer*, 2003, 34: 121-128

52. Taoka H, Hirano H, Mitsui Y, *et al*. Adjuvant chemotherapy for unresectable locally advanced pancreatic cancer in light of its characteristics. *Gan To Kagaku Ryoho*, 2004, 31:1365-1370

53. Joensuu TK, Kiviluoto T, Karkkainen P, *et al*. Phase I-II trial of twice-weekly gemcitabine and concomitant irradiation in patients undergoing pancreaticoduodenectomy with extended lymphadenectomy for locally advanced pancreatic cancer. *Int J Radiat Oncol Biol Phys*, 2004, 60: 444-452

54. Koeppler H, Duru M, Grundheber M, *et al*. Palliative treatment of advanced pancreatic carcinoma in community-based oncology group practices. *J Support Oncol*, 2004, 2:159-163

55. Sosa JN, Bowmann H, Gordon T, *et al*. Importance of hospital volume in the overall management of pancreatic cancer. *Ann Surg*, 1998, 228: 429-438

56. Yeo CJ, Cameron JL, Lillemoe KD, *et al*. Panceaticoduodenectomy with or without distal gastrectomy and extended retroperitoneal lymphadenectomy for periampullary adenocarcinoma, part 2. *Ann Surg*, 2002, 236:355-368

57. Abrams RA, Yeo CJ. Combined modality adjuvant therapy for resected periampullary pancreatic and nonpancreatic adenocarcinoma: a review of studies and experience at The John Hopkins Hospital, 1991-2003. *Surg Oncol Clin N Am*, 2004, 13:621-638

58. Idstein D, Carroll S, Apte M, *et al*. Modern management of pancreatic carcinoma. *Intern Med J*, 2004, 34:475-481

59. 赵平. 我国胰腺癌诊治研究进展. 见: 赵平, 储大同, 秦叔逵, 等主编. 中国肿瘤临床年鉴. 北京: 中国铁道出版社, 2004. 267-275

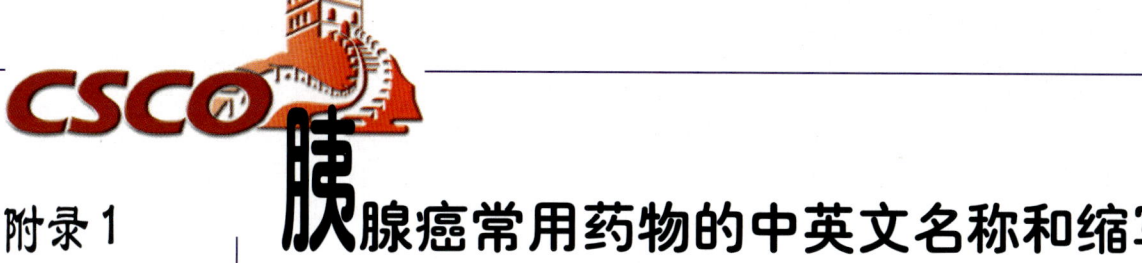

附录1 胰腺癌常用药物的中英文名称和缩写

（按汉语拼音顺序）

中文名称	英文名称	缩写
奥沙利铂，草酸铂	Oxaliplatin	L-OHP
贝伐单抗	Bevacizumab, Avastine	未定
白介素-2	Interlukin-2	IL-2
表柔比星，表阿霉素	Epirubicin	EPI
多柔比星，阿霉素	Doxorubicin，Adriamycin	DOX，ADM
多西紫杉醇，多西他赛	Docetaxel，Taxotere	DOC，TXT
氟尿嘧啶	5-Fluorouracil	5-FU，5-Fu
氟铁龙，去氧氟尿苷	Fortulon, Doxifluridine	FTL
干扰素	Interferon	IFN
卡培他滨，希罗达	Capecitabine，Xeloda	未定
粒细胞-巨噬细胞集落刺激因子，沙格司亭	Granulocyte-macrophage colony stimulating factor, sargramostim	GM-CSF
链脲霉素，链佐星	Streptozotocin	STZ，SZT，STT
洛莫司订，环己亚硝脲	Lomustine	CCNU
培美曲塞	Pemetexed, Alimta	未定
曲妥珠单抗，赫赛汀	Trastuzumab, Herceptin	未定
沙利度胺，反应停	Thalidomide	未定
塞来昔布	Celecoxib	未定
顺铂	Cisplatin	DDP
丝裂霉素	Mytomycin C	MMC
异环磷酰胺	Ifosfamide	IFO
紫杉醇	Paclitaxel, Taxol	TAX，PTX
西妥昔单抗，艾比特思	Cetuximab, Erbitux, C-225	未定
替加氟，喃氟啶	Ftorafur, Tegafur	FT-207

吉西他滨，健择	Gemcitabine	GEM
伊立替康，开普拓	Irinotecan, Campto	CPT-11
优福定	无（我国研制）	UFT
埃罗替尼	Erlotinib, Tarceva, OSI-774	未定

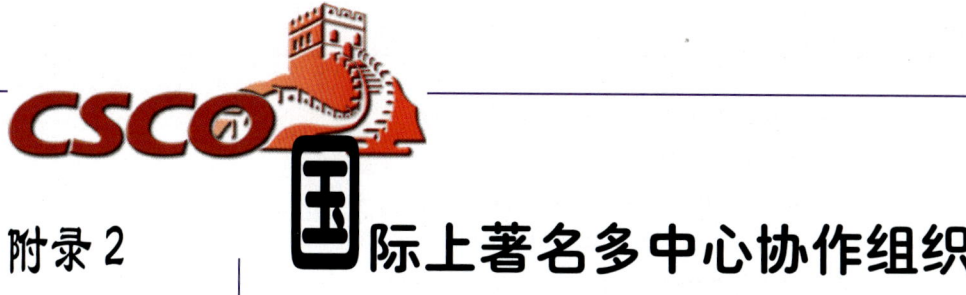

附录 2 国际上著名多中心协作组织

AACR	American Association for Cancer Research
ACCP	American College of Clinical Pharmacy
ACS	American Cancer Society
ACOSOG	The American College of Surgical Oncologists Group
AICR	American Institute for Cancer Research
AIO	Arbeitsgemeinschaft Internische Onkologie Cooperative German Group
AJCC	American Joint Committee on Cancer
AMA	American Medical Association
ASCO	American Society of Clinical Oncology
CNCCG	Coalition of National Cancer Cooperative Groups
CSCO	Chinese Society of Clinical Oncology
ECOG	Eastern Cooperative Oncology Group
EORTC	European Organization for Research and Treatment of Cancer
GISCAD	Gruppo Italiano per lo Studio dei Carcinomi dell'Apparato Digerente
HOG	Hoosier Oncology Group
IACR	The International Association of Cancer Registries
IARC	The International Agency for Research on Cancer (WHO)
IARC	International Agency for Research on Cancer
ICCG	The International Cancer Collaborative Group
ICON	Intergrated Cancer & Oncology News
ICRF	Imperial Cancer Research Fund
IUAC, UICC	The International Union Against Cancer, Union Internationale Contre le Cancer (French)
JCOG	Japan Clinical Oncology Group

LLS	The Leukemia and Lymphoma Society
MRC	UK Medical Research Council
NCCTG	North Central Cancer Treatment Group
NCIC	National Cancer Institute of Canada
NCCN	National Comprehensive Cancer Network
PTCOG	Proton Therapy Coorperative Group
RTOG	Radiation Therapy Oncology Group
SEG	South-Eastern Cancer Study Group
SMAC	Sarcoma Meta-Analysis Collaboration
SSO	Society of Surgical Oncologists
SWOG	Southwest Oncology group

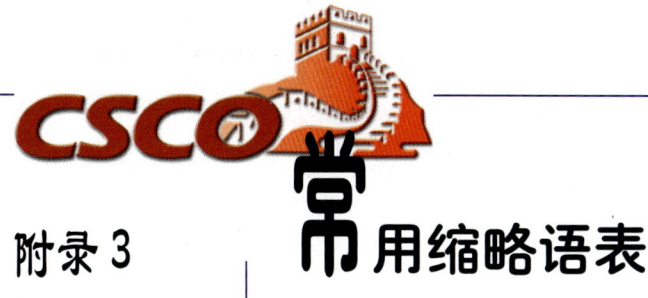

附录3 常用缩略语表

AHSCT	Autologous Hematopoietic Stem Cell Transplantation	自体造血干细胞移植
BMT	Bone Marrow Transplantation	骨髓移植
CBR	Clinical Benefit Response	临床受益反应
CCR	Clinical Complete Response	临床完全缓解
CR	Complete Response	完全缓解
DD	Dose Density	剂量密度
DDFR	Distal Disease-Free Survial	无远处转移生存率
DFI	Disease Free Interval	无病生存期
DFS	Disease Free Survival	无病生存率
DI	Dose Intensity	剂量强度
DLT	Dose Limiting Toxicity	剂量限制性毒性
DR	Duration of Response	缓解期
DRFS	Distant Recurrence Free Survival	无远处复发生存率
DSS	Disease Specific Survival	疾病相关生存
FFS	Failure-free Survival	中位无治疗失败生存
GCP	Good Clinical Practice	临床试验管理规范
HDC, HDCT	High Dose Chemotherapy	大剂量化疗
HR	Hazard Ratio	风险比
IMRT	Intensity Modulated Conformal Radiation Therapy	调强适形放射治疗
IMPT	Intensity Modulated Conformal Proton Therapy	调强适形质子治疗
ITT	Intent to Treat	意向治疗（总体病人）

KPS	Karnofsky Performance Status	卡氏功能量表 卡氏活动状态评分
LFS	Long Disease-Free Survival	长期无病生存率
LRFS	Local Relapse-Free Survival	无局部复发生存
MDR	Multidrug Resistance	多药耐药
MR	Minimal Response	微小缓解
MS	Median Survival	中位生存
MST	Median Survival Time	中位生存期
MTD	Maximum Tolerated Dose	最大耐受剂量
NC	No Change	稳定（无变化）
NCI-CTC	Common Toxicity Criteria of National Cancer Institute	美国国立癌症研究所的常见毒性标准
OR (R)	Overall (objective) Response (Rate)	总（客观）缓解率
OR	Odds Ratios	可能率，概率
OS	Overall Survival	总生存率
OST	Overall Survival Time	总生存时间
PBSCT	Peripheral Blood Stem Cell Transplantation	外周血造血干细胞移植
PCR	Pathological Complete Response	病理学上的完全缓解
PD	Progress of Disease	进展
PFS	Progress-Free Survival	无进展生存期
PR	Partial Response	部分缓解
QOL	Quarlity of Life	生活质量
RCT	Radomised Clinical Trial	随机临床试验
RCTs	Randomised Controlled Trials	随机对照试验
RDD	Relative Delivered Dose	相对递送量
RDI	Relative Dose Intensity	相对剂量强度
RECIST	Response Evaluation Criteria in Solid Tumors	实体肿瘤疗效评估标准
RFS	Relapse-Free Survival	无复发生存
RR	Response Rate	有效率，缓解率
RR	Relative Risk	相对危险度
SCT	Stem cell transplantation	干细胞移植
SD	Stable of Disease	稳定
SERM	Selective Estrogen Receptor Modulator	选择性雌激素受体调节剂
SLN	Sentinel Lymph Node	前哨淋巴结
SLNB	Sentinel Lymph Node Biopsy	前哨淋巴结活检
SOP	Standard Operating Procedure	标准操作规程
TTF	Time to Failure	治疗失败时间
TTP	Time to Progress	疾病进展时间

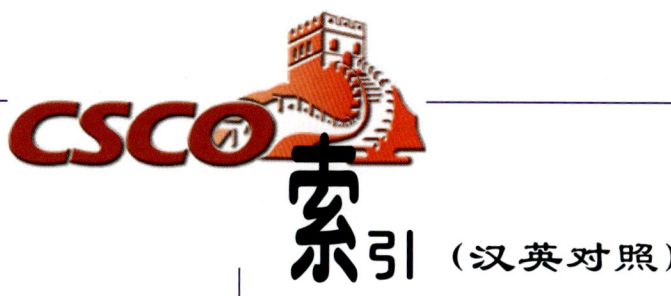

索引（汉英对照）

3D-CRT/IMRT　3 dimentional conformal radiation therapy/intensity-modulated radiation therapy　234
^{99m}Tc 显像　179
ATP 生物荧光肿瘤体外药敏检测技术　ATP-TCA　290
CT 血管成像　CT angiography, CTA　61
DCC　deleted in colorectal carcinoma 基因　119
DNA 错配修复基因　MMR gene　258
DNA 微阵列　DNA microarray　122
DNA 芯片　DNA chip　122
DPC4　deleted in pancreatic carcinoma locus 4 基因　118
EC 细胞瘤　EC cell tumor　45
EORTC-QLQ-PAN26　314
FACT-Pa　314
γ 突触核蛋白　synuclein-gamma　122
Kocher 切口　172
PP 细胞瘤　pancreatic polypeptide-secreting tumor　46
QLICP-PA　314
Roux-en-Y 吻合　175
uPA 受体, uPAR　120
Whipple 法　174

A

癌胚抗原　carcinoembryonic antigen, CEA　110, 255
癌症病人生活功能指标　functional living index- cancer, FLIC　313
癌症患者生命质量测定量表系列　quality of life instruments for cancer patients, QLICP　314

癌症康复评价系统　cancer rehabilitation evaluation system, CARES　314
癌症疼痛　311
癌症通用性量表　313
癌症治疗功能评价系统一般量表　functional assessment of cancer therapy-general, FACT-G　314
氨肽酶　aminopeptidase N, APN　121

B

白细胞分化抗原群13　cluster of differentiation antigen 13, CD13　121
保留幽门的胰十二指肠切除术　preserved pylorus pancreaticod- uodenectomy, PPPD　191
比较基因组杂交　comparative genomic hybridization, CGH　10
辨证论治　syndrome differentiation　270
表面阴影显示法　shaded surface display, SSD　61, 141, 356
表面增强激光解析离子化　surface enhanced laser desorption ionization, SELDI　124
表皮生长因子受体　epidermal growth factor receptor, EGFR　116
表皮生长因子受体单克隆抗体　EGFR-MAB　363
并发症　295

C

彩色多普勒血流显像　color Doppler flow imaging, CDFI　204
肠系膜上动脉　superior mesenteric artery, SMA　206
肠系膜上动脉造影　SAG　179
肠系膜上静脉　superior mesenteric vein, SMV　206
超根治胰切除术　supraradical pancreatectomy　181
超速磁共振成像　ultrafast MRI, UMRI　356
成熟性畸胎瘤　mature teratoma　39
出血　177
磁共振胰胆管造影术　MR cholangiopancreatography, MRCP　138, 207

D

单纯性胰瘘　178
胆肠吻合术　174
胆瘘　177
胆囊收缩素　cholecystokinin, CCK　117
蛋白质凝溶胶蛋白　gelsolin　356
蛋白质组　proteome　124
蛋白质组学　proteomics　124, 355
导管内乳头状黏液腺瘤　intraductal papillary-mucinous adenoma　31
导管腺癌　ductal adenocarcinoma　32
低流量胰漏　178

动脉灌注化疗　intra-arterial infusion chemo-therapy　292, 294
端粒　telomere　360
多聚酶链反应-限制性片段长度多态性　polymerase chain reaction-restriction fragment length polymorphism, PCR-RELP　115
多平面容积重建　multiplanar volume reconstruction, MPVR　60
多平面重建　multiplanar reformation, MPR　60
多效素　pleiotrophin, PTN　114

E

恶性肿瘤 TNM 预后因素专题委员会　TNM Prognostic Factor Project Committee　151
恶性肿瘤相关物质　tumor supplied group of factors, TSGF　113
二磷酸鸟苷　guanosine diphosphate, GDP　115

F

法尼基转移酶　farnesyl transferase, FTase　116
放射性粒子组织间植入治疗　interstitial brachytherapy　298
飞行时间质谱　TOF-MS　124
分化不良癌　undifferentiated (anaplastic) carcinoma　34
分子分期　molecular staging　153
腹腔干　celiac trunk, CT　206
腹腔脓肿　177
腹主动脉　abdominal aorta, AA　206

G

改良或合理的胰十二指肠切除术　181
钙蛋白酶 L2　calpain, large polypeptide L2, CAPN2　124
钙粘连素　cadherins　119
干扰素　interferon, IFN　253
肝癌-小肠-胰腺/胰腺炎相关蛋白Ⅰ　hepatocarcinoma-intestine-pancreas/pancreatitis-associated-protein I, HIP/PAP-I　125
肝固有动脉　proper hepatic artery, PHA　206
肝总动脉　commom hepatic artery, CHA　206
高流量胰瘘　178
根治性胰切除术　radical pancreatectomy　181
梗阻性黄疸的介入治疗　295
谷氨酰转胺酶 2　transglutaminase 2　123
骨桥素　osteopontin, OPN　113
寡核苷酸基因芯片　Affymetrix Gene Chip Human Genome U133 Set　123
寡核苷酸微阵列　oligonucleotide microarray　122

管腔内镜超声　intraductal endoscopic ultra-sonography, IDUS　356
广泛的淋巴结清扫　extended lymph node dissection, ELND　167, 358

H

含结页酪肽蛋白　valosin-containing protein, VCP　121
核酶　ribozyme　361
核心量表（共性量表）314
环氧合酶　cyclooxygenase-2, COX-2　259
混合性导管－内分泌癌　mixed ductal-endocrine carcinoma　34

J

基因表达系列分析　serial analysis of gene expression, SAGE　122
基因簇　gene cluster　122
基因导向的酶解药物前体治疗　gene directed enzyme pro-drug therapy, GDEPT　258
基因芯片　gene chip　122
基因治疗　361
基质辅助激光解析离子化－飞行时间质谱　matrix-assisted laser desorption ionization-time of flight-mass spectrometry, MALDI-TOF-MS　124
基质金属蛋白酶　matrix metalloproteinase, MMP　120
激光捕获显微切割　laser capture microdissection, LCM　123
吉西他滨　gemcitabine　111
疾病相关症状改善　disease-related symptom improvement, DRSI　246
疾病影响量表　sickness impact profile, SIP　314
计划靶区　planning target volume, PTV　234
剂量－体积直方图　dose-volume histogram, DVH　236
家族性非典型性多发性黑色素瘤综合征　familial atypical multiple mole melanoma syndrome, FAMMM　10, 18
家族性腺瘤样息肉病　familial adenomatous polyposis, FAP　19
甲胎蛋白　alfa fetal protein, AFP　255
间皮素　mesothelin　122
间质化疗　interstitial chemotherapy　299
简明疼痛问卷　brief pain questionnaire, BPQ　312
浆液性囊腺癌　serous cystadenocarcinoma　29
浆液性囊腺瘤　serous cystadenoma　28, 86, 345
交界性导管内乳头状黏液腺瘤　intraductal papillary-mucinous tumor with moderated dysplasia　32
交界性黏液性囊腺瘤　mucinous cystic tumors with moderate dysplasia　29
胶原蛋白Ⅰα1　collagen, COL Ⅰ A1　124
焦虑　315
介入治疗　interventional therapy　292
介入治疗后　295
经侧腹膜后的区域性胰切除术　RP translateral retroperitoneal approach　181

经内镜逆行胰胆管造影术　endoscopic retrograde cholangio-pancreatography, ERCP　305
巨噬细胞抑制细胞因子-1　macrophage inhibitory cytokine-1, MIC-1　113

K

抗体芯片　antibody microarray　125
抗血管内皮细胞生长因子(VEGF)　258
抗血管生成　antiangiogenesis　258
可切除性　resectability　203
可溶型人白细胞Ⅰ类抗原　soluble form of human leukocyte antigen class I, sHLA-Ⅰ　113
扩大的胰十二指肠切除术　extended pancreatoduodenectomy　181

L

酪氨酸蛋白激酶　protein tyrosine kinase　124
粒细胞巨噬细胞集落刺激因子　granulocyte-macrophage colony stimu lating factor, GM-CSF　253
链亲和素-生物素双抗体夹心酶联免疫吸附法　enzyme-linked immunosorbent assay, ELISA　111
临床靶区　clinical target volume, CTV　234
临床受益反应　clinical benefit response, CBR　243, 313
临床型胰瘘　178
淋巴因子活化的杀伤细胞　lymphokine activated killer, LAK　254
瘤样病变　tumor-like lesion　39
螺旋CT血管造影　CT arterial portography, CTAP　207

M

麦肯吉尔疼痛问卷　McGill pain questionnaire, MPQ　312
美国家族性胰腺癌登记系统　The National Familial Pancreas Tumor Registry, NFPTR　10
美国肿瘤心理学研究协作组　Psychosocial Collaborative Oncology Group, PSYCOG　315
门静脉　portal vein, PV　206

N

内镜超声检查　endoscopic ultrasonography, EUS　138, 306
内镜下逆行性胰胆管造影术　endoscopic retrograde cholangiopancreatography, ERCP　115, 138
内皮抑素　endostatin　258, 362
黏液性非囊性腺癌　mucinous noncystic adenocarcinoma　33
黏液性囊腺癌　mucinous carcinoma　30, 346
黏液性囊腺瘤　mucinous cystadenoma　29, 85, 346
尿激酶纤溶酶原激活因子　urinary plasminogen activator, uPA　120
凝胶酶图　gelatin zymography　120

凝溶胶蛋白　gelsolin　126

O

欧洲癌症研究与治疗组织（EORTC）生命质量核心量表　quality of life questionnaire-core 30, QLQ-C30　314

欧洲遗传性胰腺炎和家族性胰腺癌登记处　The European Registry of Hereditary Pancreatitis and Familial Pancreatic Cancer, EUROPAC　354

P

脾动脉　splenic artery, SA　206
脾静脉　splenic vein, SV　206
破骨细胞样巨细胞瘤　osteoclast-like giant cell tumor　34

Q

前列腺干细胞抗原　prostate stem cell antigen, PSCA　122
前瞻性随机对照研究　358
腔静脉　cava vein, CV　206
区域性胰切除和淋巴结清扫术　RP and lymphadenectomy　181
区域性胰腺切除术　regional pancreatectomy, RP　155, 181
曲线下面积　area under the ROC curve, AUC　125
全胰切除术　total pancreatectomy　181

R

热疗　300
人类基因组计划　human genome project, HGP　124, 355
容积显示技术　volume-rendered technique, VRT　61, 141, 356
乳头肌切开术　endoscopic sphincterectomy, EST　357
软琼脂克隆形成实验　HTCA　290

S

三磷酸鸟苷　guanosine triphosphate, GTP　115
三维调强适形放射治疗　230
三维动态对比增强 MRA　3-dimensional dynamic contrast enhanced MRA, 3D DCE MRA　207
三维腔内超声技术　3D-IDUS　356
三维适形放射治疗　230
三维适形照射／适形调强照射　234
筛查　12

神经生长因子　nerve growth factor, NGF　176
肾包膜下移植法　SRCA　290
生长激素　rhGH　179
生长激素释放因子瘤　GRFoma　339
生长抑素瘤　somatostatinoma, SSoma　44, 338
生长抑素受体核素显像　SRS, somatostatin receptor scintigraphy　322
生存蛋白　survivin　116
生化型胰瘘　178
生活质量　313
生物反应调节剂　BRM　254
实性假乳头瘤　solid-psuedopapillary tumor　38
视觉模拟量尺法, visual analogue scale, VAS 法　311, 312
受试者工作特征　receiver operating characteristic, ROC　125
术后放射治疗　225
术后糖尿病　177
术后胃瘫综合征　postoperative gastroparesis syndrome, PGS　198
术前放射治疗　225
术前同步放化疗对不能手术切除胰腺癌的作用　228
术中放射治疗　230
数字疼痛分级法　numerical rating scale, NRS　312
双向电泳　two-dimensional electrophoresis, 2-DE　124
四唑蓝比色法　MTT　290

T

肽质量指纹图　peptide mass fingerprint, PMF　124
糖抗原 19-9　carbohydrate antigen 19-9, CA19-9　110
疼痛评估卡　memorial pain assessment card, MPAC　312
条目　313
同步放化疗　228

W

危险因素　4
微卫星灶不稳定性　microsatellite instability, MSI　258
微血管密度　microvascular density, MVD　113
微转移　169
围手术期护理　213
胃泌素瘤　gastrinoma　331
胃排空延迟　177
胃排空障碍综合征　functional delayed gastric emptying, FDGE　198
胃瘫　gastroparesis　197

吻合口胰瘘 178
无功能胰腺内分泌肿瘤　nonfunctional pancreatic endocrine tumor　34

X

细胞毒性差异染色法　DiSC　290
细胞因子诱导的杀伤细胞　cytokine induced killer, CIK　254
腺鳞癌　adenosquamous carcinoma　34
腺泡细胞癌　acinar cell carcinoma　36
相对黏稠度　relative viscosity, RV　347
消化道相关生活质量表　gastrointestinal quality of life index, GQLI　314
小细胞癌　small cell carcinoma　37
小腺体癌　small gland carcinoma　37
心理评估　312
胸腺嘧啶掺入法　^{3}H-T　290
选择性血管造影术　selective angiography　294
血管活性肠肽瘤　VIPoma　45, 337
血管内皮生长因子　vascular endothelial growth factor, VEGF　113
血管渗漏综合征　vascular leak syndrome. VLS　253
血管抑素　angiostatin　258, 362
血小板反应素　thrombospondin-1, TSP-1　120
循证医学　358

Y

岩藻糖糖转移酶　fucosyl transferase　110
伊利替康　Irinotecan　244
胰肠吻合　pancreaticojejunostomy, PJ　173
胰岛素瘤　insulinoma　41, 325
胰岛素样生长因子连接蛋白　insulin-like growth factor binding protein 1, IGFBP1　124
胰高糖素瘤　glucagonoma　335
胰管高度非典型增生/原位癌　severe ductal dysplasia/carcinoma in situ　32
胰管空肠黏膜四点吻合法　174
胰空肠吻合术　184
胰漏　pancreatic leakage　178
胰瘘　pancreatic fistula　177
胰母细胞瘤　pancreatoblastoma　37
胰切迹　168
胰十二指肠切除术　Whipple procedure, pancreaticoduodenectomy, PD　168, 180
胰体尾癌切除术及淋巴结廓清术　194
胰头癌根治术　radical resection of cancer of pancreatic head　185
胰胃吻合法　pancreaticogastrostomy, PG　175

胰腺癌 225
胰腺癌的死亡率 2
胰腺癌发病机制 14
胰腺癌特异性量表 313
胰腺癌相关抗原　pancreas cancer associated antigen, PCAA 110
胰腺导管内乳头状产黏液肿瘤 350
胰腺导管内乳头状黏液性肿瘤　intraductal papillary mucinous tumors of the pancreas, IPMT 88
胰腺导管内乳头状黏液样肿瘤　intraductal papillary-mucinous neoplasms of the pancreas, IPMNs 113
胰腺假性囊肿 349
胰腺空肠端端套入捆绑术 174
胰腺空肠端端套入式吻合法 174
胰腺乳头状囊实性肿瘤 350
胰腺上皮内肿瘤　pancreatic intraepithelial neoplasias, PanINs 40, 118
胰腺实性假乳头状瘤　solid-pseudopapillary tumor of pancreas, SPTP 93
胰腺特异抗原　pancreas-specific antigen, PaA 110
胰腺炎相关蛋白　pancreatitis-associated protein, PAP 112, 140
遗传性非息肉型大肠癌　hereditary nonpol yposis colorectal cancer, HNPCC 18
抑郁 315
印戒细胞癌　signet-ring cell carcinoma 34
荧光原位杂交技术　fluorescent in situ hybridization, FISH 10
营养不良 177
影响胰腺癌分布的因素 6

Z

早期炎性肠梗阻　early postoperative inflammatory ileus, EPII 197
真核翻译延伸因子 1b2　eukaryotic translation elongation factor 1 beta 2, EEF1B2 124
支持治疗　best support care, BSC 243
治疗研究新药计划　treatment investigational new drug program, TIND 246
治愈性切除术　curative resection 181
治愈性胰切除术　curative pancreatectomy 185
质谱　mass spectrometry, MS 124
中草药　Chinese medicinal herb 275
中国癌症患者化学生物治疗生活质量量表　quality of life questionnaire for Chinese cancer patients with chemobiotherapy, QLQ-CCC 314
中西医结合　the integration of traditional and western medicine 272
肿瘤标志物　tumor marker 109
肿瘤蛋白质组学　cancer proteomics 124
肿瘤浸润性淋巴细胞　tumor-infiltrating lymphocyte, TIL 254, 255
肿瘤内微血管密度　intratumoral microvessel density, IMD 120
肿瘤区　gross target volume, GTV 234
肿瘤特异性抗原　tumor specific antigen, TSA 109, 255

肿瘤特异性移植抗原　tumor specific transplantation antigen, TSTA　255
肿瘤相关抗原　tumor associated antigen, TAA　109, 255
肿瘤血管生成　angiogenesis　362
周期素依赖性蛋白激酶　cyclin dependent kinase, CDK　117
主诉疼痛分级法　verbal rating scale, VRS　312
主要构成分析　principal components analysis, PCA　123
组织缺氧诱导因子-1α　hypoxia inducible factor-1 alpha, HIF-1α　121
组织相容性复合物　major histocompatibility complex, MHC　255
最大密度投影　maximum intensive projection, MIP　60
最大密度显示法　maximum intensity projection, MIP　141, 356
最小密度投影　minimum intensive projection, MinP　61